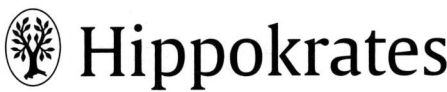

Der Autor:

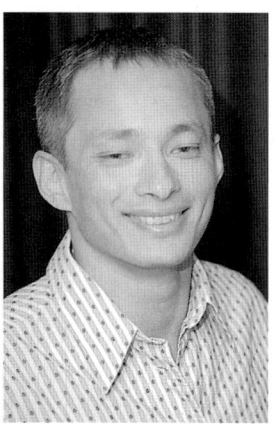

Torsten Liem, D.O., Osteopath GOsC (GB). Osteopathieausbildungen in Belgien und Deutschland. Leiter der Osteopathie Schule Deutschland (OSD) und eines M.Sc. Programms in pädiatrischer Osteopathie. Registriert im General Osteopathic Council (England) und Mitglied der American Academy of Osteopathy. Darüber hinaus ist er ausgebildet in Psychotherapie, NLP und Hypnose sowie in Akupunktur, u.a. im Hospital für traditionelle chinesische Medizin, Beijing. Verfasser der „Praxis der Kraniosakralen Osteopathie" und der DVD-Lehrreihe „Rhythmic Balanced Interchange I–V", Koautor des Buches „Osteopathie – Die sanfte Lösung von Blockaden", Koherausgeber der Titel „Leitfaden Osteopathie" und „Leitfaden viszerale Osteopathie", Mitbegründer und ehemaliger Chefredakteur der Zeitschrift „Osteopathische Medizin". Mit Hingabe widmet er sich der Verwirklichung osteopathischer Prinzipien in der Praxis und ihrer Verknüpfung mit Prinzipien klassischer chinesischer Medizin, des Yoga sowie psychologischen und energetischen Gesichtspunkten.

Kraniosakrale Osteopathie

Ein praktisches Lehrbuch

Torsten Liem

Grafiken von
Sabine Reichert und Chryssa Dardamissis

Mit Geleitworten von
Alan R. Becker und Anne L. Wales

4., überarbeitete und erweiterte Auflage

517 Abbildungen
 62 Tabellen

Hippokrates Verlag · Stuttgart

Bibliografische Information
Der Deutschen Bibliothek

Die Deutsche Bibliothek verzeichnet diese Publikation in der Deutschen Nationalbibliographie; detaillierte bibliografische Daten sind im Internet über hppt//dnb.ddb.de abrufbar.

1. Auflage 1998
2. Auflage 1998
3. Auflage 2001
4. Auflage 2005

Anschrift des Verfassers:

Torsten Liem, D.O., Osteopath G.Os.C. (GB)
Rabenberg 11
22391 Hamburg
E-Mail: OSD@osteopathie-schule.de

Grafikerstellung:
Sabine Reichert, New York (USA)
Chryssa Dardamissis, Hamburg

Fotos: Karsten D. Franke, Hamburg

Bildnachweis für die Abbildungen Nr. 6.4, 6.11 bis 6.41 und 6.54-1: Mit freundlicher Genehmigung von Video-Commerz GmbH © 2002, D-94330 Aiterhofen, www.video-commerz.de

Wichtiger Hinweis: Wie jede Wissenschaft ist die Medizin ständigen Entwicklungen unterworfen. Forschung und klinische Erfahrung erweitern unsere Erkenntnisse, insbesondere was Behandlung und medikamentöse Therapie anbelangt. Soweit in diesem Werk eine Dosierung oder eine Applikation erwähnt wird, darf der Leser zwar darauf vertrauen, dass Autoren, Herausgeber und Verlag große Sorgfalt darauf verwandt haben, dass diese Angabe **dem Wissensstand bei Fertigstellung des Werke**s entspricht.

Für Angaben über Dosierungsanweisungen und Applikationsformen kann vom Verlag jedoch keine Gewähr übernommen werden. **Jeder Benutzer ist angehalten,** durch sorgfältige Prüfung der Beipackzettel der verwendeten Präparate und gegebenenfalls nach Konsultation eines Spezialisten festzustellen, ob die dort gegebene Empfehlung für Dosierungen oder die Beachtung von Kontraindikationen gegenüber der Angabe in diesem Buch abweicht. Eine solche Prüfung ist besonders wichtig bei selten verwendeten Präparaten oder solchen, die neu auf den Markt gebracht worden sind. **Jede Dosierung oder Applikation erfolgt auf eigene Gefahr des Benutzers.** Autoren und Verlag appellieren an jeden Benutzer, ihm etwa auffallende Ungenauigkeiten dem Verlag mitzuteilen.

© 2005 Hippokrates Verlag in
MVS Medizinverlage Stuttgart GmbH & Co. KG
Oswald-Hesse-Straße 50, 70469 Stuttgart

Unsere Homepage: www.hippokrates.de

Printed in Germany 2005

Redaktion: Markus Vieten, Aachen
Umschlaggestaltung: Thieme Verlagsgruppe
Umschlagfotos: Karsten D. Franke
Satz: Fotosatz Sauter GmbH, Donzdorf
Druck: aprinta, Wemding

ISBN 3-8304-5276-4   1 2 3 4 5 6

Geschützte Warennamen (Warenzeichen) werden **nicht** besonders kenntlich gemacht. Aus dem Fehlen eines solchen Hinweises kann also nicht geschlossen werden, dass es sich um einen freien Warennamen handele.

Das Werk, einschließlich aller seiner Teile, ist urheberrechtlich geschützt. Jede Verwertung außerhalb der engen Grenzen des Urheberrechtsgesetzes ist ohne Zustimmung des Verlages unzulässig und strafbar. Das gilt insbesondere für Vervielfältigungen, Übersetzungen, Mikroverfilmungen und die Einspeicherung und Verarbeitung in elektronischen Systemen.

Inhalt

Geleitworte VII
Vorwort zur 4. Auflage IX
Einleitung XII

Grundlagen der Osteopathie im kranialen Bereich 1

Die Geschichte der kraniosakralen Osteopathie 1
Beginn der Osteopathie 1
Beginn kranialer Ansätze in der Osteopathie 1
Kraniale Ansätze in der Chiropraktik 2
Sutherlands Odyssee 3
Weitere Entwicklung der Osteopathie im kranialen Bereich 4

Grundlagen der Osteopathie im kranialen Bereich 7
Primäre Respiration 7
Grundlagen der Osteopathie 9

Prinzipien der Osteopathie 11
1. Der Körper ist eine Einheit 11
2. Der Organismus verfügt über eigene selbstregulative und heilende Kräfte .. 11
3. Struktur und Funktion beeinflussen sich wechselseitig 12
4. Die osteopathische Behandlung integriert alle vorher genannten Punkte 13

Primär respiratorischer Mechanismus (PRM) 18
1. Die inhärente, eigenständige Motilität von Gehirn und Rückenmark 19
2. Die Fluktuation der zerebrospinalen Flüssigkeit 20
3. Die Mobilität der intrakranialen und intraspinalen Membranen 21
4. Die (intrasuturale und intraossale) Mobilität der kranialen Knochen 21
5. Die unwillkürliche Mobilität des Kreuzbeins zwischen den Darmbeinen 22

Rhythmus des PRM 23
Frequenzen des PRM-Rhythmus 24

Rhythmus und Schädel: Messungen, Hypothesen und Studien 30
Messungen des kraniosakralen Rhythmus 30
Erklärungsansätze für den Rhythmus des PRM 36
Wissenschaftliche Untersuchungen zum Einfluss kranial somatischer Dysfunktionen auf die kindliche Entwicklung 55
Untersuchungen zur Wirkung kraniosakraler Techniken 56
Palpations-Reliabilitätsstudien 61
Zusammenfassung 65

Der Schädel 74
Deskriptive Anatomie des Kopfskeletts . 74
Schädeldach, Desmokranium 78
Schädelbasis, Chondrokranium 79
Platte Knochen des Schädeldaches 83
Gesichtsschädel 83

Anatomie, Ossifikation und Verbindungen der einzelnen Schädelknochen, des Os sacrum und des coccygis 87

Os occipitale/Hinterhauptbein 87
Begrenzung 87
Anteile 87
Pars basilaris 89
Partes laterales (condylares) 89
Squama occipitalis 89
Morphologie des Os occipitale nach Rohen 90
Ossifikation 91
Muskuläre Verbindungen 92
Ligamentäre und membranöse Verbindungen 93
Fasziale Verbindungen 93
Intra- und extrakraniale Membranen 93
Beziehungen zu Hirnnerven und Cerebrum 94
Gefäßverbindungen 94

Os sphenoidale/Keilbein 95
Begrenzungen 95

Anteile	95
Corpus	97
Ala minor	100
Ala major	100
Processus pterygoideus	101
Morphologie des Os sphenoidale nach *Rohen*	102
Ossifikation	102
Hauptwachstumsphasen des Os sphenoidale postnatal	104
Muskuläre Verbindungen	105
Ligamentäre Verbindungen	105
Fasziale Verbindungen	105
Intrakraniale Membranen	106
Beziehungen zu Hirnnerven und Cerebrum	106
Verbindungen zum endokrinen System	106
Gefäßverbindungen	106

Os ethmoidale/Siebbein 107
Begrenzungen 107
Anteile 107
Lamina cribrosa 109
Lamina perpendicularis 109
Labyrinthus ethmoidalis 110
Morphologie Os ethmoidale ... 111
Ossifikation 111
Intrakraniale Membranen 112
Beziehungen zu Hirnnerven ... 112
Gefäßverbindungen 112
Vomer/Pflugscharbein 113
Begrenzung 113
Anteile 113
Ossifikation 114

Os frontale/Stirnbein 114
Begrenzung 114
Anteile 114
Facies externa 114
Facies interna 116
Sinus frontalis/Stirnhöhle 118
Morphologie des Os frontale .. 118
Ossifikation 118
Muskuläre Verbindungen 118
Fasziale Verbindungen 118
Intrakraniale Membranen 118
Beziehungen zu Hirnnerven und Cerebrum 118
Gefäßverbindungen 119

Os temporale/Schläfenbein 119
Begrenzung 119
Anteile 119
Pars squamosa 120
Pars mastoidea 121
Pars petrosa 122
Pars tympanica 125

Ränder 126
Morphologie des Os temporale nach *Rohen* 126
Ossifikation 127
Muskuläre Verbindungen 128
Ligamentäre Verbindungen 129
Fasziale Verbindungen 129
Intrakraniale Membranen 129
Beziehungen zu Hirnnerven und Cerebrum 129
Gefäßverbindungen 130

Os parietale/Scheitelbein 131
Begrenzung 131
Anteile 131
Facies externa 131
Facies interna 132
Ränder 132
Winkel 133
Morphologie des Os parietale und des Schädeldaches nach *Rohen* 133
Ossifikation 133
Muskuläre Verbindungen 133
Fasziale Verbindungen 133
Intrakraniale Membranen 133
Beziehungen zum Cerebrum und zu Hirnnerven 133
Gefäßverbindungen 134

Maxilla/Oberkiefer 134
Begrenzungen 134
Anteile 135
Corpus 136
Processus frontalis 137
Processus zygomatici 137
Processus palatinus 137
Processus alveolaris 138
Morphologie der Maxilla nach *Rohen* 138
Ossifikation 139
Muskuläre Verbindungen 139
Fasziale Verbindungen 139
Beziehungen zu Hirnnerven 139
Gefäßverbindungen 140

Os palatinum/Gaumenbein 140
Begrenzung 140
Anteile 140
Lamina horizontalis 140
Lamina perpendicularis 143
Ossifikation 144
Muskuläre Verbindungen 144
Fasziale Verbindungen 144
Beziehungen zu Hirnnerven 144
Gefäßverbindungen 145

Os zygomaticum/Jochbein 145
Begrenzung 145
Anteile 145
Flächen 146

Winkel 147
Ränder 147
Morphologie des Os zygomaticum nach
Rohen 147
Ossifikation 148
Muskuläre Verbindungen 148
Fasziale Verbindungen 148
Beziehungen zu Hirnnerven 148

Mandibula/Unterkiefer 148
Begrenzung 148
Anteile 148
Corpus 148
Ramus mandibulae 151
Morphologie der Mandibula nach
Rohen 152
Ossifikation 153
Muskuläre Verbindungen 153
Ligamentäre Verbindungen 153
Fasziale Verbindungen 154
Beziehungen zu Hirnnerven 154
Gefäßverbindungen 154
Beziehungen zu Weichteilen 154

Os nasale/Nasenbein 154
Begrenzung 154
Anteile 155
Ossifikation 155

Os lacrimale/Tränenbein 156
Begrenzung 156
Anteile 156
Ossifikation 157

Concha nasalis inferior 157
Verbindungen 157
Anteile 157
Ossifikation 157

Os hyoideum/Zungenbein 158
Anteile 158
Ossifikation 159
Muskuläre Verbindungen 159
Ligamentäre Verbindungen 160
Fasziale Verbindungen 160
Beziehungen zum Endokrinum 161

Os sacrum (sacrale)/Kreuzbein 161
Begrenzung 161
Anteile 161
Oberseite 161
Unterseite 162
Facies pelvina 162
Facies dorsalis 162
Pars lateralis 162
Ossifikation 163
Muskuläre Verbindungen 163
Ligamentäre Verbindungen 163
Intraspinale Verbindungen 164
Nervale Verbindungen 164
Gefäßverbindungen 164
Beziehungen zu Weichteilen 164

Os coccygis/Steißbein 164
Muskuläre Verbindungen 165
Ligamentäre Verbindungen 165
Nervale Verbindungen 166
Beziehungen zu Weichteilen 166

Schädelnähte 169

**Aufbau, Form und Dysfunktion
der Schädelnähte** 169
Aufbau der Schädelnähte 171
Suturen und Nerven 176
Funktion der Suturen 177
Dysfunktion der Suturen 177
Formen der Suturen 178

Übung zur Palpation der Suturen .. 182

**Die suturalen Verbindungen der
Schädelknochen** 187
Os occipitale 188
Os sphenoidale 190
Os ethmoidale 195
Vomer 198
Os frontale 200
Os temporale 203
Os parietale 205
Maxilla 207
Os palatinum 211
Os zygomaticum 214
Mandibula 215
Os nasale 216

Hirn- und Rückenmarks-
häute 223

**Wachstumsdynamiken der Dura
nach Blechschmidt** 223

Intrakraniales Membransystem 225
Pia mater (weiche Hirnhaut) 225
Arachnoidea (Spinngewebshaut) 226
Dura mater (harte Hirnhaut) 226
Horizontales und vertikales Dural-
system 228

Extrakraniales Membransystem 232
Pia mater spinalis 232
Arachnoidea spinalis 232
Dura mater spinalis 233

Gefäßversorgung der Meningen ... 244
Intrakranial 244
Intraspinal 244

Innervation der Meningen 244
Intrakranial 244

Intraspinal 245
Schmerzempfindung der Duralmembrane 245

Aufgaben des Duralmembransystems .. 246

Reziproke Spannungsmembran 247
„Sutherland-Fulcrum" 248

Offene Fragestellungen 252

Vaskularisation und Lymphabflüsse des Schädels 258

Arterielles System 258

Venöses System 261
Sinus venosus durales 261
Median gelegene venöse Blutleiter 263
Lateral gelegene venöse Blutleiter 264
Venöse Verbindungen 265
Venöse Thermoregulation 266
Schmerzempfinden der Sinus durales
und der Hirnvenen 267

Lymphatisches System 267
Funktion des Lymphsystems 267
Faktoren für Stauungen des Lymphsystems 267

Anatomie und Physiologie der Hirnventrikel und des LCS 272

Liquorräume 273
Innere Liquorräume (Ventrikel),
intrakranial 273
Äußere Liquorräume, intrakranial 275
Äußere Liquorräume der Wirbelsäule ... 276

Physiologie des Liquor cerebrospinalis .. 276
Zusammensetzung und pH-Wert 276
Liquorproduktion 277
Blut-Hirn-Schranke 277
Rückresorption des Liquor cerebrospinalis 277
Perivaskuläre Räume und Liquor
cerebrospinalis 279
Flüssigkeitsdruck des Liquor cerebrospinalis 279

Liquorzirkulation 279

Aufgaben des Liquor cerebrospinalis 282

Liquor und Spinalnerv 283

Liquor und Lymphflüssigkeit 283

Hormonelle Einflüsse 286

Vegetative Einflüsse 286

Biomechanische und entwicklungsdynamische Betrachtungen zur Schädelknochenmobilität/ -flexibilität 292
Faktoren der Schädelknochenmobilität .. 292

Analogie des Schädels zur Wirbelsäule .. 293

**Biomechanische Betrachtungen zur
Schädelknochenmobilität/-flexibilität
(inkl. weiterer Körperanteile)** 295
Inspiratorische Phase 295
Exspiratorische Phase 295
Beziehungen der Schädelknochen
zueinander 298
Hirnhemisphären 299
Reziproke Spannungsmembran 299
Adaptation der in den Medianen
gelegenen Schädelknochen 301
Adaptation der paarigen Schädelknochen 305
Adaptation der Gesichtsknochen 308
Adaptation des Kreuz- und Steißbeins ... 316
Bewegung weiterer Körperstrukturen ... 317

**Entwicklungsdynamische
Betrachtungen zur Schädelknochenmobilität/-flexibilität** 319

Weitere Betrachtungen 324

Praxis der Palpation 328

Methodik der Palpation 328

Die Praxis des Palpierens 328
Einige Tipps für den Anfang 332
Übungen zur Schulung des Palpationsempfindens 332

Diagnoseprinzipien 339

Anamnese 342

Inspektion 345
Schädelform 346

Palpation 348
Palpation bioenergetischer Felder 349
Hör-Test nach Barral 349
Thermische Diagnose nach J. P. Barral ... 349
Palpation der Form (nach *Magoun*) 351
Palpatorische Befunde an der Sutur
nach Pick 351

Abnorme Sinneswahrnehmungen in
der Region der Sutur nach Pick 354
Palpation einzelner Strukturmerkmale .. 354
Palpation der Gewebedichte 355
Palpation der Gewebeelastizität 356
Lokaler Druckschmerz 356
Palpation der Bewegung/adaptiver
Spannungsvariationen 356
Palpation inhärenter rhythmischer
adaptiver Spannungsvariation 356
Palpatorische Differenzialdiagnostik I ... 361
Palpatorische Differenzialdiagnostik II .. 362
Duraler Zug 362
Palpation der Fluidabewegung 362
Erspüren der räumlichen Organisation .. 363
Palpation der Potency 364

Behandlungsprinzipien 366
Behandlungsschritte und Fulcrum 368
Fokus der Aufmerksamkeit 369
Verlagerung der Aufmerksamkeit 370
Bedeutung der Stille in der Behandlung . 370
Spezielle Behandlungsprinzipien 371
Point of balance membranous tension
(PBMT) 373
Übertreibung („exaggeration") 380
Direkte Technik 381
Auseinanderziehen (Disengagement) ... 382
Kompression/Dekompression 384
Entgegengesetzte physiologische
Bewegung 386
Recoil-Techniken 387
Viele-Hände-Technik („multiple hand
technique") 388
Unterstützung der Selbstheilungskräfte . 388
Unterstützung durch Fluidimpulse 389
Die Unterstützung durch die pulmonale
Atmung 389
Unterstützung durch das myofasziale
System 390
Neutraler Zustand des Patienten nach
Jealous 390
Komplexe Wellenformen nach
Abehsera 392
Behandlung der Felder nicht physikali-
scher Energie 392
Erspüren der Gesundheit des
Patienten I 393
Erspüren der Gesundheit des
Patienten II 394
Zusätzliche Behandlungshinweise 395

Behandlungssequenz und
Behandlungsreaktionen 398
Sequenz der Behandlung 398
Natürlicher Endpunkt einer Behandlung . 400
Behandlungsreaktionen 400

Allgemeine Kopf- und
Sakrumpalpation 405
Schädeldachhaltung nach *Sutherland* 405
Occipito-sphenoidale Palpation nach
Becker 406
Occipito-sphenoidale Palpation nach
Upledger 407
Sphenookzipitale Palpation nach
Magoun 408
Frontookzipitale Palpation nach
Sutherland 409
Gleichzeitige Palpation am Schädel und
am Sakrum 410

Fluider Körper 413
Fluider Körper nach *Jealous* 414
Fluktuation des LCS 416
Longitudinale Fluktuation nach *Jealous* .. 416

Stillpunktinduktion 418
Stillpunktinduktion an den Füßen 420
Stillpunktinduktion am Kreuzbein 421

Fluktuationstechniken 423

Longitudinale Fluktuation 424
Kompression des 4. Ventrikels
(CV-4-Technik) 424
Erweiterung des 4. Ventrikels
(EV-4-Technik nach Jealous) 430
Ignition-System und Kompression des
3. Ventrikels (CV-3 nach *Jealous*) 431
Kompression des 3. Ventrikels (CV-3) ... 431
Kompression der Seitenventrikel 433
Verlangsamung des PRM-Rhythmus 434
Rotationstechnik der Schläfenbeine 434
Verlangsamung über das Kreuzbein 435
Beschleunigung des PRM-Rhythmus 435
Rotationstechnik der Schläfenbeine 436
Beschleunigung über das Kreuzbein 437
Wiederbelebungstechnik, „Vater-Tom"-
Technik 437
Transversale Fluktuation 439
„Pussy-foot"-Technik 439
Dynamisierende „Pussy-foot"-Technik ... 440
Beruhigende „Pussy-foot"-Technik 440
Alternative Technik für die laterale
Fluktuation 440

Kombination longitudinaler und transversaler Fluktuationsinduktion 441
Schräge Fluktuationstechnik 441
Selbstbehandlung 443

Anatomie und Behandlung transversaler Diaphragmata . 445

Funktion der Faszien 446
Beziehungen zwischen Faszien und Körperflüssigkeiten 447
Das Feder- und Stoßdämpfermodell 448
Einfluss des PRM auf das Bindegewebe .. 450
Fasziale Organisation 450

Funktionelle Dreiecke 451

Anatomie der Diaphragmata 453
Beckendiaphragma 453
Thorakolumbales Diaphragma (Zwerchfell) 455
Zervikothorakales Diaphragma 459
Weitere fasziale Strukturen 466
Os hyoideum 472
Kraniozervikales Diaphragma (Atlanto-Okzipitalgelenk) 476
Weitere transversal verlaufende Strukturen 482

Behandlung der Diaphragmata 482
Behandlungsprinzipien 482
„Unwinding"-Technik 483
Faszientechnik nach *Becker* 484
Technik für die Beckendiaphragmata 485
Technik für das thorakolumbale Diaphragma 485
Alternative Technik für das thorakolumbale Diaphragma und die unteren Rippen 486
Technik für das zervikothorakale Diaphragma I 486
Technik für das zervikothorakale Diaphragma II 487
Alternative: Recoil-Technik für den oberen Thoraxbereich 488

Techniken für die Halsfaszien 489
1. Technik 489
2. Technik zur Spannungslösung des Platysma *490*
2. Technik zur Spannungslösung des Platysma, Variante 490
Technik zur Spannungslösung der Lamina superficialis nach F. Buset 491
Technik für die Lösung der vorderen Halsmuskulatur und der viszeralen Loge gegenüber der Lamina praevertebralis nach F. Buset 491

Techniken für das Zungenbein 492
1. Strukturelle Manipulation 493
2. Funktionelle Ausführung 493
3. Biomechanische Ausführung: Indirekte und direkte Technik 493
4. Suprahyoidale Muskulatur 494
5. M. mylohyoideus 495
6. M. digastricus (venter anterius) 495
7. M. digastricus (venter posterius) 496
8. M. stylohyoideum/Lig. stylohyoideum . 497
9. Technik für den M. omohyoideus 497
10. Zungenbein – Skapula 498
11. Zungenbein – Cartilago thyroidea ... 498
12. Zungenbein – Sternum (Herz) 499

Technik für das Atlanto-Okzipitalgelenk 499
Alternative Technik I 501
Alternative Technik II 502

Allgemeine Technik zum Ausgleich der Schädel-, Thorax-, Bauch- und Beckenaktivität 503

Technik zur Harmonisierung des Beckenbodens, des Zwerchfells und des intrakranialen Diaphragmas (nach *Frymann* und *Richard*) 504
Test für das intrakraniale Diaphragma ... 504
Technik für das intrakraniale Diaphragma 505
Beckenboden-Test 506
Beckenboden-Technik 506

Anatomie und Behandlung der Sakralgelenke 509

Anatomie und Dysfunktion 509

Behandlung des lumbosakralen Gelenks 514
Dekompression des lumbosakralen Übergangs 514
Alternative Technik für die L 5/S 1-Dekompression I 516
Alternative Technik für die L 5/S 1-Dekompression II *(nach Frymann)* *517*
Alternative Technik für die L 5/S 1-Dekompression III 517
Alternative Technik für die L 5/S 1-Dekompression IV 518

Testung und Behandlung des iliosakralen Gelenks 518
Testung der Iliosakralgelenke 518
Befreiung des Iliosakralgelenks 519
Alternative Technik für die Befreiung des Iliosakralgelenks 520

Behandlung des sakrokokzygealen Gelenks 522
Befreiung des sakrokokzygealen Gelenks 522

Techniken zur Verbesserung der Zirkulation 524

Sinus-venosus-Technik 524
Confluens sinuum 525
Sinus occipitalis 526
Sinus transversus und Sinus rectus 526
Sinus sagittalis superior 527
Lymphtechniken 528
Spannungs-Lösung im zervikothorakalen Diaphragma 528
Recoil-Technik am oberen zervikothorakalen Übergang 528
Lösen faszialer Spannungen 529
Lösen von Zwerchfellspannungen (= primäre lymphatische Pumpe) 529
Verbesserung des Lymphabflusses in inneren Organen 529
Lymphatische Pumpe der Füße 530

Behandlung der kraniosakralen Dura 531

Behandlung der intrakranialen Dura 534
Os frontale-Spread-Technik 535
Os frontale-Hebetechnik 536
Alternative Handhaltung für die Hebetechnik des Stirnbeins I 537
Alternative Haltetechnik für die Hebetechnik des Stirnbeins II Frontookzipitale Schädelhaltung 538
Os parietale-Spread-Technik 539
Os parietale-Hebetechnik 540
SSB-Kompression 541
SSB-Dekompression 542
Innenrotation des Os temporale 542
Ohrzugtechnik 543
Kombination der anterior-posterioren und transversalen Entspannung 544
Behandlung der extrakranialen Dura ... 545
Duralschlauchzug 545
Duralschlauchzug von kranial 546
Duralschlauchzug von kaudal 547
Duralröhrenschaukel nach *Sutherland* ... 547
Alternative Technik 548
Dynamik balanced tension (DBT) der Dura mater spinalis 549
Behandlung der Duralmembran über den N. ischiadicus nach J. P. Barral 549
Behandlung der Duralmembran über den Plexus brachialis nach J. P. Barral 550

Funktionsstörungen der Schädelbasis 552

Mögliche Ursachen für Störungen an der Schädelbasis 553
Dysfunktionen der Synchondrosis sphenooccipitalis (SSB) 555
Flexionsdysfunktion 556
Extensionsdysfunktion 558
Torsionsdysfunktion 560
Lateralflexion-Rotation (LFR) 563
Superiorer vertical strain 567
Inferiorer vertical strain 569
Lateral strain 572
Kompression der SSB 575
Dysfunktion der Synchondrosis sphenooccipitalis (SSB) 577
Mögliche Folgen von Dysfunktionen an der SSB 578
Quadranteneinteilung 580
Fasziale und muskuläre Einflüsse bei SSB-Dysfunktionen 581
Flexionsdysfunktion 582
Extensionsdysfunktion 582
Torsion (z. B. rechts) 582
Lateralflexion-Rotation (LFR) 583
„Superior vertical strain", Os sphenoidale in Flexion 583
„Inferior vertical strain", Os sphenoidale in Extension 583
Tabellen zu Flexion, Torsion und Lateralflexion – Rotation der SSB 584

Palpation und Behandlung der Synchondrosis sphenooccipitalis (SSB) 595

Palpation der Inspirations- und Exspirationsphase 595
Bewegungstestung der SSB 595
Korrektur der SSB-Dysfunktion 596
Wiederholte Testung 600
Unterstützung der Selbstheilungskräfte . 600
Weitere Hinweise 600

Behandlung der Schädelnähte 614

V-Spread-Technik 614
Lokalisierung der exakten Fingerposition 615

Testung einer Sutur 616
Befreiung der Schädelnaht 616
Weiterführende Techniken 617

Auseinanderziehen/Disengagement 625
Bregma 626
Lambda 626
Pterion 628
Asterion 629
Sutura coronalis (links) 630
Sutura sagittalis 631
Sutura lambdoidea (rechts) 631
Sutura occipitomastoidea, zum Beispiel
rechts 632
Synchondrosis petrooccipitalis
(Sutura petrooccipitalis) und Sutura
petrojugularis (rechts) 635
Sutura parietomastoidea (links) 637
Sutura squamosa (links) 638
Sutura sphenosquamosa –
Pivot-Technik 639
Synchondrosis sphenopetrosa 640
Sutura temporozygomatica, spheno
-squamosa, parietosquamosa (links) 641
Allgemeine Lösung der Suturen
der Maxilla und der Ossa zygomaticum,
nasale, frontale und ethmoidale (links) .. 643

Glossar 645

Anhang 1 655
Einige Indikationen für Osteopathie
im kraniosakralen Bereich 655

Anhang 2 665

Anhang 3 666
Tabellen 666

Anhang 4 670
Hirnnerven 670

Anhang 5 672
Entwicklung und Verknöcherung
der kranialen und sakralen Knochen 672
Ausbildung
Osteopathie Schule Deutschland (OSD) . 674

Sachverzeichnis 675

Geleitworte

Torstens Wunsch, ein Geleitwort zu seinem Buch zu schreiben, ehrt mich. Ich bin beeindruckt, wie detailliert und ausführlich er die Materie beschreibt, wie er die Ordnungsprinzipien erfasst, die dem Erlernen der Wissenschaft der Osteopathie zugrunde liegen und besonders, wie er die Grundprinzipien beschreibt, auf denen die Osteopathie ruht.

Er greift die Idee auf, dass der menschliche Körper auf ein korrektes Funktionieren angelegt ist und dass es nicht die Aufgabe des Therapeuten ist, den Körper zu reparieren. Die Rolle des Arztes besteht darin, den Körper zu ermutigen und darin zu unterstützen, dass er das tut, von dem der Körper selbst weiß, wie er es am besten erreicht, auf welche Art er funktionieren muss und wie er dadurch eine stabile Gesundheit zurückerhält.

Torsten versteht außerdem die grundlegende Wahrheit der Palpation („man fühlt nicht mit den Fingern, sondern mit dem Gehirn über die Finger oder den Teil des Körpers, den der Therapeut benutzt, um Kontakt mit dem Körper des Patienten herzustellen"). Ich bin überzeugt, dass dieses Buch ein Basistext für alle künftigen Studenten der Wissenschaft der Osteopathie sein wird, sobald es im Druck erscheint und den Lesern zugänglich sein wird.

Alan R. Becker, D.O., F.A.A.O., F.C.A.
ehem. Präsident der American Academy of Osteopathy

Glücklicherweise hat Torsten Liem die 3. erweiterte Ausgabe des Buches über Kraniosakrale Osteopathie fertiggestellt. Es ist wichtig, das Wissen über den menschlichen Kopf allen Osteopathen bekannt zu machen.

Da das gelenkige endoskelettale System des menschlichen Körpers fundamental für die Lebensaktionen im Ganzen ist, birgt die Osteopathie nützliches für jeden Teil. Es ist erst 60 Jahre her, seit W. G. Sutherland, D.O., D. Sc. (Hon.) begann Osteopathie im kranialen Bereich zu unterrichten. Jetzt werden seine Lehren durch das vorliegende Buch weitergeführt.

Dr. Sutherland lehrte, dass „das Ziel einer osteopathischen Behandlung ist, einen effizienteren Austausch zwischen allen Flüssigkeiten des Körpers über alle Grenzflächen zu erreichen. Diese Sichtweise beinhaltet die posturale Mechanik ebenso wie den mikroskopischen Bereich.

Anne L. Wales, D.O.
Herausgeberin der „Teachings in the Science of Osteopathy" von W. G. Sutherland sowie „Contributions of Thought, the Collected Writings of W.G. Sutherland"

Vor über einem Jahrhundert suchten *Dr. A. T. Still* und *Dr. W. G. Sutherland* eine ganzheitliche Behandlungsweise. Dem Autor ist es wichtig zu betonen, dass nur aufgrund ihrer Hingabe und ihrer Forschung, ihrer Arbeit und Erfahrung, weitergeführt durch eine Vielzahl weiterer Osteopathen, und aus Idealismus dieses Buch entstehen konnte.

Welche gesundheitsfördernden individuellen Heilmethoden auch immer angewendet werden, unsere Gesundheit und die unserer Kinder lassen sich dennoch langfristig nur aus einem mitfühlenden Verständnis evolutionärer Dynamiken des Menschen und der Menschheit heraus und in Einklang mit unserem Lebensraum und unserer Umwelt verwirklichen.

Für Noak und Sybille

Vorwort zur 4. Auflage

Während der Arbeit an der 4. Auflage habe ich viele Stunden damit verbracht, über die Bedeutung der persönlichen Entwicklung im Heilungsprozess nachzudenken. Auch beschäftigte ich mich mit der Weiterentwicklung einer phänomenologisch orientierten Beschreibung osteopathischer Palpationserfahrungen sowie wie mit der niemals endenden Aufarbeitung der osteopathischen und medizinischen Literatur zum Thema. Noch zu erwähnen ist der stets anregende Austausch mit vielen Kollegen und Freunden. Deshalb nahm auch die Vorbereitung zur 4. Auflage schließlich soviel Zeit in Anspruch, wie die Erstellung der gesamten 1. Auflage.

Sie mögen vielleicht fragen, warum sich soviel Mühe machen und einen Klassiker fast neu schreiben. Die Antwort ist einfach: Alles was lebt, fließt und verändert sich, und die Osteopathie lebt auch! Aus diesem lebendigen Fließen heraus ist dieses Buch geschrieben.

Das vorliegende Buch wurde vollständig überarbeitet. Zahlreiche neue Erkenntnisse wurden in jedes Kapitel integriert, überholte Ansichten revidiert, bisherige Vorgehensweisen relativiert und in einen größeren Zusammenhang gestellt. So wird eine umfassendere Sicht der kranialen Arbeit ermöglicht. Der Umfang der 4. Auflage hat sich dabei deutlich erweitert.

So wurde etwa die Darstellung der hypothetischen Modelle vollständig überarbeitet und vertieft, eine Vielzahl neuerer Forschungen integriert, die Bedeutung des Tensegrity in der kranialen Osteopathie erklärt und die geschichtliche Entwicklung kranialer Ansätze dargestellt. Auch habe ich Begrifflichkeiten präzisiert, neue vitalistische Konzepte eingefügt und die Suturenkonfigurationen grundlegend überarbeitet. Das Sakrumkapitel wurde umfassend redigiert und Erkenntnisse der Ossifikationsmodi integriert. Schließlich wurde auch die Schulung des Palpationsempfindens deutlich ergänzt, Diagnostik- und Behandlungskonzepte neu bearbeitet und stark erweitert, ein großer Teil der Techniken umgeschrieben und erweitert und ein neues Kapitel zur Behandlungssequenz und zu Behandlungsreaktionen sowie ein neues Glossar eingefügt.

Aus Platzgründen musste das Kapitel „Entwicklung des Schädels" und das Kapitel „Palpation – die Kunst des Fühlens" weichen. Diese werden in überarbeiteter Form in einer anderen Veröffentlichung erscheinen.

Dieses Buch wird die praktische Arbeit in wesentlichen Aspekten bereichern:
- Behandlungsreaktionen können besser beurteilt werden
- Die kraniale Untersuchung des Patienten kann deutlich differenzierter ausgeführt werden
- Der Prozess des bewussten palpatorischen Zuhörens wird nachvollziehbarer
- Die therapeutische Synchronisation mit den homöodynamischen Kräften in den Geweben wird anschaulicher
- Kenntnisse der Wachstumsphasen und Ossifikationsmodi von Knochen verdeutlichen bestimmte Zeitfenster in der Behandlung
- Das genauere Verständnis der Suturen ermöglicht ein adäquateres therapeutisches Vorgehen
- Die Umsetzung der vielfältigen neuen Kenntnisse über Wechselbeziehungen unterstützt das Entstehen neuer palpatorisch therapeutischer Vorgehensweisen usw.

Das Kapitel über Hypothesen und Untersuchungen zur primären Respiration läd zur Diskussion ein: Die Entstehung und der Entstehungsort der so genannten primär respiratorischen (kraniosakralen) Rhythmen ist gegenwärtig noch ebenso umstritten, wie ihre Übertragung im Kranium und im übrigen Körper sowie ihre klinische Bedeutung. Die Hypothesen bewegen sich im Spannungsfeld zwischen physiologischen Modellen (z. B. Traube-Hering-Mayer-Oszillationen, hirnphysiologische Modelle), biomechanische Überlegungen aus dem Muskelskelettsystem heraus, populärphysikalischen Erklärungsmodellen, embryologischen (nicht selten relativ unreflektierten) Erklärungsversuchen, Naturmystik und prärationalen magisch –ideologisch-religiösen Betrachtungen. Vieles ist denkbar, weniges gesichert. Das führt zu weit reichenden Vermutungen und bietet auch Raum für extrem spekulative Heilslehren.

Dort, wo man sich physiologischen Fragen zu stellen hätte, findet nicht selten eine Argumentation im Sinne einer Art kranialer Offenbarungslehre statt, während auf der anderen Seite anatomische, physiologische oder embryologische Termini missbraucht werden, um eher religiösen Sichtweisen einen quasi physiologischen Anstrich zu verleihen. Dabei stellen erkenntnistheoretische Fragen, z. B. ob die moderne medizinische Vorgehensweise im Sinne einer exakten Wissenschaft, dem Menschlichen tatsächlich gerecht wird, eine für die Osteopathie zweifelsohne wichtige Fragestellung mit vielen noch zu erarbeitenden Implikationen dar.

Osteopathie ist die Kunst bedeutungsvoller Berührung im therapeutischen Kontext. Die Ausweitung osteopathischer Prinzipien auf den Schädel reicht bis zu *Still* zurück. Dieser drängte bereits zu Lebzeiten seine herausragende Studentin *Charlotte Weaver D.O.* eben dies zu tun. Seitdem wurde *Weavers* und *Sutherlands* Arbeit von unzähligen Osteopathen fortgeführt. So vertiefte *Arbuckle* das Konzept der reziproken Spannungsmembran, spezifizierten *Frymann* und *Carreiro* die osteopathische Behandlung von Kindern und wurde ein Großteil der von *Sutherland* in seinen späteren Lebensjahren entwickelten zunehmend vitalistisch orientierten osteopathischen Ansätzen und Begrifflichkeiten, von *Becker, Handy, Fulford, Schooley, Chila, Jealous, Blackman, van den Heede, Abehsera* u. a. weiterentwickelt.

In den vitalistischen Ansätzen wird versucht, die im Organismus wirkenden homöodynamischen Kräfte palpatorisch zu erfassen und sich mit ihnen zu synchronisieren. Dies umfasst auch die Wahrnehmung der wechselseitigen Dynamik zwischen den subjektiven und objektiven Faktoren vom Selbst/Organismus und seiner Umgebung.

Über die palpatorische Wahrnehmung von Normalität bzw. homöodynamischer Kräfte versucht der Osteopath sich der Ganzheit des Patienten anzunähern. Die erste und wichtigste Grundlage für den Osteopathen ist die sensorische Erfahrung von Normalität bzw. von Gesundheit im Gewebe. Das ist immer auch eine tiefe subjektive Erfahrung, die nach *Sutherland* besonders in einem Zustand innerer Stille erfahrbar wird.

Ein umfassendes Gewebeverständnis entsteht durch Kenntnis der Gewebe selbst und ihrer Beziehungen zu umgebenden Strukturen, durch das Erlernen der Gewebesprache und der Gewebedifferenzierung sowie durch die Fähigkeit, diese Befunde in einen Gesamtkontext zu stellen.

Ich habe hier versucht, diese für eine erfolgreiche osteopathische Behandlung so fundamentalen Grundlagen für die kraniale Sphäre umfassend und auf hohem didaktischen Niveau darzustellen. Auch die Ausreifung der Einflussnahmen auf jede Art von Gewebe ist unabdingbar. Jedoch sind technische Betrachtungsweisen notwendigerweise auf ein Minimum der unmittelbar erfahrenen Phänomene gegründet. Deshalb sollte es vermieden werden, das Heilungspotenzial durch eine Überfokussierung auf technische Ausführungen zu begrenzen. Ebenso bedeutsam ist die Intention, mit dem Patienten „zu sein", statt etwas mit ihm oder dem Gewebe „zu tun" und dem Patienten zu ermöglichen, sich wieder mit einer ihm inhärenten Gesundheit zu verbinden.

Aber: Übernehmen Sie nichts in diesem Buch, nur weil es hier geschrieben steht oder weil andere es sagen. Hören Sie auf Ihre eigenen Zweifel und

Fragen, die beim Lesen und bei der Arbeit auftreten und versuchen Sie diese zu klären. Fühlen Sie sich dazu eingeladen, jedes Diagnostik- und Behandlungsprinzip, jede Technik so zu adaptieren, wie es Ihnen stimmig erscheint. Lassen Sie sich von Ihrem Verantwortungsgefühl Ihrem Patienten gegenüber leiten.

Bleiben Sie gleichzeitig offen für eine veränderte Sicht der Dinge. Auch das, was Sie heute für falsch halten, kann Ihnen zu einem anderen Zeitpunkt möglicherweise richtig erscheinen. Unsere Ansichten von Gesundheit und auch von der Osteopathie sind einem ständigen Wandel unterworfen, der eng mit der gesellschaftlichen Vorstellung von Gesundheit und Krankheit verbunden ist. Deshalb ist dieses Buch auch nicht mehr und nicht weniger als eine Momentaufnahme der kranialen Osteopathie. Welche zeitlosen Wahrheiten dabei zwischen den Zeilen zu lesen sein sollten, bleibt ihrer Intuition überlassen.

Diese 4. Auflage wurde nicht nur mit einer angemessenen wissenschaftlichen Strenge geschrieben. Sie basiert ferner auf den Grundannahmen von *Sutherland* und einer Vielzahl weiterer Pioniere sowie auf persönlichen Erfahrungen.

Stills Vision und Intuition einer neuen Medizin ist auch heute erst in ihren Ansätzen verwirklicht, und wir alle sind aufgefordert, daran mitzuwirken und uns von der Tiefe seiner Lehre inspirieren zu lassen.

Ich wünsche Ihnen, liebe Leserin und Leser, viel Freude und Inspiration für Herz, Hand und Kopf beim Lesen und Ihren Patienten eine bedeutungsvolle und heilende Berührung.

Hamburg, im Mai 2005 *Torsten Liem*

Einleitung

Osteopathie ist für mich eine Kunst, die gleichermaßen die Hände, den Verstand und das Herz miteinbezieht. Insbesondere von *Alan Becker*, der das Privileg hat, in einem der ersten Kurse von *William Garner Sutherland* in die kraniale Osteopathie eingewiesen worden zu sein, habe ich gelernt, dass das Wichtigste ist, mit sanfter Aufmerksamkeit zu warten, bis das Gewebe zu sprechen beginnt, zuzuhören, es geschehen zu lassen und einfach da zu sein. Es geht nicht darum, etwas zu machen, sondern im Gegenteil, sich auf das Gewebe und den Patienten einzustimmen und seine ihm eigene Geschichte verstehen zu lernen.

Im Laufe meiner Ausbildungen, oder vielleicht sollte ich besser sagen Einweihungen, wurde ich nicht nur in fluide und energetische Palpationen sowie in die Erspürung embryologischer Bewegungsimpulse eingewiesen, sondern auch der Blick hinter die Strukturen wurde geöffnet – der Blick für das Herz oder den Punkt der Stille des Klienten und das Erspüren der individuellen potenziellen Quelle seiner Gesundheit. Unter Palpation verstanden die alten Lehrer und Meister mehr ein Einstimmen in das, was Sutherland den „Atem des Lebens" nannte. Dies ist eine äußerst bewusste, sehr sanfte und respektvolle Annäherung an die Ganzheit des Patienten. Die „alten Lehrer" palpierten nicht nur mit den Händen, sondern öffneten all ihre Sinne, ihren Verstand und ihr Herz, um wahrzunehmen, wie die universelle Atmung des Kosmos ihren Widerhall und individuellen Ausdruck im Klienten und jeder anderen Existenzform findet, um den einzigartigen Geschichten der Gewebe zu lauschen und um feinste Gewebebewegungen, Rhythmizitäten und Spannungen zu erspüren. Alan Becker spazierte zum Beispiel manchen Abend durch die Wälder, um in der Dunkelheit die Schwingungen der Farben der Blütenblätter zu palpieren.

Der therapeutische Impuls besteht eher im Einstimmen auf diese Rhythmen und Energien, die sich in den anatomischen Strukturen und darüber hinaus offenbarten, als in einer rein mechanisch ausgeführten Technik. Der Therapeut tritt in seiner Annäherung an den Patienten so weit zurück und wird so rezeptiv, dass es ihm möglich wird, zu dem mesenchymalen Urmeer, dem Potenzial und dem SINN zu folgen. Hier kann sich der Organismus in einem unmittelbaren Erleben neu orientieren und vom Fulcrum der Krankheit zum Fulcrum der Gesundheit hinüberbewegen.

Viele kraniosakrale Lehrer nehmen heutzutage diese Entdeckungen für sich in Anspruch. Es ist dennoch fair anzumerken, dass dies für Sutherland, besonders in seinen späteren Lebensjahren, und für seine Studenten tägliche Praxis war. Allerdings wurde diese Herangehensweise nur einem kleinen Kreis von Schülern zugänglich gemacht. Als ich *Anne Wales*, die dieses Jahr das gesegnete Alter von 92 Jahren erreichte, fragte, was das Besondere eines Osteopathen sei, antwortete sie mir: „Als Osteopath untersuchst du den Körper des Patienten durch deine Hände. Du studierst die Anatomie, damit du verstehen kannst, wie der Körper arbeitet und was das Problem ist, das den Patienten zu dir führt. Du möchtest die Problematik verstehen, bevor du irgendeine Art von Behandlung verordnest. Du möchtest verstehen, was seine Beschwerden sind, die Geschichte seiner Beschwerden, und dann möchtest du herausfinden, worin das Problem hinter seinen Beschwerden besteht."[1]

In diesem Sinne ist das Buch konzipiert. Es bringt die nötigen embryologischen und anatomischen Grundlagen, die für den Therapeuten die unabdingbare Landkarte für seine Annäherung an den Patienten darstellen. Der gesunde Mensch, das gesunde lebendige Gewebe und die Physiologie sind unser Wegweiser, um den Patienten in seiner Selbstheilung zu unterstützen. Heutzutage findet die Anwendung kraniosakraler Techniken weit über die Grenzen der Osteopathie hinaus Verbreitung und ergänzt das Handwerkszeug vieler anderer Therapeuten und Therapieansätze. Vielleicht kann das Buch dazu beitragen, Fragen zu klären, Grundlagen, neue Einblicke und Impulse zu vermitteln, sowie als Nachschlagewerk zu dienen, damit diese Therapieform erfolgreich in die Praxis integriert werden kann. Es werden die bisherigen Ergebnisse der wissenschaftlichen Untersuchungen im großen Feld der kraniosakralen Osteopathie dargestellt, auch in der Hoffnung, dass der eine oder andere Anregungen findet, mitzuwirken an der Klärung der noch vielen offenen Fragen. Und vielleicht wird auch etwas vom ursprünglichen Geist und der Hingabe der alten weisen Lehrer zwischen den Zeilen zu lesen sein. Alle diese Lehrer legten Wert darauf, dass die kraniosakrale Osteopathie nur mithilfe eines fundiert ausgebildeten Lehrers und nicht nur durch ein Buch zu erlernen sei.

Außerdem ist es das Anliegen des Buches, Neugierde zu wecken, sich auf einen Weg zu machen, dessen Ende noch längst nicht erreicht ist, und Vertrauen in die eigenen Hände und Wahrnehmungen zu gewinnen. Im letzten Drittel des Buches werden dem Leser außer Diagnose- und Behandlungsprinzipien kraniale Techniken näher gebracht. *Dr. Still*, der Begründer der Osteopathie, vermied es meist, seinen Schülern Techniken zu vermitteln, und legte mehr Wert darauf, dass sie die Prinzipien der Organisation des Körpers verstanden. *Dr. Sutherland* hatte seinen Studenten in seinem ersten zweiwöchigen Kurs ganze drei Techniken gezeigt. Die Techniken sind wie reife Früchte, die dem Therapeuten in die Hände fallen, je mehr er die Fähigkeit der Visualisierung der beteiligten Strukturen und ihre Wechselwirkung meistert, die Diagnose- und Behandlungsprinzipien verinnerlicht und ein Feingefühl in seinen Händen erworben hat. Dann wird er auch in der Lage sein, eigene Techniken zu entwickeln und diese an den jeweiligen Patienten anzupassen. Dazu gehören neben der Bewusstheit für die individuellen Körperenergien auch eine liebevolle Zuwendung zum Patienten.

Ein Lehrer meines Lehrers pflegte nach einem Vortrag stets zu sagen, dass er überzeugt sei, 50 % seines Vortrages seien richtig, aber er wüsste leider nicht, welche 50 % dies seien. In diesem Sinne wünsche ich jedem Leser viel Freude beim Lesen.

Hamburg, im Frühjahr 1997
Torsten Liem

Quellenangaben

1 Anne Wales im persönlichen Gespräch mit dem Autor vom 5.2.1996. Zitatveröffentlichung mit Genehmigung von Dr. Wales.

Danksagungen

Besonderen Dank an Sabine Reichert und Chryssa Dardamissis für ihre Mühe und kreativen Einfälle bei der Verwirklichung der Grafiken dieses Buches sowie an Helge Schenk, Friedhelm Kaiser und Karsten Franke für die Realisierung der Fotografien.

Und vielen Dank auch an John E. Upledger D.O., F.A.A.O., Philip Greenman D.O. F.A.A.O., Dr. Louis Philippe Dombard, Dr. Richard Knebel, Dr. Patrick Coughlin und den verstorbenen Dr. Ernest W. Retzlaff für die Erlaubnis, einige ihrer Fotos veröffentlichen zu dürfen, sowie an Viola Fryman D.O., F.A.A.O., F.C.A., Dr. Zanakis und Dr. Greitz für die Genehmigung, einige Grafiken ihrer Forschung zu publizieren. Besonderen Dank gebührt Dr. André Farasyn D.O., Thomas Glonek PhD, Prof. Dr. Yuri Moskalenko, Kenneth E. Nelson, D.O., Nicette Sergueef, D.O. für ihre Unterstützung bei der Darstellung der hypothetischen kranialosteopathischen Modelle in dieser Auflage. Danken möchte ich insbesondere meinen Lehrern im großen Gebiet der kranialen Osteopathie:

- Alan R. Becker D.O., F.A.A.O., F.C.A., für seine Freundschaft und Heranführung an eine zuhörende, offene Palpation
- Viola Frymann D.O., F.A.A.O., F.C.A., der „Grande Dame" der kranialen Osteopathie, für ihre feinfühligen wissenden Hände und ihre Erfahrung, die sie mir zuteil werden ließ
- Leopold Busquet D.O., für die vielerlei Erleuchtungen der biomechanischen Zusammenhänge im kraniosakralen System
- Marc Wyvekens D.O., für seinen sehr fundierten anregenden Unterricht in den Grundlagen der kraniosakralen Osteopathie, der weit über das hinausgeht, was man sonst darunter versteht
- Patrick van den Heeden D.O., der mich mit seiner Genialität und Intuition, die ich kurze Zeit erleben durfte, nicht nur immer wieder erstaunte, sondern auch sehr inspirierte
- Robert Fulford D.O., F.A.A.O., F.C.A., für seine Weisheit und Wärme, die jede seiner Berührungen begleitete
- Sehe ich Anne Wales D.O., F.A.A.O., F.C.A. in meinen Erinnerungen, sehe ich dem Altwerden als Osteopath sehr gelassen entgegen (dabei bin ich ja noch recht jung). Nicht nur, dass sie auch in den letzten Jahren noch jeden Zuhörer mit ihrer geistigen Auffassung in Bann zog. Es ist so wohltuend einen Menschen zu sehen, den durch seine Aufrichtigkeit, Bescheidenheit und Hingabe im Leben, im hohen Alter eine scheinbar zeitlose Jugend, Schönheit und einzigartige Ausstrahlung umgibt.
- Jim Jealous D.O., F.A.A.O. für seine Vermittlung der Stille und Liebe in Verbindung mit den Rhythmizitäten des Organismus und seine weitreichenden Einblicke in die Selbstheilungskräfte und die Weisheit des Körpers, die weit über die Gewebestrukturen hinausreichen; seine Betrachtungsweisen haben großen Einfluss auf mich ausgeübt.
- Richard Feely D.O., F.A.A.O., F.C.A. für die Erläuterungen der neurologischen Aspekte der kraniosakralen Osteopathie
- Herb Miller D.O., F.A.A.O., F.C.A., der mir durch seine Präsenz und einfühlsamen Hände Vertrauen in meine eigenen Hände schenkte
- Thomas Schooley D.O., F.A.A.O., F.C.A., der mir an zwei Nachmittagen in privater Runde viel vom ursprünglichen Geist der Osteopathie näher brachte
- John Upledger D.O. F.A.A.O., für seine Kreativität und Inspiration, die ich durch die Begegnung mit ihm erfuhr
- Dr. Frank Willard, dessen brillante Vorlesungen der anatomisch physiologischen Zusammenhänge mich zutiefst beeindruckten
- Harold I. Magoun jr. D.O., F.A.A.O., F.C.A. für die Erfahrung, von ihm behandelt worden zu sein
- Sehr inspiriert bin ich von dem Unterricht von Jean Pierre Barral, D.O. M.R.O. Nicht nur von seiner einzigartigen Erfahrung, die jeder seiner Ausführungen wortlos begleitet, sondern besonders die ungezwungene Art, wie er mich und andere unterstützt, meiner Palpation zu vertrauen und Spaß daran zu haben. In der Tat würde ich ihm fast alles glauben, selbst wenn er mir erzählte, er würde die Farbe der Unterwäsche durch die Kleidung palpieren.
- Franz Buzet, M.R.E.O., M.S.B.O. verdanke ich sehr sehr viel. Es ist ein so gutes Gefühl, wenn jemand an einen glaubt.
- Ich danke Beatrice Macazaga, die mich vor so vielen Jahren als Freundin und als unfreiwilliger Mutterersatz zur Heilkunde inspirierte.
- Fred L Mitchell jr. D.O., F.A.A.O., F.C.A. ist für mich ein wunderbares Beispiel für einen Lehrer, der gleichzeitig einfühlsam, klar, anschaulich, bescheiden und kompetent ist, sodass er selbst die scheinbar blödeste Frage mit der immer gleichen Anteilnahme und Aufmerksamkeit beantwortet.

- Über den Kontakt zu Renzo Molinari D.O., M.R.O. bin ich besonders dankbar. Nicht nur über die großartige Unterstützung seinerseits, sondern weil ich mir keinen kompetenteren, engagierteren und einfühlsameren Präsidenten der European School of Osteopathy vorstellen könnte.
- Artho Wittemann, ist mir Begleiter, Therapeut und Freund. Ich danke ihm besonders mich dabei zu unterstützen in Berührung mit zahlreichen Facetten meiner Selbst zu kommen. Ich bin immer wieder selbst überrascht, welche Seelen in meiner Brust gleichzeitig oder abwechselnd agieren.
- Wenn ich jemals der Ansicht war, Osteopathie hätte etwas mit Kraft zu tun, dann hat mich Lawrence H. Jones, D.O., F.A.A.O., vom Gegenteil überzeugt. Es war für mich beeindruckend mit welcher Leichtigkeit und Anmut, ähnlich eines Tänzers Dr. Jones – selbst im hohen Alter – mich berührte, bewegte und behandelte.
- Auch John Wernham D.O. möchte ich danken. Er hat mir im Unterricht in persönlicher Runde und in Behandlungen viel über die klassische Osteopathie und die Erfahrungen mit Littlejohn vermittelt.
- Paul Chauffour D.O. und Eric Prat D.O. danke ich für ihre Freundschaft und die sehr inspirierende Unterweisung in das Konzept der osteopathischen mechanischen Vernetzung
- Des Weiteren auch Philip E. Greenmann D.O., F.A.A.O., Rober C. Ward D.O., F.A.A.O., und den vielen anderen Lehrern, die mir Verständnis in die übrigen Bereiche der Osteopathie vermittelten.
- Ganz besonders möchte ich auch meinen Freunden Alain Abehsera D.O. M.D., Alan R. Becker D.O., F.A.A.O., F.C.A. (†), Cristian Ciranna-Raab D.O., Bruno Chickly M.D., D.O. (Hon.), Celine Siewert, Christof Plothe D.O., Eric Prat D.O., Jenny Parkinson, John Glover D.O., F.A.A.O., Prof. John McPartland D.O., Michel Puylaert D.O., Prof. Dr. Paul Klein D.O., Peter Sommerfeld D.O., Steve Paulus D.O., Uwe Senger D.O., Walter McKone D.O., Zachary Commeaux D.O., F.A.A.O., u.a. für die vielen Stunden des osteopathischen Austauschs, der interessanten und inspirierenden Gespräche, des Verrückt-sein-dürfens und des Sich-hinterfragenlassens danken. Wenn ich meine Augen schließe, dann ist es die Nähe, Offenheit, das gegenseitige ‚Caring' und das Vertrauen zu meinen Freunden, die mich wie in einer osteopathischen Familie zu Hause fühlen und wachsen lassen.
- Allen meinen Patienten. Jeder von ihnen stellt für mich eine Herausforderung, eine Begegnung und Wachstum dar.
- Für die Erlaubnis, ausgewählte Zitate veröffentlichen zu dürfen, bedanke ich mich bei der American Academy of Osteopathy, bei Dr. Harold I. Magoun jr., Dr. Donald L. Becker, Dr. Anne L. Wales, Dr. Robert C. Fulford, Ronald R. McCatty, Droemer Knaur Verlag, Diederichs Verlag, Verlag Hinder und Deelmann, Insel Verlag, Klett-Cotta Verlag, Quintessenz Verlag, Rowohlt Verlag, Scherz Verlag sowie beim Journal of Neurosurgery. Insbesondere möchte ich mich auch bei Stephen J. Noone, Executive Director der AAO, für seine freundliche Unterstützung bedanken. Ganz besonders möchte ich mich beim Hippokrates Verlag sowie bei Frau D. Seiz und Frau Horbatsch für ihre unglaubliche Geduld und Flexibilität bis ins späte Stadium der Verlagsarbeit bedanken.

„Er (der Mensch) ist nicht der physische Körper, die Emotionen oder der Geist. Dies sind vielmehr Instrumente, die es ihm ermöglichen, in der physischen, emotionalen und geistigen Welt zu agieren, und es obliegt uns die Anatomie und Physiologie dieser Instrumente zu studieren, wenn wir den Menschen in seiner Ganzheit behandeln wollen."
V. M. Frymann[1]

„Gesundheit zu finden sollte das Ziel des Arztes sein. Krankheiten kann jeder finden"
A. T. Still[2]

Grundlagen der Osteopathie im kranialen Bereich

Die Geschichte der kraniosakralen Osteopathie

Beginn der Osteopathie

Entwickelt wurde die Osteopathie vom Amerikaner Dr. *Andrew Taylor Still* (1828–1917). Aus der Auseinandersetzung mit der zur damaligen Zeit betriebenen Heilkunde und der Unzufriedenheit über die übertriebenen Medikamentenverordnungen, Aderlässe und andere Methoden der Ärzte, entwickelte er ein neues ganzheitliches medizinisches System, das er Osteopathie nannte. Im Jahre 1874 trat er mit seinen philosophischen und praktischen Grundlagen der Osteopathie zum ersten Mal an die Öffentlichkeit. Durch *J. M. Littlejohn* fand die Osteopathie auch in Europa ihren Einzug, sodass die erste europäische Osteopathieschule 1917 in England gegründet wurde: The British School of Osteopathy. 1957 wurde unter der Leitung von *Paul Geny* die „Ecole Franchise d'Osteopathie" gegründet, die aufgrund von staatlichen Repressalien 1960 nach England verlegt wurde und zur „European School of Osteopathy" in *Maidstone* wurde. Seit den achtziger Jahren nimmt die Osteopathie in Europa stetig an Beachtung zu, wobei sich mehrere berufsbegleitende Aus- bzw. Fortbildungsinstitute gebildet haben.
Die kraniosakrale Behandlungsmethode wurde Anfang der dreißiger Jahre von *William Garner Sutherland* (1873–1954) entwickelt. Allerdings wurden schon im alten Griechenland kraniale Manipulationen angewendet[3].

Beginn kranialer Ansätze in der Osteopathie

Die Osteopathie im kranialen Bereich wurde Anfang der 1930er Jahre von W. G. Sutherland D.O. und C. Weaver D.O entwickelt. Vereinzelt sollen kraniale Manipulationen bereits im alten Griechenland angewendet worden sein[14]. Bis auf einige Beduinen griechischer Stämme gibt es allerdings keinerlei Hinweise auf kraniale Manipulationen im alten Europa[15]. Es wurde berichtet, dass bereits Still mit einer Handposition und der Leichtigkeit der Berührung behandelt haben soll, die den Beschreibungen der kranialosteopathischen Behandlungen ähnelt[16].
Im Herbst 1929 auf einem Treffen der Minnesota State Osteopathic Association soll sich **William Garner Sutherland D.O.** zum ersten Mal über sein

persönliches Hobby „die Theorie der kranialen artikulären Mobilität" geäußert haben[17]. Er präsentierte seinen Ansatz 1932 auf einem Treffen der American Osteopathic Association[18]. Er begann damals zunächst unter dem Pseudodym „Blunt Bone Bill" Kolumnen im Northwest Bulletin zu schreiben, dessen Herausgeber die Minnesota State Osteopathic Association war. 1939 wurde sein Buch „The Cranial Bowl" veröffentlicht, in dem er die Erkenntnisse seiner persönlichen Forschungen und Grundlagen der kranialen Osteopathie beschrieb. Die Reaktionen auf dieses Buch waren Unverständnis und Ablehnung, sodass es noch 7 Jahre dauerte, bis Sutherland 1946 auf einem Kongress in Denver der Durchbruch für die Akzeptanz seiner Ideen gelang.

Charlotte Weaver D.O. (1914 an der American School of Osteopathy graduiert und in Amerika und Frankreich praktizierend) wurde von Still aufgefordert, auszuarbeiten, wie die osteopathischen Prinzipien auf die Kopfregion angewendet werden können[19]. Sie erkannte die Schädelknochen als modifizierte Wirbel (s. S. 293). In ihrem Modell kann der Schädel z. B. während der Geburt traumatischen Kräften ausgesetzt sein und so Spannungen im Sinne einer osteopathischen Dysfunktion erfahren. Außerdem beschrieb Weaver Dysfunktionen der SSB, deren Behandlung einen großen Einfluss auf das Funktionieren des Gehirns hatte. Sie stimmte nicht mit Sutherlands Ausführungen zu den Ossa parietalia überein. Sie wendete auch nicht sein Modell des primären respiratorischen Mechanismus an[20-23]. Bereits 1913 veröffentlichte **Dain L. Tasker D.O.** in seinem Buch „Principles of Osteopathy" vibratorische und Druck-Manipulationen am Kopf, um vasomotorische Wirkungen zu erzielen[24]. William H. Neisdner D.O. studierte mit Sutherland und hat anschließend eigene fasziale Konzepte entwickelt.

Kraniale Ansätze in der Chiropraktik

Ein chiropraktischer kranialer Ansatz, die „Craniopathie", wurde von **Nephi Cottam D.C.** in den 1920er Jahren entwickelt. Sein erstes Seminar hielt er im Januar 1929 in Salt Lake City[25-27]. **Betrand DeJarnette D.C.**, der Kontakt zu Sutherland (1922) wie auch zu Cottam hatte, entwickelte die „Sacro-Occipitale-Technic" (SOT)[28].

Allerdings haben Cottam wie auch DeJarnette im Gegensatz zu Sutherland keine rhythmischen Impulse am Schädel beschrieben und ihr Konzept auch nicht als integralen Bestandteil der osteopathischen Prinzipien verstanden[29]. W. Carver D.C. (1906) soll mit einer Manipulation Hydrozephalus behandelt haben. L. L. Spears D.C. (irgendwann zwischen 1921 und 1950) hat das „Skull Moulding System of Adjusting" entwickelt. T. T. Lake D.C. wandte kraniale Techniken an, die von W. W. Fritz M.D. entwickelt wurden. R. van Rumpt D.C. arbeitete mit Dejarnette und unterrichtete etwa ab 1925 seine eigenen Ansätze kranialer Techniken[29].

Weitere frühe Chiropraktiker, die kraniale Techniken benutzten sind Gibbons, Langmore, Methinier, Usselmann, Alberts, Stober, Goodheart, Kotheimer, Walter, Lee and Fuhr, Budreau, Beaber, Smith, Langworthy, Paxon, May, Tetley und Beatty[27].

Sutherlands Odyssee

Im Alter von 25 Jahren gab Sutherland seinen Beruf als Journalist auf, um bei *Dr. A. T. Still* in Kirksville/Missouri Osteopathie zu studieren. Nach erfolgreichem Abschluss seines Studiums erlangte er 1900 den Titel „Doktor der Osteopathie". Noch als Student an der Osteopathieschule in Kirksville hatte er einen zerlegten Schädel betrachtet. Dabei erregten die eigentümlich gebildeten Verbindungsflächen zwischen dem großen Keilbeinflügel und der Schläfenbeinschuppe seine Aufmerksamkeit. Diese Verbindung erschien ihm gekantet, wie die Kiemen eines Fisches[4]. Sie schienen hinzuweisen auf eine gelenkige Beweglichkeit eines Atemmechanismus. Obwohl alle ihm bekannten anatomischen Textbücher lehrten, dass die Schädelnähte verknöchern und ein unbewegliches, statisches Ganzes darstellen, ließ ihn der Gedanke um die Möglichkeit von Bewegungen im Schädel nicht wieder los.

Nach zehn Jahren vergeblicher Mühe, nicht mehr daran zu denken, versuchte er seine Idee zu widerlegen und begann, mit gelenkigen Verbindungen vertraut, die unterschiedlichen Gelenkflächen der Schädelknochen zu erforschen. Eine Frage tauchte immer wieder auf: „Warum diese Kantung (der Schädelknochen)?"[5] Die Frage nach dem Sinn der unterschiedlichen Anordnung der Schädelnähte ließ *Sutherland* jedes kleinste anatomische Detail der Schädelknochen studieren. Seine Frau nannte diese Zeit die „knöcherne Phase" ihrer Ehe, denn seine Knochen begleiteten ihn in dieser Zeit überall hin und lagen in der ganzen Wohnung herum. Statt seine Idee zu widerlegen, kam er zu dem Schluss, dass die Gelenkflächen der Schädelknochen eine Konstruktion darstellen, die nur den Zweck haben können, Bewegung zu ermöglichen. Er fand heraus, dass die Schädelknochen durch Membranen im Schädel miteinander verbunden sind und ihre Bewegung durch diese Membranen koordiniert werden. Deshalb bezeichnet er sie als „reziproke Spannungsmembran". Auch das Kreuzbein ist durch die Dura im Rückenmarkskanal mit den intra-kranialen Membranen und so mit den Schädelknochen verbunden.

Immer wieder palpierte er seinen Schädel und die Köpfe seiner Patienten und begann etwas zu erspüren, das er sich nicht erklären konnte: Der Schädel bewegt sich tatsächlich, und zwar unabhängig vom Herz- und Atemrhythmus. Nach weiterem unermüdlichem „Fühlen" dieser feinsten Bewegungen kommt er zu dem Schluss, die Eigenbewegung des Gehirns, die regelmäßigen, rhythmischen Fluktuationen der Hirn- und Rückenmarksflüssigkeit, die Beweglichkeit der duralen Hirn- und Rückenmarkshäute, der Schädelknochen sowie des Kreuzbeins seien die Grundlage dieser Bewegung. Nachdem *Sutherland* die Strukturen in ihrer normalen Funktion studiert hatte, untersuchte er die Auswirkung feinster struktureller Veränderungen. Durch Beobachtung der unterschiedlichen Schädelformen in seiner Praxis, auf den Bahnhöfen, Straßen und Lokalen kam *Sutherland* zur Überzeugung, das äußere Erscheinungsbild gebe Hinweise auf Strukturierungen im Inneren des Schädels. Das Keilbein, das mit 11 weiteren Schädelknochen artikuliert, nimmt mit seiner Verbindung zum Hinterhaupt eine Schlüsselstellung ein. Um genauer zu verstehen, warum der eine Kopfschmerzen hat, während ein anderer eine Brille benötigt oder unter Bissstörungen leidet, führte er weitere Selbstversuche durch. Er konstruierte sich einen Helm, mit dem er an bestimmten Stellen seines Kopfes Druck ausüben konnte. Auf diese Weise erforschte er die Auswirkung von Restriktionen an den Schädelknochen. Nicht nur, dass er mit Kopfschmerzen, Halluzinationen, Seh- und Hörstörungen auf diese künstlichen Restriktionen reagierte, sondern er überraschte seine Frau auch mit Persönlichkeitsveränderungen. Aufgrund seines Wissens um die normale Struktur der Gewebe und mithilfe seiner Frau korrigierte er diese Restriktion und beobachtete an sich die Ergebnisse. Schließlich erforschte er Möglichkeiten der Diagnose und Therapie, um vorhandene Störungen seiner Patienten heilen zu können.

Zwischen 1934 und 1939 behandelte *Sutherland*, zusätzlich zu seinem eigenen Praxisbetrieb, Kleinkinder im Krankenhaus einer nahe gelegenen Stadt, die unter zerebralen Lähmungserscheinungen, Hydrozephalus, Koordinationsstörungen, Hyperaktivität und anderen Entwicklungsstörungen litten. Dadurch vertiefte er seine Kenntnisse und erreichte im Laufe der Zeit zunehmende Erfolge bei diesen Kindern, sodass es vielen von ihnen ermöglicht wurde, wieder ein normales Leben aufzunehmen. Nicht nur, dass er durch kraniosakrale Techniken Krankheiten der Kleinkinder verbessert oder sogar heilt – es ist auch möglich, Schäden zu korrigieren, die in dieser frühen Lebensphase selbst noch keine Symptomatik erkennen lassen. Dadurch wird einer Vielzahl späterer Entwicklungsstörungen und Krankheitsanlagen vorgebeugt und unnötiges Leid vermieden.

Immer aufs Neue untersuchte *Sutherland* über 20 Jahre hinweg mit seinen „fühlenden, sehenden, denkenden... Fingern" die Strukturen, kleinste Bewegungsmöglichkeiten und feinste Bewegungen im und am Schädel sowie vorhandene Restriktionen und ihre Behandlungsmöglichkeiten, bis er mit seinen Ergebnissen an die Öffentlichkeit trat. Allmählich entwickelte sich aus seinen Untersuchungen und Experimenten eine neue Behandlungsmöglichkeit: Die kraniosakrale Osteopathie.

Sutherlands größter Verdienst war neben der konsequenten Anwendung der osteopathischen Prinzipien auf den Schädel, der bis dahin auch unter Osteopathien als unbewegliches Ganzes angesehen wurde, die Entdeckung eines Regulationssystems für den Gesamtorganismus, das sich durch eine rhythmische, langsame Bewegung am Schädel äußerte. Er richtete seine Aufmerksamkeit auf die fluiden Bestandteile des Körpers, insbesondere auf den Liquor cerebrospinalis und bemerkte, dass sich durch feinste Impulse auf die Fluida Fixationen fester Körperstrukturen zu lösen begannen.

Weitere Entwicklung der Osteopathie im kranialen Bereich

Harold Ives Magoun (1898–1981), erster Präsident der amerikanischen Akademie der Osteopathie (1947) und ein Schüler Sutherlands veröffentlichte 1951 das Buch »Osteopathy in the Cranial Field«, welches lange Zeit als Grundlagenwerk für jeden kraniosakralen Osteopathen galt. Im Gegensatz zur ersten Auflage, deren Entstehung Sutherland begleitete und die er ausdrücklich guthieß, wurde die zweite (1966) und dritte Auflage (1976) erst nach seinem Tod veröffentlicht. Um die Anerkennung der kranialen Osteopathie voranzutreiben, wurden in diesen ein Großteil seiner vitalistischen Ideen herausgestrichen.

An seinem Sterbebett verpflichtete Sutherland 1954 seinen Schüler Magoun dazu, die kraniale Osteopathie auch in Europa zu lehren. Im Jahre 1964 unterrichteten Harold Magoun, Viola Frymann und Thomas Schooley in der British School of Osteopathy in London die Grundlagen der kranialen Osteopathie. Als sie dort auf Ablehnung und Skepsis stießen, begannen sie mit der Unterstützung des britischen Osteopathen Denis Brookes noch im gleichen Jahr in Paris, neun Osteopathen und Ärzte in einem Zeitraum von vier Jahren in kranialer Osteopathie zu unterweisen.

Seitdem sind zahlreiche Veröffentlichungen erschienen und eine zunehmende Anzahl von Osteopathen und Wissenschaftlern haben die Ansätze von Sutherland und Weaver weiterentwickelt.

Im Folgenden werden nur einige wenige Personen besonders hervorgehoben.

Alan R. Becker D.O. und besonders **Rollin E. Becker D.O.** haben einen großen Einfluss in der kranialen Osteopathie ausgeübt. Sie befassten sich u. a.

mit der Weiterentwicklung philosophisch vitalistischer Grundlagen, der Rolle des Osteopathen im Heilungsprozess und der Entwicklung von Fulcrum-Techniken.

Robert Fulford D.O. entwickelte u. a. energetische Behandlungsansätze und Palpationen von Energiefeldern. Er stellte die große Bedeutung des ersten Atemzuges für die weitere Entwicklung heraus und die Behandlung des Ganglion coeliacum als emotionales Gedächtnis des Körpers[30].

Schon früh bemerkte **Chester L. Handy D.O.**, dass der primär respiratorische Mechanismus auch ohne Handkontakt durch die Benutzung feinerer Kräfte beeinflusst werden kann[31].

Eine weitere Studentin von Sutherland, **B. E. Arbuckle D.O.** fokussierte ihre Arbeit auf die Untersuchung der Kraftvektoren/Stress fibers der Dura mater und die Anwendung kranialer Osteopathie in der frühen Pädiatrie.

Anne L. Wales D.O. stellte die Fortführung Sutherlands Lebenswerks in den Mittelpunkt ihrer Lehrtätigkeit und wirkte u. a. als Herausgeberin von Sutherlands „Teachings in the Science of Osteopathy" mit.

Auch **Thomas F. Schooley D.O.** veröffentlichte eine Vielzahl von Artikeln zur Osteopathie und zur kranialen Osteopathie[32] und beteiligte sich an Magouns erster Auflage „Osteopathy in the cranial field" von 1951[33]. Er entwickelte z. B. Modelle im Zusammenhang mit Fluiddynamiken oder Vorgehensweisen zur palpatorischen Diagnose.

Viola M. Frymann D.O. beteiligte sich nicht nur als eine der ersten an der wissenschaftlichen Erforschung kranialer Hypothesen, sondern widmete sich besonders der osteopathischen Behandlung von Kindern und gründete das Osteopathic Center for Children. Sie veröffentlichte nicht nur zur Osteopathie im kranialen und pädiatrischen Bereich zahlreiche Artikel[34].

John E. Upledger D.O. beteiligte sich zunächst in der Forschungsgruppe von Dr. Ernest Retzlaff und Fred Mitchell jr. D.O. an einer Reihe von Studien zur Untersuchung von Schädelsuturen[35] und unternahm später weitere eigene Studien zur Untersuchung kranialer Hypothesen und entwickelte aus einer Kombination osteopathischer Unwinding- und Voice Dialogue-Techniken usw. somatoemotionale Behandlungsansätze. Er lehrt ein populäres kraniales Konzept als ein eigenständiges – von der Osteopathie unabhängiges – Behandlungsmodell.

Anthony C. Chila D.O. entwickelte nicht nur fasziale Behandlungsansätze, sondern integrierte auch Analogien der Schädelknochen (nach Mees) zu anderen Knochen in das kraniale Behandlungskonzept.

James Jealous D.O. systematisierte vitalistische und intuitive Sichtweisen in der kranialen Osteopathie, entwickelte diese weiter und integrierte embryologische Ideen von Blechschmidt in die kranialen Ansätze. Er fasste seine Ansätze unter dem Begriff „Biodynamik in kranialer Osteopathie" zusammen. Sicherlich ist er gegenwärtig einer der bedeutendsten Vertreter im kranialen Bereich.

Auch **Elliot Blackman D.O.** beschrieb einen möglichen Zugang für die osteopathische Praxis durch Umsetzung embryologischer und intuitiver Einsichten.

Patrick van den Heede D.O. entwickelte eine so genannte embryonale Osteopathie und das Konzept des healing point und verband diese mit intuitiven Vorgehensweisen.

Alain Abehsera D.O., M.D. entwickelte Behandlungsansätze komplexer Wellenformen, in denen er auch ohne jegliche körperliche Berührung osteopathische Behandlungen durchführte.

Das Entrainment-Modell von **John McPartland D.O.** und **Mein D.O.** versucht den CRI durch die Synchronisation verschiedener biologischer Oszillationen zu erklären.

Marc G. Pick D.C. führte eine sehr differenzierte makroskopische Untersuchung der suturalen Gelenkflächen durch[36].

Seit den 70er Jahren wurde zunehmend weniger Gewicht auf die rein mechanischen Dysfunktionen und mehr Aufmerksamkeit auf fluide Eigenschaften und fluide Behandlungsansätze gelegt, anstelle von bloßer Dysfunktionskorrektur. Fluide Modelle wurden auf alle Körperbereiche und das Konzept der reziproken Spannungsmembran/-ligamente auf alle faszialen Strukturen ausgeweitet[37].

Tabelle 1.1 Entwicklung kranialer Behandlungsmodelle

1. Phase	
W.G. Sutherland D.O. 1873–1954	Ausweitung osteopathischer Prinzipien auf den Schädel, Modell der primären Respiration, biomechanische (BLT-BMT-Konzept, kraniosakrales Core-link, usw.) und funktionelle, vitalistische (potency, Breath of life, liquid light usw.) Modelle
C. Weaver D.O. 1884–1964	Modell der kranialen Wirbel, osteopathische Dysfunktion am Schädel, übertrug Stills Prinzipien auf den Schädel
N. Cottam D.C. 1883–1966	Craniopathy
2. Phase	
H.I. Magoun D.O. 1898–1981	Biomechanische Ansätze, Autor: Osteopathy in the cranial field
B. DeJarnettte D.C. 1899–1992	Strukturelles Behandlungsmodell: Sacro-occipital-technic
R. E. Becker D.O. 1910–1996	Philosophische, vitalistische Ansätze, Fulcrum-Techniken
A. R. Becker D.O. 1913–2000	Vitalistische Ansätze
R. C. Fulford D.O. 1905–1997	Energetische Modelle
C. L. Handy D.O.	Energetische Ansätze (Einfluss auf den PRM auch ohne Berührung)
B. E. Arbuckle D.O. 1909–1974	Anwendung kranialer Osteopathie in der Pädiatrie, Cerebral Palsy Clinic in Philadelphia, Modell der Kraftvektoren/Stress fibers der Dura mater
A. L. Wales D.O.	Fortführung Sutherlands Ideen
T. F. Schooley D.O. 1913–2001	Energetische Ansätze
3.–1 Phase	
V. M. Frymann D.O.	Anwendung kranialer Osteopathie in der Pädiatrie, Gründung des Osteopathic Center for Children
J. E. Upledger D.O.	Somatoemotioale Ansätze
F. Mitchell jr. D.O.	„Left brained OCF" (strukturelle Ansätze)
A. Chila D.O.	Analogien der Schädelknochen, Faszienmodelle
3.–2 Phase	
J. Jealous D.O.	Biodynamisches Modell
E. Blackman D.O.	Embryologische Ansätze
P. v. d. Heede D.O.	Embryologische Ansätze, healing point
A. Abehsera D.O., M.D.	Energetische Ansätze, komplexe Wellenformen
J. McPartland D.O.	Entrainment-Modell
M. G. Pick D.C.	Suturale Forschung

Es gibt Hinweise dafür, dass Sutherlands Ideen weitreichender waren, als das, was er seinen Studenten unterrichtete, da er der Ansicht war, dass diese noch nicht bereit dafür gewesen seien[38].

Grundlagen der Osteopathie im kranialen Bereich

Die Osteopathie ist die Kunst der bedeutungsvollen Berührung im therapeutischen Kontext. Sie zeichnet sich durch Wahrnehmung und palpatorische Erfassung der im Organismus wirkenden homöodynamischen Dynamiken und der wechselseitigen Dynamik zwischen Selbst/Organismus und seiner Umgebung aus, sowie durch Synchronisation mit diesen Dynamiken und Kräften. Ein Verständnis der strukturell-funktionellen-seelischen Wechselbeziehungen und der Dynamiken im Menschen, das den Schädelbereich miteinbezieht, ist grundlegend für jeden Osteopathen. So entspricht auch die palpatorische Annäherung der Osteopathie im kranialen Bereich den Grundlagen osteopathischer Vorgehensweisen. Die Palpationsfähigkeit eines Osteopathen umfasst nicht nur die Differenzierung der vitalen Gewebequalitäten von Knochen, Gelenken, Muskeln, Bändern, Membranen, Viszera, Nerven, Gefäßen und Fluida, sondern auch die Fähigkeit ihre jeweilige Bedeutung für die Ganzheit des Organismus erfassen zu können und diese Kenntnisse therapeutisch umzusetzen. Anstatt nur die Abfolgen von Techniken und Manipulationen zu erlernen, ist das Verständnis für die Dynamiken der Ganzheit wichtiger. Nichts anderes passiert im kranialen Kontext.

Spezifisch für den kranialen Bereich ist dabei vor allem die Ausweitung osteopathischer Prinzipien auf die Schädelsphäre und die Integration bestimmter rhythmischer Konzepte (primäre Respiration), als weiteren zu berücksichtigenden Ausdruck vitaler Qualitäten im Gewebe und Organismus.

Primäre Respiration

Diese Rhythmen wurden u. a. als primäre Respiration, kraniosakraler Rhythmus, „cranio rhythmic input" bezeichnet. Sie sollen wie der Herz- und Atemrhythmus relativ eigenständige Körperrhythmen darstellen und an der Schädelsphäre wie auch im übrigen Körper palpierbar sein.

Verschiedene Beschreibungen und Klassifizierungen dieser Rhythmen existieren (Tab., siehe auch S. 35 f.):

Die Differenzierung und Ontogenese, sowie klinische Bedeutung dieser Rhythmen sind gegenwärtig allerdings noch nicht eindeutig geklärt, ebenso wie ihre diagnostische und therapeutische Signifikanz (siehe auch Kapitel Rhythmus und Schädel: Messungen, Hypothesen und Studien.)

Sutherland selbst hat nie eine genaue Frequenz erwähnt. Er sprach allerdings in seinen späten Jahren im engeren Kreis seiner Studenten von der Diagnostik und Therapie mithilfe der Gezeitenbewegung und von der Bedeutung langsamerer Rhythmizitäten im und um den Organismus herum.

Therapeutisch bedeutsam ist dabei die **Synchronisation** mit diesen Rhythmen. Die Palpation dieser Rhythmen soll auch diagnostische Bedeutung haben. Sie wurde sogar zur Erkennung psychischer und emotionaler Störbereiche als so genannte körpereigene Signifikanzdetektoren angewendet, wiewohl Übereinstimmungen in der Wahrnehmung dieser rhythmischer Erscheinungen zwischen Untersuchern in Reliabilitätsstudien bisher nicht belegt werden konnten (siehe S. 61–66).

Sutherland erkannte in der rhythmischen Pumpbewegung des Systems Ähnlichkeiten zum Atmungssystem und hielt dieses System für so bedeut-

1. Grundlagen der Osteopathie im kranialen Bereich

Tabelle 1.2

	Frequenz	nach
Cranio Rhythmic Imput oder kraniosakraler Rhythmus	6 (8) bis 14 Zyklen pro Minute	Magoun D.O., Woods und Woods D.O., Becker D.O., Upledger D.O.
	2–3 Zyklen pro Minute	Jealous D.O.
Große Gezeitenbewegung	0,6–1 Zyklus pro Minute	Becker D.O.
	1 Zyklus in 5 Minuten	Liem D.O.

sam, dass er es den »primär respiratorischen Mechanismus« (PRM) nannte (siehe S. 18 f.) und etwas in diesem Mechanismus als den »Atem des Lebens« (siehe S. 645) bezeichnete.

Der PRM umfasst nach Sutherland die inhärenten Bewegungen des Gehirns und Rückenmarks, die Fluktuationen der Hirn- und Rückenmarksflüssigkeit, die Mobilität der Duralmembrane, die Mobilität der Schädelknochen und die unwillkürliche Mobilität des Kreuzbeins zwischen den Beckenknochen. Es sollte jedoch die Frage offen gehalten werden, ob noch weitere bisher nicht erwähnte Strukturen am primär respiratorischen Mechanismus teilhaben.

Diese bilden zusammen eine funktionelle Einheit, deren Ausdruck der kraniosakrale Rhythmus ist. Es soll ein funktionelles anatomisches System sein, das bei allen Lebewesen, die Gehirn und Rückenmark besitzen, existiert.

Der Terminus »kraniosakrales System« hebt besonders die funktionelle Einheit zwischen Schädel (Kranium) und Kreuzbein (Sakrum) im primär respiratorischen Mechanismus hervor (siehe S. 22).

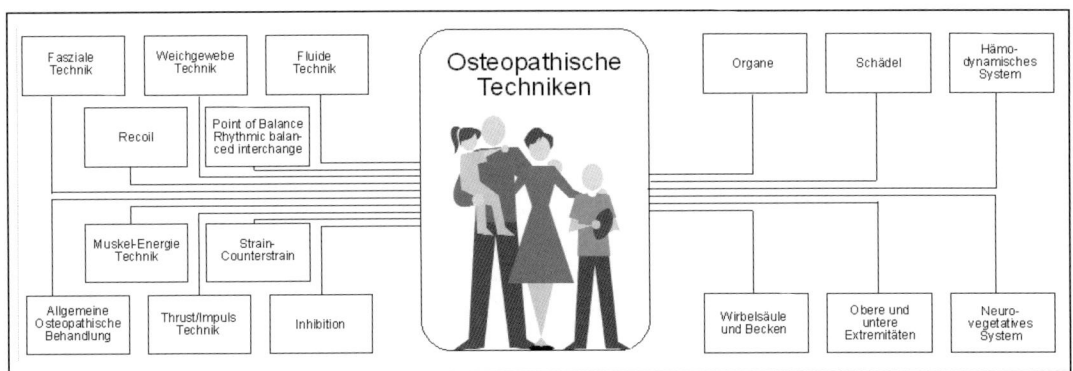

1.1 Beziehung zwischen osteopathischen Ansätzen und Körperregionen (mit freundlicher Genehmigung der Osteopathie-Schule Deutschland).

Die links abgebildeten Behandlungskonzepte können differenziert werden, z. B. in strukturell, funktionell, vitalistisch/rhythmisch oder in direkte und indirekte Ansätze. Selbstverständlich sind die dargestellten Behandlungskonzepte nur ein kleiner Teil der osteopathisch möglichen.

Die Anwendung der Osteopathie im kranialen Bereich ist eingebettet in die osteopathische Philosophie im Sinne von *Still*. Das meiste was dem „Kranialen" im engen Sinne zugesprochen wird, ist nach McKone bereits in der osteopathischen Philosophie enthalten[49]. Eine elitäre Auslegung bzw. Erhöhung des Kranialen lässt mancherorts eine Polarität und potenzielle Spaltung in der Osteopathie erscheinen, die ontologisch gar nicht existiert. Aus dieser Sicht nach McKone kann zwar eine Fokussierung auf die osteopathische Behandlung von z. B. Schwangeren oder Kindern Sinn machen, hingegen eine Spezialisierung zum „kranialen, faszialen oder viszeralen Osteopathen" als eher inadäquat erscheinen.

Hingewiesen sei an dieser Stelle auf eine gewisse bereits bei der Entstehung der „Osteopathie im kranialen Bereich" existierende Unschärfe ihrer Definition bzw. auf ihre zu möglicher Verwirrung führende Bezeichnung (inklusive der Begriffe „kranial" bzw. „kraniosakral"). So beinhaltet diese nicht nur die Anwendung osteopathischer Prinzipien auf den Schädel, sondern weist gleichzeitig auf einen im gesamten Organismus anwesenden Rhythmus mit weiteren diagnostischen und therapeutischen Implikationen für den Schädel und den Gesamtorganismus und z. B. bestimmte so genannte fluide Techniken hin[39-41]. Dies hat viele Hintergründe. Ein Grund ist sicherlich, dass bisher noch nicht geklärt worden ist, ob die im ganzen Körper zu palpierenden so genannten „kranialen" Rhythmen (auch das ist zur Zeit noch eine Annahme der kranialen Osteopathie) tatsächlich aus dem kraniosakralen System stammen.

Grundlagen der Osteopathie

Wörtlich übersetzt heißt Osteopathie „krankhafte Veränderung des Knochens", aber das kann zu Missverständnissen führen. *Still* wählte diesen Namen, weil er mit seinen Forschungen am Knochen begann und weil er damit begann, zunächst das knöcherne Skelett zu normalisieren. Greek lexicographers say it (Osteopathy) is a proper name for a science founded on a knowledge of bones. So instead of ‚bone disease' it really means ‚usage' ".*[50]

Still[9] kam zur Erkenntnis, dass ein freier Blutfluss Gesundheit gewährleistet, wohingegen lokale oder allgemeine Zirkulationsstörungen Krankheiten hervorrufen. Bewegung ist Leben. Alles, was lebt, fließt. Die Bewegung ist das bedeutendste Kennzeichen und Voraussetzung für das Leben. Sind Bewegung und Beweglichkeit der Gewebe vermindert oder eingeschränkt, sodass die Flüssigkeiten (Blut, Lymphe usw.) nicht mehr ungehindert fließen können, entsteht eine mehr oder minder ausgeprägte Stauung. Auch die nervale Versorgung der Gewebe kann dadurch beeinträchtigt werden. Die Folge ist eine Einschränkung der Nährstoff- und Sauerstoffversorgung sowie ein verminderter Abtransport von Metaboliten im Gewebe. Das Gewebe verliert seine Vitalität – der Boden ist bereit für eine Erkrankung.

Still[w] benutzte die Hebelwirkung der Knochen, um den Druck auf Nerven, Arterien und Venen zu entlasten und dadurch wieder die Voraussetzung für eine gesunde Physiologie zu schaffen. Auch heute besteht das Bestreben eines Osteopathen darin, die mechanischen und strukturellen Hindernisse zu beseitigen, die die Kommunikation der Körperflüssigkeiten hemmen, der intra- wie auch der extrazellulären, inklusive der Hirnflüssigkeit. Dabei ist die Vielfalt der „Techniken" angepasst an die Vielfalt der Ursachen von Bewegungsverlusten (Frakturen, Verstauchungen, Entzündungen, Verklebungen, Narben, Fehlbelastungen, psychische und soziale Einflüsse, Ernährungs- und Lebensgewohnheiten).

„Ce n'est pas le microbe, c'est le terrain"[11], sagte schon *Bechamp*, Professor an der medizinischen Fakultät von Montpellier, Lille und Straßburg, zur Zeit *Pasteurs* und der Entdeckung des Tuberkelbazillus. Dieses Terrain, der Zustand der Gewebe im Allgemeinen und des Bindegewebes im Besonderen, ist das Betätigungsfeld des Osteopathen. Studien belegen, dass die

---

* „What I mean by treatment...I want you to adjust the bones"[51]
 „We use the bones as fulcrums and levers to adjust from the abnormal to the normal that the harmonious functioning of the viscera of the whole body may show forth perfection, that condition which is known as good health"[52].
 „The question is not how to place the bones in a normal position, that the muscles and ligaments may play in their allotted places and act with freedom at all times. But beyond all this lies a still greater question to solve, which is how and when to apply the chemicals of life as nature designs they shall be"[53].

Grundsubstanz im Bindegewebe maßgeblich für die Energie- und Informationsübetragung im Organismus verantwortlich ist und für den Gesundheitszustand eine große Rolle spielt.

Stills Modell der „triune nature" des Menschen (body, mind, spirit) war Grundlage für die Entstehung der Osteopathie. „Body" bedeutet die Materie (das Körperliche), „mind" einen Teil des „mind of god" und „spirit" ein vitales Element, das sich als Bewegung äußert[42].

Die Osteopathie betrachtet die Ganzheit des Menschen in ihrer somato-viszeral-psychischen Einheit und Wirkungsweise. Sie umfasst die Eigenschaften und Aspekte, die das Leben ausmachen und erkennt die Gesetzmäßigkeiten an, die das Leben auf der Erde bestimmen. Diesen Gesetzmäßigkeiten sind die Tiere, die Pflanzen und auch die Menschen unterworfen. So versteht *Still* unter Gesundheit ein harmonisches Zusammenwirken von Körper, Seele und Geist. Dabei beeinflussen die Umwelt- und Lebensfaktoren den Zustand des Menschen in seiner Körper-Geist-Seele-Einheit. Zu den Lebensfaktoren gehören u. a. die Ernährung, die Bewegung, das Wasser, die Luft, Sonne, der Wach-/Schlafrhythmus, das Aktivitäts-/Ruheverhältnis.

Wenn die unterschiedlichen Strukturen des Körpers sich in einem optimalen Zustand befinden und auf faszialer, biomechanischer, muskulärer, nervaler, zirkulatorischer und endokriner Ebene harmonisch zusammen wirken, resultiert daraus Gesundheit. Die jeweiligen körperlichen und geistigen Eigenschaften bilden dabei die spezifische körperlich-geistige Wahrnehmung, aus der die mentalen Einstellungen und Fähigkeiten des jeweiligen Menschen resultieren. Der Geist und die Seele bilden die spezifischen psychologischen und spirituellen Aspekte des jeweiligen Menschen. Nach *Still* stellt die Gesundheit einen „positiven Zustand" dar, der mehr als die Abwesenheit von Krankheit bedeutet.

Die Osteopathie umfasst spezielle manuelle Diagnose- und Therapiemethoden, mit dem Schwerpunkt auf den strukturellen Beziehungen und Wechselwirkungen der verschiedenen Gewebe. Das Ziel einer osteopathischen Behandlung ist die Erhöhung der individuellen Lebensqualität des Patienten, die Verbesserung des strukturellen und dynamischen Gleichgewichts in seinen Körpersystemen sowie die Ökonomisierung seines Energieverbrauchs. Die osteopathische Medizin ist bestrebt, im Körper alle Ressourcen freizusetzen und sich entwickeln zu lassen, die die Grundlage bilden für seine Wiederherstellung und seine Widerstandsfähigkeit gegenüber krankhaften Einflüssen. Die osteopathische Diagnostik und Behandlung ist durch die Integration quantitativer und qualitativer, deskriptiver und induktiver Ansätze gekennzeichnet. Der Patient wird in seiner Eigenschaft als Ganzheit und als Teil anderer Ganzheiten erfasst. In der Befundaufnahme werden subjektive, intersubjektive und objektive Ebenen des Patienten (physikalische, biologische, emotionale, mentale und spirituelle)

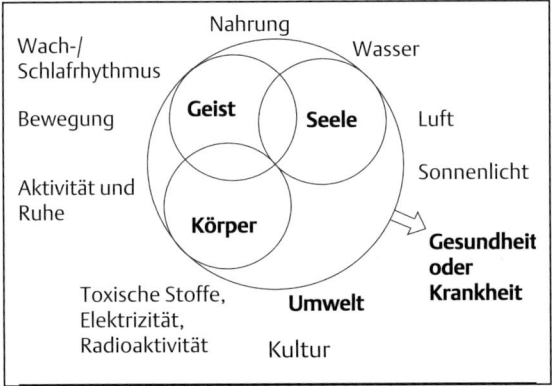

1.2 Einflüsse auf die Gesundheit

gleichermaßen berücksichtigt und in Beziehung zur interaktiven Einheit des Organismus wie auch zu den dynamischen Funktions-Strukturwechselbeziehungen gestellt. Wesentlich ist die Fragestellung, wie der Organismus seine Ordnung und Intaktheit unter den gegebenen Bedingungen aufrechterhält. Erst dann wird u. a. der Erforschung der Ursachen nachgegangen, die zur Entstehung von Krankheitssymptomen geführt haben. Diese Ursachen können mannigfaltig sein und die Gesundheit und Lebenskraft durch Behinderungen der Flüssigkeits- und Energiebewegungen und der Nervenimpulse usw. beeinträchtigen. Im Heilungsprozess ist der Patient mit aufgefordert, die Bedingungen zu erkennen und in sein Leben zu integrieren, die ein normales Wirken seiner eigenen biologischen Kreislaufprozesse und seiner Selbstheilungskräfte ermöglichen (Ernährung, Wach-/Schlafrhythmus, Bewegung, Sinnfindung usw.).

Eine Definition der Osteopathie formulierte *H. M. Wright*[12]: „Die Osteopathie ist zugleich eine Philosophie, eine Wissenschaft und eine Kunst. Ihre Philosophie stellt das Konzept dar von der Einheit der Struktur und der Funktion des Körpers, in Gesundheit wie auch in Krankheit. Ihre Wissenschaft beinhaltet die chemischen, physikalischen und biologischen Wissenschaften im Dienste der Gesundheit ebenso wie in der Prävention, Heilung und Verbesserung von Krankheiten. Ihre Kunst ist die Anwendung der Philosophie und Wissenschaft in der Praxis der osteopathischen Medizin und Chirurgie und all ihrer Fachbereiche."

Prinzipien der Osteopathie

1. Der Körper ist eine Einheit

Die Osteopathie betrachtet alle Teile des physischen Körpers, den Geist und die Seele (mit den Emotionen, die über das neurohumorale System vernetzt sind) als miteinander verbunden und in Wechselbeziehung zueinander stehend. Alle Zellen, Gewebe und Organe des Körpers arbeiten zusammen und sind als eine Einheit anzusehen, im gesunden wie auch im kranken Zustand. Die einzelnen Teile formen ein lebendiges Ganzes, das mehr als die Summe seiner Teile darstellt. Der Mensch wiederum bildet eine Einheit mit anderen Menschen, seiner Umwelt und dem gesamten Kosmos. Abnorme strukturelle Veränderungen oder Störungen in der Funktion einzelner Gewebe, wie den Knochengelenken, Muskeln, faszialen Strukturen oder Organen, können sich auf den gesamten übrigen Organismus auswirken. So übt z. B. der viszerale Inhalt einen großen Einfluss auf seine Muskel-Faszien-Skelettumhüllung aus. In der Osteopathie wird weder der Psyche noch der Physiologie oder den Körperstrukturen eine Vormachtstellung eingeräumt. Die eine kann durch die jeweils andere beeinflusst werden, wobei die Osteopathie bestrebt ist, über die Struktur des Körpers auf den Gesamtorganismus und die Zirkulation seiner Flüssigkeiten und Energien Einfluss auszuüben.

2. Der Organismus verfügt über eigene selbstregulative und heilende Kräfte

Diese Selbstheilungskräfte äußern sich:
- in der homöostatischen Regulation der gesamten Vitalfunktionen des Organismus
- in der angeborenen oder erworbenen Immunität gegen Krankheitserreger
- in der Heilung von beschädigten Körpergeweben
- in der Korrektur von Schäden aufgrund schädlicher äußerer Einflüsse

- und in der Kompensation irreparabler Schäden

Der Körper ist in kontinuierlichem Bestreben, Toxine zu binden, zu entgiften und auszuscheiden, sodass er zum Beispiel selbst bei jahrzehntelanger Fehlernährung noch erstaunlich gut funktionieren kann. Unablässig sucht und erkennt er veraltete oder entartete Zellen, baut sie ab und ersetzt diese durch funktionsfähige neue Zellen. Schädliche Bakterien werden angegriffen und spezifische Antikörper gegen sie gebildet. Wunden werden geschlossen und Verletzungen an Bändern, Gelenken und Knochen repariert. Diese Selbstheilungskräfte sind wiederum abhängig von genetischen und Umweltfaktoren, von der Ernährung, dem Lebensstil, der psychischen Verfassung und dem sozialen Umfeld (s. auch *Abb. 1.2*).

Das Entstehen von Krankheiten ist abhängig von den Abwehr- und Selbstheilungskräften des Organismus und der Stärke der toxischen Einflüsse. Bei besonders toxischen Erregern oder Stoffen können sich sofort Krankheitssymptome ausbilden.

Ab einem bestimmten Niveau bzw. ab einer bestimmten Grenze der Akkumulation von weniger starken krankhaften Einflüssen – wie genetische Konstitution, fetale Einflüsse, Geburtstraumata, Unfälle, Ernährung, früheren Krankheiten, Umweltfaktoren, Impfungen, physischer und psychischer Stress u. a. – ist die Kompensationsfähigkeit und Abwehrkraft des Organismus so weit vermindert, dass sie durch einen erneuten Faktor bzw. Auslöser überwunden werden kann. Es entsteht ein Symptom oder eine Krankheit. Dabei werden die Symptome der Krankheit von den gleichen homöostatischen Kräften und Funktionen erzeugt, die auch die Zeichen der Gesundheit produzieren. Während sich eine akute Krankheit als kraftvolle Aktion gegen krank machende Einflüsse äußert, stellen chronische Krankheiten eher eine Anpassung des Organismus an derartige Einflüsse dar, die dieser nicht im Stande war zu überwinden oder aufzulösen.

Krankheiten sind also keinesfalls nur eine zu bekämpfende Geißel, sondern auch Ausdruck von Selbstheilung (*Beck*), ein Weg (*Dethlefsen*), ein Tor zur Wandlung (*Moss*), ein Symbol (*Groddeck*), Reinigung und Selbstverteidigung des Organismus und in der Regel auf die Rückkehr der Gesundheit gerichtet (*Passebecq*), Adaptation (*Passebecq*) sowie Ausdruck von Selbstorganisation (*Jantsch*)[43-48]. Durch eine Auflösung krankmachender Einflüsse und durch Integration von Anteilen, die einen dysfunktionellen Anstieg oder einen Verlust relativer Autonomität erfahren haben, wird die Etablierung eines Gleichgewichts höherer Ordnung im Organismus unterstützt. Dies führt in der Regel zu einer Zunahme der Kompensationsmöglichkeiten, die wiederum die Fähigkeit der Selbstheilung verbessert.

Der Organismus zeichnet sich außerdem durch folgende immanente Regulationstendenzen aus: Selbsterhaltung, -anpassung, -immanenz, -transzendenz, zunehmende Autonomie, Differenzierung, Integration und zunehmende Komplexität.

3. Struktur und Funktion beeinflussen sich wechselseitig

Die Beziehung zwischen der Struktur bzw. Anatomie des Körpers und seiner Funktion bzw. Physiologie ist die Grundlage der Diagnose und Therapie. Als Struktur werden die knöchernen, muskulären, faszialen, viszeralen und neuralen Teile und selbst die Körperflüssigkeiten (im Sinne einer beweglichen Struktur) des Organismus bezeichnet. Es besteht eine enge Beziehung zwischen der Art der Körperstrukturen und der Fähigkeit und Möglichkeiten des jeweiligen Menschen, sein Leben zu gestalten. Auf der anderen Seite führen bestimmte Anforderungen und Funktionen zur Ausprägung bestimmter struktureller Veränderungen, um diese Funktionen bestmöglich ausführen zu können (die Form folgt der Funktion).

Der gegenseitige Einfluss der Struktur und Funktion besteht auf:

- mechanischem Niveau zwischen den Gelenken, Muskeln, Knochen
- membranösem Niveau durch fasziale, ligamentäre Beziehungen zwischen den Organen und Geweben
- zirkulatorischem Niveau aufgrund des Verlaufs von Blut- und Lymphgefäßen und der Fluktuationen der Hirn- und Rückenmarksflüssigkeit
- neurologischem Niveau durch Informationsübertragung über die peripheren und zentralen Nervenbahnen
- biochemischem, hormonellem und elektrophysiologischem Niveau zwischen den Geweben und Organen
- emotionaler Ebene und Geistebene, z. B. über neurohormonelle, neuroimmunologische Prozesse

Eine normale Struktur und ein physiologischer Spannungszustand der gesamten Körpergewebe sind notwendig, um seine optimale Funktion zu gewährleisten. Demgegenüber können abnorme strukturelle Veränderungen zu einer Verschlechterung der Funktion, wie z. B. zu einer verminderten lokalen Durchblutung von Geweben oder zu einer gestörten Verdauung führen, sodass es über lange Sicht zu krankhaften Erscheinungen kommen kann. Das Muskel-Faszien-Skelett-System ist dabei von besonderer Bedeutung für den Osteopathen. Die Gefäßsysteme und Nerven bieten nach *Still* ein integrierendes und unterstützendes Gerüst für den Gesamtorganismus. Im Weiteren sind auch die Entstehung von Strukturen sowie die diese Entstehung regulierenden Faktoren für das Verständnis der jeweiligen Störung und der Therapie von Bedeutung.

Rupert Sheldrake, ein Biochemiker, vermutet, „dass selbstorganisierende Systeme aller Komplexitätsgrade – also Moleküle oder Kristalle ebenso wie Zellen, Gewebe, Organismen und Gesellschaften von Organismen – von Feldern"[13], so genannten morphogenetischen Feldern, organisiert werden. Er versteht die Vererbung organischer Formen als eine Vererbung von Feldern, die eine Art Erinnerungsvermögen beinhalten.

Therapeutisch könnte dabei von Bedeutung sein, dass es über Resonanzphänomene möglich sein könnte, Einfluss auf diese Felder zu bekommen und somit auf die Strukturierung von Geweben und Organismen einzuwirken.

4. Die osteopathische Behandlung integriert alle vorher genannten Punkte

Sie basiert auf dem Verständnis und dem Wissen um die Einheit und die Selbstheilungskräfte des Körpers, ebenso wie um die Wechselwirkungen der unterschiedlichen Gewebe zu ihrer Funktion. Der Osteopath gebraucht keine Drogen, um den Körper zu beeinflussen, sondern beabsichtigt durch die Behandlung der Körperstruktur des Patienten, auf seine Physiologie einzuwirken. Die eigentliche osteopathische Behandlung ist manuell, obwohl Ernährung, psychische, soziale und andere Lebensfaktoren je nach Erfahrung und Ausbildung des Osteopathen mit berücksichtigt werden.

Durch einen minimalen therapeutischen Eingriff an den Körpergeweben, insbesondere am Muskelfaszienskelettsystem, zum Beispiel durch Behebung von Hindernissen für die Flüssigkeitsbewegungen wird es der Lebenskraft ermöglicht, Störungen in normale Funktion zurückzubringen. Die integrative Funktion des Nerven- und des endokrinen Systems auf den gesamten Organismus und die unterstützende Funktion des Gefäßsystems sind dabei für den Osteopathen von zentraler Bedeutung.

Eine osteopathische Behandlung versucht also, Beziehungen zwischen Strukturen zu erkennen, um diese dann gegebenenfalls zu normalisieren, damit sich wieder eine „normale" Körperfunktion einstellen kann. Dabei wird der Patient nicht durch den Behandler geheilt, sondern es ist vielmehr der Organismus, der durch die Impulse der osteopathischen Behandlung zu einer Selbstkorrektur geführt wird und die Natur, die in die Lage versetzt wird, den erkrankten Teil zu heilen. Das Ziel der Behandlung ist, ursächliche Krankheitsfaktoren aufzulösen oder abzuschwächen, freie Beweglichkeit der Gelenke und Faszien wieder einzurichten, die Austauschprozesse der gesamten Körperflüssigkeiten zu normalisieren, die bioelektrischen Phänomene zu koordinieren, das autonome Nervensystem auszugleichen, die Harmonisierung der Körperstatik, die Auflösung viszeraler Störungen, die Unterstützung und Regulierung der ernährenden Körperelemente, die Vertiefung der Atmung, Entspannung, Ionisierung, die Widerstandskraft des Körpers zu stärken und ihn zu ermutigen, seine eigene selbstregulative Tätigkeit wieder zu übernehmen, um sich selbst zu heilen.

Je stärker sich der therapeutische Eingriff an der Ganzheitlichkeit des Organismus orientiert, desto tiefgreifender und erfolgreicher wird er sein. Grundlagen jedes Osteopathen sind aus diesem Grunde sehr exakte theoretische und praktische Kenntnisse der gesamten Gewebestrukturen (faszial, ligamentär, artikular, nerval, vaskulär, viszeral usw.), deren Beziehungen und Wechselwirkungen zueinander sowie deren Physiologie und embryologische Entstehung.

Durch die anatomischen Strukturen und die Körperphysiologie manifestiert sich eine Art potenzielle Kraft in Form komplexer ineinanderfließender Ströme von Energie. Der Osteopath sollte sich der potenziellen Kraft in den physiologischen Rhythmizitäten des Organismus bewusst sein und unvoreingenommen und erwartungsfrei mit all seinen Sinnen, insbesondere der Palpation, die in den physiologischen Änderungen in den Geweben innewohnende Kraft wahrnehmen. Des Weiteren sollte er erlernen, wie er diese potenzielle Kraft in den körpereigenen Rhythmizitäten und Strömungen zur Diagnose und Therapie nutzen kann. Indem der Therapeut, ohne einzugreifen, mit entspannter Aufmerksamkeit die Ruhe und Stille hinter und zwischen den Bewegungen wahrnimmt und den Rhythmizitäten zu ihrem Ursprungsort folgt, kann er eine unmittelbare Erfahrung dieser Kraft spüren. Die Palpationsfähigkeit seiner Hände, die Fähigkeit, die psycho-emotionale Ebene des Patienten zu erfahren, ihn in seiner soziokulturellen Entwicklung und in seiner Umwelt wahrzunehmen, wie auch die Fähigkeit, die Bedeutung der unterschiedlichen exo- und endogenen Einflüsse für den Gesamtorganismus einzuschätzen, stellen die hohe Kunst der Osteopathie dar.

Dabei ist zu berücksichtigen, dass der Patient nicht eine statische, sondern eine sich dynamisch verändernde Entität darstellt, die zugleich Teil von Entitäten ist und sich innerhalb anderer Entitäten bewegt und bewegt wird. Je besser der Patient in diesem Kontext erfahren und verstanden wird, desto gezielter kann ein therapeutischer Impuls ausgeführt werden. Für die Diagnose untersucht der Osteopath zuerst die pathologischen Verhältnisse und die Art dieser Pathologien und sucht dann nach somatischen Dysfunktionen. Der Dysfunktionskomplex tritt jedoch nicht als reines Gewebemuster, sondern als Gewebe-Energie-Bewusstseinskomplex in Erscheinung. Eine osteopathische Behandlung kann niemals ohne eine genaue Diagnose erfolgen, und es kann nur dann eine Behandlung empfohlen werden, wenn osteopathische Dysfunktionen gefunden werden.

Still selbst gebrauchte verschiedene Vorgehensweisen. Einige davon werden heute nicht mehr benutzt, neue haben sich aus seinen Prinzipien entwickelt. Obwohl osteopathische Methoden auf den gleichen Grundsätzen beruhen (s. o.), hat jede Methode ihre eigenen diagnostischen Möglichkeiten und Behandlungstechniken. Auch kann eine entsprechende Diagnose mehrere Behandlungsmethoden ermöglichen.

Literatur

Quellenangaben:

1 Frymann, V. M.: Scott Memorial Lecture 1972, The law of mind, matter and motion. Scott Memorial Lectures, AAO (1985), S. 63.
2 Still, A. T.: Philosophy of osteopathy. Kirksville. 6th Reprint. American Academy of Osteopathy, Ohio 1986, S. 28.
3 McPartland, J., Mein, J.: Entrainment and the cranial rhythmic impulse. Alternative Therapies in Health and Medicine. 3 (1977) 40–45.
4 Sutherland W. G. in Sutherland, A. S.: With thinking Fingers. The Cranial Academy, USA 1962, S. 13.
5 Sutherland W. G. in Sutherland, A. S.: With thinking fingers. The Cranial Academy, USA 1962, S. 13.
6 Cottam, C, MacGillivray-Smith, E.: The roots of cranial manipulations: Nephri Cottam and Craniopathy. Chiropractic Hist. 1 (1981) 31–35.
7 Sutherland, W. G.: Teachings in the science of osteopahty. Suther Cranial Teaching Foundation 1991, S. 3.
8 Sutherland, W. G.: Teachings in the science of osteophathy. Sutherland Cranial Teaching Foundation 1991, S. 14. Construtions of thought. Sutherland Cranial Teaching Foundation 1967, 151.
9 Still, A. T.: Osteopathy, research and practice. Eastland Press, Seattle 1992, S. 10p.
10 Still, A. T.: Osteopathy, research and practice. Eastland Press, Seattle 1992, S. 66.
11 Passebecq, A.: Bechamp et Tissot contre Pasteur. Vie et Action N° 32, Vence.
12 Wright, H. M.: Perspectives in Osteopathie medicine: Kirksville College of Osteopathic Medicine, Kirksville, 1976, S. 7.
13 Sheldrake, R.: Die Wiedergeburt der Natur. Rowohlt Taschenbuch Verlag, Reinbeck bei Hamburg 1994, S. 27.
14 McPartland, J. Mein, J.: Entrainment and the cranial rhythmic impulse. Alternative Therapies in Health and Medicine. 3 (1977) 40–45.
15 Ligeros, K. A.: How ancient healing governs modern therapeutics. G.P. Putnam's Sons, New York. 1937.
16 Booth, E. R.: History of Osteopathy. 2. Aufl. 1925, S. 25.
17 Sutherland, W. G.: Contributions of thought. 2. Auflage. Sutherland Cranial Teaching Foundation 1998, S. 31.
18 Morey, L. W.: Use of cranial manipulative therapy. Osteopathic Medicine, 7 (1978) 43f.
19 Sorrel, M.: Sutherland Memorial Lecture, Cranial Academy Conference 1998.
20 Wales, A. L.: Lectures. Attleboro, 11/1986.
21 Weaver, C.: The cranial vertebrae. Part I, JAOA (3/1936) 328–336, Part II, JAOA (4/1936) 374–379, Part III, JAOA (5/1936) 421–424.
22 Weaver, C.: The three primary brain vesicles and the three cranial vertebrae. Part I, JAOA (8/1938) 345–350, Part II, JAOA (9/1938) 403–409, Part IIIa, JAOA (10/1938) 454–459, Part IIIb, JAOA (11/1938) 511–518.
23 Weaver, C.: Etiological importance of cranial interverbral articulations. JAOA (7/1936) 515–525.
24 Tasker, D. L.: Principles of Osteopathy. Elson, Los Angeles, 1913, 522–528.
25 Cottam, C.: Use your head: the beginnings of cranial/facial adjusting- the original craniopathy, The Digest of Chiropractic Economics, 7/8 (1988) 30–34.
26 Cottam, C., MacGillivray Smith, E.: The roots of cranial manipulation: Nephi Cottam and Craniopathy. Chiropractic history. 1(1) (1981) 31–35.
27 Cottam, C.: Cranial Confusion: Cottam's Chiropractic Craniopathy and Sutherland's Osteopathic Technique. The American Chiropractor (6/1988) 73–76.
28 Dejarnette, M. B.: Sacro Occipital Technic. Sacro Occipital Research Society International, 1984.
29 Cottam, C. Mac Gillivray-Smith, E.: The roots of cranial manipulations: Nephri Cottam and craniopathy. Chiropractic His. 1 (1981) 31–35.
30 Commeaux, Z.: Robert Fulford, D.O. and the philosopher physician. Seattle, Eastland, 2002.
31 Handy, C. L.: The etiology and diagnosis of cranial lesions. J. Osteop. Cranial Ass. 1949.
32 Schooley, T. F.: Osteopathic Principles and Practice. AAO, Ohio, 1987.
33 Magoun, H. I.: Osteopathy in the cranial field. 1rd ed. Journal Printing Company, Kirksville 1951, S. 72f.
34 Frymann, V. M.: The collected papers of Viola M. Frymann D.O. Legacy of Osteopathy to children. AAO, Indianapolis, 1998.
35 Retzlaff, E. W., Mitchell, F. L. jr.: The cranium and its sutures. Springer, Berlin, 1987.
36 Pick, G.: Cranial sutures. Eastland Press. Seattle, 1999.
37 Dove, C.: The origin and developement of Cranio-Sacral Osteopathy. Hol. Med. 3 (1988) 35–45.
38 Fulford, R. C.: The search for an answer. Cranial Academy Newsletter. 1979, 1–4.

1. Grundlagen der Osteopathie im kranialen Bereich

39 Sutherland, W. G.: Contributions of Thought. Sutherland Cranial Teaching Foundation 1967, S. 151.
40 Magoun, H. I.:Osteopathy in the Cranial Field. 3rd ed. Journal Printing Company, Kirksville 1976, S. 23, 34.
41 Magoun, H. I.: Osteopathy in the cranial field. 1rd ed. Journal Printing Company, Kirksville 1951, S. 14f.
42 Stark, J.: Stills Faszie: eine qualitative Untersuchung zur Erweiterung der Bedeutungsinhalte von Stills Faszienkonzepten. Osteop. Med. 2 (2004) 21.
43 Beck, D.: Krankheit als Selbstheilung. Insel, Frankfurt am Main, 1981.
44 Selye, H., Dethlefsen, T.: Dahlke: R.: Krankheit als Weg........München, 1985.
45 Moss, R.: Krankheit-Tor zur Wandlung. Ansata, Interlaken, 1988.
46 Groddeck, G., Lütkenhaus, L.: Krankheit als Symbol. Schriften zur Psychosomatik. Frankfurt am Main. Fischer, 1983.
47 Passebecq, A.: Initiation à la santé intègrale. Vie & Action, Vence, 1984.
48 Jantsch, E.: Die Selbstorganisation des Universums. Vom Urknall zum menschlichen Geist. Hanser Verlag, München 1992, S. 61–63.
49 Persönliche Kommunikation mit McKone, W., Osteopathie Schule Deutschland (OSD) Hamburg, 11/2004.
50 Still, A. T.: Autobiography of A. T. Still. American Academy of Osteopathy, Indianapolis, 1897, S. 221.
51 Still, A. T.: Philosophy and Mechanical Principles of Osteopathy. Hudson Kimberly, Kansas 1902, S. 81.
52 Still, A. T.: Journal of Osteopathy. 8/1902, S. 277.
53 Still, A. T.: (1908). Autobiography of Andrew T. Still with a History of the Discovery and Development of the Science of Osteopathy (Revised ed.). Kirksville Mo: Published by the author, 1908, S. 209f.

Weitere Literaturhinweise:

Arbuckle, B. E.: Early cranial considerations. JAOA 47 (1948) 315–320.
Barillon, B. Gabarel, G.: Le crâne et la santé. 1981.
Barral, J. P., Mercier, P.: Visceral manipulation. Eastland Press, Seattle 1988.
Becker, R. E.: Be still and know. A Dedication to William G. Sutherland D.O. Cranial Academy Newsletter, 12/1965
Becker, R. E.: Craniosacral trauma in the adult. Ostepath. Ann. 4 (1976) 43–59.
Becker, R. E.: Cranial therapy revisited. Ostheopah. Ann. 5 (1977) 11–40.
Blood, S. D.: The three-dimensinal approach. JAOA 5 (4) (1995) 9–13.
Brookes, D.: Lectures on cranial osteopathy. A manual for practitioners and students. Thorsons Publishers Limited, Wellingborough Northhamptonshire 1981.
Busquet, L: L'Osteopahtie cranienne. Maloine, Paris 1985.
Chapman, J. D.: Perinatal facotrs causing brain injuries. Osteopath. J. of Ob. and Gyn. X (1) (1962).
Danese, S.: Craniosacral therapy. Toronto New Age Monthly, Dimensions. IV (2) (1989).
De Battersby, R., Williams, B.: Birh injury: A possible contributory factor in the etiology of primary basilar impression. J. Neurol., Neurosurg. & Psychiatry 45 (1982) 879–883.
Delaunois, P.: Introduction à l'Osteopathie. 1994.
General Council and Register of Osteopaths: Osteopathy, Your questions answered. London 1984.
Handy, C. L: History of Cranial Ostepathy. JAOA 47 (1) (1948) 269–272. Hix, E, L, Korr, I. M., Buzzel, K. A.: Physiological basis of osteopathic medicine. The postgraduate Institue of Osteopahic Medicine and Surgery, New York 1970.
Hermann, N.: Sutherland, Arbuckle, Upledger. Zur Geschichte und Theorie der osteopathischen Kraniosakraltherapie. Naturheilpraxis (1991) 913–918.
Jakob, S. W., Francone, S. A.: Structure and function in man. W. B. Saunders Co., Philadelphia 1974.
Kappler, R. E.: Osteopathy in the cranial field. Osteopath. Phys. 2 (1979) 13–20.
Kimberly, P. E. Cranial osteopathy. Des Moines, Still College of Osteopathy and Surgery 1947.
Kimperly, P. E.: Modus operandi of cranial lesions. JAOA, 1951.
Kimperly, P. E.: Outline of the cranial concept. 2nd ed. Publ. by the author, 1950.
Kötschau, K.: Gewaltfreie Medizin. Triltsch, Düsseldorf 1981.
Lippincott, R. C: Cranial Osteopathy. AAO Yearbook 1947, 103–111.
Littlejohn, J. M.: Notes on the principles of osteopathy. The Maidstone Osteopathie Clinic, Maidstone.
Magoun, H. I.: Osteopathy in the cranial field. 3rd ed. Journal Printing Company, Kirksville 1976.
Page, E. L: Osteopathie fundamentals. Tamor Pierston, London 1981.
Passebecq, A.: Bechamp et Tissot contre Pasteur. Vie et Action N° 32, Vence.
Sheldrake, R.: Das Gedächtnis der Natur. Scherz, München 1994.
Still, A. T.: Philosophy and mechanical principles of osteopathy. Hudson Kimperly, Kansas1902. Reprinted 1986 by Osteopathie Enterprise, Kirksville.

Still, A. T.: Autobiography of A. T. Still. American Academy of Osteopathy, Indianapolis,1981.
Sutherland, W. G.: The cranial bowl. Free Press Company, Mankato, Minnesota 1939. Thomas, L: The lives of a cell. Bantam Books, New York, 1974. Tucker, E. E., Wilson P. T.: The theory of osteopathy. Journal Printing Company, Kirksville 1936. Tweedle, C. D.: The development of sense organs in the absence of innervation. JAOA Research Report 77 (1978) 474.
Wales, A. L: The work of William Garner Sutherland. JAOA 71 (1972) 788–793.
Walter, G. W.: Osteopathie medicine: Past and present. Kirksville College of Osteopathic Medicine, Kirksville 1981.
Wernham, J.: Lectures on osteopathy. Maidstone College of Osteopathy.

„Die Ärzte, die den Menschen verstehen möchten, müssen ihn als ein Ganzes betrachten und nicht als Teil eines Flickwerks. Wenn man einen Teil des menschlichen Körpers erkrankt vorfindet, muss man nach der Ursache schauen, welche das Leiden produziert hat und nicht nur nach den äußeren Wirkungen."

Paracelsus

„Alles Leben manifestiert sich in Energie oder Bewegung".

Magoun[1]

Primär respiratorischer Mechanismus (PRM)

Der primär respiratorische Mechanismus (PRM) ist ein grundlegendes Modell in der klassischen kranialen Osteopathie. Seine Bestandteile bilden nach *Sutherland* die Grundlage für einen inhärenten, an Schädel und am gesamtem Körper palpablen Rhythmus[2-7], der von der Herz- und Atmungsaktivität unabhängig und in einem etwas langsameren Rhythmus als die Atmung auftreten soll[5, 8-12]. Während der „Motor" Muskulatur die Wirbelsäule bewegt, gibt es innerhalb des Schädels keinerlei Muskulatur, die diese Aufgabe erfüllen könnte. Nur einige exokraniale Muskeln inserieren am Schädel und beeinflussen die Mobilität der Schädelknochen, können aber nicht als eigentlicher Motor ihrer Beweglichkeit angesehen werden. Der PRM wird von Sutherland und Magoun als der Motor bzw. der Mechanismus angesehen, der die feinen unwillkürlichen Bewegungen im Organismus ermöglicht[6,13]. Auch 15 min nach dem letzten Lebenszeichen eines Menschen soll dieser Rhythmus palpierbar sein[23]. Neue Erkenntnisse lassen weitere Schlussfolgerungen zu und relativieren die klassischen Beschreibungen des PRM (siehe unten). Nicht selten verharren jedoch gegenwärtige Erörterungen über PRM-Rhythmen in oberflächlicher Phänomenologie und esoterisch-ideologischen Betrachtungen.

Der PRM setzt sich nach *Magoun* und *Sutherland* aus folgenden Faktoren zusammen[8,14]:

> 1. Motilität (inhärente Bewegung) des Gehirns und Rückenmarks
> 2. Fluktuation der Hirn- und Rückenmarksflüssigkeit (Liquor cerebrospinalis, LCS)
> 3. Mobilität (Beweglichkeit) der intrakranialen und intraspinalen Membranen
> 4. Mobilität der Schädelknochen
> 5. Unwillkürliche Mobilität (Beweglichkeit) des Sakrums zwischen den Beckenknochen

Der Mechanismus wird »**primär**« genannt, weil er direkt mit der inneren Gewebeatmung des Zentralnervensystems verbunden sein soll, das die Lungenatmung und die gesamten Körperfunktionen reguliert. So werden etwa Einwirkungen auf die Zentren am vierten Ventrikel und auf das Atmungszentrum erwähnt[6,15]. Außerdem soll der PRM-Rhythmus nach Vermutungen einiger Osteopathen bereits vor der pulmonalen Atmung, im

Laufe der fetalen Entwicklung in Aktion treten und auch auch 15 min. nach dem letzten Lebenszeichen eines Menschen noch palpierbar sein[70]. Demgegenüber bezeichnete *Sutherland* die Lungenatmung als ein sekundär respiratorisches System, das durch die primäre Atmung kontrolliert wird.

Er wird »**respiratorisch**« genannt, weil er, ebenso wie die Lungenatmung, einen rhythmischen Vorgang darstellt, der Einfluss auf Austauschprozesse im Gewebe ausüben soll. Als intrakranialer anaboler wie kataboler Stoffwechselprozess steht er mit dem Nervensystem und dem LCS in Verbindung[6,14,16].

Durch die rhythmische Drainage der gesamten Körpergewebe soll er auch eine bedeutende Rolle bei der Gewebeatmung des gesamten Organismus einnehmen. Die Gewebeatmung des Nervensystems wie des übrigen Körpers verläuft autonom und unwillkürlich.

Er wird als »**Mechanismus**« bezeichnet, da er aus Teilen besteht, die zusammen den Mechanismus oder Motor bilden, der bestimmte rhythmische Erscheinungen, die PRM-Rhythmen, ermöglicht.

1. Die inhärente, eigenständige Motilität von Gehirn und Rückenmark (siehe auch S. 36f., 45)[5,18–22]

Motilität bezeichnet die Eigenschaft einer Substanz, ihre Form zu verändern. Mobilität hingegen bezeichnet die Eigenschaft der Positionsänderung eines Teils in Beziehung zu einem anderen Teil (zum Beispiel die Bewegung des Keilbeins in Beziehung zum Hinterhaupt.) *Magoun* beschreibt vier voneinander unterscheidbare Rhythmen am Schädel[8].

- eine Bewegung, die mit dem Herzschlag synchron verläuft.
- eine Bewegung, die sich in Übereinstimmung mit der Lungenatmung verhält, verbunden mit den wechselnden Druckverhältnissen während der Ein- und Ausatmung.
- zwei rhythmische und unwillkürliche Bewegungen, unabhängig von den vorherigen.

Eine davon ist nach *Magoun* die so genannte Eigenbewegung des Hirngewebes. Jedes lebende Organ soll eine inhärente aktive Eigenbewegung (Motilität) haben. Nach *Magoun* findet im Gehirn eine langsame und rhythmische Auf- und Entrollung der Großhirnhemissphären statt.

In der einen Phase soll sich ihr longitudinaler Durchmesser verkürzen, während sie sich nach lateral verbreitern, in der anderen Phase sollen sie sich in ihrem longitudinalen Durchmesser verlängern und lateral verengen. Einige Osteopathen sind der Auffassung, dass diese feinste Bewegung eine Art Wiederholung der Wachstumsbewegung darstellt, die Gewebe und Organe in der Embryonalzeit ausführten. Das Wachstum der Großhirnhemissphären nach anterior wurde durch das Stirnbein begrenzt, sodass sie sich während ihrer Entwicklung widderhornartig eingerollt haben: Sie bewegten sich in ihrer Entstehung nach superior (Lobus frontalis), nach posterior (Lobus parietalis), nach inferior (Lobus occipitalis) und nach anterolateral (Lobus temporalis). So wäre die wahrnehmbare, feine widderhornartige Auf- und Entrollung des Großhirns zu erklären *(Abb. 2.1)*. Dabei kommt es auch zu einer Dilatation und Kontraktion der Hirnventrikel[24]. Die andere Bewegung ist nach Magoun der so genannte »craniorhythmic impulse« oder Rhythmus des PRM. Abgesehen von diesen hypothetischen Erörterungen sind Überlegungen in der Osteopathie vor allem darauf gerichtet, welche Faktoren die Gesundheit des Neuralrohrs aufrechterhalten[25].

Stand der Forschung: Es konnten bisher Bewegungen des Gehirns belegt werden, jedoch eher synchron zu Kontraktionen des Herzens und der Gefäße, seltener langsamere z. B. über CT-Skans[26]; auch kleine Mengen kontrak-

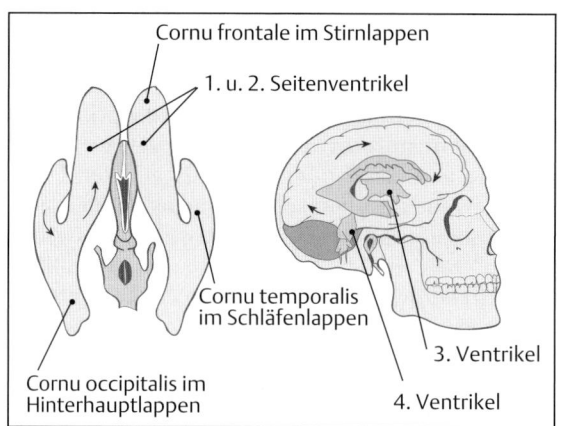

2.1
Hirnmotilität: Auf- und Entrollung der Großhirnhemisphäre

tiler Elemente der Neuroglia wurden nachgewiesen. Verschiedene Rhythmizitäten wurden registriert (z.B. Traube-Hering-Mayer Oszillationen), der Zusammenhang zu den so genannten PRM-Rhythmen ist gegenwärtig jedoch noch nicht geklärt (siehe Kapitel 3).

2. Die Fluktuation der zerebrospinalen Flüssigkeit (siehe auch S. 36f., 279f.)[27]

Die Fluktuation der zerebrospinalen Flüssigkeit, einschließlich der Strukturen, die der Produktion und Resorption des Liquors dienen (Plexus choroideus, Villi arachnoidales), ist nach *Magoun* und *Sutherland* mitverantwortlich für die Wahrnehmung des vierten Rhythmus am Schädel, dem so genannten „cranio-rhythmic impulse" (CRI) oder kraniosakralen Rhythmus. Die zerebrospinale Flüssigkeit befindet sich in den vier Ventrikeln sowie im intra- und extrakranialen Subarachnoidalraum. Sie wird in den Plexi choroidei vor allem der Seitenventrikel gebildet und zum großen Teil in den Arachnoidalzotten ins venöse System zurückresorbiert. Für *Sutherland* führt die Bewegung des Gehirns zur rhythmischen Verformung der Hirnventrikel mit der Folge eines fluktuierenden LCS[24].

Für *Upledger* wird die Fluktuation des LCS durch Variationen der LCS-Produktion verursacht[28].

Die Fluktuation des Liquor cerebrospinalis besteht in einer rhythmischen Füllungs- und Entleerungsphase der Ventrikel und ist durch spezifische intra- und extrakraniale Flussrichtungen charakterisiert.

Die intrakranialen und intraspinalen Membranen setzen sich an den Nervenaustrittsstellen des Schädels und der Wirbelsäule in die Nervenscheiden der austretenden Nerven fort. Dabei gelangt auch LCS entlang dieser Nervenscheiden in das extrakraniale System. Austauschprozesse in das lymphatische System und über Mikrotubuli (hohle Kollagenfasern mit einem Durchmesser von ca. 0,5 µm) der Körperfaszien in die extrazelluläre Flüssigkeit sollen nach Sutherland und Magoun große physiologische Bedeutung haben[29].

Stand der Forschung: Es konnten Fluktuationen des LCS verschiedener Frequenzen festgestellt werden. Der Zusammenhang zur Hypothese der primären Respiration bzw. des kraniosakralen Rhythmus ist nicht geklärt. Zur Genese der Fluktuationen siehe S. 279f.

3. Die Mobilität der intrakranialen und intraspinalen Membranen
(siehe auch S. 234 ff., 250 f.)

Diese Membranen (Falx cerebri, cerebelli, Tentorium cerebellum, Dura mater spinalis) bestehen aus derbem Kollagenfasergewebe und sind weitgehend unelastisch und fest.

Die Fluktuation des LCS und die inhärente Motilität des Nervensystems sollen die Energie- und Kraftquelle für den kraniosakralen Rhythmus darstellen. Die Funktion dieser Membranen besteht darin, die einheitliche Bewegung der Schädelknochen und des Kreuzbeins zu gewährleisten und zu kontrollieren sowie zu begrenzen. Sie wurden von *Sutherland* deshalb »reziproke Spannungsmembranen« genannt (s. S. 247 f.). Die reziproken Spannungsmembranen organisieren sich um einen mobilen und anpassungsfähigen Ruhepunkt, der sich am Sinus rectus befindet, das so genannte Sutherland-Fulkrum.

Die Membranen empfangen die rhythmischen Impulse des LCS, »wie die Segel den Wind auffangen«, übertragen diese an die Schädelknochen und koordinieren so die unwillkürliche Bewegung der Schädelknochen. Sie agieren als ein reziproker Spannungsmechanismus und sind in der Lage, auf funktionelle Anforderungen adäquat zu reagieren[30].

Wird ein Zug auf eine Membran ausgeübt, hat das adaptive Veränderungen der anderen Membranen zur Folge. Dieses Membransystem soll nach Sutherland dafür zuständig sein, dass sich die einzelnen Schädelknochen und das Kreuzbein während der Inspirations- und Exspirationsphasen gleichmäßig bewegen.

Stand der Forschung: Auf Verlängerung der Wirbelsäule reagiert die Dura mater spinalis mit Abnahme der Faltung, Elastizität, kraniokaudaler Verschiebung, anteroposteriorer Verschiebung und Zunahme des anteroposterioren Durchmessers des Duralschlauches in der LWS. Eine Beweglichkeit der Dura mater spinalis konnte belegt werden. Hinweise gibt es auf eine Spannungsübertragung extraduraler Strukturen auf die Dura sowie eine Studie, bei der feinste Traktionen über die Dura mater übertragen werden konnten. Ungeklärt ist dennoch, ab welcher Stärke eine Spannungsübertragung möglich ist und ob feinste rhythmische Beweglichkeiten/Spannungen, wie in der klassischen kranialen Osteopathie angenommen, tatsächlich über die Dura zwischen Schädel und Kreuzbein übertragen werden können. Ebenso ist ungeklärt, ob das intrakraniale Duralsystem tatsächlich die Integrität des Schädels bzw. der Schädelbewegung in Stand hält und reguliert, und welche Rolle das Rückenmark spielt, siehe S. 511 f.

4. Die (intrasuturale und intraossale) Mobilität der kranialen Knochen
(siehe auch S. 169 ff.)

Der Schädel besteht aus 22 Schädelknochen (28 inklusive der Gehörknöchelchen), die untereinander über 100 Verbindungen bilden. Die Schädelnähte der Knochen besitzen minimale Beweglichkeiten, sodass Kraft- oder Druckeinwirkungen eine minimale messbare Bewegung hervorrufen. Außerdem besitzt jeder Schädelknochen, als lebendige gut durchblutete („fluide") Struktur ein gewisses Maß an Flexibilität bzw. Biegsamkeit und kann auf Druck mit Spannungsadaptionen reagieren. Je nach Knochen bzw. Knochenverbindung und unter Berücksichtigung interindividueller Unterschiede besteht eine minimale, aber bedeutende ossäre Beweglichkeit zwischen 12 und 25 µm. Die feinen Bewegungen der Schädelknochen sollen vom Osteopathen durch Betasten wahrgenommen und beurteilt werden können.

Durch ihre spezifischen suturalen Gelenkflächen werden bestimmte biomechanische Bewegungsmuster der kranialen Schädelknochen ermöglicht. Die Stellen, an denen es zu einem Richtungswechsel der Schädelnähte kommt, werden Pivotpunkte genannt. Diese Stellen legen die Bewegungsachsen der Schädelknochen fest.

In der Inspirationsphase des PRM-Rhythmus sollen die Knochen in der Mittellinie eine Flexion und die Knochen in der Peripherie eine Außenrotation ausführen. In der Exspirationsphase sollen die Knochen der Mittellinie eine Extension und die Knochen der Peripherie eine Innenrotation ausführen.

In der Inspirationsphase verkürzt sich der anteriorposteriore und der kraniokaudale Durchmesser des Schädels, es verbreitert sich der transversale Durchmesser[25]. Auch eine alternierende Expansion während der Inspirationsphase und Kontraktion während der Exspirationsphase wurde beschrieben[31]. Die Synchondrosis/Synostosis sphenobasilaris (SSB) nimmt eine zentrale Stelle im knöchernen Schädelskelett ein. Sie wirkt als zentrale Stelle in der Medianlinie des Schädels und als Fulkrum-Ansatzpunkt vieler faszialer Strukturen. Die peripheren Schädelknochen sollen sich an die feinen Bewegungen der in der Mittellinie befindlichen Schädelbasis anpassen, sodass in der klassischen Lehre der kranialen Osteopathie auf Höhe der SSB eine Beweglichkeit angenommen wird[9,19,32-38]. Während diese Annahme für das Kindesalter aufgrund der noch nicht verknöcherten Synchondrosis/Synostosis sphenobasilaris (SSB) als möglich erscheint, ist diese Annahme bei Erwachsenen nicht haltbar.

So unterteilte auch *Sutherland* in der Klinik die Störungen des Kraniums in zwei große Gruppen, Störungen vor der vollständigen Bildung kranialer Suturen bei Kindern und Störungen nach der vollständigen Ausbildung der Schädelsuturen[30].

Stand der Forschung: Belege für minimale intrasuturale Beweglichkeiten sind vorhanden. Ihre klinische und diagnostische Bedeutung ist gegenwärtig nicht geklärt. Eine Beweglichkeit entsprechend der suturalen Gelenkflächen am Schädelpräparat wurde festgestellt. Die Ossifikation der SSB ist ab dem 17. Lebensjahr in der Regel abgeschlossen. Ob und inwieweit minimalste adaptive Elastizitäts- und Dichteveränderungen in der Region der SSB im Erwachsenenalter klinische, diagnostische und therapeutische Bedeutung besitzen, kann gegenwärtig nicht beantwortet werden und ist fragwürdig. Siehe S. 175.

5. Die unwillkürliche Mobilität des Kreuzbeins zwischen den Darmbeinen (siehe auch S. 510f.)

Die vom Foramen magnum ausgehende Dura mater spinalis inseriert auf Höhe des ersten oder zweiten Sakralwirbels im Innern des Kreuzbeinkanals. Die Verbindung wurde als „Core link" bezeichnet[39,40].

Der zweite Sakralwirbel (auf Höhe der Verbindung von langem und kurzem Arm der sakroiliakalen Gelenkfläche des Kreuzbeins) bildet auch die hypothetische Achse, um die sich das Kreuzbein im Rhythmus der primären Respiration bewegt. In der Inspirationsphase soll sich die Sakrumbasis nach posterior-superior und die Spitze nach anterior bewegen[41]. Da die Dura mater spinalis die Fortsetzung der intrakranialen Dura darstellt, soll die kraniale Bewegung des Kraniums direkt auf das Kreuzbein übertragen werden[42].

Stand der Forschung: Eine wie oben dargestellte funktionelle Bedeutung der duralen Verbindung zwischen Kranium und Sakrum wird kontrovers diskutiert und konnte nach bisherigen Untersuchungen nur bedingt bestätigt werden. Es bleibt fragwürdig, ob die Dura mater spinalis, die große

Bewegungen von mehreren Zentimetern ermöglichen soll, gleichzeitig Spannungen und Beweglichkeiten von wenigen Millimetern übertragen kann (Klein 1986, Ferguson 1991)[43]. (Siehe S. 252f.)

Jede dieser fünf genannten Strukturen ist nach Magoun erforderlich, um ein physiologisches Funktionieren des kraniosakralen Systems im Speziellen und des Organismus im Allgemeinen zu gewährleisten. Jede dieser Strukturen kann sich in Dysfunktion befinden und die kraniale Integrität beeinträchtigen; jede dieser Strukturen kann aber auch spezifisch behandelt und normalisiert werden.

Störungen des kraniosakralen Systems können sich in anderen Körperregionen auswirken. Das gilt auch umgekehrt.

Je nach tatsächlicher Genese der rhythmischen Erscheinung des PRM können auch andere oder weitere Strukturen beteiligt sein oder müssen alte Sichtweisen relativiert werden. Unter Umständen kann auch eine Begriffsänderung dieses Rhythmus je nach zukünftigen Studienergebnissen sinnvoll erscheinen.

Rhythmus des PRM

Sutherland vergleicht den Rhythmus des **primär respiratorischen Mechanismus** (PRM) bzw. der primären Respiration mit den Gezeitenbewegungen (tide) der Meere. Das niederdeutsche Wort ‚Tide' für Gezeiten und Zeit bedeutet ursprünglich schneiden, – im Sinne der Teilung einer Woche in 7 Tage, einer Stunde in 60 Minuten oder einer Minute in 60 Sekunden.

Der Rhythmus der primären Respiration bzw. der kraniosakrale Rhythmus wird in der Literatur als essenziell in der Diagnose und Therapie kranialer Strukturen beschrieben[34,37,44–48]. Die relativ unveränderlichen konstanten Phasen – Ebbe und Flut – werden vor allem durch die Schwerkraft des Mondes beeinflusst. Dementsprechend soll auch der Rhythmus der primären Respiration relativ konstant und stabil sein. Demgegenüber ist nach Frymann, die sekundäre respiratorische Atmung (Lungenatmung) viel schneller von äußeren Einflüssen veränderbar. Sie ist eher vergleichbar mit den Wellen der Meere, die sich je nach Witterungslage verändern und zum Beispiel von Windverhältnissen beeinflusst werden. Das primäre Atmungssystem bildet sozusagen die Basis für das innere Milieu des Organismus, während »das sekundäre Atmungssystem als Bindeglied zwischen der wechselnden äußeren Umgebung und dem (relativ) stabilen inneren Milieu« wirken soll.

So sind für *Frymann* die aktiven und passiven artikularen Bewegungen nur das sichtbare Achtel des Eisberges, während die inhärenten Bewegungen im Körper die versteckten sieben Achtel des Eisberges darstellen[49].

Ausdruck des primär respiratorischen Mechanismus ist aus biomechanischer Sicht der kraniosakrale Rhythmus. Er ist eine physiologische unwillkürliche rhythmische Bewegung, die am Schädel und Kreuzbein, aber auch im übrigen Körper vorhanden sein soll. Bereits ein Jahrhundert vor *Sutherland* lehrte *Swedenborg*, dass das Gehirn sich rhythmisch in einer Expansions- und Kontraktionsphase bewegt. Er beschrieb, wie die Spannung einer duralen Duplikatur eine andere beeinflussen kann und sprach von der Zirkulation der Hirn- und Rückenmarksflüssigkeit.

Der Begriff „cranio-rhythmic impulse" (CRI) sollte ursprünglich unabhängig vom primär respiratorischen Mechanismus nur die messbare, physiologische unwillkürliche und rhythmische 10 bis 14 mal pro Minute auftretende Expansions- und Retraktionsbewegung am Schädel bezeichnen[50]. Er wurde von den Psychiatern und Osteopathen *Woods* und *Woods* geprägt, damit andere Ärzte diese Bewegung palpieren und bewerten konnten, ohne mit der Idee des primär respiratorischen Mechanismus konfrontiert zu werden[51].

Im weiteren Verlauf des Buches werden die Begriffe „cranio rhythmic impulse" (CRI), „kraniosakraler Rhythmus" und „Rhythmus des PRM/der primären Respiration" synonym benutzt. Es werden verschiedene Rhythmusformen unterschieden (siehe unten).

Man nimmt an, dass eine Art des unwillkürlichen kraniosakralen Rhythmus beim Menschen und bei den meisten anderen Wirbelträgern vorkommt. Andere Rhythmen der primären Respiration sollen auch bei anderen Lebewesen vorkommen oder sogar außerhalb des Organismus.

Frequenzen des PRM-Rhythmus

Sutherland selbst hat nie genaue Angaben zu Frequenzen gemacht. Im engen Kreis seiner Studenten soll er jedoch von einem etwas schnelleren und einem langsameren PRM-Rhythmus gesprochen haben[52].

Im Folgenden werden nur die klassischen Frequenzen des PRM-Rhythmus bzw. kraniosakralen Rhythmus aufgezählt:
- 10–14 Zyklen pro Minute: 4–6 Sekunden Zyklus (Magoun, Traube-Hering-Oszillation) [5,11,50,51,53–55]
- 6–12 Zyklen pro Minute: 5–10 Sekunden Zyklus (Upledger)[56]
- 8–12 Zyklen pro Minute: 5–7,5 Sekunden Zyklus (Becker, Upledger)[57,58]
- 2,5 Zyklen pro Minute: 24 Sekunden Zyklus (Jealous)[59]
- 6–10 Zyklen in 10 Minuten: 60–100 Sekunden Zyklus (Beckers ‚slow (large) tide', Mayer-Oszillation)[55,60]
- 1 Zyklus in 5 Minuten: 300 Sekunden Zyklus (Liem, Lewer-Allen, Bunt et al.)[61,62]

Becker beschrieb einen Rhythmus von 6 Zyklen pro 10 Minuten, den er die „große Gezeitenbewegung" nannte und *Jealous* in Anlehnung an Sutherland als den „Atem des Lebens" bezeichnete. *Jealous* palpiert zusätzlich einen Rhythmus mit 2,5 Zyklen pro Minute. Die beiden letztgenannten Rhythmen sind nach *Jealous* im Gegensatz zum CRI weder durch die Physiologie oder Dysfunktion des Organismus noch durch äußere Einflüsse in ihrer Frequenz und Amplitude beeinflussbar und sollen weitaus größere Bedeutung für den Gesamtorganismus besitzen als der CRI. Der so genannte „Atem des Lebens" soll nach Jealous ganz direkt mit der Potenz des Individuums verbunden sein. Durch Bewusstwerdung dieses Rhythmus sind die tiefsten Heilungsprozesse möglich. *Liem* palpierte zusätzlich einen Rhythmus von 1 Zyklus pro 5 Minuten, der auch von Lewer-Allen und Mitarbeitern gemessen wurde. *Lewer-Allen, Bunt et al.* registrieren über CT-Scans zusätzlich phasische Bewegungsmuster der Gehirndichte und der ventrikulären Form mit einem Zyklus von etwa 33 Minuten (2000 Sekunden-Zyklus)[62].

Aufzeichnungen über eine Palpation dieser letztgenannten Rhythmizität existieren gegenwärtig nicht. Eigene persönliche Palpationserfahrungen scheinen zwar auch auf sehr langsame expansive und retraktive Impulse hinzuweisen, allerdings sind die Ergebnisse eher uneinheitlich.

Über mögliche Interaktionen des PRM-Mechanismus gibt es zahlreiche Mutmaßungen. Im Folgenden ein klassisches Beispiel, das jedoch kontrovers diskutiert wird und nach gegenwärtigen Erkenntnissen ungeklärte Fragen aufwirft:

Hirngewebe, Liquor cerebrospinalis LCS: Die Eigenbeweglichkeit des Hirngewebes und die Fluktuation des LCS (unter Umständen in Verbindung mit Produktions- und Resorptionsvorgängen des LCS) sind für die Entstehung des Rhythmus verantwortlich[63,64].

Für *Sutherland* hingegen bestand der primäre Motor des Rhythmus in der Hirngewebemotilität, während die Fluktuation des LCS nur eine Reaktion darauf war, z.T. vermittelt über die Duralmembranen[25].

Dura mater: Über die hydrodynamischen Eigenschaften des Liquors und die mechanischen Eigenschaften der Meningen wird der Rhythmus gleichmäßig auf die übrigen Strukturen übertragen. Die Meningen sollen die Bewegung regulieren und begrenzen[29].

Schädelknochen: Die intraossale Elastizität ebenso wie suturale Flächen der Schädelknochen bestimmen und ermöglichen die jeweiligen spezifischen Schädelknochenbewegungen. Diese Bewegungen entstehen als Anpassung und Reaktion auf die intrakranialen Druck- und Spannungsveränderungen[25].

Sakrum: Durch den LCS und die Dura mater spinalis soll die Bewegung der Schädelbasis auf das Kreuzbein übertragen werden. Unter Umständen sollen auch das Ligamentum longitudinale anterius und posterius sowie myofasziale Strukturen beteiligt sein, die vor, hinter und seitlich der Wirbelsäule verlaufen.
Auch bedeutsam für das Verständnis des Zusammenspiels dieser Faktoren soll ihre Interaktion während der Fötalo- und Embryogenese sein.
Über die fluide und fasziale Kontinuität sollen diese Rhythmen auf den gesamten Körper übertragen werden und in jeder Zelle rhythmisch dynamische metabolische Austauschprozesse induzieren[6].

Faszien: An den Schädelöffnungen wie auch in den Zwischenwirbellöchern durchqueren alle Nerven, die aus- oder eintreten, die Dura und werden von dieser für eine kurze Strecke umhüllt. Diese Duraumhüllungen setzen sich im peripheren Nervensystem in die faszialen Nervenscheiden fort, die die Nerven auf ihrem gesamten Weg im Organismus umhüllen.
Die Faszien sind normalerweise bis zu einem gewissen Grade beweglich. Der kraniosakrale Rhythmus, so die Annahme, soll über die faszialen Verbindungen und Muskelketten von den Öffnungen an der Schädelbasis und der Wirbelsäule zu zervikalen, thorakalen Bauch- und Beckenfaszien und schließlich auf den gesamten Körper übertragen werden.

Fluida: Durch perivaskuläre und perineurale Verbindungen kommt der LCS über Mikrotubuli im Bindegewebe in Kontakt mit der Extrazellularflüssigkeit.

Für *Jealous* hingegen findet die primäre Respiration ihren Ausdruck gleichzeitig in jeder Zelle, in jedem Fluida, in jedem Knochen, in jeder Membran, im Nervensystem und in jedem anderen Gewebe im Körper[65].
Auch generalisierte Entstehung dieses Rhythmusphänomens werden diskutiert (siehe THM-Oszillationen usw.).
Nach *Becker* ist es die Einheit aller Elemente des PRM, die in Bewegung ist[66]. *Jealous* betont, dass die Bewegung in einem freien Mechanismus durch Simultanität, Synchronizität und Stille gekennzeichnet ist[67].
Durch die synchronisierte Bewegung von Dura, Knochen und Nervensystem sollen biochemische Austauschprozesse in den Flüssigkeiten unterstützt werden. In der Biodynamik nach *Jealous* berührt die primäre Respiration alle Bereiche gleichzeitig, jede Zelle, jede Fluida und jedes Elektron im Körper. Die Effekte/Antworten sind metabolische Bewegungen, verursacht durch primäre Respiration, die ihre eigene tide und Intentionen in die Kraetion eines Organismus lenkt. Diese Dinge können nicht in Einzelteile zerlegt werden.

26   2. Primär respiratorischer Mechanismus (PRM)

Stand der Forschung: Bisher konnten (bis auf eine Studie mit deutlichen Mängeln) in der Palpation des Rhythmus der primären Respiration bzw. des kraniosakralen Rhythmus keine statistisch signifikanten Inter-Tester-Korrelationen festgestellt werden, sodass eine valide diagnostische Vorgehensweise in diesem Bereich gegenwärtig nicht existiert. Die Differenzierung verschiedener Rhythmizitäten (z.B. 6/8–12 mal/Minute, 2–3 mal/Minute, 6–10 mal/10 Minuten) ist hypothetisch. Die Existenz, die Ätiologie und die Frequenzen der genannten Rhythmen sind gegenwärtig noch nicht geklärt. Vielversprechend sind die Arbeiten von *Nelson* et al., s. S. 49ff.

Der primär respiratorische Mechanismus wird gemeinsam mit diesen inhärenten Rhythmen als ein »homöostatischer Mechanismus« angesehen, der ständig das bestmögliche Gleichgewicht der Körperstrukturen gewährleisten und somit das optimale Funktionieren der Organe ermöglichen soll. Als Regulationssystem soll er beteiligt sein an der Erhaltung der Gesundheit und an der Selbstheilung des Organismus[68].

Es wurden enge und wechselseitige Beziehungen beschrieben: zum Nervensystem (insbesondere dem Neurovegetativum), zum Muskelfaszienskelett-, zum Gefäß- und Atmungssystem (sekundär respiratorischer Mechanismus) sowie zum lymphatischen und endokrinen System[69].

Zusätzlich soll der PRM auch die neurosensuelle Orientierung wie das Hören und Riechen beeinflussen. Zwischen diesen Systemen soll der primär respiratorische Mechanismus ein inneres Milieu darstellen, das über seine rhythmische Erscheinung und Bewegungsimpulse sowie über biochemische, hydrodynamische und neurovegetative Einflüsse koordinierend wirkt.

In Abbildung 2.2 sind die Expansions- und Retraktionsphasen schematisch dargestellt.

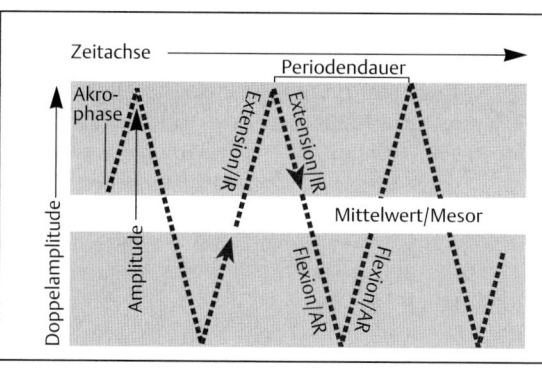

2.2 Schema der Inspirations- und Exspirationsphase: Periodendauer (= Wellenlänge) bezeichnet den Zeitabstand zweier korrespondierender Phasenpunkte; Frequenz ist der Kehrwert der Periodendauer

Amplitude:
Halbamplitude: Differenz zwischen Mittelwert und Maximum der Auslenkung
Doppelamplitude: Differenz zwischen Minimum und Maximum
Mittelwert, Mesor der Schwingung (= Gleichwert)
Bezugszeit setzt die Schwingung in Bezug auf zeitliche Bezugssysteme
Akrophase stellt die zeitliche Lage des berechneten Maximums im Bezugssystem dar

Quellenangaben:

1 Magoun, H. I.: Ostepathy in the cranial field. 1st ed. Journal Printing Company, Kirksville 1951, S. 15.
2 Frymann V. M.: A study of the rhythmic motions of the living cranium. J. Am. Osteopath. Assoc. 70 (1971) 928–945.
3 Becker, R. E.: Craniosacral trauma in the adult. Osteopathic Ann. 4 (1976) 43–59.

4 Upledger, J. E., Vredevoogd, J. D.: Lehrbuch der Kraniosakral-Therapie. 2. Auflage, Haug 1994, S. 18.
5 Lay, E.: Cranial field. In Ward, R. C. (Hrsg.): Foundations for Osteopathic Medicine. Williams and Wilkins, Baltimore, 1997, S. 901–913.
6 Magoun, H. I.: Osteopathy in the Cranial Field. 3rd ed. Journal Printing Company, Kirksville 1976, S. 26, 34.
7 Magoun, H. I.: Osteopathy in the Cranial field. 1st ed. Journal Printing Company, Kirksville 1951, S. 15f.
8 Magoun, H. I.: Osteopathy in the Cranial Field. 3rd ed. Journal Printing Company, Kirksville 1976, S. 23.
9 Woods, J. M., Woods, R. H.: A Physical Finding Related to Psychiatric Disorders. 60 (1961) 988–993.
10 Frymann V. M.: A study of the rhythmic motions of the living cranium. J. Am. Osteopath. Assoc. 70 (1971) 928–945.
11 Lay, E. M., Cicorda, R. A., Tettambel, M.: Recording of the Cranial Rhythmic Impulse. JAOA, 78 (10/1978) 149.
12 Wirth-Patullo, V., Hayes, K. W.: Interrater reliability of craniosacral rate measurements and their relationship with subjects and examiners heart and respiratory rate measurements. Phys. Ther. 67 (10/1994) 1526–1532.
13 Sutherland, W. G.: Contributions of Thought. Sutherland Cranial Teaching Foundation 1967, S. 151.
14 Magoun, H. I.: Osteopathy in the cranial field. 1st ed. Journal Printing Company, Kirksville 1951, S. 16f.
15 Sutherland, W. G.: Contributions of Thought. Sutherland Cranial Teaching Foundation 1967, S. 207.
16 Sutherland, W. G.: Contributions of Thought. Sutherland Cranial Teaching Foundation 1967, S. 151, 207.
17 Sutherland, W. G.: The cranial bowl. Free Press Company, USA 1939, S. 51f.
18 Ettlinger, H., Gintis, B.: Cranial concepts. In: DiGiovanna, E. L., Schiowitz, S. (Hrsg.): An osteopathic approach to diagnosis and treatment. Lippincott-Raven, Philadelphia, 1991, S. 369.
19 Greenman, P. E.: Principles of manual medicine. 2. Aufl. Williams and Wilkins, Baltimore, 1996, S. 165.
20 Magoun, H. I.:Osteopathy in the Cranial Field. 3rd ed. Journal Printing Company, Kirksville 1976, S. 23f., 34f, 42.
21 Lippincott, R. C., Lippincott, H. A.: A manual of cranial technique. Cranial Academy, 1995, S. 4f.
22 Retzlaff, E. W., Mitchell F. (Hrsg.): The cranium and its sutures. Springer Verlag, New York, 1987, S. 13–26.
23 Magoun, H. I.: Commentaries on Dr. Sutherland's Recordings. Sutherland Cranial Teaching Foundation. Denver/Colorado, 1961, S. 5.
24 Sutherland, W. G.: The cranial bowl. Free Press Company, USA 1939, S. 52.
25 Wales, L. A.: Embryology of the central nervous system. Lecture III, 1987.
26 Lewer-Allen, K., Bunt, E. A., Lewer-Allen, C. M., Sorek, S.: Hydrodynamic studies of the human craniospinal system. Janus Publishing Company, London, 2000, S. 5.
27 Magoun, H. I.: Osteopathy in the Cranial Field. 3rd ed. Journal Printing Company, Kirksville 1976, S. 35.
28 Upledger, J. E., Vredevoogd, J. D.: Craniosacral Therapy. Eastland Press, Seattle 1983, S. 11–12.
29 Magoun, H. I.: Osteopathy in the Cranial Field. 3rd ed. Journal Printing Company, Kirksville 1976, S. 34.
30 Wales, L. A.: The work of William Garner Sutherland D.O., D.Sc.(Hon.). JAAO, 71 (1972) 788–793.
31 Little, K. E.: Testing the mobility in the cranial articular mechanism. AAO-Yearbook 1946, S. 30–37.
32 Sutherland, W. G.: The cranial bowl. Free Press Company, USA 1939, S. 24, 31.
33 Magoun, H. I.: Osteopathy in the Cranial Field. 3rd ed. Journal Printing Company, Kirksville 1976, S. 32.
34 Lay, E.: Cranial field. In Ward, RC. (Hrsg.): Foundations for Osteopathic Medicine. Williams and Wilkins, Baltimore, 1997, S. 901–913.
35 Lippincott, R. C., Lippincott, H. A.: A manual of cranial technique. Cranial Academy, 1995, S. 23.
36 Retzlaff, E. W., Mitchell F. (Hrsg.): The cranium and its sutures. Springer Verlag, New York, 1987, S. 13–26.
37 Greenman, P. E., Mein, E. A., Andary, M.: Craniosacral manipulation. Man. Med. 7 (1996) 877–895.
38 Ferguson, A. J., McPartland, J. M., Uplegder, J. E., Collins, M., Lever, R.: Cranial osteopathy and craniosacral therapy current opinions. J. Bodywork Mov. Ther. 2 (1998) 28–37.

39 Magoun, H. I.: Osteopathy in the cranial field. 1st ed. Journal Printing Company, Kirksville 1951, S. 19.
40 Sutherland, W. G.: Contributions of Thought. Sutherland Cranial Teaching Foundation 1967, S. 241.
41 Magoun, H. I.: Osteopathy in the Cranial Field. 3rd ed. Journal Printing Company, Kirksville 1976, S. 70
42 Magoun, H. I.: Osteopathy in the Cranial Field. 3rd ed. Journal Printing Company, Kirksville 1976, S. 38.
43 Ferguson, A.: Cranial Osteopathy: a new perspective. Academ. of Applied Osteop. 1 (4/1991) 12–16.
44 Upledger, J. E., Vredevoogd, J. D.: Craniosacral Therapy. Eastland Press, Seattle 1983, S. 243.
45 Ettlinger, H., Gintis, B.: Cranial concepts. In: DiGiovanna, E.L., Schiowitz, S. (Hrsg.): An osteopathic approach to diagnosis and treatment. Lippincott-Raven, Philadelphia, 1991, S. 390ff.
46 Magoun, H. I.: Osteopathy in the Cranial Field. 3rd ed. Journal Printing Company, Kirksville 1976, S. 86, 107.
47 Greenman, P. E.: Principles of manual medicine. 2. Aufl. Williams and Wilkins, Baltimore, 1996, S. 165.
48 McPartland, J., Mein, J.: Entrainment and the cranial rhythmic impulse. Alternative Therapies in Health and Medicine. 3 (1977) 40–45.
49 Frymann, V.: Discussion. The principles of palpatory diagnosis and manipulative technique. Beal M. C., AAO, Ohio, S. 100.
50 Magoun, H. I.: Osteopathy in the Cranial Field. 3rd ed. Journal Printing Company, Kirksville 1976, S. 25.
51 Woods, J. M., Woods, R. H.: A Physical Finding Related to Psychiatric Disorders. 60 (1961) 988f.
52 Persönliches Gespräch mit A. R. Becker, Hawai, 1996.
53 Becker, R. E.: Craniosacral trauma in the adult. Osteopathic Ann. 4 81976) 43–59.
54 Wirth-Patullo, V, Hayes, K. W.: Interrater reliability of craniosacral rate measurements and their relationship with subjects and examiners heart and respiratory rate measurements. Phys. Ther. 67 (10/1994) 1526–1532.
55 Nelson, K. E., Sergueef, N., Lipinski, C. M., Chapman, A. R., Glonek, T.: Cranial rhythmic impulse related to the Traube-Hering-Mayer oscillation: Comparing laser Doppler flowmetry and palpation. J. Am. Osteopath. Assoc. 101 (3/2001) 163–173.
56 Upledger, J. E., Vredevoogd, J. D.: Lehrbuch der Kraniosakral-Therapie. 2. Auflage, Haug 1994, S. 18.
57 Becker, R. E. in Brooks, R. E. (Hrsg.): Life in motion: The osteopathic vision of Rollin E. Becker. Stillness Press, Portland, 1997. S. 120.
58 Upledger, J. E., Vredevoogd, J. D.: Lehrbuch der Kraniosakral-Therapie. 2. Auflage, Haug 1994, S. 292.
59 Jealous, J.: Kursskript: Emergence of Originality, A biodynamic view of Osteopathy in the Cranial Field. 1997, 12, 35, 36f.
60 Becker, R. E. in Brooks, R. E. (Hrsg.): Life in motion: The osteopathic vision of Rollin E. Becker. Stillness Press, Portland, 1997. S. 122f..
61 Liem, T.: Vortrag OFM, 1998 in München.
62 Lewer-Allen, K., Bunt, E. A., Lewer-Allen, C. M., Sorek, S.: Hydrodynamic studies of the human craniospinal system. Janus Publishing Company, London, 2000, S. 5.
63 Magoun, H. I.: Osteopathy in the Cranial Field. 3rd ed. Journal Printing Company, Kirksville 1976, S. 24.
64 Upledger, J. E., Vredevoogd, J. D.: Lehrbuch der Kraniosakral-Therapie. 2. Auflage, Haug 1994, S 22–24.
65 Jealous, J. : The Biodynamics of Osteopathy. Fluid body. (audio CD series) 2001. Marnee Jealous Long, 6501 Blackfin Way, Apollo Beach, FL 33572, mjlong@tampabay.rr.com.
66 Becker, R. E. in Brooks, R.E. (Hrsg.): The stillness of life. Stillness Press. Portland, 2000, S. 125.
67 Jealous, J.: Reciprocal tensions. Cranial letter 45 (7/1992).
68 Kappler, R. E.: Osteopathy in the cranial field. It's history, scientific basis, and current status. The osteopathic physician (1979) 13.
69 Upledger, J. E., Vredevoogd, J. D.: Lehrbuch der Kraniosakral-Therapie. 2. Auflage, Haug 1994, S 17.
70 Magoun, H.I.: Commentaries on Dr. Sutherland's Recordings. Sutherland Cranial Teaching Foundation. Denver/Colorado, 1961, S. 5.

Weitere Literaturhinweise:

Becker, R. E.: The cerebrospinal fluid as a dialectic envelope. J. Osteopath. Cranial Assoc. (1948) 40–46.

Becker, R. E.: A study in cerebrospinal fluid and nerve cell activity. J. Osteopath. Cranial Assoc. (1949) 15–21.

Kennedy, J. J.: Tubular structure of collagen fibrills. Science 121 (1955) 673–674.

Kimberly, P. E.: The application of the respiratory principle to Osteopathie manipulative procedures. JAOA 48 (1949) 331–334. Lay, E.: An outline of osteopathy in the cranial field. Department of Osteopathie Theory and Methods, KCOM, Kirksville 1981.
Little, K. E.: The Tide. J. Osteopath. Cranial Assoc, (1948) 48–50.
McCatty, R. R.: Essentials of craniosacral osteopathy. Ashgrove, Bath 1988.
Mitchell, F. L: Toward a definition of somatic dysfunction. Osteopath. Ann. 7 (1980) 12–25.
Richard, R.: Lésions ostéopathiques du sacrum. Maloiine, Paris 1978.
Schooley, T. L: Embryologie development of the central nervous System. Osteopath. Ann. 4 (1976)20–21.
Schooley, T. L.: The force behind the craniosacral mechanism. J. Ostepath. Cranial Assoc. (1948)3–7.
Sutherland, W. G.: Teachings in the science of osteopathy. Sutherland Cranial Teaching Foundation. Rudra Press 1991.

*Physiologische Rhythmen sind aber mehr als bloße
Schwankungen um eine Norm, sie sind periodische
Veränderungen der Norm selbst.*
  J. L. Cloudsley-Thompson 1965

Rhythmus und Schädel: Messungen, Hypothesen und Studien

Messungen des kraniosakralen Rhythmus

Es gibt immer mehr Studien zur Untersuchung und Messung des Phänomens des kraniosakralen Rhythmus bzw. des Rhythmus der primären Respiration. Allerdings ist ein großer Teil dieser Messungen durch deutliche methodologische Mängel gekennzeichnet. Die Existenz der so genannten primären Respiration sowie die zu Grunde liegenden Mechanismen im Falle ihrer Existenz sind gegenwärtig noch spekulativ.

Die sowjetischen Forscher *Moskalenko* und *Naumenko*[1] konnten mithilfe der Plethysmographie drei Wellenbewegungen registrieren. Während die ersten beiden mit den Herzpulsationen und der Lungenatmung korrelierten, konnten kraniale Pulsationen und eine konstante rhythmische Bewegung des LCS im Subarachnoidalraum festgestellt werden, die in einem langsameren Rhythmus als die Atem- und Herztätigkeit verlief. Der Ursprung dieser etwa einmal pro Minute auftretenden rhythmischen Bewegung konnte von den Forschern nicht erklärt werden. Sie nannten diese „third order waves". *Woods* und *Woods*[2] veröffentlichten 1961 einen Forschungsbericht, in dem über 2 200 Untersuchungen an 102 Psychiatriepatienten und an 62 normalen Personen durchgeführt wurden und der „Cranio Rhythmic Impuls" palpiert wurde. Dieser wurde insbesondere posterior und kaudal des Tuber parietale der Scheitelbeine palpiert. Bei den normalen Personen betrug die Durchschnittsfrequenz des Rhythmus 12,47 Zyklen pro Minute, während bei den Psychiatriepatienten ein Mittelwert von 6,7 Zyklen pro Minute palpiert wurde.

Baker[3] (1970) entwickelte ein Gerät, das beidseitig an den zweiten Molaren befestigt wurde, um die Weite des Oberkiefers zu messen. Er registrierte eine rhythmische Veränderung der Weite um 1,5 mm bei einem Rhythmus von 9 Zyklen pro Minute.

Auch *Viola Frymann*[4] (1971) legte Studienergebnisse zu diesem Thema vor. Sie wies mit speziell entwickelten Geräten Bewegungen am Schädel des Lebenden nach. Es galt, minimale Bewegungen zu registrieren, ohne sie zu modifizieren, sowie die Bewegungen der Atmung, des Herzschlages, die unwillkürlichen Bewegungen der Probanden und die Änderungen des Muskeltonus auszufiltern. Die registrierten rhythmischen Bewegungen waren langsamer als die Bewegungen, die vom Gefäßpuls und von der Atemaktivität herrührten. Es konnte eine Eigenbewegung des Schädels festgestellt werden, mit einer Amplitude zwischen 0,0012 und 0,0025 mm, je nach Versuchsperson und untersuchter Schädelstelle.

Jenkins, *Campbell* und *White*[5] veröffentlichten 1971 eine Ultraschallechountersuchung, bei der sie Pulsationen von 7 Zyklen pro Minute am Gehirn feststellen konnten, die auch durch einen Atemstillstand nicht beeinflusst wurden.

In einer 1975 veröffentlichten Voruntersuchung von *Michael* und *Retzlaff*[6] konnten kraniale Bewegungen am Schädel von Affen nachgewiesen wer-

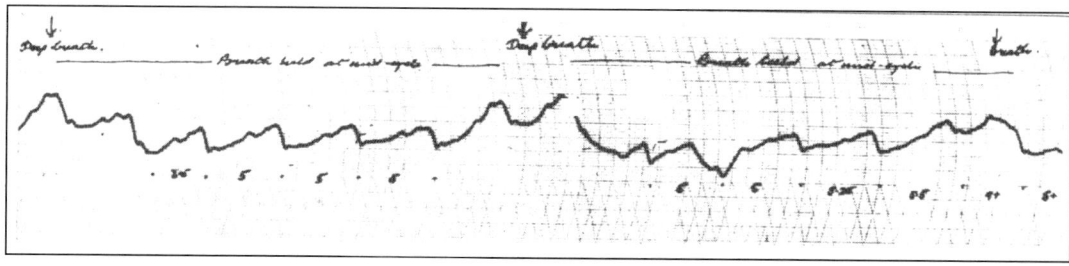

3.1 Messung kranialer Bewegung, aus: A study of the rhythmic motions of the living cranium. V. Frymann, JAOA 1971, 70, 928–945. Die Messung wurde während zweier Zeitabschnitte durchgeführt, in denen die Atmung nach einer tiefen Einatmung in der Mitte des Atemzyklus unterbrochen wurde. Es konnten kraniale Zyklen von ungefähr 5 Sekunden festgestellt werden.

den. Es wurden rhythmische Bewegungen der Schädelknochen von anästhesierten Affen in einem Zyklus von 5–7/min gemessen, die weder dem Herzen noch dem Atemrhythmus zugeordnet werden konnten.
Weitere Untersuchungen von Osteopathen kamen zu ähnlichen Ergebnissen.
Wallace, Avant, McKinney und *Thorstone*[7] konnten 1975 mithilfe von Ultraschalluntersuchungen intrakraniale Bewegungen am Menschen messen, die in einem Rhythmus von 9 Zyklen pro Minute auftraten.
1978 untersuchten *Lay, Cicorda* und *Tettambel*[8] an 30 Personen im Alter zwischen 16 bis 71 rhythmische Bewegungen am Schädel. Es wurden jeweils Bewegungsdetektoren am Stirnbein und an beiden Mastoiden der Schläfenbeine befestigt. Dabei wurde außer dem Herz- und Atemrhythmus ein weiterer Rhythmus mit einem Mittelwert von 8 Zyklen pro Minute gemessen.
In einer 1979 publizierten Untersuchung von *Upledger* und *Karni*[9] konnten Übereinstimmungen zwischen palpablen Veränderungen des kraniosakralen Rhythmus und gleichzeitig registrierten Veränderungen mechanisch-elektrischer Messungen am Körper des Probanden festgestellt werden.
Versuchsaufbau: Die Atemtätigkeit und der arterielle Puls wurden am unteren Rippenbogen mit einem Zugspannungsgerät registriert, der Herzschlag wurde mithilfe eines EKG gemessen, und an beiden Oberschenkeln wurde eine elektromyographische Untersuchung vorgenommen. Gleichzeitig wurden am ruhig liegenden inaktiven Patienten vom Untersucher kraniale Bewegungen und ihre Frequenz, Amplituden und Richtungsänderungen palpiert.

Ergebnisse

Ein *normaler Rhythmus* mit einem Mittelwert von 8–12 Zyklen pro Minute wurde am Schädel mit einer reziproken Schädelkapselverformung und an jeder anderen Körperstelle palpiert.
Es konnte ein so genannter *Stillpunkt* (Aussetzen des normalen Rhythmus) palpiert werden. Dieser konnte allmählich oder schlagartig auftreten. Am *Ende des Stillpunktes* konnte eine laterale Weitung des Schädels und des Körpers palpiert werden. Es konnte weiterhin eine Gewebeerweichung bzw. eine *Auflösung* von Restriktionen wahrgenommen werden. Das Auftreten eines Stillpunktes, das Ende eines Stillpunktes, ebenso wie eine palpable Gewebeerweichung fanden eine elektromyographische Entsprechung. Eine *Verschiebung* (palpatorische Wahrnehmung einer Richtungsänderung von Flüssigkeit im Körper) spiegelte sich am eindeutigsten elektromyographisch wider. Es konnte außerdem ein *Pulsieren* (schwingende Bewegung 50–80-mal pro Minute mit kleiner Amplitude) und ein *Wackeln* (schwankende Bewegung 20–40-mal pro Minute mit großer Amplitude) palpiert werden, die in der Regel in der Atempause zwischen den Atem-

phasen stattfinden. Ein Pulsieren trat meist kurz vor dem Ende eines Stillpunktes, einer Auflösung oder einer Verschiebung auf. Ein Wackeln trat vor einer Auflösung oder Verschiebung auf. Auch eine *Torsion* (longitudinale asymmetrische Drehbewegung im Körper) konnte palpiert und elektromyographisch gemessen werden. In der Studie wurde keine Methode zur statistischen Auswertung durchgeführt. Diese hochinteressante Studie wurde bisher leider nicht wiederholt[10].

Nach *Olszewski* und *Engeset* (1979) entstehen rhythmische Schwankungen des Flüssigkeitsdruckes in Lymphgefäßen zwischen 7,5 bis 10 Zyklen pro Minute, unabhängig der Atembewegung des Zwerchfells[11]. *Brookes* (1981) erwähnt einen Rhythmus von 12–14-mal pro Minute bei Erwachsenen und 14–16-mal pro Minute bei Kindern[12].

Allen und Mitarbeiter (1984/1989)[13] konnten durch tomographische Untersuchungen rhythmische Veränderungen der Hirngewebedichte und der Hirnventrikelform feststellen, mit einem Zyklus von 25–96 Sekunden (bzw. 24–56) sowie langsame Wellen mit einem Zyklus von 300–2000 Sekunden. Dabei scheinen die schnelleren Rhythmen den langsameren aufgelagert zu sein. Diese rhythmischen Muster werden durch eine „vascular energised wave" (VEW) des Hirngewebes verursacht, das als Antriebskraft („roller pump") wirkt um den LCS durch die Ventrikel zu treiben, sodass LCS nach kaudal fortgeleitet wird, in Bereiche, die besser komprimiert werden können. Sie vermuten, dass diese VEW durch die Zusammenwirkung des Atem- und Herzrhythmus entsteht, moduliert im halbgeschlossenen kraniosakralen System.

Lee erwähnt (1992)[14] unveröffentlichte Messungen von *Scalone* (1988). Dieser registrierte über Palpation des CRI bei Anästhesie eine Abnahme der Frequenz und eine Zunahme der Amplitude. Bei starken Anästhetika fiel die Rate um 4- bis 8-mal pro Minute, bei weniger starken Anästhetika um etwa 8-mal pro Minute und bei lokalen Anästhetika und Epiduralanästhesien entsprach die Frequenz der von *Frymann* gemessenen Rate von 10- bis 14-mal pro Minute.

Allen und Goldmann[15] erwähnen auch langsame sinusoidale Druckwellen mit einem Rhythmus von 2–9 Zyklen pro Minute, die durch frühere sonographische Untersuchungen gemessen wurden, die mit einer rhythmischen Erweiterung und Verengung der Hirnventrikel einhergingen. Der Kanadier *Roger Robestaille*[16] (1986) entwickelte einen Apparat mit einem mechanischen Hebelsystem, der die kraniale Bewegung messen konnte. Durch Lichtbündelhebel und mithilfe von Manometern wurden Variablen soweit ausgeschlossen, dass die „Messergebnisse der visuellen Äußerung der kranialen Bewegung" des Apparates eine Sensibilität von 97% und eine Empfindlichkeit von 94% aufwies. Es konnte auf Höhe der Schläfe eine durchschnittliche laterale Expansion im Einklang mit dem CRI von 28,8 micron registriert werden. Es wurde auch der optimale Druck für die Palpation der lateralen Bewegung des CRI gemessen. Er betrug 35 bis 40 gr/cm^2 bei Erwachsenen und 30 bis 35 gr/cm^2 bei Kindern.

Eine weitere kanadische Forschungsgruppe unter der Leitung des Osteopathen *Marier*[17] führte 1986 eine Versuchsreihe durch, bei der der Rhythmus der Atmung, des Herzschlages, der ungefilterte sowie der gefilterte Rhythmus des primär respiratorischen Mechanismus gemessen und zusätzlich der letztgenannte Rhythmus gleichzeitig palpiert wurde. Es konnte bei hoher Präzision ein Rhythmus des PRM herausgefiltert und palpiert werden mit einem Durchschnittswert von 9,54 Zyklen in der Minute. Außerdem wurde eine zusätzliche Welle entdeckt, die mit einem Mittelwert von 1,2 Zyklen in der Minute registriert wurde und bisher völlig unerklärlich ist. Der kortikale Stoffwechsel oszilliert in einem Rhythmus von 9 Zyklen/Minute *(Vern und Mitarbeiter* 1988)[18].

Messungen des kraniosakralen Rhythmus 33

Rommeveaux[19] konnte eine rhythmische Bewegung mit einer Frequenz von

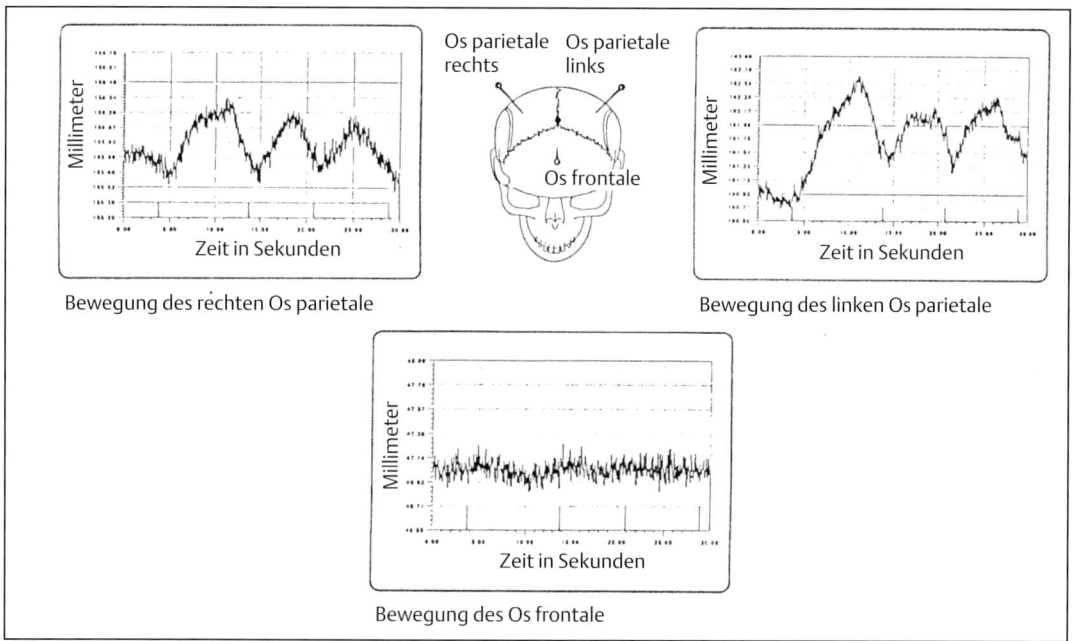

3.2 Kraniales Kinegramm eines Menschen, aus: Cranial mobility in man, Zanakis, M. F. et al.: JAOA 95: 8 (August) 497

5 bis 10 Zyklen pro Minute zwischen Nasenbein und Glabella messen. *Herniou*[20] wies an der Sutura sagittalis lebendiger Schafe mithilfe piezoelektrischer Messungen ein rhythmisches Öffnen und Schließen 12-mal pro Minute nach.

Gunnergaard[21] (1992) registrierte am Oberkieferbogen mit dem Hall-Effekt eine rhythmische Spreizung von 1,5 mm mit einer Frequenz von 12 Zyklen pro Minute.

Norton, Sibley und *Broder-Oldach*[22] veröffentlichten 1992 eine Untersuchung, an der 20 gesunde Versuchspersonen von einem erfahrenen kraniosakralen Osteopathen mit der Schädeldachhaltung palpiert wurden. Der Untersucher wurde aufgefordert, zu Beginn jeder palpierten Expansionsphase einen Schalter mit dem Knie zu betätigen. Es konnte an den 20 Versuchspersonen ein Durchschnittswert von 3,89 Zyklen pro Minute festgestellt werden.

Heisey und *Adams*[23] (1993) haben Schädel ausgewachsener Katzen äußeren und inneren Druckveränderungen ausgesetzt und wiesen eine deutliche Beweglichkeit der Schädelknochen nach (s. S. 170). Daneben konnten sie auch eine spontane Lateral- und Rotationsbewegung der Scheitelbeine an der Sutura sagittalis feststellen. Bei einer Palpationsstudie mit 12 Untersuchern konnte ein Rhythmus von 3–9 Zyklen/Min. (Mittel 4,5–7) registriert werden (Wirth-Patullo und Hayes; 1994)[24].

1996 präsentierte *Moskalenko*[25] auf einem Symposium in St. Petersburg kernspintomographische Aufnahmen, die spontane Schädelbewegungen mit einer Amplitude von 1–1,5 mm erkennen ließen.

Zanakis und Mitarbeiter[26] untersuchten die kraniale Mobilität bei Menschen mit einem dreidimensionalen Bewegungstestungs-Analysesystem (Videokamera, Computer usw.) an 22 Testpersonen. Mit ihrem Versuchsaufbau, der bis zu einem Bewegungsausmaß von 10 µm genau arbeitete, wurden die Bewegungen der Scheitelbeine und des Stirnbeins der Testpersonen gemessen. Die Einflüsse vom Herz- und Atemrhythmus wurde schon im Versuchsaufbau möglichst gering gehalten und zusätzlich mithilfe der Software ausgefiltert. Die Messungen ergaben starke Unterschiede in der Schädelbewegung zwischen den einzelnen Testpersonen. Die Durchschnittsfrequenz ergab 6,35 Zyklen in der Minute, die Mittelwerte in der Amplitudenmessung (in Relation zu Bregma) ergaben 177 μm für das linke Scheitelbein, 87 μm für das rechte Scheitelbein und 103 μm für das Stirnbein. In 45 % der Fälle traten Asymmetrien in der Bewegung vom linken und rechten Scheitelbein auf. Die Flexionsbewegungen der Scheitelbeine und des Stirnbeins, die in der kraniosakralen Osteopathie beschrieben wurden, konnten durch die Messungen bestätigt werden. Zusätzlich wurde die Palpationsfähigkeit von Osteopathen getestet, indem diese die maximale Expansionsphase an den Schädeln der Testpersonen angeben sollten, während gleichzeitig gemessen wurde. Die Palpation stimmte zu 92 % mit den registrierten Messungen überein.

Anhand der Daten der *Frymann*-Studie (1971) wurde von *Lockwood/Degenhardt* (1998) die Zyklus-zu-Zyklus-Variabiltät untersucht. Dabei wurde eine deutliche Zyklus-Variabilität von 0,6 bis 6,3 Sekunden festgestellt. Die Messungen variierten von 6,5 bis 13,8 Zyklen pro Minute mit einer durchschnittlichen Frequenz von 10,8 +/- 2,3 Zyklen pro Minute. Die Autoren vermuten, dass diese Variabilität eine Mitursache schlechter Inter-Tester-Korrelationen in späteren Studien ist[27].

Nelson et al. (2001) entwickelten ein Protokoll, um die Traube-Hering-Mayer-Oszillation mithilfe der Laser-Doppler-Flussmetrie und den CRI mithilfe der Palpation gleichzeitig zu messen und statistisch auszuwerten[28].

Sie kamen zu dem Ergebnis, dass der CRI eine palpierbare Begleiterscheinung zu den Nieder-Frequenz-Fluktuationen der THM-Oszillation ist.

In einer weiteren Untersuchung wurde durch *Nelson* et al. (2002) der CRI von Behandlern gemessen. Die Rate des CRI wurde per Computer von 44 unterschiedlichen Untersuchern registriert. Jeder dieser Untersucher palpierte einen unterschiedlichen Probanden. Die durchschnittliche Frequenz lag bei (+/- Standardabweichung) 4,54 (+/- 2,08) Zyklen pro Minute.

Die meisten Untersucher (70 %) palpierten zwei THM- Zyklen pro CRI-Zyklus, eine kleinere Gruppe meist der erfahrereren kranialen Osteopathen palpierten die THM-/CRI-Zyklen eher im Verhältnis 1:1[29].

Zuletzt konnten von *Moskalenko* mit MRT- und Röntgenbildern durch moderne Computeranalysen (1,2) periodische Schädelknochenbewegungen am Menschen mit einer maximalen Amplitude von 0.2 mm – 0.5 mm nachgewiesen werden. Wenn man die physiologischen Daten im Bezug auf die Beziehung zwischen der Dynamik der Hirngefäße und des Liquors (LCS) innerhalb des geschlossenen Schädels berücksichtigt, kommt man zu dem Schluss, dass die periodischen Schädelknochenbewegungen durch periodische Fluktuationen des intrakraniellen Drucks (ICP) ausgelöst werden. Diese werden von ähnlichen Fluktuationen des zerebralen Blutvolumens sowie von Liquorverschiebungen innerhalb des Schädels begleitet. Allerdings sind die sich gegenseitig beeinflussenden zerebrovaskulären und LCS-Systeme von Natur aus unabhängig.

Für eine objektive Beobachtung der PRM-Parameter ist es erforderlich, zwei unterschiedliche Parameter *simultan* aufzuzeichnen, von denen einer die Veränderungen des zerebrovaskulären Systems und der andere die des LCS-Systems darstellt. Dies geschah in der Verbindung von hochfrequenter Bio-Impedanz (B-Imp) und transkranieller Doppler-Sonographie (TCD) mit der Möglichkeit zur simultanen Aufzeichnung, sodass sich die Dynamik der zerebrovaskulären und LCS-Systeme (und deshalb die Aktivität des PRM) darstellen ließ.

Tabelle 3.1

Untersucher	Rhythmus	Methode
Woods/Woods (1961)	12,47 Zyklen/Min	Palpation
Allen, Goldmann (1967)	2–9 Zyklen/Min	Ultraschall (sinusoidale Druckwelle)
Baker (1970)	9 Zyklen/Min	Messung an Molaren
White, Jenkins, Campbell (1970) Jenkins, Campbell, White (1971)	7 Zyklen/Min	Ultraschalluntersuchung am Gehirn
Frymann (1971)	12,8 Zyklen/Min	Messung am Schädel
Michael, Retzlaff (1975)	5–7 Zyklen/Min	Messung an anästhesierten Affen
Wallace, Avant, McKinney, Thorstone (1975)	9 Zyklen/Min	Ultraschalluntersuchung intrakranialer Bewegungen
Becker R. (1977)	0,6 Zyklen/Min	Palpation der long tide
Lay, Cicorda, Tettambel (1978)	8 Zyklen/Min	Bewegungsdetektoren am Os frontale und Os temporale
Upledger (1979)	6–12 Zyklen/Min	Palpation
Brookes (1981)	12–14 Zyklen/Min	Palpation
Upledger et al. (1983)	4,5 Zyklen/Min	Palpation bei Komapatienten
Podlas, Allen, Bunt (1984) Allen, Bunt (1989)	2,25–0,25 Zyklen/Min Zyklus von 300–2000 Sek.	Tomographische Untersuchung der Hirngewebedichte und Hirnventrikelform
Marier (1986)	9,54 Zyklen/Min	Messung
Herniou	12 Zyklen/Min	Piezoelektrische Messung an Schafen
McCatty (1988)	10,4 Zyklen/Min	Palpation bei gesunden Erwachsenen
Gunnergaard (1992)	12 Zyklen/Min	Messung mit Hall-Effekt am Oberkieferbogen
Norton, Sibley, Broder-Oldach (1992)	3,89 Zyklen/Min	Palpation
Jealous J.	2,5 Zyklen/Min	Palpation
Allen (1993)**	6,34 Zyklen/Min	Palpation bei Kindern < einem Monat
Wirth-Patullo/Hayes (1994)	3–9 Zyklen/Min	Palpation
McAdoo (1995)*	9,13 Zyklen/Min	Palpation
Greenman/McPartland (1995)	7,2 Zyklen/Min	Palpation bei traumatischer Hirnverletzung
Zanakis und Mitarbeiter (1996/97)	6,35 Zyklen/Min	Bewegungstestungs-Video-Analysesystem
Liem (1998)***, Lewer-Allen, Bunt (2000)****	1 Zyklus in 5 Minuten: 300 Sekunden Zyklus	Palpation, CT-Skan
Lewer-Allen, Bunt (2000)****	1 Zyklus in etwa 33 Minuten	CT-Skan

* Mc Adoo, J, Kuchera, M.L.: Reliabitliy of cranial rhythmic impulse palpation, unpublished data 1995, in Lockwood 1998.
** Allen, D.: Observations from normal newborn osteopathic evaluations. Kirksville, Mo: Kirksville Osteopathic Medical Center; Residency project report 1993:19, in Lockwood 1998.
Lockwood, M. D., Degenhardt, B. F.: Cycle-to-cycle variability attributed to the primary respiratory mechanism. JAOA 1 (1998) 35f, 41–43.
*** Liem, T.: Vortrag OFM, 1998 in München.
**** Lewer-Allen, K., Bunt, E. A., Lewer-Allen, C. M., Sorek, S.: Hydrodynamic studies of the human craniospinal system. Janus Publishing Company, London, 2000, S. 5.

Bei der Spektrumanalyse der mit diesen Verfahren erhobenen Werte korrespondierte die Frequenz der Maximalwerte intrakraniellen Ursprungs mit der Hauptfrequenz des PRM, die bei Gesunden bei 7–9/min liegt. Bei Pathologien kann sich die Maximalfrequenz erhöhen oder verringern. Die Verteilung der spektralen Komponenten, welche die langsamen Fluktuationen intrakraniellen Ursprungs zeigt, hat informative Bedeutung.

Die erhobenen Daten zeigen, dass heute Parameter, welche die PRM-Aktivität charakterisieren, objektiv beurteilt werden können. Dies sind vor allem seine relativen Amplituden- und Frequenzkompositionen, deren Werte sich unter verschiedenen Bedingungen und bei Pathologien gegenüber den Werten bei Gesunden verändern.

Erklärungsansätze für den Rhythmus des PRM

- Rhythmische Bewegung der Ventrikel
- Rhythmische Bewegung des Gehirns
- Embryologische Bewegungsimpulse
- Einfluss des PRM auf die Lungenatmung
- Druckausgleichsmodell
- Atemrhythmus/Herzrhythmus
- Rhythmus als Reaktion des Muskelgewebes auf die Schwerkraft
- Rhythmus als Funktion des neuromuskulären Systems
- Lymphpumpe
- Gewebe-Druck-Modell (Tissue pressure Model)
- Entrainment Modell nach McPartland und Meins
- Modell der lokalen Venomotion
- Interaktion von Kontrollverbindungen für die zirkulatorische Homöostase des Gehirns
- Tensegrity-Modell und primäre Respiration
- Traube-Hering-Mayer-Oszillation
- Rhythmus von außerhalb führt zu Resonanzen im Organismus

Tabelle 3.2: Erklärungsansätze für den PRM-Rhythmus

Rhythmische Bewegung der Ventrikel

Der Ursprung der gesamten kraniosakralen Bewegung ist, nach *Sutherland,* in der rhythmischen Erweiterung und Verengung der Hirnventrikel zu suchen. Diese äußert sich in Fluss- und Volumenschwankungen des Liquor cerebrospinalis, die sich wiederum auf das intrakraniale Membransystem auswirken. (Über die intrakranialen Membranen wird das Keilbein zur treibenden Kraft des kraniosakralen Systems.)

Im Großen und Ganzen wird das Modell von *Sutherland* unter den Osteopathen allgemein akzeptiert, und auch neuere Forschungen bestätigen z. T. seine Annahmen.

Rhythmische Bewegung des Gehirns

Bei der Frage nach der treibenden Kraft des kraniosakralen Systems gibt es unterschiedliche Ansichten. *Magoun*[30] erwähnt die Forschungen von *Wooley* und *Shaw,* die rhythmische Kontraktionen der Oligodendroglia des Nervengewebes im zentralen Nervensystem feststellen konnten. Auch *Clark*[31] registriert eine rhythmische Bewegung der Oligodendroglia und nimmt an, dass diese rhythmischen Pulsationen mit einer Frequenz von 8–12/Minute bis in die feinsten Strukturen des zentralen Nervensystems wirken. *Hyden*[32] so wie auch *Pomerat* konnte nachweisen, dass Neuroglia-zellen, die in Kulturen auf Nährböden aufwuchsen, eine kontinuierliche Pulsation erkennen ließen. Obwohl die Gliazellen in vitro eine rhythmische Bewegung zeigten, die von der Frequenz des kraniosakralen Rhythmus abwichen, könnte diese Bewegung in vivo erheblich variieren. *Pomerat* registrierte in vitro eine Kontraktion einer Gliazelle alle 5 Minuten. *Pomerat* konnte außerdem durch Halluzinogene von Cannabinol eine Verlangsamung der Kontraktion erreichen[33]. Auch weitere Forscher finden verschiedene Hirnzellen, die Rhythmen aufweisen. Vereinfacht zusammengefasst setzt sich der gesamte Rhythmus des Gehirns aus diesen unterschiedlichen Hirnzellaktivitäten zusammen.

Durch „Verkleinerung" der zerebralen Hemisphären wird eine Vergrößerung des Subarachnoidalraums und der Hirnventrikel verursacht, die als „Einatmung" beschrieben werden könnte.

So sind nach *Lumsden* und *Pomerat* (1951) die Summation dieser Bewegungen für den CRI verantwortlich[34].

Auf einem von der Schering Corporation gesponsertem Film ist endoskopisch eine rhythmische Weitung des Gehirns zu sehen, die etwa in einem Rhythmus von 5 bis 10 Sekunden stattfindet. Mit gleicher Frequenz konnte auch eine rhythmische kraniokaudale Bewegung der Dura mater spinalis nach Laminektomie dargestellt werden[35].

Feinberg und *Mark*[36] stellten 1982 mithilfe der Kernspintomographie Hirnbewegungen insbesondere im Zwischenhirn und im Hirnstamm fest und bestätigen somit die Vermutungen von *O'Connell* und *du Boulay*[37], ebenso wie von *Sutherland*[38], der schon vor fast über einem Jahrhundert eine Eigenbewegung des Gehirns annahm. Auch *Greitz*[39] und Mitarbeiter, die 1992 mithilfe von Kernspintomographien pulsierende Hirnbewegungen und damit assoziierte hydrodynamische Veränderungen untersuchten, kamen zu dem Ergebnis, dass die Expansion des Gehirns zu einer Kompression der Hirnventrikel und somit zu einem intrakranialen Liquorfluss führt. Allerdings treten diese physiologischen Erscheinungen in Relation zur arteriellen (und venösen) Durchblutung auf und nicht in den langsameren Rhythmizitäten, die für die primäre Respiration bzw. für den kraniosakralen Rhythmus beschrieben wurden.

Weitere Forschungen von *Gröschel-Stewart*[40] (1977), *Scrodils*[41] (1977), *Fifkova*[42] (1985), *Alonso*[43] (1981) sowie *Kimura*[44] (1991) wiesen Aktin- und Myosinfilamente, also kontraktile Elemente, in den Astrozyten des Gehirns nach. Zudem konnte mithilfe periodischer elektrischer Stimulation dieser Zellen eine rhythmische Kalziumfreisetzung beobachtet werden. Die Astrozyten stellen ungefähr 60% des Hirngewebes dar. Nach *P. Coughlin* könnten diese Zellen, als eine Form der Gliazelle, unter Umständen für die vermutete Eigenbewegung des Gehirns verantwortlich sein und als Ursache des kranialen Rhythmus angesehen werden. Die Menge der Aktin- und Myosinfilamente reicht allerdings keinesfalls aus, um Bewegungen des Gehirns, zum Beispiel im Sinne einer Auf- und Entrollung, induzieren zu können[45].

Embryologische Bewegungsimpulse

Es wird vermutet[46], dass die embryologischen Wachstumsbewegungen der Strukturen auch nach Abschluss des Wachstumsprozesses in gewissem Ausmaß als feinste rhythmische inhärente Bewegungen weiterexistieren. Es wäre denkbar, dass diese Bewegungen dem CRI zugrunde liegen, dass sie als eine zusätzliche inhärente rhythmische Bewegung in Erscheinung treten oder auch dass sie mit anderen Faktoren gemeinsam das erzeugen, was als CRI bekannt ist. Bisher liegen allerdings keine Forschungsergebnisse vor, um diese Hypothese zu stützen.

Einfluss des PRM auf die Lungenatmung

Sears[47] fand heraus, dass respiratorische Motoneuronen während spontaner Lungenatmung eine rhythmische langsame Veränderung ihres Membranpotenzials zeigen. Diese rhythmischen Veränderungen nannte er „Central Respiratory Drive Potentials". *Sears* führte Versuche mit leicht anästhesierten Tieren durch, die jedoch weiterhin natürlich atmeten. Bei diesen Versuchen konnte festgestellt werden, dass sich das Membranpotenzial von thorakalen Motoneuronen zwar in Synchronizität mit der Lungenatmung, aber in einem langsameren Rhythmus als diese verändert. Auch eine spontane Pulsation der Neuronen wurde beobachtet. Außerdem wurden inspiratorische und exspiratorische Motoneuronen gefunden. Beide zeigten Phasen von Repolarisation, Depolarisation und Phasen, in denen diese Neuronen nicht erregt werden konnten. Diese Entdeckungen könnten auf einen Funktionsmechanismus hinweisen, der erklärt, auf welche Art das zentrale Nervensystem die Atmung kontrolliert. Für *Viola Frymann* sind diese Forschungen ein wichtiger Schritt, um einen tieferen Einblick in die Wirkungsweise des primär respiratorischen Mechanismus in Bezug auf die thorako-abdominale Lungenatmung zu bekommen.

Druckausgleichsmodell nach Upledger

Upledger[48] ist der Ansicht, dass das Zellgewebe des Gehirns keine ausreichend hohe Zugfestigkeit aufweise, um als hydraulische Pumpe den kraniosakralen Rhythmus zu induzieren. Das Zellgewebe des Gehirns ist seiner Meinung nach zu schwach, um den Druck im teilweise geschlossenen Liquorsystem rhythmisch zu erhöhen und zu senken. Dieser Einwand wird allerdings durch neuere Forschungsergebnisse nicht bestätigt (s. o.). *Upledger*[48] zieht eher ein **Druckausgleichsmodell** in Betracht. Er nimmt dabei an, dass der Liquor durch die Plexus choroidei schneller erzeugt wird, als er über die Arachnoidalzotten rückresorbiert werden kann. Beim Erreichen einer oberen Druckgrenze wird die Liquorproduktion über einen unbekannten Mechanismus wieder abgeschaltet, während die Liquorresorption kontinuierlich weiterläuft. Dadurch sinkt das Volumen des LCS und somit auch der Druck im kraniosakralen System. Ab einem unteren Schwellenwert setzt die Liquorproduktion wieder ein, und der hydrostatische Druck beginnt erneut zu steigen. Dieser rhythmisch verlaufende Druckan- und abstieg könnte nach Upledger letztendlich die treibende Kraft im kraniosakralen System darstellen und den wahrnehmbaren Rhythmus verursachen.

Mögliche Kontrollmechanismen für das Modell des hydrostatischen Druckes

Beim Affen konnten Axone in der Sutura sagittalis gefunden werden, die durch die Hirnhäute bis zur Wand des dritten Ventrikels verlaufen. Es könnte also sein, dass die Schädelnähte einen so genannten Streckreflex besitzen. Würden die Nähte beim Druckanstieg im Ventrikelsystem auseinandergedrückt, könnte ab einem bestimmten Abstand dieser Streckreflex ausgelöst werden, der über Nervenleitung den Plexus choroidei mitteilt, die Liquorproduktion einzustellen. Beim Nachlassen des intrakranialen Druckes kämen die Schädelnähte wieder näher zusammen, dabei würde ab einem bestimmten Wert erneut ein Impuls ans Gehirn gesandt, damit die Liquorproduktion wieder einsetzen kann.

Am Boden des Sinus rectus befindet sich am Übergang zur Vena magna ein **arachnoidaler Granulationskörper**. *Le Gros Clark* (1940), *Takeshige* (1969) und auch Gray's Anatomie (39. Auflage) beschrieben diesen Granulationskörper. *Berquist* und *Willen*[49] veröffentlichten 1974 eine Untersuchung über diese ventilähnliche Struktur, die jedoch keinerlei muskuläres oder elastisches Gewebe enthält. Es konnte ein Nerv festgestellt werden, der in dieser Struktur verläuft. Der Granulationskörper besteht aus einem Geflecht von Blutzellen, das im Füllungszustand wie ein „Kugelventilmechanismus" den Ausfluss aus der Vena magna mindern könnte. Dadurch würden ein Rückstau und eine Druckerhöhung in der Vene entstehen mit der Folge einer vermehrten Produktion bzw. Ausscheidung von LCS aus den Plexus choroidei in die lateralen Ventrikel.

Bei einer durchschnittlichen Tages-Liquorproduktion von 720 ml (30 ml/Std.) und einer Frequenz des „cranio rhythmic impulse" von 10 Zyklen/Minute und 14 400 Zyklen/Tag würde pro Zyklus ungefähr 0,05 ml Liquor produziert. Bei einer Frequenz von 8 Zyklen/Minute und 11 520 Zyklen/Tag würde pro Zyklus hingegen schon ungefähr 0,065 ml Liquor produziert. In Verbindung mit der Wirkungsmöglichkeit des so genannten arachnoidalen Schwellkörpers wäre es vielleicht möglich, eine kraniosakrale Rhythmizität zu erklären. Immerhin konnten *Heisey* und *Adams*[50] mit einer Injektion von nur 0,1 bis 0,2 ml Flüssigkeit in die Seitenventrikel von Katzen messbare Bewegung an Schädelnähten auslösen.

Allerdings wäre die Produktionsrate des LCS pro Minute wahrscheinlich alleine zu gering, um Druckveränderungen zu bewirken, die messbare suturale Veränderungen von 100 µm und mehr zu verursachen und würde kaum ausreichen, um die von *E. A. Bunt* festgestellte Veränderung der Seitenventrikelgröße zu bewirken. Im Gegensatz zur Hypothese von *Upledger*, konnte eine konstante Bildung von Liquor cerebrospinalis nachgewiesen werden, sodass nach *Guyton*[51] der Druck des Liquors fast vollständig durch die Resorption an den Arachnoidalzotten reguliert wird.

Nach *Ferguson* ist es ein Widerspruch, wenn bei der Palpation des so genannten kraniosakralen Rhythmus an beliebigen Körperbereichen keine Zeitverzögerung des Rhythmus anzutreffen ist. Denn bei einer Liquorpulsation, die durch hydrostatischen Druckanstieg und Druckabfall erzeugt wird, müsste eine Zeitverzögerung vorhanden sein[52].

Atemrhythmus, Herzrhythmus

Ein anderer Erklärungsansatz sieht die **kombinierten Herz- und Atemrhythmen** als die Ursache für den CRI an. Während der Atmung wird über die Rippenbefestigung an der Brustwirbelsäule und die Anheftung des Diaphragmas an der unteren Brust- und der oberen Lendenwirbelsäule das Rückenmark rhythmisch bewegt.

Die meisten Forschungsergebnisse sprechen dafür, dass die Liquorpulsationen Folge des rhythmischen arteriellen Blutstromes in das Schädelinnere sind. Die weiter oben angeführten Untersuchungen von *Feinberg* und *Mark*[36] sowie 1992 von *Greitz*[39] und anderen sehen die **arterielle Expansion als die treibende Kraft für die Hirnbewegungen** an. Nach *Greitz* entsteht die Hirnbewegung aus dem Zusammenspiel der arteriellen Expansion, der Expansion des Hirngewebes durch die kapilläre Dilatation in der Systole, sowie den Volumenveränderungen in den Venen und im Subarachnoidalraum. Die Expansion des Gehirns, wie weiter oben bereits erwähnt, ist wiederum die Grundlage für die Kompression der Ventrikel und somit für den Liquorfluss. Anhand kernspintomographischer Untersuchungen konnte *Greitz* feststellen, dass die Hirnbewegung der Bewegung des LCS in der Cisterna interpeduncularis und im Aquaedukt vorausgeht, während sie am Foramen magnum ungefähr zur selben Zeit wie die Liquorbewegung beginnt. Die trichterförmige Richtung der Kräfte, die in der Systole auf das Gehirn einwirken und seine Verformung verursachen, sind in *Abbildung (3.3)* dargestellt. Durch sie kann das Gehirn seine kolbenartige Wirkung auf den Liquor cerebrospinalis ausüben.

Bering beschreibt eine Bewegung des LCS, die ihren Ursprung in pulsativen Expansionen und Kontraktionen des Plexus choroideus haben[53]. Nach *Poncelet* und Mitarbeitern entsteht die treibende Kraft im LCS durch laterale Kompressionen in thalamischen Nuclei[54], während *Enzmann* und *Pelc* die Ursache in der anterokaudalen Bewegung des Kleinhirns während der Systole sehen[55,56].

Seltener wird angenommen, dass zerebrale *(Portnoy)* oder spinale Venen *(Dunbar)* für die Liquor-Pulswellen verantwortlich sind. Andere Forschungen konnten wiederum sowohl arterielle als auch venöse Einflüsse belegen (Hamit und Mitarb., Du Boulay und Mitarb.) (s. S. 280 f.).

Auch Einflüsse der Atmung auf die Zirkulation von LCS wurden nachgewiesen, zum Beispiel von *Du Boulay*[37] und Mitarbeitern.

Allerdings untersuchten weder *Greitz, Dunbar, Hamit, Du Boulay* noch *Portnoy* usw. die Pulswellen in Beziehung zu möglichen Schädelbewegungen,

40 3. Rhythmus und Schädel: Messungen, Hypothesen und Studien

und zudem ist der beschriebene und gemessene kraniale Rhythmus deutlich langsamer als der Herzrhythmus, sodass die Frage bleibt, welche weiteren Einflüsse und welches Zusammenspiel von Faktoren den in der kranialen Osteopathie so bedeutsamen inhärenten unwillkürlichen Rhythmen zugrunde liegen.

Muskuläre Einflüsse

Wiederum ein anderes Modell wurde von *Becker*[57] vorgeschlagen. Nach seinem Modell wird ein bestimmter ganzheitlicher Körperimpuls nur an den Schädel angepasst und in ihm widergespiegelt. Die kraniosakrale Bewegung entsteht dabei als eine Reaktion des Muskelgewebes auf die Schwerkraft in Form von unwillkürlichen muskulären Kontraktionen, die auf die Dura oder das Nervensystem übertragen werden. Dadurch könnte der hydrostatische Druck des kraniosakralen Systems rhythmisch erhöht und erniedrigt werden. Verbindungen zwischen der Dura und den Augenmuskeln sowie dem M. rectus capitis posterior minor konnten nachgewiesen werden (s. S. 227, 236) im Kapitel Hirn- und Rückenmarkshäute). Ein Einfluss, insbesondere des M. rectus capitis posterior minor auf die Dura und das Rückenmark in dieser Region sowie auf die LCS-Dynamiken, wäre vorstellbar.

Sicherlich besitzen auch andere subokzipitale Muskeln aufgrund ihrer hohen Dichte an Muskelspindeln große Bedeutung für physiologische Pro-

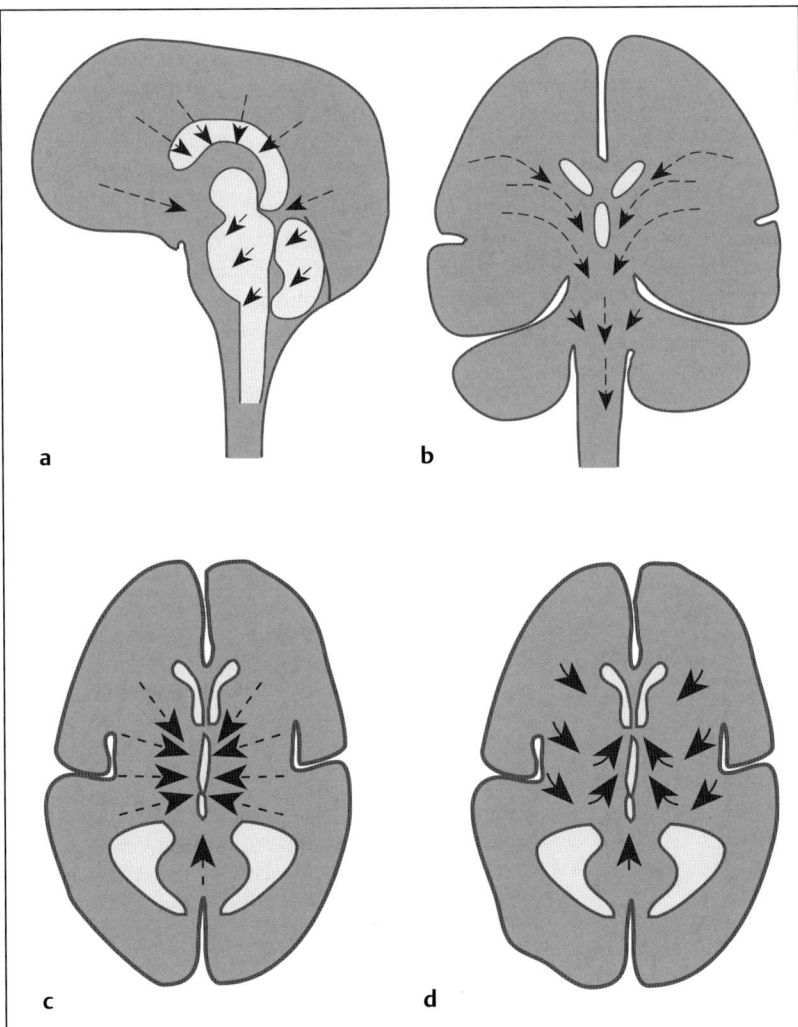

3.3
Die Zeichnungen verdeutlichen die Richtung der Kräfte, die während der Systole auf das Gehirn einwirken (**a**: Ansicht von lateral, **b**: Ansicht von hinten und **c**: Ansicht von oben). Von Greitz anhand kernspintomographischer Untersuchungen erstellt, **d** zeigt die Bewegungen in den Basalganglien, wenn der Hirnstamm und die Basalganglien sich in entgegengesetzte Richtungen bewegen.

zesse (Gleichgewicht) und Krankheitssymptome wie Tinnitus, Schwindel, Kopfschmerzen usw. Und es setzen auch eine Vielzahl weiterer Muskeln in der Kopfregion an. Allerdings konnten in der Muskulatur keine rhythmischen Kontrakturen in der Frequenz der primären Respiration nachgewiesen werden. Auch den neurogenen Mechanismen des Ruhemuskeltonus scheinen keine rhythmischen Qualitäten zu Grunde zu liegen. Nur die muskuläre Blutzufuhr zeigt eine Schwankung von 5–6 Zyklen pro Minute, die auch unter Muskelkontraktionen anhält – reguliert über die muskuläre sympathische Nervenaktivität (MSNA)[58].

Inwieweit allerdings die Muskulatur den so genannten kraniosakralen Rhythmus beeinflusst ist gegenwärtig völlig ungeklärt.

So konnte *Upledger*[59] an Patienten mit Tetraplegien aufgrund von Rückenmarksverletzungen, die so gut wie keinen Muskeltonus aufwiesen, trotzdem einen starken Rhythmus am Schädel palpieren.

Außerdem stellte *Upledger* im Gebiet denervierter Muskeln eine Pulsation von 20- bis 30-mal in der Minute fest.

Ferguson interpretiert dies jedoch nicht als Widerlegung dieser Theorie, denn die kräftigsten Muskeln am Schädel sind die Kaumuskeln, die bei einer Affektion des Halsrückenmarkes nicht betroffen wären. Und er bemerkt weiter, dass gerade weil denervierte Muskeln einen Rhythmus von 20- bis 30-mal in der Minute zeigen, es ohne weiteres möglich wäre, dass normal innervierte Muskeln einen normalen Rhythmus erzeugen könnten[52].

Rhythmus als Funktion des neuromuskulären Systems

Ferguson (1991) nimmt an, dass der kraniosakrale Rhythmus durch das Nervensystem koordiniert wird und der konstante Tonus bzw. die Bewegung in innervierten Muskeln den kraniosakralen Rhythmus erzeugen. Der Rhythmus ist nach ihm eine Funktion des dynamischen neuromuskulären Systems[52].

Lymphpumpe

Degenhardt und *Kuchera* (1996)[60] erwähnen eine Reihe von Forschungen, die rhythmische spontane Kontraktionen der Lymphgefäße feststellten. Z. B. wurde eine Kontraktion des Ductus thoracicus beim Menschen festgestellt, etwa 4- bis 6-mal in der Minute[61]. *Hall* und Mitarbeiter registrierten in vielen Lymphgefäßen eines nicht anästhesierten Schafes Bewegungen mit einer Rate von 1- bis 30-mal pro Minute, die unabhängig von der Atmung auftrat[62]. Auch wurden in vitro spontane Lymphkontraktionen von 2- bis 3-mal in der Minute gemessen. Es konnten bereits 1869 und 1910 rhythmische Pulsationswellen mit einer Frequenz von 8–10-mal pro Minute in Lymphgefäßen von Versuchsschweinen registriert werden. Ähnliche Frequenzen wurden an 5 bewegungslosen aufrecht stehenden männlichen Probanden gemessen und waren unabhängig von der Atmung oder der Bewegung der Beine[63].

Kontraktionen der Lymphgefäße sollen eine Schlüsselrolle in der Regulation und Entstehung des Lymphflusses spielen[64]. Die Pumpfunktion des Lymphsystem wird durch das autonome Nervensystem reguliert sowie durch lokale Gewebestoffe sowie systemisch durch Hormone moduliert. Degenhardt und Kuchera stellen sodann die Frage, welche Beziehung zwischen dem Lymphfluss bzw. den Kontraktionen des Lymphsystems und dem so genannten CRI besteht und inwieweit diese Kontraktionen palpable Impulse im faszialen System erzeugen. Kleinste Mengen Lymphe sollen auch intrakranial, außerhalb der Blut-Hirnschranke vorkommen[65]. Da allerdings im Schädelinneren keinerlei große Lymphgefäße vorkommen, scheint es unwahrscheinlich, dass das Lymphsystem einen großen Einfluss auf die Entstehung des kraniosakralen Rhythmus hat.

Gewebe-Druck-Modell (Tissue pressure model) nach Norton

Norton (1991)[66] beschrieb ein „tissue pressure"-Modell. Er vermutet, dass der CRI das Ergebnis (simply harmonic) von vier Rhythmen darstellt: den kardiovaskulären und respiratorischen Oszillationen des Patienten und des Behandlers. Nach ihm manifestiert sich der CRI im Hautgewebe *(cutaneous tissue)* und kann über Mechanorezeptoren des Behandlers registriert werden. Norton testete dieses Modell mithilfe einer Computer-Simulation. Seine Ergebnisse korrelierten mit Ergebnissen der Studie von *Frymann* (1971). Allerdings konnte in weiteren Studien keine Übereinstimmung bei der Palpation des CRI von Therapeuten und seinem Modell aufgezeigt werden[67,68]. Nach *Jealous* ist der CRI ein Ergebnis verschiedenster exogener und endogener Einflüsse.

Entrainment-Modell nach McPartland/Mein

McPartland und *Mein* (1997)[69] bezeichnen mit „Entrainment" die Integration oder Harmonisation verschiedener biologischer Oszillatoren. Sie berufen sich auf Forschungen von *Tiller, McCraty* und *Atkinson*[70,71]. Diese definierten biologische Oszillatoren als Zelle oder Gruppen von Zellen, die rhythmische Oszillationen hervorrufen. *Tiller und Mitarbeiter* konnten nachweisen, dass die Puls-Frequenz von rhythmischem Pulsschlag zu Pulsschlag im Bereich von Millisekunden (heart rate variability) variiert. Sie konnten außerdem Oszillationen in der Pulsübertragungszeit (pulse transit time) feststellen.

Oszillation der zerebralen Blutflussgeschwindigkeit unabhängig von systemischen Blutflussparametern wurden von *Diehl und Mitarbeitern* registriert (1991)[72].

Zudem wurden Oszillationen im zerebralen Blutflussvolumen registriert *(Vern und Mitarbeiter* 1988)[73].

Dabei führen *Tiller, McCraty* und *Atkinson* mindestens 3 Oszillatoren an: zentrogenische Rhythmen des Netzwerks im Hirnstamm mit fakultativer Kopplung an respiratorische Oszillatoren, ein Barorezeptor-Netzwerk und der autonome Rhythmus der glatten Gefäßmuskulatur. Sie stellten fest, dass sich die Pulsübertragungszeit (pulse transit time), das EEG, das HRV und die Atemrate zu einer Frequenz von etwa 0,1 Hz synchronisieren können, wenn sich ein Gleichgewicht im autonomen Nervensystem einstellt. Dies geschieht, wenn der Proband seine Aufmerksamkeit auf bestimmte Orte biologischer Oszillatoren richtet, wie z.B. die Herzgegend oder in Momenten positiver emotionaler Zustände der Liebe, der Dankbarkeit, tiefer innerer Ruhe und Ausgeglichenheit.

McPartland und *Mein* vermuten, dass der CRI ein palpabler harmonischer Rhythmus ist, der durch die Synchronisierung verschiedener biologischer Oszillationen entsteht. Sie integrieren das Gewebe-Druck-Modell von *Norton* und führen weitere Oszillatoren an: Zwerchfellbewegungen, kardiovaskuläre Pulse, Schwankungen der Herzfrequenz, Traube-Hering-Modulationen, Kontraktionen der Lymphgefäße, Produktion des LCS an den Plexus choroideus, Pulsationen von Gliazellen, durch kortikale Neuronen erzeugte elektrische Felder, oxidative Stoffwechselprozesse der Großhirnrinde sowie viele weitere biologische Oszillationen.

Die meisten Oszillatoren sind in Gewebebewegungen umwandelbar. Inwiefern Hirnwellen und andere Feldgeneratoren wahrnehmbar sind und in welcher Beziehung diese zum CRI stehen, ist zum jetzigen Zeitpunkt noch nicht erklärbar.

„Entrainment" ist sozusagen die Summation einer Vielzahl von Signalen unterschiedlichster teils bekannter, teils noch unbekannter Genese und Quelle, die in rhythmischen sinusoidalen Mustern in Erscheinung treten und über Mechano-, Proprio- und Thermorezeptoren, sowie bisher nicht bekannte Wahrnehmungsmechanismen registriert werden können. Der zu Grunde liegende Mechanismus und der gemeinsame Nenner aller Oszillationen ist das Gleichgewicht zwischen Para- und Orthosympathikus. Wird

Erklärungsansätze für den Rhythmus des PRM

ein Gleichgewicht im autonomen Nervensystem erreicht, harmonisieren sich die verschiedenen Körperrhythmen und können als deutlicher und gesunder CRI palpiert werden. Dabei muss der so genannte CRI nicht den tiefsten Rhythmus („final, fundamental harmonic") darstellen. Entsprechend palpatorischer Erfahrungen sind feinere, tiefere Rhythmen denkbar (z.B. von *Jealous* und *Becker* beschrieben). Die Wahrnehmung dieser Rhythmen setzt eine Defaszilisation des Nervensystems des Therapeuten voraus. *McPartland* und *Mein* erwähnen *Christiaan Huygens,* der 1665 als erster „Entrainment" beschrieb, als er beobachtete, dass Uhren mit gleich langem Pendel in Synchronizität miteinander schwingen. „Frequency-selective entrainment": Die Harmonisierung von verbundenen Oszillatoren in eine dominante Frequenz. *Huygens* beobachtete wie Uhren mit dem schwersten Pendel die Synchronizität der anderen Uhren hervorriefen.

„Frequency-pulling entrainment": Ein starker Oszillator ist nicht in der Lage ein völliges Entrainment zu erreichen, aber führt zu einer Verschiebung der Frequenz anderer Oszillatoren.

Nach *McPartland* und *Mein* treten diese beiden Phänomene bei der kraniosakralen Behandlung auf. Der Therapeut überträgt die Rhythmen seiner eigenen inneren „Uhr" auf den Patienten. Dies umso mehr, je stärker sich der Therapeut in einem meditativen Zustand befindet.

Lokale Venomotion nach Farasyn[74]

Farasyn nimmt an, dass bei einer Palpation am Schädel keine Hirnflüssigkeitspulsationen erfühlt werden können, wiewohl diese existieren. Er vermutet lokale Venomotionen der direkt unter dem Schädel verlaufenden Sinus venosi als Ursprung der kraniosakralen Bewegung[75-81]. (Abb. 3.4)

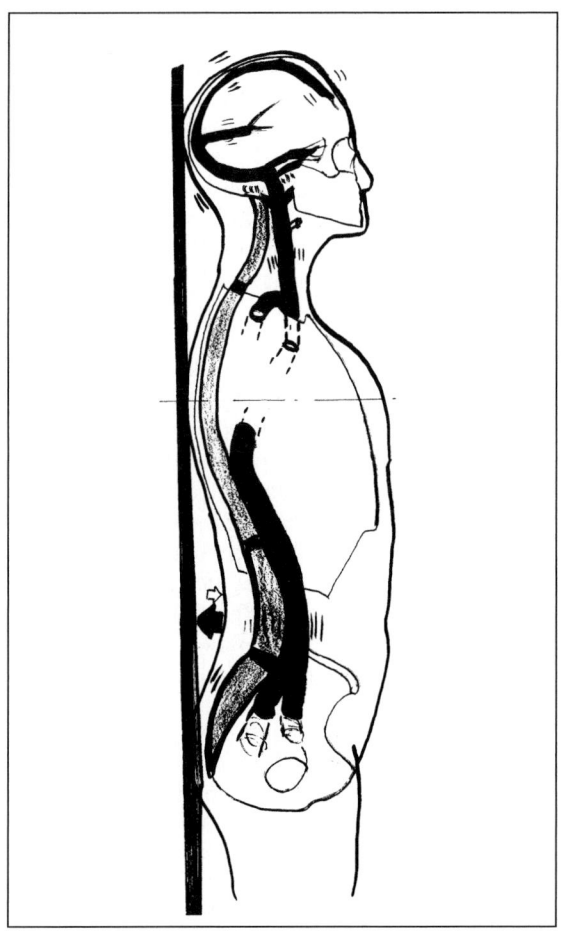

3.4
CRI des Kraniums und des Sakrums: Vasomotion der kranialen Sinus venosi, der anterior des Sakrum verlaufenden Vena iliaca communis, der V. iliaca und der V. femoralis.

Ebenso soll die sakrale Bewegung durch die Venomotion der anterior vom Sakrum verlaufenden Vena iliaca communis sowie der V. iliaca und V. femoralis stammen, sodass der CRI des Kraniums und des Sakrums voneinander abweichen können, ebenso wie zwischen linkem und rechtem Os parietale[74]. (Abb. 3.4)

Kontraktionen der venösen Gefäßmuskulatur wurden als ein aktiver Faktor im Transport von Blut zum Herzen nachgewiesen, der auch die Blutviskosität in den Kapillaren sicherstellt[82–88]. Diese aktive Vasomotion verläuft pro Segment in zentripedaler Richtung. Sie wird durch eine zwischen zwei Klappen befindliche automatische „Trigger-Einheit" hervorgerufen, die in einer langsamen rhythmischen Welle resultiert[89–93].

Das Modell der Venomotion basiert vor allem auf folgenden Beobachtungen:

- Die Frequenzangaben des CRI entsprechen dem Rhythmus autonomer Vasokonstriktion der Venen von 6–10 Zyklen pro Minute.

Einfluss auf die Venomotion haben dabei: O_2-, CO_2- und Glukosekonzentration im Blut, extramurale Druckveränderungen und Struswhing (die Kontraktionszeit wird dadurch verlängert) [94–96], Stoffwechselfaktoren und Pharmazeutika (diese führen zu unterschiedlichen Reaktionen in Venen und Arterien)[97–105].

- Die Beschreibung von Eigenschaften des CRI, dass Temperaturerhöhung die Frequenz erhöht, korrespondiert mit den Eigenschaften der Venomotion in Venolen und Venen[106,107].
- Ebenso wie der CRI (nach Einzelerfahrungen) einige Stunden nach dem Tode noch palpabel sein soll, konnte eine Venenpulsation dissektierter Venen festgestellt werden[108].
- Dabei soll die rhythmische Bewegung am stärksten auf Höhe der Processus mastoidei palpiert werden, da dort die V. jugularis interna verläuft.

Ferguson bezweifelt wegen des niedrigen Druckes in den meisten Venen die Hypothese, wonach die Venomotion für das Phänomen des CRI verantwortlich sein soll. Vor allem intrakranial kann der venöse Druck im Stand negativ sein[109]. Zudem sollen Venolen keine Venomotion zeigen[110]. Auch venöse Flüssigkeitsdynamiken zwischen Schädeläußerem und Schädelinnerem als Teil der Thermoregulation sind nach Ferguson an der palpablen Erscheinung des CRI nicht beteiligt.

Die physiologische Basis von CRI und PRM nach Moskalenko et al. [111,112]

In der Physiologie des zerebrovaskulären und zerebrospinalen Systems wurden große Fortschritte erzielt, die das Wissen um die strukturelle Organisation des zerebrovaskulären Kontrollsystems und den Mechanismus der zerebrospinalen Flüssigkeit erweitert haben. Dies ist für das Verständnis der osteopathischen Technik auf kranialem Gebiet sowie zur Evaluation des CRI und des PRM absolut notwendig.

Experimentelle und klinische Beobachtungen belegen, dass das Verhältnis zwischen bestimmten Parametern des zerebrovaskulärem Systems (CV, cerebrovascular) und des Liquor-Systems (CSF, cerebrospinal fluid) sehr komplex ist. Ein wesentlicher Parameter der biophysikalischen Struktur des CV ist die funktionelle Einheit aus zerebraler Durchblutung, zerebrovaskulärem Widerstand, Blutvolumen des Gehirns und intrakraniellem Druck. Alle komplexen Parameter sind unabhängig und interagieren nur in indirekter Weise miteinander. Somit kann unmöglich durch Beobachtung eines Parameters ein anderer untersucht werden.

Die Hauptfaktoren sind Druck und Volumen. Wenn z. B. das arterielle Volumen steigt, kommt es zu einem Anstieg der Hirndurchblutung und des intrakraniellen Drucks, wenn aber das venöse Volumen im Schädel steigt oder der Abfluss der CSF in den Spinalkanal obstruiert ist, führt eine Zunahme des intrakraniellen Drucks zu einer Abnahme der Hirndurchblutung.

In einer Untersuchung (Moskalenko, Frymann, Kravchenko, Weinstein 2003) konnte gezeigt werden, dass die CV- und CSF-Systeme eine komplizierte biophysikalische Struktur besitzen, welche die Beziehung zwischen Drücken und Volumina der flüssigen Medien Blut und CSF innerhalb der abgeschlossenen Schädelhöhle bestimmt. Aufgrund der speziellen biophysikalischen Struktur sind die Kontrollprozesse innerhalb des CV-Systems auf das komplexe funktionelle Ziel ausgerichtet, das Hirngewebe mit Nährstoffen zu versorgen und für gleich bleibende physikalische Bedingungen und Homöostase des Gehirngewebes zu sorgen. Als Folge der Kontrollprozesse des CV-Systems kommt es zu langsamen Fluktuationen (slow fluctuations) der CV- und CSF-Parameter, die offenbar die Ursache der periodischen Schädelknochenbewegungen sind.

Faktoren des PRM: Nach der heutigen Interpretation bestehen die Elemente des PRM aus den speziellen biophysikalischen Strukturen der kraniospinalen Räume, welche die Interaktionen zwischen dem Druck und dem Volumen der flüssigen Medien Blut und Liquor darin bestimmen.

Dynamische Beziehungen des PRM: *Sutherland* glaubte, dass die Mobilität der Schädelknochen in Beziehung zu einer reziproken Spannungsfunktion der harten Hirn- und Rückenmarkshaut steht und von diesen kontrolliert wird. Heute geht man davon aus, dass die Veränderung der Position zwischen fixen Punkten auf bestimmten Schädelknochen durch periodische Liquor-Fluktuationen zu Stande kommt. Die reziproken Komponenten der Schädelknochenbewegungen werden von der modulierenden Rolle der Hirnhäute bestimmt.

Funktion des PRM: Für *Sutherland* war das Gehirn ein „Motor", der aus Gehirnwindungen besteht. Heute betrachtet man die langsamen periodischen Fluktuationen der Parameter des Hirnkreislaufs, nämlich Blutvolumen des Gehirns und Liquordruck, als Folge der Regulationsmechanismen zur Versorgung des Gehirns mit Nährstoffen und zur Aufrechterhaltung der Homöostase im Gehirngewebe. Die Fluktuationen sind für die Bewegung des Hirngewebes und der Schädelknochen verantwortlich.

Die Wellenphänomene in der Schädelhöhle sind also ein rein physiologisches Phänomen, das auf den Interaktionen von Kontrollverbindungen beruht, die für die Versorgung mit Nährstoffen und den Wasserhaushalt des Gehirns verantwortlich sind. Weil im Gehirn nur die Blutgefäße über kontraktile Elemente in Form der glatten Gefäßmuskulatur in der Tunica muscularis verfügen, kommen auch nur periodische Fluktuationen im Tonus der zerebralen Blutgefäße als Quelle der physikalischen Kräfte der Wellenphänomene infrage. Andere strukturelle Elemente des Craniums können keine aktive Kontraktion erzeugen und somit nur eine passive Rolle spielen, jedoch kann eine der Hirnhäute aufgrund ihrer speziellen anatomischen Beziehungen zum Schädelknochen passiv die Bewegung der Schädelknochen modulieren. Der PRM selbst äußert sich in periodischen Schädelbewegungen.

All dies lässt den Schluss zu, dass der PRM zu den physiologischen Mechanismen gehört, wenn man sich der Definition aus der ersten Hälfte des 20. Jahrhunderts bedient. Aus heutiger Sicht lässt sich mit dem Wissen der modernen Physiologie sagen, dass der PRM ein unabhängiges physiologisches System mit definierter struktureller und funktioneller Organisation ist. Dieses System macht als Bindeglied physiologischer Systeme klare funktionelle Zielvorgaben, die für die Funktion des Gehirns verantwortlich sind.

Die moderne Methodologie zur Untersuchung des CV- und CSF-Systems bedient sich zweier bewährter Methoden, deren Daten einer entsprechenden Computeranalyse unterzogen werden. Dies sind derzeit die Kombina-

46   3. Rhythmus und Schädel: Messungen, Hypothesen und Studien

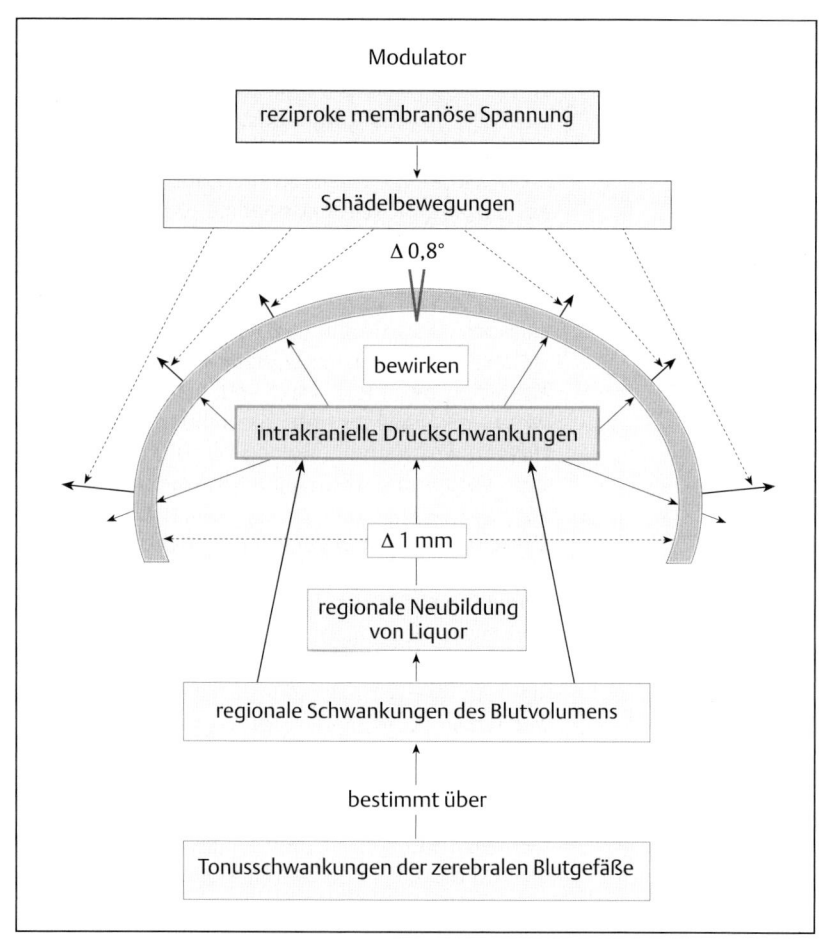

3.5
Modell nach Moskalenko

tion von transkranieller Dopplersonographie (TCD) und Bioimpedanzanalyse (B-Imp) mit Muster- und Phasenanalyse der Pulsschwankungskurven, die gleichzeitig aufgezeichnet werden, sowie die Spektrumanalyse. Separate Analyseroutinen der Daten, die mit beiden Methoden erhoben werden,

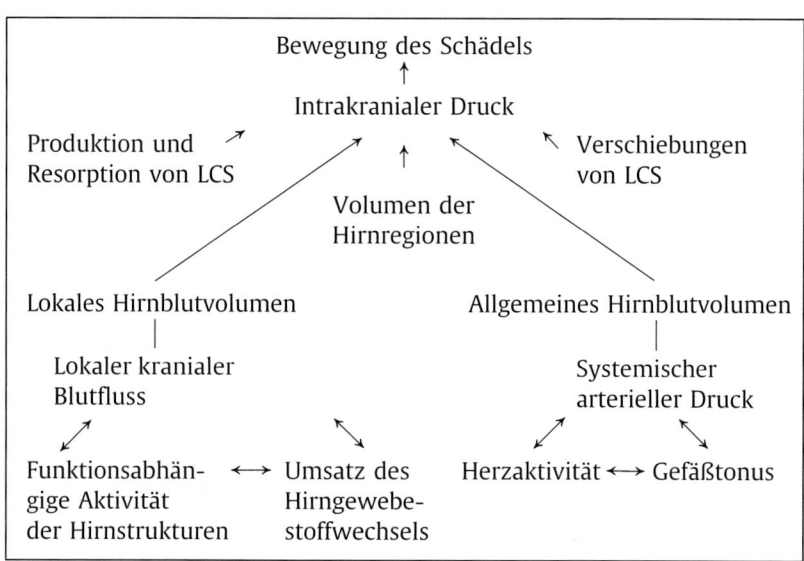

3.6
Faktoren der Schädelbewegung
(nach Moskalenko)

sind ebenfalls sinnvoll. Mithilfe solcher Instrumente lässt sich die Effizienz osteopathischer Behandlungen des Craniums überprüfen.

Tensegrity-Modell

Der Begriff „Tensegrity" wurde von *Buckminster-Fuller* entwickelt und setzt sich aus *tensity* (Spannung) und *integrity* (Ganzheit) zusammen.

Das Tensegrity-Modell ist ein strukturelles System von starren diskontinuierlichen Anteilen, die über kontinuierliche Spannungskabel verbunden sind. Druck wird diskontinuierlich, Zugkräfte hingegen kontinuierlich innerhalb dieses Systems verteilt. Die Tensegrity-Strukturen zeichnen sich nicht nur durch eine hohe Stabilität aus, sondern auch durch die Fähigkeit mechanische Energie bzw. Information innerhalb des gesamten Systems weiterzuleiten. Spannungen werden somit kontinuierlich über alle strukturellen Elemente verteilt, sodass eine Spannungszunahme in einem Element stets auch zu einer Spannungszunahme in anderen Elementen des Systems führen wird. Diese Spannungszunahme wird durch Zunahme der Kompression in bestimmten Anteilen des Systems ausgeglichen. Auf diese Weise stabilisiert sich das System selbst.

So stellt das knöcherne Skelettsystem die starren Anteile und die Muskeln, Sehnen und Faszien die kontinuierlichen Spannungskabel im Körper dar.

Ingber beschrieb auf zellulärer Ebene dieses reziproke Spannungssystem. Ein Netzwerk von kontraktilen Mikrofilamenten wirkt als Spannungskabel und übt eine Zugkraft auf die Zellmembran und die Zellbestandteile in Richtung Zellkern aus. Die intrazellulären Mikrotubuli oder große Bündel von ineinander verwobenen Mikrofilamenten sowie die Extrazellulärmatrix wirken dieser Zugkraft entgegen. Intermediäre Filamente in der Zelle wirken als Integrationselemente zwischen Mikrotubuli und kontraktilen Mikrofilamenten sowie zwischen Zellmembran und Zellkern.

Die Bedeutung der Zellform für die Funktion adhärenter Zellen wurde mehrfach belegt[113-118]. Die zu Grunde liegenden Mechanismen der Regulierung der Zellform und Zelldeformierung wurden von *Stamenovic* und *Coughlin* genauer untersucht[119]. Das Zytoskelet spielt dabei für die Regulation eine wichtige Rolle[120-129]. So kann die Streckung einer Zelle spezielle Gene aktivieren. Gene wiederum können durch Proteinproduktion die mechanischen Eigenschaften von Zellen verändern.

Stamenovic und *Coughlin* beschreiben drei Modelle: Tensegrity-Strukturen, Prestressed cable Nets und das Open cell Foam-Network. Sie kommen zu dem Schluss, dass der Vorstress und die Architektur des Zytoskeletts die primären Faktoren für die elastische Zellantwort darstellen.

Tensegrity-Strukturen: Damit werden „Prestressed cable Nets" bezeichnet, in welchen die Gitterstrukturspannung (cable tension) vollständig durch die lokale Kompression der Stützstrukturen (supporting struts) balanciert werden. *Stamenovic* und *Coughlin* konnten zeigen, dass die mechanischen Eigenschaften einfacher Tensegrity-Modelle von Zytoskeletten mit dem mechanischem Verhalten, wie es bei adhärenten Zellen beobachtet wird, übereinstimmen[130-132].

Prestressed Cable Nets: Diese beschreiben ein Gleichgewicht der Antwort adhärenter Zellen bei niedriger mechanischer Spannung. Sie geben ein Erklärungsmodell der mechanischen Rollen, die wichtige molekulare Strukturen des Zytoskeletts möglicherweise beim Widerstehen von Zelldeformationen spielen.

Das Aktin-Gitter des Zytoskeletts trägt Vorstress, womit der Zelle Formstabilität verliehen wird. Bei kleinen Zelldeformationen biegen sich straffe Aktinfilamente nicht und verändern auch nicht bemerkenswert ihre Länge. Stattdessen rotieren sie und verändern Abstände, um ein Gleichgewicht bei der Konfiguration zu erreichen. Der Vorstress des Aktin des Zytoskeletts wird teilweise durch Kompression der Mikrotubuli ausgeglichen. Wenn die Kompression einen kritischen Wert erreicht hat, verbiegen sich die Mikrotubuli. (Damit jedoch das Verbiegen stattfinden kann, muss die Spannung in den Aktinfilamenten bedeutend größer sein, als die Spitzenkraft, die eine einzige Aktinmyosin-Einheit aufbringen kann.)

Open cell Foam-Network: Wirkt großer komprimierender Stress auf die Zelle ein, können sich die Filamente des Zytoskeletts verbiegen. In diesem Fall ist das „Open cell Foam" das angemessenere Modell der zellulären mechanischen Antwort.

Das Modell der Tensegrity geht jedoch weit über diese Erörterungen hinaus. So gibt es für *Buckminster-Fuller* primär keine Dinge oder festen Stoffe, sondern nur „events operating in pure principle". Selbst das Universum ist nach ihm nur über Spannung, Abstoßung, elekromagnetische und gravitationelle Kräfte koordiniert, geformt, transformiert und zusammengehalten[133].

Primäre Respiration nach Crisera[134]

Damit ein Organismus kohärent auf verschiedene Stimuli antworten kann, muss eine Kontinuität der verschiedenen Zellen, Gewebe und Organe gewährleistet werden. *Crisera* vermutet, dass ein so genannter zentraler Rhythmus eine Resonanz in den Zellen bildet. Diesen bezeichnet er als primäre Respiration. Dieser Rhythmus soll in der Lage sein, eine unterschiedliche Anzahl von physiologischen Prozessen in eine funktionelle Einheit zu synchronisieren und zu verbinden. Er nimmt weiterhin an, dass diese primäre Respiration ihren Ursprung in bestimmten Zellorganellen in Verbindung mit besonderer Beachtung der DNS hat und über die Infrastruktur des Zytoskeletts als Wellenspektrum übertragen wird[135,136]. Bei Subphytum vertebrata besteht eine entsprechende Vibration, die von der Entwicklung des ZNS abhängig ist und durch konzentrisch lokalisierte osizierende in einem vitalen Netzwerk verbundene Neurone gebildet wird. Diese Neurone befinden sich in der Formatio reticularis der Pons und der Medulla. Die Vibration tritt als endogener „zentraler Mustergenerator" (Central pattern generators: CPG) in Erscheinung und wird von Crisera ‚kraniosakrale Respiration' genannt.

Diese primäre Respiration/kraniosakrale Respiration soll mit dem basalen Ruhe-/Aktivitätszyklus (basic rest/activity cycle: BRAC) assoziiert sein[137]. Der basale Ruhe-/Aktivitätszyklus zeigt eine Periodendauer von 75 bis 120 Minuten und besitzt selbst ganzzahlige Frequenzbeziehungen zu langsameren mehrstündigen Rhythmen. Die Qualität des zentralen Rhythmus basiert auf der „long-range-vibration" (Vibration mit großem Ausmaß) der DNS[138]. Das Zytoskelett wirkt als Mediator für diese Vibration und führt dadurch zu physiologischen Reaktionen in der Zelle. Die Zellen, die die größte Fraktion ihrer Genome ausdrücken, würden der Vibration der DNS am nächsten kommen. Solche Vorgänge scheinen in den Neuronen abzulaufen, die selbst-oszillierende Eigenschaften besitzen, vor allem solche, die CPGs bilden. So werden respiratorische Neurone für die diaphragmale Atmung primär genannt, da sie einen endogenen Rhythmus ohne äußere Stimuli erzeugen[139]. Dieses CPG ist im Pons und der Medulla lokalisiert, in dem Bereich, wo auch BRAC gebildet wird. Diese konvergieren mit anderen CPGs, z. B. für den Muskeltonus oder den Herzrhythmus, um synchron auf bestimmte Bedürfnisse und äußere oder innere Situationen reagieren zu können.

Phylogenetisch nahmen bei einem protochordaten Vertebraten in den Neuromeren des Rhombenzephalons viele vitale biologische Rhythmen ihren Ursprung. Es wurde bereits vorgeschlagen, dass Muster generierende Kreisläufe kürzlicher Erwerbungen wie Stimme, Extensorenmuskeltonus usw. ihren Ursprung vom gleichen Hox Gen-spezifischen Kompartment des embryonalen Rhombenzephalon nehmen, dass auch die rhythmischen aktiven Kreisläufe des Herzens und der Thoraxatmung erzeugt[140]. Es könnte also sein, dass die primäre Respiration der erste wirkliche biologische Rhythmus gewesen ist, der mit der ersten Form von Leben entstanden ist und während der phylogenetischen Entwicklung Veränderungen durchlaufen hat, um einen integrierten multirhythmischen Organismus zu entwickeln.

Die drei spezifischen Charakteristika der lebenden Zelle sind:
▶ ein hohes Maß an struktureller Organisation und Koordination
▶ die Fähigkeit verschiedene Formen von Energien mithilfe von Stoffwechselprozessen zu extrahieren und zu transformieren um Wachstum, Reproduktion, Instandhaltung struktureller Integrität und Fortbewegung zu gewährleisten
▶ in der DNS gespeicherte Archetypen, die sich genotypisch als Instinkte und phänotypisch als psychobiologische Engramme äußern (instinkthaftes Verhalten, das durch Lernprozesse modifiziert werden kann).

Nach *Criseras* Ansicht unterteilt sich das energetische System, das auch „bioenergetische Dynamik" genannt wird und die inhärente Natur des biologischen Lebens darstellt, in drei Elemente: Struktur, Stoffwechsel und Psyche.

In seiner rudimentären Stufe hat diese Energie eine bipolare Erscheinungsform, die als ein zentraler physiologischer Rhythmus in Form von Expansion und Retrakion in Erscheinung tritt. *Crisera* nennt das Verhältnis zwischen Expansion und Retraktion den primären Respirationsquotienten (PRQ). Die gesamten psychologischen und physiologischen Dynamiken können auf das Verhältnis zwischen Kontraktion und Expansion (PRQ) zurückgeführt werden. Der PRQ kreiert eine Vielzahl von Subzuständen, die spezifische psychophysiologische Zustände kodieren.

Die Tensegrity-Strukturen wirken als der Austausch von Vibrationsenergie innerhalb der Zellen (über das Zytoskelett) und werden durch die extrazelluläre Matrix (über Integrins) ebenso wie über die Plasmalamellen angrenzender Zellen (über Cadherins, Selectins, CAMs) übertragen. Auf diese Weise wird es, wie bereits erwähnt, möglich, verschiedene physiologische Prozesse zu koordinieren, damit der Organismus in die Lage versetzt wird, als Einheit auf äußere oder innere Notwendigkeiten zu reagieren.

Insbesondere die DNS besitzt Niedrigfrequenzoszillationen, die „breathing" genannt werden. Diese „long-ranged" Schwingungen führen zu einer Resonanz auf einer spezifischen Frequenz, um bestimmte Gene zu stimulieren, die zur Produktion bestimmter Proteine führt[141].

Das breathing der DNS ist nach *Crisera* identisch mit der primären Respiration. Das tensegretische intelligente System (TIS) ist eine resonierende Kette intrazellulärer Bestandteile, die an das Zytoskelett gekoppelt sind. Informationen können über mechanoelektrochemische Transduktion übertragen werden. So fungiert das Zytoskelett als Gerüst, um mechanische Energie in elektrochemische Informationen umzuwandeln. Das Informationssystem der Wellenharmonie (wave harmonics) wirkt sich somit u. a. auf DNS-Breathing, Enzymkinetik, Mitochondrienaktivität oder auf die elektrochemischen Eigenschaften der Zellmembran aus[142-145].

Die Traube-Hering-Mayer-Oszillation und der Craniale rhythmische Impuls (CRI) nach Nelson, Glonek, Sergueff[146-156]

Mit der Entwicklung von Druckmessgeräten im 19. Jahrhundert entdeckten die Physiologen eine langsame wellenförmige Oszillation unter den systolisch-diastolischen Blutdruckschwankungen mit einer Frequenz von 6–10/min (0,1–0,17 Hz). Ursprünglich wurden diese Oszillationen auf die intrathorakalen Druckschwankungen infolge der Lungenatmung zurückgeführt. Ludwig *Traube* zeigte jedoch 1865, dass die Oszillation auch fortbesteht, wenn die Atmung angehalten wird. Ewald Hering bestätigte dieses Ergebnis unabhängig von *Traubes* Entdeckung 1969. 1876 schließlich entdeckte Sigmund Mayer eine weitere Oszillation mit einer niedrigeren Frequenz. Diese Phänomene bezeichnen wir als Traube-Hering-Mayer-Oszillation (THM).

Die Nomenklatur, die zur Bezeichnung dieser Phänomene verwendet wird variiert sehr stark innerhalb der Literatur. Wir haben uns hier dazu entschieden, die Oszillationen nach ihren Entdeckern zu benennen. So gibt es die TH-Oszillation und die Mayer-Oszillation. THM bezeichnet dann die gesamten langsamen Oszillationen, die mit dem Blutfluss auftreten. Zum THM gehören auch die etwas schnelleren Schwingungen der Atmung und andere Komponenten bis zu einer Frequenz von 0,5 Hz. Hier muss darauf hingewiesen werden, dass, obwohl die THM-Oszillation mathematisch in ihre Bestandteile und unterschiedliche Frequenzen zerlegt werden kann, klinisch immer die Gesamtheit der Komponenten beobachtet wird, wozu dann auch höhere Frequenzen wie etwa die Herzfrequenz gehören.

Der THM wurde bei Messungen von Blutdruck, Herzfrequenz, Herzkontraktilität, Lungenperfusion, Hirnperfusion und Bewegung des Liquors sowie periphere arterielle Durchblutung einschließlich venösen Volumens und Temperaturregulation registriert und ist das Ergebnis einer komplexen Interaktion zwischen den sympathischen und parasympathischen Komponenten des autonomen Nervensystems und dem Herz-Kreislauf-System. Sie ist integraler Bestandteil der Homöostasis.

Die Traube-Henry-Oszillation mit ihrer Frequenz von 6–10/min hängt mit dem kardiovaskulären Baroreflex zusammen, die langsamere Mayer-Oszillation (0,5–2/min bzw. 0,01–0,03 Hz) mit der Thermoregulation. Während nach Schmidt (1996) Mayer-Oszillationen nicht unter normalen Bedingungen, sondern nur bei pathophysiologischen Zuständen vorkommen, konnte dies von Glonek et al. nicht bestätigt werden. THM-Oszillation hat mit einer Frequenz, die typischerweise etwas unterhalb der Atemfrequenz liegt und von dieser unabhängig ist, eine verblüffende Ähnlichkeit mit dem PRM (Primary respiratory Mechanism).

Zur Klärung der Frage, ob ein Zusammenhang zwischen den von Traube und anderen beschriebenen rhythmischen Zellfunktionen und den rhythmischen Bewegungen, die am Cranium aufgezeichnet werden können, besteht, führten *Nelson*, *Sergueef* und *Glonek* zwei Untersuchungen mit Simultanmessungen der THM-Oszillationen und des CRI durch.

1. Die THM-Oszillation im Vergleich zum palpierten CRI

Die THM-Oszillation ist ein komplexes Zusammenspiel von Aktivitäten, die auf mehreren verschiedenen Frequenzen stattfinden. Die jeweiligen Signale sind vermischt, was zu einem zusammengesetzten Wellenmuster mit variablen Amplituden führt. Zusätzlich weisen die TH-Komponenten eine Frequenzmodulation von bis zu 20 % auf. Um einen Zusammenhang zwischen kranialer Manipulation und THM-Oszillationen nachweisen zu können, war ein Registrierungszeitraum von mindestens 3 Minuten erforderlich, was jedoch keinerlei Problem für die Mess- und Aufzeichnungsapparatur ist und somit mehr von der Toleranz der Probanden begrenzt wurde, die im Messzeitraum relativ bewegungslos bleiben mussten.

Bei 12 gesunden Erwachsenen wurde der CRI im biparietalen Schädelgriff palpiert, während gleichzeitig der relative Blutfluss durch Laser-Doppler-Flussmessung bestimmt wurde. Die Probanden legten sich zunächst für zwei Minuten ruhig in Rückenlage hin. Dann wurde über fünf Minuten der Blutfluss ohne jede Manipulation aufgezeichnet.

Die statistische Auswertung der Untersuchungsergebnisse zeigte, dass die Inzidenz der bei der Palpation ermittelten Flexionen und Extensionen des Schädels, die für den CRI stehen, gleichzeitig mit dem niederfrequenten Fluktuationen im Blutfluss auftreten. Diese Übereinstimmung ließ sich sogar auch innerhalb der bis zu 20 % großen periodischen Fluktuation des

Blutflusses beobachten, was den Schluss nahe legt, dass CRI und THM-Oszillationen gleichzeitig erfolgen, wenn nicht sogar identisch sind.

2. Effekt der kranialen Manipulation auf die THM-Oszillation

Die Untersuchung erfolgte an 23 gesunden Erwachsenen. Die Gruppe wurde zufällig aufgeteilt in einen Teil mit kranialer Manipulation (n = 10) und einen Teil mit kranialer Palpation (n = 13), bei dem nur die CRI gezählt wurden, ohne dass eine Intervention erfolgte. Der Kontaktdruck war in beiden Gruppen gleich; fest, aber leicht genug, um die CRI registrieren zu können. Die Behandlung bestand in der Aufrechterhaltung oder Wiederherstellung des kraniozervikalen Gleichgewichts und der gesamten anterior-posterioren Kranialbewegung und richtete sich nach den individuellen Befunden im Kranialmuster.

Die Probanden legten sich zunächst für drei Minuten ruhig in Rückenlage hin. Der Laser-Doppler wurde auf das linke Ohrläppchen der Versuchsperson gerichtet. Dann wurde über fünf Minuten der Blutfluss ohne jede Manipulation registriert, um die Basisdaten zu ermitteln. Schließlich wurde 10–20 Minuten kranial palpiert oder manipuliert, wobei der Untersucher keine Möglichkeit hatte, die Messung der Flussrate zu beobachten. Nach der Palpation oder Behandlung wurde erneut über fünf Minuten der Blutfluss mittels Laser-Doppler bestimmt. Während der gesamten Untersuchung lagen die Probanden still und ungestört auf ihrer Liege.

Durch die Palpation veränderte sich nur eine von vier Komponenten der Blutflussratenmessung (Temperatursignal, Drucksignal, respiratorisches Signal, kardiales Signal). Es kam zu einer leichten Abnahme des Temperatursignals.

Nach kranialer Manipulation kam es zu einer deutlichen Abnahme des Temperatursignals und zu einer Zunahme des Drucksignals, während das respiratorische und das kardiale Signal auch hierbei unverändert blieben.

Bedeutung der Ergebnisse

Vergleicht man die Messungen des CRI und die Beschreibungen des PRM aus der osteopathischen Literatur mit aktuellen Erkenntnissen über die THM-Oszillation, ergibt sich weit mehr als eine zufällige Koinzidenz. Man kann wohl folgern, dass die TH-Oszillation dem CRI (6 (8) – (12) 14) Zyklen pro Minute (nach Magoun, Woods/Woods, Becker und Upledger) entsprechen und die Mayer-Oszillation der „großen Gezeitenbewegung" (long tide; 0,6–1 Zyklus pro Minute nach *Becker*). Somit lässt sich der PRM auf logische Weise in Zusammenhang mit der THM-Oszillation bringen und mit der damit verbundenen Physiologie und Biochemie erklären. Die Verwendung des THM zur Erklärung des PRM führt zu einem ganzheitlichen Modell. Es vereint über das vegetative Nervensystem das ZNS und das kardiovaskuläre System mit jeder Zelle des Körpers.

Der Schrittmacher der THM befindet sich, wie schon *Sutherland* vermutete, am Boden des vierten Ventrikels. Eine Aktivität in den Kernen des Tractus solitarius erzeugt die Frequenzen der TH- und Mayer-Oszillationen. Die THM-Oszillation ist ein Phänomen, das im ganzen Körper stattfindet. Das Herz steht unter zentralem Einfluss des Hirnstamms und schlägt in einem Rhythmus, der in den THM-Frequenzen schwankt. Es pumpt das Blut über Arterien und Arteriolen, deren Wände sich in den gleichen Frequenzen kontrahieren, in die Kapillaren. Blutdruck, kapilläre Flussrate, kapillärer Hämatokrit und das venöse Speichervermögen oszillieren alle in den THM-Frequenzen.

Die Fluktuationen des kapillären Hämatokrit lassen auch das Starling-Gleichgewicht schwanken. Der Austausch zellulärer Stoffwechselprodukte erfolgt im Interstitium. Da es sich dabei hauptsächlich um ein gelartiges Medium handelt, das sich nicht frei durch das Interstitium bewegt, wird es durch die oszillierenden Flüssigkeitsdrücke durch das Interstitium, in die Gefäße und aus ihnen herausgedrückt.

Wenn das Blut durch die Kapillaren strömt und in das venöse System übertritt, sind die THM-Oszillationen weniger eingeengt als in dem dickerwandigen arteriellen System. Die Kapazitätsgefäße des venösen Systems ermöglichen deutliche stärkere Volumenschwankungen mit einer entsprechenden Verdrängung der benachbarten Gewebe. Die arterielle und venöse Vasomotorik und die aus den THM-Oszillationen resultierenden Blutdruck- und Hämatokrit-Fluktuationen unterstützen die Verteilung und Durchmischung der extravaskulären Flüssigkeit und erleichtern auf mechanische Weise den Durchtritt der Flüssigkeit durch die kapillären und lymphatischen Wände.

Somit agieren lokale und zentrale Kontrollmechanismen synergistisch, um den Erfordernissen der Zellatmung gerecht zu werden. Lokal wird die Aktivität der Gefäßmuskulatur durch Veränderungen in der Zusammensetzung der Extrazellulärflüssigkeit modifiziert. Die neurale Kontrolle erfolgt durch spezielle sensorische Endigungen peripherer afferenter Zellen innerhalb des ZNS. Die Antwort erfolgt über variierende Sauerstoff-, Kohlendioxid- und pH-Konzentrationen sowie über die Temperatur von Blut und Extrazellulärflüssigkeit.

Einfluss der Atmung

Apnoe verstärkt mittel- und tieffrequente (Mayer-Oszillationen) Blutdruckschwankungen und vermindert bzw. hebt die hochfrequenten Blutdruckvariationen (Traube-Hering-Oszillationen) auf[229]. Vasomotion wurde hauptsächlich in peripheren Arteriolen beschrieben. Aber auch in anderen Gefäßen wurde Vasomotion gemessen.

Bei anästhesierten Ratten wurde eine Vasomotion der A. basilaris von etwa 5 Zyklen pro Minute (mit einer Amplitude von etwa 19 % des mittleren Durchmessers) registriert. Mäßige Hypertonie scheint diese Frequenz zu erhöhen, mäßige Hypotonie und Vasodilatation scheint sie zu vermindern. Starke Hyper-, Hypotonie und Vasodilation hebt die Vasomotion auf[157]. Die A. radialis, eine periphere große Arterie, zeigte eine periodische Kontraktion von etwa 1-mal pro Minute (mit einer Amplitude von 80 +/- 14 µm) registriert. Diese Niedrigfrequenz-Oszillationen scheinen über einen intrinsischen vaskulären Mechanismus übertragen zu werden[158].

Regulation der Vasomotion

Synchrone Schwankungen der Traube-Hering- und der Mayer-Oszillationen, der Haut-Mikrozirkulation und der MSNA in unterschiedlichen sympathischen Erregungszuständen lassen eine gemeinsame neurovegetative Steuerung der kardiovaskulären Elemente vermuten. Die Traube-Hering-Oszillationen (= high frequency) sind eher mit der Atmung und der vagalen parasympathischen Aktivität verbunden, die Mayer-Oszillationen (= low frequency) hingegen eher mit Input von Barorezeptoren und Chemorezeptoren in den Sinus caroticus und den Aortenbögen sowie mit der sympathischen Kontrolle der Arteriolen im gesamten Organismus[159]. Auch langsamere Oszillationen mit einer Frequenz von etwa 1 Zyklus pro Minute wurden registriert. Diese scheinen die respiratorische und hämodynamische Fluktuation zu modulieren und in Zusammenhang mit der Thermoregulation zu stehen[160,161]. Rhythmische Oszillationen der Hautdurchblutung beider Zeigefinger zeigten synchrone Messungen. Langsame Frequenzen der Blutdruckschwankungen von 0,6 Zyklen pro Minute in der Hautdurchblutung gingen synchronisierten Blutdruckschwankungen voraus und weisen auf eine aufwärtsgerichtete Übertragung der Mikrogefäße hin. Diese trat nicht bei Probanden auf, bei denen die sympathische Versorgung zur oberen Extremität unterbrochen wurde. Demgegenüber weisen verzögerte schnelle Schwankungen in der Hautdurchblutung von etwa 14 Zyklen pro Minute gegenüber Blutdruckschwankungen auf eine abwärtsgerichtete Übertragung hin. Allerdings wird die Korrelation zwischen Mayer-Oszillationen und sympathischer Erregungslage kontrovers diskutiert[162].

Zervikale sympathische Nervenstimulation vermindert den zerebralen Blutfluss[163]

Der zerebrale Blutfluss fluktuiert etwa 6-mal pro Minute (bei anästhesierten Ratten) in Verbindung mit elektrischer Aktivität in Medulla, Thalamus, Cerebellum und Cortex. Diese intrakortikalen „vasodilatorischen" Neuronen werden spontan durch thalamokortikale Afferenzen erregt, was ein Burst-Suppresion-EEG erzeugt, und reflexiv durch Afferenzen aus dem Nucleus fastigii oder der rostralen ventrolateralen Medulla erregt und verknüpfen intrinsische neuronale Aktivität mit den lokalen vaskulären Mechanismen, die eine Vasodilatation bewirken[164]. Es gibt Hinweise dafür, dass Populationen lokaler kortikaler Neurone – wahrscheinlich durch subkortikale Schrittmacher reguliert – bei Erregung, eine lokale zerebrovaskuläre Vasodilatation hervorrufen[165]. Korrelationen zwischen Oszillationen in der zerebralen Blutflussgeschwindigkeit und arteriellen Blutdruckoszillationen konnten nachgewiesen werden[166].

Ferguson fasst zusammen: Es scheint so, dass die Hauptfrequenz der arteriellen Blutdruck- wie auch der Pulsfrequenzvariabilität etwa 6 pro Minute (0,1 Hz) beträgt. Diese entsteht als Vasomotion in den mittleren Arteriolen, beeinflusst vom sympathischen Nervensystem. Die Wirkung ist eine Erhöhung des Widerstandes im Blutfluss, die den aufwärtsgerichteten („upstream") Blutdruck anhebt. Der Anstieg des Blutdrucks löst einen Baroreflex aus, der die Herzfrequenz verändert. Die Kontrolle über das sympathische Nervensystem soll zentral koordiniert werden, da es synchrone Wirkungen in den Extremitäten zeigt, die vermutlich zum größten Teil auf einem spinalen Reflexniveau vermittelt werden. Die sympathische und parasympathische Aktivität in Beziehung zum Herzen scheint zentral koordiniert zu werden.

Rhythmus von außerhalb führt zu Resonanzen im Organismus

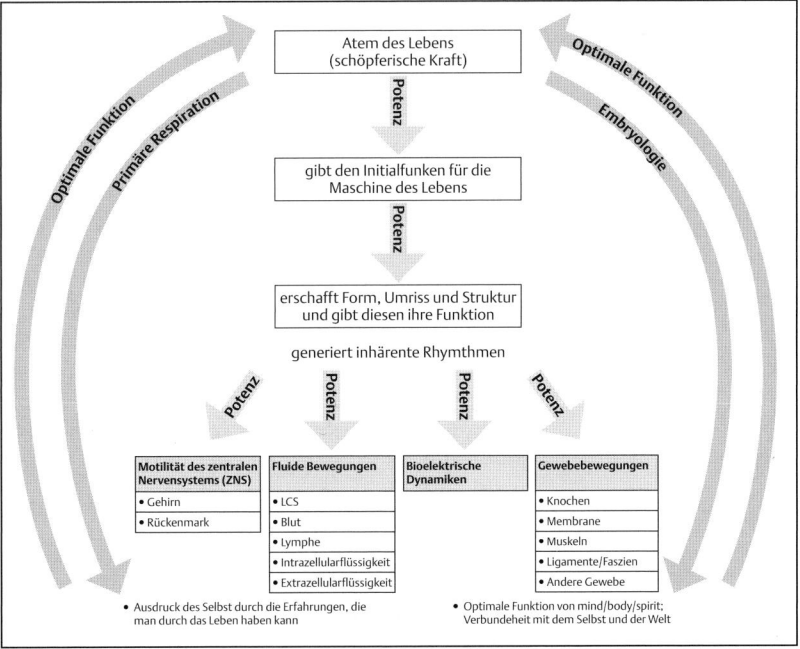

Diagramm: Atem des Lebens nach Deoora, modifiziert nach J. S. Jealous. Aus Deoora, T. K.: Healing through Cranial Osteopathy, Frances Lincoln Lim., London, 2003, S. 14.

Jealous vermutet, dass äußere Rhythmen außerhalb des Körpers, im Moment des Zusammentreffens mit dem Organismus einen Widerhall im

Organismus erzeugen. Dadurch entstehen Rhythmizitäten im Körper, die eine meist etwas schnellere Frequenz besitzen sollen, als der ursprüngliche so genannte long tide (= breath-of-life-Rhythmus) von außerhalb[167].

Zusammenfassung

Gegenwärtig gibt es einige Hinweise dafür, dass u.a. die rhythmischen Schwankungen im Durchmesser der Arteriolenwände für die so genannten Rhythmen der primären Respiration (0,6–14 Zyklen pro Minute) verantwortlich sein könnten. Komplexe physiologische Modelle, wie z.B. nach Moskolenko und Nelson et al. eröffnen neue Perspektiven. Hingegen scheinen Bewegungen in Gehirn, Liquor, Dura und Knochen nach gegenwärtigem Stand des Wissens eher sekundär zu den Gefäß- und Herzeinflüssen zu entstehen.

Die möglichen Erklärungsansätze wurden nicht erschöpfend aufgeführt. Nur die Hauptströmungen der zur Zeit als Erklärung für den kraniosakralen Rhythmus angeführten Thesen wurden dargestellt. Anhand der wissenschaftlichen Untersuchungen und praktischen Erfahrungen ist eine inhärente rhythmische Äußerung neben dem Herz- und Atemrhythmus mehr als wahrscheinlich. Es wird jedoch noch einige Zeit in Anspruch nehmen, bis die Ursachen des kraniosakralen Rhythmus völlig geklärt sind. Viele Fragen sind noch unbeantwortet: Welche Beziehung besteht zwischen den rhythmischen inhärenten Äußerungen der inneren Organe und dem so genannten kraniosakralen Rhythmus? Was ist eine normale Frequenz des CRI/der primären Resiration? Was ist die treibende Kraft für den so genannten CRI? Welche weiteren Rhythmen und ihre Onkogenese sind als tatsächlich anzusehen? Kontrovers ist auch die Frage, was die Bewegung am Kreuzbein oder in den Extremitäten hervorruft.

Sollte der Einfluss des Therapeuten auf den kraniosakralen Rhythmus so groß sein wie *McPartland* und *Mein* annehmen, wäre außerdem jede allgemeine Aussage über eine so genannte „normale" Frequenz mehr als fragwürdig. Vielleicht weisen auch die stark divergierenden Untersuchungsergebnisse zur Frequenz des CRI in diese Richtung. Das Blutvolumen im Schädel, die Menge der arteriellen Blutversorgung, der venöse Hirn- und Rückenmarksfluss, die Eigenbewegung des Hirngewebes, das Volumen der zerebrospinalen Flüssigkeit, ebenso wie die Produktions- und Resorptionsrate des Liquors, die venöse Drainage des Schädels und die Beweglichkeit der intrakranialen Membranen, der Suturen und Schädelknochen sowie muskuläre und lymphatische Einwirkungen sind die bisher bekannten Einflüsse für eine mögliche Erklärung des kraniosakralen Rhythmus.

Diese Einflüsse erweitert um die unendliche Anzahl von möglichen Oszillatoren *(McPartland* und *Mein),* inklusive die Anwesenheit des Therapeuten. Vielleicht sind die genannten Faktoren auch zusammen mit elektromagnetischen, fluiden und embryologischen rhythmischen Bewegungsimpulsen an der palpablen Schädelknochenmobilität beteiligt. Abgesehen davon, dass durch die bloße Anwesenheit des Therapeuten sowie seine Berührung der Rhythmus beeinflusst wird, kann er je nach dem auf welche Ebene er seine Aufmerksamkeit richtet, die eine oder die andere Facette der Wirklichkeit wahrnehmen, in diesem Falle als Ausdruck einer Rhythmizität, die allen Lebewesen gemein ist und die in jedem Organismus ganz einzigartig und multifacettär in Erscheinung tritt. So könnte sich jede dieser Facetten und Aspekte in Dysfunktion befinden. Diese dysfunktionelle Ebene kann sich wiederum auf die anderen Ebenen auswirken. Ebenso kann ein einschränkendes bzw. dysharmonisches Muster als synchrones Geschehen auch auf allen Ebenen und Verdichtungsgraden gleichzeitig in Erscheinung treten. In diesem Zusammenhang wird deutlich, wie wichtig es ist, dass wir als Therapeuten auf unsere eigene Wahrnehmung vertrauen, diese schulen und weiterentwickeln. So entwickelt sich in der Annäherung an unsere Patienten, ein Gefühl für das, was normal ist und für das, was von der Normalität abweicht.

Wissenschaftliche Untersuchungen zum Einfluss kranial somatischer Dysfunktionen auf die kindliche Entwicklung

Forschungen auf dem Gebiet der kraniosakralen Osteopathie haben mehrfach den Einfluss kranial somatischer Dysfunktionen auf die Kindheitsentwicklung belegt.

In einer 1966 veröffentlichten Studie von *Frymann*[168] und Mitarbeitern wurden an 1250 Kindern anatomische Störungen des kraniosakralen Systems in Beziehung zu Symptomatiken von Neugeborenen untersucht. In der Untersuchung zeigten von 216 Kleinkindern mit Kompressionsdysfunktionen der Synchondrosis sphenooccipitalis (SSB) 75 dieser Kinder Störungen des Nervensystems und 29 dieser Kinder respiratorische und zirkulatorische Symptome.

Torsionsmuster der SSB und Restriktionen der Schläfenbeine wurden hingegen vermehrt bei Störungen der Atmung und der Zirkulation der Kleinkinder gefunden. Insgesamt konnte die Bedeutung von Dysfunktionen des Okziputs und der SSB bei nervalen Symptomen, wie Erbrechen, überaktive Peristaltik, Tremor, Hypertonus und Reizbarkeit, herausgestellt werden.

Eine weitere Studie (*Frymann* und Mitarb. 1976)[169] untersuchte den Einfluss kranial somatischer Dysfunktionen auf kindliche Lernstörungen. Nach dieser Studie besteht in den ersten zwei Lebensjahren die größte Anfälligkeit dafür, dass Dysfunktionen der SSB zu späteren Lernstörungen führen.

Von 103 lerngestörten Kindern wiesen 89 Kinder einen „lateral strain", 48 Kinder einen „vertical strain" und 42 Kinder eine Kompression der SSB auf. Von 32 Kindern mit Sehstörungen wurden bei 27 Kindern ein „lateral strain", bei 13 Kindern ein „vertical strain" und bei 12 Kindern eine Kompression der SSB gefunden. 72,8 % der Kinder, die später Lernstörungen zeigten, litten während oder vor der Geburt unter einem wichtigen traumatischen Ereignis. Demgegenüber zeigten nur 28,3 % der Kinder mit einem traumatischen Ereignis in dieser Zeit keinerlei Lernstörungen.

1978 ist ein Forschungsbericht von *Upledger*[170] erschienen, in dem 203 Grundschulkinder kraniosakral untersucht wurden. Es konnten Korrelationen zwischen Palpationsbefunden und der Einstufung der Kinder von den Schulbehörden in „normal" und „nicht normal" festgestellt werden. Im Weiteren ergaben Restriktionen der kraniosakralen Bewegung Rückschlüsse auf gesundheitliche Probleme sowie auf Komplikationen bei der Geburt.

Upledger[171] leitete 1980 eine Vorstudie zur Untersuchung autistischer Kinder im Hinblick auf Kompressionen der Dura mater an der SSB. Es wurden 63 Kinder in einer Einfachblindversuchsreihe untersucht. Diese Vorstudie ergab eine positive Korrelation zwischen der psychologischen Einschätzung der Kinder und Befunden bei der Palpation von membranösen und knöchernen Restriktionen im kraniosakralen System.

1991 wies *Holland* mithilfe kernspintomographischer Aufnahmen auf das Vorhandensein eines „vertical strain" im kindlichen Schädel hin[172]. Anhand computertomographischen Aufnahmen wurden orbitale und temporale Achsen, ebenso wie transversale und longitudinale Achsen durch das Sphenoid und das Okziput. In Übereinstimmung mit osteopathischer Diagnostik wurde bei einer Seitneigung-Rotationsdysfunktion eine Neigung der longitudinalen und transversalen Achse zur Dysfunktionsseite, ebenso wie eine Kompression des Kondylus in den Atlas auf dieser Seite festgestellt. Im Weiteren begegneten sich die orbitalen und temporalen Achsen in einem spitzeren Winkel[173].

Mithilfe von Doppler-Sonographie, Röntgen- und CT-Untersuchungen sowie klinischer Diagnostik wurden Schädel und Halswirbelsäule bei Neugeborenen und Kleinkindern mit Tortikollis beurteilt. *Adrianov* und *Bespala* kamen zu dem Ergebnis, dass kongenitaler Tortikollis durch eine Spannungszunahme des M. sternocleidomastoideus zustande kommt, aufgrund Dysfunktion des Hirn- und Rückenmarks, verursacht durch Störungen der Durchblutung und Kompression kranialer Nerven. Palpatorische und computertomographische Untersuchungen zeigten eine Seitneigung-Rotation auf Seite der muskulären Dysfunktion mit Verminderung des Foramen jugulare. Intra- und extrakraniale Doppler-Sonographie registrierte einen verminderten Blutfluss und Atonie der zerebralen Arterien auf der Dysfunktionsseite. Entsprechendes wurde auch an der A. meningea media und der A. supratrochlearis gefunden. Bei Kleinkindern wurde eine Verminderung im Blutfluss der A. coratois und A. vertebralis auf der Dysfunktionsseite gegenüber der normalen Seite von 20–25 %, bei älteren Kindern sogar von 40–45 % registriert. Osteopathische Behandlung konnte bei Kindern bis zum 4. Lebensjahr eine komplette Heilung, oberhalb des 4. Lebensjahres allerdings nur eine Besserung erzielen[174]. (Entsprechend zeigte die Doppler-Sonographie die Normalisierung der Durchblutung.)

Untersuchungen zur Wirkung kraniosakraler Techniken

Hubbard, Sacks und *Chan*[177] führten 1983 eine Reihe von Versuchen an der Michigan State Universität durch, um die Reaktionen des Bindegewebes auf Belastungen und Deformationen zu untersuchen. Dies ist von besonderem Interesse, da die Faszienstrukturen des Körpers im Allgemeinen und des Schädelinneren (reziproke Spannungsmembran) im Besonderen aus eben diesen Strukturen bestehen. Bei Versuchen, die *Sacks* 1983 durchführte, konnte er feststellen, dass die Reaktionen des Bindegewebes nicht-linear und viskoelastisch waren.
Bei Dehnungen von Geweben, die mit geringer Kraft ausgeführt wurden, konnte eine größere Beweglichkeit dieser Gewebe erzielt werden. Diese verbesserte Beweglichkeit, die innerhalb der ersten Dehnungen und innerhalb der ersten Sekunden dieser Dehnungen stattfand, konnte noch nach mehreren Stunden nachgewiesen werden.
Kostopoulos und *Kreamidas*[192] (1992) konnten mithilfe von piezoelektrischen Messungen Längenveränderungen der Falx cerebri durch einen Zug am Stirnbein nachweisen. Bei einer Traktion zwischen 140 und 640 Gramm konnte eine elastische Reaktion in der Falx gemessen werden. Bei einer Traktion am Stirnbein von 642 Gramm konnte eine viskose Reaktion der Falx festgestellt werden. Eine Traktion von 642 Gramm konnte eine Verlängerung der Falx cerebri um 1,097 mm bei einer Distanz von 5 cm auslösen.
Allain[193] (1992) konnte mithilfe der Echotomographie nachweisen, dass das infrahyoidale muskulofasziale Gewebe einen komprimierenden Effekt auf den Blutfluss haben kann und dass durch osteopathische Techniken der venöse Rückfluss verbessert werden kann.
Vallee[194] konnte im gleichen Jahr mit Teleröntgenographien zeigen, dass das Gleichgewicht zwischen dem extrakranialen myofaszialen Gewebe und der intrakranialen Dura mater einen bedeutenden Einfluss auf das Gleichgewicht zwischen Wachstum des Gesichts- und des Hirnschädels ausübt. Angewendete osteopathische Techniken schienen sich positiv auf die Harmonisierung dieses Gleichgewichts auszuwirken.
Leclercq[195] (1993) konnte an bestimmten Testpersonen eine Veränderung der elektrischen Aktivität am Herzen als Reaktion auf die Ausführung der Kompression des 4. Ventrikels (CV-4) feststellen. Durch Impulse, die entweder die inhärenten Bewegungen stimulierten oder inhibierten, konnte

Gallay[196] (1993) bei 66% der 38 Testpersonen einen Anstieg der Amplitude der untersuchten Frequenzen registrieren.

Maduraud[197] (1994) konnte bei 8 von 21 Testpersonen, die an überhöhten intraokkularem Druck litten, durch Sinus venosus-Techniken diesen auf das Normalmaß vermindern.

Ohanian[198] (1994) stellte bei Ausführung der Vater-Tom-Technik eine Verstärkung der Wirkung von Sympathikomimetika fest und vermutet deshalb eine Sympathikus stimulierende Wirkung dieser Technik.

Upledger[199] erwähnt Forschungen von *Chadwick*, *Gilmore* und *Libin*. *Chadwick*[200] konnte an 10 Patienten nach Behandlung mit kraniosakralen Techniken mithilfe der klassischen japanischen Ryodoraku elektrischen Meridianmessmethode einen Ausgleich aller Meridianungleichgewichte feststellen.

Gilmore[201] (1982) registrierte bei 20 lerngestörten Kindern durch Behandlung mit dem von *Upledger* entwickelten 10-Schritte-Protokoll eine Verbesserung in ihrem Leseverhalten.

Libin[202] (1992) konnte durch Anwendung der kraniosakralen Therapie den transversalen Durchmesser des Oberkiefers, gemessen am zweiten Molaren, um 2–3 mm verändern.

Zwischen 1995 und 1996 untersuchten *Kravchenko, Chervotok, Sharapov, Rybnicova*[203] in Zusammenarbeit mit dem Institut für Entwicklungsphysiologie und Biochemie in St. Petersburg mithilfe der Rheoenzephalographie die Wirkung verschiedener kranialer Techniken auf den Liquorfluss und die kraniale Blutzirkulation. Die angewendeten Techniken: CV-4, Sinus venosus-Technik, „Pussy foot"-Technik und Korrektur pathologischer kranialer Muster. Es wurde außerdem die Reaktion des Patienten auf einen funktioneilen Test (Stoukey-Test) vor und nach der Ausübung der oben erwähnten Techniken untersucht. Der Stoukey-Test bestand darin, für 30 Sekunden mit beiden Handflächen einen Druck von 2–3 kg auf die Bauchwand auszuüben. Durch diese Prozedur wurde ein erhöhter Blutdruck im venösen System erreicht, der wiederum zu einem Anstieg des Flüssigkeitsdrucks im Rückenmarkskanal führte und so den kompensatorischen Flüssigkeitsfluss in die Schädelkavität hinein und heraus erschwerte. Es wurden 8 gesunde und 65 kranke Testpersonen untersucht. Bei einem eingeschränkten LCS-Fluss, wie zum Beispiel bei Kompression des Atlantookzipitalgelenks, Instabilität der zervikalen Segmente oder Annäherung des Spinalkanals usw., konnte eine eingeschränkte Liquorzirkulation gemessen werden, die sich durch Anwendung des Stoukey-Tests weiter verminderte.

Die Untersuchungen ergaben als Reaktion auf die Ausübung der kranialen Techniken und nach Anwendung des Stoukey-Tests eine deutliche Erhöhung der LCS-Zirkulation, bei gesunden Testpersonen zum Beispiel um 46 +/-16%, sowie bei kranken Testpersonen. Im Weiteren konnte zum Beispiel nach Ausübung der CV-4-Technik eine Amplitudensteigerung der Fluktuationen von 112,8% verzeichnet werden.

Kragt et al. (1979) untersuchten anhand der Holographie die Deformation und eventuelle Beweglichkeit zwischen Os zygomaticum und Maxilla an einem trockenen Schädel. Es wurde eine Kraft von 5 bis 7 N auf den posterioren Teil des Schädels ausgeübt. Diese wurde mit einem über die Sutura zygomaticomaxillaris aufgeklebtem Plastikstreifen ermittelt. Die Amplitude der Rotation betrug etwa 22×10^{-4} °, die Amplitude der Translation $2,06 \times 10^{-6}$ mm[208].

Myers (1997) benutzte nicht invasive photogrammatrische Techniken, um bei 29 gesunden, auf dem Rücken liegenden Probanden Bewegungsmessungen an der Orbita auszuführen[209]. Den Probanden wurden 4 mm retroreflektive Plaketten auf der Haut platziert, und zwar zentral über der Glabella (Ziel 1) und etwa 5 cm superior der Glabella (6). Bilaterale Ziele wurden über den superior lateralen (4,5) und inferior lateralen (2,3) Anteilen der Orbita platziert. Ein Puls- und Respirationsmonitor zur Messung der Herz- und Atemfrequenz wurde angeschlossen. Während verschiedener Zeitserien wurden die Testpersonen in Rückenlage fotografiert. Fotos wurden auf Koordinaten reduziert und auf ihre Aufnahmezeit bezogen. Die Koordinaten wurden auf den lokalen Ausgangspunkt (Glabella) bezogen. Zeitserien wurden auf die Unterschiede zum Mittelwert der Messwerte der Serie reduziert. Eine Veränderung der Orbitaform würde durch Bewegung der Ziele 1 und 2 und 1 und 3 angezeigt.

Bei angehaltenem Atem konnte eine Zunahme in der Amplitude bei den Frequenzen 3,5 und 11 Zyklen/min registriert werden.

In der osteopathischen Literatur wurde mehrfach die Vermutung geäußert, dass sich der CRI in einer Vergrößerung und Verkleinerung des schrägen Durchmessers der Orbita ausdrückt. Die Fourieranalyse von 30 Messungen erbrachte eine komplexe Wellenform mit bis zu 8 Frequenzen, signifikant bei 95 % Zuverlässigkeit. Es konnten Frequenzen von 2.0, 3.5, 5.5, 7.5, 9.5 und 13.0 Zyklen pro Minute registriert werden, die unabhängig von der Atmung verliefen. Die Amplitude dieser Rhythmen, errechnet durch die Fourieranalyse, variierte von 0,02 mm bis 0,12 mm. Diese Variationsbreite befindet sich in den Grenzen menschlicher Palpationsfähigkeit.

Allerdings konnten nur bei 8 Probanden Rhythmen nachgewiesen werden, die der Atmung ähnlich waren. Das zeigt nach *Myers*, dass die Instrumente bei den meisten Probanden keine Antwort zur Atmung registriert haben. 7 der 8 Probanden zeigten sechs oder mehr Frequenzen.

Aufgrund dieser Ergebnisse wird von *Myers* die Hypothese aufgestellt, dass der CRI, Gegenstand verschiedener Studien, in Wahrheit eine Gruppe von Frequenzen darstellt und dass die Fähigkeit des jeweilgen Untersuchers sich auf einen Rhythmus einzustellen, von seinem physiologischen Zustand und seiner Ausbildung abhängt und diese Umstände die Gründe für eine schlechte Inter-Tester-Zuverlässigkeit sind.

Norton, *Sibley* und *Broder-Oldach*[210] veröffentlichten 1992 eine Untersuchung, um die Übereinstimmung verschiedener kraniosakraler Osteopathen bei der Palpation des CRI zu testen. 10 Untersucher palpierten nacheinander eine Versuchsperson. Alle Untersucher sollten die gleiche Handhaltung am Schädel ausführen und die Versuchspersonen sollten vor jeder Untersuchung für 3 Minuten ruhen. Die Untersucher wurden aufgefordert, zu Beginn jeder palpierten Expansionsphase (Flexionsphase) einen Schalter mit dem Knie zu betätigen. Es konnte ein Durchschnittswert von 3,71 Zyklen pro Minute festgestellt werden. Es bestand kein signifikanter Unterschied zwischen den Untersuchungsgruppen bezüglich der Frequenz und Schwingungsdauer. Jedoch war die mittlere Abweichung der registrierten Variablen bei der Gruppe mit der größten Erfahrung am kleinsten und bei der Gruppe mit der geringsten Erfahrung am größten.

Mithilfe der elektronischen Specklemuster-Interferometrie (*electronic speckle pattern interferometry*; ESPI), einer computerisierten Technik mit einer Präzision von 100 nm untersuchte *Burnotte*, *Van Poelvoorde* und *Dewandel* (1999)[213] die Sutura coronalis und sagittalis im Bereich von Breg-

Tabelle 3.3
Messdaten: Amplitude und Geschwindigkeit

Frequenz (Zyk./min)	2	3.5	5.5	7.5	9.5	13
Durchschnitt (mm)	0.12	0.07	0.07	0.05	0.05	0.03
Geschwindigkeit (mm/s)	0.004	0.004	0.006	0.006	0.008	0.007

ma, sowie am frontoparietalen Pivotpunkt. Es wurde wiederholter und zunehmender Druck mithilfe einer Messuhr ausgeübt: 7,5 N, 10 N und 15 N. Folgende Ergebnisse wurden registriert:
- ▶ Die Suturen unterschieden sich von den Knochen in ihrer biomechanischen Reaktion auf Druck.
- ▶ Oberhalb eines bestimmten Druckes verhielt sich die Sutura sagittalis wie ein Scharniergelenk, unterhalb eines bestimmten Drucks war ihre Reaktion vergleichbar mit dem eines Schädelknochens.
- ▶ Im Bereich von Bregma reagierten die anliegenden Knochen ähnlich wie tektonische Platten. Druck auf das Os frontale führte zu einer Hebung des Os parietale. Druck auf das Os parietale hatte keinerlei Auswirkung auf das Os frontale.
- ▶ Das Verhalten der Sutura coronalis unterschied sich je nachdem, ob Druck rechts oder links des Pivotpunktes ausgeübt wurde.

Einschränkungen in der Untersuchung: Die Forschung wurde an einem älteren Schädelmodell ausgeführt und nur an einem Modell. Die ausgeführte Technik lieferte keine fixen Referenzpunkte.

Bei der Einwirkung einer Kraft von 1200 g auf das Os parietale eines ausgetrockneten Schädels konnte mit gleicher Methode eine Deformation von ca. 0.2 bis 2×10^{-6} mm registriert werden (Penne 2000)[218].

Deutliche Einschränkungen äußerten *Hubbard* et al. (1971) bezüglich Testungen mit präparierten Schädeln zur Untersuchung der Eigenschaften lebender Schädelknochenbewegung. Valide Aussagen sollen dadurch nicht möglich sein[214].

1999 wendeten *Burnotte* und *Biart*[215] helikale Computertomographien (CT) an 11 Patienten mit und ohne Druck (= deep CV-4) an. Verschiedene lineare Messungen in drei Ebenen des Schädels wurden vorgenommen: Sella turcica, 3. Ventrikel, Corpus der Seitenventrikel, Oberflächenaufnahmen in 2 Ebenen, 3. Ventrikel und Corpus der Seitenventrikel. An knöchernen Referenzpunkten wurden mehrere lineare Abstände bestimmt (sagittal und transversal), ebenso an den Cornu frontales der Seitenventrikel sowie die endokranialen und Seitenventrikeloberflächen gemessen.

Zunächst wurden Aufnahmen nur mit Handauflage am Schädel und ohne manipulierenden Druck ausgeführt (2 Behandler). Der zweite CT-Scan wurde während der Ausübung eines Druckes von außen auf den Schädel ausgeführt. Bei jedem der Probanden veränderten sich 8 bis 13 der insgesamt 21 Parameter signifikant (zusammen bei allen Patienten eine über 50%ige Veränderung der Messergebnisse). Alle Oberflächenmessungen gingen in die gleiche Richtung der Kompression. Weitere Untersuchungen sind angezeigt, da die Menge der Probanden für eine signifikante statistische Interpretation nicht ausreicht.

Untersuchungen über die suturale Beweglichkeit als Grundlage für palpable Schädelknochenbewegungen werden in Kapitel 6 beschrieben.

Ueno et al. (1997) registrierten mithilfe eines neu entwickelten gepulsten Ultraschallgerätes mit Nachlaufsynchronisation (*ultrasonic-pulsed-phase locked loop*; PPLL) Schädelbewegungen bzw. Größenveränderungen des Schädels im Bereich einiger µm, die in enger Beziehung zum arteriellen Druck (systolisch/diastolisch) und zu Veränderungen der intrakranialen Druckpulsationen standen[216].

Hanten et al. (1999) teilten 60 Patienten mit Spannungskopfschmerzen in drei gleich große Gruppen ein. Eine Gruppe von Patienten erhielt für 10 min eine CV-4-Behandlung, eine wurde in eine Ruhelage mit spezieller Kopfeinstellung positioniert und eine erhielt keinerlei Behandlung. Es konnte eine signifikante Verbesserung der Spannungskopfschmerzen bei Ausübung der CV-4-Technik festgestellt werden[217].

Vartanian et al. (2000) untersuchte die Effizienz osteopathischer Behandlungen durch Messung der Schall-Leitfähigkeit im Knochengewebe der

Schädelstruktur über Modifikation hochfrequenter akustischer Vibrationen (> 3000 Hz)[219].

Diese Forschung basierte auf der Annahme, dass osteopathische Behandlungen auch einen physiologischen Zustand in der Schädelknochenstruktur wieder herstellen können. Durch das vibroakustische Messverfahren kann die Leitfähigkeit von Knochen, Suturen, Duralmembranen und Weichteilgeweben des Kopfes entlang der Vibrationsausbreitung untersucht werden. Verbesserte Beweglichkeit geht mit verbesserter vibroakustischer Leitfähigkeit einher. Die registrierte Abnahme an Unregelmäßigkeiten bei Frequenzmessung nach Ausführung osteopathischer Techniken könnte ein Hinweis für eine zunehmende Qualität an Verbindungen zwischen den Suturen und für eine Harmonisierung in der Interaktion zwischen dem zerebrovaskulären und dem LCS-System darstellen.

Olseski et al.(2002) untersuchten nachträglich an 12 zufällig ausgewählten Patienten, die während ihres Zahnarztbesuches gleichzeitg kraniale Manipulationen erhielten, anhand AP-Röntgenaufnahmen den möglichen Einfluss einer osteopatischen Behandlung. Es wurden pro Proband eine Aufnahme vor und eine nach der Behandlung angefertigt. Der Winkel zwischen fünf verschiedenen Linien im Hinblick auf eine Vertikale wurde ermittelt. Die Linien wurden anhand anatomischer Referenzpunkte eingezeichnet. Ergebnis der Studie waren Veränderung dieser Winkel von 1.25 bis 2.58°[220]. *Klein* (2002) kommt zu dem Schluss, dass diese Arbeit zu viele methodologische Fehler aufweist, um aussagekräftig sein zu können. Die Genauigkeit bei der Bestimmung der anatomischen Referenzpunkte wurde nicht ermittelt, ebenso wie die Reproduzierbarkeit der Einstellung des Kopfes im Apparat, die alleine schon die Abweichung von etwa 2° hätten erklären können. Auch die Maximalwerte hätten berücksichtigt werden müssen. Dies hätte bei dem einem oder anderen Probanden eine Bewegung von bis zu 8° (*Os sphenoidale*) zur Folge. Auch die naive Frage, ob der Schädel in der Studie vielleicht nur ein bisschen schräg da steht, wird nicht erwähnt. Eine Vergleichsgruppe fehlte[221].

Bei der Inhibition der Außen- und Innenrotation der Ossa temporalia an 30 gesunden Probandinnen zwischen 25 und 35 Jahren konnten *Mark* und *William* (2000) einen Einfluss auf die Atmung registrieren[222].

In einer von *Mitha* und *Butenschön* (2002) randomisierten kontrollierten Studie wurden 20 Patienten mit kraniomandibulärem Syndrom osteopathisch jeweils 3-mal mit Vier-Hand-Kontakt behandelt (Kontrollgruppengröße 17). Der Okklusionsindex zeigte eine hohe, der Mandibular-Positions-Indikator (MPI) zeigte keine Signifikanz[223].

In einer Pilotstudie (Behandlungs- und Kontrollgruppe) von *Moran* et al. (2004) wurde der Einfluss einer Behandlung mit kranialen osteopathischen Manipulationen auf die Sehfähigkeit untersucht. Die statistische Auswertung ergab keine eindeutig signifikanten Ergebnisse. Allerdings wird darauf aufbauend eine ausführlichere Studie durchgeführt[224].

In einer Studie zur Wirkung des CV-4 (Nelson et al. 2004) wurde dieser von 20 gut ausgebildeten Osteopathen an jeweils 20 Probanden ausgeführt, jeweils ein Proband mit einem Osteopathen. Es ging dabei um die Frage, inwieweit die Ergebnisse der Durchflussmetrie von Fall zu Fall und von Behandler zu Behandler konsistent waren. (Die Ergebnisse: P < 0.000 durch Varianzanalyse: Eingangskontrollsegment und Behandlungssegment und Rebound-Segment; paarweiser Vergleich: Kontrolle und Behandlung, P < 0.011; Kontrolle und Rebound, P < 0.108; Behandlung und Rebound, P < 0.000).

Es konnte bei der Untersuchung lediglich eine Veränderung des Baroreflexes (0.10 Hz) registriert werden, andere Signale blieben unverändert, obwohl die Herzfrequenz sich etwas auf und ab bewegte. In den Aufzeichnungen der Durchflussmetrie spiegelte sich der Zeitpunkt des Beginns einer CV-4 Behandlung wider. Auch konnte verfolgt werden, wie sich die Unterdrückung des Baroreflexes bis zum Stillpunkt vollzog. Es konnte ein Rebound der THM-Oszillation registriert werden, der einem CV-4-Release folgte. Der Rebound ist ein größeres Signal als das, was die Probanden vorher zeigten, wobei es nach etwa 2–10 min wieder zum Ursprungsniveau absank[230].

Die bisherigen Forschungsergebnisse meist linearer Versuchsanordnungen dokumentieren zumindest kurzfristig feststellbare Effekte und Verbesserungen nach Ausübung kranial osteopathischer Techniken. Letztlich sagen diese Ergebnisse allerdings nichts über die Wirkung osteopathischer Behandlungen bei kranken Menschen aus. Deshalb erscheint es zum gegenwärtigen Zeitpunkt weitaus sinnvoller, Untersuchungen zur Wirkung gesamtosteopathischer Behandlungen bei verschiedenen Beschwerdebildern durchzuführen. Dies entspricht auch weitaus mehr *Stills* Verständnis von einer osteopathischen Behandlung, die keineswegs technikorientiert war.

Palpations-Reliabilitätsstudien

Upledger[204] veröffentlichte 1977 eine Studie, in der 25 Kinder im Vorschulalter in einer Einfachblindstudie von jeweils zwei Osteopathen unabhängig voneinander untersucht wurden. Insgesamt vier Osteopathen nahmen an der Untersuchung teil. Es wurden von jedem Behandler das Os occipitale, die Synchondrosis sphenooccipitalis, die Ossa temporalia und das Os sacrale der entsprechenden Personen palpiert und ihre Beweglichkeit getestet. Jeder Untersucher musste in einer Tabelle eine Wertigkeit ihrer Beweglichkeit von 1 (normal) bis 3 (völlig restringiert) festhalten. (Eine 0,5 Skala zwischen 1 und 3 war erlaubt.) Es wurde bei einem Spielraum von 0 eine Übereinstimmung von 71 % und bei einem Spielraum, von +/-0,5 der Werteskala eine Übereinstimmung von 86 % erzielt. Die prozentuale Angabe ist allerdings zur Darstellung der Übereinstimmung nicht geeignet. Diese Untersuchung wurde von *Wirth-Patullo* (1994) einer Varianzanalyse unterzogen mit einem Intraclass-Korrelationskoeffizienten (ICC) von 0,57 (57 %). Das Ergebnis liegt damit im mittleren Bereich und deutlich unter der vom Autor angegebenen Verlässlichkeit[205]. Die später ausgeführte Kappa-Statistik ergab eine Bandbreite von 0,2 bis 1,0[206].

Zudem wurden bei allen Probanden Bewegungsrestriktionen verschiedenster Parameter registriert. Um aussagekräftig sein zu können, hätte die Studie aber nach *Green* et al. eine ausreichende Anzahl von Probanden enthalten müssen, die als normal klassifiziert worden wären. Nach *Hartman* und *Norton* zeichnet sich diese Studie durch eklatante Schwächen in der Methodologie und Durchführung aus[207].

Fast alle neueren ähnlichen Studien mit einem besseren bzw. adäquateren Studiendesign, strikterer Durchführung und Auswertung konnten im Gegensatz zu dieser Studie keine statistisch signifikante Inter-Tester-Korrelation feststellen.

1979 veröffentlichten *Roppel*[175] und Mitarbeiter Forschungsergebnisse, die die Messung der Genauigkeit der manuellen Bewegungspalpation zum Ziel hatten. Sie konstruierten ein Paar künstliche Scheitelbeinknochen, die mit einem Gelenk verbunden waren, um die Bewegung der Scheitelbeine zu imitieren. Das Bewegungsmuster, die Bewegungsamplitude, die Bewegungsfrequenz und Geschwindigkeit konnten variabel programmiert werden. 10 Osteopathen wurden in drei Gruppen eingeteilt (Erfahrung weniger als 5 Jahre, 5–10 Jahre und mehr als 10 Jahren). Die Untersucher wurden aufgefordert, expandierende, retraktierende und keine Bewegung voneinander zu unterscheiden und ihre Wahrnehmungen auf ein Tonbandgerät zu sprechen, das mit der computergesteuerten Bewegungssimulation verbunden war.

Ergebnisse:
1. Es konnten Bewegungen mit einem Bewegungsausmaß von 0,25 bis 0,5 mm mit 85 % Genauigkeit wahrgenommen werden.
2. Je schneller die Untersucher die wahrgenommenen Bewegungsparameter auf das Tonband sprachen, desto genauer waren die Ergebnisse.
3. Je schneller die simulierte Bewegung war, desto genauer konnte sie wahrgenommen werden.
4. Das genaueste Messergebnis erzielte ein Kraniosakraltherapeut. Allerdings konnten einige Untersucher ohne medizinischen Hintergrund und spezifischer palpatorischer Ausbildung genauere Ergebnisse erzielen als erfahrene kraniosakrale Therapeuten.

Upledger und *Karni* (1979) konnten eine Vielzahl von Übereinstimmungen zwischen palpablen Veränderungen des CRI und gleichzeitig registrierten Veränderungen mechanisch-elektrischer Messungen am Probanden feststellen (siehe auch S. 31 f.).

Allerdings wurde in der Studie keine Methode zur statistischen Auswertung durchgeführt, und diese Studie wurde auch bisher nicht wiederholt[176].

An der Messung von *Wirth-Patullo* und *Hayes* (1994) nahmen 3 Untersucher (Physiotherapeuten mit einer Praxiserfahrung von 4 bis 6 Jahren) und 12 symptomatische Probanden (Alter 10–62 Jahre) teil. Der Rhythmus des PRM wurde für 1 Minute am Kopf palpiert, die Phasen wurden mündlich an den Versuchsleiter weitergegeben. Vor jeder Palpation wurde die Herz- und Atemfrequenz von einer Krankenpflegeperson gemessen. Nach der Palpation wurde nochmals die Atemfrequenz gemessen. Ein Rhythmus von 3–9 Zyklen/min (Mittel 4,5–7) wurde registriert. Die Standardabweichung betrug 0,8 bis 1,5 Zyklen/min. Die Varianzanalyse erbrachte einen Intraclass-Korrelationskoeffizienten (ICC) von -0,02. Die Autoren begründen das Ergebnis mit fehlender Übereinstimmung zwischen den Untersuchern. Im Vergleich dazu erbrachte hingegen die Messung des Atem- und Pulsrhythmus eine mittlere bis hohe Übereinstimmung (ICC 0,66–0,76).

Zu kritisieren ist, dass keine fundierte Ausbildung der Probanden vorlag (Physiotherapeuten mit 2 bis 7 Kursen in kraniosakraler Therapie), die Messzeit des CRI mit einer Minute unter Umständen zu kurz war und die Messung von CRI, Atem- und Herzrhythmus nicht synchron vorgenommen wurde[211].

Green et al. sehen es für sinnvoller an, zu untersuchen, inwieweit Rhythmus und andere kraniosakrale Befunde als diagnostischer Test fungieren können[212].

Norton (1996) führte eine simultane Palpation des CRI am Kopf und am Becken durch. Teilgenommen haben 9 erfahrene Osteopathen und 6 Probanden zwischen 22 und 28 Jahren. Es konnte eine signifikante *Intra*-Tester-Zuverlässigkeit, jedoch keine *Inter*-Tester-Zuverlässigkeit (am Kopf ICC von 0,14, am Sakrum ICC von 0,04 und am Kopf-Sakrum ICC von 0,05) registriert werden. Es wurde ein Rhythmus von 2,14–7,38 Zyklen/min gemessen. *Norton* folgerte, dass keine Bewegungsübertragung vom Schädel auf das Sakrum zu bestehen schien. Außerdem scheinen seine Ergebnisse die Hypothese des Gewebedruckmodells zu stützen[178].

An der Untersuchung von *Hanten* et al. (1998) nahmen 2 Untersucher (etwa 11 Monate Praxiserfahrung) und 40 Probanden (Alter 22–54 Jahren) teil. Die Herzfrequenz wurde mit Polaruhren, die Atemfrequenz durch Thoraxbeobachtung gemessen. Es fand jeweils eine zweimalige synchrone Messung für 3 Minuten statt. Die Intra-Tester-Korrelation betrug ICC 0,78–0,83, die Inter-Tester-Korrelation lediglich ICC 0,22. Die höchste Korrelation wurde bei Untersucher A zwischen dem CRI und der Herzfrequenz der Probanden und bei Untersucher B zwischen dem CRI und der Herzfrequenz des Untersuchers ermittelt.

Die Messzeit dieser Studie war ausreichend lang, auch die synchrone Messung spricht für diese Untersuchung. Zu kritisieren ist allerdings, dass die Erfahrung der Untersucher (Physiotherapeut und Student) nur etwa 11 Monate betrug[179].

Rogers et al. (1998) führten eine simultane Palpation des PRM an Kopf und Füßen aus. 28 Probanden (Alter: 18–49 Jahre) und 2 Untersucher (Physiotherapeut und Krankenschwester mit einer Praxiserfahrung von 5 und 17 Jahren) nahmen an der Untersuchung teil. Die Untersucher waren abgeschirmt voneinander. Die Zyklen wurden mit Fußpedalen an einen Computer weitergegeben. Pro Proband wurden 4 Messungen für 2 Minuten in zwei Durchläufen durchgeführt. Im zweiten Durchlauf tauschten die Untersucher die Kopf- und Fußposition.

Es wurden 0–8,42 Zyklen/min registriert mit Mittelwerten von 3,14–4,37 Zyklen/min. Die Intra-Tester-Korrelation ergab am Kopf einen ICC von 0,18–0,26 und an den Füßen einen ICC von 0,3–0,29. Die Inter-Tester-Korrelation ergab am Kopf einen ICC von 0,08 und an den Füßen einen ICC von 0,19. Die Abweichung zwischen beiden Untersuchern war so stark, dass z. B. ein Untersucher einen Stillpunkt palpiert, während der andere simultan einen normalen Rhythmus feststellte[180].

Fraval (1998) ließ zwei Osteopathen 20 Kinder, allesamt jünger als 6 Monate, untersuchen. Es wurde dabei keinerlei Bewegung induziert, sondern die Osteopathen bewerteten die inhärente Bewegung des Schädels. Alle Kinder wurden von beiden untersucht, die erste Hälfte zuerst von dem einen, die andere Hälfte von dem anderen Osteopathen. Es wurde eine Messskala mit 5 Punkten verwendet: 1: normale Bewegung, 1,5: leichte Bewegungsrestriktion, 2: mittlere Bewegungsrestriktion, 2,5: deutliche Bewegungsrestriktion, 3: starke Bewegungsrestriktion. Vier Bereiche wurden untersucht: Pars condylaris ossis occipitalis rechts und links und Os temporale rechts und links. Die Inter-Tester-Korrelation war mittel bis gut (siehe Tabelle). Es gibt Hinweise auf eine negative Korrelation zwischen linkem und rechtem Os occipitale (-0,44) und linkem und rechtem Os temporale (-0,26). Es bestand eine 97,5 %ige Übereinstimmung für das Vorhandensein einer Dysfunktion und eine 90 %ige Übereinstimmung beim Schweregrad der Dysfunktion innerhalb des Maßes von einem Punkt auf einer 5-Punkte-Skala. Das Ergebnis dieser Studie bietet Hinweise auf inhärente Beweglichkeiten der Schädelknochen und der Möglichkeit ihrer Testung.

Drengler und *King* (1998)[182] führten eine Untersuchung mit 10 osteopathischen Untersuchern (5–10 Jahre Praxiserfahrung) und 10 erwachsenen Probanden aus. Die Inter-Tester-Korrelation ergab einen ICC von minus 0,0009[183].

Bei einer Untersuchung von *Moran* und *Gibbons* (2001) wurden 11 Probanden simultan am Kopf und am Sakrum von zwei erfahrenen Untersuchern palpiert. Die PRM-Zyklen wurden über Fußschalter an einen Computer weitergeleitet. Die Untersucher waren mit einen Vorhang voneinander getrennt. Die Herzfrequenz wurde registriert. Die Intra-Tester-Korrelation am Kopf und Sakrum war mittel bis gut (ICC: 0,52 bis 0,73), während die Inter-Tester-Korrelation der simultanen Palpation am Schädel und Sakrum schlecht bis nicht vorhanden (-0,09 bis 0,31) war. Damit widerspricht das Ergebnis der osteopathischen These des Core-link zwischen Kranium und Sakrum[184].

Farasyn und *Vanderschueren* (2001)[185] untersuchten das Frequenzverhalten des CRI am Kopf und am Sakrum sowie der Vasomotion der V. femoralis nach maximaler physischer Anstrengung und mögliche Korrelationen beider Ergebnisse. Hierzu führten drei erfahrene Osteopathen simultan an 15 gesunden Probanden (13 Männer und 2 Frauen) im Alter von 40 Jahren

Tabelle 3.4
Untersuchung der Inter-Tester-Korrelation[181]

	Totale Übereinstimmung (0 und 0,5 Differenz erlaubt)	Pearson Korrelationskoeffizient
Os occipitale rechts	95 %	0,50
Os occipitale rechts	90 %	0,75
Os occipitale rechts	90 %	0,58
Os occipitale rechts	85 %	0,71
Mittelwert	90 %	0.65

(+/- 12) für jeweils 1 Minute zwei palpatorische Testungen und zwei palpatorische Testungen nach physischer Anstrengung durch. Die Zählung sollte mit dem Beginn der Aufstiegskurve des CRI begonnen und mit der letzten Abstiegskurve des CRI innerhalb einer Minute beendet werden. Sie wurde von den drei Osteopathen unabhängig voneinander auf einem Papier eingetragen. Zusätzlich wurde der Pulsschlag vor, während und nach der physischen Anstrengung registriert, der Sauerstoffverbrauch wurde während der Anstrengung und die Milchsäure im Blut wurde zu Beginn, am Ende und 20 min nach der Anstrengung registriert. Ferner wurde die Atmungsaustauschrate bestimmt.

Die Inter-Tester-Korrelation ist sehr gut (Intraclass-Korrelationskoeffizienten zwischen 0,93 und 0,98). Nach physischer Belastung sank die Frequenz des CRI und der Venomotion um durchschnittlich 30 % und eine simultane Verminderung der Sauerstoffkonzentration im Blut wurde gemessen. Die Autoren schlossen auf eine Beziehung zwischen dem CRI und der Sauerstoffkonzentration im Blut. Die Verlangsamung des CRI wurde auf die begleitende Verminderung der Venomotion zurückgeführt, und es wurde keine Steigerung proportional zum erhöhten Herzrhythmus festgestellt.

Die Ergebnisse der Inter-Tester-Korrelation in dieser Studie liegen deutlich oberhalb aller zur Zeit durchgeführten Studien. Diese Messungen sollten nochmals mit einer strikteren Trennung der Untersucher während der Messung z. B. durch einen Vorhang durchgeführt werden. Zusätzlich sollten stille Fußschalter für die Registrierung des CRI und der Venomotion benutzt werden. Auch die Zeit der Messung sollte von einer auf drei Minuten verlängert werden.

Friedman erwähnt zwei von ihm geleitete Studien[186]: In einer wurden von sechs Untersuchern an 24 Probanden vier Screening-Tests vorgenommen. 96 Vergleichswerte wurden aufgeführt (jeweils 4 pro Proband). Asymmetrie und die Seite der eingeschränkten Bewegung wurden tabellarisch festgehalten. In der Wertung der Asymmetrie sollen 87 von 96 eine deutliche Übereinstimmung und 60 von 96 eine komplette Übereinstimmung gezeigt haben. Zur Frage der Seite der Bewegungseinschränkung zeigten 63 von 96 eine mehrheitliche Übereinstimmung (4 von 6 Untersuchern).

In einer weiteren Studie palpierten neun Untersucher drei Probanden mit einem Test auf Asymmetrie. Übereinstimmung wurde auf das Vorhandensein einer Asymmetrie erzielt. Keine Übereinstimmung soll bei der Seite der Asymmetrie erzielt worden sein und 25 von 27 sollen eine Verbesserung nach der Therapie palpiert haben. Beide Studien sind allerdings nicht zugänglich und nichts ist über Methodologie, Versuchsaufbau, Durchführung und statistische Auswertung dieser Studien bekannt.

Sommerfeld et al (2003) führten eine Messung mit zwei Untersuchern und 49 Probanden aus. Es wurden mindestens zwei simultane Untersuchungen an Kopf und Becken durchgeführt. Die PRM-Zyklen wurden über einen Fußschalter an einen Computer weitergegeben, Atemfrequenzen wurden über Dehnungsmessstreifen registriert. Die inter- und intrasubjektive

Übereinstimmung war jenseits zufälliger Ergebnisse. Während keine Korrelation zur Atmung des Patienten registriert werden konnte, zeigte die Atmung beider Untersucher am Becken und die Atmung eines Untersuchers am Kopf einen signifikanten Einfluss auf das Messergebnis. Die Untersuchung wies nicht nur ausreichend erfahrene Osteopathen, sondern auch eine ausreichend große Anzahl von Probanden sowie eine ausreichend lange Messzeit auf.

Die Autoren diskutieren, inwieweit mentale Bilder des Untersuchers die Ergebnisse beeinflussen, ob der PRM zu fein ist, um reliabel palpiert zu werden und ob der PRM eher ein metaphysisches als ein physiologisches Konzept darstellt[187].

Zusammenfassung

Mit Ausnahme einer Studie von Uplegder (die allerdings deutliche Schwächen in der Methodologie und Durchführung aufweist) konnte bislang keine Untersuchung eine zufriedenstellende Übereinstimmung zwischen den Befunden verschiedener Untersucher nachweisen. Dies entspricht auch dem Ergebnis der Review von Green et al.[188]. Solche negativen Ergebnisse sind zwar grundsätzlich kein Argument, dass die Therapie nicht wirksam sein kann. Solange es aber offen ist, ob als behandlungsbedürftig betrachtete Phänomene überhaupt nachweisbar sind, wäre selbst ein hocheffektives Behandlungsverfahren nur schwerlich gezielt einsetzbar[231].

Diskutiert werden folgende Möglichkeiten:
- ▶ Der so genannte kraniosakrale Rhythmus stellt einen Artefakt dar[189,190].
- ▶ Der PRM ist eher ein metaphysisches als ein physiologisches Konzept[191].
- ▶ Falls die arterielle Vasomotion für das Phänomen des kraniosakralen Rhythmus verantwortlich sein sollten, dann könnte es sein, dass die Untersucher unterschiedliche Rhythmen der Vasomotion palpiert hätten. Nach Ferguson könnten die Untersucher die Vasomotion von verschieden großen Arterien palpiert haben.
- ▶ Nach der Hypothese von *Norton* könnte die schlechte Intertester-Reliabilität auf die Interaktion physiologischer rhythmischer Prozesse (Herz- und Atemrhythmus) zwischen Untersucher und Probanden zurückzuführen sein.
- ▶ Auch *McPartland* und *Mein* integrieren in ihrer Hypothese Einflüsse durch den Therapeuten bei der Palpation des kraniosakralen Rhythmus.
- ▶ *Sommerfeld* et al. diskutieren außerdem, inwieweit mentale Bilder und die Atmung des Untersuchers die Ergebnisse beeinflussen und ob der PRM zu fein ist, um zuverlässig palpiert zu werden[187].
- ▶ Es wäre für weitere Studien von Bedeutung, zu Beginn der Untersuchungen auf eine bessere Kalibrierung der Untersucher in Bezug auf Gewebeannäherung und die Differenzierung von Gewebequalitäten zu achten: spezifischer Handdruck, Differenzierung der palpierten rhythmischen Erscheinungen (z. B. Expansions- und Retraktionsimpulse, Außen- oder Innenrotationen usw.), Differenzierung der Gewebe, mit denen der Osteopath in Resonanz tritt (Knochen, Weichgewebe, Fluida), Berücksichtigung der zu Grunde liegenden rhythmischen Modelle der primären Respiration bei den jeweiligen Untersuchern, Berücksichtigung des Konzepts des „neutralen Zustands" usw. Nicht ausreichende Berücksichtigung dieser Parameter in vergangenen Studien könnten unter Umständen mit zu den sehr uneinheitlichen Untersuchungsergebnissen beigetragen haben.

Die Diagnostik und Behandlung kranial-somatischer Dysfunktionen gehört zu den ganz kontrovers diskutierten Themen in der osteopathischen Medizin. Die Subtilität des CRI bzw. der primären Respiration und die dadurch erforderliche anspruchsvolle Palpationstechnik sowie die hypothetischen

Erklärungen zur zu Grunde liegenden Physiologie haben dazu geführt, dass viele, die nicht in kranialer Osteopathie ausgebildet sind, das Thema als Unsinn abtun. Die Beweislast liegt bei den Anwendern der kranialen Osteopathie. Ein solcher Beweis muss wissenschaftlichen Kriterien genügen, die Schlussfolgerungen müssen mit der heutigen Medizin in Übereinstimmung zu bringen sein, wenn die kraniale Osteopathie von der modernen Medizin anerkannt werden soll. Der Ansatz von Nelson et al. und Moskalenko, u. a. könnte in die richtige Richtung weisen.

Quellenangaben:

1 Moskalenko, Y. E.: Cerebral pulsation in the closed cranial cavity. Izv Akad. Nauk. SSSR 4 (1964), S. 620–629.
2 Woods, J. M., Woods, R. H.: A physical finding related to psychiatric disorders. JAOA 60 (1961)988.
3 Baker, E. G.: Alteration in width of maxillary arch and its relation to sutural movement of cranial bones. JAOA 70 (1971) 559–564.
4 Frymann, V.: Discussion. The principles of palpatory diagnosis and manipulative tech-ni-que. Beal M. C., AAO, Ohio, S. 100.
5 Jenkins, Campbell, White: Modulation resembling Traube-Hering waves recorded in human brain. Europ. Neurol. 5 (1971) 1–6. White, D. M., Jenkins, C. O., Campbell, J. K.: The compensatory mechanisms for volume changes in the brain. 23rd Annual Conference on Engineering in Medicine and Biology, Washington, D.C., (Nov/1970) S. 15–19.
6 Michael, D. K., Retzlaff, E. W.: A preliminary study of cranial bone movement in the squirrel monkey. JAOA 74 (1975) 886–889.
7 Wallace, W. K., Avant, W. S., McKinney, W. M., Thurstone, F. L.: Ultrasonic techniques for measurement intracranial pulsations. Research and clinical studies. Neurol. 16(4) (1966).
8 Lay, E. M., Cicorda, R. A., Tettambel, M.: Recording of the cranial rhythmic impulse. JAOA, 78 (10/1978) 149.
9 Upledger, J. E., Karni, Z.: Mechanical electric patterns during craniosacral Osteopathie diagnosis and treatment. JAOA 78 (1979), 782–791.
10 Green C., Martin C. W., Bassett K., Kazanjian A.: A systematic review and critical appraisal of the scientific evidence on craniosacral therapy. BCOHTA, Vancouver, 1999.
11 Olszewski, W. L., Engeset, A.: Intrinsic contractility of leg lymphatics in man. Preliminary communication. Lymphol. 12 (1979) 81–84.
12 Brookes, D.: Lectures on Cranial Osteopathy. Thorsons Publishers Limited Northampton, 1981 S. 58.
13 Podlas, H., Allen, K. L., Bunt, E. A.: Computed tomography studies of human brain movements. S. Afr. J. Surg. 22(1) (1984) 57–63. Allen, K. L., Bunt, E. A.: Slow oscillation of compliance and pressure rate in the naturally closed craniospinal System. In: Hoff, J. T. Betz, A. L. (Hrsg.): Intracranial pressure III. Springer Verlag, Berlin, 1989. S. 251–254. Allen, K. L., Bunt, E. A.: Hydrodynamic studies of the human craniospinal System. Janus, London. 2000. S. 5., 150 f, 158 f.
14 Lee, R. P.: Primary and sencondary respiration. JAAO 4 (1992) 12–16.
15 Allen, K. L., Goldmann, H.: Phasic pressure characteristics of the cerebrospinal System. S. Afr. J. Surg., (Okt. Dez./1967) 151.
16 Robbestaille in Druelle, P. : Allgemeine und craniale Osteopathie bei Neugeborenen und Kleinkindern. Deutsches Osteopathie Kolleg, S. 37–40.
17 Marier in Druelle, P. : Allgemeine und craniale Osteopathie bei Neugeborenen und Kleinkindern. Deutsches Osteopathie Kolleg, S. 40.
18 Vern, B. A., Schuette, W. H., Leheta, B., Juel, V. C., Radulovacki, M.: Low-frequency oscillations of cortical oxidative metabolism in waking and sleep. J. of. Cereb. Blood Fl Metabolism. 8 (1988) 215–226)
19 Rommeveaux, L.: Persönliche Mitteilung aus Upledger, J. E.: Research and Observations support the existence of a craniosacral System. UI, Enterprises (1995) Florida, S. 2.
20 Herniou, J. C.: Studies of the structures and mechanical properties of the cranium, in Upledger, J. E.: Research and observations support the existence of a craniosacral System. UI, Enterprises (1995) Florida, S. 2.
21 Gunnergaard, K.: Rhythmische und nicht rhythmische Veränderungen der Dimensionen des menschlichen Schädels. Dtsch. Ztschr. f. Biol. Zahnm. 8 (1992) 160–169.
22 Norton, J. M., Sibley, G., Broder-Oldach, R. E.: Quantification of the cranial rhythmic impulse in human subjects. JAOA, 92 (10/1992) 1285.
23 Heisey, S. R., Adams, T.: Role of cranial bone mobility in cranial compliance. Neurosurg. 33 (1993) 869–877.
24 Wirth-Patullo, V, Hayes, K.W.: Interrater reliability of craniosacral rate measurements and their relationship with subjects and examiners heart and respiratory rate measurements. Phys. Ther. 67 (10/1994) 1526–1532.

25 The first Russian-French Symposium: Fundamental aspects of osteopathy. 1.-2. 7. 96, St. Petersburg.
26 Zanakis, M. F., Lewandoski, M. A., Marmora, M., Dowling, C. T., Kircher, K. T., Cebelnsky, R. M., Banihashem, M.: Cranial mobility in humans. Manuskript zur Veröffentlichung in JAOA (1996/97).
27 Lockwood, M. D., Degenhardt, B. F.: Cycle-to-cycle variability attributed to the primary respiratory mechanism. JAOA 1 (1998) 35f, 41–43.
28 Nelson, K. E., Sergueef, N., Lipinski, C. M., Chapman, A. R., Glonek, T.: Cranial rhythmic impulse related to the Traube-Hering-Mayer oscillation: Comparing laser Doppler flowmetry and palpation. J. Am. Osteopath. Assoc. 101 (3/2001) 163–173.
29 Nelson K. E., Sergueef N., Glonek T.: The cranial rhythmic impulse and the Traube-Hering-Mayer oscillation. In: Proceedings of the International Research Conference in celebration of the 20th anniversary of the Osteopathic Center for Children (Frymann VM, Director), San Diego, California, February 6–10, 2002, in press. Persönliche Korrespondenz mit T. Glonek 20.5.2002.
30 Magoun, H. I.: Osteopathy in the cranial field. 3rd ed. Journal Printing Company, Kirksville 1976, S. 24. Wooley, D. W. and Shaw, E. N.: Evidence for the participation of serotonin in mental processes. Annais of the New York Academy of Sciences, 66 (1957) 649–665.
31 Clark, L. C.: Discussion of evidence for the participation of serotonin. Annais of the New York Academy of Sciences, 66 (1957) 668.
32 Hyden, H.: Satelite cells in the central nervous System. Scient. Americ. 205 (12/1961) 62.
33 Pomerat, C. M.: Rhythmic contraction of Schwann cells. Science 130 (1959) 1759.
34 Lumsden, C. E., Pomerat, C. M.: Normal oligodendrocytes in tissue eulture. Exp. Cell. Res. 2 (1951) 103–114.
35 Retzlaff, E. W., Mitchell, F. L.: The cranium and its sutures. Springer Berlin 1987, S. 14
36 Feinberg, D. A., Mark, A. S.: Human brain motion and cerebrospinal fluid circulation demonstrated with MR velocity imaging. Radiol. 163 (1987) 793–799.
37 Du Boulay, G., O'Connell, J., Currie, J., Bostick, T., Verity, P.: Further investigations on pulsatile movements in the cerebrospinal fluid pattern. Act. Rad. Diagn. 13 (1972) 496–523.
38 Sutherland, W. G.: The cranial bowl. Free Press Company, Mankato, Minnesota 1939, S. 51, 55.
39 Greitz, D., Wirestam, R., Franck, A., Nordell, B., Thomsen, C., Stahlberg, F.: Pulsatile brain movement and associated hydrodynamics studied by magnetic resonance phase imaging. Neuroradiol. 34 (1992) 370–380.
40 Gröschel-Stewart, U., Unsicker, K., Leonhardt, H.: Immunhistochemical demonstration of contractile proteins in astrocytes, marginal glial and ependymal cells in rat diecepha-lon. Cell Tiss. Res. (1977) 133–137.
41 Scordilis, S. P., Anderson, J. L., Pollack, R., Adelstein, R. S.: Characterisation of the myosin-phosphorylating System in normal murine astrocytes and derivative SV 40 wild-Type and A-mutant transformants. J. Cell Biol. 74 (1977) 940–949.
42 Fifkova, E.: Actin in the nervous System. Brain Res. Rev. 9 (1985) 187–215.
43 Alonso, G., Fgabrion, J., Travers, E., Asssenmacher, I.: Ultrastructural Organisation of actin filaments in neurosecretory axons of the rat. Cell and Tissue Res. 214 (1981) 323–341.
44 Kimura, A., Tsuji, T., Matoba, R., Fujitani, N., Ohmori, K., Matsumara, S.: Tissue-specific and non-tissue-specific heavy-chain isoforms of myosin in the brain as revealed by mo-noclonal antibodies. Biochimics et Biophysica Acta 1118 (1991) 59–69.
45 Hartman, S. E., Norton, J. M.: Interexaminer reliability and cranial osteopathy. The scientific review of alternative Med. 6 (1) (2002) 23–34.
46 Magoun, H. I.: Osteopathy in the cranial field. lrd ed. Journal Printing Company, Kirksville 1951, S. 24.
47 Sears, T. A.: Investigations on respiratory motoneurones of the thoracic spinal cord. Progr. Brain Res. 12 (1964) 259–272.
48 Upledger, J. E., Vredevoogd, J. D.: Craniosacral therapy. Eastland Press, Seattle 1983, S. 11.
49 Berquist, E., Willen, R.: Cavernous nodules in the dural sinuses. J. Neurosurg, 40 (1974) 330–335.
50 Heisey, S. R., Adams, T.: Role of cranial bone mobility in cranial compliance. Neurosurg. 33 (1993) 871.
51 Guyton, A. C., Hall, J. E.: Textbook of medical physiology. 9. Auflage, W. B. Saunders Company, Philadelphia 1966, S. 787.
52 Ferguson, A.: Cranial Osteopathy: a new perspective Academy of Applied Osteopathy. Academ. of Applied Osteop. 1 (4/1991) 12–16.
53 Bering, E. A. jr.: Choroid plexus and arterial pulsations of cerebrospinal fluid: Demonstration of the choroid plexus as a cerebrospinal fluid pump. Arch. Neurol. Psychiatry 73 (1955) 165–173.

54 Poncelet, B. P., Wedeen, V. J., Weisskoff, R. Cohen, M. S.: Brain parenchyma motion: Measurement with cine echo planar MR imaging. Radiology 185 (1992) 645–651.
55 Enzmann, D. R., Pelc, N. J.: Brain motion measurement with phase-contrast MR imaging. Radiology 185 (1992) 653–660.
56 Enzmann, D. R., Pelc, N. J.: Normal flow patterns of intracranial and spinal cerebrospinal fluid defined with phase-contrast cine MR imaging. Radiology 178 (1991) 467–474.
57 Becker in Upledger, J. E., Vredevoogd, J. D.: Craniosacral therapy. Eastland Press, Seattle 1983, S. 13.
58 Larsson, S. E., Cai, H., Oberg, P. A.: Percutaneous measurement by laser-Doppler flowmetry of skeletal muscle microcirculation at varying levels of contraction force determined electromyographically. Eur. J. Appl. Physiol. Occup. Physiol. 66(6) (1993) 477–482.
59 Upledger, J. E., Vredevoogd, J. D.: Craniosacral therapy. Eastland Press, Seattle 1983, S. 13.
60 Degenhardt, B., Kuchera, M.: Update on Osteopathie medical concepts and the lymphatic System. JAOA 96 (2/1996) 97–100.
61 Kinmonth, J. Taylor, G.: Spontaneous rhythmic contraction in human lymphatics. J. of Physiolog. (1956) 133-6.
62 Hall, J. G., Morris, B., Wolley, G.: Intrinsic rhythmic propulsion of lymph in the unanaesthetized sheep. J. Physiol (Lond) 180 (1965) 336–349.
63 Olszewski, W., Engeset, A.: Intrinsic contractibility of leg lymphatics in man preliminary communication. Lympholog. (12/1979) 81–84.
64 Gashev, A., Zawieja, D.: Physiology of human lymphatic contractility: a historical perspective. Lymphology, 34 (2991) 124-134.
65 Foldi, M.: The brain and the lymphatic system. Lymphol. 29 (1996) 1–9.
66 Norton, J. M.: A tissue pressure model for palpatory perception of the cranial rhythmic impulse. JAOA, 91 (1991) 975–994.
67 Norton, J. M.: Failure of a tissue pressure model to predict cranial rhythmic impulse frequency. JAOA 92 (1992) 1285
68 Wirth-Pattullo, V., Hayes, K. W.: Interrater reliability of craniosacral rate measurements and their relationship with subjects' and examiner's heart and respiratory measurements. Physical Ther. 74 (1994) 908–920.
69 McPartland, J., Mein, J.: Entrainment and the cranial rhythmic impulse. Alternative The-rapies in Health and Medicine. 3 (1977) 40–45.
70 Tiller, W. A., McCraty, R., Atkinson, M.: Cardiac coherence: a new, noninvasive measure of autonomic nervous system order. Alternative Therapies 2 (1996) 52–65.
71 McCraty, R., Atkinson, M. Tiller, W. A.: New electrophysiological correlates associated with intentional heart focus. Subtle Energies 4 (1995) 251–268.
72 Diehl, R. R:, Bichl, B., Sitzer, M., Hennerici, M.: Spontanous oscillations in cerebral blood flow elocity in normal humans and in patients with carotid artery disease. Neurose. Lett.127 (1991) 5–8.
73 Vern, B. A., Schuette, W. H., Leheta, B., Juel, V. C., Radulovacki, M.: Low-frequency oscillations of cortical oxidative metabolism in waking and sleep. J. of. Cereb. Blood Flow Metabolism. 8 (1988) 215–226)
74 Farasyn, A., Vanderschueren, F.: The decrease of the cranial rhythmic impulse during maximal physical exertion: an argument for the hypothesis of venomotion? J. Bodywork and Movement Therap. 5(11) 2000 56–69. Siehe auch unter Forschungen zur Messung des CRI.
75 Farasyn, A.: Nouvelle Hypothèse sur]a cause du mouvement craniën. Journées Belges de médecine ostéopathique. Symposium, Faculté de Sciences, Université de Namur: Le 18 jan. 1986.
76 Farasyn, A.: Hypothése sur la cause du mouvement craniën dit de »troisième ordre«. Fascia, Rev Méd Ostéop – Tijdschr Osteop Geneesk, Ed. Goff (1986) (Gent-Belgium)
77 Farasyn, A.: New hypothesis for the origin of Cranio Sacral Motion. Bulletin Soc. of Osteop. (UK) 16 (1988) 9–20.
78 Farasyn, A.: Nieuwe hypothese betreffende de oorsprong van het zgn. 'Cranio Sacral Motion'- fenomeen. Ned. Tijdschr. Man. Ther. 8 (1989) 47–50.
79 Farasyn, A.: New hypothesis for the origin of Cranio-sacral Motion. J bodywork and Movem Ther Oct (1999) 229–237.
80 Ferre, J. C., Chevalier, C., Helary, J. L., Le Cloarec, A., Legoux, R., Lunineau, J. P., Mora, H., Barbin, J.Y.: Le concept ostéopathique craniën, réalité ou illusion. Ann Kinésith, Ed. Masson (Paris), 18: (1991) 97–106.
81 Rommeveaux, L. et al. : La Mobilité des Os du Crâne: Une vérité scientifiquement demontrée. J Ostéo (France) (1993) 26.
82 Bevan, J., Hosmes, C., Lsung, B., Pergram, B., Su, C.: Innervation Pattern and Neurogenic Response of Rabbit Veins. Blood Vessels ll (1974) 172–182.
83 Vanhoutte, P.: Role of changes in venular and venous diameter in circulatory control. Bibliotheca Anat. 16 (1977) 294–297.

84 Folkow. B.: Description of the myogenic hypothesis circulation. Circ. Res. (1984) 279–287.
85 Aggarwal, S., Diller, K., Blake, G., Baxter, C.: Burn-induced alternations in vasoactive function of the peripheral cutaneous microcirculation. J. Burn Care Rehabil. 15 (1994) 1–12.
86 Davis, M., Shi, X., Sikes, P.: Modulation of bat wing venule contraction by transmural pressure changes. Am. J. Physiol. 262 (1992) 625–634.
87 Gokina, N., Bevan, R., Walters, C. Bevan, J.: Electrical activity underlying rhythmic contraction in human pial arteries. Circ. Res. 78 (1996) 148–153.
88 Yuan, R., Shan, Y., Zhu, S.: Circulating mechanism of the »pure« flap: direct observation of microcirculation. J. Reconstr. Microsurg. 14 (1998) 147–152.
89 Nicoll, A., Webb, R.: Vascular patterns and active vasomotion as determiners of flow through minute vessels. Angiology 6 (1955) 291–308.
90 D'Agrosa, L.: Patterns of venous vasomotion in the bat wing. Am. J. Physiol. 218 (1970) 530–535.
91 Siegel, G., Ebeling B., Hofer, H.: Foundations of vascular rhythm. Ber Bunsen-Ges. Phys. Chem. 84 (1980) 403–406.
92 Ragan, D., Schmidt, E., MacDonald, I., Groom, A.: Spontaneous cyclic contractions of the capillary wall in vivo impeding red cell flow: a quantitative analysis. Microvasc. Res. 36 (1988) 13–30.
93 Larsson, S., Cai, H., Oberg, P.: Continuous percutaneous measurement by Laser Doppler flowmetry of skeletal muscle microcirculation at varying levels of contraction force determined electromyographically. Eur. J. Appl. Physiol. 66 (1993) 477–482.
94 Johannsson, B., Mellander, S.: Static and dynamic components in the vascular myogenic response to passive changes in length as revealed by electrical and mechanical recordings from the rat portal vein. Circ. Res. 36 (19759 76–83.
95 Siegel, G., Ebeling, B., Hofer, H.: Foundations of vascular rhythm. Ber Bunsen-Ges Phys. Chem. 84 (1980) 403–406.
96 Burnstock, G., Kennedy, C.: A dual function with noradrenaline from perivascular nerves and localy released inhibitory intravascular agent. Circ. Res. 58 (1986) 319–330.
97 Müller-Schweinitzer, E., Stürmer, E.: Studies on the mechanism of the venoconstrictor activity of ergotamine on isolated canine saphenous veins. Blood Vessels 11 (1974) 183–190.
98 Altura, B.: Pharmacology of venular smooth muscle: New Insights. Micro Res. 16 (1978) 91–117.
99 Thulesius, O., Gjores, J., Berlin, E.: Vasoconstrictor effect of midodrine, ST 1059 noradrenaline, etilefrine and dihydroergotamine on isolated human veins. Eur. J. Clin. Pharmacol. 16 (1979) 423–424.
100 Colantuoni, A., Bertuglia, S., Intaglietta, M.: Quantitation of rhythmic diameter changes in arterial microcirculation. Am. J. Physiol. 246 (1984) 508–517.
101 Davis, M., Shi, X, Sikes, P.: Modulation of bat wing venule contraction by transmural pressure changes. Am. J. Physiol. 262 (1992) 625–634.
102 Gustafsson, H., Bulow, A., Nilsson, H.: Rhythmic contractions of isolated, pressurized small arteries from rat. Acta Physiol. Scand. 152 (1994) 145–152.
103 Aggarwal, S., Diller, K., Blake, G., Baxter, C.: Burn-induced alternations in vasoactive function of the peripheral cutaneous microcirculation. J. Burn Care Rehabil. 15 (1994) 1–12.
104 Davis, M., Shi, X., Sikes, P.: Modulation of bat wing venule contraction by transmural pressure changes. Am. J. Physiol. 262 (1992) 625–634.
105 Gokina, N., Bevan, R., Walters, C. Bevan, J.: Electrical activity underlying rhythmic contraction in human pial arteries. Circ. Res. 78 (1996) 148–153.
106 Mellander, S., Oberg, B., Odelram, H.: Vascular adjustments to increased transmural pressure in cat and man with special reference to shift in capillary fluid transfer. Acta physiol. Scand. 61 (1964) 34–48.
107 Nicoll, A., Webb, R.: Vascular patterns and active vasomotion as determiners of flow through minute vessels. Angiology 6 (1955) 291–308.
108 Bayliss, W.: On the local reaction of the arterial wall to changes of internal pressure. J. Physiol (London) 28 (1902) 220–231.
109 Ferguson, A.: A review of the physiology of cranial osteopathy. J. Osteop. Medic. 6 (2) (2003) 74–84.
110 Colantuoni, A., Bertuglia S., Marchiafava, P.: Effects of anesthesia on the spontanous activity of the microvasculature. Int. J. Microcirc. Exp. 3 (1984) 13–28.
111 Moskalenko, Y. E., Frymann, V., Kravchenko, T. I., Weinstein, G.: Physiological background of the cranial rhythmic impulse and the primary respiratory mechanism. 13/2 (2003) 21–33.
112 Moskalenko, Y. E., Kravchenko, T. I.: Wave phenomena in movements of intracranial luquid media and primary respiratory mechanism. JAAO 14/2 (2004) 29–40.
113 Folkman, J., Moscona, A.: Role of cell shape in groth control, Nature 273 (1978) 345–349.

114 Ingber, D. E., Jamieson J. D.: Cells as tensegrity structures: architectural regulation of hystodifferentiation by physical forces transduced over basement membrane. In: Anderson, L. C., Gahmbeg, C. G. & Ekbolm, P. (Hrsg.): Gene Expression during Normal and Malignant Differentiation: (1985) 13–32.

115 Ingber, D. E., Folkman, J.: Tension and compressin as basic determinants of cell form and function: utilizataiaona of cellular tensegrity mechanism. In: Stein, W., D.: Cell Shape: Determinants, Regulation and Regulatory Role.

116 Heidemann, S. R., Buxbaum, R. E.: Mechanical tension as a regulator of axonal developement. Neuro-Toxicology 15 (1994) 95–108.

117 Singhvi, R., Kumar, A., Lopez, G., Stephanopoulos, G. N., Wang, D. I. C., Whitesides, G. M. & Ingber, D. E.: Engeneering cell shape and function. Science 264, (1994) 696–698.

118 Chen, C. S., Mrksich, M., Huang, S., Whitesides, G. M. & Ingber, D. E.: Geometric control of cell life and death. Science 276 (1997) 1425–1428.

119 Stamenovic, D., Coughlin, M. F.: The role of prestress and architecture of the cytoskeleton and deformability of cytoskeletal filamentsin mechanics of adherent cells. A quantitative analysis. J. theor. Biol 201 (1999) 63–74.

120 Harris, A. K., Wild, P., Stopak, D.: Silicone rubber substrata: a new wrinkle in the study of cell locomotion. Science 208 (1980) 177–180.

121 Dembo, M.: Mechanics and control of the cytoskeleton in Amoeba proteus. Biophys. J. 55 (1989) 1054–1080.

122 Sims, J, Karp, S., Ingber, D. E.: Altering the cellular mechanical force balance results in integrated changes in cell, cytoskeletal, and nuclear shape. J. Cell Scr. 103 (1992) 1215–1222.

123 Ingber, D. E.: Cellular tensegrity: defining new rules of biological design that govern the cytoskeleton. J. Cell Sci 104. (1993) 613–627.

124 Davies, P. F., Tripathi, S. C.: Mechanical stress mechanisms and the cell: an endothelial paradigm. Circ. Res. 72. (1993) 239–245.

125 Wang, N., Butler, J. P., Ingber, D. E.: Mechanotransduction across the cell surface and through the cytoskeleton. Science 260. (1993) 1124–1127.

126 Wang, N. & Ingber, D. E.: Control of the cytoskeletal mechanics by extracellular matrix, cell shape, and mechanical tension. Biophys. J. 66. (1994) 2181–2189.

127 Thoumine, O.: Control of cellular morphology by mechanical factors. J. Phys. III France 6 (1996) 1555–1566.

128 Janmey, P. A.: The cytoskeleton and cell signalling: component localization and mechanical coupling. Physiol. Rev. 78 (1998) 763–781.

129 Chicurel, M. E. et al: Cellular controll lies in the balance of forces. Curr. Op. Cell Biol. 10 (1998) 232–239.

130 Stamenovic, D., Fredberg, J. J., Wang, N., Butler, J. P. & Ingber, D. E.: A microstructural approach to cytoskeletal mechanics based on tensegrity. J. theor. Biol. 181 (1996) 125–136.

131 Coughlin, M. F., Stamenovic, D.: A tensegrity structure with buckling compression elements: application to cell mechanics. ASME J. Appl. Mech. 64 (1997) 480–486.

132 Coughlin, M. F., Stamenovic, D.: A tensegrity model of the cytoskeleton in spread and round cells. ASME J. Biomech. Engng. 120 (1998) 770–777.

133 Letter on Tensegrity form Buckminster Fuller, Section 1, Copyright Estate of Buckminister Fuller.

134 Crisera, P. N.: The cytological implications of primary respiration. Medical Hypothesis 55(1) (2991) 40–51.

135 Chou, K. C.: Low frequency vibrations of DANN molecules. Biochem. J. 221 (1984) 27–31.

136 Pienta, K. J., Coffrey, D. S.: Cellular harmonic information transfer through a tissue tensegrity-matrix system. Med. Hypothesis 34 (1991) 85–88.

137 Llinas, R. R.: The intrinsic electrophysiological properties of mammalian neurons: Insights into central nervous system function. Science 242 (1988) 1654–1664.

138 Fröhlich, H.: The Genetic Code as Language. In: Fröhlich, H. (Hrsg.): Biological Coherence and Response to External Stimuli. Berlin 1988.

139 Arshavsky, Y. I., Deliagina, T. G., Orlovsky, G. N.: Pattern Generation. Curr. Opin. Neurobiol. 7 (1997) 781–789.

140 Bass, A. H. & Baker, R.: Phenotypic specification of hindbrain rhombomeres and the origins of rhythmic circuits in vertebrates. Brain. Behav. and Evol. 50 (1997) 3–16.

141 Fröhlich, H.: The Genetic Code as Language. In: Fröhlich, H. (Hrsg.): Biological Coherence and Response to External Stimuli. Berlin 1988.

142 Dayhoof, J., Hameroff, S. R., Lahoz-Beltra, R., Swenberg, C. E.: Cytoskeletal involvement in neuronal learning: a review. Eur. Biophys. J. 23 (1994) 79–93.

143 De Loof, A.: The electrical dimension of cells: The cell as a miniature electrophoresis chamber. Int. Rev. Cytol. 104 (1986) 251–351.

144 Hameroff, S. R., Watt, R. W.: Information processing in microtubules. J Theor Biol 98 (1982) 549–561.

145 Tuszynski, J. A., Trpisová, B., Sept, D., Brown, J. A.: Selected physical issues in the structure and function of microtubules. J. Struct. Biol. 118 (1997) 94–106.

146 Nelson, K. E., Sergueef, N., Glonek, T. (2003): The Traube-Hering-Mayer Oscillation and the Cranial Rhythmic Impulse. Text für Liem Kraniosakrale Osteopathie.
147 Nelson, K. E., Sergueef N., Glonek, T. (2005): Rate of the cranial rhythmic impulse. J Am Osteopath Assoc, in press.
148 Sergueef, N., Nelson K. E., Glonek, T. (2004): The effect of light exercise upon blood flow velocity determined by laser-Doppler flowmetry. J Med Eng Tech 28(4):143–150.
149 Nelson, K. E., Sergueef, N., Glonek, T. (2004): Cranial manipulation induces sequential changes in blood flow velocity on demand. AAO Journal 14(3):15–17.
150 Nelson, K. E., Sergueef, N., Glonek, T. (2004): Letter to the Editor 1st Response to Moskalenko and Kravchenko) AAO Journal 14(3):11–12.
151 Sergueef, N., Nelson, K. E., Glonek, T. (2003): Wirkung kranialer Manipulation auf die mit Laser-Doppler-Flowmetrie gemessene Traube-Hering-Mayer-Oszillation. Osteopathische Medizin 3:4–7. Pirated version of paper 185 in German.
152 Sergueef, N., Nelson K. E., Glonek, T. (2002): The effect of cranial manipulation upon the Traube Hering Meyer oscillation. Alt Therap Health Med 8:74–76.
153 Nelson, K. E., Sergueef, N., Lipinski, C. M., Chapman, A. R., Glonek, T. (2002): Der Craniale Rhythmische Impuls in Bezug zur Traube-Hering-Mayer Oszillation: Vergleich zwischen Laser-Doppler-Flussmetrie und Palpation. Osteopathische Medizin 3:10–21.
154 Sergueef, N., Nelson, K. E., Lipinski, C. M., Chapman, A. R., Glonek, T. (2002): Ostéopathie crânienne et oscillations des ondes de Traube-Hering-Mayer. Une comparaison de la fluxmétrie laser-Doppler et de la palpation. J ApoStill (Journal de l'Académie d'Ostéopathie de France, printemps) 10:16–24.
155 Sergueef, N., Nelson, K. E., Glonek, T. (2001): Changes in the Traube-Hering wave following cranial manipulation. AAO Journal 11(1):17-EOA.
156 Nelson, K. E., Sergueef, N., Lipinski, C. M., Chapman, A. R., Glonek, T. (2001): Cranial rhythmic impulse related to the Traube-Hering-Mayer oscillation: Comparing laser-Doppler flowmetry and palpation. J Amer Osteopath Assoc 101:163–173.
157 Fujii, K., Heistad, D. D., Faraci, F. M.: Vasomotion of basilar arteries in vivo. Am. J. Physiol. 258(6 Pt 2) (1990) 1829–34.
158 Hayoz, D., Tardy, Y., Rutschmann, B., Mignot, J. P. et al.: Spontaneous diameter oscillations of the radial artery in humans. Am. J. Physiol. 264(6 Pt 2) (1993) 2080–4.
159 Ferguson, A.: A review of the physiology of cranial osteopathy. J. Osteop. Medic. 6 (2) (2003) 74–84.
160 Novak, V., Novak, P. de Champlain, J., Le Blanc, A., Martin, R., Nadeau, R.: Influence of respiration on heart rate and blood pressure fluctuations. J. Appl. Physiol. 74 (1993) 617–626.
161 Turjanmaa, V., Kalli, S., Sydanmaa, M., Uusitalo, A.: Short term variability of systolic blood pressure and heart rate in normotensive subjects. Clin. Physiol. 10 (1990) 389–401.
162 Taylor, J. A., Williams, T. D., Seals, D. R., Davy, K. P.: Low-frequency arterial pressure fluctuations do not reflect sympathetic outflow: gender and age differences. Am. J. Physiol. 274(4 Pt 2) (1998) 194–201.
163 Deriu, F., Roatta, S., Grassi, C., Urciuoli, R., Micieli, G., Passatore, M.: Sympathetically-induced changes in microvascular cerebral blood flow and in the morphology of its low-frequency waves. J. Auton. Nerv. Syst. 59(1–2) (1996) 66–74.
164 Golanov, E. V., Reis, D. J.: Vasodilation evoked from medulla and cerebellum is coupled to bursts of cortical EEG activity in rats. Am. J. Physiol. 268(2 Pt 2) (1995) 454–67.
165 Golanov, E. V., Yamamoto, S., Reis, D. J.: Spontaneous waves of cerebral blood flow associated with a pattern of electrocortical activity. Am. J. Physiol. 266(1 Pt 2) (1994) 204–14.
166 Diehl, R. R., Linden, D., Lucke, D., Berlit, P.: Spontaneous blood pressure oscillations and cerebral autoregulation. Clin. Auton. Res. 8(1) (1998) 7–12.
167 Jealous, J.: Healing and the natural world. Interview by Horrigan B. Alternative Therapies 3(1)(1997) 1–9.
168 Frymann, V. M.: Relation of disturbances of craniosacral mechanisms to symptomatology of the newborn, Study of 1250 Infants. JAOA 65 (1966).
169 Frymann, V. M.: Learning difficulties of children viewed in the light of the osteopathic concept. JAOA, 76 (1976).
170 Upledger, J. E.: Relationship of craniosacral examination findings in grade school children with developmental problems. JAOA, 77 (6/1978) 760–776.
171 Upledger, J. E., Vredevoogd, J. D.: Craniosacral therapy. Eastland Press, Seattle 1983, S. 262–263.
172 Holland, C.: The biophysics of cranial osteopathy. Video Medicine Labs Inc., Scottsdale, Arizona, 1991.
173 Persönliche Korrespondenz mit Andrianov, V., Bespala, N.: Research. Academy of Child's development. St. Petersburg, 1999, S. 2.
174 Persönliche Korrespondenz mit Andrianov, V., Bespala, N.: Research. Academy of Child's development. St. Petersburg, 1999, S. 2–3.

175 Roppel, R. M., Pierre, N. S., Mitchell, F. L.: Measurement of accuracy in bimanual pereep-tion of motion. JAOA 77 (1978), 475.
176 Green C., Martin C. W., Bassett K., Kazanjian A.: A systematic review and critical appraisal of the scientific evidence on craniosacral therapy. BCOHTA, Vancouver, 1999.
177 Hubbard, R. B., Sacks, M. S.: Mechanical response of collagenous tissue to repeated elongation. JAOA, 83 (9/1983) 136.
178 Norton, J. M.: A challenge to the concept of craniosacral interaction. JAOA (1996) 15–21.
179 Hanten, W. P., Dawson, D. D., Iwata, M., Seiden, M., Whitten, F. G., Zink, T.: Craniosacral rhythm: reliability and relationships with cardiac and respiratory rates. J. Orthop. Sports Phys. Ther. 27 (3/1998) 213–218.
180 Rogers, J. S., Witt. P. L., Gross, M. T., Hacke, J. D., Genova, P. A.: Simultanous palpation of the craniosacral rate at the head and feet, intrarater and interrater reliability and rate comparisons. Phys. Ther. 78 (11/1998) 1175–1185.
181 Fraval, M.: The reliability of examination findings of cranial motion. Australian Journal of Osteopathy 8 (2) (1996) 4–7.
182 Drengler, K. E., King, H. H.: Interexaminer reliability of palpatory diagnosis of the cranium. J. Am. Osteopath. Assoc. 98 (1998) 387.
183 Hartman, S. E., Norton, J. M.: Interexaminer reliability and cranial osteopathy. The scientific review of alternative Med. 6 (1) (2002) 23–34.
184 Moran, R. W., Gibbons, P.: Intraexaminer and interexaminer reliability for palpation of the cranial rhythmic impulse at the head and sacrum. J. Manipul. Physiolog. Therapeut. 3 (2001) 183–189.
185 Farasyn, A., Vanderschueren, F.: The decrease of the cranial rhythmic impulse during maximal physical exertion: an argument for the hypothesis of venomotion? J. Bodywork and Movem. Therap. 5(1) (2001) 56–69.
186 Friedman, H. D., Gilliar, W. G., Glassman, J. H.: Kursreihe Osteopathische Medizin – Craniosakrale Therapie. 2002, S. 7.
187 Sommerfeld, P., Kaider, A., Klein, P.: Inter- and intraexaminer reliability in palpation of the „primary respiratory mechanism" within the „cranial concept". Man. Th. 9 (2004) 22–29.
Persönliches Gespräch von Liem T. mit Sommerfeld P., 4/2002.
188 Green C., Martin C. W., Bassett K., Kazanjian A.: A systematic review and critical appraisal of the scientific evidence on craniosacral therapy. BCOHTA, Vancouver, 1999.
189 Hartman, S. E., Norton, J. M.: Interexaminer reliability and cranial osteopathy. The scientific review of alternative Med. 6 (1) (2002) 23–34.
190 McGrath, M. C.: Viewpoint to A review of the physiology of cranial osteopathy (Ferguson, A.). J. Osteop. Medic. 6 (2) (2003) 84–86.
191 Sommerfeld, P., Kaider, A., Klein, P.: Inter- and intraexaminer reliability in palpation of the „primary respiratory mechanism" within the „cranial concept". Man. Th. 9 (2004) 22–29.
192 Kostopoulos, D., Keramidas, G.: Changes in the magnitude of relative elongation of the falx cerebri during the application of external forces on the frontal bone of an embalmed cadaver. J. Craniomand. Practice 10 (1992) 9–12.
193 Allain, A.: Le complexe musculo-aponevrotique sous-hyoidien et la circulation veineuse de retour cranien, à propos de 10 études échotomographiques. Mémoire, Dijon, 19
194 Vallee, M.: Le system cranio-cervico-mandibulaire. Analyse d'empreintes et de teleradiographies chez le jumeaux. Mémoire, Dijon, 1992.
195 Leclercq, C.: L'incidence de la compression du 4ème ventricule sur l'activité électrique cardiaque. Mémoire, St. Etienne, 1993.
196 Gallay, F.: Tentative electro-méchanique de mesure des mouvements propres des os du crâne. Mémoire, St. Etienne, 1993.
197 Maduraud, C.: Pression intra-oculaire et sinus veineux. Etude des variations de la tension oculaire suite a la technique de liberation des sinus veineux selon Viola Fryma Mémoire, Emerinville, 1994.
198 Ohanian, M.: Father Tom et asthme. Mémoire, Paris 1994.
199 Upledger, J. E.: Research and observations support the existence of a craniosacral System. UI, Enterprises (1995) Florida, S. 3–4.
200 Chadwick, R.: The effects of cranial manipulation upon ryodoraku acupuncture meridians.
201 Gilmore, N.: Right brain, left brain asymmetrie. ACLD Newsbriefs (7/8/1982).
202 Libin, R.: Occlusal changes related to cranial bone mobility. Internat. J. Orthodont. 20 (1) (1992).
203 Kravchenko, T. I.: The principles of Osteopathic techniques efficacy monitoring. In: The first Russian-French Symposium: Fundamental aspects of Osteopathy. 1.-2. 7. 96, Petersburg.

204 Upledger, J. E.: The reproducibility of craniosacral examination findings: A statistical analysis. JAOA 76 (1977) 890–899.
205 Wirth-Patullo, V., Hayes, K. W.: Interrater reliability of craniosacral rate measurements and their relationship with subjects and examiners heart and respiratory rate measurements. Phys. Ther. 67 (10/1994) 1526–1532.
206 Green C., Martin C. W., Bassett K., Kazanjian A.: A systematic review and critical appraisal of the scientific evidence on craniosacral therapy. BCOHTA, Vancouver, 1999.
207 Hartman, S. E., Norton, J. M.: Interexaminer reliability and cranial osteopathy. The scientific review of alternative Med. 6 (1) (2002) 23–34.
208 Kragt, G., Bosch, J. J., Borsboom, P. C. F.: Measurement of bone displacement in a macerated human skull induces by orthodontic forces; a holographic study. J. Biomechanics 12 1979) 905–910.
209 Myers, R.: Measurement of small rhythmic motions around the human cranium in vivo. J. Aus. Ost. Ass. (1998) 9 (2) 6–13.
210 Sibley, G., Broder-Oldach, R. E., Norton, J. M.: Interexaminer agreement in the characterisation of the cranial rhythmic impulse. JAOA, 92 (10/1992) 1285.
211 Wirth-Patullo, V, Hayes, K. W.: Interrater reliability of craniosacral rate measurements and their relationship with subjects and examiners heart and respiratory rate measurements. Phys. Ther. 67 (10/1994) 1526–1532.
212 Green C., Martin, C. W., Bassett, K., Kazanjian, A.: A systematic review and critical appraisal of the scientific evidence on craniosacral therapy. BCOHTA, Vancouver, 1999.
213 Burnotte, J., Van Poelvoorde, F., Dewandel, J. L.: Etude par interferometrie holographique du comportement des sutures sagittale et coronale sous contraintes. 1999, Brüssel.
214 Hubbard, R. P., Melvin, J. W., Barodawala, I. T.: Flexure of cranial sutures. J. Biomech. 4 (1971) 491–496.
215 Burnotte, J., Biart, A. F.: Linear and surfaces measurements of the cranium and the lateral ventricules by helical CT during deep CV-4. Mémoire, 1999, Brüssel.
216 Ueno, T., R. E. Ballard, L. M. Shuer, J. H. Cantrell, W. T. Yost, and A. R. Hargens: Non-invasive measurement of pulsatile intracranial pressures using ultrasound. Tenth International Symposium on Intracranial Pressure and Neuromonitoring in Brain Injury, Williamsburg, VA, 25–29 May 1997.
217 Hanten, W. P., Olson, S. L., Hodson, J. L., Imler, V. L., Knab, V. M., Magee, J. L.: The Effectiveness of CV-4 and Resting Position Techniques on Subjects with Tension-Type Headaches. J. Manual and Manip. Therap. 2(1999) 64–70.
218 Penne, M.:Étude par interferometrie electronique d'images de spectle du comportement de la suture cranienne sagittale sous contraites. Mémoire, Brüssel (2000).
219 Vartanian, L. A., Ksenofontova, I. V., Markovich, A. M.: Modifications de la transmission vibro-acoustique de la structure crannienne par traitement osteopathique. Apo-Still. Le journal de l'Academy d'Osteopathie. 7(2000) 31–39.
220 Olseski, S.L., Smith, H.H., Crow, W. T.: Radiographischer Beweis der Schädelknochenmobilität. Osteop. Med. 2 (2002) 13–16.
221 Klein, P.: Zum Mythos der Schädelknochenmobilität. Einige Überlegungen eines freien Osteopathen. Osteop. Med. 2 (2002) 17–20.
222 Mark, R., William, P.: Influence of the mobility of temporale bones on the parameters of respiratory functionality, appraisal through pletismography. Therap. Manual. & Riabilitaz. 2 (4) 2000).
223 Mitha, N., Butenschön, W.: Einfluss osteopathischer Behandlung auf craniomandibuläre Dysfunktionen. Diplomarbeit. Hamburg 2002.
224 Moran, P., Sandhouse, M., Shechtman, D., Fecho, G., Snyder, A., Patterson, M., Shallo-Hoffmann, J., Hardigan, P.: The effect of cranial osteopathic treatment on visual function. College of Osteopathic Medicine, Nova Southeastern University, präsentiert auf der AAO convocation Colorado Springs, 2004.
225 Becker, R. E.: Force factors with body physiology. AAO-Yearbook (1959), S. 89–97.
226 Wales, A. L.: Lecture III. Embryology of the central nervous system. Januar 1987.
227 Busquet, L.: L'Osteopathie Cranienne. Maloine, Paris 1985, S. 31f.
228 Magoun, H. I.: Osteopathy in the Cranial Field. 3rd ed. Journal Printing Company, Kirksville 1976, S. 70.
229 Trzebski, A., Smietanowski, M.: Cardiovascular periodicities in healthy humans in the absence of breathing and under reduced chemical drive of respiration. J. Auton. Nerv. Syst. 57(3) (1996) 144–8.
230 Persönliche Kommunikation 12/2004 mit Glonek, T., Nelson, K. E., Sergueef, N. (Ergebnisse werden voraussichtlich im J. Am. Osteopath. Assoc. publiziert)
231 Resch, K. L., Liem, T.: „Kraniosakral"-Mythen und Fakten. D.O.-Deutsche Zeitschrift für Osteopathie. 4 (11/2004) 6–9.

*„Manche würden wohl sagen – und ich mit ihnen –,
dass wir ein Skelett, Muskeln, Drüsen, ein Nervensystem nicht „haben", sondern dass wir dies alles „sind"."*

Moshe Feldenkrais[1]

Der Schädel

Um eine erfolgreiche Therapie auszuführen, ist es von essenzieller Bedeutung, die zu behandelnden Strukturen so genau wie möglich zu kennen. Das Verständnis dieser Strukturen ist die Basis, um ihre Funktion und ihre Bedeutung für den Gesamtorganismus zu verstehen. Ebenso ermöglicht dieses Verständnis, den Sinn der jeweiligen Technik zur Korrektur abnormer Gewebezustände zu verstehen, was sich unmittelbar auch auf die Ausführung der jeweiligen Technik auswirkt. „Während jeder Ausführung einer kranialen Technik sollte der Therapeut die intrakranialen Strukturen kontinuierlich visualisieren" so *Sutherland*[2]. Bei der Einführung der amerikanischen Osteopathen in kraniale Techniken widmete *Sutherland* deshalb stets eine ganze Woche der Erläuterung der Schädelanatomie, bevor er damit begann, ihnen das primär respiratorische System näher zu bringen.

Deskriptive Anatomie des Kopfskeletts

Der Schädel setzt sich aus 22 Knochen zusammen, die Gehörknöchelchen ausgenommen.
Hirnschädel:
▶ Os frontale (Stirnbein) – unpaarig
Pränatal besteht das Stirnbein aus zwei Knochen. In ca. 10 % der Fälle verknöchert die S. metopica zwischen den beiden Stirnbeinen nicht. Aber auch bei den übrigen 90 % wird eine erhöhte Malleabilität (Flexibilität) zwischen den beiden Stirnbeinhälften angenommen, sodass sie sich im kraniosakralen Rhythmus wie zwei Knochen bewegen.

▶ Os temporale (Schläfenbein) - paarig
▶ Os parietale (Scheitelbein)
▶ Os zygomaticum (Jochbein) - paarig
▶ Os sphenoidale (Keilbein) - unpaarig
▶ Os occipitale (Hinterhauptbein) - unpaarig
▶ Os ethmoidale (Siebbein) - unpaarig

Gesichtsschädel:
▶ Os ethmoidale (Siebbein) - unpaarig
▶ Vomer (Pflugscharbein) - unpaarig
▶ Os nasale (Nasenbein) - paarig
▶ Os lacrimale (Tränenbein) - paarig
▶ Concha nasalis inferior (untere Nasenmuschel) - paarig
▶ Mandibula (Unterkiefer) - unpaarig
▶ Maxilla (Oberkiefer) - paarig
▶ Os palatinum (Gaumenbein) - paarig
▶ Os zygomaticum (Jochbein) - paarig
▶ Os frontale (Stirnbein) - paarig

Weitere Knochen: Os hyoideum (Zungenbein), Gehörknöchelchen

Deskriptive Anatomie des Kopfskeletts **75**

Hinweis:
Seiten- und Vorderansicht sind in den *Abbildungen 4.1, 4.2, 4.3* und *4.4* dargestellt, die Ansicht von unten in *Abbildung 4.5*.

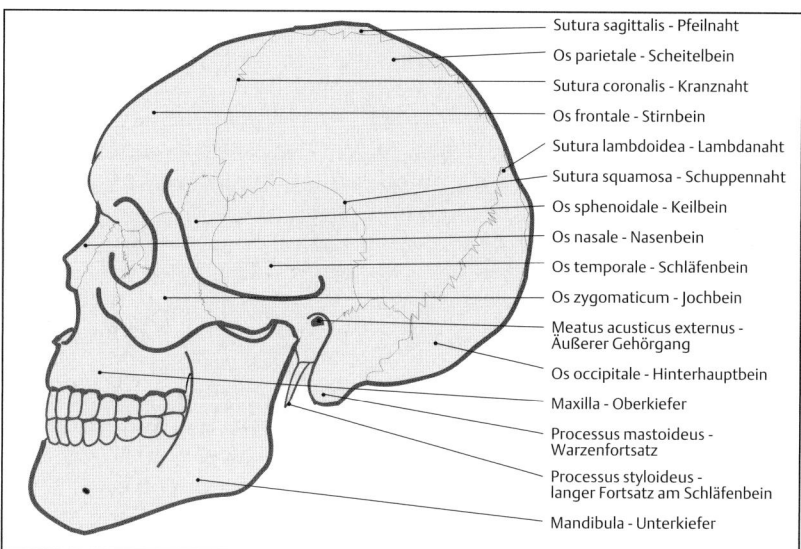

4.1
Schädel (von lateral)

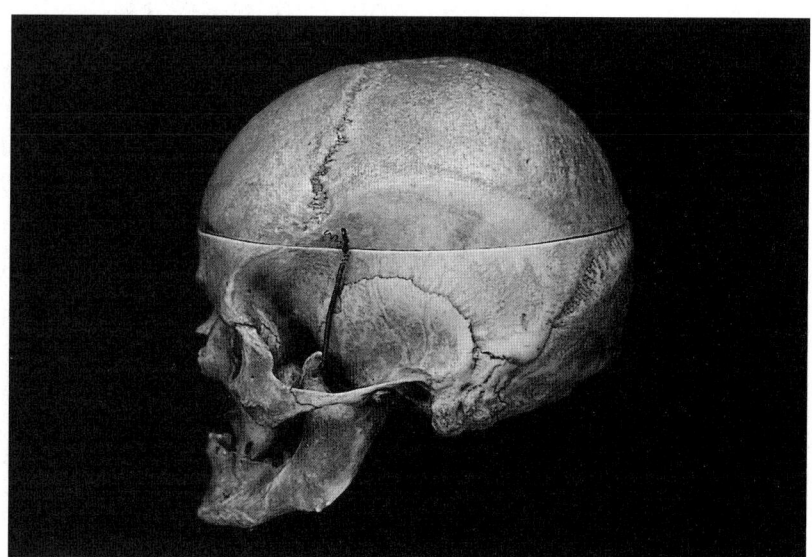

4.2
Schädel (von lateral)

76   4. Der Schädel

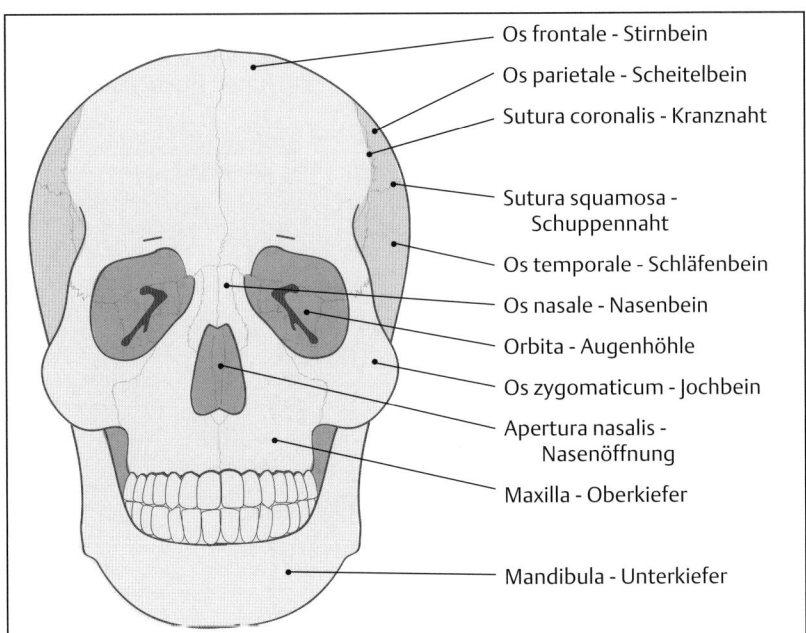

- Os frontale - Stirnbein
- Os parietale - Scheitelbein
- Sutura coronalis - Kranznaht
- Sutura squamosa - Schuppennaht
- Os temporale - Schläfenbein
- Os nasale - Nasenbein
- Orbita - Augenhöhle
- Os zygomaticum - Jochbein
- Apertura nasalis - Nasenöffnung
- Maxilla - Oberkiefer
- Mandibula - Unterkiefer

4.3
Schädel (von vorne)

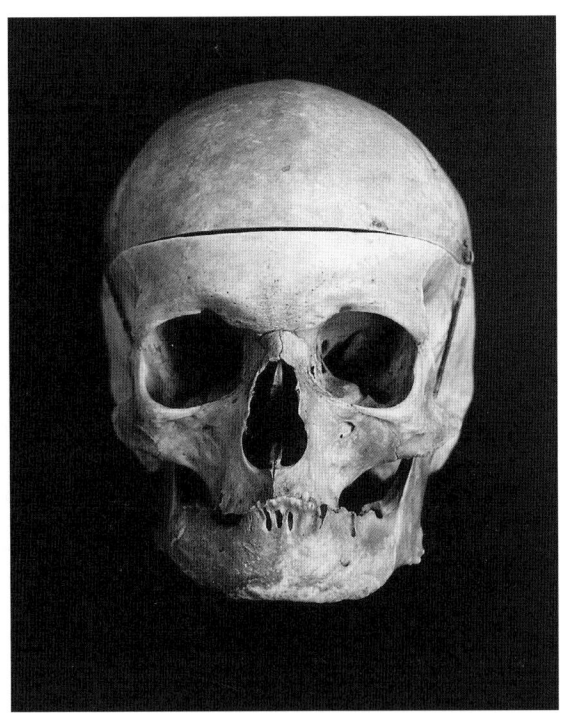

4.4
Schädel (von vorne)

Deskriptive Anatomie des Kopfskeletts

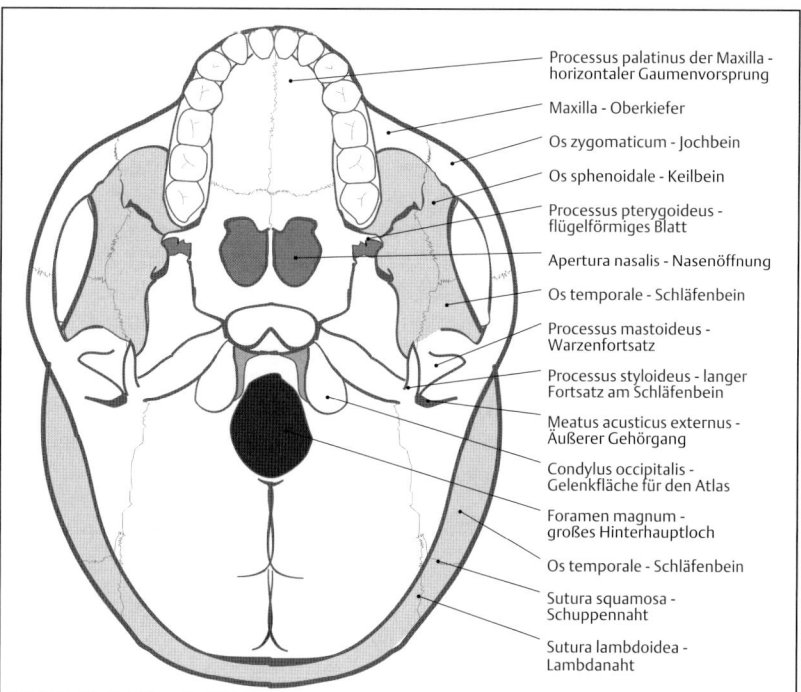

4.5
Schädel (von unten)

78 4. Der Schädel

Erkennungsmerkmale
(Abb. 4.6)

1. Nasion: medianer Punkt der Sutura frontonasalis
2. Glabella: Ebenes Feld zwischen den Augenbrauenbögen, am unteren Teil der S. metopica
3. Ophryon: Oberhalb der Glabella
4. Bregma: Treffpunkt der Sutura sagittalis und der Sutura coronalis
5. Vertex: Höchster Punkt des Schädels
6. Lambda: Treffpunkt der Sutura sagittalis und der Sutura lambdoidea
7. Inion: Protuberantia occipitalis externa
8. Pterion: Zusammenfügungspunkt des Os frontale, Os sphenoidale, Os temporale und des Os parietale (eher fixe Zone)
9. Asterion: Zusammenfügungspunkt des Os parietale, Os occipitale und des Os temporale (eher mobile Zone)
10. Basion: Mitte des vorderen Randes des Foramen magnum
11. Opisthion: Mitte des hinteren Randes des Foramen magnum
12. Gnathion: Unterster, in der Mitte gelegener Punkt an der Kinnspitze des Unterkiefers

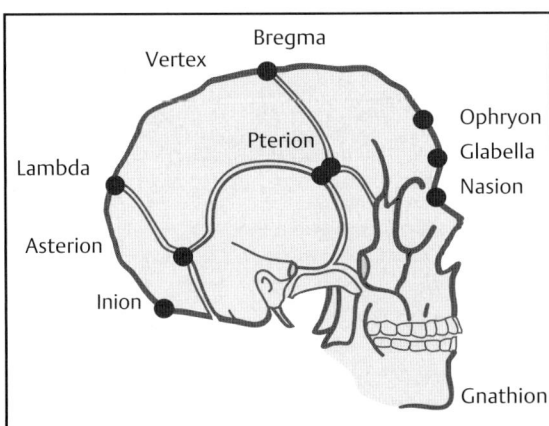

4.6
Bezugspunkte am Schädel

Schädeldach, Desmokranium

Das Schädeldach dient zum Schutz des Nervensystems. Die großen platten Knochen des Schädeldaches verknöchern durch desmale Ossifikation, sie entstehen direkt aus dem umgebenden Bindegewebe. Das ermöglicht ihnen eine erhöhte Knochenflexibilität zur Anpassung an Bewegungen der Schädelbasis. Gewöhnlich entstehen sie etwas später als die knorpelige Schädelbasis.

Skelettelemente:
- Squama frontalis (Stirnbeinschuppe)
- Ossa parietalia (Scheitelbeine)
- Pars squamosa ossis temporalis (Schläfenbeinschuppe)
- Oberer Teil der Squama occipitalis (Hinterhauptschuppe)
- Ala major ossis sphenoidalis (großer Keilbeinflügel)

Außenfläche des Schädeldaches
- S. metopica, Sutura coronalis, Sutura sagittalis, Sutura lambdoidea.
- Fossa temporalis (Schläfengrube). Sie wird aus der Schläfenbeinschuppe, dem unteren (auf das Schläfenbein weisenden) Rand des Scheitelbeins, dem großen Keilbeinflügel und dem Seitenteil des Stirnbeins gebildet.

| Innenfläche des Schädeldaches | ▶ Sulci arteriosi: Rinnen für die Arteria meningea media und ihre Äste
▶ Sulci venosi: Gelegentliche venenführende Rinnen
▶ Sulcus sinus sagittalis und Sulcus sinus transversi: Die Knochenrinnen für die Sinus durae matris (Hirnblutleiter)
▶ Juga cerebralia: Kammförmige Erhebungen zwischen zwei Großhirnwindungen
▶ Impressiones digitatae: Die Eindrücke der Großhirnwindungen
▶ Foveolae granuläres: Grubige Vertiefungen, in denen die Zotten der Hirnhäute liegen.
▶ Die Grenze zwischen dem Schädeldach und der Schädelbasis wird durch eine sinusförmige Linie beschrieben, die von der Sutura nasofrontalis über den Margo supraorbitalis, den Arcus zygomaticus, die Linea nuchalis superior bis zur Tuberositas occipitalis externa (Inion) verläuft. |

Schädelbasis, Chondrokranium

Die Schädelbasis bildet den Boden des Gehirns, den Sinus sphenoidalis, die Fossa infratemporalis, den Nasopharynx und hat Anteil an der Orbita[3]. Nach dem Konzept der kranialen Osteopathie spiegeln sich an der Schädelbasis die Spannungsverhältnisse der unterschiedlichsten faszialen und viszeralen Strukturen, ebenso wie die Funktion des nervalen und endokrinen Systems wider. Die Schädelbasis verknöchert nach dem Modus der enchondralen Ossifikation, das heißt es wird zunächst eine knorpelige Vorform angelegt, die später durch Bildung enchondraler Knochenkerne in Knochen umgewandelt wird.

Skelettelemente:
▶ Os ethmoidale (Siebbein)
▶ Partes orbitales des Os frontale (Dach der Augenhöhle, durch das Stirnbein gebildet)
▶ Os sphenoidale (Keilbein), mit Ausnahme der größten Teile der Ala major und des Processus pterygoideus
▶ Pars petrosa und Pars mastoidea des Os temporale (Felsenbein und Warzenbein des Schläfenbeins)
▶ Os occipitale (Hinterhauptbein), bis auf den Teil der Squama occipitalis, der oberhalb der Linea nuchalis superior gelegen ist
▶ Spina frontalis des Os frontale

Außenfläche der Schädelbasis *(Abb. 4.7 und 4.8)*

| Vorderer Teil: | ▶ Der orbitonasale Teil des Os frontale, das Os ethmoidale, die Maxilla und Mandibula sind an der Bildung des Gesichtsskeletts beteiligt. |

| Hinterer Teil: | ▶ Das Corpus ossis occipitalis, das Foramen magnum und die Crista occipitalis externa liegen in der medianen Linie
▶ Seitlich befinden sich das anterolaterale Dreieck und das posterolaterale Dreieck. Das anterolaterale Dreieck besteht aus der Pars petrosa mit dem Foramen caroticum, dem Processus mastoideus, dem Processus styloideus, der Fossa jugularis und der Fossa mandibularis. Alles Teile des Os temporale. Das posterolaterale Dreieck bestehend aus dem Condylus occipitalis, der Pars lateralis des Os occipitale, der Squama occipitalis, der Lineae nuchae superior und inferior des Hinterhaupts. |

4. Der Schädel

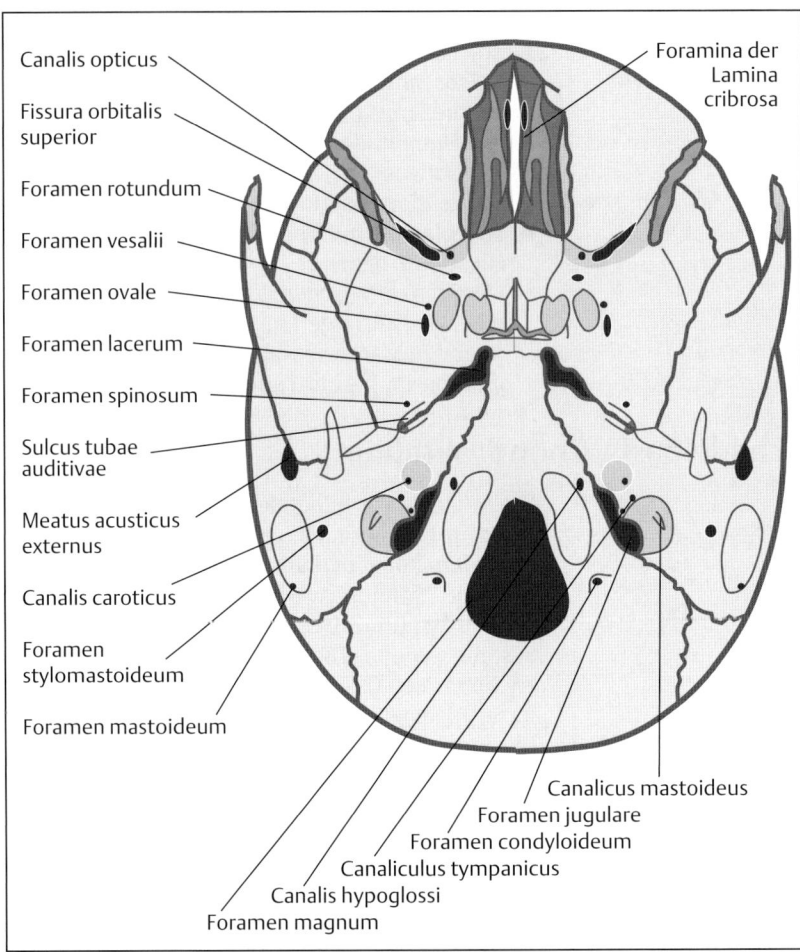

4.7
Schädelbasis
(von außen)

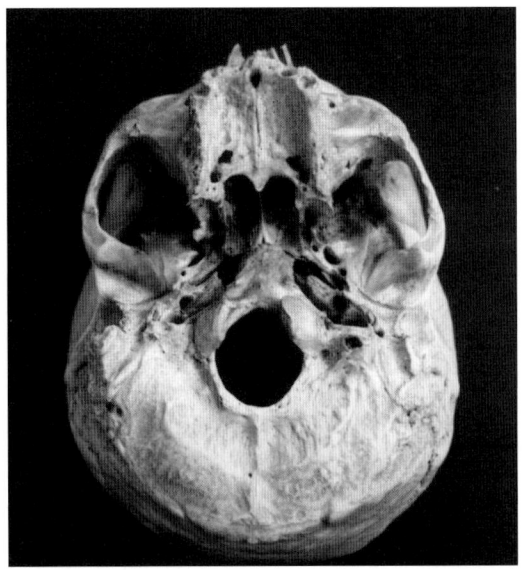

4.8
Schädelbasis
(von außen)

Innenfläche der Schädelbasis *(Abb. 4.9 und 4.10)*	Diese kann in eine vordere, mittlere und hintere Schädelgrube untergliedert werden.

Die **Fossa cranialis anterior,** die vordere Schädelgrube, besteht aus den Knochen: Os frontale, Os ethmoidale, Os sphenoidale.

Sie wird gebildet vom orbitalen Teil des Os frontale, dem in der Mitte sich befindenden Os ethmoidale und der Ala minor ossis sphenoidalis (kleiner Keilbeinflügel). Der Hinterrand der Ala minor und des Jugum sphenoidale grenzen die vordere von der mittleren Schädelgrube ab. In ihr befinden sich die Riech- und Stirnlappen des Großhirns.

Öffnungen in der vorderen Schädelgrube

Os ethmoidale:
- Lamina cribrosa. Nn. olfactorii (I) und die A. und V. ethmoidalis anterior, die dort von fingerförmigen Duraausläufern umhüllt werden.
- Foramen caecum. Anheftung für die Falx cerebri; eine Vene tritt durch das Foramen zum Sinus sagittalis superior. Diese Vene ist allerdings im Erwachsenenalter nicht mehr anzutreffen.

Os sphenoidale:
- Canalis opticus: N. opticus (II) und A. ophthalmica

Die **Fossa cranialis media,** die mittlere Schädelgrube, besteht aus den Knochen Os sphenoidale, Os temporale, Os parietale.

Sie wird nach hinten vom Dorsum sellae und von der Oberkante der Felsenbeinpyramide begrenzt. Der Keilbeinkörper, die großen Keilbeinflügel, die Schläfenbeinschuppen und der vordere Teil des Felsenbeins bilden die mittlere Grube. Die Sella turcica (Türkensattel) unterteilt sie in eine linke und rechte Grube. Darin liegen die Schläfenlappen des Großhirns.

Öffnungen in der mittleren Schädelgrube

Os sphenoidale:
- Fissura orbitalis superior:
  Lateral: N. trochlearis (IV), N. lacrimalis und N. frontalis aus dem N. ophthalmicus (V/1), V. ophthalmica superior
  Medial: N. oculomotorius (III), N. abducens (VI), N. nasociliaris aus dem N. ophthalmicus (V/1)
- Foramen rotundum: N. maxillaris (V/2), V. emissaria von *Nühn*
- Foramen ovale: N. mandibularis (V/3), Ramus meningeus accessorius, Plexus venosus, N. petrosus minor (IX)
- Foramen spinosum: A. und V. meningea media, N. recurrens meningeus des N. mandibularis (V/3)
  (Foramen Vesalii: inkonstant, V. emissaria)

Zwischen Os sphenoidale und Os temporale:
- Foramen lacerum: A. carotis interna (auf dem Knorpel bedeckten Foramen), Plexus caroticus internus, N. petrosus major (VII)

Os temporale:
- Foramina petrosi: Nn. petrosi major und minor (der Nn. VII, IX)

Die **Fossa cranii posterior,** die hintere Schädelgrube, besteht aus den Knochen Os sphenoidale, Os occipitale, Os temporale. Sie wird gebildet vom Clivus des Hinterhaupts, den Felsenbeinpyramiden und der Hinterhauptschuppe. Nach oben wird sie vom Tentorium cerebelli begrenzt. In ihr liegen der Hinterhauptlappen und das Kleinhirn. Die Pons und die Medulla oblongata verlaufen auf dem Clivus.

4. Der Schädel

Öffnungen in der hinteren Schädelgrube

Os occipitale:
- Foramen magnum. Medulla oblongata, Aa. vertebrales, Spinalwurzeln der Nn. accessorii (XI), Aa. spinalis anteriores und posteriores, Rami meningei der Aa. vertebrales, Venengeflechte
- Canalis N. hypoglossi: N. hypoglossus (XII)
- Canalis condylaris: V. emissaria, meningealer Ast der A. pharyngea ascendens

Zwischen Os occipitale und Os temporale:
- Foramen jugulare:
  Vorne: Sinus petrosus inferior, N. glossopharyngeus (IX)
  Mitte: N. vagus (X) und N. accessorius (XI) in einer gemeinsamen duralen Umhüllung, A. meningea posterior
  Hinten: Sinus sigmoideus (Bulbus der Vena jugularis interna), R. meningeus n. vagi (Arnoldi)

Os temporale:
Porus acusticus internus: N. facialis (VII), N. vestibulocochlearis (VIII), A. labyrinthi; diese führen in das Felsenbein
Aquaeductus vestibuli: Ductus endolymphaticus
Foramen mastoideum: V. emissaria
Die Grenze zwischen Schädelbasis und Schädeldach wird durch eine S-förmige Linie gebildet, die vom Nasion über den oberen Rand der Augenhöhle, den Jochbogen und der Linea nuchalis superior des Hinterhaupts zur Protuberantia occipitalis externa (Inion) verläuft.

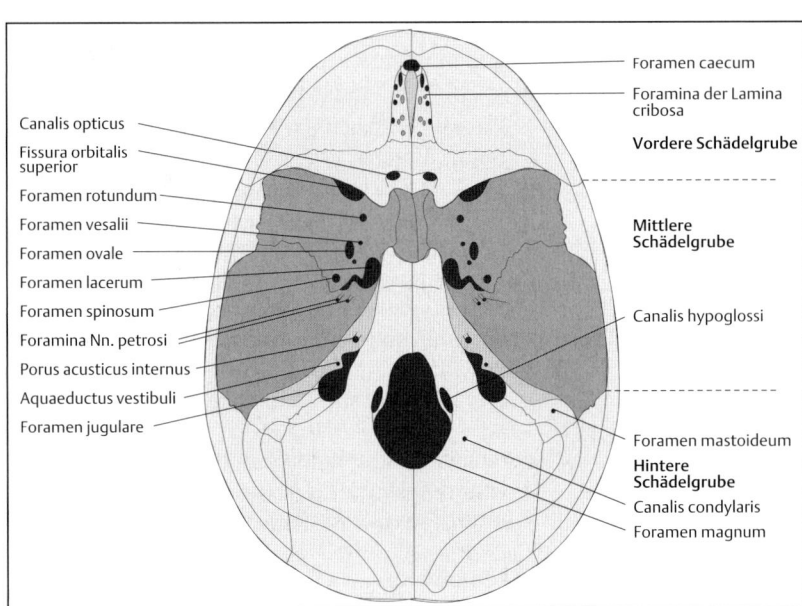

4.9 Schädelbasis (von innen)

Deskriptive Anatomie des Kopfskeletts

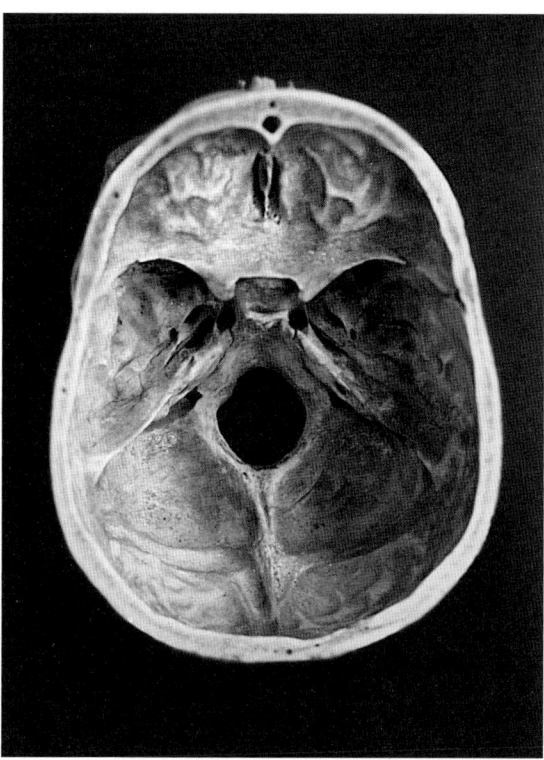

4.10
Schädelbasis
(von innen)

Platte Knochen des Schädeldaches

Man unterscheidet eine feste Außenschicht (Substantia compacta), die außen und innen eine Lamina externa und interna bildet. Dazwischen findet man eine schwammartige Innenlage (Spongiosa), die auch als Diploe bezeichnet wird. Sie besteht aus zusammenhängenden Knochenbälkchen, in die das blutbildende Mark eingelagert ist. Außerdem durchziehen weite Knochenvenen (Venae diploicae) die Diploe, um Verbindung zwischen den Venen des Schädelinneren und der Schädelaußenfläche zu schaffen. Das Emissarium bezeichnet die Stellen, an denen Venen des Schädelinneren und des Schädeläußeren miteinander kommunizieren.

Gesichtsschädel

Der Gesichtsschädel beherbergt einen Großteil der Sinnesorgane. Unter dem Gesichtsschädel können im weiteren Sinne die knöchernen Strukturen der Augenhöhle, der Nasenhöhle, der Unterschläfengrube sowie der Unterkiefer zusammengefasst werden. Allerdings sind beim Aufbau dieser Strukturen zum Teil auch Knochen des Hirnschädels beteiligt. Der Gesichtsschädel hat sich um verschiedene Höhlungen konstruiert, wie die Mund-, Nasen-, Nasenneben- und Augenhöhlen.

Augenhöhle
(Abb. 4.11)

Die Wände der Orbita werden von sieben Knochen gebildet. Einige dieser Knochen stammen von der Schädelbasis, andere vom Schädeldach und vom Gesichtsschädel. Die Wände der Orbita besitzen durch die große Anzahl von Schädelnähten eine relativ große Beweglichkeit bzw. Anpassungsfähigkeit. Beteiligt an der Bildung der Orbita sind das Os frontale, das Os sphenoidale, die Maxilla, das Os lacrimale, das Os ethmoidale, das Os zygomaticum und das Os palatinum.

Das Dach der Orbita bilden der orbitale Teil des Stirnbeins (Pars orbitalis) und der kleine Keilbeinflügel (Ala minor). Die mediale Wand wird vom Stirnfortsatz des Oberkiefers (Processus frontalis), dem Tränenbein, der orbitalen Knochenplatte des Siebbeins (Lamina orbitalis), dem Keilbeinkörper (Corpus sphenoidale) und der Wurzel des kleinen Keilbeinflügels (Ala minor) gebildet. Die laterale Wand bilden das Jochbein, der Jochbeinfortsatz des Stirnbeins (Processus zygomatici) und der große Keilbeinflügel. Den Boden bilden die Orbitaflächen der Maxilla und das Joch- und Gaumenbein. Die dünnen Wände zu den Nasennebenhöhlen begünstigen den Übergang krankhafter Prozesse auf die Orbita.

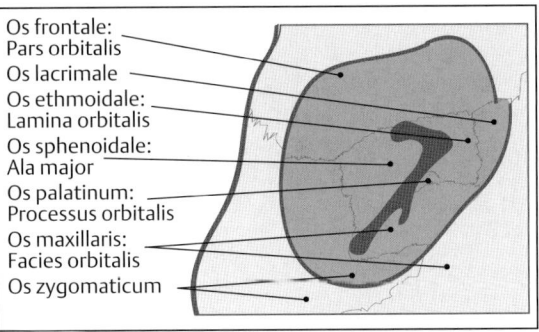

4.11
Rechte Orbita
(von vorne)

Nasenhöhle
(Abb. 4.12)

Beteiligt an der Bildung der Nasenhöhle sind das Os ethmoidale, das Os sphenoidale, das Os frontale, das Os nasale, die Maxilla, das Os palatinum, das Os lacrimale und die Concha nasalis inferior. Die linke und rechte Nasenhöhle werden durch die knöchern-knorpelige und bindegewebige Nasenscheidewand (Septum nasi) getrennt. Diese dünne, feine Wand, befindet sich zwischen zwei kräftigen, stabilen knöchernen Strukturen. Die Entwicklung der Nasenscheidewand ist komplex. Der obere Anteil (Sieb- und Keilbein) verknöchert enchondral, der untere Anteil (Pflugscharbein) verknöchert membranös (desmal); der untere vordere Anteil bleibt als knorpelige Scheidewand während des gesamten Lebens bestehen.
Die Nasenhöhle steht in Verbindung mit den pneumatisierten Nasennebenhöhlen.
Das Dach bilden die Lamina cribrosa des Siebbeins, die Pars nasalis des Stirnbeins und das Nasenbein. Die kurze Hinterwand wird vom Keilbeinkörper gebildet, der Boden vom Processus palatinus der Maxilla und von der Lamina horizontalis des Gaumenbeins. Die laterale Wand bilden das Nasenbein, das Tränenbein, die Processus lacrimalis und ethmoidalis der unteren Nasenmuschel, der Processus uncinatus, die Bulla ethmoidalis und die Lamina perpendicularis des Gaumenbeins.

Deskriptive Anatomie des Kopfskeletts **85**

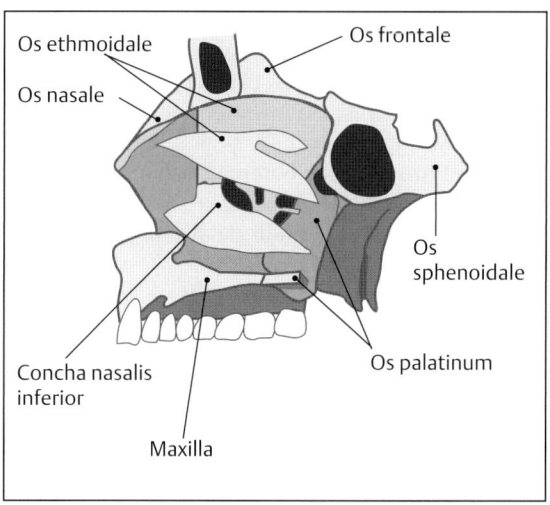

4.12
Nasenhöhle: seitliche Nasenwand

Unterschläfengrube *(Abb. 4.13)*

Sie wird gebildet von der Unterfläche des großen Keilbeinflügels. Begrenzt wird sie vorne durch die Maxilla, nach lateral durch den Unterkiefer und nach medial von der Lamina lateralis des Processus pterygoideus.

Öffnungen:
- In die Schädelhöhle: Foramen spinosum, Foramen ovale
- In der Fossa pterygopalatina: Fissura pterygomaxillaris für die A. maxillaris
- In die Orbita: Fissura orbitalis inferior für die V. ophthalmica inferior, den N. infraorbitalis (V/2) und den N. zygomaticus (V/2)

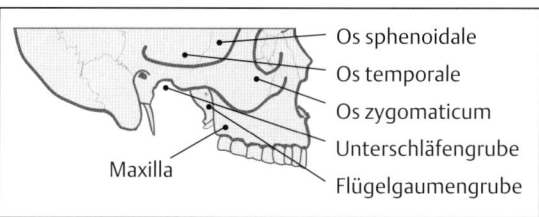

4.13
Unterschläfengrube

Die **Flügelgaumengrube** *(Abb. 4.14)* ist ein Teil der Unterschläfengrube. Sie ist mit ihr über die Fissura pterygomaxillaris verbunden. Ihre Begrenzung sind nach oben der Keilbeinkörper und die Wurzel der Ala major und nach medial die Lamina perpendicularis des Gaumenbeins. In der Flügelgaumengrube befindet sich das parasympathische Ganglion pterygopalatinum, eines der bedeutsamen „kleinen Dinge" in der kraniosakralen Osteopathie (s. u.). Das Ganglion steht mit drei Wurzeln in Verbindung: Mit einer sensiblen Wurzel vom N. maxillaris des zweiten Trigeminusastes, die als N. pterygopalatinus zum Ganglion zieht; einer parasympathischen Wurzel, dem N. petrosus major aus dem N. facialis, und einer sympathischen Wurzel, dem N. petrosus profundus. Die beiden letztgenannten treten gemeinsam als N. canalis pterygoidei zum Ganglion.

86 4. Der Schädel

Öffnungen:
- In die Schädelhöhle: Foramen rotundum für N. V/2; Canalis pterygoideus (Vidii) für den N. canalis pterygoidei
- In die Orbita: Fossa infratemporalis, Fissura orbitalis inferior für Gefäße und Nerven
- In die Nasenhöhle: Foramen sphenopalatinum für Fasern für die Tränen und Nasendrüsen
- In den Gaumen: Canalis palatinum major für die A. palatina descendens und die Nn. palatini

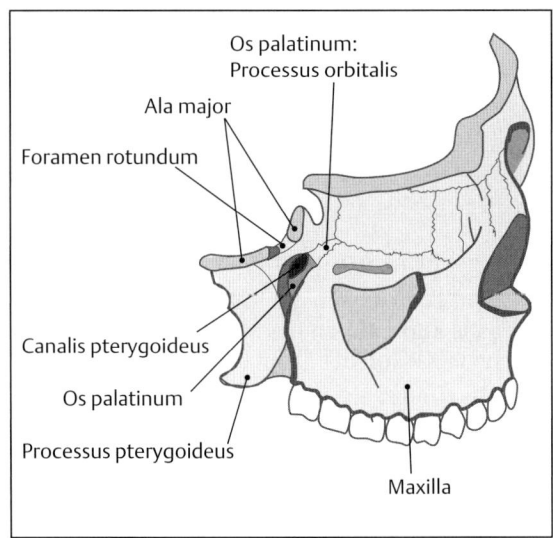

4.14
Flügelgaumengrube (von lateral)

Quellenangaben:
1. Feldenkrais, M.: Die Entdeckung des Selbstverständlichen. Suhrkamp 1987, S. 110.
2. Sutherland, W. G.: The cranial bowl. Free Press Company, Mankato, Minnesota 1939, S. 72.
3. Whelan, M. A., Reede, D. L., Meisler, W., Bergeron, R. T.: CT of the base of the skull. Radiol. Clin. North. Am. 22 (1) (1984) 117–277.

Weitere Literaturhinweise:
Frick, H., Leonhardt, H., Starck, D.: Allgemeine Anatomie. Spezielle Anatomie I. 3. Aufl., Thieme, Stuttgart 1987.
Lanz, T., Wachsmuth, W.: Praktische Anatomie, Bd. 1, Teil A. Springer, Berlin 1985. McCatty, R. R.: Essentials of craniosacral osteopathy. Ashgrove, Bath 1988 Rohen, J. W.: Anatomie für Zahnmediziner. 2. Aufl. Schattauer, Stuttgart 1988.

„Ein Osteopath zieht Rückschlüsse aus seinem anatomischen Wissen. Er vergleicht die Funktion des kranken Körpers mit der des gesunden Körpers."
A. T. Still[1]

„Ein Student des Lebens muss alle Teile (des Körpers) geistig in sich aufnehmen sowie ihren Zweck und ihre Beziehung zu anderen Teilen und Systemen studieren."
A. T. Still[2]

Anatomie, Ossifikation und Verbindungen der einzelnen Schädelknochen, des Os sacrum und des coccygis

Os occipitale/Hinterhauptbein

Unpaarig

Begrenzung
- Anterior: Os sphenoidale
- Superior anterior: Os parietale
- Lateral: Os temporale
- Inferior: Atlas

Anteile *(Abb. 5.1)*
- Pars basilaris vor dem Foramen magnum
- Squama occipitalis hinter dem Foramen magnum
- 2 Partes laterales (condylares) seitlich am Foramen magnum

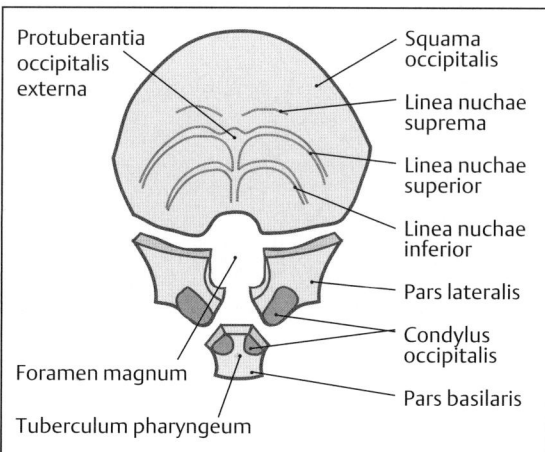

5.1 Anteile des Os occipitale (von hinten unten)

5. Anatomie, Ossifikation und Verbindungen ...

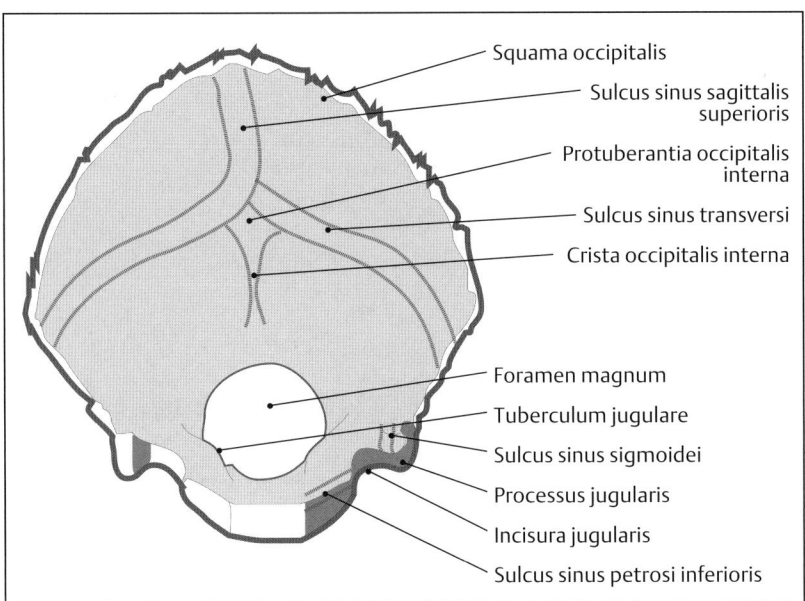

5.2
Os occipitale
(von innen)

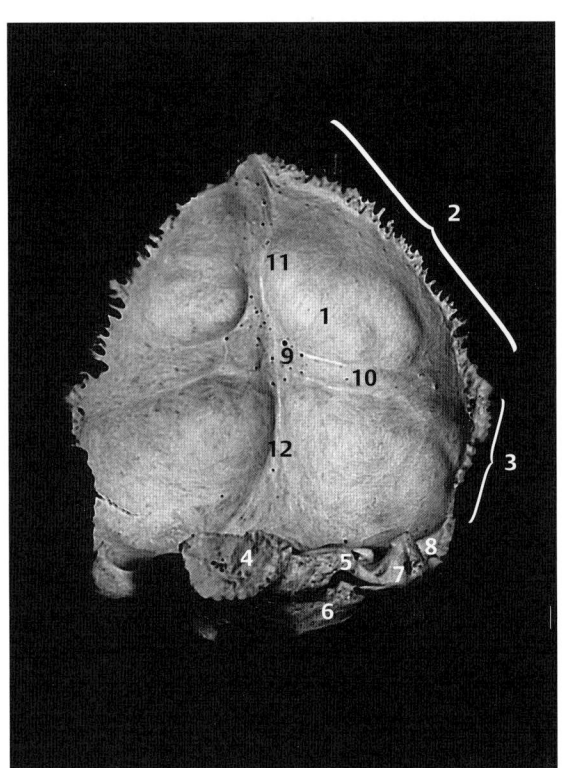

5.3
Os occipitale
(von innen)

1 Squama occipitalis
2 Margo lambdoideus
3 Margo mastoideus
4 Pars basilaris
5 Pars lateralis
6 Condylus occipitalis
7 Processus jugularis
8 Processus intrajugularis
9 Protuberantia occipitalis interna
10 Sulcus sinus transversus
11 Sulcus sinus sagittalis superioris
12 Crista occipitalis interna

Pars basilaris

Außenfläche	▶ Tuberculum pharyngeum, ein Höckerchen für die Anheftung der Raphe pharyngis (Sehnenstreifen der Schlundschnürer) ▶ Der M. rectus capitis anterior und der M. longus capitis setzen ebenso wie das Lig. longitudinale anterius an der Pars basilaris an
Innenfläche	▶ Eine Grube für die Medulla oblongata ▶ Der Sulcus petrosus inferioris wird zusammen mit der Pars petrosa des Schläfenbeins gebildet ▶ Die lateralen Ränder der Basis des Hinterhaupts bilden eine Leiste für die Artikulation mit dem Schläfenbein
Vorderfläche	▶ Mit dem Keilbein über die vordere viereckige Fläche verbunden
Hinterer Anteil	▶ Bildet den vorderen Teil des Foramen magnum

Partes laterales (condylares)

Medialer Rand	▶ Bildet die seitliche Begrenzung des Foramen magnum
Außenfläche	▶ Zusammen mit der Pars basilaris bildet sie den konvexen, schräg nach vorn medial verlaufenden Condylus occipitalis ▶ Canalis nervi hypoglossi, ein kurzer Kanal, der anterior und oberhalb der Kondylen liegt. Er verläuft schräg nach außen vorne und bietet einen Durchtritt für den N. hypoglossus (XII).
Innenfläche	▶ Sulcus sinus sigmoideus ▶ Tuberculum jugulare: Höckerchen über dem Canalis nervi hypoglossi
Lateraler Rand	▶ Die Incisura jugularis bildet eine Einbuchtung für das Foramen jugulare ▶ Processus jugularis: ein Vorsprung am hinteren Rand des Foramen jugulare ▶ Processus intrajugularis: ein Knochenstachel, der das Foramen jugulare gelegentlich in einen äußeren und inneren Abschnitt unterteilt

Squama occipitalis

Außenfläche	▶ Konvex ▶ Protuberantia occipitalis externa (Inion): ein Knochenvorsprung in der Mitte des Hinterhaupts, der nach inferior in die Crista occipitalis externa übergeht ▶ Linea nuchae suprema: Vom oberen Rand des Inion ausgehende wenig ausgeprägte Querleiste ▶ Linea nuchalis superior: Vom Inion ausgehende Querleiste ▶ Linea nuchae inferior: Unterhalb des Inions ausgehende Querleiste
Innenfläche	▶ Konkav ▶ Der Sulcus sinus transversus verläuft von der Protuberantia nach beiden Seiten ▶ Der Sulcus sinus sagittalis superioris verläuft von der Protuberantia nach superior ▶ Die Crista occipitalis interna verläuft von der Protuberantia nach inferior

▶ An der Protuberantia occipitalis interna verläuft eine kreuzförmige Knochenerhebung, die die beiden oberen und unteren Hinterhauptshöhlen unterteilt.

Ränder

▶ Superior verläuft der Margo lambdoideus für die Artikulation mit dem Scheitelbein
▶ Inferior verläuft der Margo mastoideus für die Artikulation mit dem Schläfenbein

Morphologie des Os occipitale nach Rohen[5]

Das Os sphenoidale und das Os occipitale sind im Bereich der Schädelbasis eng miteinander verbunden und zeigen zusammen alle Formelemente eines Wirbels. Bei dieser Metamorphose der Wirbel in die Schädelbasis erscheinen aber die Formelemente der Wirbel in den beiden Schädelknochen in umgekehrter Anordnung. Der vorne gelegene Wirbelkörper findet seine Entsprechung im Os occipitale, während die Wirbelfortsätze ihre Entsprechung in den Fortsätzen des Corpus ossis sphenoidalis finden.

Das Os basilare (Os occipitale und Os sphenoidale) soll nach Rohen allerdings nicht nur den Wirbel, sondern die Wirbelsäule des Schädels darstellen. Das Os basilare bringt sozusagen die Formelemente aller Wirbel und damit die Wirbelsäule als Ganzes zum Ausdruck und integriert diese in einer Idealgestalt. So vollzieht sich am kraniozervikalen Übergang eine völlige Umkehr: vorne und hinten sind vertauscht und ein neuer Raum entsteht.

Für Rohen metamorphosiert das von innen enchondral verknöchernde und in Beziehung zum Stofflichen und zum Blutgefäßsystem stehende Spongiosasystem der Extremitäten (das den statischen Belastungen durch die Trajektorien angepasst ist) in den Gesichtsschädel. Das von außen periostal verknöchernde, den Röhrenknochen formgebende (und über zahlreiche Muskelansätze mit dem Bewegungssystem eng verbundene) Kompaktasystem soll hingegen in das Schädeldach metamorphosieren. Die Schädelbasis stellt dabei die Verbindung zwischen dem kosmisch orientierten Schädeldach und dem terrestrisch orientierten Gesichtsschädel dar.

Durch die Sinnesnerven, die besonders an der Schädelbasis verlaufen, dringt die Außenwelt in das Gehirn, während sich die Individualität durch Sprache und Mimik der Außenwelt mitteilt. Dieser wechselseitige bzw. gegensinnige Fluss findet vor allem in der Region der Schädelbasis statt.

Ossifikation *(Abb. 5.4)*

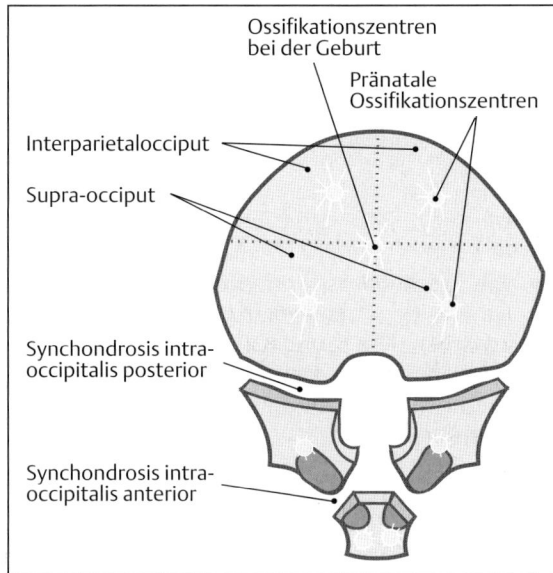

5.4 Ossifikationszentren des Os occipitale

Pränatal
- ▶ Knorpelige Anlage: Unterer Teil des Hinterhaupts bis einschließlich des Supraocciputs
- ▶ Membranöse Anlage: Interparietalocciput
- ▶ Supra- und Interparietalocciput verschmelzen normalerweise in 12. Woche i. u. miteinander

Membranöse Anlage	Knorpelige Anlage	Erstes Auftreten
Squama occipitalis Pars supranuchalis (2)		8 Wochen i. u.
	Squama occipitalis Pars infranuchalis (2)	10 Wochen i. u.
	Os basilare (1)	11 Wochen i. u.
	Exocipitale (2)	12 Wochen i. u.

Tabelle 5.1 Ossifikationszentren des Os occipitale nach Sperber

Bei der Geburt
- ▶ Das Hinterhauptbein besteht aus 4 Teilen, die durch Knorpel miteinander verbunden sind:
  Pars basilaris: 2 Ossifikationszentren
  Pars lateralis: Je 1 Ossifikationszentrum
  Pars squamosa: 1 Ossifikationszentrum
- ▶ Die Okzipitalkondylen werden zu $^2/_3$ aus der Pars lateralis und zu $^1/_3$ aus der Pars basilaris gebildet

92 5. Anatomie, Ossifikation und Verbindungen ...

> Die Verbindungsstelle ist in früher Kindheit und bei Geburt besonders empfindlich gegenüber Krafteinwirkungen. Intraossale Dysfunktionen können u. a. zur Entwicklung von Skoliosen, zu Störungen am Foramen magnum, zu Störungen des N. hypoglossus (XII) am Canalis nervi hypoglossi mit Saugproblemen und zu Störungen des N. IX, X, XI am Foramen jugulare führen. Meist ist jedoch C0/C1 primär in Dysfunktion.

Nach der Geburt
- ▶ Die Synchondrosis intraoccipitalis posterior zwischen der Squama und den Partes laterales verknöchert zwischen dem 2. und 4. Lebensjahr
- ▶ Die Synchondrosis intraoccipitalis anterior zwischen den Partes laterales und der Pars basilaris auf dem Niveau der Kondylen verknöchert zwischen dem 5. und 8. Lebensjahr
- ▶ Das Foramen magnum vergrößert sich vor allem bis zum 6. Lj.
- ▶ Die Knochenvorsprünge entstehen durch Muskelzug z. B. bei Kopfaufrichtung

Muskuläre Verbindungen *(Abb. 5.5)*

- ▶ M. semispinalis: An der Linea nuchalis superior
- ▶ M. trapezius: An der Linea nuchalis superior
- ▶ M. longus capitis und der M. rectus capitis anterior: an der Pars basilaris
- ▶ M. rectus capitis lateralis: Am Processus jugularis
- ▶ Mm. rectus capitis posterior minor und major: An der Linea nuchae inferior
- ▶ M. obliquus capitis superior: Oberhalb des M. rectus capitis posterior major
- ▶ M. sternocleidomastoideus: An der Linea nuchalis superior (und am Warzenfortsatz)
- ▶ M. constrictor pharyngis superior: Über die Raphe pharyngis an das Tuberculum pharyngeum des Hinterhaupts
- ▶ M. occipitofrontalis: An der Linea nuchae suprema in die Kopfschwarte.

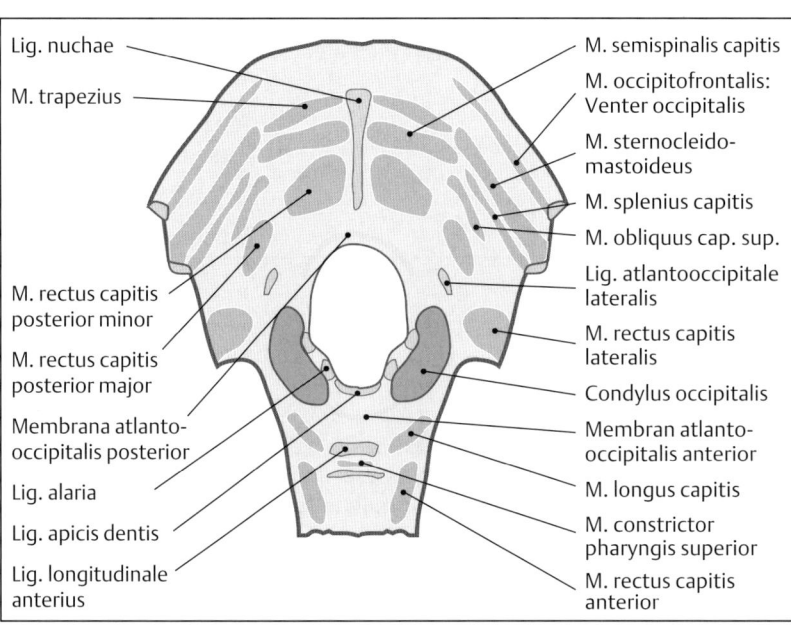

5.5 Os occipitale (von außen)

Os occipitale/Hinterhauptbein

Dysfunktion

Da der M. sternocleidomastoideus quer über die Sutura occipitomastoidea verläuft, wird bei Hypertonus des Muskels die Beweglichkeit in dieser Schädelnaht vermindert. Dies kann zu Störungen führen.
Der XI. Hirnnerv verläuft durch das Foramen jugulare, das durch einen Hypertonus des M. sternocleidomastoideus oder des M. trapezius beeinträchtigt werden kann. Das wiederum kann über den XI. Hirnnerven zu zusätzlicher Erhöhung der Muskelspannung dieser beiden Muskeln führen.

Ligamentäre und membranöse Verbindungen

- Membrana atlanto-occipitalis anterior: Vom Vorderrand des Foramen magnum zum Arcus anterior des Atlas verlaufend
- Lig. longitudinale anterius: Vom Tuberculum pharyngeum des Hinterhaupts vor den Wirbelkörpern nach unten verlaufend und an der Axis sowie dem folgenden Wirbelkörper befestigt
- Lig. apicis dentis: Vom Apex zur Pars basilaris verlaufend
- Lig. alaria: Von der Dens zum Rand des Foramen magnum verlaufend
- Membrana tectoria: Von Axis zum Vorderrand des Foramen magnum verlaufend
- Lig. longitudinale posterius: Von der Pars basilaris zum Canalis sacralis verlaufend. Das hintere Längsband liegt an der Rückseite der Wirbelkörper und verbindet insbesondere die Bandscheiben miteinander.
- Membrana atlanto-occipitalis posteriori: Vom dorsalen Rand des Foramen magnum zum Arcus dorsalis des Atlas verlaufend. Durchbohrt wird die Membran von der A. occipitalis und dem N. cervicalis I.
- Lig. nuchae: Von der Unterseite der Squama occipitalis, an der Crista occipitalis externa, nach kaudal verlaufend

Fasziale Verbindungen

- Lamina superficialis fasciae cervicalis: Zur Linea nuchalis superior verlaufend
- Lamina praevertebralis fasciae cervicalis: Am Tuberculum pharyngeum befestigt, auf der Sutura occipitotemporalis
- Pharynx: am Tuberculum pharyngeum

Intra- und extrakraniale Membranen

- Falx cerebri: Am Sulcus sagittalis nach inferior zur Protuberantia occipitalis interna verlaufend
- Tentorium cerebelli: An der Protuberantia occipitalis interna und an den Querleisten des Hinterhaupts befestigt, wo es die Sinus transversus bildet. Falx cerebelli: An der Unterseite des Tentoriums ansetzend und von der Protuberantia occipitalis interna entlang der Crista occipitalis bis zum Foramen magnum verlaufend. Sie bildet einen kräftigen Faserring, der das Foramen umgibt
- Dura mater spinalis: Vom Foramen magnum zum Os sacrale verlaufend

Beziehungen zu Hirnnerven und Cerebrum *(Abb. 5.6 und 5.7)*

- Fossa cranii posterior mit dem Hinterhauptlappen und dem Kleinhirn
- Medulla oblongata im Clivus des Hinterhaupts, mit dem Atem- und Kreislaufzentrum
- Decussatio pyramidum für die Bewegungskoordination
- IV. Ventrikel, Hirnnerven und Nuclei der Hirnnerven am IV. Ventrikel (III, IV, V, VI, VII, IX, X, XI, XII)
- N. glossopharyngeus (IX), N. vagus (X), N. accessorius (XI), R. meningeus n. vagi (Arnoldi) am Foramen jugulare
- N. hypoglossus (XII) im Canalis nervi hypoglossi
- Spinalwurzel des N. XI und der Medulla oblongata am Foramen magnum
- Rami meningei der Aa. vertebrales
- R. meningeus n. vagi (Arnoldi) am Foramen jugulare für den Sinus transversus und die Falx cerebelli

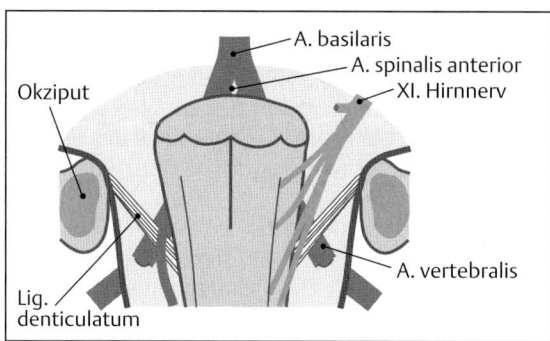

5.6 Foramen magnum

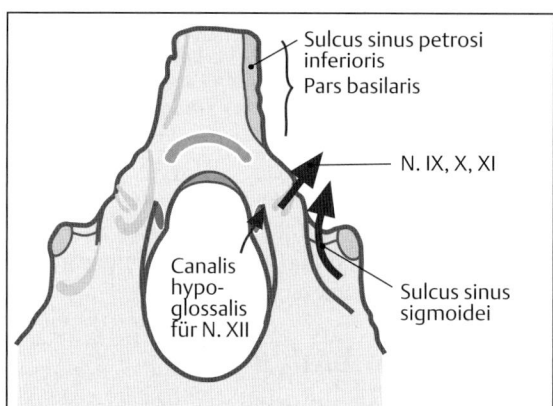

5.7 Os occipitale Pars basilaris und Partes condylares (von innen)

Gefäßverbindungen

- A. vertebralis sowie Aa. spinales anteriores und posteriores am Foramen magnum; A. basilaris
- A. meningea posterior in der Dura mater des Hinterhaupts
- (Circulus arteriosus cerebri Willisi und A. carotis interna)
- Confluens sinuum
- Sinus rectus
- Sinus transversus
- Sinus sagittalis superior
- Sinus sagittalis inferior

- Sinus sigmoideus: In einer Rinne zum Foramen jugulare verlaufend
- Vena jugularis interna am Foramen jugulare, an dem 85–95 % des venösen Blutes den Schädel verlassen
- Sinus petrosus inferior, in einer Rinne, die seitlich von der Pars basilaris und medial anterior von der Pars petrosa des Schläfenbeins gebildet wird

Os sphenoidale/Keilbein

Das unpaarige Keilbein ist der zentrale Knochen der Schädelbasis. Es wird auch als Stütze des Schädels und Gesichts bezeichnet[6]. Seine zahlreichen Durchtrittsstellen für Gefäße und Nerven machen es zu einer Art Leitung zwischen Gehirn, Orbita, Gesicht und Weichteilen des Nackens[7].
Nach Sutherland steht ein Großteil der Dysfunktionen im Gesicht mit dem Os sphenoidale in Zusammenhang[8].

Begrenzungen

- Anterior: Os ethmoidale und Os frontale
- Posterior: Os occipitale
- Lateral: Os temporale
- Superior: Os parietale
- Anteriolateral: Os zygomaticum
- Anteroinferior: Os palatinum
- Inferior: Vomer

Anteile *(Abb. 5.8 bis 5.12)*

- Ein würfelförmiger Mittelteil, Corpus
- Beidseitig je ein großer Keilbeinflügel, die Ala major
- Beidseitig je ein kleiner flügelförmiger Fortsatz, die Ala minor
- Von der Unterfläche des Keilbeins entspringende Flügelfortsätze, die Processus pterygoidei

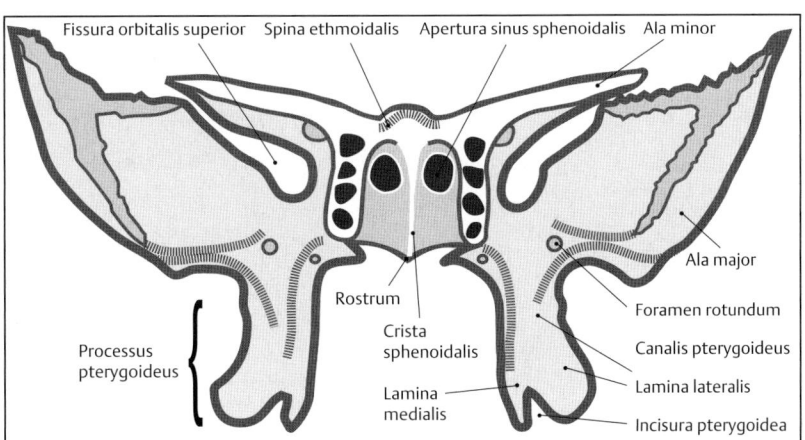

5.8 Os sphenoidale (von vorne)

96 5. Anatomie, Ossifikation und Verbindungen ...

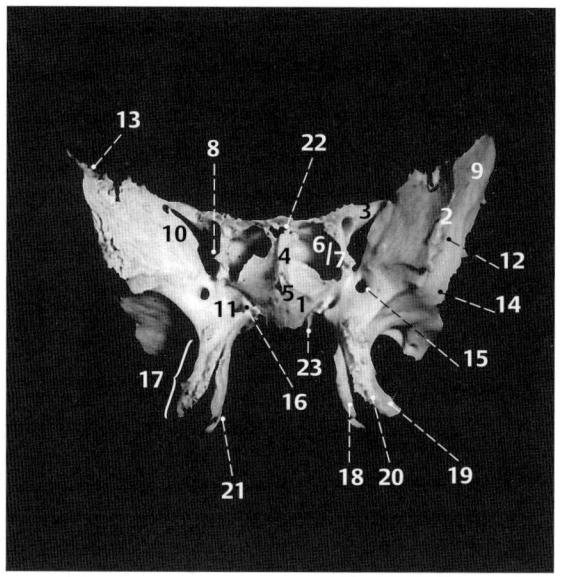

5.9
Os sphenoidale
(von vorne)

1 Corpus
2 Ala major
3 Ala minor
4 Crista sphenoidalis
5 Rostrum sphenoidalis
6 Apertura sinus sphenoidalis
7 Sinus sphenoidalis
8 Fissura orbitalis superior
9 Facies temporalis
10 Facies orbitalis
11 Facies maxillaris
12 Margo zygomaticus
13 Margo frontalis
14 Crista infratemporalis
15 Foramen rotundrum
16 Canalis pterygoideus
17 Processus pterygoideus
18 Lamina medialis
19 Lamina lateralis
20 Incisura pterygoideus
21 Hamulus pterygoideus
22 Spina ethmoidalis
23 Processus vaginalis

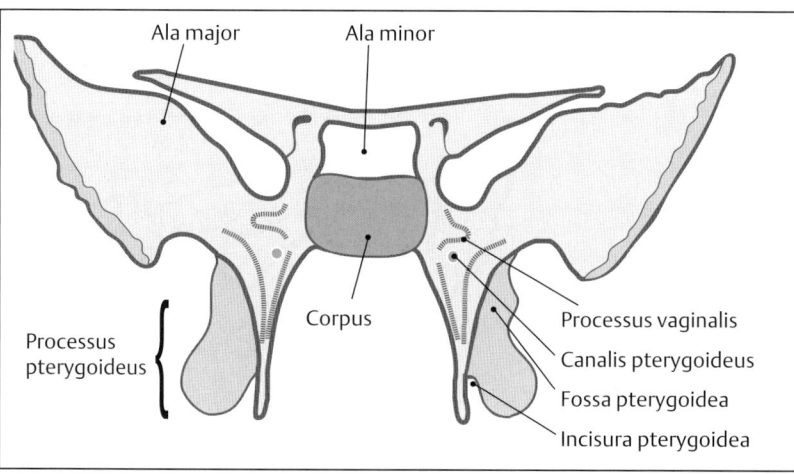

5.10
Os sphenoidale
(von hinten)

Os sphenoidale/Keilbein **97**

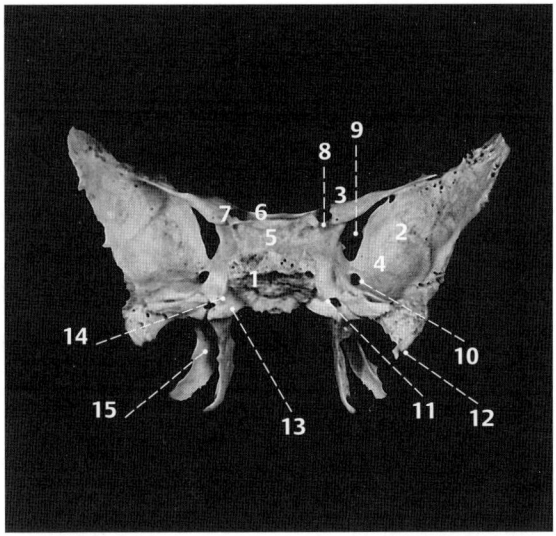

5.11
Os sphenoidale
(von hinten)

1 Corpus
2 Ala major
3 Ala minor
4 Facies cerebralis
5 Sella turcicas
6 Jugum sphenoidale
7 Processus clinoideus anterior
8 Canalis opticus
9 Fissura orbitalis superior
10 Foramen rotundum
11 Canalis pterygoideus
12 Spina ossis sphenoidalis
13 Sulcus caroticus
14 Lingula sphenoidalis
15 Fossa pterygoidea

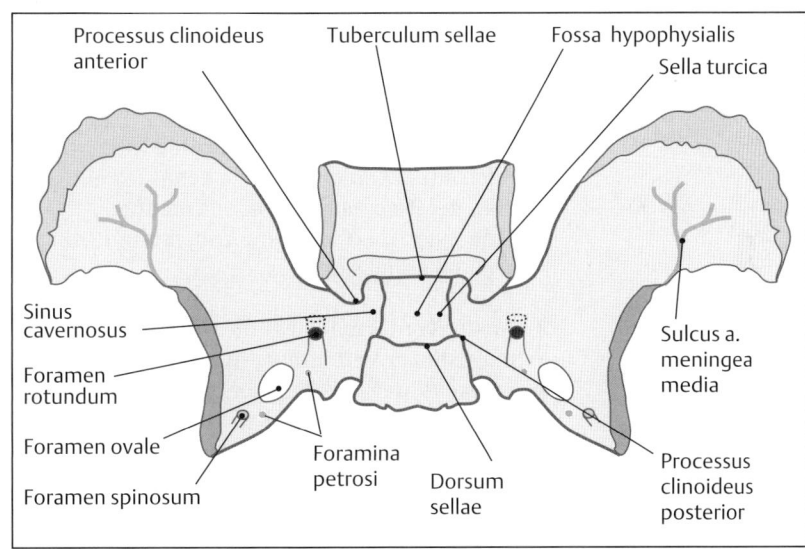

5.12
Os sphenoidale
(von oben)

Corpus

▶ Annähernd würfelförmiger, ausgehöhlter Knochen für die paarigen Sinus sphenoidalis

Hintere Seite

▶ Mit dem Hinterhauptbein über die Synchondrosis sphenooccipitalis verbunden

Unterseite

▶ Vorne bildet die Unterseite das Rostrum sphenoidalis
▶ Dahinter beteiligt sie sich an dem knöchernen Pharynxdach
▶ Der Processus vaginalis ragt auf Höhe der Lamina medialis des Processus pterygoideus nach unten medial

> ▶ Die Unterseite des Corpus bildet die Oberwand eines kleinen Kanals, des Canalis vomerovaginalis

Die untere Wand bildet der Processus vaginalis, die mediale Wand wird vom Vomer gebildet. In ihm verläuft ein Ast der A. sphenopalatina, und hier können neurovegetative Nervenfaszikel vom Ganglion pterygopalatinum in die Tuba auditiva laufen. Dieser Kanal kann bei Mittelohrentzündungen von Bedeutung sein.

Oberseite

Der Türkensattel, die Sella turcica, liegt zwischen den beiden mittleren Schädelgruben. In ihrem Zentrum befindet sich die Fossa hypophysalis, der Sitz der Hypophyse.
▶ Der vordere Rand der Sella turcica wird durch das quere Tuberculum sellae gebildet
▶ Den oberen anterioren Teil des Corpus bildet das Jugum sphenoidale, die Verbindung zu den kleinen Keilbeinflügeln
▶ Am weitesten anterior artikuliert die Spina ethmoidalis mit der Lamina cribrosa des Siebbeins

> Die Spina wurde von *Sutherland* als besonders wichtig angesehen für die Bewegungsübertragung vom Keilbein auf das Siebbein ebenso wie für die Drainage der Nasenhöhlen.

▶ Die rückwandige Sattellehne der Hypophysengrube bildet das Dorsum sellae. An seiner Vorderseite befindet sich häufig eine kleine Eindellung für den Hypophysenhinterlappen
▶ Die Fortsätze an den oberen Ecken des Dorsum sellae werden als Processus clinoidei posteriores bezeichnet
▶ Vorne wird die Hypophysengrube außerdem durch die medialen Enden der kleinen Keilbeinflügel, den beiden zapfenähnlichen Processus clinoidei anteriores, begrenzt
▶ Die vier Fortsätze dienen als Anheftung für das Tentorium cerebelli
▶ Auch am Tuberculum sellae kann sich ein kleiner Knochenstachel befinden, der Processus clinoideus medius
▶ Eine Querrinne vor dem Tuberculum sellae führt zu dem linken und rechten Canalis opticus

Vorderseite

▶ An der Vorderseite liegt die Crista sphenoidalis, eine mediane senkrechte Leiste zur Verbindung mit dem Siebbein
▶ Beidseits der Crista sphenoidalis befinden sich die Öffnungen (Aperturae sinus sphenoidalis) in die Keilbeinhöhlen. Dort haben die Keilbeinhöhlen Kontakt zur Nasenhöhle

Laterale Seite
(Abb. 5.13 bis 5.15)

▶ Beidseitig nehmen die kleinen Keilbeinflügel mit je 2 Wurzeln und die großen Keilbeinflügel mit je 3 Wurzeln ihren Ursprung
▶ Die lateralen Flächen der Sella turcica bilden die medialen Wände des Sinus cavernosus. An diesen Wänden verläuft der Sulcus caroticus für die A. carotis interna. Diese ist links meist stärker ausgeprägt als rechts
▶ Die Lingula sphenoidalis, ein spitzer Fortsatz, beteiligt sich an der Bildung des Canalis caroticus
▶ Der vorderste unterste Teil der lateralen Wand bildet das hinterste Segment der medialen Orbitawand

Os sphenoidale/Keilbein **99**

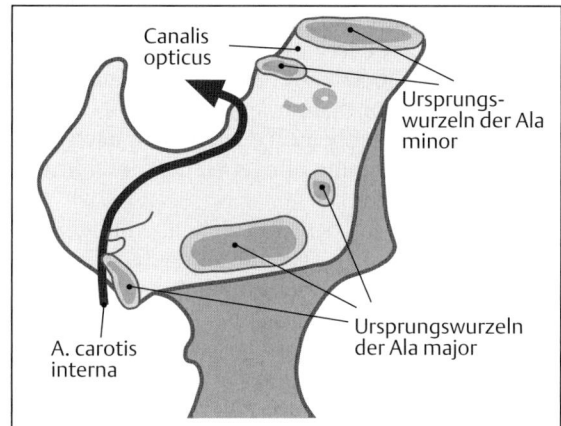

5.13
Laterale Seite des Corpus ossis sphenoidalis mit dem Verlauf der A. carotis interna

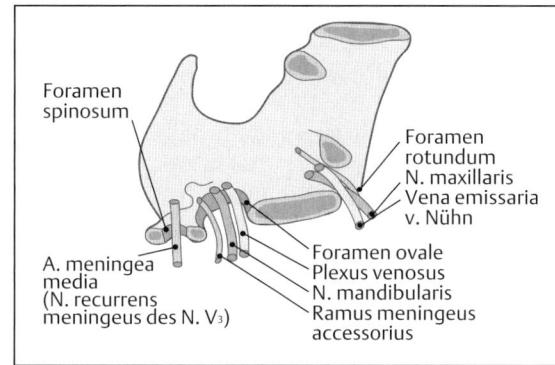

5.14
Laterale Seite des Corpus ossis sphenoidalis mit den Nervenaustrittsstellen

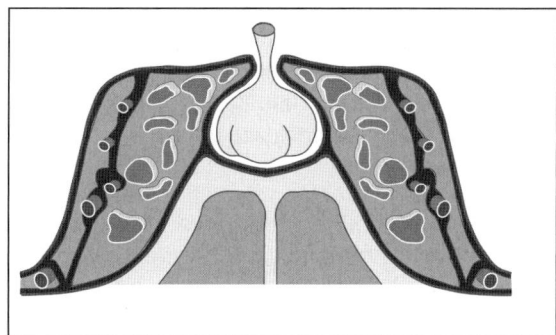

5.15
Sella turcica und Sinus cavernosus

Corpus innen

▶ Im Corpus liegen die Sinus sphenoidales (Keilbeinhöhlen), die durch eine meist schräg verlaufende Wand, das Septum sinuum, in zwei Höhlen unterteilt werden. Die Entwicklung des primitiven Sinus sphenoidalis beginnt etwa zeitgleich mit dem Beginn der Ossifikation des Knochens im 3. bis 4. Fetalmonat. Sie vollzieht sich als Schleimhautausstülpung im hinteren Teil der Nasenkapsel bzw. durch Verengung des posterosuperioren Abschnitts des Recessus sphenoethmoidalis. Die sekundäre Pneumatisation der Sinus sphenoidales beginnt zwischen Geburt und 3./4. Lebensjahr und kann bis zum 17. bis 30. Lebensjahr andauern[9,10]. Die weitere Ausbreitung der Sinus sphenoidales ist abhängig von der Ossifikation des Knochens. Die anterior-posteriore Ausbreitung des Sinus ist abhängig von bzw. verläuft parallel mit der Fusion der Knochenzentren im Corpus[11].

Ala minor

- Die Ala minor ist mit zwei Wurzeln am vorderen Teil des Corpus befestigt
- Der Canalis opticus verläuft an den beiden Ursprungswurzeln: Darin: N. opticus, A. ophthalmica
- Die kleinen Keilbeinflügel verlaufen nach oben-vorn-außen
- Die kleinen Keilbeinflügel stellen den hinteren oberen Teil der Augenhöhle dar
- Der hintere Teil des kleinen Keilbeinflügels bildet den Processus clinoideus anterior, der als Anheftungsstelle für das Tentorium cerebelli dient
- Seine Unterseite besitzt medial meist eine Eindellung, verursacht durch die A. carotis interna
- Lateral begrenzt seine Unterseite die Fissura orbitalis superior
- Der Hinterrand bildet meist die Grenze zwischen der vorderen und der mittleren Schädelgrube

Ala major

- Die Ala major entspringt beidseitig mit je 3 Wurzeln
- Sie bildet die laterale und anteriore Bodenfläche der mittleren Schädelgrube und besitzt vier Flächen: Facies cerebralis, Facies temporalis, Facies orbitalis, Facies maxillaris

Facies cerebralis

- Die dem Gehirn zugewandte Seite ist konkav
- Ihr anterior superiorer Teil begrenzt die Fissura orbitalis superior
- Sie beinhaltet drei Öffnungen (von vorne nach hinten):
Foramen rotundum: N. maxillaris (V/2), V. emissaria von *Nühn*
Foramen ovale: N. mandibularis (V/3), Ramus meningeus accessorius, Plexus venosus, N. petrosus minor (IX)
Foramen spinosum: A. und V. meningea media, N. recurrens meningeus des N. mandibularis (V/3) (Foramen Vesalii: inkonstant, V. emissaria)

Facies temporalis

- Sie beteiligt sich an der Fossa temporalis
- Ihr unterer Teil beteiligt sich an der Fossa infratemporalis
- Lateral vom Processus pterygoideus bildet die Unterfläche der Facies temporalis mit der Pars petrosa des Felsenbeins eine Halbrinne (Sulcus tubae auditivae) für die Befestigung des knorpeligen Tubenteils
- Die Facies bildet eine nach unten gerichtete Spitze, die Spina ossis sphenoidalis
- Die Crista infratemporalis trennt die horizontal und vertikal verlaufende Facies temporalis voneinander
- Der Margo zygomaticus trennt die Facies temporalis von der Facies orbitalis
- Ein sphenomaxillärer Rand trennt die Unterfläche der Facies temporalis von der Facies maxillaris

Facies orbitalis

- Sie bildet die hintere laterale Wand der Augenhöhle

Facies maxillaris

- Zum Oberkieferkomplex gerichtete Fläche der Ala major

Processus pterygoideus *(Abb. 5.16 bis 5.19)*

▶ Er befindet sich beidseitig an der Unterseite des Keilbeins und entspringt von diesem mit 2 Ursprungswurzeln
▶ An der Basis der Flügelfortsätze verläuft ein kleiner, nach vorn führender Kanal, der in die Fossa pterygopalatina mündet: Canalis pterygoideus. In ihm verlaufen die Nn. petrosi major und profundus

Anteile

Der Processus pterygoideus besteht aus zwei Blättern:
▶ Einer seitlichen, breiteren und kürzeren Lamina lateralis
▶ Einer medialen, schmaleren und längeren Lamina medialis, die in einen nach außen gekrümmten hakenförmigen Fortsatz, den Hamulus pterygoideus, ausläuft
▶ Die beiden Blätter begrenzen die nach hinten offene Fossa pterygoidea. Der untere Einschnitt (Incisura pterygoideus) artikuliert mit dem Processus pyramidalis des Gaumenbeins
▶ Von der Lamina medialis zieht eine kleine Knochenleiste (Processus vaginalis) nach medial zum Vomer und bildet mit diesem und der unteren Corpusfläche einen kleinen Kanal für einen Ast der A. sphenopalatina (Canalis vomerovaginalis)
▶ Außerdem bildet der Processus vaginalis mit dem Gaumenbein den Canalis palatovaginalis

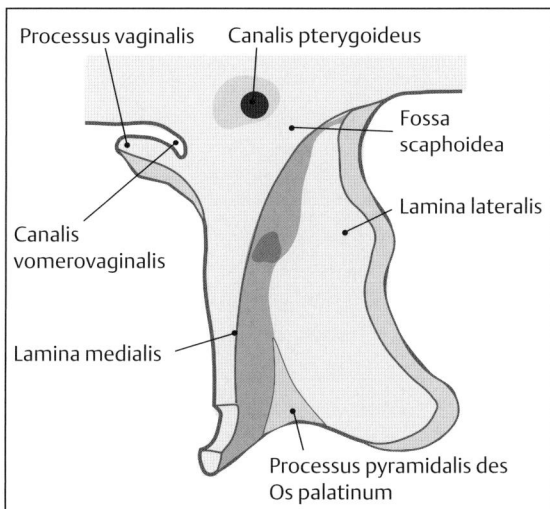

5.16
Processus pterygoideus (von hinten)

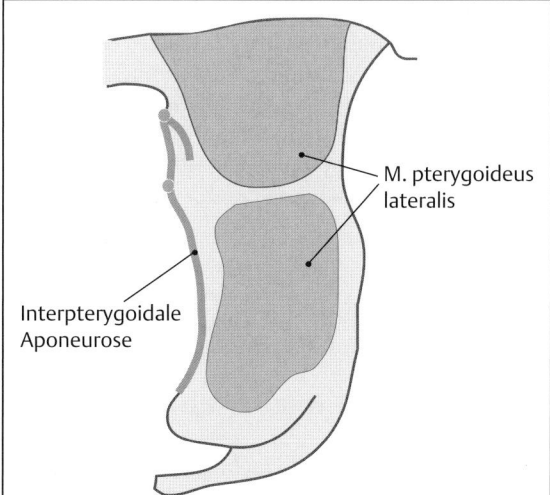

5.17
Processus pterygoideus (von lateral)

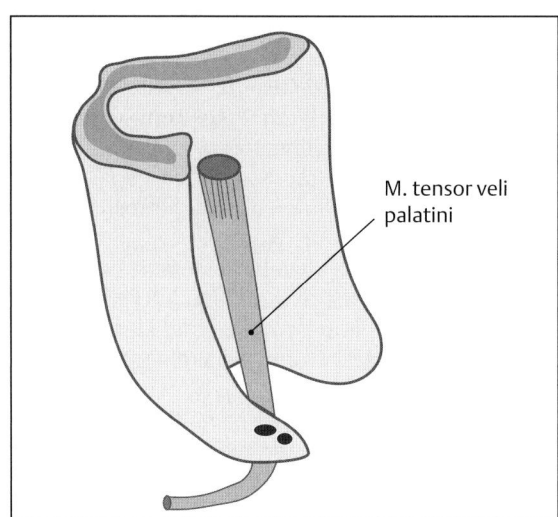

5.18
Processus pterygoideus
(von hinten medial)

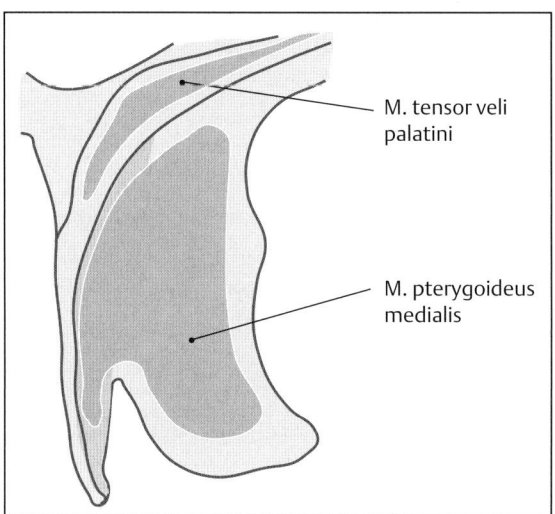

5.19
Processus pterygoideus
(von hinten)

Morphologie des Os sphenoidale nach *Rohen*[12]

Die hinteren sieben Wirbelfortsätze, die im Wirbel ein Abbild der drei Dimensionen des Raumes wiedergeben, finden ihre Entsprechung in den Fortsätzen des Corpus ossis sphenoidalis: zur Seite die Alae majores, nach oben die Alae minores, nach unten die Processi pterygoidei und nach vorne das Rostrum sphenoidalis. Für *Stone* ist das Os sphenoidale der positive Pol des Os coccygis[13].

Ossifikation *(Abb. 5.20)*

Pränatal
- ▶ Knorpelige Anlage: Corpus, Ala minor, Wurzel der Ala major
- ▶ Membranöse Anlage: Beide Processi pterygoidei und der obere Teil der Ala major
- ▶ Insgesamt entwickelt sich das Os sphenoidale aus 19 Verknöcherungskernen[14]

Im Corpus sind zwei verschiedene Arten von Knochenzentrumsfusionen anzutreffen. Entweder findet eine Fusion zuerst an medialen Zentren ent-

Tabelle 5.2
Ossifikationszentren des Os sphenoidale nach Sperber

Membranöse Anlage	Knorpelige Anlage	Erstes Auftreten
	Präsphenoid (3)	16 Wochen i. u.
	Postsphenoid (4)	16 Wochen i. u.
	Orbitosphenoid (2)	9 Wochen i. u.
	Alisphenoid (2)	8 Wochen i. u.
	Hamulus pterygoideus (2)	12 Wochen i. u.
Proc. pterygoideus Lam. lat. (2)		8 Wochen i. u.
Proc. pterygoideus Lam. med. (2)		8 Wochen i. u.

lang der Mittellinie und dann an den lateralen Zentren des Postsphenoids statt oder zuerst als Verbindung der Zentren jeder Seite[15]. Die Fusion der einzelnen Bestandteile des Os sphenoidale beginnt in utero und dauert meist bis zum 6. Lebensmonat nach der Geburt an. Abgeschlossen ist sie in der Regel im Laufe der Kindheit, spätestens jedoch bis zum 14. Lebensjahr. Es sind dabei geschlechtsabhängige Unterschiede festzustellen[16–18].

Störungen bei der Verbindung von Prä- und Postsphenoid sollen nach Sutherlands Beobachtung zur Ausprägung einer schrägen Orbita führen können, die auch typisches Merkmal eines Downsyndroms ist.

Der Wachstumabschluss des Os sphenoidale findet zwischen dem 5. und 19. Lebensjahr statt[19].

Tabelle 5.3
Schluss der Synchondrosen des Os sphenoidale[20,21] *

Synchondrosis	Vollständige Fusion der Ossifikationszentren
intersphenoidalis	Geburt – 4.–6. Lj.
intrapresphenoidalis	
intrapostsphenoidalis:	
interplanum sphenoidale (Höhe Orbitosphenoid)	0,5. bis 5. Lj.
presphenoido-orbitalis ant. und post. (von Orbito- und Präsphenoid)	9.–10. Lj.
postsphenoidalis lateromedialis, basisphenoidal-alisphenoidalis	5.–14. Lj.

* Histologische Untersuchungen weichen deutlich von den oben genannten Angaben ab: komplette Fusion in der Regel bereits im Fetalalter mit Ausnahme der Synchondrosis interplanum sphenoidale und basisphenoidal-alisphenoidalis[22,23].

Bei Geburt

▶ Schädelbasiswinkel nach Sperber etwa 128°; bis zum 6. Lj. zunehmende Flexionsbewegung der Schädelbasis durch aufrechte Haltung
▶ Ala major-/Proc. pterygoideus-Komplex und Ala minor-/Corpus-Komplex sind durch eine Art Knorpel-Sehnen-Gelenk miteinander verbunden[43]
▶ Processus pterygoidei kurz und horizontal ausgerichtet; Entwicklung nach inferior in eine U-Form, wodurch sich der Raum für den Rachen erweitert

104 5. Anatomie, Ossifikation und Verbindungen ...

- Im 1. Lj. verbinden sich Alae minores miteinander; Alae minores werden durch das anteriore Septum transversum nach lateral gezogen
- Rostral verlängert sich die kaudale Achse des Os sphenoidale
- Das Keilbein besteht aus 3 Teilen:
  1 Teil: Corpus (4 Zentren) und die beiden Alae minores (je 1 Zentrum)
  2 Teile: Die beiden Alae majores (je 1 Zentrum) und die Processi pterygoidei (je 2 Zentren)

Das Keilbein ist etwa im 7. Monat vollständig verknöchert.

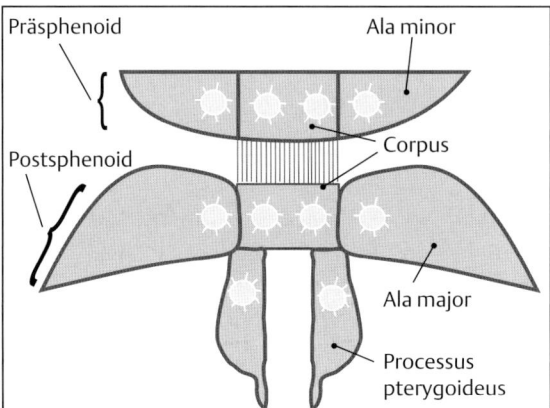

5.20
Ossifikationszentren des Os sphenoidale

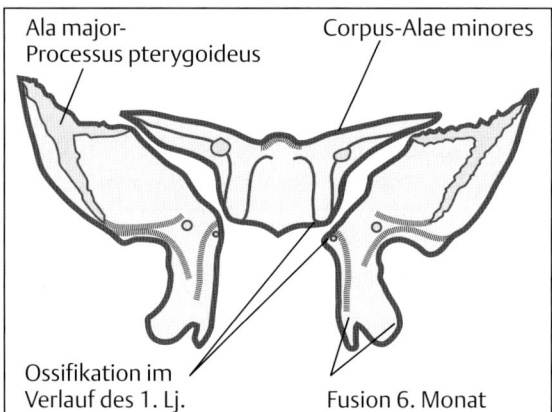

5.20–1
Ossifikation des Os sphenoidale

Hauptwachstumsphasen des Os sphenoidale postnatal

- 4. bis 7. Lebensjahr
- 10. bis 14. Lebensjahr[24]

Die hinteren Regionen des Os sphenoidale passen sich dem Wachstum des Hirnschädels an, sodass ihre Wachstumsschübe zum größten Teil bis zum 10. Lebensjahr abgeschlossen sind.

Der vordere Anteil des Os sphenoidale (Ala major und Processus pterygoideus) passt sich dem Wachstum des Gesichtsschädels an, sodass deutliche Wachstumsschübe im Jugendalter zu registrieren sind und insgesamt ein höheres postnatales Wachstum als im hinteren Bereich besteht.

Muskuläre Verbindungen

- M. temporalis: An der Außenfläche der Ala major
- M. pterygoideus lateralis: a) An der äußeren Fläche der Lamina lateralis des Processus pterygoideus; b) an der unteren Fläche des großen Keilbeinflügels und an der Crista infratemporalis
- M. pterygoideus medialis: An der Fossa pterygoidea (innere Fläche der Lamina lateralis). Dieser Muskel zieht zur Innenseite des Unterkieferwinkels und zum Corpus des Oberkiefers
- Gerade Augenmuskeln: Der M. rectus superior, der M. rectus inferior, der M. rectus medialis und der M. rectus lateralis sind über den Anulus tendineus communis am Keilbein befestigt
- M. obliquus superior, der obere schräge Augenmuskel: Am Corpus sphenoidale, medial vom Anulus tendineus communis
- M. levator palpebrae superioris: Am Canalis opticus
- M. tensor veli palatini: Ursprung ist die Spina ossis sphenoidalis und Fossa scaphoidea des Keilbeins, vordere Tubenknorpellippe. Ansatz nach Umschlingung des Hamulus in die Gaumenaponeurose
- M. palatopharyngeus: Ursprung sind die Gaumenaponeurose sowie Hamulus und Lamina medialis des Processus pterygoideus. Ansatzpunkt sind Schildknorpel und laterale Pharynxwand
- M. constrictor pharyngis superior: Vom Processus pterygoideus zur Raphe pharyngis ziehend

Ligamentäre Verbindungen

- Lig. sphenomandibulare: Von der Spina ossis sphenoidalis zur Innenseite des Ramus mandibulae verlaufend
- Lig. sphenopetrosum (Lig. *Grüber*): Vom Processus petrosus des Dorsum sellae zum Apex des Felsenbeins verlaufend. Der III., IV. und VI. Hirnnerv (Augenmuskelnerven) führen aus dem Mittelhirn seitlich am Keilbeinkörper entlang, nahe dieses Ligamentes
- Raphe pterygomandibularis: Vom Hamulus pterygoideus zur Mandibula verlaufend
- Lig. pterygospinale: Vom oberen Teil der Lamina lateralis des Processus pterygoideus zur Spina ossis sphenoidalis verlaufend
- Lig. Hyrtl: Vom hinteren Rand der Lamina lateralis des Processus pterygoideus an die Außenseite des Foramen ovale ziehend
- Lig. mallei anterius: Vom Processus anterius des Hammers in die Fissura petrotympanica. Einige Fasern führen zur Spina ossis sphenoidalis.

Das Ligamentum sphenopetrosum soll häufig als Folge von zahnchirurgischen Eingriffen lädiert sein. Eine Zahnextraktion des Oberkiefers kann zu einer homolateralen Dysfunktion führen, während eine Zahnextraktion des Unterkiefers eine kontralaterale Dysfunktion des Ligamentes verursachen kann (s. auch S. 130).

Fasziale Verbindungen

- Interpterygoidale Aponeurose: An der Spina ossis sphenoidalis und am vorderen Rand des Foramen ovale und Foramen spinosum
- Aponeurosis pterygo-temporo-mandibularis: Von der Lamina lateralis des Processus pterygoideus zum Foramen ovale
- Aponeurosis palatina: An der Lamina medialis des Processus pterygoideus
- Fascia orbitalis: Die Faszie der Augenhöhle
- Viszerale Loge und Pharynx: An der Lamina medialis des Processus pterygoideus und am Foramen lacerum

Intrakraniale Membranen

- Tentorium cerebelli: An den Processi clinoidei anterior und posterior
- Diaphragma sellae: An den Seitenrändern der Sella turcica
- Anteriorer Duragürtel

Beziehungen zu Hirnnerven und Cerebrum *(s. auch Abb. 5.14 und 5.15)*

- Hypothalamus: Der Hypothalamus ist über den Hypophysenstiel, der durch das Diaphragma sellae verläuft, mit der Hypophyse verbunden
- Broca-Sprachzentrum: In der unteren Stirnhirnwindung nahe der Ala minor
- Geschmackszentrum: Nahe der Ala major
- Der dritte Ventrikel befindet sich oberhalb der Sella turcica
- Fossa cranialis media mit Schläfenlappen und Hypothalamus
- N. opticus (II): Am Foramen opticum
- N. oculomotorius (III), N. trochlearis (IV), N. abducens (VI), N. ophthalmicus (V/l): Fissura orbitalis superior; N. abducens (VI): unter dem Lig. sphenopetrosum verlaufend; (Pathologie s. S. 130)
- N. oculomotorius
- N. III, IV, VI, V/l, V/2: Am Sinus cavernosus
- N. maxillaris (V/2): Foramen rotundum
- N. mandibularis (V/3), Ramus meningeus accessorius, N. petrosus minor (IX): Foramen ovale
- Ganglion pterygopalatinum: In der Flügelgaumengrube
- Plexus caroticus internus: Der A. carotis interna folgend
- N. canalis pterygoidei (sensibel, sympathisch, parasympathisch): Im Canalis pterygoideus

Verbindungen zum endokrinen System *(s. auch Abb. 5.15)*

- Hypophyse: In der Sella turcica

Gefäßverbindungen *(s. auch Abb. 5.13 bis 5.15)*

- A. carotis interna: Im Sulcus caroticus medial am Foramen lacerum am seitlichen Rand des Corpus des Keilbeins
- A. meningea media: Am Foramen spinosum und im Sulcus arteriosus der Ala major, über die Sutura sphenosquamosa verlaufend

> An beiden Stellen kann die Arterie Spannungen ausgesetzt sein, Folge: Migräne.

- A. ophthalmica: Am Foramen opticum
- Sinus cavernosus: Am Corpus ossis sphenoidalis
- V. emissaria von *Nühn:* Foramen rotundum
- V. meningea media: Am Foramen spinosum
- V. ophthalmica sup.: Fissura orbitalis superior

Os ethmoidale/Siebbein

Das unpaarige Siebbein ist mitbeteiligt an der Bildung der Schädelbasis, mittleren Schädelgrube, der Nasenhöhlen und der Orbita.

> Bei Affektionen der Nasennebenhöhlen sollen sich nach Sutherland die Nasenmuscheln und die frontoethmoidalen Verbindungen in Expansion befinden[25].

Begrenzungen
- Anterior und lateral: Os frontale
- Anterior: Os nasale und Os lacrimale
- Posterior: Os sphenoidale
- Inferior: Vomer, Maxilla und Os palatinum
- Anterior inferior: Cartilago septi nasi (Knorpelstück der Nasenscheidewand)
- Concha nasalis inferior (untere Nasenmuschel)

Anteile *(Abb. 5.21 bis 5.25)*
- Lamina cribrosa
- Lamina perpendicularis
- Zwei laterale Anteile: die Labyrinthi ethmoidales

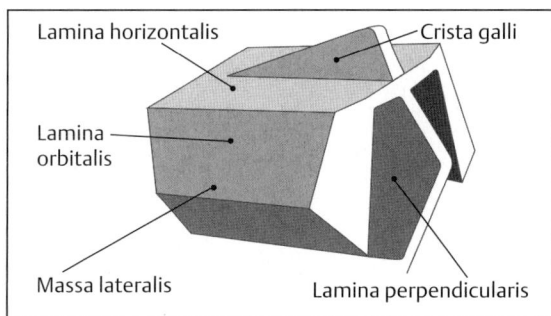

5.21
Os ethmoidale
(von vorne außen)

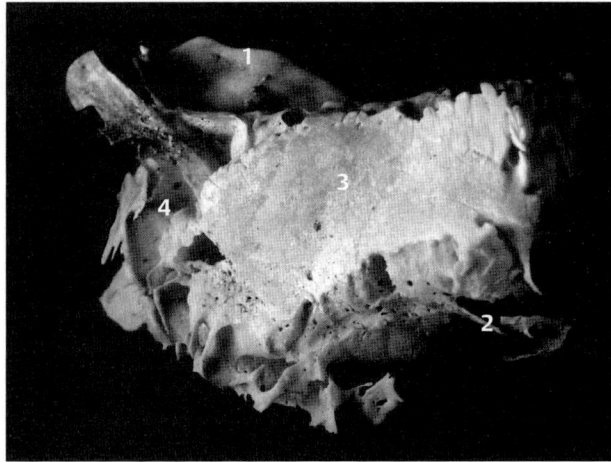

5.22
Os ethmoidale
(von lateral)
1 Crista galli
2 Concha nasalis media
3 Facies orbitalis
4 Cellulae ethmoidalis

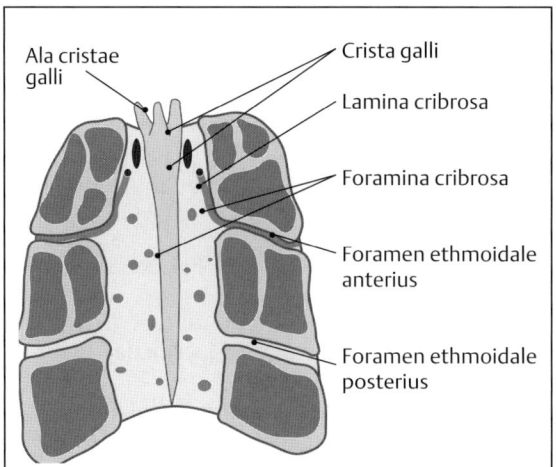

5.23 Os ethmoidale (von oben)

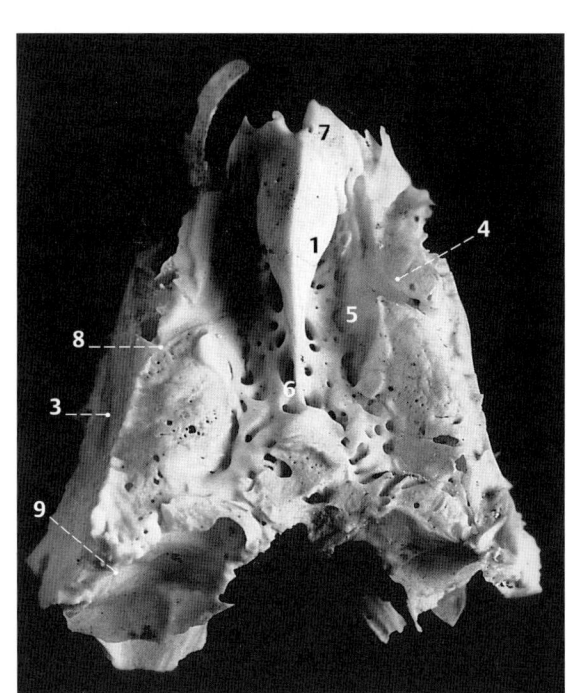

5.24 Os ethmoidale (von oben)
1 Crista galli
2 Concha nasalis media
3 Facies orbitalis
4 Cellulae ethmoidales
5 Lamina cribrosa
6 Foramina für die Fila olfactoria
7 Ala crista galli
8 Foramen ethmoidale anterius
9 Foramen ethmoidale posterius

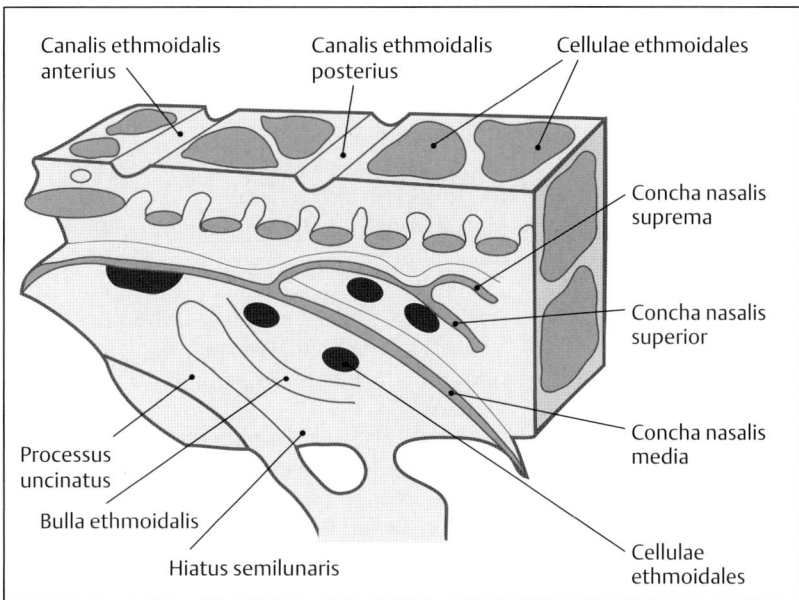

5.25
Os ethmoidale
(Seitenansicht)

Lamina cribrosa

> ▶ Diese median befindliche horizontale längliche Platte bildet die Grenze zwischen Nasenhöhle und vorderer Schädelhöhle
> ▶ Beidseitig befinden sich 20–40 kleine Löcher für die Riechfäden, im vorderen Bereich zahlreicher. Durch diese Löcher stehen die Nasenhöhle und die vordere Schädelhöhle in Verbindung
> ▶ Anterior befindet sich eine Öffnung für N. und der A. ethmoidalis anterior: Foramen ethmoidale anterius
> ▶ Die Fissura ethmoidalis liegt an der Crista galli. Dort tritt ein Ausläufer der Dura mater hindurch

Lamina perpendicularis

> ▶ Eine median herabhängende fünfeckige Knochenlamelle, die senkrecht zur Lamina cribrosa liegt
> ▶ Sie bildet den oberen Teil der Nasenscheidewand
> ▶ An den Seitenflächen Furchen für die Fila olfactoria
> ▶ Nach vorne artikuliert sie mit der Spina nasalis des Stirnbeins und der Sutura internasalis
> ▶ Superior auf der Lamina perpendicularis befindet sich die Crista galli, ein kleiner dreieckiger Knochenkamm für die Anheftung der Falx cerebri
> ▶ Ihr vorderer, fast senkrechter Rand artikuliert in seinem unteren Bereich mit dem Stirnbein
> ▶ Nach vorne stehen zwei kleine flügelähnliche Fortsätze hervor, die Alae cristae galli. Sie artikulieren mit der Crista frontalis (des Stirnbeins) und umgrenzen das Foramen caecum: Durchtrittsstelle für einen Duramater-Ausläufer (und äußerst selten für einen Venenkanal)

Labyrinthus ethmoidalis

▶ Sammelbezeichnung für die Siebbeinzellen, die sich zwischen der Orbita und der Nasenseitenwand befinden und die Orbita von der Nasenhöhle trennen.
▶ Je ein Labyrinthus ethmoidalis hängt am rechten und linken Seitenrand der Lamina cribrosa herab.
▶ Ein Labyrinth wird meist von drei übereinander liegenden Siebbeinzellen gebildet.
▶ Die Pneumatisation der Cellulae ethmoidales beginnt im 3. bis 5. Monat intrauterin und ist etwa zwischen dem 12. bis 14. Lebensjahr abgeschlossen[26]. Die andauernde Ausdehnung der Labyrinthi ethmoidales und des Sinus frontalis kann in drei Entwicklungsphasen untergliedert werden[27,28]:
  – Geburt bis 9. Lj.: Lamina cribrosa und Dach der Labyrinthi ethmoidales befinden sich etwa auf gleicher Ebene; Breite der Incisura ethmoidalis ossis frontalis entspricht der Breite der Lamina cribrosa; Lamina cribrosa und Partes orbitalis ossis frontales bilden den Boden der Fossa cranialis anterior
  – 9. bis 35. Lj.: Cellulae ethmoidales werden beidseitig mit in den Boden der Fossa cranialis superior integriert.
  – 35. bis 80 Lj.: Häufige anzutreffende Absenkung der Lamina cribrosa – sogar unterhalb des Daches der Cellulae ethmoidales durch starke Ausdehnung des Sinus frontalis.

Unterseite
▶ Zur Maxilla und zum Processus orbitalis des Gaumenbeins gerichtete Hemicellulae

Oberseite
▶ Seitliche Fortsetzung der Lamina cribrosa
▶ Hinten breiter als vorne
▶ Die Oberseite der Siebbeinzellen verbindet sich mit der unteren, zum Siebbein gerichteten Fläche des Stirnbeins.
▶ Der Labyrinthus wird vom Foramen ethmoidale anterius und posterius für die gleichnamigen Nerven und Arterien durchquert.

Vorderseite
▶ Die Vorderseite der Siebbeinzellen artikuliert mit dem Hinterrand des Stirnfortsatzes des Oberkiefers und mit dem Hinterrand des Tränenbeins.

Rückseite
▶ Die Siebbeinzellen verbinden sich mit der nach vorn mündenden Öffnung der Keilbeinhöhle (Apertura sinus sphenoidalis).

Zwei Außenseiten
▶ Die Lamina orbitalis bildet einen Teil der medialen Orbitawand.

Zwei Innenseiten
▶ Die sehr variabel gestaltete Innenseite stellt die zur Nasenhöhle gerichtete Fläche dar.
▶ Sie dient als Ansatzstelle für knöcherne Lamellen:
Concha nasalis suprema: oberste rudimentäre Nasenmuschel
Concha nasalis superior: obere Nasenmuschel
Concha nasalis media: mittlere Nasenmuschel
Concha nasalis inferior: untere Nasenmuschel
▶ Ein hakenförmiger nach unten zeigender Fortsatz des Siebbeins (Processus uncinatus) verbindet sich mit der unteren Nasenmuschel.

> Das Siebbein ist aufgrund seiner Verbindungsstellen zum Os frontale, Os sphenoidale, Maxilla usw. bei Dysfunktionen in diesem Bereich von besonderer Bedeutung.

Morphologie Os ethmoidale[29]

Entsprechend der Bedeutung des Thorax für die Funktion des Schultergürtels, der oberen Extremitäten und der Lungenatmung, besitzt das Os ethmoidale für die angrenzenden Knochen des Gesichtsschädels eine wichtige Stellung. Es ist die zentrale Stelle für die Anlagerung des Gesichtsschädels: der Maxilla, des Os frontale, des Os palatinum und des Os lacrimale. Durch seine zwei Nasenmuscheln führt das Os ethmoidale die Atemluft in die Riechregion und in die Atemwege. Außerdem könnte über die Lamina cribrosa, der Atemrhythmus der Lungenatmung auf das Liquorsystem des Gehirns einwirken.

Ossifikation *(Abb. 5.26)*

- Knorpelige Anlage
- Die Siebbeinzellen entstehen durch das Einwachsen von Nasennebenhöhlenepithel am Ende des 4. Fetalmonats
- Bei Geburt
- Noch knorpelig und unvollständig; deshalb stellt das Os ethmoidale nach Carreiro eine Schwachstelle für Kompressions- oder Torsionsspannungen dar[44]
- Lamina cribrosa beim Säugling deutlich kürzer als beim Erwachsenen, d. h. die Crista galli befindet sich auf Höhe der Alae minores, beim Erwachsenen hingegen anterior davon
- Die durch das Os ethmoidale gebildete mediale Orbitawand ist bei Geburt und in der frühen Kindheit noch nicht fertig ausgereift und sehr empfindlich. Erst im 7. Lj. ist dieser Bereich durch Ausreifung der oberen Nasenhöhle stabiler
- Starke Umformung findet während Ausweitung der Nasengänge und Entwicklung der Nasenmuscheln statt
- Im Laufe der Entwicklung erodieren die Conchae nasales durch die Lamina orbitalis

Tabelle 5.4 Ossifikation des Os ethmoidale nach Eser-Bindl[30]

Knorpelige Anlage	Beginn der Ossifikation	Abschluss der Fusion
Massae laterales/Labyrinthi ethmoidales (2)	5. Monat i. u.	
Conchae nasales	5. Monat i. u.	
Lamina perpendicularis (1)	36. Woche i. u./1. Lj.	2. bis 18. Lj.
Crista galli	Während 1. Lj.	Mitte bis Ende 2. Lj.
Lamin cribrosa	Geburt bis erste Lebenswochen	Ende 1. Lj. bis 2. Lj.

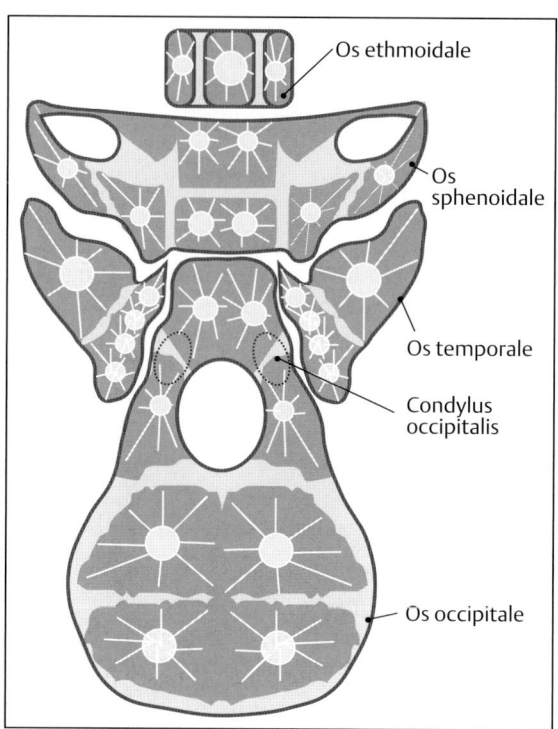

5.26
Ossifikationszentren

Intrakraniale Membranen

▶ Die Falx cerebri setzt vorne an der Crista galli an

Beziehungen zu Hirnnerven

▶ Nn. olfactorii (I): Durch die Lamina cribrosa
▶ N. trigeminus (V/1): Der N. ethmoidalis anterior tritt durch das Foramen ethmoidale anterius, der N. ethmoidalis posterior tritt durch das Foramen ethmoidale posterius (beides Äste des N. nasociliaris)

Gefäßverbindungen

A. ethmoidalis anterior: Durch das Foramen ethmoidale anterius in die vordere Schädelgrube (mit Zweigen in die Stirnhöhle und Siebbeinzellen), weiter durch die Lamina cribrosa in die Nasenhöhle A. ethmoidalis posterior: Am Foramen ethmoidale posterius zu den hinteren Siebbeinzellen und zum hinteren Bereich der Nasenhöhle

Os ethmoidale/Siebbein **113**

Vomer/Pflugscharbein *(Abb. 5.27 und 5.27–1)*

Der median liegende, vierseitige unpaarige Vomer bildet den hinteren unteren Teil des Nasenseptums.

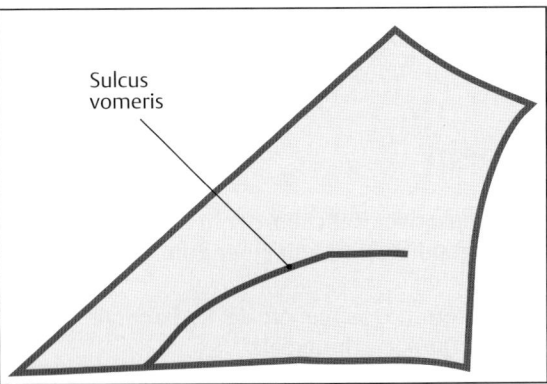

5.27
Vomer

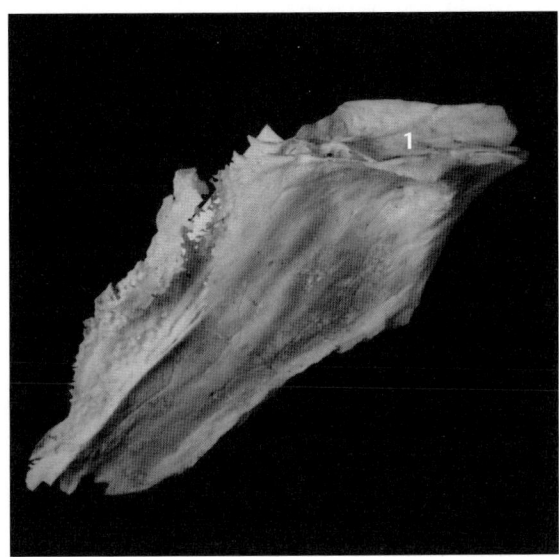

5.27–1
Vomer
1 Ala vomeris

Begrenzung

Posterior: Os sphenoidale
Anterior-superior: Os ethmoidale
Anterior-inferior: Cartilago septi nasi
Inferior-anterior: Maxilla
Inferior-posterior: Os palatinum

Anteile

▶ Der obere Rand verbreitert sich zu den Alae vomeris, die das Rostrum des Keilbeins umfassen
▶ Der Sulcus vomerovaginalis wird mit dem Processus vaginalis des Keilbeins gebildet (für einen Ast der A. sphenopalatina)
▶ In der Wand des Vomers liegt beidseitig eine Rinne für den N. nasopalatinus, der Sulcus vomeris

114 5. Anatomie, Ossifikation und Verbindungen ...

Ossifikation
- Membranöse Anlage
- Beginn (1 Ossifikationszentrum pro Seite): Ca. 8. Woche i. u.
- Abschluss der Ossifikation: 17. Wo. i. u. Fusion der bilateralen Knochen kaudal[31]
- Wachstumsabschluss: Bei Mädchen 15. Lj, bei Jungen 20. Lj.[32]
- Es bilden sich zwei durch Knorpel getrennte Knochenblätter. Sie vereinigen sich zuerst am unteren Rand. Auch beim Erwachsenen kann am oberen und vorderen Rand noch Knorpel festgestellt werden

Os frontale/Stirnbein

Ein unpaariger Knochen, der in der Osteopathie jedoch als paariger Knochen angesehen wird, mit einer erhöhten Beweglichkeit an der S. metopica.

Begrenzung
- Posterior: Os sphenoidale, Os parietale
- Inferior: Os ethmoidale
- Anterior-inferior: Os nasale
- Inferior-medial: Maxilla, Os lacrimale
- Lateral: Os zygomaticus

Anteile
Man kann einen vertikalen oberen frontalen Bereich, der zum Schädeldach gehört, von einem horizontalen orbitofrontalen Teil, der nach hinten verläuft, differenzieren. Der letztgenannte Teil bildet einen rechten Winkel mit dem vertikalen Teil. Weiter unterscheidet man:
- Die Squama frontalis
- Die beiden Partes orbitalis
- Die Pars nasalis, median gelegen
- Facies interna (endokranial) und Facies externa (exokranial)

Facies externa *(Abb. 5.28 und 5.29)*

Vertikaler oberer Bereich
- Konvexe Fläche mit der Squama frontalis, der Stirnbeinschuppe
- Median verläuft die S. metopica (in etwa 12 % der Fälle auch noch in späteren Jahren nachweisbar)
- Das Tuber frontalis (Stirnbeinhöcker) liegt beidseitig auf der Squama
- Der Arcus superciliaris (Augenbrauenbogen) ist eine wulstartige Erhebung über dem oberen Augenhöhlenrand
- Das Foramen supraorbitale liegt am Augenbrauenbogen, Durchtritt für den Ramus lateralis des N. supraorbitalis (Ast des N. V/I) und die A. supraorbitalis. Das Foramen frontale, ebenfalls am Augenbrauenwulst gelegen, bildet eine Öffnung für den Ramus medialis des N. supraorbitalis sowie für die A. supratrochlearis
- In der Mitte der beiden Augenbrauenbogen befindet sich eine flache Stelle über der Nasenwurzel: Glabella
- Seitlich des Augenbrauenbogens liegt der Processus zygomatici, ein Fortsatz für das Jochbein
- Facies temporalis: seitliche Fläche des Stirnbeins
- Die Linea temporalis superior verläuft zum lateralen Ende des Augenbrauenbogens
- In der Mediallinie an deren oberstem Ende liegt Bregma, ein Referenzpunkt
- Nach hinten gerichteter Rand: Margo parietalis
- Zum Keilbein gerichteter Rand: Margo sphenoidalis

Os frontale/Stirnbein

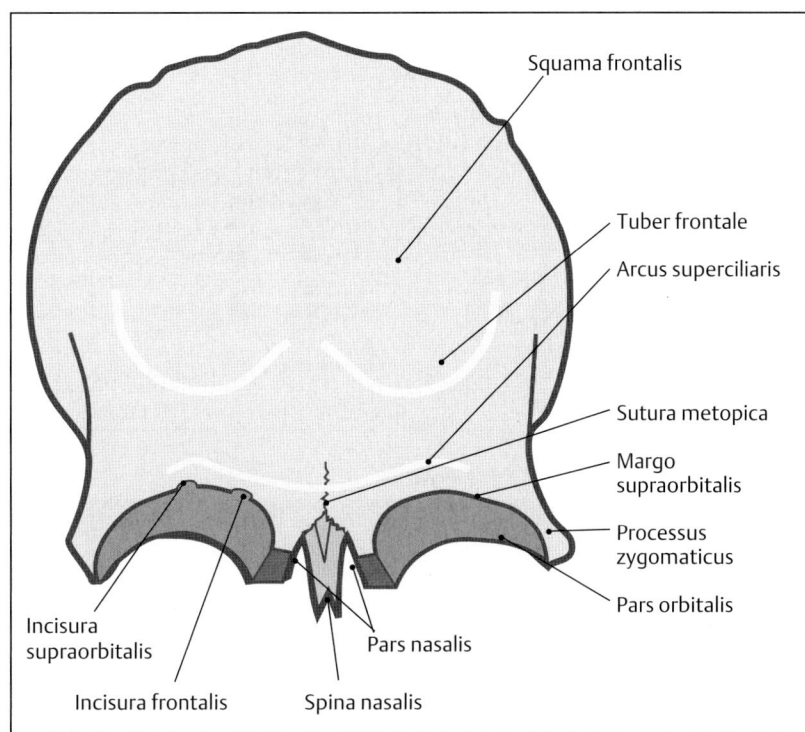

5.28
Os frontale (von vorne)

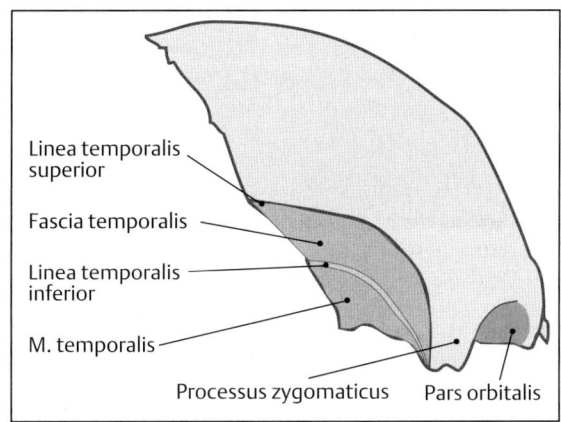

5.29
Os frontale (von lateral)

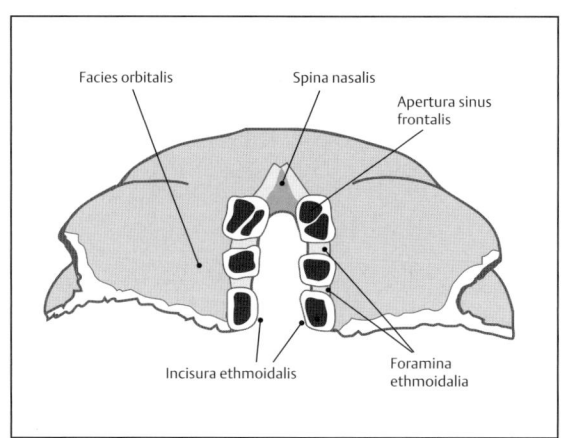

5.30
Os frontale (von unten)

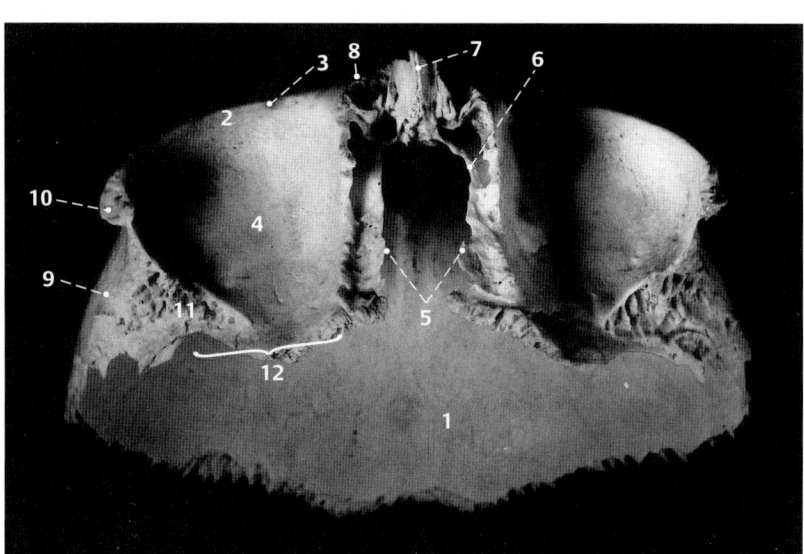

5.31
Os frontale (von unten hinten)

1 Facies interna
2 Margo supraorbitalis
3 Incisura frontalis
4 Facies orbitalis
5 Incisura ethmoidalis
6 Apertura sinus frontalis
7 Spina nasalis
8 Margo nasalis
9 Facies temporalis
10 Processus zygomaticus
11 Margo sphenoidalis
12 Rand für die Ala minor

Horizontaler orbitofrontaler Bereich
(Abb. 5.30 und 5.31)

▶ Anterior der Incisura ethmoidalis liegt die Spina nasalis, ein mittig gelegener spitzer Vorsprung
▶ Die Ränder der Incisura ethmoidalis bedecken die Siebbeinzellen
▶ Lateral von der Incisura liegt die Pars orbitalis mit der Facies orbitalis, die das glatte konkave Dach der Augenhöhle bildet
▶ Im äußeren Augenhöhlenwinkel liegt eine Grube für die Tränendrüse (Fossa glandulae lacrimalis)
▶ Vorne medial befindet sich eine Fovea trochlearis, eine kleine Grube, an der eine Bindegewebsschlinge für den M. obliquus superior anheftet

Facies interna *(Abb. 5.32 und 5.33)*

▶ Eine halbkugelartige konkave Fläche

Vertikaler oberer Bereich

▶ Foramen caecum oberhalb der Incisura ethmoidalis: Ein meist blind endender Kanal, der einen Fortsatz der Dura mater enthält
▶ Crista frontalis: Ein median gelegener Knochenkamm, teilt sich in seinem weiteren Verlauf nach superior, sodass der Sulcus sinus sagittalis superioris entsteht

Os frontale/Stirnbein

- Beidseitig von diesem Sulcus sind die Foveolae granuläres *(Pacchioni)* zu erkennen, die durch vorwachsende Zotten der Hirnhäute entstanden sind
- Vertiefungen durch arterielle Gefäße (Sulci arteriosi) und durch die Gyri frontales
- Beidseitig neben der Crista frontalis befinden sich die Fossae frontales

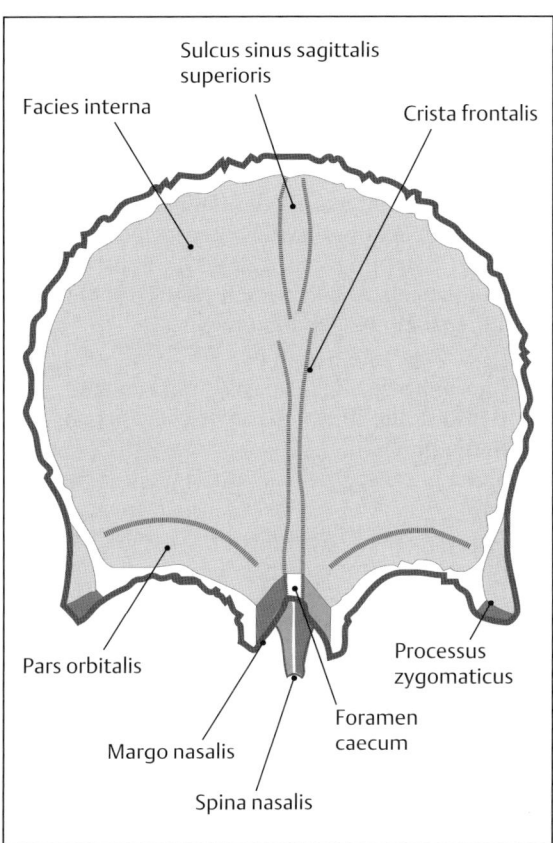

5.32 Os frontale (von hinten)

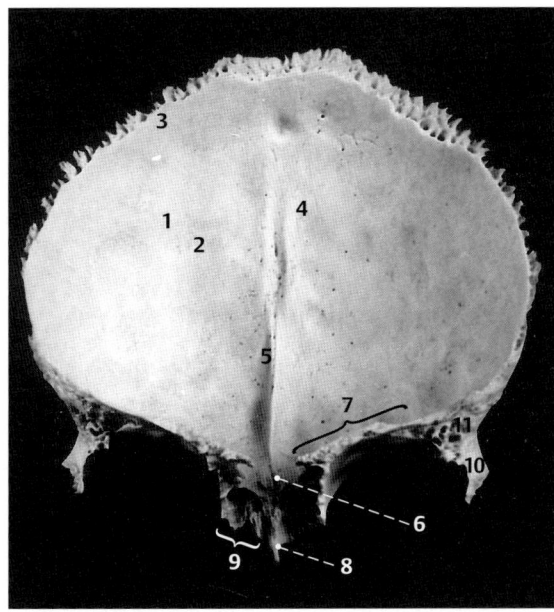

5.33 Os frontale (von hinten)

1. Facies interna
2. Squama frontalis
3. Margo parietalis
4. Sulcus sinus sagittalis superioris
5. Crista frontalis
6. Foramen caecum
7. Margo sphenoidalis (Verbindung zur Ala minor)
8. Spina nasalis
9. Margo nasalis
10. Processus zygomatici
11. Margo sphenoidalis (Verbindung zur Ala major)

Horizontaler orbito-frontaler Bereich	▶ Incisura ethmoidalis: Ein Einschnitt zur Verbindung mit dem Siebbein ▶ Die Partes orbitalis sind konvex. Auf ihrer Oberfläche liegen die Impressiones digitatae, verursacht durch die Hirnwindungen

Sinus frontalis/Stirnhöhle *(s. auch Abb. 5.30 und 5.31)*

▶ Sie liegt auf beiden Seiten der Medianlinie
▶ Über die Apertura sinus frontalis ist sie mit den Siebbeinzellen verbunden, sodass Sekrete in den Nasenraum abfließen können
▶ Sie bildet sich ungefähr im 6. Lebensjahr

Morphologie des Os frontale

Die Bewegungsdynamik des flächenhaften Os frontale entspricht dem flächenhaften Schulterblatt. So wie sich der Arm erst durch die Schulterblätter über den horizontal gelegenen Raum öffnen kann, ist das Os frontale nach *Rohen* ein Abbild der Ich-Natur des Menschen, und Ausdruck der Verbindung zur geistigen Raumwelt.

Ossifikation

▶ Knorpelige Anlage: Nur die Spina nasalis
▶ Der Rest des Stirnbeins entwickelt sich als membranöse Anlage
▶ Arcus superciliaris: Zwei primäre Ossifikationszentren, 8. Woche i. u.
▶ Spina nasalis: Zwei sekundäre Verknöcherungszentren, 10.-12. Lebensjahr
▶ Fossa trochlearis: zwei sekundäre Ossifikationszentren, 8.–9. Woche i. u.
▶ Processus zygomatici: Zwei sekundäre Ossifikationszentren, 9. Woche i. u.
▶ Die S. metopica verknöchert bei 85–90% der Fälle im 7. Lebensjahr (durch Zug an der Falx cerebri aufgrund des Wachstums des Frontallappens und des Schädeldachs)

Muskuläre Verbindungen

▶ M. temporalis auf der Facies temporalis
▶ M. obliquus superior des Auges über die Bindegewebsschlinge an der Fovea trochlearis

Fasziale Verbindungen

▶ Fascia temporalis

Intrakraniale Membranen

▶ Falx cerebri: Am Foramen caecum, an der Crista frontalis und an den Rändern des Sulcus sinus sagittalis superioris verlaufend.

Beziehungen zu Hirnnerven und Cerebrum

▶ Lobus frontalis: Intellekt, willkürliche Motorik, Charakter, Ausdruck, Riechzentrum
▶ N. supraorbitalis, Ramus lateralis (V/I): Am Foramen supraorbitale
▶ N. supraorbitalis, Ramus medialis (V/I): Am Foramen frontale
▶ N. lacrimalis (V/I): An der Facies orbitalis
▶ N. ethmoidalis anterior (N. nasociliaris, V/I): Am Foramen ethmoidale anterius in der Sutura frontoethmoidalis
▶ N. ethmoidalis posterior (N. nasociliaris, V/I): Am Foramen ethmoidale posterius in der Sutura frontoethmoidalis

Gefäßverbindungen

- ▶ A. supraorbitalis am Foramen supraorbitalis und A. supratrochlearis am Foramen frontale
- ▶ Sinus sagittalis superior

Os temporale/Schläfenbein

Paarig

Begrenzung

- ▶ Anterior: Os sphenoidale, Os zygomaticum
- ▶ Superior: Os parietale
- ▶ Posterior: Os occipitale
- ▶ Inferior: Mandibula

Das Schläfenbein ist gleichzeitig Teil des Schädeldachs (Squama) und der Schädelbasis (Pars petrosa). Es ist außerdem an der Bildung der mittleren und hinteren Schädelgrube beteiligt.

Anteile *(Abb. 5.34 bis 5.35)*

Os temporale
- ▶ Pars squamosa
- ▶ Pars mastoidea
- ▶ Pars petrosa
- ▶ Pars tympanica

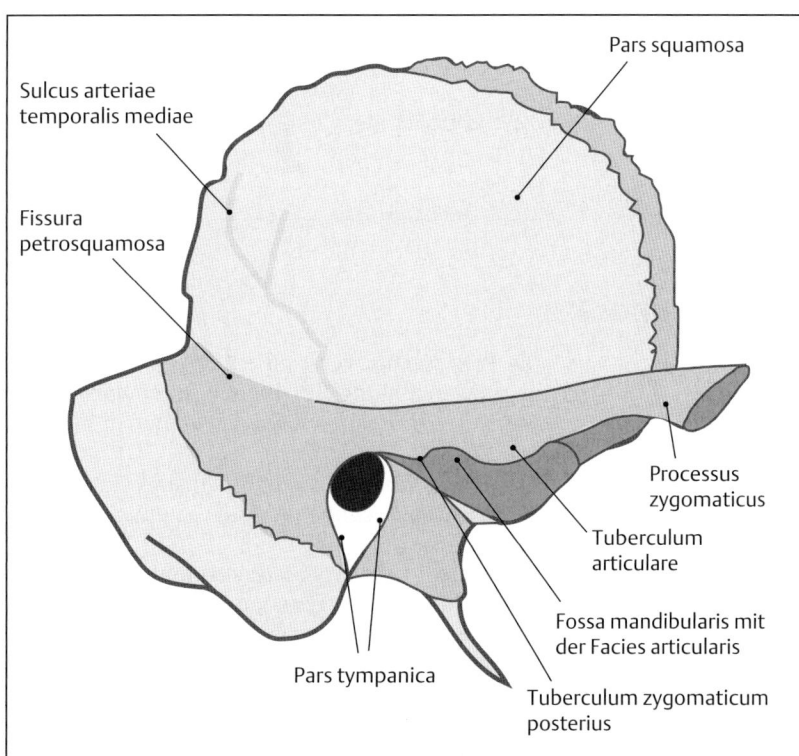

5.34
Os temporale
(von außen unten)

5.34–1

Os temporale (von außen unten)

1 Pars squamosa
2 Pars mastoidea
3 Processus zygomatici
4 Pars tympanica
5 Pars petrosa
6 Tuberculum articulare
7 Fossa mandibularis
8 Margo sphenoidalis
9 Margo parietalis
10 Incisura parietalis
11 Margo parietalis
12 Margo occipitalis
13 Fissura petrotympanica
14 Fissura tympanosquamosa
15 Processus styloideus
16 Vagina processus styloidei
17 Canalis caroticus
18 Sulcus arteriae temporalis mediae

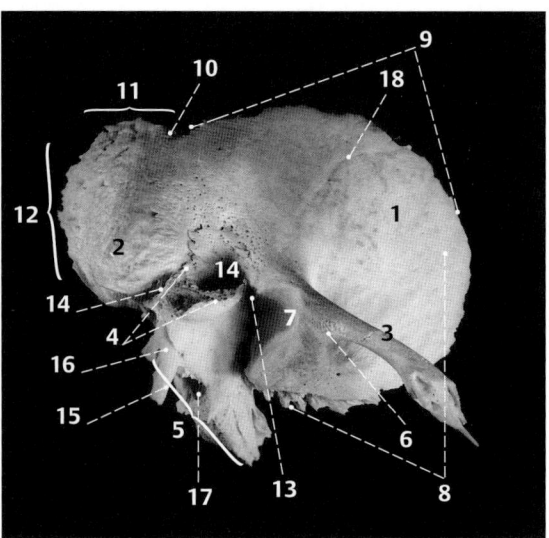

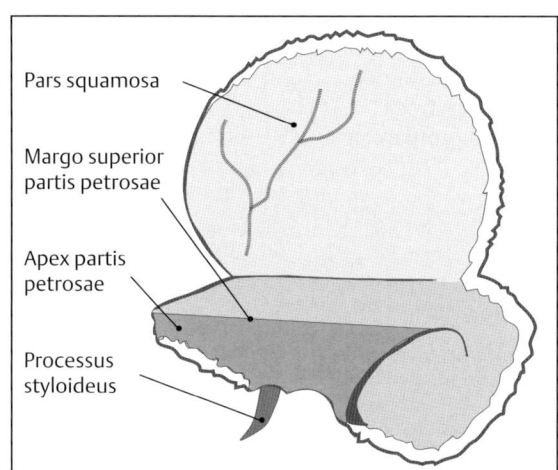

5.35

Os temporale (von innen)

Pars squamosa

Die Pars squamosa ist eine halbkreisförmige flache Knochenschuppe. Sie ist an der Bildung der Schädelseitenwand beteiligt, bildet das Dach des äußeren Gehörgangs sowie die Pfanne des Kiefergelenks.

Facies temporalis

▶ Sie wird unterteilt durch den seitwärts entspringenden und nach vorn gerichteten Jochbeinfortsatz in einen darüber- und darunter liegenden Teil
▶ Der über dem Processus zygomatici gelegene Teil ist flach, verläuft vertikal und besitzt eine konvexe Oberfläche. Die Facies temporalis ist an der Bildung der Fossa temporalis beteiligt
▶ Sulcus arteriae temporalis mediae: Rinne auf der Außenfläche des hinteren Bereichs der Schläfenbeinschuppe
▶ Der unter dem Processus zygomatici liegende Teil verläuft horizontal und gehört zur Schädelbasis

- ▶ Er verläuft bis zum Ansatz der Spina ossis sphenoidalis des großen Keilbeinflügels und der Pars petrosa des Schläfenbeins und umfasst die horizontale Wurzel des Processus zygomatici mit der Fossa mandibularis, der Facies articularis und dem Tuberculum articulare
- ▶ Die schräge Achse der Fossa mandibularis verläuft von außen-oben-vorne nach innen-unten-hinten. Dorsomedial von der Fossa liegt eine Fissur, die Fissura petrotympanica *(Glaser)*. Sie bietet einen Durchtritt für die Chorda tympani
- ▶ Am Processus articulare setzt die Gelenkkapsel für das Kiefergelenk an
- ▶ Zwischen der hinteren Wand des knöchernen Gehörgangs und der Pars squamosa ist die Fissura tympanosquamosa erkennbar

Processus zygomatici

- ▶ Er entspringt mit 2 Ursprungswurzeln von der Squama und verläuft zunächst für eine kurze Strecke horizontal nach außen. Er ist dabei von oben nach unten abgeflacht
- ▶ Zwischen den beiden Wurzeln liegt inferior eine Grube für das Unterkieferköpfchen, die Fossa mandibularis: Nach vorne begrenzt durch eine walzenförmige Erhebung, das Tuberculum articulare, nach hinten begrenzt durch einen kleinen Fortsatz (Processus retroarticularis). Die Fossa mandibularis ist vorn überknorpelt
- ▶ Bei der Geburt ist die Fossa mandibularis noch flach, und es ist noch kein Tuberculum vorhanden. Dieses entwickelt sich erst nach dem Erscheinen der bleibenden Zähne um das 7. Lebensjahr
- ▶ Der obere Teil des horizontalen Teils ist rinnenförmig ausgehöhlt für den Verlauf des hinteren M. temporalis
- ▶ Die Rinne dient zusätzlich als Treffpunkt für die Fascia temporalis und die Fascia masseterica
- ▶ Der hintere obere horizontale Teil der Anheftung an die Squama verläuft als Crista supramastoidea über dem Ohrkanal und geht in die Linea temporalis inferior über
- ▶ Der nach vorne gerichtete Teil des Processus zygomatici ist von medial nach lateral abgeflacht
- ▶ Seine äußere Seite ist leicht konvex, die innere Seite leicht konkav, sie dient als Anheftungspunkt für den M. masseter und die Fascia temporalis
- ▶ Vorne artikuliert er mit dem Fortsatz des Jochbeins

Facies cerebralis der Squama

- ▶ Innen sind stark ausgeprägte Vertiefungen, die Juga cerebralia und die Impressiones digitatae, sowie ein tiefer Sulcus arteriosus für die Äste der A. meningea media zu erkennen
- ▶ Die Fissura petrosquamosa verläuft im unteren Bereich zwischen der Pars squamosa und der Pars petrosa

Pars mastoidea

Die Pars mastoidea liegt im unteren hinteren Bereich des Schläfenbeins, hinter der Pars tympanica. Das vordere Drittel wird von der Pars squamosa, die hinteren zwei Drittel werden von der Pars petrosa gebildet. Auf die Pars mastoidea werden aufgrund der sich dort befindenden Muskelansätze, statomotorische Einflüsse insbesondere vom Becken übertragen. Ein Hinweis auf diese Verbindung stellt auch die relativ zeitgleiche Bildung des Processus mastoideus mit der Aufrichtung des Kindes dar.

Exokranial *(Abb. 5.36)*

- ▶ Konvex
- ▶ Der Processus mastoideus verläuft nach unten, vorne und etwas nach medial
- ▶ Von oben hinten nach unten vorne verläuft auf dem Warzenfortsatz eine äußerlich sichtbare Trennungslinie. Oberhalb von ihr ist das

5.36
Pars mastoidea und Pars tympanica (von außen)

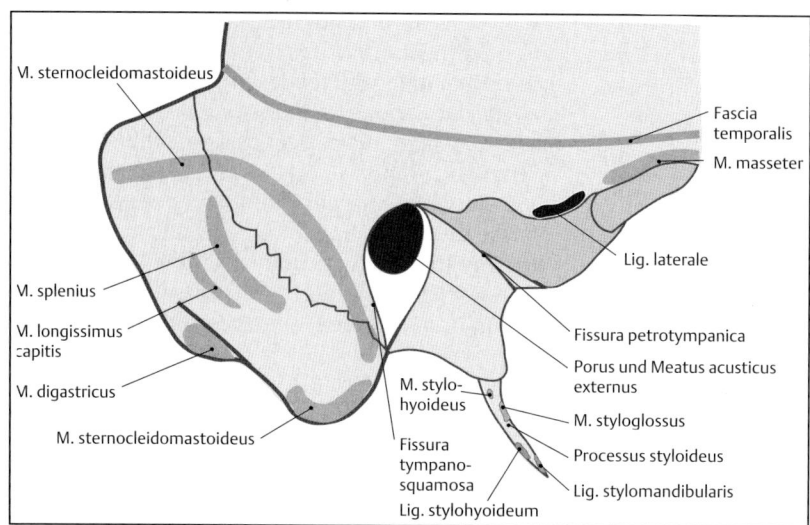

Mastoid von der Squama gebildet und membranösen Ursprungs, unterhalb davon ist von der Pars petrosa gebildet und knorpeligen Ursprungs
▶ Von der Pars tympanica ist er durch die Fissura tympanomastoidea getrennt. In ihr tritt der Ramus auricularis des N. vagus aus
▶ Das Foramen mastoideum für eine Vena emissaria liegt im hinteren oberen Bereich
▶ Die hintere untere rauhe Fläche dient u. a. als Anheftungspunkt für den M. sternocleidomastoideus und den M. splenius capitis
▶ Medial unten und hinten am Warzenfortsatz liegt die Incisura mastoidea, Ansatzstelle für den M. digastricus
▶ Hinter und oberhalb vom Ohrkanal befindet sich die Spina suprameatica, eine Anheftungsstelle für den Ohrknorpel, über ihr liegt ein gleichnamiges Grübchen
▶ Der Processus mastoideus entwickelt sich erst im Verlauf des ersten Lebensjahres.
▶ Die Cellulae mastoideae sind in Zahl und Größe variable Hohlräume im Inneren des Processus mastoideus. Diese wurden von der Paukenhöhle her pneumatisiert. Zu kleine Warzenfortsätze und eine schlechte Pneumatisierung steht in Verbindung mit chronischer Otitis media. Anmerkung: Nach *Fulford* soll die Pars mastoidea nicht selten mit Traurigkeit in Verbindung stehen[33].

Endokranial *(Abb. 5.37)* ▶ Der innere Teil der Pars mastoidea ist an der Bildung der hinteren Schädelgrube beteiligt
▶ In ihr verläuft der Sulcus sinus sigmoidei für den gleichnamigen Sinus.
▶ Im Sulcus befindet sich eine kleine Öffnung, das Foramen mastoideum, für eine Vena emissaria.
▶ Anterior von der Pars mastoidea befindet sich die Pars petrosa.

Pars petrosa (s. auch *Abb. 5.37*)

Die Pars petrosa (Felsenbein) verläuft schräg nach vorne innen wie die Kondylen des Hinterhaupts und liegt zwischen Keilbein und Hinterhauptbein. Die Basis befindet sich außen hinten, während die Spitze (Apex partis petrosae) innen vorne liegt. Die Pars petrosa besitzt die Form einer vierseitigen Pyramide.

Os temporale/Schläfenbein 123

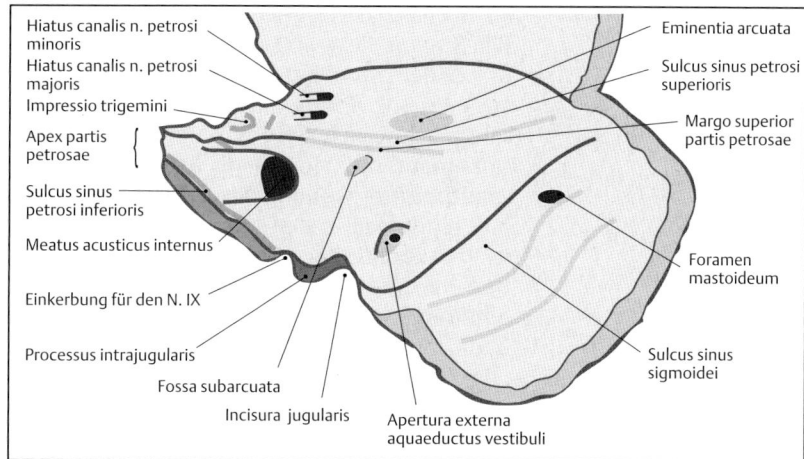

5.37
Pars mastoidea und Pars petrosa (von innen)

Facies anterior
- Die Fläche ist nach außen-vorn-oben gerichtet
- Die Vorderfläche der Pars petrosa nimmt an der Bildung der mittleren Schädelgrube teil. In ihr liegt der Lobus temporalis
- In der vorderen Region liegen die Fovealoae granuläres, kleine Grübchen, die von den Granulationes arachnoideales gebildet werden
- In der Vorderwand der Felsenbeinspitze befindet sich die Impressio trigeminalis, eine kleine Vertiefung durch das Ganglion trigeminale gebildet
- Nach innen ist sie durch eine kleine Knochenlamelle vom Canalis caroticus getrennt
- Durch den Canalis semicircularis anterior (vorderer Bogengang) ist die vordere obere Fläche der Pars petrosa vorgebuckelt: Eminentia arcuata
- Seitlich von der Eminentia arcuata verläuft eine dünne Knochenplatte zur Pars squamosa. Diese Platte bildet das mediale Dach der Paukenhöhle: Tegmen tympani
- Vorne befinden sich zwei Öffnungen des Sulcus n. petrosi majoris und des Sulcus n. petrosi minoris:

Im Hiatus canalis n. petrosi majoris befindet sich der gleichnamige Nerv (ein Ast des N. fascialis), der sekretorische Fasern in das Ganglion pterygopalatinum führt, und der Ramus der A. meningea media. Lateral davon und parallel zum letztgenannten verläuft der Hiatus canalis n. petrosi minoris für den gleichnamigen Nerven und den Ramus tympanicus superior der A. meningea media.

Facies posterior
- Sie bildet die vordere Wand der hinteren Schädelgrube, in der sich ein Teil des Kleinhirns befindet
- Der obere Rand des Felsenbeins (Margo superior partis petrosae) dient als Anheftungspunkt für das Tentorium cerebelli
- Im oberen Rand verläuft der Sulcus sinus petrosi superioris, eine Knochenrinne für den gleichnamigen Sinus
- Der untere mediale Rand bildet mit der Pars basilaris des Hinterhaupts den Sulcus sinus petrosus inferior
- An der Hinterwand des Felsenbeins liegt die Öffnung des inneren Gehörgangs: Porus acusticus internus
- Durch den inneren Gehörgang (Meatus acusticus internus) ziehen der N. fascialis (VII), N. intermedius (VII bis), der N. vestibulocochlearis (VIII), die A. labyrinthi und die Vv. labyrinthi (Äste zum Sinus petrosus inferior)
- Die Fossa subarcuata ist eine Grube, die sich oben und lateral von der Öffnung des inneren Gehörganges befindet. Bei Neugeborenen dient sie

als Fortsatz der Dura mater. Bei Erwachsenen zieht nach *Lanz* und *Wachsmuth* die A. subarcuata in diese Spalte
- Hinter der Öffnung des inneren Gehörganges liegt die Apertura externa aquaeductus vestibuli, eine kleine Spalte, in der der Ductus endolymphaticus schräg nach vorne unten verläuft. An der Apertura kommt die Dura mater mit dem Ductus in Kontakt
- Unterhalb der Öffnung des inneren Gehörganges öffnet sich schlitzförmig ein Kanal, in dem der Ductus perilymphaticus verläuft: Apertura externa canaliculi cochleae vestibuli
- Der Processus jugularis teilt das Foramen jugulare in einen lateralen hinteren und in einen inneren vorderen Teil. Dieser Fortsatz ist in Form und Größe sehr variabel

Facies inferior

Die Unterfläche besitzt in etwa eine dreieckige Form. Sie wird geprägt durch die großen Gefäß- und Nervenkanäle sowie durch die Tubenöffnung. Die posterioren $2/3$ der Unterfläche werden von der Pars tympanica überdeckt.
- Lateral von der Verbindungsstelle mit dem Processus jugularis des Hinterhaupts befindet sich eine längliche, nach vorn unten gerichtete Säule, der Processus styloideus. Spekulativ ist auf der Basis von mikroskopischen Untersuchungen die Annahme eines Drainagekanal für den Innenohrbereich, der durch den Processus styloideus und den M. stylohyoideus ziehen soll[4].
- Medial vom Processus styloideus befindet sich eine meist querovale Fossa jugularis. Diese Erweiterung des Foramen jugulare wird durch den Bulbus vena jugularis superior gebildet
- Das Foramen stylomastoideum liegt posterior vom Processus styloideus, zwischen dem Processus mastoideus und der Fossa jugularis. Vom Porus acusticus internus führt der Canalis facialis zu dieser Öffnung, durch die der N. facialis und die A. stylomastoidea heraustreten
- Die Fossula petrosa ist ein Grübchen zwischen der Fossa jugularis und dem Canalis caroticus. In ihm befindet sich das Ganglion inferius des N. IX. Aus der Fossula führt der Canaliculus tympanicus in die Paukenhöhle.

Kanäle der Pars petrosa *(Abb. 5.38)*

- Ein Canaliculus mastoideus führt von der Fossa jugularis über den Canalis facialis zur Fissura tympanomastoidea. In ihm verläuft der Ramus auricularis des N. vagus
- Der Canalis caroticus zieht von der Unterseite der Pars petrosa bis zur Lingula des Keilbeins. In ihm verlaufen die A. carotis interna und sympathische Nervengeflechte
- Der Canalis musculotubarius liegt vor dem Canalis caroticus und führt die Tuba auditiva und den M. tensor tympani mit sich. Dieser Kanal teilt sich in einen Semicanalis für den M. tensor tympani und in seinen Semicanalis für die Tuba auditiva
- Der Canalis facialis führt zum For. stylomastoideum: N. VII, A. stylomastoidea
- Geniculum canalis facialis bezeichnet einen Knick des Canalis facialis
- Zwischen dem Canalis facialis und der Paukenhöhle verläuft der Canaliculus chordae tympani, ein dünner Kanal für die Chorda tympani
- Die Canaliculi caroticotympanici sind feine Kanälchen in der Wand des Canalis caroticus für Arterien und Nervenäste zum Mittelohr
- Im Hiatus canalis n. petrosi majoris, einer Öffnung an der Vorderseite des Felsenbeins, und im Sulcus n. petrosi majoris, vom Hiatus nach innen zum Foramen lacerum, verläuft der N. petrosus major (N. VII)
- Im Hiatus canalis n. petrosus minor, einer Öffnung an der Vorderseite des Felsenbeins, und im Sulcus n. petrosi minoris, vom Hiatus nach

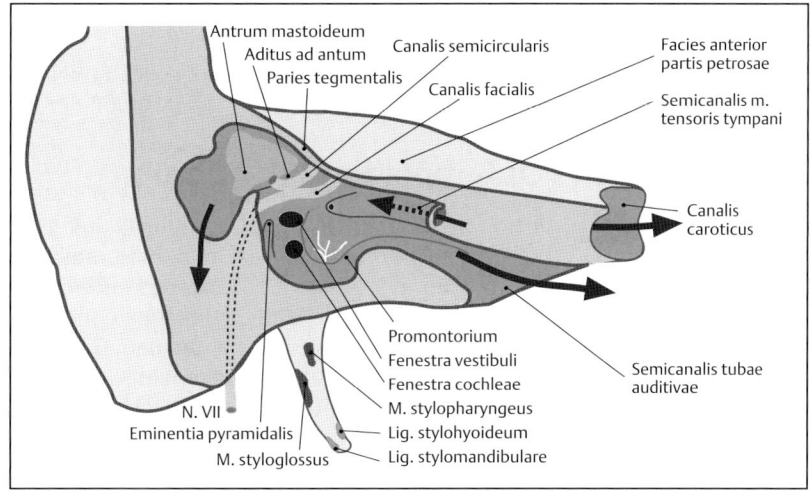

5.38
Pars petrosa mit Paukenhöhle (von innen) (ohne Pars tympanica)

innen zum Foramen ovale, verläuft der N. petrosus minor: (IX) → Ggl. oticum → Glandula parotidea
- Canaliculus cochleae: Dünnes Kanälchen für den Ductus perilymphaticus, den Verbindungsweg des perilymphatischen Raumes zum Subarachnoidalraum[3]
- Meatus acusticus internus: N. VII, N. VII bis, N. VIII, A. und V. labyrinthi
- Der Canaliculus tympanicus führt die A. tympanica inferior sowie den N. tympanicus (aus N. IX) aus der Fossula petrosa in die Paukenhöhle, die er als N. petrosus minor wieder verlässt

Pars tympanica (s. auch Abb. 5.36)

- Der Anulus tympanicus mit seinem relativ großen Durchmesser verengt sich zwischen dem 6. und 12. Lebensmonat durch Einwachsen von Knochenvorsprüngen zum Porus acusticus externus (Öffnung des äußeren Gehörganges)
- In ihm verläuft der Sulcus tympanicus, eine Rinne zur Anheftung an das Trommelfell
- Die Vorderfläche der Pars tympanica ist an der Bildung der Fossa mandibularis beteiligt. Sie bildet den hinteren, nicht artikularen Teil der Fossa bis zur Fissura petrotympanica
- Die Vagina Processus styloidei ist eine Halbrinne, die der Wurzel des Processus styloideus anliegt

Cavum tympani
- Die spaltförmige luftgefüllte Paukenhöhle befindet sich zwischen dem knöchernen Labyrinth und dem Trommelfell. Sie ist der zentrale Teil des Mittelohres, zwischen dem Trommelfell und dem Labyrinth gelegen
- Nach vorne medial ist die Paukenhöhle über die Tuba auditiva (Ohrtrompete) mit dem Nasenrachenraum verbunden. Die Ohrtrompete ist ein ca. 4 cm langer knorpelig-knöcherner Kanal. Der vordere Teil der Tuba auditiva wird insbesondere über den M. tensor veli palatini und den M. levator veli palatini reguliert
- Nach hinten oben ist die Paukenhöhle über das Antrum mastoideum mit den luftgefüllten Warzenfortsatzzellen (Cellulae mastoideae) verbunden.
- Die Wände des Antrums sind siebartig durchlöchert
- Vom äußeren Gehörgang ist die Paukenhöhle durch das Trommelfell getrennt
- Sechs Wände können unterschieden werden

Ränder

- Margo occipitalis (posterior inferior): Zum Hinterhaupt gerichteter Rand.
- Margo superior: Obere Kante des Felsenbeins.
- Margo inferior: Der untere Rand ist von der Pars tympanica bedeckt.

Morphologie des Os temporale nach *Rohen*[34]

Schon bei der Form fallen die Ähnlichkeiten zwischen dem embryonalen Beckenknochen und dem Os temporale auf. So ist das Os ilium mit der Squama temporalis vergleichbar, das Os ischium und Os pubis mit dem Processus mastoideus und zygomaticus und das Acetabulum ist in seiner Erscheinung dem Kiefergelenk und dem Gehörgang ähnlich. Aber die reine Beschreibung analoger Einzelelemente oder Homologien hilft für das Verständnis der Strukturen nicht wirklich weiter. Wesentlich ist es, die funktionale Dynamik, inklusive der Entwicklungsbewegungen und der Wachstumsgestik der Gewebe zu verstehen. In der Bewegung offenbart sich das tiefere Verständnis der Dinge, sie ist auch der Beginn der Form.

So offenbart sich im Os temporale eine ganz ähnliche Dynamik und polare Gestaltungsgeste wie im Becken. Das flächenhaft ausgebreitete Os ilium stellt eine Öffnung nach oben dar, die mit einer Lösung vom Raum, Aufrichtung und Leichtigkeit einhergeht, während sich im Os ischium eine Knochenverdichtung nach unten ausdrückt, die mit einer Verfestigung, Statik und Eingliederung in den Raum einhergeht.

Das Os temporale zeigt in seiner Entwicklung und Erscheinung einen ganz ähnlichen Ausdruck. Die Pars squamosa gehört zum Schädeldach. Sie verknöchert membranös, beginnend von einem Punkt etwa auf Höhe des äußeren Gehörganges mit zum Schädeldach gerichteter strahlenförmiger Ausbreitung. Sie zeigt eine ähnlich flächenhaft ausgebreitete und nach oben geöffnete Erscheinung wie das Os ilium.

Die Pars petrosa bzw. Pars petromastoidea hingegen entwickelt sich völlig gegensätzlich zu der nach oben geöffneten Pars squamosa. Sie gehört zur Schädelbasis, verknöchert enchondral und schiebt sich in ihrer Entwicklung keilförmig nach unten und innen in den Schädel. Die Pars petrosa umgibt schon sehr früh das Gleichgewichts- und Hörorgan und ist der am frühesten verknöcherte Anteil des Schädels und der härteste Knochen im Körper, was der Name „Felsenbein" sehr treffend widergibt. Zusätzlich bildet sich an der Pars petrosa der nach unten gerichtete Processus mastoideus mastoideus aus.

Der zwischen Pars squamosa und Pars petromastoidea horizontal nach vorne gerichtete Processus zygomatici hält die beiden Polaritäten im Gleichgewicht.

So wie das Becken die Gleichgewicht bildende Basis zwischen Bewegungen von oben und unten darstellt, werden diese Polaritäten im Os temporale vereinigt.

Das Becken ist die Gleichgewicht schaffende und Gleichgewicht haltende Basis nach oben und nach unten. Von ihm beginnt die in den Raum greifende Bewegungsdynamik der unteren Extremitäten. Während also das Hüftgelenk sozusagen das Tor nach außen darstellt, macht der Hörvorgang die innere Natur der Raumeswelt bewusst, der äußere Gehörgang stellt somit das Tor nach innen dar.

Die Pneumatisation der Pars petrosa beginnt im 8. Monat intrauterin mit einer Epitheleinsprossung in das Mittelohr, die sich schnell vergrößert und das Mesenchym verdrängt. Dieser Prozess ist bis zur Geburt abgeschlossen, setzt sich dann aber bis in den Innenohrbereich fort. Die Pars petrosa wird im Laufe der Entwicklung sozusagen soweit absterben, dass sie zum härtesten und leblosesten Knochen des Körpers wird und ganz im Gegensatz

Os temporale/Schläfenbein 127

zu anderen enchondralen Knochen keine Umbau- und Anpassungsvorgänge mehr möglich sind.

Ossifikation *(Abb. 5.39)*

▶ Knorpelige Anlage: Pars petrosa
▶ Membranöse Anlage: Pars squamosa und Pars tympanica

Tabelle 5.5
Ossifikationszentren des Os temporale nach Sperber

Membranöse Anlage	Knorpelige Anlage	Erstes Auftreten
Pars squamosa (1)		8 Wochen i. u.
Pars tympanica (4)		12 Wochen i. u.
	Pars petrosa (14)	16 Wochen i. u.
	Proc. styloideus (2)	perinatal i. u.

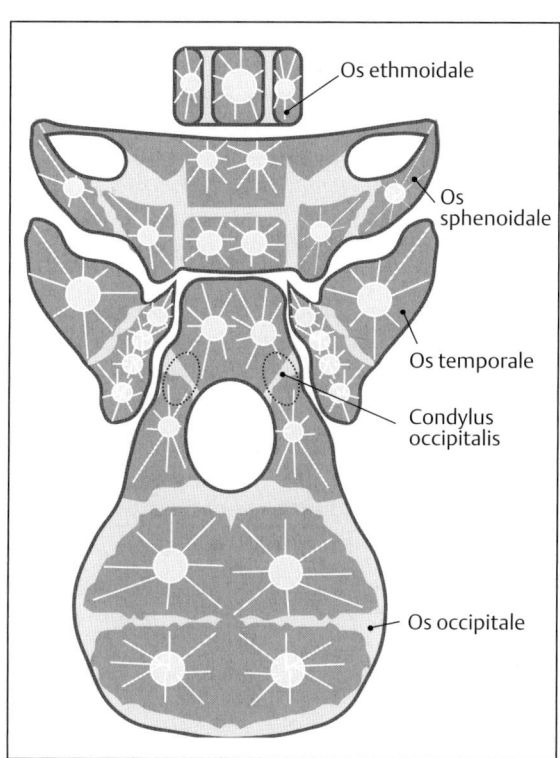

5.39 Ossifikationszentren

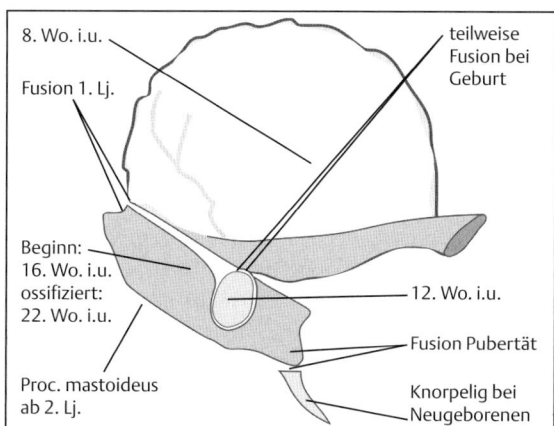

5.39–1 Ossifikation des Os temporale

Die Pars petrosa ist der am frühesten verknöchernde Knochen im Schädel. In der 16. Fetalwoche beginnt die Ossifikation um das auditorische System herum, und in der 22. Fetalwoche ist die Pars petrosa schon komplett verknöchert.

Bei der Geburt sind die Pars squamosa und die Pars tympanica bereits teilweise miteinander verbunden. Dabei entsteht die Fissura tympanosquamosa, die eine mögliche Stelle für intraossale Dysfunktionen darstellt.

Die Pars squamosa, die Pars petrosa und der Processus styloideus verschmelzen während des ersten Lebensjahres miteinander. Der Processus mastoideus entwickelt sich erst nach dem zweiten Lebensjahr und kann beim Neugeborenen noch nicht palpiert werden. Er bildet sich aufgrund des Zuges vom M. sternocleidomastoideus.

▶ Bis zum 6. Lj. kommt es zu zahlreichen Veränderungen:
  - Die trompetenähnlichen Form des äußeren Gehörgangs entwickelt sich; seine inferiore Verlaufsrichtung ändert sich zu einem mehr sagittalen Verlauf
  - Dabei verlagert sich die Fossa mandibularis von einer anterioren zu einer inferioren Ausrichtung
  - Die Fossa mandibularis ist bei der Geburt noch flach und wird erst im Verlauf der Entwicklung des Tuberculum articulare vertieft.
  - Die Pars petrosa wird länger
  - Der Processus styloideus ist beim Neugeborenen noch knorpelig, sein proximaler und distaler Teil verwachsen erst in der Pubertät miteinander.
  - Der Processus styloideus verlängert sich durch Zug der dort entspringenden Muskeln
  - Der Canalis caroticus bildet sich postnatal; sein zunächst relativ vertikaler Verlauf verändert sich zu einer Kurve von etwa 90°
  - Die Tuba auditiva verändert ihre Verlaufsform von zunächst horizontal zu schräg

> **Dysfunktion**
>
> Durch Traumata, z. B. während der Geburt, können zwischen den verschiedenen Ossifikationszentren und den Fissuren intraossäre Dysfunktionen auftreten.

Muskuläre Verbindungen

Am Processus mastoideus
(s. auch *Abb. 5.36*)

▶ M. sternocleidomastoideus: Vom Oberrand des Brustbeins und von der Clavicula zum Processus mastoideus, seitlich an die Linea nuchalis superior
▶ M. splenius capitis: Vom Dornfortsatz des 4. Hals- bis 3. Brustwirbels, seitlich an die Linea nuchalis superior und an den Processus mastoideus
▶ M. digastricus (Venter posterior): Von der Incisura mastoidea über eine sehnige Schlinge am Zungenbein zur Fossa digastrica des Unterkiefers
▶ M. longissimus capitis

Am Processus styloideus
(s. auch *Abb. 5.38*)

▶ M. stylohyoideus: Zum kleinen Zungenbeinhorn.
▶ M. styloglossus: In die seitliche Partie der Zunge
▶ M. stylopharyngeus: Zu Schlundwand, Epiglottis und zum Schildknorpel

Kaumuskeln

▶ M. temporalis: Von der Fossa temporalis zum Processus coronoideus der Mandibula

▶ M. masseter: Aus zwei bzw. drei Teilen bestehend, vom Processus zygomatici des Schläfenbeins und vom Jochbein zur Mandibula

Weitere Muskeln
▶ M. levator veli palatini: Ursprung vor der unteren Öffnung des Canalis caroticus der Pars petrosa, Ansatz an der Gaumenaponeurose
▶ M. tensor tympani: Trommelfellspanner, im Semicanalis m. tensoris tympani
▶ M. stapedius

Ligamentäre Verbindungen (s. auch Abb. 5.36 und 5.38)

▶ Lig. sphenopetrosum (= Lig. *Grüber*): Vom Apex petrosae zum Processus petrosus des Dorsum sellae vom Keilbein
▶ Lig. stylohyoideum: Zum kleinen Zungenbeinhorn
▶ Lig. stylomandibulare: Zum Unterkieferwinkel
▶ Lig. laterale: Außen am Kiefergelenk
▶ Lig mallei anterius: Vom Processus anterius des Hammers in die Fissura petrotympanica. Einige Fasern führen zur Spina ossis sphenoidalis und weiter mit dem Lig. sphenomandibulare zum Ramus des Unterkiefers
▶ Pintus-Ligament: Unregelmäßiges Vorkommen; vom Hammer durch die Fissura petrotympanica zum Caput mandibulae

Fasziale Verbindungen *(s. auch Kapitel 17)*

▶ Fascia temporalis: Von der Linea temporalis superior, den M. temporalis bedeckend, zum Jochbeinbogen verlaufend
▶ Lamina superficialis fasciae cervicalis: Über die muskuläre und ligamentäre Anheftung am Processus styloideus
▶ Lamina praevertebralis fasciae cervicalis: An der Sutura occipitotemporalis und am Canalis caroticus
▶ Interpterygoidale Aponeurose: Auf der Fissura petrotympanica
▶ Pharynx: am Foramen lacerum und an der unteren Fläche der Pars petrosa bis zum Foramen caroticum
▶ „Rideau stylien": Entlang des vorderen Randes des Processus mastoideus und am Processus styloideus

Intrakraniale Membranen

▶ Tentorium cerebelli: Entlang des Warzenfortsatzes und am oberen Rand der Felsenbeinpyramide

Beziehungen zu Hirnnerven und Cerebrum (s. auch Abb. 5.37 und 5.38)

▶ Lobus temporalis: In der mittleren Schädelgrube
▶ Kleinhirn: An der Hinterseite der Pars petrosa
▶ N. oculomotorius (III): Am Margo superior der Pars petrosa
▶ N. trochlearis (IV): Am Margo superior der Pars petrosa
▶ N. trigeminus (V): Das Ganglion trigemini in einem Duralsack in der Impressio trigeminalis an der Vorderfläche des Felsenbeins
  – R. auriculotympanicus (V/3) für die sensorische Innervation des Mittelohres
  – R. meningeus (V/3) für die sensorische Innervation der Cellulae mastoideae
▶ N. abducens (VI): Am Apex des Felsenbeins
▶ N. facialis (VII) und N. intermedius: Durch den inneren Gehörgang im Canalis facialis; Vereinigung an der Umbiegestelle: Ganglion geniculi; in

der Chorda tympani Abzweigung sensorischer und sensibler Fasern; Hauptteil des N. VII durch das Foramen stylomastoideum
- VII, Rami vom Ganglion geniculi
N. petrosus major: präganglionäre Fasern zum Ggl. pterygopalatinum
R. zum Plexus tympanicus
R. zum Sympathikus der A. meningea media
- Rami vom deszendierenden Teil des Canalis facialis:
N. stapedius
Chorda tympani (VII bis): vom Canalis facialis in die Paukenhöhle; sie verlässt den Schädel an der Fissura petrotympanica, medial posterior vom Kiefergelenk
Kleiner R. zum N. auricularis (X)
- N. vestibulocochlearis (VIII): Durch den inneren Gehörgang zum Gleichgewichts- und Hörorgan
- N. glossopharyngeus (IX), N. vagus (X), N. accessorius (XI): An der Incisura jugularis mit dem Processus intrajugularis
- N. petrosi majoris und minoris: Im gleichnamigen Sulcus
- N. glossopharyngeus (IX): N. tympanicus zum Plexus tympanicus
- Plexus tympanicus: autonomer Plexus in der Paukenhöhle mit Fasern vom N. tympanicus (IX) durch den Canalicus tympanicus und dem sympathischen N. caroticotympanicus aus dem Plexus caroticus internus; er gibt Äste in die Paukenhöhle, Cellulae mastoideae, Tuba pharyngotympanica, zum N. petrosa major, zum N. petrosa minor
- N. petrosus minor (IX): (erhält auch einen Ramus vom N. VII vom Ggl. Geniculi) zum Ganglion oticum, innerviert die Glandula parotidea
- N. vagus (X): Ramus auricularis aus dem Ggl. superius lateral in der Fossa jugularis in den Canaliculus mastoideus und durch die Fissura tympanomastoidea zur sensorischen Innervation zum Ohr und zum hinteren Teil des Meatus acusticus externus
- Plexus caroticus internus; im Canalis caroticus und weiter als N. caroticotympanicus im gleichnamigen Kanal

> **Dysfunktion**
> - Der VI. Hirnnerv ist faserig mit dem Ligamentum sphenopetrosum verbunden und verläuft zwischen dem Ligament und dem Felsenbein hindurch. Deshalb ist der VI. Hirnnerv besonders anfällig für Spannungen, die vom Tentorium und dem Lig. sphenopetrosum herrühren. Folge können Augenstörungen sein, z.B. Ermüdungsschielen (siehe auch Kap. VI: Synchondrosis sphenopetrosa). Es ist auch möglich, dass dieses Ligament verknöchert (s. auch S. 105, 130).
> - Dysfunktion am Ligamentum stylomandibulare kann bei Zahnextraktionen entstehen
> - Es sind Wechselwirkungen zwischen Trommelfell und Parasympathikus möglich, zum Beispiel kann das Hören durch den Tonus des vegetativen Nervensystems beeinflusst werden

Gefäßverbindungen

- A. carotis interna: Durch den Canalis caroticus.
- A. meningea media: In der Facies cerebralis der Squama.

Am Übergang zur Ala major (Sutura sphenosquamosa) befindet sich eine empfindliche Stelle mit Beziehung zur Migräne.

- A. occipitalis: Im Sulcus a. occipitalis, medial von der Incisura mastoidea
- A. tympanica ant., sup., post, inf. aus Ästen der A. carotis externa
- A. labyrinthi: aus der A. basilaris
- V. jugularis: am Foramen jugularis

- Sinus sigmoideus: Im gleichnamigen Sulcus am unteren hinteren Winkel des Felsenbeins und an der Pars mastoidea
- Sinus petrosus superior: Im gleichnamigen Sulcus, superior am hinteren Felsenbeinrand
- Sinus petrosus inferior: Im gleichnamigen Sulcus, unterhalb der Öffnung des inneren Gehörganges
- Vv. labyrinthi: in den Sinus petrosus inferior

Os parietale/Scheitelbein

Paarig

Begrenzung
- Anterior: Os frontale
- Inferior lateral: Os temporale und Os sphenoidale
- Posterior: Os occipitale
- Medial: gegenüberliegende Os parietale

Anteile
- Facies externa: Äußere Fläche
- Facies interna: Innere, dem Gehirn zugewandte Fläche

Facies externa (Abb. 5.40 und 5.41)

- Konvex
- Das Tuber parietale liegt ungefähr in der Mitte des Knochens
- Seitlich unten befinden sich die Linea temporalis superior und inferior
- Zwischen den beiden Linien setzt die Fascia temporalis an
- Nahe dem oberen hinteren Rand befindet sich eine kleine Öffnung (Foramen parietale) für eine Vena emissaria *(Santorini)* und einen Ramus meningeus der A. occipitalis

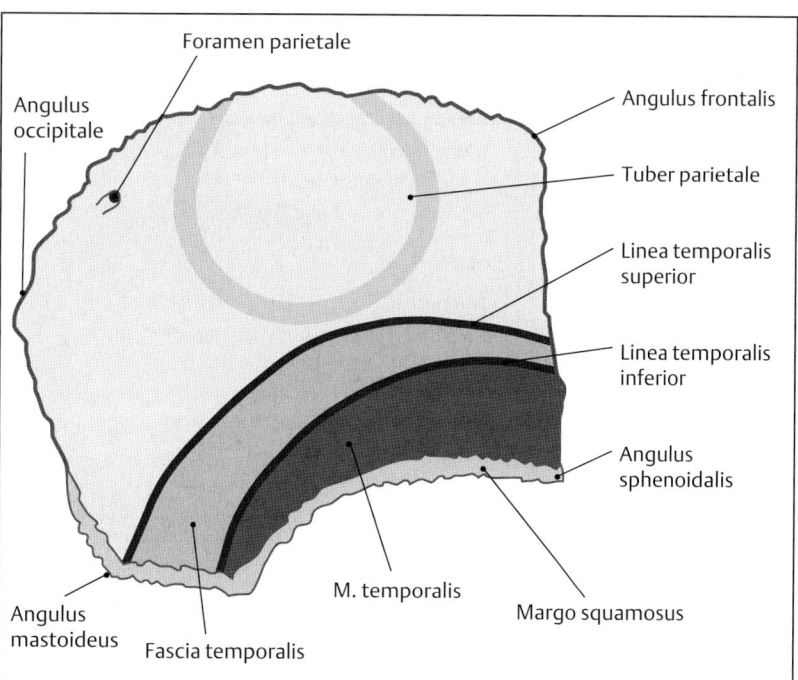

5.40 Os parietale (von außen)

132 5. Anatomie, Ossifikation und Verbindungen ...

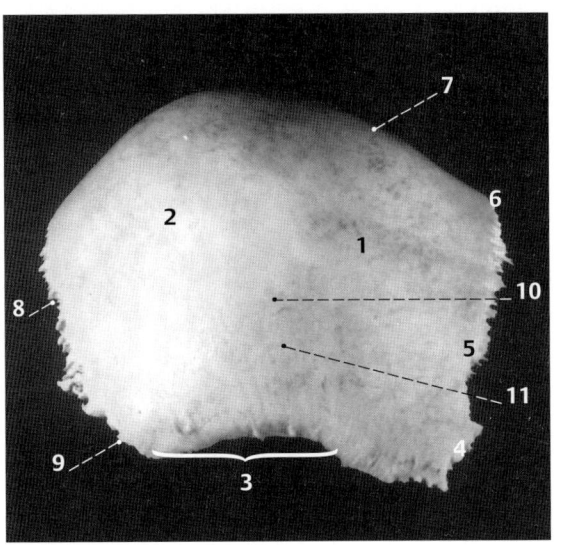

5.41

Os parietale (von außen)

1 Facies externa
2 Tuber parietale
3 Margo squamosus
4 Angulus sphenoidalis
5 Margo frontalis
6 Angulus frontalis
7 Margo sagittalis
8 Margo occipitalis
9 Angulus occipitalis
10 Linea temporalis superior
11 Linea temporalis inferior

Facies interna *(Abb. 5.42)*

▶ Konkav
▶ Fossa parietalis, eine Vertiefung in der Mitte, entsprechend dem Tuber parietale
▶ Von unten nach oben sind Sulci arteriosi für die Äste der A. meningea media erkennbar
▶ Vom vorderen unteren Winkel zieht eine Crista (von Sylvius) nach hinten oben
▶ Am oberen Rand befindet sich eine Halbrinne, die mit der Halbrinne der Gegenseite den Sulcus sagittalis superior bildet
▶ Sulcus sinus sigmoideus am unteren hinteren Winkel

Ränder

▶ Margo occipitalis: Zum Hinterhaupt gerichteter Rand
▶ Margo squamosus: Zum Schläfenbein gerichteter Rand

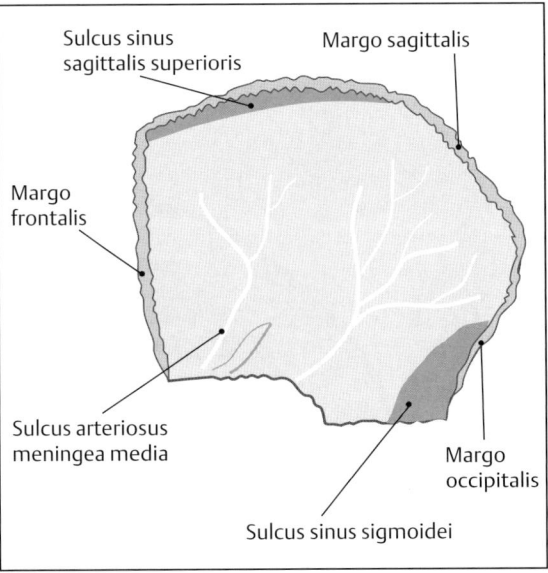

5.42

Os parietale (von innen)

Os parietale/Scheitelbein

- Margo sagittalis: Zum gegenüberliegenden Scheitelbein gerichteter Rand
- Margo frontalis: Zum Stirnbein gerichteter Rand

Winkel
- Angulus frontalis: Vorderer oberer Winkel (Bregma)
- Angulus sphenoidalis: Vorderer unterer Winkel (Pterion)
- Angulus occipitalis: Hinterer oberer Winkel (Lambda)
- Angulus mastoideus: Hinterer unterer Winkel (Asterion)

Morphologie des Os parietale und des Schädeldaches nach *Rohen*[35]

Das Os parietale ebenso wie das gesamte Schädeldach verknöchern von außen, ähnlich wie die Kompakta der Röhrenknochen und sind kosmisch orientiert. Allerdings verläuft die Verknöcherung nicht wie in den Röhrenknochen als Knochenmanschette ab. Am Schädeldach beginnt die Ossifikation punktförmig von einem Zentrum. Von dort wachsen Knochenbälkchen strahlenförmig aus. Die Verbindung der Verknöcherungspunkte ergibt das Bild eines Fünfecks, für *Rohen* Ausdruck dominierender Formkräfte.

Die Willenskräfte, die in der Bewegung der Extremitäten ihren Ausdruck finden, haben sich im Kopfbereich zu Denkkräften metamorphosiert. Diese Willenskräfte befinden sich außen am Schädel und spiegeln sich im innen liegenden Gehirn – nach *Rohen* ein vollständiger Umstülpungsprozess von den Extremitäten zum Kopfbereich.

Für *Stone* zeigt das Os parietale die energetischen polaren Reflexe der Seiten des Körpers[36].

Ossifikation
- Membranöse Anlage.
- Je ein Ossifikationszentrum auf Höhe des Tuber parietale
- Beginn ab dem 2. Fetalmonat

Muskuläre Verbindungen

M. temporalis: Von der Linea temporalis inferior und der Margo squamosus

Fasziale Verbindungen

- Lamina superficialis über die Fascia temporalis: Zwischen der Linea temporalis inferior und superior

Intrakraniale Membranen

- Falx cerebri: An den Rändern des Sulcus sinus sagittalis superior
- Tentorium cerebelli: Entlang einer kurzen Strecke mit seiner oberen Lage am unteren hinteren Winkel des Scheitelbeins ansetzend. Die untere Insertion befindet sich am Warzenfortsatz des Schläfenbeins

> Eine sehr wichtige Stelle! Suturale Fixationen können den venösen Rückfluss im Sinus sigmoideus beeinträchtigen.

Beziehungen zum Cerebrum und zu Hirnnerven

- Lobus parietalis

Gefäßverbindungen

- A. meningea media: Vom Foramen spinosum entlang der Facies interna des Scheitelbeins
- Sinus sagittalis superior: An der Sutura sagittalis
- Sinus sigmoideus: Am Sulcus sinus sigmoidei der Margo mastoideus
- Venae meningeae mediae: An der Facies interna

> **Dysfunktionen**
> Spannungen am Foramen spinosum oder an der Sutura sphenoparietalis und sphenosquamosa können die Arteria meningea media beeinflussen mit der Folge von Migräne und intrakranialem Hochdruck.

Ergänzung: Simultan auftretende Bewegungseinschränkungen von Scheitelbein und Brustkorb sind nicht selten zu beobachten.

Maxilla/Oberkiefer

Die paarige, sehr unregelmäßig gestaltete Maxilla ist der zentrale Knochen des oberen Gesichtsanteils. Sie ist an der Bildung der Nasenhöhlenseitenwand, dem größten Bodenabschnitt der Nasenhöhle und des harten Gaumens beteiligt. Sie bildet den größten Anteil des unteren Orbitabodens. Der Processus alveolaris ist wichtig für den Kauakt. Mit der Zunge zusammen ist die Maxilla für das Sprechen notwendig. Sie ist also an den Nasenhöhlen, der Mundhöhle und der Augenhöhle und deren jeweiligen Funktionen beteiligt.

> Dysfunktionen des Os maxillare sollen häufig durch lokale Verletzungen und zahnärztliche Eingriffe hervorgerufen werden und zu Störungen in nasalen, postnasalen und pharyngealen Regionen führen[25].

Begrenzungen

- Superior: Os frontale
- Superior-medial: Os ethmoidale
- Lateral: Os zygomaticum. Superior-posterior: Os lacrimale
- Posterior: Os palatinum
- Superior-anterior: Os nasale
- Superior: Vomer
- Medial: Maxilla der Gegenseite und Concha nasalis inferior

Maxilla/Oberkiefer 135

Anteile *(Abb. 5.43, 5.44 und 5.45)*

▶ Corpus
▶ Drei Fortsätze: Processus frontalis, zygomaticus und palatinus

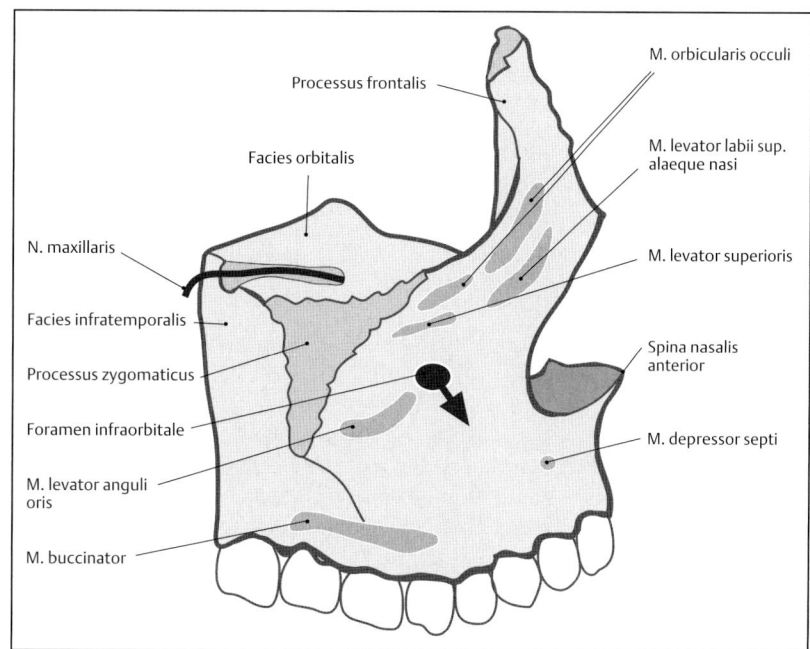

5.43
Maxilla (von vorne)

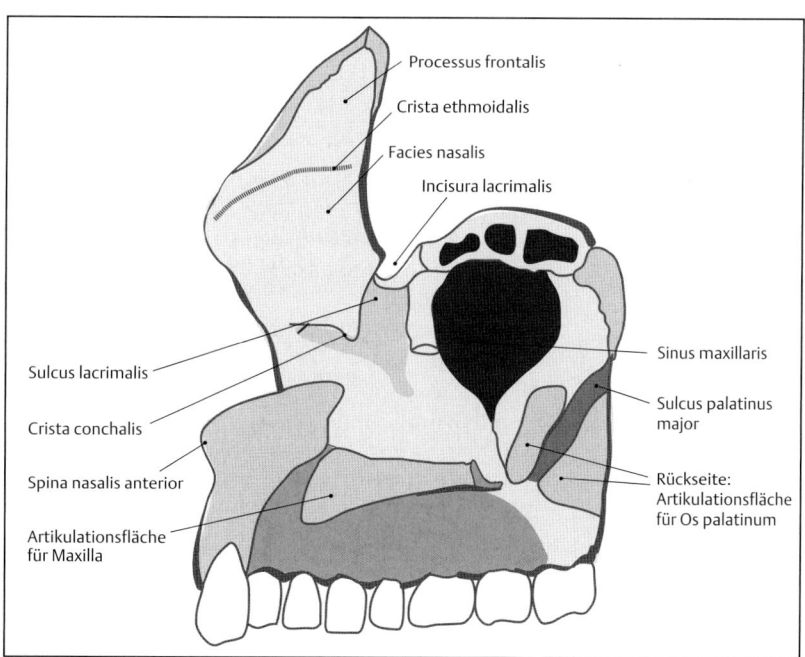

5.44
Maxilla (von medial)

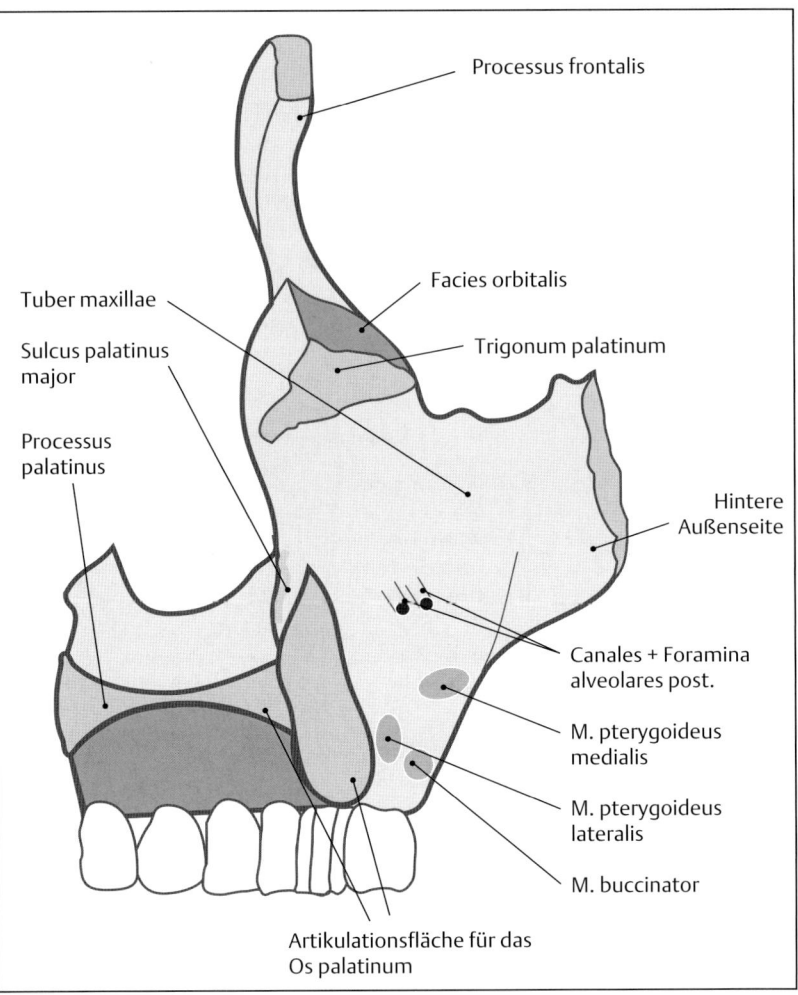

5.45 Maxilla (von hinten)

Corpus

- Er stellt den größten Teil des Oberkieferknochens
- Mit der Facies nasalis (medialis) bildet er einen Teil der seitlichen Nasenwand
- Mit der dreieckigen Facies orbitalis bildet er den größten Teil des Orbitabodens
- Die Facies anterior (molaris) bildet die Vorderfläche des Knochens und die Grundlage der Wange:
  Foramen infraorbitale auf der Vorderseite der Maxilla
  Unterhalb des Foramens: Fossa canina, Ansatzfläche für den M. levator anguli oris
- Vorne befindet sich die Spina nasalis anterior, ein Dorn zur Befestigung des knorpeligen Nasenseptums
- Die konvexe Facies infratemporalis (posterior) begrenzt nach vorne die Unterschläfengrube und die Fossa pterygopalatina
- Im Corpus befindet sich die größte Nasennebenhöhle, der Sinus maxillaris; dieser vergrößert sich bis zum 20. Lebensjahr
- Medial besitzt der Sinus eine große Öffnung: Hiatus maxillaris
- Anterior von der Öffnung verläuft die Rinne für den Tränen-Nasengang, der Sulcus lacrimalis. Dieser wird nach vorne vom Margo lacrimalis des Stirnfortsatzes begrenzt. Das Tränenbein bildet zusammen mit der unteren Nasenmuschel den medialen Teil des Tränen-Nasenganges

Facies orbitalis
- Die dreiseitig begrenzte Fläche im Orbitaboden bildet den vorderen medialen Rand der Fissura orbitalis inferior
- Nach lateral artikuliert die Facies orbitalis mit dem Jochbein
- Nach medial grenzt sie an das Tränen- und das Siebbein
- Von der Fissura orbitalis inferior führt eine kleine Furche zum Sulcus und Canalis infraorbitalis. Der Kanal führt zum Foramen infraorbitale auf der Vorderseite der Maxilla. Durch ihn laufen die A. und der N. infraorbitalis (V/2). Vor dem Foramen infraorbitale zweigen kleine Canales alveolares für feine Nervenästchen ab, die zur Nasenhöhle und zu den Schneidezähnen führen

Processus frontalis

- Der zum Stirnbein gerichtete Fortsatz überträgt den Kaudruck der Eckzähne auf das Schädeldach
- Nach vorne artikuliert er mit dem Nasenbein
- Nach hinten artikuliert er mit dem Tränenbein
- Seine Innenfläche begrenzt die Nasenhöhle und bildet zwei horizontale Leisten für die Anheftung der medialen und unteren Nasenmuschel: Crista ethmoidalis und Crista conchalis
- An der Außenseite des Processus sind zahlreiche kleine Gefäß- und Nervenaustrittsstellen erkennbar
- Nach Sutherland führt eine Dysfunktion des Processus frontalis zu einer Enge in den Nasenmuscheln[25].

Processus zygomatici

- Nach lateral gerichteter Fortsatz zur Artikulation mit dem Jochbein

Processus palatinus (Abb. 5.46 und 5.47)

- Eine horizontale Knochenplatte, die aus der Facies nasalis entspringt und den größten Teil des harten Gaumens bildet. In ihr verlaufen kleine Rinnen, Sulci palatini, für Nerven und Gefäße aus dem Foramen palatinum major des Gaumenbeins. Diese werden von kleinen Knochenleisten, den Spinae palatinae, getrennt
- Nach oben bildet der Processus palatinus den Boden der Nasenhöhle. Die Crista nasalis stellt einen Knochenkamm für die Anheftung der Nasenscheidewand dar
- Nach medial trifft er auf den gegenüberliegenden Processus palatinus

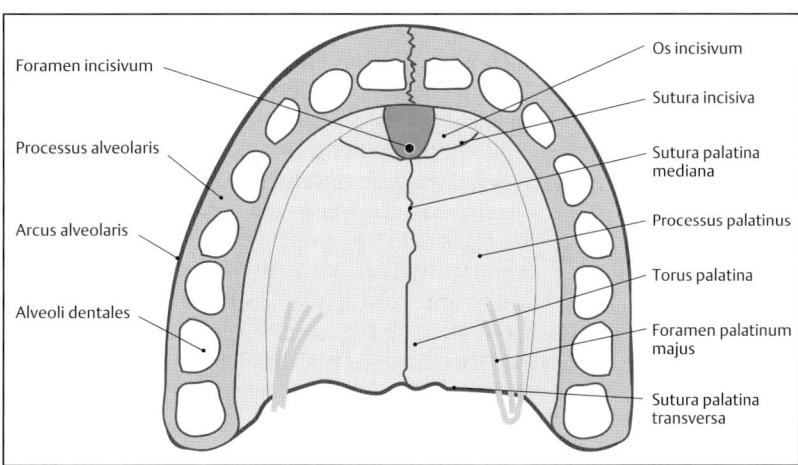

5.46
Maxilla (von unten)

5.47

Maxilla (von unten)

1. Processus palatinus
2. Os incisivum
3. Sutura incisiva
4. Sulci palatini, Spinae palatinae
5. Processus alveolaris/Arcus alveolaris
6. Processus zygomatici
7. Canalis infra-orbitalis

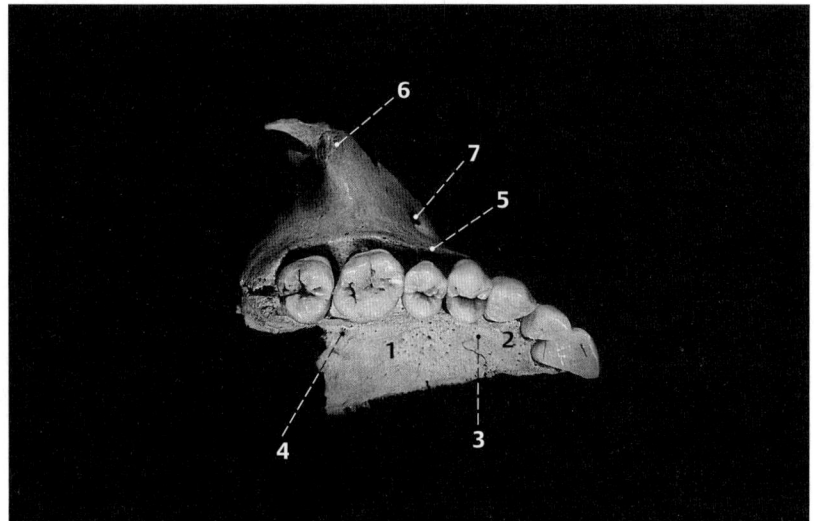

▶ Nach hinten artikuliert er mit der horizontalen Fläche des Gaumenbeins
▶ Nach vorne ist er mit dem Os incisivum (Zwischenkieferknochen) verbunden
▶ Anterior verläuft der Canalis incisivus für den gleichnamigen Nerven. Nasal befinden sich zwei Öffnungen, auf der Gaumenseite eine

Processus alveolaris

▶ Dieser kammartige Fortsatz besitzt Vertiefungen zur Aufnahme der Zahnwurzeln und Knochenkämme zwischen jeweils zwei Alveolaren
▶ Nach außen sind ein bogenförmiger freier Rand erkennbar, der Arcus alveolaris, sowie Vorwölbungen aufgrund der Zahnfächer (Juga alveolaria)

Morphologie der Maxilla nach *Rohen*[37]

In der Maxilla wird die Bewegungsdynamiken der oberen Extremitäten in einer Gesamtgestalt zum Ausdruck gebracht.
Durch die Aufrichtung gewinnt die obere Extremität einen Freiraum zwischen oben und unten. Für *Rohen* offenbaren sich in der Hand zwei Urgesten: Das Greifen, das in der Welt, bzw. im Erdenraum handelnde und eine geöffnete Hand, die eine Geste des sich Öffnens und des Empfangens ausdrückt.
Auch in der Gestalt der Maxilla mit ihren vier Fortsätzen wird diese gegensätzliche Bewegungsdynamik sichtbar.
Der schmale nach oben schwingende Processus frontalis entspricht der geöffneten Hand und ist an der Bildung der Nasenwurzel beteiligt, die sich in der Region der stärksten Konzentration des Ich-Bewusstseins befindet. Gleichzeitig, in dem er die Nasenhöhle umschließt hat er auch Anteil am rhythmischen System.
Unten entwickelt sich der Processus alveolaris, der die Zähne aufnimmt und so am Kauvorgang, das heißt mit der Verarbeitung stofflicher Aspekte beteiligt ist. In ihm ist die Geste der Faust zu erkennen.
Zwischen beiden Polaritäten nehmen der nach medial gerichtete Processus palatinus und der nach lateral gerichtete Processus zygomatici eine Mittelstellung ein. Der Processus palatinus stellt nach Rohen das Zwerchfell des Kopfes dar, in dem es Mund- und Nasenhöhle voneinander trennt, wäh-

rend der Processus zygomatici den Gesichtsschädel mit dem Hirnschädel verbindet.

Die Maxilla kann allerdings ihre integrierende Ausdruckskraft nur durch seine Abstützung nach hinten gegenüber der Schädelbasis über das Os zygomaticum und nach oben gegenüber dem Schädeldach über das Os frontale erlangen.

Für *Stone* reflektiert die Maxilla polare Reflexe des vorderen Beckens und der seitlichen Hüfte[36].

Ossifikation

Membranöse Anlage
- Corpus: 1 primäres Ossifkationszentrum, 7. Woche i. u.
- Processus zygomatici: 1 sekundäres Ossifikationszentrum, 8. Woche i. u.
- Processus frontalis: 1 sekundäres Ossifikationszentrum, 8. Woche i. u.
- Processus nasopalatinus: 1 sekundäres Ossifikationszentrum, 8. Woche i. u.
- Prämaxilla für das Os incisivum: 1 primäres Ossifikationszentrum, 7. Woche i. u.
- Abschluss der Ossifikation: 10. Woche i. u. (Proc. alveolaris/palatinus deutlich ossifiziert)[31]
- Wachstumsabschluss: 16.–19. Lebensjahr (nach kaudal), 17. Lj. (sutural)[38,39]
- Wachstumsschübe des nasomaxillären Komplexes: 1.–4. Lj.
Mädchen: – 9. Lj., 12.–13. Lj., Abschluss 15. Lj.
Jungen: 8.–10. Lj., 14. Lj., Abschluss 18. Lj.[31]

Bei Geburt
- Kurz und breit, transversaler und antero-posteriorer Durchmesser größer als vertikaler; Verlängerung in den ersten Lebensjahren
- Processus alveolaris und vor allem Sinus maxillaris zunächst sehr klein; nehmen erst später deutlich an Größe zu

Muskuläre Verbindungen *(s. auch Abb. 5.43 und 5.45)*

- M. nasalis: Oberhalb von Eckzahn und seitlichem Schneidezahn
- M. depressor septi: Über dem mittleren Schneidezahn
- M. orbicularis oculi: An der Außenfläche des Processus frontalis
- M. obliquus inferior oculi: Seitlich neben dem Canalis nasolacrimalis
- M. levator labii superioris alaeque nasi: An der Außenfläche des Processus frontalis
- M. levator anguli oris: In der Fossa canina
- M. depressor septi: Über dem mittleren Schneidezahn zum knorpeligen Nasenseptum
- M. orbicularis oris
- M. buccinator
- M. pterygoideus medialis

Fasziale Verbindungen

- Fascia buccopharyngea: Auf dem M. buccinator

Beziehungen zu Hirnnerven *(s. auch Abb. 5.43)*

- N. maxillaris (V/2): An der Fissura orbitalis inferior
- N. infraorbitalis (V/2): Am Foramen infraorbitale (der N. maxillaris kommt von der Fossa pterygopalatina, tritt in den Canalis infraorbitalis ein und verlässt diesen als N. infraorbitalis)
- Nn. alveolares superiores (V/2): In den Canales alveolares an der Rückseite der Facies infratemporalis. Vom N. infraorbitalis in der Fossa ptery-

gopalatina zweigen die Äste für die Versorgung der Zähne und des Zahnfleisches am Oberkiefer ab
- N. palatinus major: Im Canalis palatinus major

Gefäßverbindungen *(s. auch Abb. 5.46)*

- A. und V. infraorbitalis: Im Canalis infraorbitalis und Foramen infraorbitale
- Aa. alveolares superiores anteriores: Vom Canalis infraorbitalis durch den Knochen zu den vorderen Zähnen verlaufend
- A. alveolaris superior posterior: Von hinten in die Maxilla, zur Kieferhöhle und zu den oberen Mahlzähnen
- A. palatina major: Am Foramen palatinum majus
- A. palatina descendens: Im Canalis palatinus major

Os palatinum/Gaumenbein

Das paarige Os palatinum besteht aus zwei dünnen Knochenplatten, die bei der Bildung der Nasenscheidewand und des Nasenbodens beteiligt sind.

> Das Os palatinum vermittelt zwischen Os maxillare und dem Os sphenoidale und wirkt als „Speed reducer".
> Dysfunktionen dieses Knochens sind in der Regel sekundär zu Dysfunktionen der Maxilla oder des Os sphenoidale[25]

Begrenzung

- Anterior: Maxilla
- Posterior: Os sphenoidale
- Superior: Vomer und Os ethmoidale
- Medial: Concha nasalis inferior

Anteile *(Abb. 5.48 bis 5.51)*

- Lamina horizontalis
- Lamina perpendicularis

Lamina horizontalis

- Die viereckige horizontale Knochenplatte bildet das hintere Drittel des harten Gaumens und des glatten Nasenhöhlenbodens (Facies nasalis)
- Die rauhe Unterfläche bildet das hintere Drittel des harten Gaumens. Facies palatina
- Am hinteren äußeren Bereich bildet es mit dem Gegenstück der Maxilla das Foramen palatinum majus
- Hinter dem Foramen palatinum majus befinden sich kleine Öffnungen für die Canales palatini minores. Dort treten die gleichnamigen Nerven und Arterien hindurch
- Der innere Rand bildet mit der Gegenseite nach oben die Crista nasalis für den Kontakt zum Vomer und nach unten die Crista palatina
- Die Crista nasalis läuft nach hinten in die Spina nasalis posterior aus
- Nach vorne artikuliert die Lamina mit dem Oberkiefer

Os palatinum/Gaumenbein   **141**

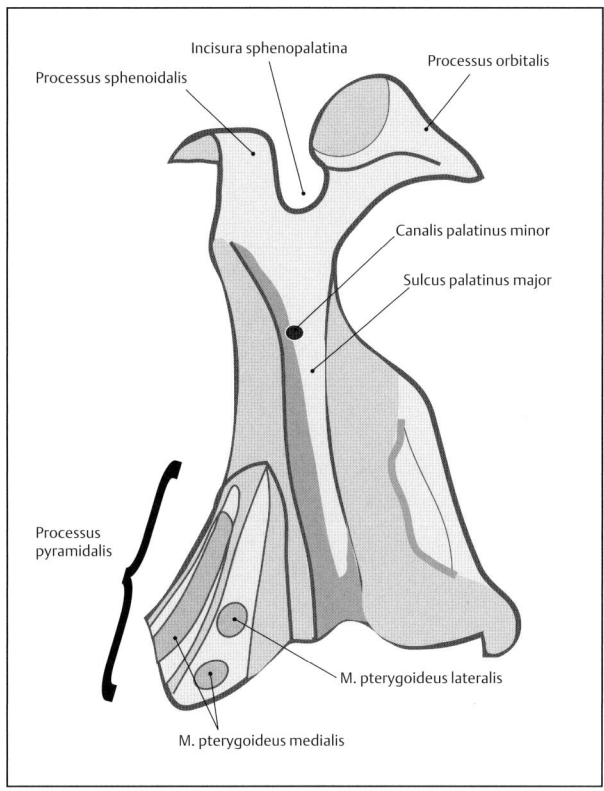

5.48
Os palatinum
(von lateral)

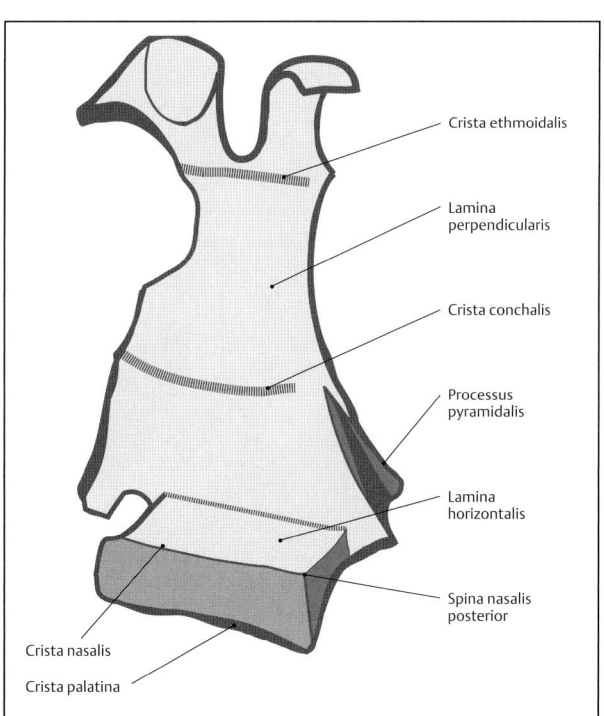

5.49
Os palatinum
(von innen)

142 5. Anatomie, Ossifikation und Verbindungen ...

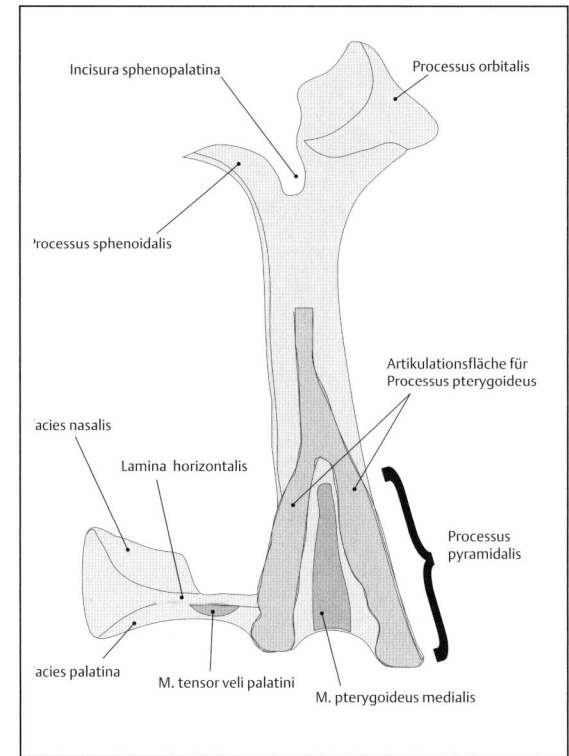

5.50
Os palatinum (von hinten)

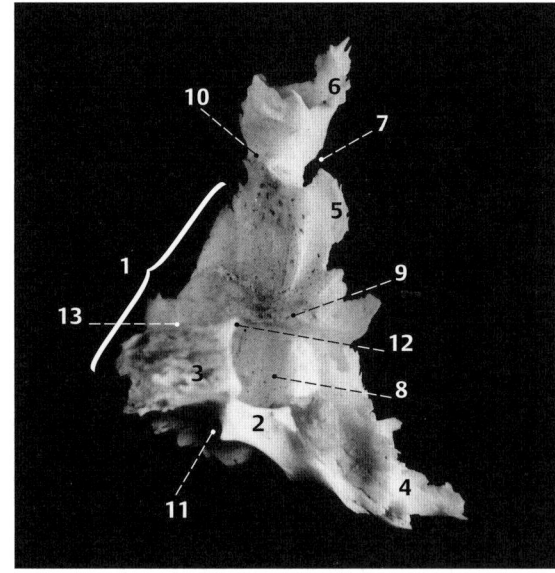

5.51
Os palatinum (von medial unten)

1 Lamina perpendicularis
2 Lamina horizontalis
3 Verbindungsfläche zum Os palatinum
4 Processus pyramidalis
5 Processus sphenoidalis
6 Processus orbitalis
7 Incisura sphenopalatina
8 Facies nasalis
9 Crista conchalis
10 Crista ethmoidalis
11 Facies palatina
12 Spina nasalis posterior
13 Crista nasalis

Lamina perpendicularis

Innenfläche
- ▶ Sie bildet den seitlichen Rand der Nasenhöhle
- ▶ Obere Leiste (Crista ethmoidalis): Zur Anheftung der mittleren Nasenmuschel. Unterhalb von ihr verläuft der mittlere Nasengang
- ▶ Untere Leiste (Crista conchalis): Zur Anheftung der unteren Nasenmuschel. Unterhalb von ihr verläuft der untere Nasengang

Außenfläche
- ▶ Diese artikuliert mit der Maxilla
- ▶ Von der Fossa pterygopalatina verläuft schräg von hinten oben nach unten vorne der Sulcus pterygopalatinus, der mit dem Gegenstück der Maxilla und nach hinten vom Processus pterygoideus des Keilbeins vervollständigt wird. Er mündet in das Foramen palatinum majus: Durchtritt für den N. palatinus major (V/2) und die A. palatina descendens

Processus pyramidalis
- ▶ Der etwa dreikantige Processus pyramidalis befindet sich unten an der Abwinkelung der Lamina perpendicularis und der Lamina horizontalis
- ▶ Er fügt sich in die Incisura pterygoidea des Keilbeins und beteiligt sich am Aufbau der Fossa pterygoidea

Processus orbitalis
(Abb. 5.52)
- ▶ Er befindet sich oben anterior an der Lamina perpendicularis
- ▶ Mit seiner oberen vorderen Fläche artikuliert er mit dem Siebbein (inferiore Fläche des Siebbeinlabyrinths)
- ▶ Mit seiner hinteren oberen Fläche artikuliert er mit dem Keilbein (vordere untere Fläche des Keilbein-Corpus)
- ▶ Seine untere innere konkave Fläche ist nach medial gerichtet und artikuliert mit der Maxilla
- ▶ Die obere Fläche bildet den hintersten Bereich des Orbitabodens

> Eine kleine, aber sehr wichtige Stelle, da der Processus orbitalis nach Sutherland ausgleichend auf die Spannung des Nervus infraorbitalis wirken soll[25].

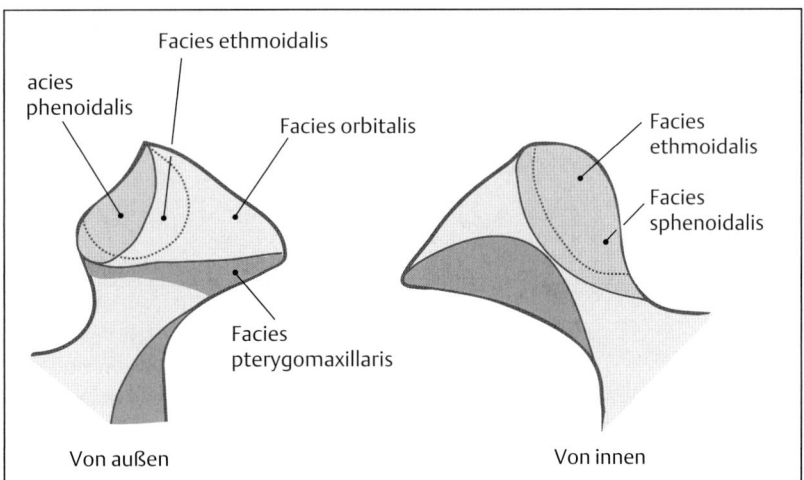

5.52 Processus orbitalis

Processus sphenoidalis
(s. auch *Abb. 5.48*)

▶ Der dünne rechteckige Fortsatz befindet sich hinter der Incisura spheno-palatina
▶ Seine obere äußere Seite artikuliert mit der Lamina medialis des Processus vaginalis
▶ Der Processus sphenoidalis bildet mit dem Processus vaginalis des Keilbeins den Canalis palatovaginalis: Durchtritt für den Ramus pharyngeus n. maxillaris und die A. pharygea ascendens
▶ Sein hinterer Rand verbindet sich mit der Ala vomeris
▶ Seine untere mediale konkave Fläche ist an der Bildung der oberen Nasenhöhlenwand beteiligt
▶ Sein vorderer Rand ist die hintere Grenze der Incisura sphenopalatina

Ossifikation

▶ Membranöse Anlage
▶ Beginn (1 Ossifikationszentrum pro Seite): 6–8. Woche i. u.
▶ Später 2 Ossifikationszentren:
Lamina horizontalis 1 Ossifikationszentrum
Lamina perpendicularis: 1 Ossifikationszentrum
▶ Abschluss der Ossifikation: 10. Woche i. u. (Proc. horizontalis deutlich ossifiziert)[31]
▶ Wachstumsabschluss des Längenwachstums: 16.-18. Lj.[40]
Bei Geburt:
▶ Processus orbitalis und sphenoidalis aus spongiosem Knochen
▶ Lamina horizontalis und perpendicularis fast gleich groß (beim Erwachsenen letztere doppelt so lang wie erstere)

Muskuläre Verbindungen (s. auch *Abb. 5.48* und *5.50*)

▶ M. pterygoideus lateralis: An der äußeren Fläche des Processus pyramidalis.
▶ M. pterygoideus medialis: Am hinteren äußeren Rand des Processus pyramidalis.
▶ M. tensor veli palatini: Am unteren hinteren Bereich der Lamina horizontalis

> **Dysfunktionen**
> Bei starker Spannung der Mm. pterygoidei laterales/mediales kann es zu Dysfunktionen zwischen dem Processus pyramidalis und dem Processus pterygoideus kommen.

Fasziale Verbindungen

▶ Aponeurosis palatina: Am hinteren Rand der Lamina horizontalis

Beziehungen zu Hirnnerven

▶ N. palatinus major (V/2): Im Canalis palatinus major und am Foramen palatinum majus zum harten Gaumen und den Drüsen
▶ Nn. palatini minores (V/2): In den Canales palatini minores und Abzweigung zu den Foramina palatina minora in den weichen Gaumen
▶ N. nasopalatinus: Durch das Foramen sphenopalatinum in die Nase, entlang des Nasenseptums
▶ Ramus pharyngeus n. maxillaris: Im Canalis palatovaginalis
▶ Ganglion pterygopalatinum (ein parasympathisches Ganglion): In der Flügelgaumengrube, die nach oben durch das Keilbein und medial durch die Lamina perpendicularis begrenzt ist

Gefäßverbindungen

- A. palatina descendens (Ast der A. meningea media): Am Canalis palatinus major
- A. sphenopalatina (Ast der A. maxillaris): Am Foramen sphenopalatinum.
- A. pharyngea ascendens (Ast der A. maxillaris): Am Canalis palatovaginalis

Os zygomaticum/Jochbein

Das Os zygomaticum soll nach Sutherland ebenso wie das Os palatinum zwischen dem Os sphenoidale und dem Os maxillare vermitteln und als „speed reducer" wirken. Abnorme Spannungen sind häufig am Os zygomaticum palpierbar[25]. Das paarige Jochbein ist an der Bildung der seitlichen Augenhöhlenwand beteiligt und stellt eine wichtige Verbindungsstelle zu den Gesichtsknochen dar.

Begrenzung
- Anterior: Maxilla
- Posterior: Os temporale
- Superior: Os frontale
- Medial: Os sphenoidale

Anteile *(Abb. 5.53, 5.54 und 5.55)*
- 3 Flächen
- 4 Winkel
- 4 Ränder

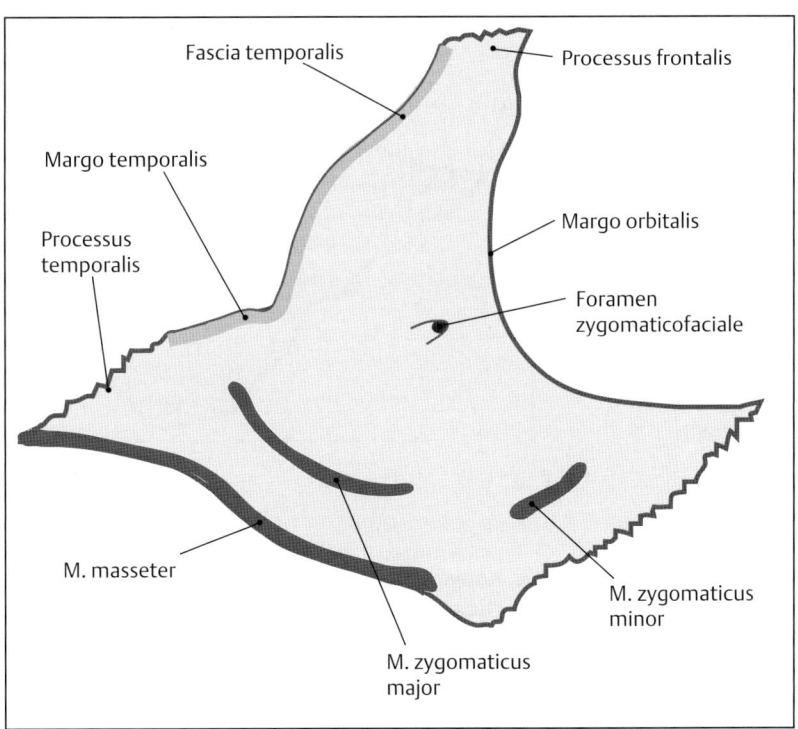

5.53
Os zygomaticum (von außen)

146 5. Anatomie, Ossifikation und Verbindungen ...

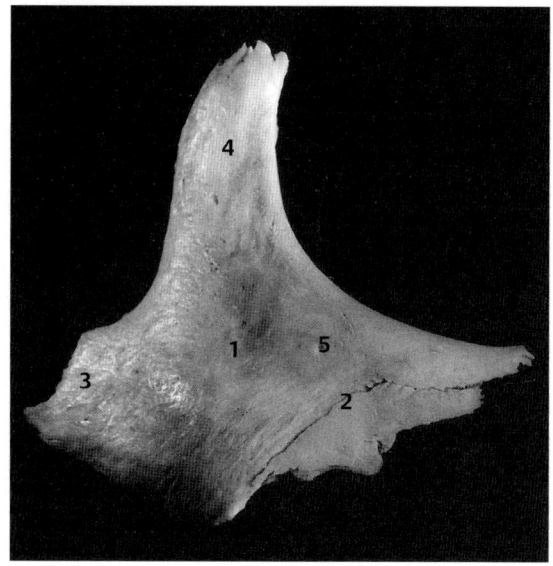

5.54
Os zygomaticum
(von außen)

1 Facies lateralis
2 Processus maxillaris
3 Processus temporalis
4 Processus frontalis
5 Foramen zygomatico-
  faciale

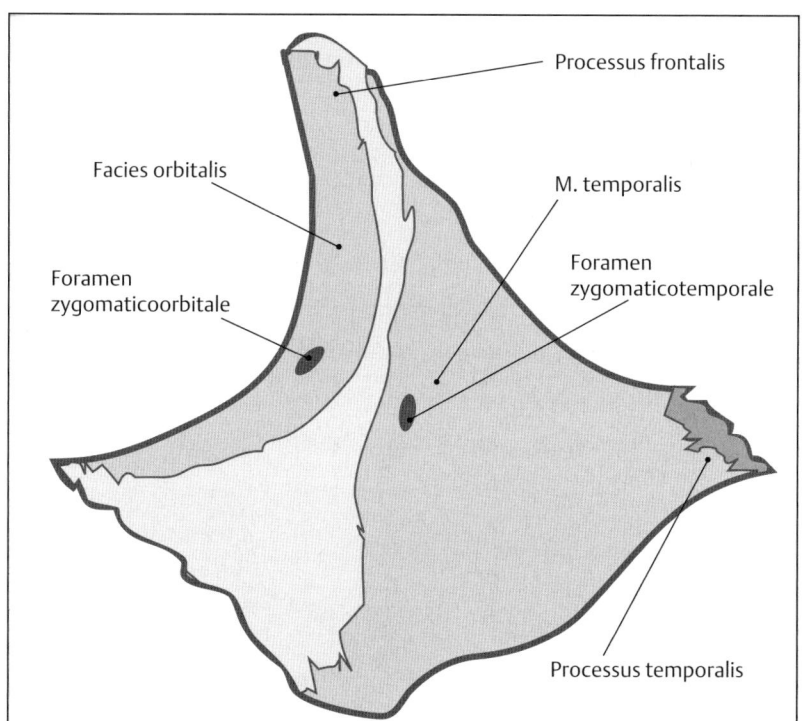

5.55
Os zygomaticum
(von innen)

Flächen

Facies lateralis/ malaris *(Abb. 5.53 und 5.54)*
- Konvex
- Die seitliche etwa viereckige Fläche ist relativ glatt
- Inkonstanter Höcker für den M. zygomaticus major
- Foramen zygomaticofaciale: Durchtritt für den Ramus zygomaticofacialis des N. zygomaticus (V/2)

Facies orbitalis *(Abb. 5.54 und 5.55)*
- Konkav und relativ glatt
- Sie ist an der Bildung der seitlichen und unteren Augenhöhlenwand beteiligt

	▶ Vordere seitliche Begrenzung der Fissura orbitalis inferior ▶ Nach medial hinten mit der Ala major verbunden ▶ Foramen zygomaticoorbitale: Durchtritt für den N. zygomaticus (V/2). Es führt zum Canalis zygomaticofacialis und zygomaticotemporalis
Facies temporalis (Abb. 5.55)	▶ Glatt, konkav ▶ In die untere und obere Schläfenbeingrube gerichtete Rückfläche des Jochbeins ▶ Foramen zygomaticotemporale: Durchtritt für den gleichnamigen Nerv (V/2). Nach *Liebreich* (1908) verläuft der rechte Fortsatz meist rechtwinklig, während der linke mehr gerundet erscheint

Winkel

Processus frontalis	▶ Zum Stirnbein gerichteter Fortsatz ▶ Inferior-medial: Artikulation mit dem großen Keilbeinflügel
Processus temporalis	▶ Plattgedrückter Fortsatz zur Artikulation mit dem Processus zygomatici des Schläfenbeins ▶ Schräg nach hinten unten gerichteter Rand ▶ Vorderer oberer maxillärer Winkel: Spitz ▶ Vorderer unterer maxillärer Winkel: Abgerundet ▶ Beide werden durch den Processus maxillaris gebildet und artikulieren mit der Maxilla

Ränder

Anterior-superiorer Rand	▶ Beteiligt an der Bildung des äußeren unteren Orbitarandes
Anterior-inferiorer Rand	▶ Nach schräg unten-außen-hinten verlaufend, zur Artikulation mit der Maxilla
Posterior-superiorer Rand	▶ Leicht S-förmig, Ansatz für die Fascia temporalis
Posterior-inferiorer Rand	▶ Rauhe Ansatzstelle für den M. masseter

Morphologie des Os zygomaticum nach *Rohen*[41]

Die Bewegungsdynamik des Os zygomaticum entspricht der Klavikula. Die Maxilla wird durch das Os zygomaticum vom Hirnschädel, ähnlich wie die obere Extremität durch die Klavikula vom Thorax abgegrenzt. Es verbindet die Maxilla mit dem Os frontale und dem Os temporale. Durch ihn werden die Ausdruckskräfte dieser drei Knochen zusammengebunden, sodass das Os zygomaticum entscheidend an der Physiognomie des Gesichts mitwirkt. Das Os zygomaticum dient als Integration von Gesichts- und Hirnschädel, genauer gesagt von Gesichtsschädel, Schädeldach und Schädelbasis. Erst durch die beim Menschen phylogentisch entstandene Wanderung der Augen nach vorne ist binokulares Sehen möglich und die Wahrnehmung der Raumeswelt wird möglich. Das Os zygomaticum ist an der Abgrenzung der Orbita zur Seite gegenüber der Schläfenhöhle beteiligt.

Ossifikation

- Membranöse Anlage
  Beginn (1 Ossifikationszentrum pro Seite): ca. 8. Woche i. u.
- Abschluss der Ossifikation: praenatal[31]
- Intraossale Spannungen selten, nach Carreiro nur bei abnormaler Position i. u.[45]

Bei Geburt:
- Relativ flach (beim Erwachsenen durch Kräfte des M. zygomaticus minor/major und M. masseter vorgewölbt)
- Stärkstes Wachstum im Bereich des Processus frontalis, maxillaris und sphenoidalis

Muskuläre Verbindungen

- M. temporalis: An der Facies temporalis für die vorderen Muskelfasern (s. auch *Abb. 5.55*)
- M. masseter: Am hinteren und unteren Rand des Processus temporalis (s. auch *Abb. 5.53*)
- M. zygomaticus major und minor: An der Facies lateralis (s. auch *Abb. 5.53*)

Fasziale Verbindungen

- Fascia temporalis: Am Processus temporalis

Beziehungen zu Hirnnerven

- N. zygomaticus (V/2): Am Foramen zygomaticoorbitale in der Facies orbitalis, aus der Fossa pterygopalatina kommend. Er spaltet sich in die folgenden Rami (s. auch *Abb. 5.55*):
- Ramus zygomaticotemporalis (V/2): Am Foramen zygomaticotemporale in der Facies temporalis (s. auch *Abb. 5.55*)
- Ramus zygomaticofacialis des N. zygomaticus (V/2): Am Foramen zygomaticofaciale der Facies lateralis (s. auch *Abb. 5.53*)

Mandibula/Unterkiefer

Die unpaarige Mandibula ist der einzige Gesichtsknochen mit einem echten Gelenk.

Begrenzung

- Superior: Os temporale

Anteile *(Abb. 5.56, 5.57, 5.58 und 5.59)*

- Corpus
- Zwei Rami mandibulae

Corpus

Außenseite
- Der horizontale Corpus ist hufeisenförmig gebogen
- Die Symphysis mentalis ist die mediane Bindegewebsbrücke zwischen der linken und der rechten Unterkieferhälfte. Sie verknöchert im Laufe des 1. Lebensjahres
- Unterhalb der Symphyse ragt der Kinnvorsprung hervor: Protuberantia mentalis
- Beidseitig davon befindet sich je ein Höcker, das Tuberculum mentale

Mandibula/Unterkiefer

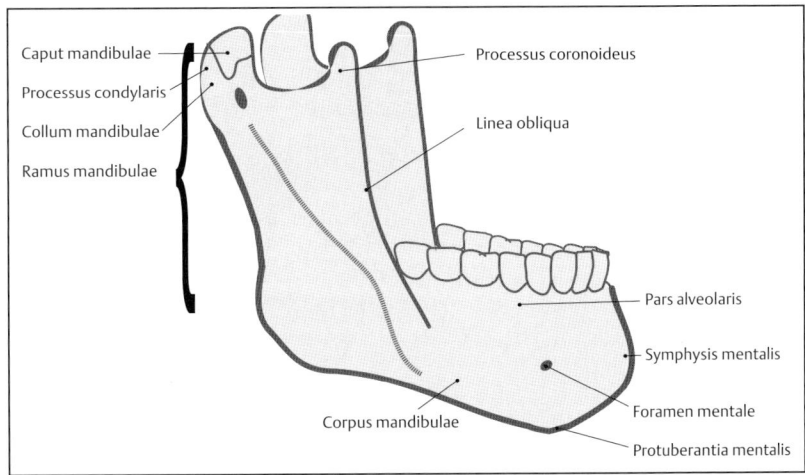

5.56
Mandibula (von außen)

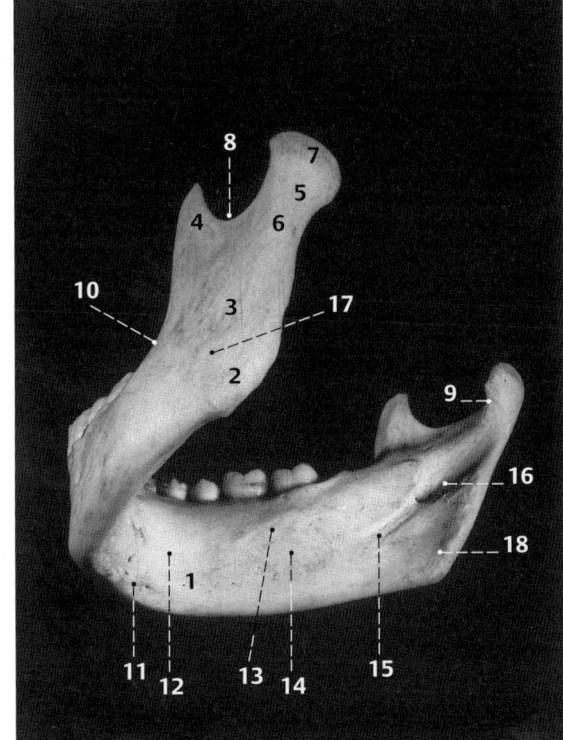

5.57
Mandibula (von außen unten)

1 Corpus
2 Angulus mandibulae
3 Ramus mandibulae
4 Processus coronoideus
5 Processus condylaris
6 Collum mandibulae
7 Caput mandibulae
8 Incisura mandibulae
9 Fovea pterygoidea
10 Linea obliqua
11 Fossa digastrica
12 Fovea sublingualis
13 Linea mylohyoidea
14 Fovea submandibularis
15 Sulcus mylohyoideus
16 Foramen mandibulae
17 Tuberositas masseterica
18 Tuberositas pterygoidea

▶ Unterhalb vom 2. Prämolaren liegt das Foramen mentale für einen gleichnamigen Nerven und eine Arterie
▶ Vom Ramus steigt die Linea obliqua schräg nach vorne unten ab. Oberhalb von ihr setzt der M. buccinator in einer Rinne am Knochen an

Innenseite

▶ Median befinden sich eine oder zwei Spinae mentales, Ansatzstelle für den M. genioglossus und den M. geniohyoideus
▶ Lateral von der Spina befindet sich die Fossa digastrica, eine erbsen- bis bohnengroße Grube für den M. digastricus

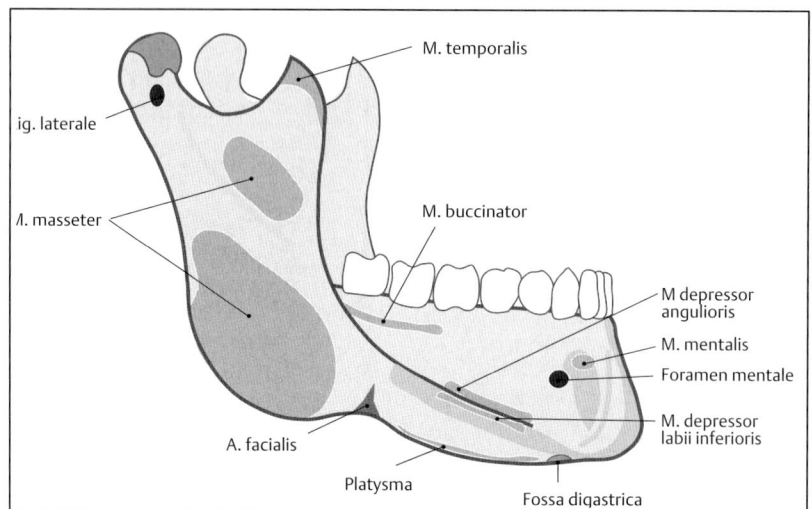

5.58
Mandibula (von außen)

- Von schräg-oben-hinten nach unten vorne in Richtung Fossa verläuft die Linea mylohyoidea, Ansatzstelle für den M. mylohyoideus. In ihrem hinteren Bereich setzt der M. constrictor pharyngis superior superior mit seiner Pars mylopharyngea an
- Oberhalb der Linea verläuft eine feine Rinne für den N. mylohyoideus
- Oberhalb der Linea liegt im vorderen Bereich die Fovea sublingualis für die Glandula sublingualis
- Unterhalb der Linea liegt im hinteren Bereich die Fovea submandibularis für die Glandula submandibularis

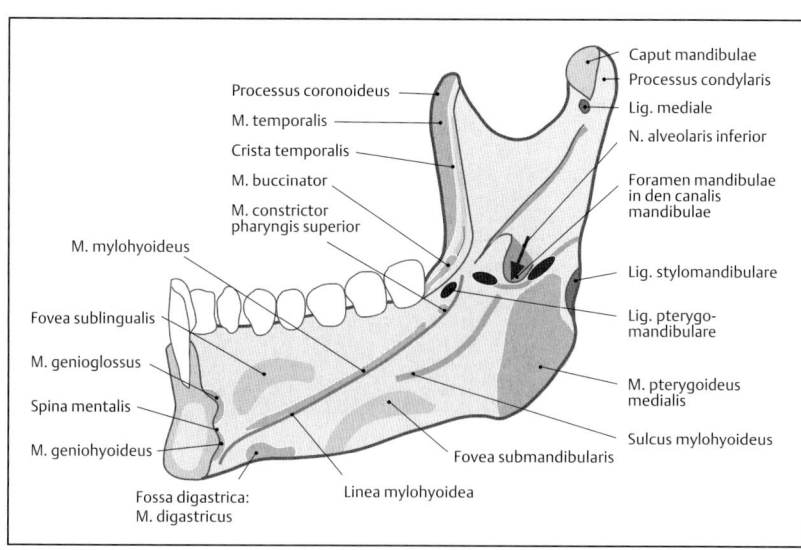

5.59
Mandibula (von innen)

Pars alveolaris

- Kammartiger Fortsatz zur Aufnahme der Zahnwurzeln. Er liegt auf dem basalen Teil des Corpus
- Er besteht aus einem bogenförmigen freien Rand (Arcus alveolaris), aus Vertiefungen zur Aufnahme der Zahnwurzeln (Alveoli dentales) sowie kleinen Knochenkämmen zwischen den Alveoli (Septa interalveolaria)
- Nach außen sind Vorwölbungen sichtbar, die durch die Zahnwurzeln verursacht wurden (Juga alveolaria)

Ramus mandibulae

- Am Unterkieferwinkel (Angulus mandibulae) sind die Rami mit dem Corpus verbunden. Der Winkel beträgt beim Erwachsenen etwa 120 Grad
- Der rechteckige Unterkieferast verläuft nach schräg-hinten leicht aufsteigend
- An der Außenseite besitzt er in der Nähe des Angulus eine Rauigkeit (Tuberositas masseterica): Ansatz für den tiefen Teil des M. masseter
- An der Innenseite des Angulus liegt die Tuberositas pterygoidea: Ansatz für den M. pterygoideus medialis
- Ungefähr in der Mitte des Ramus liegt das Foramen mandibulae, eine Öffnung für den N. alveolaris inferior (V/3) und die gleichnamigen Gefäße
- Das Foramen mandibulae führt in den Canalis mandibulae, einen Knochenkanal im Unterkiefer für den N. aloveolaris inferior. Der Kanal läuft bogenförmig unter den Zahnwurzeln entlang bis in die Nähe der Medianlinie, mit einem Angang zum Foramen mentale. Er nimmt in seinem Verlauf die sensiblen Nerven aller Unterkieferzähne auf
- Vor dem Foramen mandibulae befindet sich eine kleine Knochenschuppe, die Lingula mandibulae
- Der Sulcus mylohyoideus schiebt sich rinnenförmig von dieser Öffnung schräg nach unten für den N. mylohyoideus (aus dem N. alveolaris inferior)
- Am hinteren konvexen Rand des Ramus setzt das Ligamentum stylomandibulare an
- Am vorderen Rand des Ramus befinden sich zwei Leisten für die Anheftung des M. temporalis
- Zwischen den beiden Leisten liegt eine Rinne mit der Crista buccinatoria für den Ansatz des M. buccinator
- Nach oben verlaufen zwei Fortsätze: Der Processus condylaris und der Processus coronoideus. Beide sind voneinander getrennt durch eine Einbuchtung, die Incisura mandibulae
- Durch die Incisura mandibulae verlaufen die A. masseterica und der N. massetericus (V/3)

Processus condylaris (Abb. 5.60)

- Der Gelenkfortsatz des Ramus besitzt eine konvexe Oberfläche, das Caput mandibulae
- Der nach vorn oben gerichtete vordere Teil des Caput ist mit Knorpel bedeckt und artikuliert mit dem Tuberculum articulare des Schläfenbeins
  Zwischen beiden befindet sich ein Meniskus
- In der embryonalen Entwicklung setzt er sich nach vorne in die Sehne des M. pterygoideus fort. Nach hinten ist seine obere Lamina im Bereich der Fissura petrosquamosa befestigt, während die mittlere Lamina durch die Fissura hindurch bis zum Malleus und dem Ligamentum mallei anterius im Mittelohr zieht und die untere Lamina des Meniskus am Kondylus ansetzt. Der Discus articularis unterteilt das Kiefergelenk in eine obere und eine untere Kammer und bildet die funktionelle Gelenkpfanne
- Der hintere glatte Teil des Caput verläuft nach hinten oben und artikuliert nicht
- Um den Processus condylaris herum verläuft der Kapselansatz des Gelenks
- Unterhalb des Caput verläuft das schlankere Collum mandibulae

152   5. Anatomie, Ossifikation und Verbindungen ...

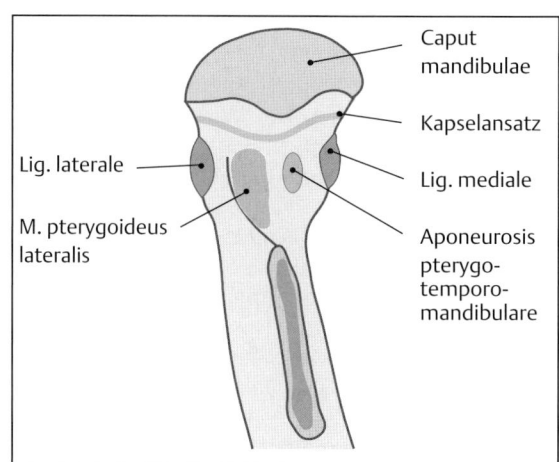

5.60
Rechter Processus condylaris (von vorne)

▸ An der Vorderfläche des Collums befindet sich, dicht unterhalb des Caput, eine kleine Grube (Fovea pterygoidea) für den Ansatz des M. pterygoideus lateralis

Processus coronoideus

▸ An den spitzen platten Fortsatz heftet sich die Sehne des M. temporalis an

Morphologie der Mandibula nach *Rohen*[42]

In der Funktion der unteren Extremitäten werden zwei Gestaltungsprinzipien deutlich: Die Unterstützung des aufrechten Körpers durch Gewölbestrukturen und die Fortbewegung durch Nutzung von Winkelhebeln. Nach *Rohen* finden diese Funktionen der unteren Extremitäten, metamorphische Entsprechungen in der Dynamik des Unterkiefers. Während in den unteren Extremitäten das funktionelle notwendige Zusammenwirken beider Beine (im Gegensatz zu den Armen) nur dynamisch in Erscheinung tritt, ist dieses in der Mandibula insofern vollendet, als dass beide Mandibulahälften im Verlauf der Embryonalentwicklung zu einem Knochen zusammenwachsen.

Die Bogenarchitektur der Mandibula mit ihren aufgelagerten Alveolarfortsätzen und dem Processus coronoideus, dem so genannten Muskelfortsatz entspricht metaphorisch den tragenden und stützenden Bogengebilden der unteren Extremitäten.

Allerdings sind die genannten mandibulären Strukturen hauptsächlich für die Kauarbeit zuständig. Nach *Rohen* ist diese Kauarbeit als Beginn der Verdauung, Ausdruck einer „Auflösung der Raumkörper" und steht so im Gegensatz zu der Funktion der unteren Extremitäten, die sich eher durch eine „Einordnung in den dreidimensionalen Raum" auszeichnet.

Auch das Prinzip der Winkelhebel, das für die Fortbewegung von großer Bedeutung ist, kann in der Mandibula wiedergefunden werden, wie zum Beispiel in ihrer nicht zu übersehenden winkligen Gestalt und dem zum Kiefergelenk verlaufenden Processus condylaris. Allerdings kehren sich nach *Rohen* auch hier die Verhältnisse insofern um, als dass das Kiefergelenk beim Menschen durch die Verlängerung des Winkelhebels von mechanischen Beanspruchungen während des Kauvorgangs weitgehend entlastet bleibt. So besitzen wir ein relativ frei bewegliches Kiefergelenk, dass mit einer Art physiologischen Luxation bei jeder größeren Mundöffnung einhergeht und dem durch den Discus zusätzlich weitere Bewegungskombinationen ermöglicht werden.

So führt die besondere Winkelkonstruktion der Mandibula anders als in den unteren Extremitäten zu einer Loslösung vom dreidimensionalen Raum. Im Zusammenwirken mit der Ausbildung eines gewölbten Gaumens, einer geschlossenen Zahnreihe, einer beweglichen Zunge und der Absenkung des Kehlkopfes stellt das bewegliche, druckentlastete Kiefergelenk außerdem die Grundlage für die Ausbildung einer Sprache dar. Diese Dynamik könnte als eine Art Antibewegung bezeichnet werden, die durch die Ausbildung von Sprache ein neues Gestalten der raumbildenden Kräfte darstellt.

Ossifikation

- Membranöse Anlage
- 9 Ossifikationszentren
- Das Mesenchym vom Oberkieferfortsatz um den ersten Schlundbogen (Meckel-Knorpel) verdichtet sich. So entsteht durch desmale Ossifikation der Unterkiefer
- Kleinere Teile des Unterkiefers, wie der Processus condylaris und die Kinnpartie, entstehen durch enchondrale Ossifikation
- Zuerst 2 knorpelige Zentren
- Für jede Hemi-Mandibula: Je 1 Ossifikationszentrum
- Symphysis mentalis: 1 Ossifikationszentrum
- Processus condylaris und Collum: Je 1 Ossifikationszentrum
- Processus coronoideus: Je 1 Ossifikationszentrum

Muskuläre Verbindungen *(s. auch Abb. 5.58 bis 5.60)*

- M. temporalis: Am Processus coronoideus
- M. masseter:
  Pars profunda: Vom hinteren Drittel des Jochbeinbogens nahezu senkrecht an die Tuberositas masseterica des Ramus
  Pars superficiale: Von den vorderen zwei Dritteln des Jochbeinbogens schräg an den Angulus mandibulae
- M. pterygoideus lateralis: An der Vorderseite des Collum, in der Fovea pterygoidea und am Discus
- M. pterygoideus medialis: An der Innenseite des Angulus, an der Tuberositas pterygoidea
- M. mylohyoideus: In der Linea mylohyoidea der Corpusinnenfläche
- M. constrictor pharyngis superior: Hinterer Teil der Linea mylohyoidea
- M. genioglossus und M. geniohyoideus: An der Spina mentalis der Corpusinnenfläche
- M. digastricus, venter anterius: Fossa digastrica der Corpusinnenfläche
- M. buccinator: Oberhalb der Linea obliqua der Corpusaußenfläche

Ligamentäre Verbindungen *(Abb. 5.61, s. auch Abb. 5.60)*

- Lig. stylomandibulare: Vom Processus styloideus des Schläfenbeins zum Angulus
- Lig. sphenomandibulare: Von der Spina des Keilbeins zum Foramen mandibulae an der Innenseite des Ramus
- Raphe pterygomandibulare: Oberhalb der Linea mylohyoidea der Corpusaußenfläche
- Gelenkkapsel
- Lig. laterale: Von hinten-unten nach vorn-oben verlaufender Bandapparat
- Lig. mediale: Verstärkung der medialen Kapselanteile
- Pintus-Ligament: Unregelmäßig; vom Hammer durch die Fissura petrotympanica zum Caput mandibulae

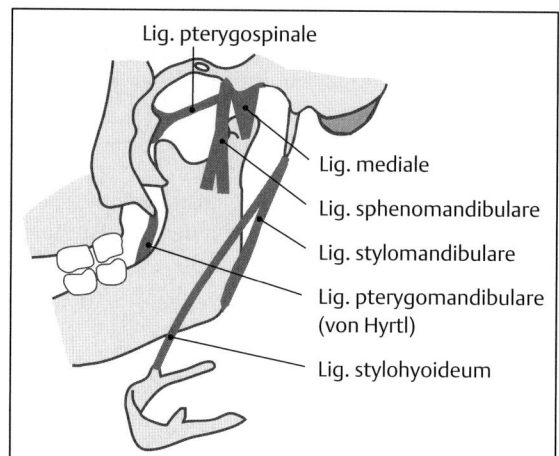

5.61 Ligamente des Kiefergelenks

Fasziale Verbindungen

- Lamina superficialis fasciae cervicalis.
- Fascia masseterica: Auf dem M. masseter
- Fascia buccopharyngea: Auf dem M. buccinator
- Aponeurosis pterygo-temporo-mandibularis
- Pharynx: An der Linea mylohyoidea

Beziehungen zu Hirnnerven

- N. alveolaris inferior (V/3): Im Canalis mandibulae
- N. mentalis (Ast des N. alveolaris inferior): am Foramen mentale
- N. mylohyoideus (Ast des N. alveolaris inferior): Im Sulcus mylohyoideus
- N. massetericus (V/3): An der Incisura mandibulae

Gefäßverbindungen

- A. alveolaris inferior (Ast der A. maxillaris): Im Canalis mandibulae
- A. mentalis: (Ast der A. alveolaris inferior): Am Foramen mentale
- N. mylohyoideus (Ast der A. alveolaris inferior): Im Sulcus mylohyoideus
- A. masseterica (Ast der A. maxillaris): An der Incisura mandibulae

Beziehungen zu Weichteilen

- Zungenmuskel
- Glandula sublingualis und submandibularis

Os nasale/Nasenbein

Begrenzung *(Abb. 5.62, 5.63 und 5.64)*

- Superior: Os frontale
- Lateral: Maxilla
- Posterior: Os ethmoidale
- Medial: Os nasale der Gegenseite

Os nasale/Nasenbein

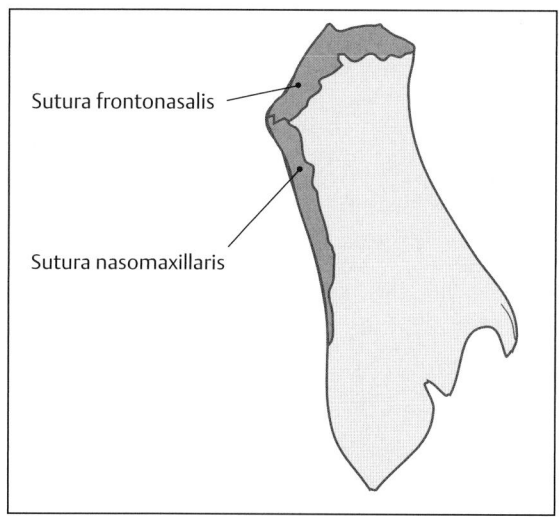

5.62
Rechts Os nasale (von außen)

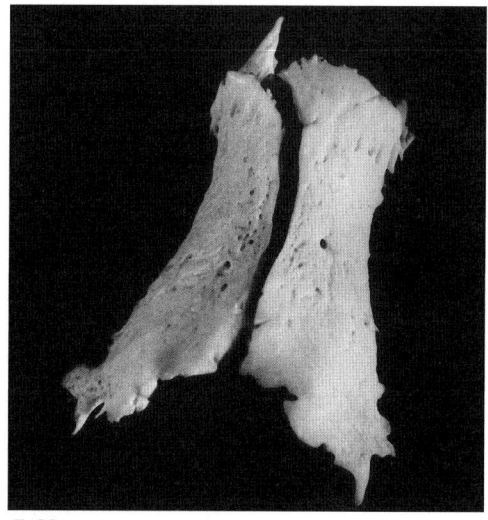

5.63
Os nasale (von vorne)

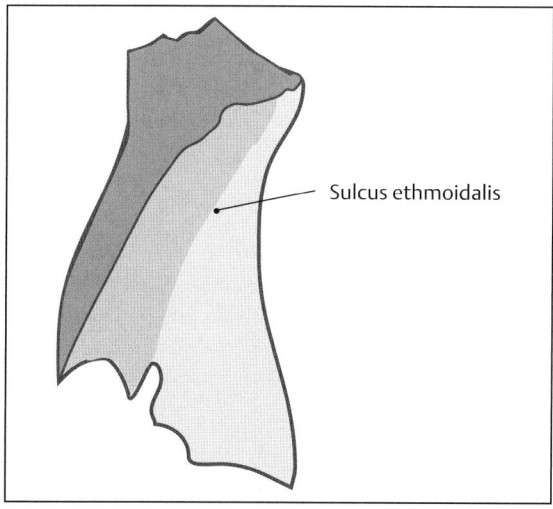

5.64
Rechtes Os nasale (von innen)

Anteile

Die variabel langen, rechteckigen Knochen besitzen eine äußere konvexe und eine innere konkave Fläche
- ▶ In der Mitte sind sie meist eingeschnürt
- ▶ Die innere Fläche stellt die obere Bedeckung der Nasenhöhle dar
- ▶ Nach medial verbinden sich die beiden Nasenbeine und bilden in der Mitte eine Leiste (Crista nasalis interna), die sich am Septum nasi beteiligt
- ▶ Der hintere Teil des Knochenkamms vom Nasenbein artikuliert mit der Lamina perpendicularis des Siebbeins
- ▶ An der Unterseite verläuft eine Rinne für den Ramus nasalis externus des N. ethmoidalis anterior und eine Begleitarterie: Sulcus ethmoidalis

Ossifikation
- ▶ Membranöse Anlage
- ▶ Beginn (1 Ossifikationszentrum pro Seite): 8.–9. Woche i. u.
- ▶ Abschluss der Ossifikation: praenatal[31]

Os lacrimale/Tränenbein

Paarig

Begrenzung *(Abb. 5.65, 5.66 und 5.67)*

Anteile

Äußere Fläche
- Anterior und inferior: Maxilla
- Posterior: Os ethmoidale
- Superior Os frontale
- Inferior: Concha nasalis inferior
- Das Tränenbein ist an der Bildung der Orbita-Innenwand und der äußeren Nasenwand beteiligt
- Sie bildet vorne oben eine Rinne, den Sulcus lacrimalis. Dieser ist nach hinten durch die Crista lacrimalis posterior begrenzt
- Vorne unten erweitert sich der Sulcus zur Fossa sacci lacrimalis und bildet mit dem Oberkiefer den Tränen-Nasen-Kanal
- Nach hinten verbindet sich das Tränenbein mit dem Siebbein und beteiligt sich an der Orbitawand

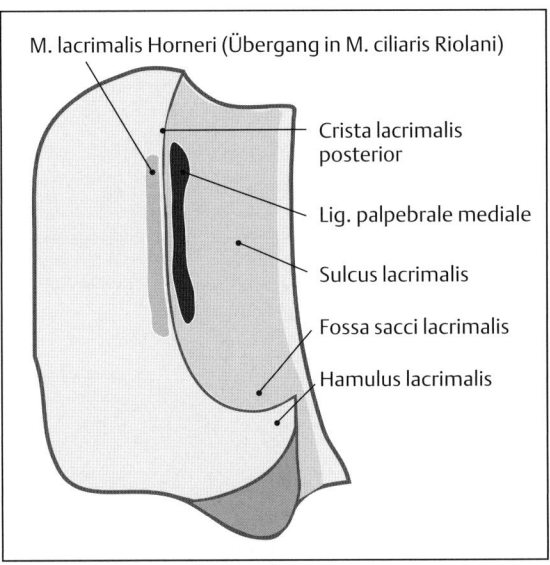

5.65
Os lacrimale (von außen)

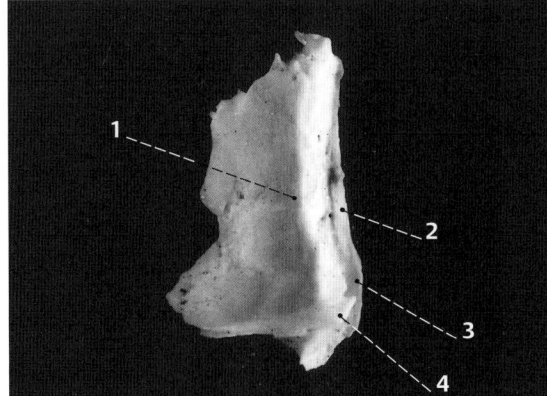

5.66
Os lacrimale (von außen)

1 Crista lacrimalis posterior
2 Sulcus lacrimalis
3 Fossa sacci lacrimalis
4 Hamulus lacrimalis

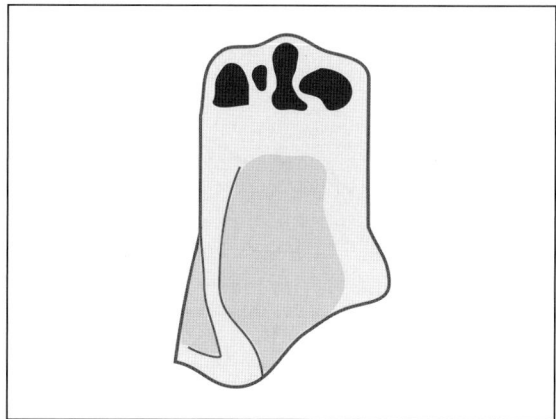

5.67 Os lacrimale (von innen)

Ossifikation

- Membranöse Anlage
- Beginn (1 Ossifikationszentrum pro Seite): ca.. 8. Woche i. u.
- Abschluss der Ossifikation: praenatal[31]
- Treffpunkt gegensätzlicher Spannungen von Schädelbasis und Gesicht (Druck vom Os ethmoidale nach anterior oder vom Processus frontalis ossis maxillaris nach posterior)
- Häufigste Störung: Dakrystenose (Stenose des Tränengangs, z. B. bei Geburt in Gesichtslage)

Concha nasalis inferior

Paarig

Verbindungen

- Os ethmoidale
- Maxilla
- Os palatinum
- Os lacrimale

Anteile *(Abb. 5.68 und 5.69)*

- Die untere Nasenmuschel ist eine nach medial konvexe Platte. Ihr Unterrand ist lateral etwas eingerollt
- Ihre seitliche glatte Fläche begrenzt mit der Nasenhöhlenseitenwand den unteren Nasengang
- Die Concha setzt die mediale Wand des Tränen-Nasenkanals nach unten fort, sodass dieser sich unter der unteren Nasenmuschel öffnet
- Processus lacrimalis: Ein nach superior anterior gerichteter Fortsatz, der mit dem Tränenbein artikuliert
- Processus maxillaris: Ein seitlicher Fortsatz zur Artikulation mit dem Oberkiefer
- Processus ethmoidalis: Ein Fortsatz, der mit dem Processus uncinatus des Siebbeins verbunden ist

Ossifikation

- Knorpelige Anlage
- Verknöcherung etwa im 5.–7. Fetalmonat

158 5. Anatomie, Ossifikation und Verbindungen ...

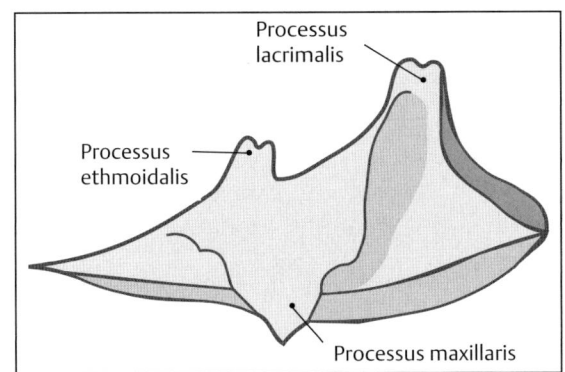

5.68
Rechte Concha nasalis inferior (von lateral)

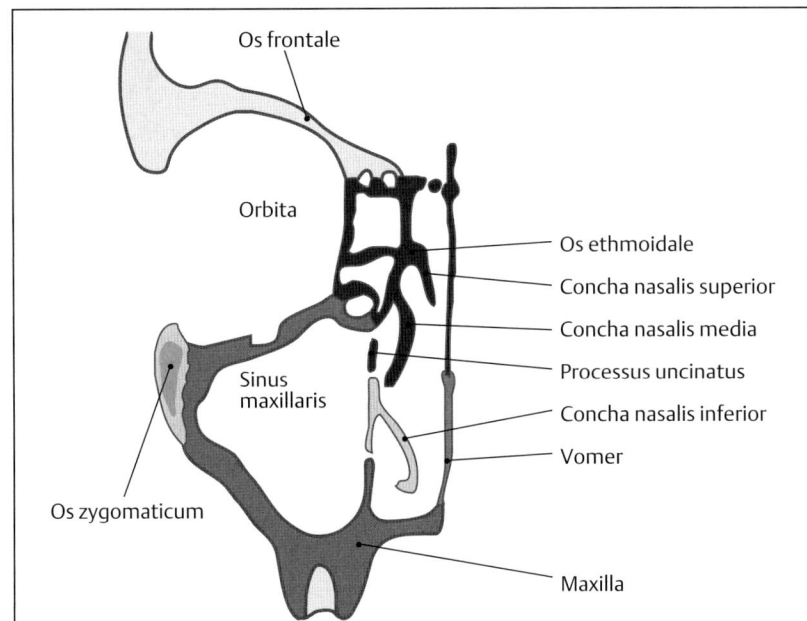

5.69
Frontalschnitt auf Höhe der Mitte des Os ethmoidale

Os hyoideum/Zungenbein

Ein hufeisenförmiger quer verlaufender Knochen an der Knickstelle des Mundboden-Halswinkels, auf Höhe des 3. Halswirbels. Verbunden ist das Zungenbein mit anderen Knochen nur über Muskeln und Ligamente. Auch wenn das Zungenbein nicht direkt zum Schädel zu zählen ist, ist es aufgrund seiner muskulären und ligamentären Beziehungen aufs engste mit dem Schädel verbunden.

Anteile *(Abb. 5.70 und 5.71)*

▶ Das Os hyoideum besteht aus einem schlanken Körper (Corpus) und seitlich einem großen Zungenbeinhorn (Cornu majus)
▶ Schräg nach hinten-oben entspringt ein kleiner Fortsatz, das Cornu minus

Os hyoideum/Zungenbein

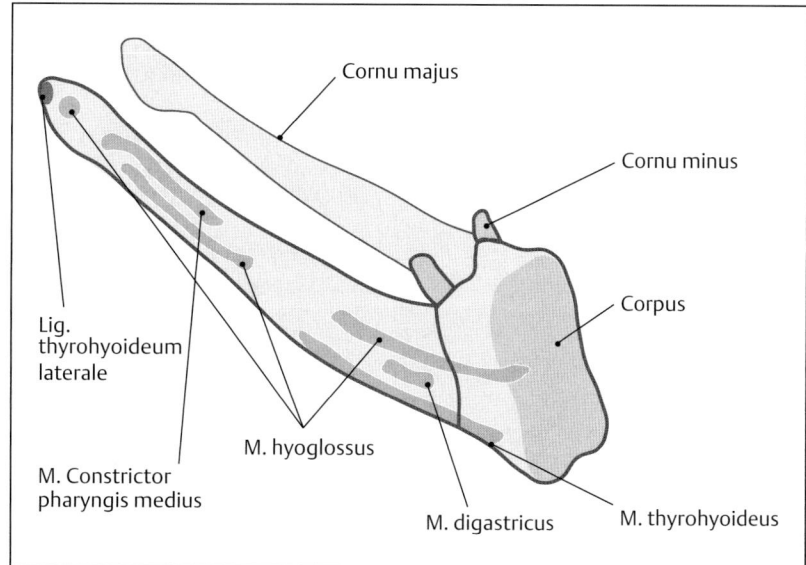

5.70 Os hyoideum (von lateral)

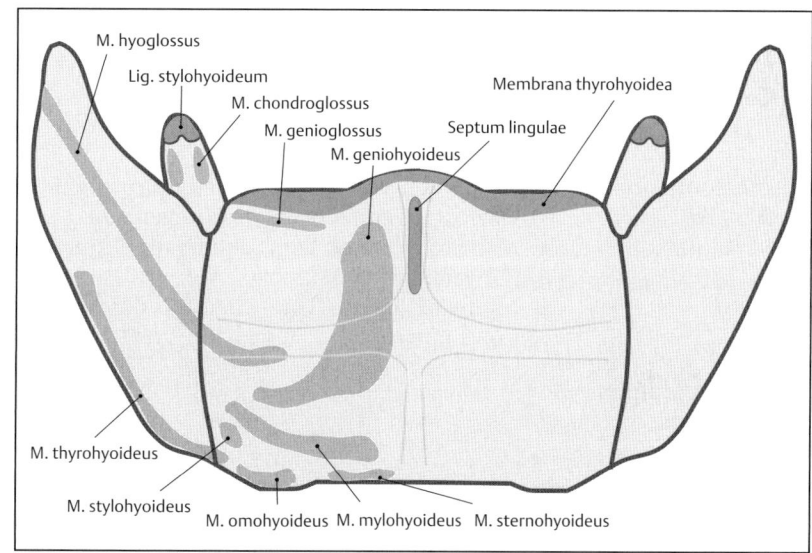

5.71 Os hyoideum (von vorne)

Ossifikation

- Knorpelige Anlage: Corpus, Cornu minus (aus dem *Reichert-Knorpel* entstanden)
- Membranöse Anlage: Cornu majus (aus dem 3. Schlundbogenknorpel)
- Corpus: Zwei Ossifikationszentren, bei der Geburt
- Cornu majus: Je ein Ossifikationszentrum, 38. Woche i. v.
- Cornu minus: Je ein Ossifikationszentrum, 2. Lebensjahr

Muskuläre Verbindungen *(Abb. 5.72)*

Obere Zungenbeinmuskulatur

- M. geniohyoideus: Von der Spina mentalis des Unterkiefers zum Corpus des Zungenbeins
- M. mylohyoideus: Von der Linea mylohyoidea des Unterkiefers zum Corpus des Zungenbeins
- M. digastricus: Von der Incisura mastoidea des Schläfenbeins, über eine sehnige Schlinge am Zungenbein, zur Fossa digastrica des Unterkiefers

▶ M. stylohyoideus: Vom Processus styloideus des Schläfenbeins zum Cornu minus
▶ M. hyoglossus (vom Corpus und Cornu majus des Hyoids in die seitlichen Partien der Zunge
▶ M. chondroglossus: Vom Cornu minus in die seitlichen Partien der Zunge

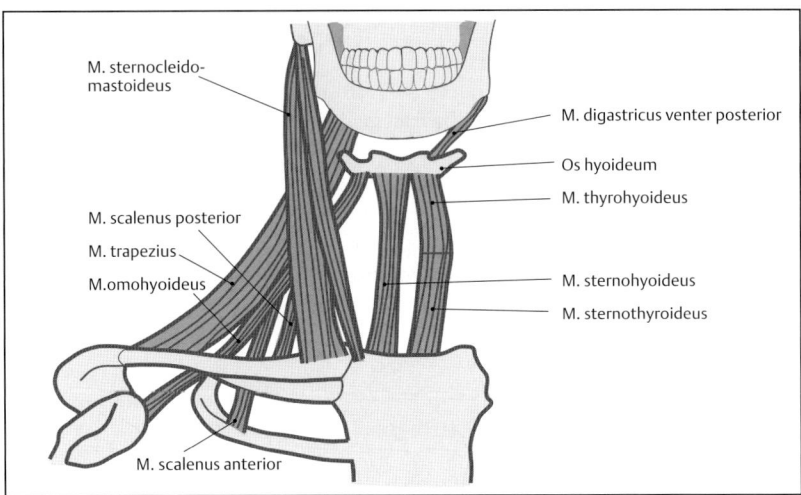

5.72
Hyoidale Muskulatur

Untere Zungenbeinmuskulatur

▶ M. sternohyoideus: Vom oberen Brustbein und der Articulatio sternoclavicularis zum Corpus des Zungenbeins
▶ M. thyrohyoideus: Vom Schildknorpel zum Cornu majus und Corpus des Zungenbeins
▶ M. omohyoideus: Vom Oberrand des Schulterblattes zum Corpus des Zungenbeins

Hinter dem Zungenbein gelegene Muskeln

▶ M. constrictor pharyngeus medius
▶ M. stylohyoideus: Vom Processus styloideus zum Cornu minus
▶ M. digastricus (hinterer Bauch)

Ligamentäre Verbindungen

▶ Lig. stylohyoideum: Vom Cornu minus zum Processus styloideus des Os temporale
▶ Lig. thyrohyoideum laterale: Vom hinteren Ende des Cornu majus zum Cornu superius des Schildknorpels
▶ Lig. thyrohyoideum medianum: Mittlere Verstärkung der Membrana thyrohyoidea
▶ Membrana thyrohyoidea: Zwischen Hyoid und Schildknorpel

Fasziale Verbindungen

▶ Lamina superficialis fasciae cervicalis
▶ Lamina praetrachealis fasciae cervicalis
▶ Lamina suprahyoidea: Vom oberen Rand des Zungenbeins zu beiden Seiten des Unterkiefers.
▶ Pharynx: An den Cornua hyoideae

Beziehungen zum Endokrinum

- Glandula thyroidea
- Glandula parathyroidea

Os sacrum (sacrale)/Kreuzbein

Unpaarig

Begrenzung
- Superior: 5. Lendenwirbel
- Lateral: Os coxae
- Inferior: Os coccygis

Die fünf Sakralwirbel sind zu einem abgeplatteten Knochen verbunden. Das Kreuzbein weist beim Erwachsenen meist deutliche Geschlechtsunterschiede auf. Bei der Frau ist es kürzer und breiter als beim Mann. Die vordere Konkavität des Kreuzbeins ist bei der Frau stärker als beim Mann ausgeprägt.

Anteile *(Abb. 5.73 und 5.74)*
- Eine Ober- und eine Unterseite
- Facies pelvina
- Facies dorsalis
- Zwei Partes laterales

Oberseite
- An der Oberseite artikuliert die Basis ossis sacri über eine keilförmige Zwischenwirbelscheibe mit dem 5. Lendenwirbel
- Der weit in das Becken vorgestülpte Rand des ersten Sakralkörpers wird Promontorium genannt
- Die untere Fortsetzung des Wirbelkanals im Kreuzbein ist der dreieckige Kreuzbeinkanal (Canalis sacralis). In ihm verlaufen:
- Die Dura mater spinalis: Zum 2. Sakralwirbel und zum Steißbein
- Das Filum terminale: Ende des Rückenmarks, zur Rückfläche des Os coccygis
- Die Cauda equina: Spinalnervenwurzeln

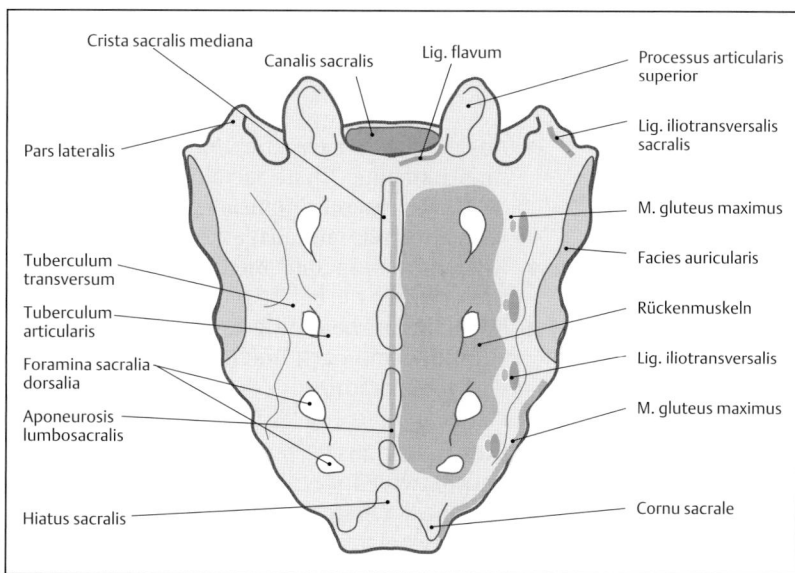

5.73
Os sacrale (von hinten)

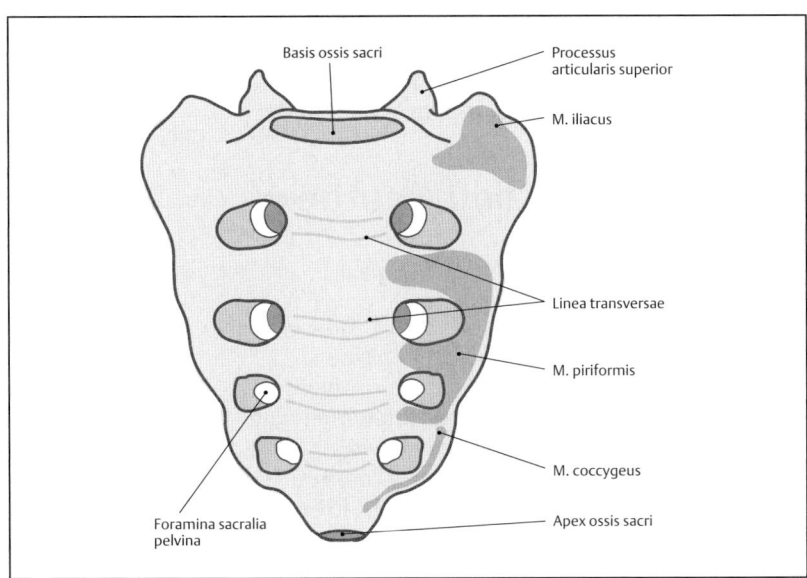

5.74
Os sacrale (von vorne)

Unterseite

- An der Unterseite artikuliert die Apex ossis sacri mit dem Steißbein
- Nach unten öffnet sich das Kreuzbein in Höhe des 3. oder 4. Wirbels: Hiatus sacralis. Der Hiatus entsteht dadurch, dass der Bogen (Arcus) des 4. Sakralwirbels meist nicht vollständig geschlossen ist und der Bogen des 5. Sakralwirbels vollständig fehlt. Überbrückt wird dieser Zwischenraum durch das Lig. sacrococcygeum posterius superficiale
- Das Cornu sacrale ist ein unterer beidseitiger Fortsatz des Kreuzbeins zur Artikulation mit dem Steißbein. Der Zwischenraum zwischen den beiden Fortsätzen wird vom Ligamentum sacrococcygeum articulare überbrückt
- Durch die T-förmigen Knochenkanäle verlaufen die Nn. sacrales
- Die Nn. sacrales I–IV mit ihren Rr. ventrales und dorsales verlassen das Kreuzbein anschließend durch die vorderen und hinteren Austrittsöffnungen: Foramina sacralia anteriora und posteriora

Facies pelvina

- An der vorderen konkaven Fläche sind Verschmelzungslinien der Sakralwirbelkörper erkennbar: Lineae transversae
- Die vorderen beidseitig jeweils 4 Austrittsöffnungen der Nn. sacrales anteriora sind nach unten und innen gerichtet

Facies dorsalis

- An der nach hinten gerichteten konvexen Fläche sind mediale Dornfortsatzrudimente (Crista sacralis mediana), Rudimente der Gelenkfortsätze (Crista sacralis intermedia), sowie Rudimente der Querfortsätze (Crista sacralis lateralis) erkennbar
- An der Crista sacralis mediana ist die oberflächliche Schicht der Fascia thoracolumbalis befestigt
- Die hinteren beidseitig jeweils 4 Austrittsöffnungen der Nn. sacrales anteriora sind nach unten und innen gerichtet. Sie sind kleiner als die vorderen Foramina

Pars lateralis

- Diese ist die aus Resten von Querfortsätzen, Rippenrudimenten und verknöcherten Bändern entstandene seitliche Fläche des Kreuzbeins
- In Höhe der ersten 2–3 Kreuzbeinwirbel liegt die Facies auricularis, eine ohrmuschelartige L-förmige Gelenkfläche zur Artikulation mit dem Darmbein

- Die Gelenkfläche besitzt einen kurzen Arm, der von hinten-oben schräg nach vorne-unten verläuft, und einen langen Arm, der von vorne-oben schräg nach hinten-unten verläuft. Sie treffen sich auf Höhe des 2. Sakralwirbels
- Die rauhe Fläche beidseitig hinter der Facies auricularis, die Tuberositas sacralis, ist Ansatzfläche der intraossalen Bänder zwischen Kreuz- und Darmbein: Ligg. sacroiliaca interossea

Ossifikation

Pränatal

- 35–45 Ossifikationszentren
- 2 Ossifikationszentren pro Wirbel, ein ventrales und ein dorsales, die jedoch miteinander zu einem Zentrum verschmelzen
- Gegen Ende der Embryonalperiode (Ende des 3. Monats) besitzt jeder der Kreuzbeinwirbel, wie jeder andere Wirbel, drei Ossifikationszentren:
Corpus: Ein Ossifikationszentrum, Ossifikation etwa im 4. Fetalmonat
Arcus: Zwei Ossifikationszentren, Ossifikation etwa im 4.-6. Fetalmonat
- An den ersten 3 Sakralwirbeln werden jeweils 2 zusätzliche Ossifikationszentren festgestellt, die als rudimentäre sakrale Rippen angesehen werden können:
Processus transversus: Beidseitig je ein Ossifikationszentrum; Ossifikation etwa im 5.-7. Fetalmonat

Postnatal

- Zusätzlich erscheinen postnatal drei weitere Ossifikationszentren pro Sakralwirbel. Etwas später erscheinen an den Partes laterales vier zusätzliche Ossifikationszentren am Kreuzbein
Obere Oberfläche des Corpus: Ein Ossifikationszentrum, zwischen 10. und 12. Lebensjahr
Untere Oberfläche des Corpus: Ein Ossifikationszentrum, zwischen 10. und 12. Lebensjahr
Processus spinosus: Ein Ossifikationszentrum, zwischen 15. und 18. Lebensjahr
Facies auricularis: Beidseitig je zwei Ossifikationszentren, Ossifikation zwischen 18. und 20. Lebensjahr
- Die Verknöcherung des Kreuzbeins ist ungefähr bis zum 25.–28. Lebensjahr abgeschlossen
- Die Ossifikation der ersten beiden Sakralwirbel, dort, wo sich die Duralmembran anheftet, findet jedoch schon ungefähr zwischen dem 7. und 8. Lebensjahr statt

Muskuläre Verbindungen

- M. piriformis: An der Vorderfläche des Sakrums
- M. iliacus: An der oberen seitlichen Ecke der Sakrumvorderfläche
- M. coccygeus: Am unteren seitlichen Rand der Sakrumvorderfläche
- M. glutaeus maximus: An der Hinterfläche des Sakrums

Ligamentäre Verbindungen

- Lig. sacrospinale: Von der Spina ischiadica zum Os sacrale und Os coccygis
- Lig. sacrotuberale: Vom Tuber ischiadicum zum Os sacrale und Os ilium
- Ligg. sacro-iliaca ventralia: Vom 1. und 2. Sakralwirbel zum Os ilium
- Ligg. sacro-iliaca interossea: Von der Tuberositas sacralis zum Os ilium
- Ligg. sacro-iliaca dorsalia: Dorsal zwischen Os sacrale und Os ilium
- Lig. sacrococcygeum dorsale profundum
- Lig. sacrococcygeum dorsale superficiale

- Lig. sacrococcygeum laterale
- Lig. sacrococcygeum ventrale
- Lig. *Trollard*: Verbindung zwischen Os sacrale und Filum terminale.
- Lig. sacrouterinum: Verbindung zwischen Os sacrale (S2–S4) und dem Gebärmutterhals

Intraspinale Verbindungen

- Dura mater spinale: Zwei Kreuzbeinwirbel

Nervale Verbindungen

Die nervalen Verbindungen im Kreuzbeinbereich sind so zahlreich, dass sie hier nicht vollständig behandelt werden können
- Nn. sacrales I–IV: Foramina sacralia anteriora und posteriora
- N. ischiadicus: Durch das Foramen ischiadicum majus
- N. cutaneus femoris posterior: Durch das Foramen ischiadicum majus
- N. glutaeus superior und inferior: Durch das Foramen ischiadicum majus
- N. obturatorius internus: Durch das Foramen ischiadicum majus
- N. musculi quadrati femoris: Durch das Foramen ischiadicum majus
- N. pudendus: Durch das Foramen ischiadicum majus
- N. femoralis: Am oberen Ende der Articulatio sacroiliaca

Gefäßverbindungen

Auch die Gefäße im Kreuzbeinbereich sind so zahlreich, dass sie hier nicht vollständig erwähnt werden können
- V. iliaca communis: Von L4 bis zur Articulatio sacroiliaca
- A. und V. pudenda interna: Durch das Foramen ischiadicum majus.
- A. und V. glutaealis superior: Durch das Foramen ischiadicum majus
- A. und V. glutaealis inferior: Durch das Foramen ischiadicum majus
- A. und V. rectalis inferior: Aus der A. und V. pudenda interna

Über das Ligamentum sacrospinale und das Ligamentum sacrotuberale werden die Foramina ischiadicum majus und minus gebildet, durch die diese Arterien und Venen verlaufen. Sie versorgen den Beckenboden und die Gesäßregion.

Beziehungen zu Weichteilen

- Uterus: Über ligamentäre Verbindungen zum Kreuzbein

Os coccygis/Steißbein (Abb. 5.75 und 5.76)

- Das Steißbein ist aus drei bis vier rudimentären Wirbeln zusammengesetzt
- Sein nach oben gerichteter Gelenkfortsatz (Cornu coccygeum) artikuliert nicht direkt mit dem Kreuzbein, sondern ist mit ihm durch das Ligamentum sacrococcygeum articulare verbunden
- Die obere Fläche des ersten Steißbeinwirbel-Körpers verbindet sich mit dem Kreuzbein

Os coccygis/Steißbein

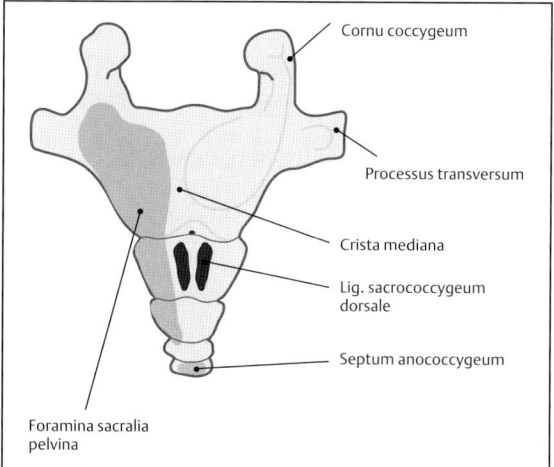

5.75
Os coccygis
(von hinten)

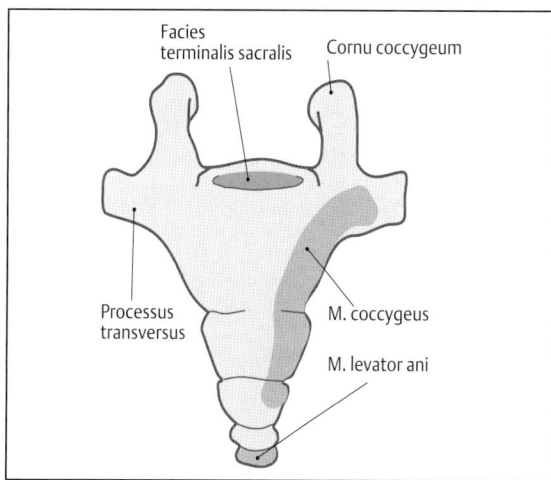

5.76
Os coccygis
(von vorne)

Muskuläre Verbindungen

M. coccygeus: Von der Spina ischiadica zur Seitenfläche des Steiß- und Kreuzbeins
▶ M. pubococcygeus
▶ M. iliococcygeus

Ligamentäre Verbindungen

▶ Lig. anococcygeum: Zwischen Anus und Steißbein
▶ Lig. sacrococcygeum dorsale profundum
▶ Lig. sacrococcygeum dorsale superficiale
▶ Lig. sacrococcygeum laterale
▶ Lig. sacrococcygeum ventrale

Nervale Verbindungen

▶ Filum terminale: An der Rückseite des Os coccygis befestigt
▶ N. coccygeus: Austrittstelle zwischen dem Steiß- und Kreuzbein
▶ Plexus coccygeus
▶ Nn. anococcygei: Aus dem Plexus anococcygeus

Beziehungen zu Weichteilen

▶ Prostata und Vagina: Über den M. levator prostatae bzw. pubovaginalis

Quellenangaben:

1 Still, A. T.: Osteopathy, research and practice. Eastland Press, Seattle 1992, S. 7.
2 Still, A. T.: Philosophy and mechanical principles of osteopathy. Hudson Kimberly, Kansas 1902. Reprinted 1986 by Osteopathie Enterprise, Kirksville, S. 65.
3 Benninghoff, A.: Anatomie, Band 1, Hrsg. Drenckhahn, D., Zenker, W., Urban & Schwarzenberg, München, 1994, S. 496.
4 Firniss, M.: Anatomische Hypothese über den M. stylohyoideus und den Proc. styloideus. College Sutherland, Ulm, 2000.
5 Rohen, J. W.: Morphologie des menschlichen Organismus. 2. Aufl. Verlag Freies Geistesleben. 2002, Stuttgart, S. 362–365, 387f.
6 Kuta, A. J., Laine, F. J.: Imaging the sphenoid bone and basiooccput: anatomic considerations. Semin. Ultrasound. CT MRI 14(3) (1993) 146–159.
7 Lustrin, E. S., Robertson, R. L., Tilak, S.: Normal anatomy of the skull base. Neuroimag. Clin. North. Am. 4 (3) (1993) 465–478.
8 Sutherland, W. G.: The cranial bowl. JAOA (1944) 348–353.
9 Eser-Bindl, U.: Os sphenoidale und Os ethmoidale-Entwicklung, Verknöcherung und Frage nach der Möglichkeit einer Mobilität. Diplomarbeit 2002, COE.
10 Sperber, G. H.: Embryologie des Kopfes. Quintessenz Verlag, Berlin, 1992, S. 121.
11 Mann, S. S., Naidich, T. P., Towbin, R. B., Doundoulakis, S. H.: Imaging of postnatal maturation of the skull base. Neuroimaging. Clin. North. Am. 10(1) (2000) 1–21.
12 Rohen, J. W.: Morphologie des menschlichen Organismus. 2. Aufl. Verlag Freies Geistesleben. 2002, Stuttgart, S. 362–365.
13 Stone, R.: Polaritätstherapie. 2. Auflage. Hugendubel, 1994, S. 204.
14 Sperber, G. H.: Embryologie des Kopfes. Quintessenz Verlag, Berlin, 1992, S. 100.
15 Sasaki, H., Kodama G.: Developmental studies on the postsphenoid of the human sphenoid bone. In: Bosma, J. F.; ed. Symposium on development of the basicranium. DHEW publication No. (NIH) 76–989. Bethesda, Md: (1976) Chapter 11, 177–191.
16 Eser-Bindl, U.: Os sphenoidale und Os ethmoidale-Entwicklung, Verknöcherung und Frage nach der Möglichkeit einer Mobilität. Diplomarbeit 2002, COE.
17 Madeline, L. A., Elster, A. D.: Suture closure in the human chondrocranium. CT assessment. Radiolog. 196 (1995) 747–756.
18 Mann, S. S., Naidich, T. P., Towbin, R. B., Doundoulakis, S. H.: Imaging of postnatal maturation of the skull base. Neuroimaging. Clin. North. Am. 10(1) (2000) 1–21.
19 Melsen, B.: The cranial base. The postnatal development of the cranial base studied histologically on human autopsy material. Acta Odontol. Scand. 32 (1974) 1–126.
20 Madeline, L. A., Elster, A. D.: Suture closure in the human chondrocranium. CT assessment. Radiolog. 196 (1995) 747–756.
21 Mann, S. S., Naidich, T. P., Towbin, R. B., Doundoulakis, S. H.: Imaging of postnatal maturation of the skull base. Neuroimaging. Clin. North. Am. 10(1) (2000) 1–21.
22 Kodama, G.: Development studies on the body of the human sphenoid bone. In Bosma, J. F.; ed. Symposium on development of the basicranium. DHEW publication No. (NIH) 76–989. Bethesda, Md: (1976) Chapter 9, 156–165.
23 Sasaki, H., Kodama, G.: Developmental studies on the postsphenoid of the human sphenoid bone. In: Bosma, J. F.; ed. Symposium on development of the basicranium. DHEW publication No. (NIH) 76–989. Bethesda, Md: (1976) Chapter 11, 177–191.
24 Nakamura, S., Savara, B. S., Thomas, D. R.: Norms of size and annual increments of the sphenoid bone from four to sixteen years. Angle Orthod. 42(1) (1972) 35–43.
25 Sutherland, W. G.: The cranial bowl. JAOA (1944) 348–353.
26 Eser-Bindl, U.: Os sphenoidale und Os ethmoidale-Entwicklung, Verknöcherung und Frage nach der Möglichkeit einer Mobilität. Diplomarbeit 2002, COE.
27 Krmpotic-Nemantic, J., Vinter, I., Jalsovec, D., Hat, J.: Relation of the ethmoidal cells to the floor of the 28 anterior cranial fossa. Ann. Anat. 182(6) (2000) 533–6.
28 Vinter, I., Krmpotic-Nemanic, J., Hat, J., Jalsovec, D.: The frontal sinus and the ethmoidal labyrinth. Surg. Radiol. Anat. 19(5) (1997) 295–298.

29 Rohen, J. W.: Morphologie des menschlichen Organismus. 2. Aufl. Verlag Freies Geistesleben, 2002, Stuttgart, S. 391f.
30 Eser-Bindl, U.: Os sphenoidale und Os ethmoidale-Entwicklung, Verknöcherung und Frage nach der Möglichkeit einer Mobilität. Diplomarbeit 2002, COE.
31 Lippmann, C.: Knochen und Suturen im nasomaxillären Bereich des Schädels. Entwicklung, Ossifikation, Wachstum und Mobilität. Diplomarbeit C.O.E., München (2004).
32 Melson, B.: Histological analysis of the postnatal development of the nasal septum. Angle Orthod. 47 (2) 1977) 83–96.
33 Fulford, R. C.: From Center to Periphery. AAO Convention, 11/1980.
34 Rohen, J. W.: Morphologie des menschlichen Organismus. 2. Aufl. Verlag Freies Geistesleben, 2002, Stuttgart, S. 370ff.
35 Rohen, J. W.: Morphologie des menschlichen Organismus. 2. Aufl. Verlag Freies Geistesleben, 2002, Stuttgart, S. 387ff.
36 Stone, R.: Polaritätstherapie. 2. Auflage. Hugendubel, 1994, S. 207.
37 Rohen, J. W.: Morphologie des menschlichen Organismus. 2. Aufl. Verlag Freies Geistesleben, 2002, Stuttgart, S. 366f.
38 Braun, S., Rudman, R.T., Murdoch, H.J., Hicken, S., Kittleson, R., Ferguson, D.J.: C-axis: a growth vector for the maxilla. Angle Orthod. 69(6) (1999) 539–542.
39 Björk, A., Skieller, V.: Growth of the maxilla in three dimensions as revealed radiographically by implant method. Br. J. Orthod.; 4 (2) (1977) 53-64.
40 Melson, B.: Palatal growth studied on human autopsy material. Am. J. Or-thod.; 68 (1) (1975) 42–54
41 Rohen, J. W.: Morphologie des menschlichen Organismus. 2. Aufl. Verlag Freies Geistesleben, 2002, Stuttgart, S. 367.
42 Rohen, J. W.: Morphologie des menschlichen Organismus. Verlag Freies Geistesleben. 2. Aufl., 2002, Stuttgart, S. 368f.
43 Bosma, J. F.: Postnatal ontogeny of performances of the pharynx, larynx, and mouth. Am. Rev. Respir. Dis. 131(5) 1985) 10–15.
44 Carreiro, J. E.: Pädiatrie aus osteopathischer Sicht. Elsevier, München, 2004.
45 Carreiro, J. E.: Pädiatrie aus osteopathischer Sicht. Elsevier, München, 2004.

Weitere Literaturhinweise:

Brizon, J., Casting, J.: Les feuillets d'anatomie, ostéologie de la tête, I und II, Maloine, Paris 1953.
Buchet, A., Cuilleret, J.: Anatomie, topographique descriptive et fonctionelle. I: Le Système nerveux central, la face, la tête et les organes des sens. II: Le cou, le thorax. Simep, Paris 1991.
Busquet, L, Gabarel, B.: Ophthalmologie et Osteopathie. Maloine, Paris 1988.
Caporossi, R. Peyralade F.: Traite pratique d'osteopathie cranienne. Editions de Verlaque, Aix en Provence 1992.
Cathie, A.: Applied anatomy of the skull and its neurovascular contents. JAOA 44 (1045) 267–270.
Cathie, A.: Growth and nutrition of the body with Special reference to the head. AAO Yearbook 62(1962) 149–153.
Feneis, H.: Anatomisches Bildwörterbuch. 6. Aufl. Thieme, Stuttgart 1988.
Heitzmann, C, Zuckerkandl, E.: Atlas der deskriptiven Anatomie des Menschen, Bd. 1, 9. Aufl. Braumüller, Wien, Leipzig 1902.
Hyrtl. J.: Lehrbuch der Anatomie des Menschen. Braumüller, Wien 1889.
Lang, J.: Klinische Anatomie des Kopfes. Springer, Berlin 1982.
Lanz, T., Wachsmuth, W.: Praktische Anatomie, Bd. 1, Teil A. Springer, Berlin 1985.
Lanz, T., Wachsmuth, W.: Praktische Anatomie, Bd. 1, Teil B. Springer, Berlin 1979.
Lignon, A.: The cranial puzzle–le puzzle cranien. Editions de Verlaque, Aix-en-Provence, France 1989.
Magoun, H. I.: Newer knowledge of the skull. JAOA 73 (1973) 250–252.
Magoun, H. I.: Osteopathy in the cranial field. 3rd ed. Journal Printing Company, Kirksville 1976.
Magoun, H. I.: The temporal bone: Troublemaker in the Head. JAOA 73 (1974).
McCatty, R. R.: Essentials of craniosacral osteopathy. Ashgrove, Bath 1988.
Naylor, C. L: Symposium on the plastic basicranium. I. The basicranium. JAOA 37 (1937) 94–97.
Netter, F. H.: Farbatlanten der Medizin, Bd. 5. Thieme, Stuttgart 1987.
Northrup, T. L: The temporal lesion. AAO Yearbook 25–28 (1943-1944).
Perlemuter, L., Waligora, J.: Cahiers d'anatomie 1, Systeme nerveux central. Masson, Paris 1980.
Pernkopf, E.: Topographische Anatomie des Menschen. Bd. III. Urban und Schwarzenberg, München, Berlin, Wien 1952.
Pernkopf, E.: Topographische Anatomie des Menschen. Bd. IV. 1. und 2. Hälfte, Urban und Schwarzenberg, München, Berlin, Wien 1957 und 1960.
Richard, R.: Lesions osteopathiques du sacrum. Maloine, Paris 1978.

Sanborn, E. E.: Symposium on the plastic basicranium. II: The intracranium. JAOA 37 (1937) 137–141.

Spalteholz, W.: Handatlas der Anatomie des Menschen, Bd. 1, Hirzel, Leipzig 1910.

Sperber, G. H.: Embryologie des Kopfes. Quintessenz, Berlin 1992.

Sutherland, W. G.: Teachings in the science of osteopathy. Sutherland Cranial Teaching Foundation. Rudra Press 1991.

Testut, L.: Traite d'Anatomie humaine. Tome 1: Ostéologie, Arthrologie, Myologie. Octave Doin, Paris, 1899.

Ulrich, N. A.: Symposium on the plastic basicranium. Obstetical lesioning of the base. JAOA 37(1938)248–252.

Upledger, J. E., Vredevoogd, J. D.: Craniosacral therapy. Eastland Press, Seattle 1983.

Upledger, J. E.: Craniosacral therapy II, beyond the Dura. Eastland Press, Seattle 1987.

Verheyen, P.: Kursaufzeichnungen.

White, E. C: Symposium on the plastic basicranium. III. Lesionability of the plastic basicranium. JAOA 37 (1938) 183–189.

White, J. E.: White, J. S., Baldt, G.: The relation to the craniofascial bones to speeifie somatic dysfunetions: A clinical study of the effects of manipulation. JAOA 84–85 (1985) 603–604.

Williams, P. L, Warwick, R., Dyson, M., Bannisater, L. M.: Gray's Anatomy. 37. Auflage. Churchill Livingstone, New York, Edinburgh, London, Melbourne 1989.

„Gründliche Kenntnisse der Position, der Umrisse und der gelenkigen Struktur mit besonderem Augenmerk auf die Ränder jedes kranialen Knochens sind unentbehrlich für das Verständnis seiner physiologischen Bedeutung."

H. I. Magoun[1]

Schädelnähte

Aufbau, Form und Dysfunktion der Schädelnähte

Die Sutur ist die Verbindung zwischen zwei aneinandergrenzenden Schädelknochen. Die Muster der Suturen ebenso wie der übrige Körperbau stellen für jedes Individuum einzigartige Merkmale dar und können sogar zur forensischen Identifikation herangezogen werden[24]. Die These von *Monro* (1783), unterstützt von *Kellie* (1824), besagt, dass der Erwachsenenschädel ein unbewegliches, verknöchertes und rigides Ganzes darstellt. Diese Monroe-Kellie-Hypothese stützt sich auf die Annahme, dass der intrakraniale Druck sich kaum verändere. Nach *Monroe-Kellie* verschieben sich die intrakranialen Flüssigkeiten entweder in den spinalen Duralsack, oder das Blutvolumen, das Hirnvolumen und später auch das Volumen der Hirnflüssigkeit *(Burrow* 1846) verschieben sich nur untereinander, ohne dass der intrakraniale Gesamtdruck zunehmen würde. Die These, dass der Schädel eines Erwachsenen im Normalfall unbeweglich sei, wurde bislang in der Medizin fast widerspruchslos akzeptiert.

Hingegen stellte *Bolk* (1915) fest, dass sich die Suturen beim Menschen niemals völlig verschließen.

Im Jahr 1932 beschrieben *Lebourg* und *Seydel*[2] die Sutur nicht nur als die Stelle, an der die Schädelknochen sich verbinden, sondern insbesondere bei Kindern auch als eine Stelle der Beweglichkeit und erwähnten die herausragende Bedeutung der Suturen für das Wachstum membranösen Knochens des kraniofazialen Skeletts[25]. *Moss* (1961) postuliert eine Beweglichkeit zwischen Schädelknochen und weist gleichzeitig darauf hin, dass die Randung und die Interdigitation eine Spreizung der Sutur verhindern soll[26]. *Petrovic, Charlier* und *Hermann*[3] belegten 1968 durch Forschungen die adaptative Funktion der Suturen. Die Studie von *Pritchard, Scott* und *Girgis*[4] im Jahre 1956 über die Struktur und Entwicklung von Schädelnähten bei Säugetieren belegte die Annahme von *Sutherland,* dass die Schädelnähte auch in späteren Jahren eine minimale, aber klinisch bedeutsame Beweglichkeit besitzen. Nach *Prichard und Mitarbeiter* kommt es zur völligen suturalen Ossifikation nur, wenn kein Wachstum mehr vorhanden ist. Suturen sind minimal deutlicher biegsam als Schädelknochen (Hubbard 1971)[27]. Auch Untersuchungen von Suturen erwachsener Ziegen zeigen gegenüber Schädelknochen eine höhere energie-absorbierende Fähigkeit und unterstützen die Hypothese, dass erwachsene Suturen schockabsorbierend wirken könnten (Jaslow 1992)[28]. *Delaire*[5] und *Le Diascorn* nehmen an, dass suturale Beweglichkeit in der Jugend und selbst im Erwachsenenalter noch möglich ist, je nach Kräften, die auf die Suturen einwirken. Diese Studien wurden in weiteren Forschungen von *Retzlaff* und Mitarbeitern 1976 und Vander Kolk, Beaty (1994), etc.[119] im Wesentlichen bestätigt. *Retzlaff Michael, Roppel* und *Mitchell*[6] konnten bei allen 10 von ihnen untersuchten Saimiri-Affen keinerlei Anzeichen für eine völlige Verknöcherung der Suturen finden. Im Gegenteil: Sie konnten in den Suturen ausgewachsener Affen kollagene und elastische Fasern, Nerven und sensorische Nervenendigungen sowie Blutgefäße lokalisieren. Ein Großteil ihrer Forschungen befasste sich mit der Suche nach geeigneten histologischen Techniken zur Erforschung suturaler Präparate (*Popevic und Mitarbeiter* 1976). Kleine Bewegungsmöglichkeiten der Gesichtsschädelknochen sollen mitverantwortlich dafür sein, dass die kräftigen Bisskräfte im Schädel verteilt werden, ohne die Gesichtsknochen zu überlasten (Buckland-Wright 1978)[29]. Durch Kontraktion des M. temporalis wird eine Knochenspannung entlang des Schädeldaches zur parasagittalen Region übertragen. Selbst geringe Kauaktivitäten führen so zu einer kurzfristigen Spreizung der Sutura sagittalis (Behrents et al. 1978)[30].

Kokich und Mitarbeiter (1979) kommen nach histologischen Studien zu dem Schluss, dass es erst in relativ fortgeschrittenem Alter zu teilweisem suturalem Verschluss kommen kann. Suturaler Verschluss konnte beim Menschen im Alter von 90 Jahren, und beim pigtail macaque im 20. Lebensjahr registriert werden. *Kragl und Mitarbeiter* konnten 1979 mithilfe holographischer Aufnahmen Beweglichkeiten mazerierter Schädel nachweisen. Ihre Ergebnisse belegen eine Bewegung der einzelnen Schädelteile, die in Abhängigkeit zueinander stattfindet. Diese „hängt wahrscheinlich von der Morphologie der intersuturalen Gelenkflächen ab"[22].

Auch in weiteren Studien konnten suturale Beweglichkeit in Reaktion auf biomechanische Kräfte in vitro[31,32] und in vivo[33] registriert werden. Bei einem intrakranialem Druckanstieg um 15 bis 20 mm Hg konnte bei komatösen Patienten eine Weitung des bitemporalem Durchmessers um 0,78 und 3,7 µm registriert werden (Heifetz, Weiss 1981)[34]. Bereits intrakranialer Druckanstieg von 2 mm Hg führte zu einer Weitung an den Parietalknochen lebender Hunden (Pitlyk et al. 1985)[35]. Nach *Babler* und *Persing* (1982) reagieren Synchondrosen und Suturen des Schädels auf mechanische Kräfte und räumliche Umorientierungen[36].

Enlow[7] schreibt 1982: „Die alte Vorstellung, dass sich die Suturen in einem bestimmten Alter verschließen und die Knochen nur noch durch direkte Knochenappositionen auf den Flächen wachsen, hat sich als nicht zutreffend erwiesen".

Pavlin und *Vukicevic* (1984) registrierten suturale Gleit- und oder Rotationsbewegungen. Rotationsbewegung der Maxilla führt zur Spannungszunahme in der Sutura intermaxillaris (schwächer im anterioren, stärker im posterioren und mittleren Abschnitt). Die Sutura frontomaxillaris und nasomaxillaris und die Fissura pterygomaxillaris gleiten nach mediolateral. Die Sutura zygomaticomaxillaris gleitet in einer eher zirkulären Richtung[v].

1993 veröffentlichten *Heisey*[8] und *Adams* ihre Forschungsergebnisse über die Beweglichkeit von Schädelknochen. Mit einem speziell entwickelten Gerät wurde es möglich, kleinste Lateral- und Rotationsbewegungen der Scheitelbeine an der Sutura sagittalis von ausgewachsenen anästhesierten Katzen zu messen. Diese beiden Bewegungen ergaben zusammen eine suturale Beweglichkeit von 200 µm. Die Wissenschaftler übten Druck von außen auf die Schläfenbeine aus, ein anderes Mal erhöhten sie den intrakranialen Druck, indem sie Flüssigkeit in die Seitenventrikel injizierten, jedes Mal prüften sie die Reaktion der Scheitelbeine. Beide Male konnte eine Bewegung an der Sutura sagittalis gemessen werden. Selbst eine Injektion von nur 0,1 bis 0,2 ml Flüssigkeit in die Seitenventrikel reichte aus, um Bewegung in der Sutura auszulösen.

Weiterhin relativierten *Heisey* und *Adams* vorhergegangene Untersuchungen, die zu dem Ergebnis kamen, dass der Schädel unbeweglich sei, indem sie aufzeigten, dass bei einem Untersuchungsaufbau, der den Schädel einzwängte, die suturale Beweglichkeit nicht nachgewiesen werden konnte. Diese Art Untersuchungsaufbau wurde in der Vergangenheit stets benutzt.

Sie schreiben: „Unsere Daten zeigen, dass intrakraniale vaskuläre Volumen und zerebrospinale Flüssigkeitsvolumen ebenso wie die kraniale Knochenbewegung mobilisiert werden können, um das zentrale Nervensystem gegen einen Anstieg des intrakranialen Druckes zu schützen (...).“[9] Wie stark die Scheitelbeine sich als Reaktion auf intrakraniale Volumen- und Druckveränderungen bewegen, ist nicht nur von den mechanischen Eigenschaften der Schädelnähte abhängig, sondern auch von extrakranialen Restriktionen, die auf sie einwirken.

Moskalenko konnte mithilfe der Kernspintomographie spontane Bewegungen an Scheitel-, Schläfen- und Hinterhauptbein feststellen. Serielle Röntgenaufnahmen und kernspintomographische Untersuchungen zeigen spontane intrakraniale Größenveränderungen von 0,38 mm, die alternierende sagittale und frontale Diameterschwankungen zeigten[38].

Photogrammatrische Bewegungsmessungen an der Orbita registrierten Schwankungen in der Vergrößerung und Verkleinerung des schrägen Durchmessers der Orbita, deren Fourier-Analyse komplexe Wellenformen mit bis zu 8 Frequenzen zeigten[39]. Auch *Zanakis*[10] und Mitarbeiter (1996) maßen spontane Bewegungen an den Scheitelbeinen und am Stirnbein bei Testpersonen mithilfe eines Video-Computer-Versuchsaufbaus.

Uneinigkeit herrscht darüber, welche Bedeutung die minimalen suturalen Beweglichkeiten für die kraniale Osteopathie haben und ob diese manueller Diagnostik und Behandlung zugänglich wäre[40].

Eine Belastung von 50 kg führt zu einer suturalen Verschiebung von 1 mm bei Kaninchen mit verspäteter kranialer Synostosis, die einer menschlichen Sutur eines 20- bis 30-Jährigen entsprechen würde. Normale Suturen von Kaninchen, die Suturen menschlicher Kinder entsprechen, benötigen 15 kg Belastung, um eine Verschiebung von 1 mm in den Suturen zu erreichen[41]. Nach *McGrath* müsste ein vielfacher intrakranialer Druck nötig sein, um palpable Veränderungen an den Schädelknochen hervorzurufen. Bereits *Virchow* beschrieb Korrelationen zwischen Schädelformen, Suturen und ihrer Verknöcherung[42]. Kontrovers ist, ob Synostosen der Schädelbasis oder des Schädeldaches für die Ausbildung pathologischer Schädelformen verantwortlich sind[43-47].

Nach *Cohen* stellen Kraniosynostosen der Schädelbasis eine primäre Komponente für das Auftreten kraniofazialer Dysostosen dar[48].

Fetale durch intrauterinen Druck hervorgerufene Schädeldeformierungen sind abhängig von der Stärke des Druckes, der Dauer der Druckeinwirkung, der Widerstandskraft des Schädels, der Ort auf den der Druck trifft und die Größe der Fläche, worauf sich der Druck auswirkt[120].

Aufbau der Schädelnähte

Jede Naht besteht nach *Prichard, Scott* und *Girgis,* bestätigt durch Arbeiten von Retzlaff, aus zwei Verbindungslagen und fünf dazwischen liegenden Schichten, in denen bestimmte Zellen und Fasern vorkommen. *Lebourg* beschrieb drei dazwischen liegende Lagen, die beim Embryo vorkommen

Tabelle 6.1
Mögliche Auswirkungen der Geburtslage auf die Kopfform

Geburtslage	Mögliche Kopfform
Scheitellage	Rundkopf, Turmschädel
Vorderhauptslage	Brachyzephalie
Stirnlage	Langkopf, Pyramidenform
Gesichtslage	Hyperdolichozephalie
Hintere Okzipitallage	Hyper-/Hypodolichozephalie

Tabelle 6.2
Prä-/perinatale Einflüsse der Beckenetagen auf den Schädel nach Martius/Heidenreich[49]

Regelwidrigkeit im Beckeneingang	Ursachen im Beckeneingang
Hochstand des Kopfes	Mehrgebärende (physiol.), spastisches unteres Uterinsegment, enges Becken, hoher Gradstand des Kopfes, Armvorfall, Placenta praevia
Regelwidriger Verlauf der S. sagittalis	Im geraden Durchmesser = hoher Gradstand; im schrägen Durchmesser mit b-Stellung (passagere Streckhaltung, hintere Okzipitallage)
Asynklitischer Verlauf der S. sagittalis	Vordere Parietaleinstellung, hintere Parietaleinstellung (unphysiologisch nach Wehenbeginn, verstärkter Asynklitismus bei spastischem unteren Uterinsegment und bei plattem Becken)
Regelwidriger Fontanellenstand	Vorzeitige Beugung, Streckung (beginnende Streckhaltung, nachfolgende VHL, Stirn- oder Gesichtslage)
	Ursachen in der Beckenhöhle
Drehung der S. sagittalis durch den entgegengesetzten schrägen Durchmesser (bei 1. Lage durch den 2., bei 2. Lage durch den 1. schrägen Durchmesser)	Streckhaltung, hintere Okzipitallage
Persistierender Beckenmittenquerstand	Makrosomie des Kindes, Kanalbecken
	Ursachen im Beckenausgang
Regelwidriger Verlauf der S. sagittalis	Tiefer Schrägstand (meist passager), tiefer Querstand (Folge ausgebliebener Beugung), tiefer Sagittalasynklitismus, innere Überdrehung (Verlauf der S. sagittalis im entgegengesetzten schrägen Durchmesser zur dorso-posterioren Einstellung)
Regelwidriger Fontanellenstand	Scheitel-, Vorderhaupts-, Stirn- und Gesichtslage

und sich anschließend zu einer fünftägigen Struktur entwickeln *(Tab. 6.1 u. Abb. 6.1)*.

Verbindungslagen Die äußere Faserschicht des Periosts teilt sich an der Sutur in zwei Lagen. Die äußere bindegewebige Periostlage überbrückt die Nahtfuge an der Außen- und Innenfläche des Schädels und bildet so die Verbindungslagen an der Schädelaußen- und -innenseite. Kollagene Fasern sind die überwiegende Bindegewebsstruktur in der Sutur. Bündel kollagener Fasern, so genannte *Sharpey*-Fasern, überbrücken die Nahtfuge und dringen in die beiden gegenüberliegenden Knochen ein. Dabei sind diese Fasern an jenen Stellen besonders zahlreich, die am stärksten auseinander ziehenden Kräften ausgesetzt sind. Eine Arteriole und eine oder mehrere nichtmyelisierte Nervenfasern begleiten die *Sharpey'*-Fasern und dringen in den Havers'schen Kanal des Knochens ein. Diese Fasern könnten als Schutz der Nahtränder gegen zu starke Bewegungsimpulse dienen, um so die Knochennaht zusammenzuhalten. Nach *Retzlaff* stellen sie eine Art Anker für die Schädelknochen dar, die eine feste und stabile, aber dennoch bewegliche Anheftung zwischen den Knochen bewirken.
Nach *Oudhof* (1982) sind die Fasern in der Pars externa so angeordnet, dass sie den die Sutur weitenden und verengenden Kräften widerstehen kön-

nen. Die Pars interna mit dem dicken suturalen Ligament kann als Pivot für oben genannte Bewegungen dienen. Die Suturen wirken sozusagen als Scharnier zwischen den Schädelknochen[50,51].

An den Suturae planae und Suturae squamosae beginnen die kollagenen Fasern im Periosteum und setzen sich für eine kurze Strecke in den Knochen fort. Einige dieser Fasern kehren um und verlaufen parallel zur langen Knochenachse.

An den Suturae serratae und denticulatae führen die kollagenen Fasern von Knochen zu Knochen, dringen in ihn ein und verlaufen anschließend im Havers-Kanal[23].

Zwischenschichten

Die innere bindegewebige Periostlage stülpt sich von der Außen- und Innenfläche des Schädels nach innen in die Sutur und bedeckt als fibröse Kapsel die Knochenränder. Auch diese Periostlage besteht aus kollagenen Faserbündeln, ebenso wie die bereits beschriebenen Verbindungslagen. Zwischen den beiden Kapseln liegt eine zentrale Zone, die locker mit Bindegewebe gefüllt ist. Die retikulären Anteile in dieser Zone könnten dazu dienen, feine Bewegungen zwischen den Schädelknochen zu ermöglichen. Auch elastisches Gewebe wurde von *Retzlaff*[11] in Suturen gefunden, das die kollagenen Faserbündel überkreuzt und eventuell eine Art kontraktiles Element darstellt. Innerhalb dieser Zone wurden auch Blutgefäße mit ihren zugehörigen Nerven für die vasomotorische Kontrolle nachgewiesen. Diese Gefäße sind zur Zeit der Geburt und in der frühen Kindheit noch zahlreich und nehmen im Laufe des Wachstums ab. Auch das Gewebe in dieser Zone wird mit zunehmendem Alter fester.

Das Konjunktivgewebe wie auch die osteogenen Zellen gehen in das Periost des Schädelknochens über.

Entwicklung der Suturen

Nach *Delaire*[12] hängt das Wachstum der Suturen von der Bildung des intrasuturalen Konjunktivgewebes ab, das wiederum von Spannungen abhängig ist, die auf die Sutur einwirken. Diese Spannung entsteht durch die Verschiebung bzw. Spreizung der sich an der Sutur befindlichen Schädelknochen. Das Wachstum der Suturen ist sozusagen „eine Kompensation gegenüber den auseinander ziehenden Kräften, die primär das Schädelwachstum bestimmen" *(Sperber*[13]*)*. Diese bestehen in Zug- und Druckkräften, die auf den Knochen durch embryologische Wachstumsbewegungen von Organen und durch Muskelzügen einwirken. Die Kollagenfaser in der Sutur orientieren sich parallel zu den Wachstumskräften. Nimmt die Span-

Äußere Lage	1. Osteogene Zellen
	2. Konjunktivgewebe als Kapsel
Mittlere Lage	3. Retikuläres Bindegewebe
Innere Lage	4. Konjunktivgewebe als Kapsel
	5. Osteogene Zellen

Tabelle 6.3: Das suturale Gelenk

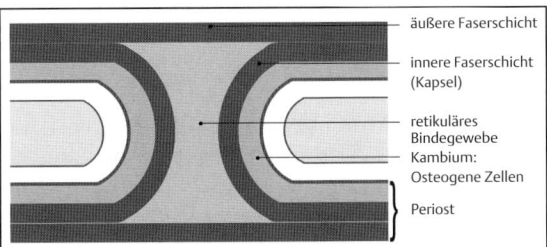

6.1 Aufbau der Schädelnaht

nung in der Sutur während der Entwicklung zu, entsteht ab einem bestimmten Moment sekundärer Knorpel[119].

Während sich das suturale Gewebe in einer nach innen gerichteten, zentripetalen Richtung entwickelt, vollzieht sich die Verknöcherung der Schädelknochen in entgegengesetzter Richtung.

Suturen erlauben während des Wachstums eine Translation von Knochen und eine marginale Knochenanwachsung. Während einer Muskelaktivität wird eine relative Bewegung eines Knochens gegenüber einem anderen Knochen möglich[64]. Nach Opperman et al (1993) sind durch die Schädelbasis induzierte biochemische Interaktionen verantwortlich dafür, damit Suturen als nicht ossifizierte Wachstumszentren aufrechterhalten werden können[121]. Die lokale Dura mater cranialis (DMC) determiniert die Suturenbiologie[122] und verhindert die suturale Ossifikationen[121, 123].

DMC an den Suturen besitzt dabei osteoblastische Eigenschaften (Produktion von alkalischer Phosphatase, Kollagen I und Knochenkernbildung in vitro)[124].

Apoptosis ist Teil der normalen Suturenentwicklung. Abnormale Apoptosis führt zu prämaturem Suturenverschluss[125].

Ausdehnungsgelenk *(Abb. 6.1-1)*

An den Stellen, an denen die Knochen sich voneinander entfernen, ist die Schädelnaht Kräften der Ausdehnung (Zugkräften) ausgesetzt, sodass es an der Naht durch Bildung konjunktivalen Gewebes zu einem Festhalten und Nachregulieren kommt und zu einem Stimulus für die Knochenbildung. Sutur: zugadaptive Wachstumszone.

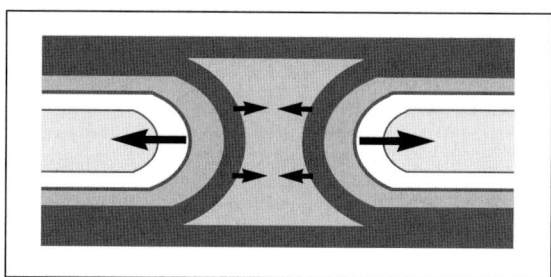

6.1-1
Aufbau der Schädelnaht Ausdehnungsgelenk

Bruchgelenk *(Abb. 6.1-2)*

An den Stellen, an denen die Schädelknochen gegensinnigen Kraftlinien ausgesetzt sind, kann der Knochen nicht fest zusammenwachsen, und es entsteht eine Schädelnaht.

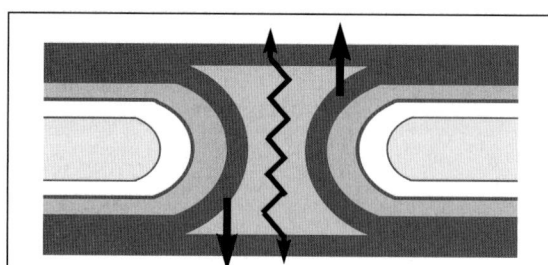

6.1-2
Aufbau der Schädelnaht Bruchgelenk

Wachstumsgelenk

Die Synchondrosen behalten selbst bei Druck noch ihre Wachstumsaktivität und führen dadurch zu einem Auseinanderwachsen der Knochen. Dies führt zu einem Zug auf die Suturen mit nachfolgendem Knochenwachstum. Synchondrose: druckadaptive Wachstumszone.

Aufbau, Form und Dysfunktion der Schädelnähte   **175**

Suturen in Kindheit und Alter

Bis zum 6. Lebensjahr ist das intrasuturale Gewebe noch sehr locker und sehr mobil. Seine Entwicklung ist noch nicht abgeschlossen. Die Stabilität und Integrität des Schädels wird in diesem Stadium noch zum allergrößten Teil durch die intrakranialen Membranen aufrechterhalten.

Ab dem 6./7. Lebensjahr ist das intrasuturale Gewebe ausreichend straff, um die Funktion der Stabilität und gleichzeitig der Mobilität und Anpassung der Schädelknochen zu ermöglichen. In diesem Stadium verbleibt die Naht bis ins hohe Alter.

Das Wachstum der Schädelnähte ist hauptsächlich von Zugkräften abhängig. Die spätere postnatale Entwicklung der Schädelnähte kann auch von der Ernährung, von statischen (Gravitation) und dynamischen Kräften (Fortbewegung) sowie von Kauvorgängen beeinflusst werden. Wenn die Trennungskräfte im Bereich der Suturen nachlassen, z.B. durch Abschluss des Hirnwachstums, beginnt der langsame Verschluss der Hirnschädelsuturen. Gesichtssuturen bleiben länger offen als Hirnschädelsuturen (bis zum 60.–80. Lj.).

Der Verschluss der Suturen ist abhängig von genetischen, vaskulären, hormonellen, mechanischen und lokalen Faktoren.

Z.B. konnte Ozaki et al. biomechanische Krafteinflüsse bei der Entstehung von Synostosen belegen[126].

Angaben zur Fusion von Suturen weichen je nach angewandter Untersuchungsmethode voneinander ab, z.B. kann eine Sutur radiologisch fusioniert erscheinen, histologisch aber keine Anzeichen einer Fusionierung aufweisen.

Sukekawa (1979) untersuchte humane erwachsene Suturae sagittalis und unterscheidet präadhäsierte und postadhäsierte Suturen. Präadhäsierte Suturen sind gekennzeichnet durch eine große Anzahl von Blutgefäßen, die kalzifizierte Matrix-Faserbündel umgeben. Diese Bündel sind parallel angeordnet und nicht fusioniert.

Postadhäsierte Suturen von Erwachsenen zeigen kalzifizierte Bündel, die entweder irregulär oder parallel orientiert sind. Erwachsene Suturen befinden sich in einer Art Ruhezustand, haben einen deutlichen Rand und sind eher adhärent als verschmolzen[52].

Nach *Cohen* (2000) verbinden sich die Suturen mit zunehmenden Alter durch die Bildung von Knochenspitzen (Spicula) zunehmend miteinander. Spiculae überbrücken eine Sutur teilweise oder komplett. Es können auch unregelmäßig azelluläre Kalzifizierungen in der Sutur auftreten, die als Anheftung für die Spiculae dienen[53].

Fusionierung: Zunahme der Verzahnung suturaler Ränder, Bildung von Knochenbrücken, Verlaufsänderung der Suturen (von geradlinig zu sinusartig), Zunahme der fibrösen Komponente der Suturen (querverlaufende kollagene Faserbündel)[54].

Definitive Aussagen zu Fusionen des nasomaxillären Bereichs sind gegenwärtig nicht zu machen. Die Fusion verläuft über Jahre und weist keine signifikanten Geschlechtsunterschiede auf. Ein Zusammenhang zu funktionellen Anforderungen besteht (z.B. von Organen, Hohlräumen z.B. Sinus, Muskeln und Zähnen).

Die S. incisiva verknöchert bereits prae- spätestens aber postnatal, die S. palatina mediana und transversa etwa ab dem 30 Lebensjahr und die S. frontozygomatica erst ab dem 80. Lebensjahr[54]. Alle Untersuchungen deuten darauf hin, dass die Synchondrosis sphenooccipitalis weitaus früher verknöchert, als in der traditionellen osteopathischen Literatur angenommen. Die Ossifikation der SSB beginnt bereits im Alter zwischen 6 bis 13 Jahren[55–60]. Vollständig ossifiziert ist die SSB zwischen dem 13. bis 17. Lebensjahr[60–63]. Nur in 2 von 1469 untersuchten Fällen ist die SSB nach dem 18. Lebensjahr nicht vollständig verknöchert[63].

176 6. Schädelnähte

Suturen und Nerven

Es wurden zwei Arten von Nervenfasern gefunden, die in Beziehung zur Vaskularisation der Suturen stehen:
Der eine Typ besitzt synaptische Vesikel und verläuft parallel zu den arteriellen Gefäßen. Er könnte als Reflexübermittler des autonomen Nervensystems, zur vasomotorischen Kontrolle dienen. Der andere Typ wurde in den Venenwänden und im Sinus sagittalis superior gefunden. Diese Nervenfasern könnten als sensorische Rezeptoren in den Venen fungieren. Bei Affen konnten in der Sutura sagittalis einzelne Nervenaxome lokalisiert werden, die bis in den dritten Ventrikel führten[14]. Dieser Nerv könnte bei der Regulation der Füll- und Entleerungsphasen der Ventrikel mitbeteiligt sein (s. S. 38).
Nichtmyelisierte autonome Fasern innervieren die Arteriolen in den Suturen und in der Dura. Nach *Retzlaff*[15] kontrollieren diese die Gefäßkonstriktion und haben eine neurosekretorische Funktion. Freie Nervenendigungen mit unmyelisierten Fasern in den Suturen, in allen großen Gefäßen und in den Wänden des dritten Ventrikels könnten unter Umständen die Schmerzwahrnehmung und Übermittlung ermöglichen *(Abb. 6.2 und 6.3)*.

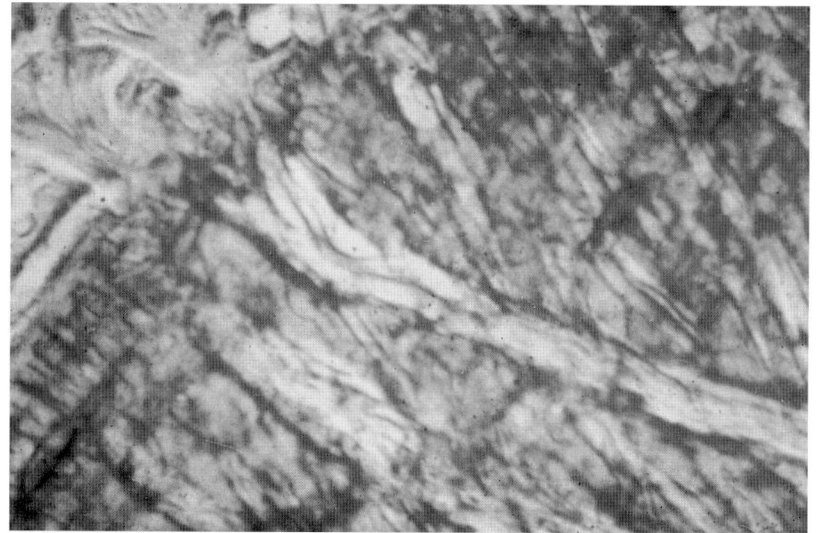

6.2
Intrasuturales Blutgefäß
Von E. W. Retzlaff. Reprinted with permission from the CranioSacral Therapy Slide Series, The Upledger Instutite © 1986
Oben links sieht man beschrieben. Diagonal verlaufend ist ein Blutgefäß in der Sutur zu erkennen. Die dunkelroten Striche entlang des Verlaufs des Blutgefäßes sind die Nervosa vasorum, die vegetative Innervation des Blutgefäßes.

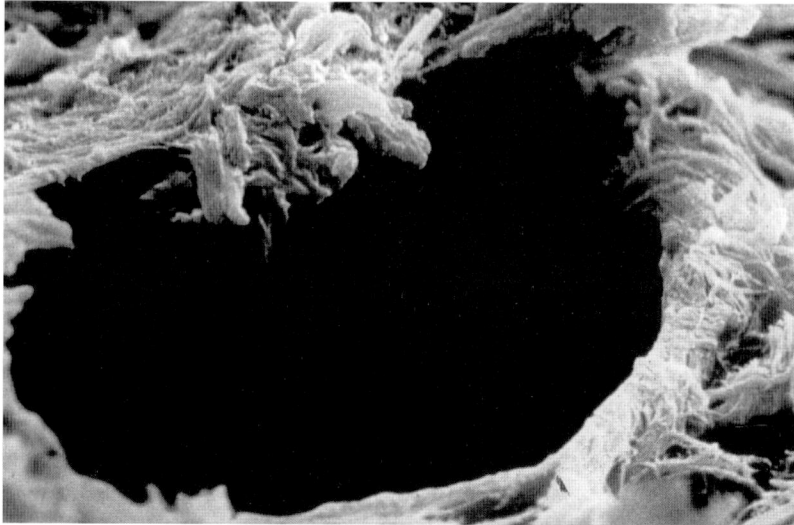

6.3
Intrasuturales Blutgefäß. Von E. W. Retzlaff. Reprinted with permission from the CranioSacral Therapy Slide Series, The Upledger Institute 1986

Funktion der Suturen

Suturen ermöglichen
- eine minimale, aber lebensnotwendige Beweglichkeit des Schädels
- das Schädelwachstum
- die Verbindung und den Zusammenhalt der einzelnen Schädelknochen (zusammen mit der intrakranialen Dura)
- die gesamten Knochenstrukturen bieten Widerstand und Schutz gegen mechanische Einflüsse, wie Schläge, Stürze, Kompressionen usw. durch Resorption kinetischer Energie[65–67]
- Durchtritt durch den Geburtskanal durch ihre Beweglichkeit bei der Geburt zusammen mit den Fontanellen

Dysfunktion der Suturen

Hippokrates und *Galen* sahen kraniale Deformationen als konstitutionelle Anomalien an. 1839 beschrieb *Somering* Parallelen zwischen Schädeldeformationen und dem Zusammenwachsen der Schädelnähte. Auch nach *Virchow* wurde vermindertes, unregelmäßiges und abnormes Wachstum der Schädelknochen durch vorzeitige Verknöcherung der Schädelnähte verursacht. Im Jahre 1851 klassifizierte er verschiedene Geistesstörungen in Beziehung zum Ausmaß der vorzeitigen Verknöcherung. Er erkannte also schon vor über einem Jahrhundert die Bedeutung der Schädelnähte für das normale Funktionieren des Nervensystems. Und 1924 untersuchte *Ehrenfest* Ursachen von Geburtstraumata und kam zu dem Ergebnis, dass diese von Problemen an den Beckenknochen der Mütter herrührten, während *Little* schon 1843 das Auftreten zerebraler Erkrankungen nach besonders lang dauernden und schwierigen Geburten bemerkte.

Mechanischer Stress zeigt kurz- und langfristige Auswirkungen auf die Suturen. Kurzzeitig einwirkende Kräfte führen zu einer Veränderung in intersuturalen Geweben, die auch bestehen bleiben, wenn die Kräfte nicht mehr anwesend sind. Während in normalen nicht gestressten (non-stressed) Suturen, Kollagen Typ I synthetisiert wird, wird unter mechanischem Stress Kollagen Typ III produziert. Innerhalb von 6 Stunden kommt es zu einer Zunahme von Proteinen. Mechanischer Stress scheint die Biosynthese zu modulieren (Meikle et al. 1979)[68].

Stress führt auch zu einer Beeinträchtigung der Enzyme, die für die Kollagen spezifische Hydrolyse verantwortlich sind (Meikle et al. 1980)[69]. Es besteht eine Wechselbeziehung zwischen kranialen Suturen und Strukturen, die mechanische Kräfte übertragen. Diese Beziehung scheint nach *Blum* (1987) eine Matrix-holographische Organisation zu besitzen[70]. Mechanischer Stress an Schädelknochen und Suturen kann piezoelektrische Wirkungen hervorrufen. Diese reichen aus, um in assoziierten Knochen und Weichgewebe Veränderungen in der Enzymproduktion, in der Osteoblasten-Osteoklastenaktivität und in neuroelektrodynamischen Dynamiken hervorrufen (Blum 1987)[70].

Aufgrund vielfacher Forschungen kommt Retzlaff zu dem Schluss, dass Dysfunktionen am Kranium zu einer Kompression der intrasuturalen Blutgefäße, Nervenfasern und Nervenendigungen führen.

Suturale Kompressionen führen demnach immer auch zur Ischämie in den Suturen und diese wiederum über die unmyelisierten Nervenfasern zu Schmerzen. Außerdem vermutet *Retzlaff,* dass die intrasuturale Kompression und Gewebe-Ischämie die Endorphinproduktion bzw. Endorphinwirkung in der Sutur beeinträchtige, die wiederum die Schmerzwahrnehmung beeinflusst. Auch die durch die suturalen Gefäße und Nervenfasern versorgten Hirnbereiche könnten nach *Retzlaff*[16] in ihrer Funktion gestört werden. Weiterhin ist es möglich, dass Nervenfasern mit noch nicht bekanntem Ziel mitverantwortlich sind für Funktionsbeeinträchtigungen des zentralen Nervensystems, mit der Folge von Verhaltens- und emotionalen Störungen.

Zusammenfassend kann also angenommen werden, dass Schmerzen, andere körperliche wie auch psychische Symptome als Folge suturaler Kompressionen entstehen können.

Während die Festigkeit des Schädels auf der einen Seite für den venösen Rückfluss notwendig ist, wäre es nach *Farasyn* denkbar, dass Fixationen der Schädelknochen lokal zu einer verminderten venösen Blutzirkulation führen. Diese würden wiederum an einer anderen Stelle zu einer kompensatorischen Zunahme der Zirkulation führen[71].

Einige der Erfolge kraniosakraler Techniken, die zur Dekomprimierung der Schädelnähte führen, könnten erklärt werden durch die *Veränderungen des vasomotorischen Tonus der Arteriolen und durch die Regulierung der Schmerzempfindungen, die vom venösen Teil des zerebralen Gefäßsystems herrührt* (Retzlaff)[17].

Eine Positionsveränderung von Gesichtsknochen (des Os maxillare) soll außerdem homolateral zu einer palpablen Spannungszunahme auf Höhe von C1 geführt haben, die durch Einlegen von Wachs zwischen den Molaren bei gleichzeitigem Schlucken wieder aufgelöst werden kann (White et al. 1985)[72]. Auch sollen Manipulation der Maxilla, des Os zygomaticum und des Os temporale Suturenweitungen von einigen Millimetern hervorgerufen haben.

Für osteopathische Manipulationen ist sicherlich eine laserholographische Studie interessant, in der mit minimalsten Krafteinwirkungen auf die Maxilla komplexe Auswirkungen intraossal in der Maxilla wie auch in allen umgebenden Knochen registriert werden konnten[73].

Formen der Suturen

Die Schädelnähte variieren stark in Form und Struktur. Ihre Aufgabe besteht mit großer Wahrscheinlichkeit darin, spezifische minimale Bewegungen zwischen den Schädelknochen aufgrund der unterschiedlichen Suturformen zu gewähren und die Wölbung der Schädelknochen während des Wachstums zu ermöglichen.

Synchondrose
Dies ist eine knorpelige Verbindung zwischen zwei Knochen. Beispiele: die Synchondrosis sphenooccipitalis oder die Sutura petrojugularis.

Syndesmose
Eine bandhafte oder Knochennaht-Verbindung.
▶ Sutura squamosa (Schuppennaht): Bei dieser Sutur überlagern sich breite abgeschrägte Knochenkanten schuppenartig. Bei Druck oder Kompression ermöglicht sie eine gleitende, scherenartige Bewegung, indem die eine suturale Fläche über der anderen gleitet. Beispiel: Sutura squamosa. Eine abgeschrägte Sutur kann, im Gegensatz zu einer nicht abgeschrägten, Spannungskräften und komprimierenden Kräfte besser widerstehen.
▶ **Sutura serrata** (Sägenaht) oder Sutura denticulata: Eine gezahnte Naht. Die Suturen mit den größten Zacken stellen die aktivsten Wachstumszonen dar. Diese Wachstumsaktivität scheint in Relation zur Beweglichkeit der Suturen zu stehen, denn je größer die Zacken bei der Verzahnung sind, desto größer ist die Bewegungsmöglichkeit. Diese Naht könnte nach *Retzlaff* eine minimale Drehbewegung wie bei einem Scharniergelenk ermöglichen. Beispiel: Sutura sagittalis, Sutura temporozygomatica.
(Einige Autoren beschreiben die Sutura denticulata als eine gezahnte Naht, die sich von der Sutura serrata darin unterscheidet, dass sich die zahnäh-

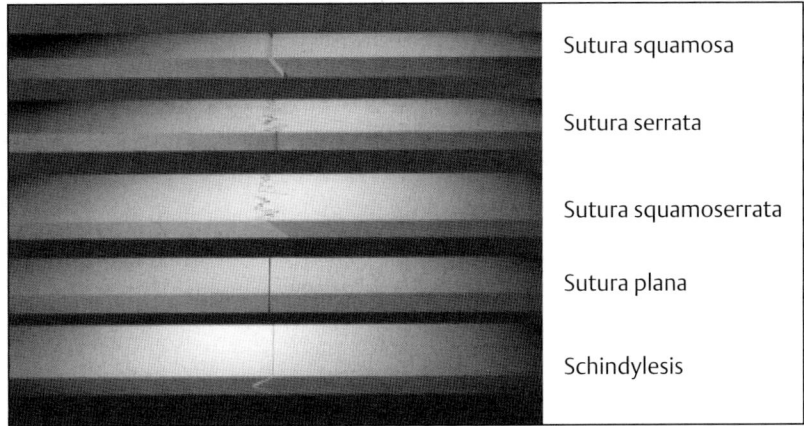

6.4 Form der Suturen

lichen Formen an ihrem Ende erweitern, sodass eine noch bessere Verzahnung zwischen den Knochen erreicht wird. Beispiel: Sutura lambdoidea.)

- **Sutura lumbosa = Sutura squamoserrata:** Verzahnung mit einer schrägen Gelenkfläche, sodass die Knochen sich nicht nur verzahnen, sondern auch überlappen. Beispiel: Sutura lambdoidea, Sutura coronalis
- **Schindylesis:** Eine Sutur, bei der die eine Fläche des Schädelknochens in die Leiste des angrenzenden Schädelknochens passt: Beispiel: Sutura sphenovomeralis
- **Sutura plana (harmonische Naht):** Eine glatte Nahtstruktur, die ebenso wie die Sutura squamosa eine Art gleitende und spreizende Bewegung ermöglicht. Beispiel: Sutura nasomaxillaris
- **Syndesmose im engen Sinne:** Eine spezielle ligamentäre Gelenkverbindung. Beispiel: Synchondrosis sphenopetrosa
- **Gomphosis:** Eine dübelartige Verbindung, bei der eine konusartige Knochenendigung in einer Tasche des angrenzenden Schädelknochens steckt. Beispiel: Zahnfixation in den Alveolarfortsätzen, ursprüngliche intrauterine Verbindung von Processus styloideus und Schläfenbein

Pivotpunkt

Der Pivotpunkt bezeichnet die Stelle, an der sich nach innen und nach außen gerichtete Gelenkränder treffen, bzw. die Stelle, an der die Neigungsrichtung der Gelenkränder wechselt. Diese Stellen sind mögliche Achsen für Bewegungen der Schädelknochen.
Beispiel: Der sphenosquamose Pivotpunkt (SSP): Der horizontale Teil der Margo squamosus des großen Keilbeinflügels besitzt einen nach innen orientierten Rand, der vertikale vordere Teil einen nach außen orientierten Rand. Dieser Wechsel der Nahtränder findet seine Entsprechung an der Margo sphenoidalis, dem Vorderrand des Schläfenbeins. Der Wechselpunkt der Nahtränder wird sphenosquamöser Pivotpunkt genannt.
Die Kenntnis von der Richtung der Suturenränder ist von größter Bedeutung für die Anwendung kraniosakraler Techniken. Ohne Berücksichtigung der Nahtränder können die Schädelknochen nicht voneinander gelöst werden, genauso wenig wie der Schädelknochen erfolgreich als Hebel benutzt werden könnte, zur Lösung intrakranialer Membranspannungen. *(Abb. 6.5 und Abb. 6.6)*

180 6. Schädelnähte

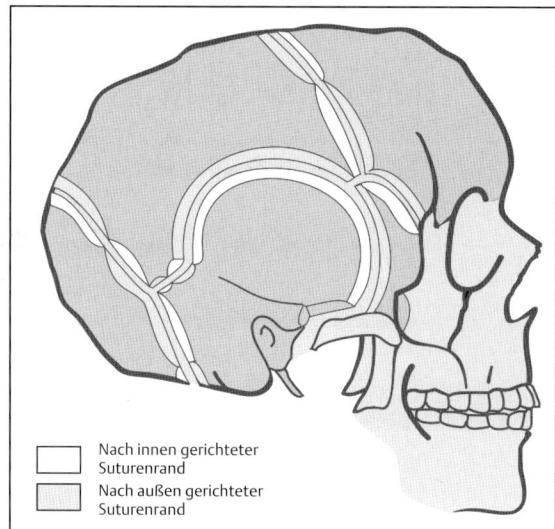

6.5
Richtung der Suturenränder

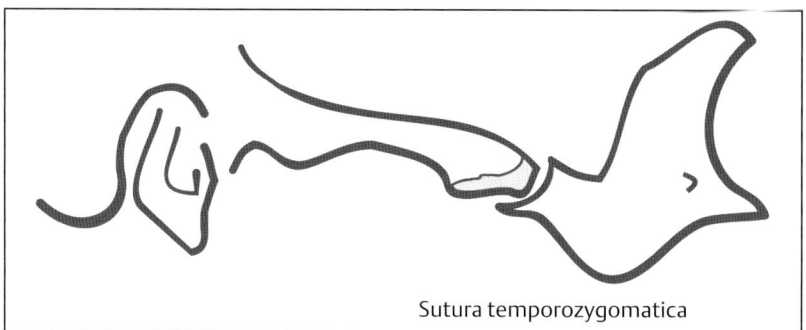

6.6
Richtung der Suturenränder

Die wichtigsten Suturen, vor allem die von außen palpablen Schädelnähte, werden hier aufgeführt: *(Abb. 6.7, 6.8, 6.9 und 6.10)*
- Synchondrosis sphenooccipitalis: Naht zwischen Os sphenoidale und Os occipitale; Typus: Synchondrose, etwa ab dem 16. Lebensjahr Synostose
- Sutura coronalis (Kranznaht): Naht zwischen Os frontale und Os parietale; Typus: Sutura squamoserrata
- Sutura sagittalis (Pfeilnaht): In der Mittellinie zwischen den beiden Ossa parietalia; Typus: Sutura serrata oder Sutura denticulata
- Sutura lambdoidea (Lambdanaht): Naht zwischen Os occipitale und den Ossa parietalia; Typus: Sutura squamoserrata
- Sutura squamosa: Naht zwischen Os parietale und Pars squamosa ossis temporalis; Typus: Sutura squamosa
- Sutura parieto-mastoidea: Naht zwischen Os parietale und dem Processus mastoideus ossis temporalis (Warzenfortsatz)
- Sutura occipito-mastoidea: Naht zwischen Os occipitale und Os temporale; Typus: Unregelmäßig
- S. metopica: Naht zwischen den beiden Ossa frontalia; Typus: Sutura serrata

Aufbau, Form und Dysfunktion der Schädelnähte

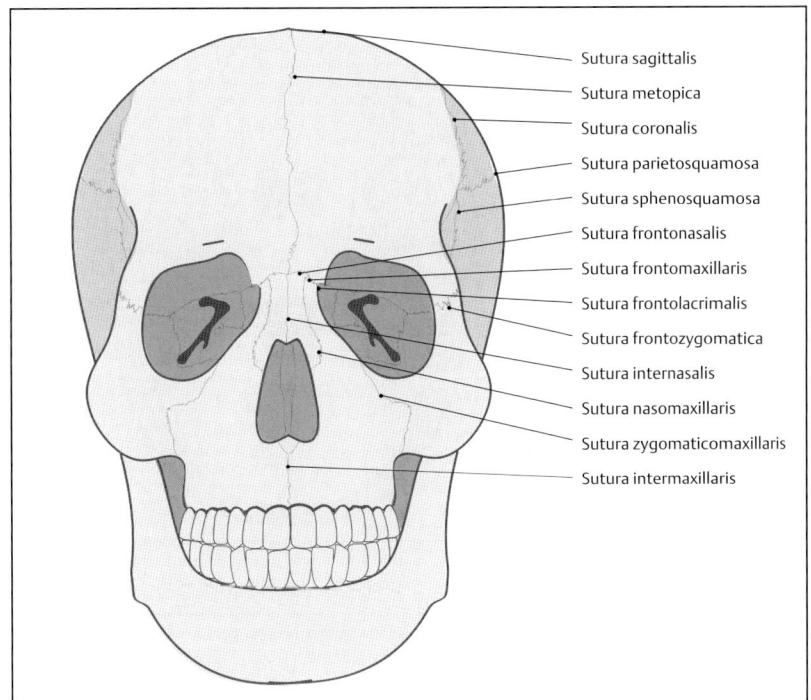

6.7
Schädel von vorne mit Suturen

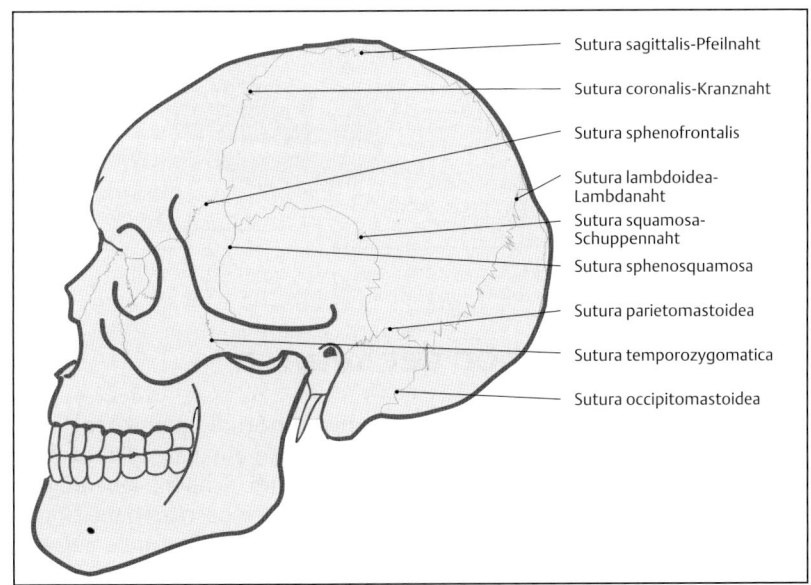

6.8
Schädel von lateral mit Suturen

182 6. Schädelnähte

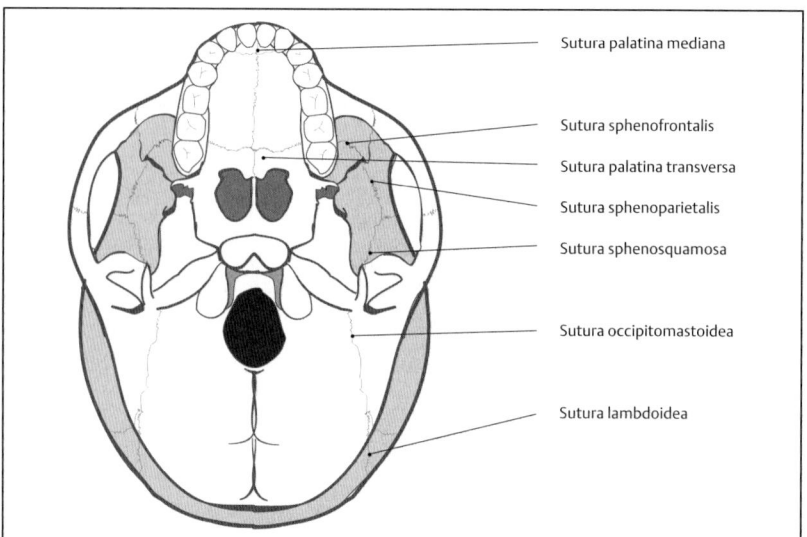

6.9
Schädel von unten mit Suturen

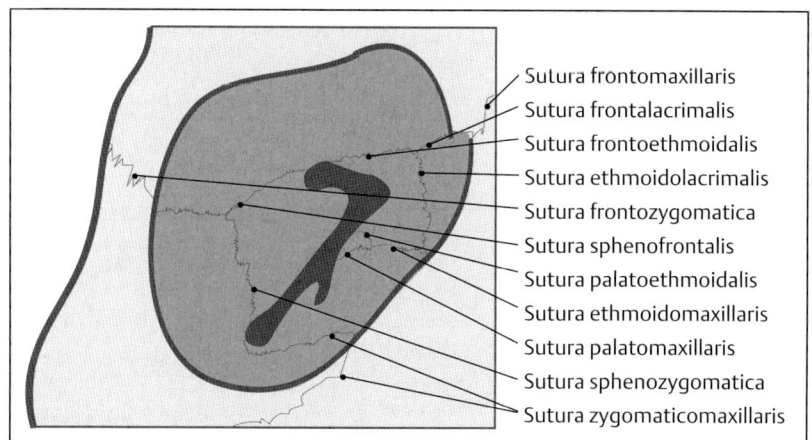

6.10
Rechte Orbita von vorne mit Suturen

Übung zur Palpation der Suturen

Außer dem anatomischen Studium und der Untersuchung der unterschiedlichen Suturformen an den einzelnen Schädelknochen ist es unabdingbar, die Schädelnähte auch am Schädel lebendiger Menschen zu palpieren. Dazu dient die im Folgenden beschriebene Übung. Benutzen Sie zur Palpation nicht die Fingerspitzen, sondern die aufgelegten Fingerbeeren, damit Sie eine größere Wahrnehmungsfläche haben.

Beginnen Sie, die Sutura sagittalis und ihre sägeförmige Form von posterior nach anterior zu palpieren. Folgen Sie der Sutur, bis Sie eine kleine Vertiefung, Bregma, erreichen. Diese stellt die Verbindung zwischen der Sutura sagittalis und der Sutura coronalis dar. Bregma ist von der Haaransatzlinie ungefähr so weit entfernt, wie der Haaransatz von der Augenbraue entfernt ist. Ungefähr zwei Fingerbreit posterior von Bregma auf der Sutura sagittalis liegt Vertex, der höchste Punkt des Schädels.

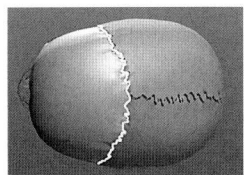
6.11

Sutura coronalis
Palpieren Sie mit beiden Fingern von der Stirn nach posterior bis Sie eine feine Rinne, seltener eine Vorwölbung wahrnehmen. Dieser folgen Sie von medial nach lateral bis etwa 2 Querfinger posterior des lateralen Augenrandes. Achten Sie auf die spezifischen Nahtränder. Der Wechsel der Suturenrandung befindet sich etwa am Kreuzungspunkt mit der Linea temporalis superior.

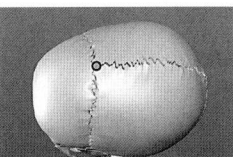
6.12

Bregma
Palpieren Sie eine kleine Vertiefung in der Mitte der Sutura coronalis. Bregma ist von der Haaransatzlinie ungefähr soweit entfernt, wie der Haaransatz von der Augenbraue entfernt ist.

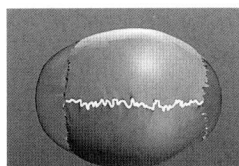
6.13

Sutura sagittalis, Vertex, Lambda
Von Bregma palpieren Sie nach posterior entlang der sägeförmigen Sutura sagittalis. Ungefähr zwei Fingerbreit posterior von Bregma liegt Vertex, der höchste Punkt des Schädels. Am Ende der Sutura sagittalis palpieren sie eine kleine Vertiefung auf der Rückseite des Schädels: Lambda, die Vereinigungsstelle zur Sutura lambdoidea.

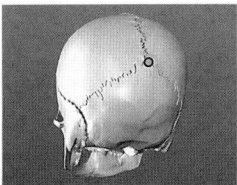
6.14

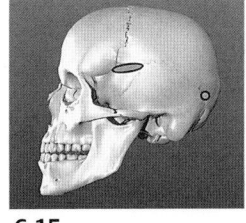
6.15

Asterion
Palpieren Sie etwa 2 Querfinger hinter dem und 1 bis 2 Querfinger oberhalb vom Ohrloch Asterion, die Vereinigungsstelle von Os occipitale, Os parietale und Os temporale. Asterion ist im Gegensatz zu Pterion eher eine mobile Zone.

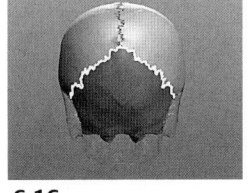
6.16

Sutura lambdoidea
Die Verbindungslinie zwischen Asterion und Lambda ist die Sutura lambdoidea.

6.17

Sutura occipitomastoidea
Von Asterion entlang des Hinterrandes der Pars mastoidea ossis temporalis nach kaudal können sSie die Sutura occipitomastoidea ertasten. Folgen Sie dieser Sutur soweit nach kaudal, bis Muskelansätze eine weitere Palpation verhindern.

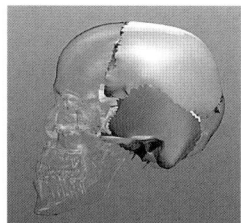

6.18

Sutura parietomastoidea
Von Asterion nach anterior entlang des Oberrandes der Pars mastoidea palpieren Sie zwischen Os parietale und Os temporale die Sutura parietomastoidea.

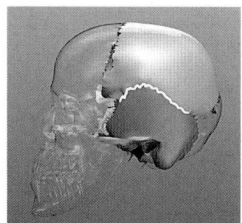

6.19

Sutura squamosa
Anterior der Sutura parietomastoidea verläuft halbkreisförmig zwischen Os parietale und der Pars squamosa des Os temporale, etwa zwei bis drei Querfinger oberhalb des Ohrlochs bis zu Pterion, die Sutura squamosa. Diese wird vom kräftigen M. temporalis bedeckt. Leichter zu palpieren ist diese Sutur, wenn der Osteopath sich seitlich neben den Patienten stellt und seine Finger sich dem halbkreisförmigen Rand anpassen.

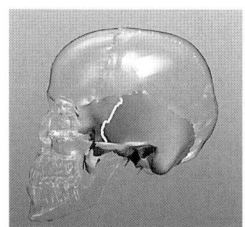

6.20

Sutura sphenosquamosa
Folgt man dem Rand der Sutura squamosa nach anterior trifft man auf den vertikal verlaufenden Teil der Sutura sphenosquamosa. Diese befindet sich zwischen Ala major und der Pars squamosa ossis temporalis, superior und leicht posterior der Sutura temporozygomatica, etwa 2 Querfinger posterior des lateralen Augenrandes. Der horizontal verlaufende Teil ist nicht direkt zu palpieren.

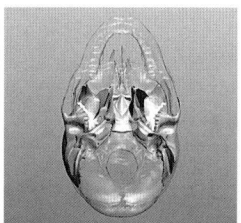

6.20-1

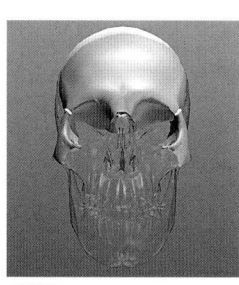

6.21

Sutura frontozygomatica
Deutlich palpierbar ist die Sutura frontozygomatica am lateralen Augenrand.

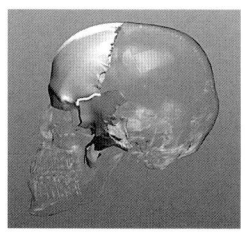

6.22

Sutura sphenofrontalis
Die Sutura sphenofrontalis, zwischen Ala major und Os frontale, befindet sich in einer Linie, die von der Sutura frontozygomatica etwa eine Daumenbreite nach posterior und minimal nach kranial verläuft. Diese und die folgende Sutur sind wegen des M. temporalis nur schwer palpierbar.

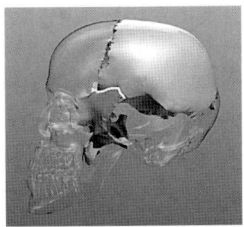

6.23

Sutura sphenoparietalis
Am Treffpunkt der Sutura sphenofrontalis und der Sutura coronalis befindet sich das anteriore Ende der Sutura sphenoparietalis – eine kleine Stelle am vorderen unteren Winkel des Os parietale.

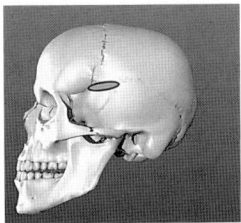

6.24

Pterion
Etwa 2 Querfinger posterior der Sutura frontozygomatica können Sie Pterion palpieren. In der etwa 1 cm² großen Region vereinigen sich das Os frontale, das Os parietale, das Os sphenoidale und das Os temporale. Pterion ist eher eine fixe Zone.

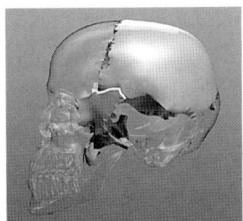

6.24-1

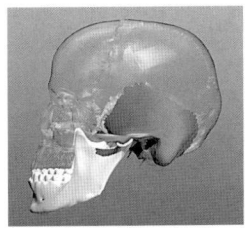

6.25

Articulatio temporomandibularis
Palpieren Sie die Articulatio temporomandibularis unmittelbar anterior vom Tragus des Ohres.

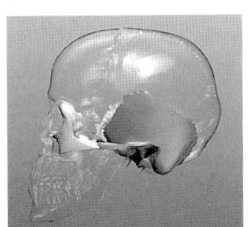

6.26

Sutura temporozygomatica
Die Sutura temporozygomatica, eine kleine Rinne, ist am Arcus temporozygomaticum, etwa drei Querfinger vom Tragus, gut palpierbar.

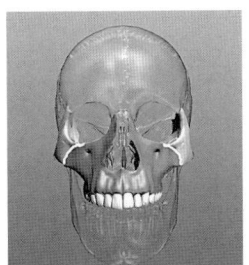

6.27

Sutura zygomaticomaxillaris
Legen Sie zwei Querfinger unterhalb der Sutura frontozygomatica entlang der Orbita auf. Von dort verläuft die Sutura zygomaticomaxillaris schräg nach lateral und kaudal.

Sutura frontonasalis, Sutura frontomaxillaris, Sutura frontolacrimalis
An der Pars nasalis ossis frontalis ist die Sutura frontonasalis zu palpieren. Daran anschließend die Sutura frontomaxillaris. Lateral setzt sich die Sutura frontolacrimalis fort.

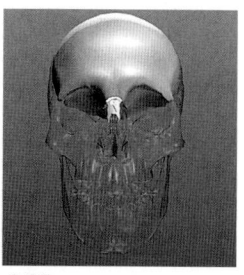
6.28

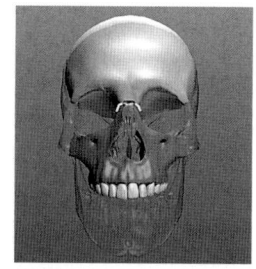
6.29

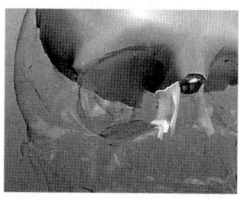
6.30

Sutura internasalis, Sutura nasomaxillaris
In der Medianlinie ist die Sutura internasalis palpierbar. Zwischen dem Os nasale und der Maxilla verläuft die Sutura nasomaxillaris.

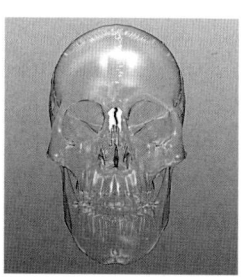
6.31

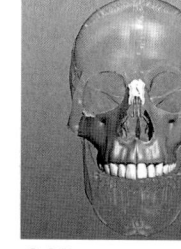
6.32

Sutura lacrimomaxillaris
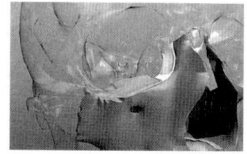
Wird dem inferiormedialen Orbitarand nach kranial gefolgt, trifft man auf die Sutura lacrimomaxillaris. Sie verläuft zwischen der Maxilla und dem Os lacrimale.

6.33

Sutura intermaxillaris
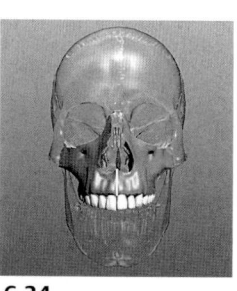
Zwischen den beiden Maxillae palpieren Sie die Sutura intermaxillaris.

6.34

S. metopica
Die S. metopica ist median bei 10 bis 15 % der Erwachsenen im unteren Bereich der Squama ossis frontalis zu palpieren.

Sutura palatina transversa
Intraoral verläuft die Sutura palatina transversa transversal zwischen Maxilla und Os palatina.

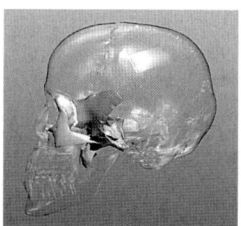

6.35

Sutura palatina mediana der Maxilla und des Os palatinus

Palpieren Sie intraoral die Sutura palatina mediana zwischen beiden Maxillae in der Medianlinie von anterior nach posterior bis zur Sutura palatina transversa und daran anschließend die Sutura palatina mediana zwischen beiden Ossa palatina.

Durch die Auflage des M. temporalis ist die Sutura sphenozygomatica auch von außen nicht zu palpieren, innen wird die Palpation durch den Bulbus verhindert.

Nicht direkt zu palpieren sind unter anderem die Synchondrosis/Synostosis sphenobasilaris, die Sutura petrojugularis, petrobasilaris (= petrooccipitalis), sphenopetrosa, sphenopalatina und frontoethmoidale.

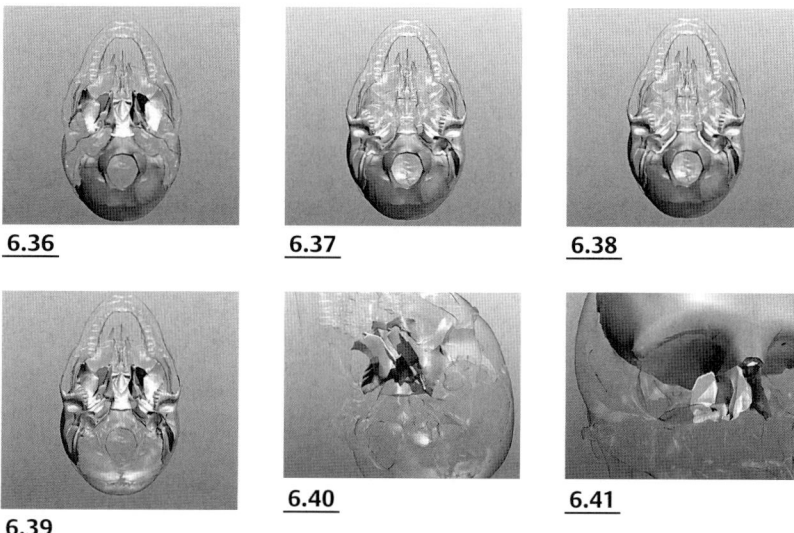

6.36   6.37   6.38

6.39   6.40   6.41

Die suturalen Verbindungen der Schädelknochen

„Wir müssen die genaue Position und den Zweck jedes Knochens kennen und völlig vertraut sein mit jeder seiner Verbindungen. Wir müssen eine vollständige Vorstellung der normalen Verbindungen und Gelenke haben, die wir korrigieren möchten." A. T. Still[18]

Der Schädel als Ganzes bildet einen komplizierten Mechanismus. Die vielfältigen suturalen Gelenkflächen ermöglichen die Übertragung einer Vielzahl feinster Bewegungsimpulse. Im Folgenden werden die Verbindungen der einzelnen Schädelknochen zueinander detailliert beschrieben. Diese Strukturen sollten nicht nur theoretisch erarbeitet, sondern vor allem auch am lebenden Körper palpiert und visualisiert werden. In späteren Kapiteln werden sie in Zusammenhang gebracht mit der Anatomie und Funktion der intrakranialen Membrane.

Beachte: Die suturalen Konfigurationen sind keinesfalls immer der folgenden Beschreibungen entsprechend anzutreffen! Sie sind im Gegenteil durch eine große Anzahl variabler Erscheinungen gekennzeichnet (z.B. umgekehrte Überlappungen der Sutura coronalis etc.). Deshalb ist es unumgänglich jede Sutur individuell zu untersuchen.

Os occipitale *(Abb. 6.42 und 6.43)*

Das unpaarige Os occipitale bildet mit sechs Knochen gelenkige Verbindungen:
Os sphenoidale
Os parietale (2)
Os temporale (2)
Atlas

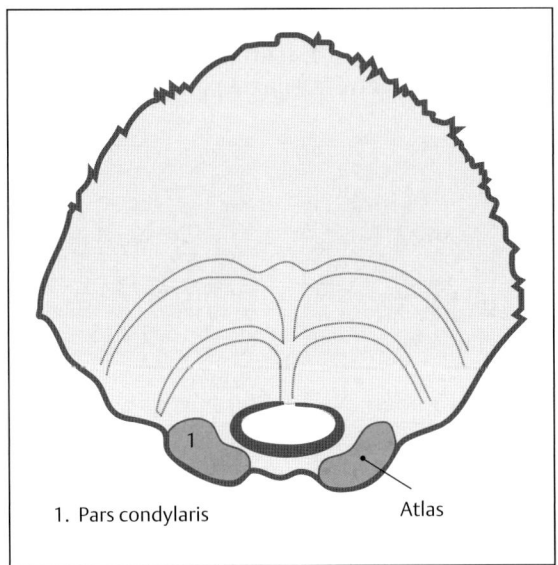

6.42

1. Pars condylaris
Atlas

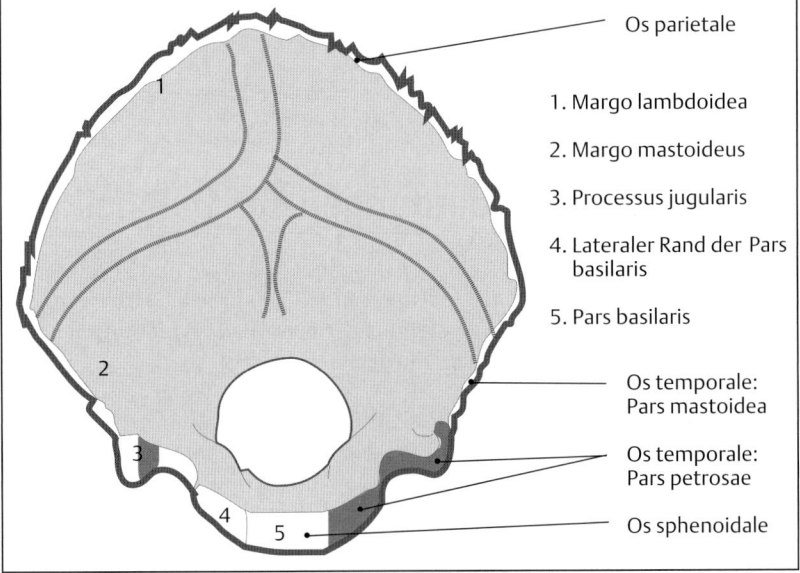

6.43
Suturale Verbindungen des Os occipitale (von innen)

Os parietale

1. Margo lambdoidea
2. Margo mastoideus
3. Processus jugularis
4. Lateraler Rand der Pars basilaris
5. Pars basilaris

Os temporale: Pars mastoidea
Os temporale: Pars petrosae
Os sphenoidale

Verbindungen zum Os sphenoidale

- Synchondrosis sphenooccipitalis (SSB): Die Pars basilaris ossis occipitalis artikuliert mit der hinteren Fläche des Keilbeinkörpers.
  ▶ Suturenart: Synchondrose (später Synostose); diese verknöchert etwa zwischen dem 13. bis 17. Lebensjahr
  ▶ Mobilität: Bis zur Mitte oder bis zum Ende der Jugend (Synchondrose) ermöglicht diese vielfache dreidimensionale Mobilitäten. Danach (Synostose) besteht eine gewisse Flexibilität durch Pneumatisation und trabekuläre Strukturen.

Die suturalen Verbindungen der Schädelknochen 189

Verbindungen zum Os parietale

- Sutura lambdoidea: Der Margo lambdoideus (zum Scheitelbein gerichteter Rand) artikuliert mit dem Hinterrand des Os parietale.
  Nahtrand nach innen gerichtet in der medialen oberen Hälfte, nach außen gerichtet in der lateralen unteren Hälfte. An der Stelle des Richtungswechsels des Suturenrandes (Pivotpunkt) befindet sich eine deutlich ineinandergreifende Verzahnung. Im lateralen unteren Ende der Sutur kann es vorkommen, dass die suturale Ausstülpung des Hinterhauptbeins nicht nur außen vom Scheitelbein bedeckt, sondern gleichzeitig von innen umfasst wird.
  - ▶ Suturenart: Sutura squamoserrata
  - ▶ Mobilität: Weitung der Sutur bei posteroinferiorer Bewegung der Squama occipitalis und Kompression bei anterosuperiorer Bewegung der Squama[74].

Verbindung zum Os temporale

- Sutura occipitomastoidea: Der konkave Margo mastoideus (zum Schläfenbein gerichteter Rand) liegt zwischen dem Angulus lateralis (lateraler Winkel des Hinterhaupts) und dem Processus jugularis (knöcherner Vorsprung seitlich des Foramen jugulare). Der Rand des Okziputs artikuliert mit dem konvexen Hinterrand der Pars mastoidea des Schläfenbeins.
  - ▶ Normalerweise ist der Rand des Hinterhauptbeins im superioren Bereich nach außen gerichtet und im unteren Teil nach innen gerichtet. Der Wechsel der Suturenränder wird condylosquamo-mastoider Pivotpunkt (CSMP) genannt
  - ▶ Suturenart: Unregelmäßig; eine Kompression an dieser Naht führt zu einer entgegengesetzten Bewegung des Schläfenbeins in Bezug zum Hinterhauptbein, das heißt, dass das Hinterhauptbein sich in Flexion, das Schläfenbein dagegen in Innenrotation bewegt
  - ▶ Mobilität: Adaptative Schaukelbewegung[75]; das Mastoid kann von anteromedial nach posterolateral gleiten. In Flexion/Außenrotation des Hinterhauptbeins kommt es zur Öffnung des posterosuperioren Suturenrandes und zur Schließung des anteroinferioren Randes. In Extension/Innenrotation kommt es zur Schließung des posterosuperioren Suturenrandes und zur Öffnung des anteroinferioren Randes.

- Synchondrosis petrooccipitalis: Sie verläuft von der anterioren Begrenzung des Foramen jugulare zur SSB. Die lateralen Ränder der Basis des Hinterhauptbeins bilden eine Leiste. Diese Leiste/Feder artikuliert mit einer Rinne/Nut am hinteren unteren Teil des Felsenbeins (Pars petrosae).
  - ▶ Suturenart: Synchondrosis
  - ▶ Mobilität: Scharnier- und Gleitbewegung[76] (besonders anteriore und posteriore Rotation des Schläfenbeins unterstützend); von anteromedial nach posterolaterales Gleiten von superior nach inferior pivotartige Rotation[77]

- Sutura petrojugularis: Der Processus jugularis verbindet sich mit der jugularen Gelenkfläche des Felsenbeins. Diese Stelle kann als Pivotpunkt angesehen werden, von der die Bewegung vom Hinterhauptbein auf das Schläfenbein übertragen wird.
  - ▶ Suturenart: Synchondrosis
  - ▶ Mobilität: Pivot-Fulcrum-Funktion überträgt außen- und innenrotationelle Kräfte

Verbindung zum Atlas	• Articulatio atlantooccipitalis Die Pars condylaris des Hinterhaupts artikuliert mit der Fovea articularis superior des Atlas. ▶ Gelenkart: Diarthrose (s. *Abb. 6.42*)

Os sphenoidale *(Abb. 6.44, 6.45 und 6.46)*

Das unpaarige Os sphenoidale bildet mit zwölf Knochen gelenkige Verbindungen:
Os occipitale
Os temporale (2)
Os parietale (2)
Os frontale
Os zygomaticum (2)
Os ethmoidale
Vomer
Os palatinum (2)

Verbindung zum Os occipitale	▶ Die hintere Fläche des Keilbeinkörpers artikuliert mit der Pars basilaris des Hinterhaupts (SSB) ▶ Suturenart: Synchondrose (später Synostose) ▶ Mobilität: Bis zur Mitte oder bis zum Ende der Jugend (Synchondrose) ermöglicht diese vielfache dreidimensionale Mobilitäen. Danach (Synostose) besteht eine gewisse Flexibilität durch Pneumatisation und trabekuläre Strukturen
Verbindung zum Os temporale	• Sutura sphenosquamosa: Der Margo squamosus, der hintere Rand des großen Keilbeinflügels, artikuliert mit dem vorderen und unteren Rand des Margo sphenoidalis des Schläfenbeins. ▶ Nach außen gerichteter Rand im vorderen, vertikalen Teil, nach innen gerichteter Rand im hinteren horizontalen Teil. Der Wechselpunkt der Nahtränder wird sphenosquamöser Pivotpunkt (SSP) genannt ▶ Suturenart: Oberhalb des SSP die Sutura squamosa, unterhalb des SSP die Sutura squamoserrata; die Sägestruktur ist schräg, von posterolateral nach anteromedial gerichtet ▶ Mobilität: Außen- und Innenrotation beider Knochen, anteromediale posterolaterale Richtung (etwa parallel zum Verlauf der Pars petrosa (Felsenbein) vor allem im unteren Bereich, minimale anteroposteriore Rotation • Synchondrosis sphenopetrosa: Sie verläuft zwischen dem hinteren Rand der Ala major und dem anteromedialen Drittel der Pars petrosa. Der relativ ebene Hinterrand der Ala major bedeckt eine ebenfalls ebene Kante des anteromedialen Drittels der Pars petrosa (Felsenbein). Diese sind allerdings nur zum Teil miteinander verbunden. Nicht selten artikuliert zusätzlich eine Stelle am anteromedialen Ende der Apex petrosae mit der posterosuperior lateralen Ecke des Corpus sphenoidale und umfasst diese leicht. Der Apex der Pars petrosa ist mit dem Dorsum sellae (Rückwand der Hypophysengrube) über das Lig. sphenopetrosum/Lig. von Grüber) (Verdickung des Tentorium cerebelli) verbunden (zur Pathologie, s. S. 105, 130). Zwischen beiden Knochen liegt das Foramen lacerum, sodass sie den vorderen und hinteren Rand dieser Öffnung bilden. Das Foramen lacerum ist durch die Lingula sphenoidalis in zwei Abschnitte unterteilt. Außen ist es offen, innen durch Faserknorpel (der Fibrocartilago basilaris) verschlossen. Darauf liegt die A. carotis interna.

Die suturalen Verbindungen der Schädelknochen   191

▶ Mobilität: Anteromediales-posterolaterales Gleiten, Schaukelbewegung am anteromedialen Ende der Apex petrosae

Verbindung zum Os parietale
- Sutura sphenoparietalis:
  ▶ Der hintere obere Winkel der Ala major artikuliert mit dem vorderen unteren Winkel des Scheitelbeins
  ▶ Nach innen gerichteter Rand

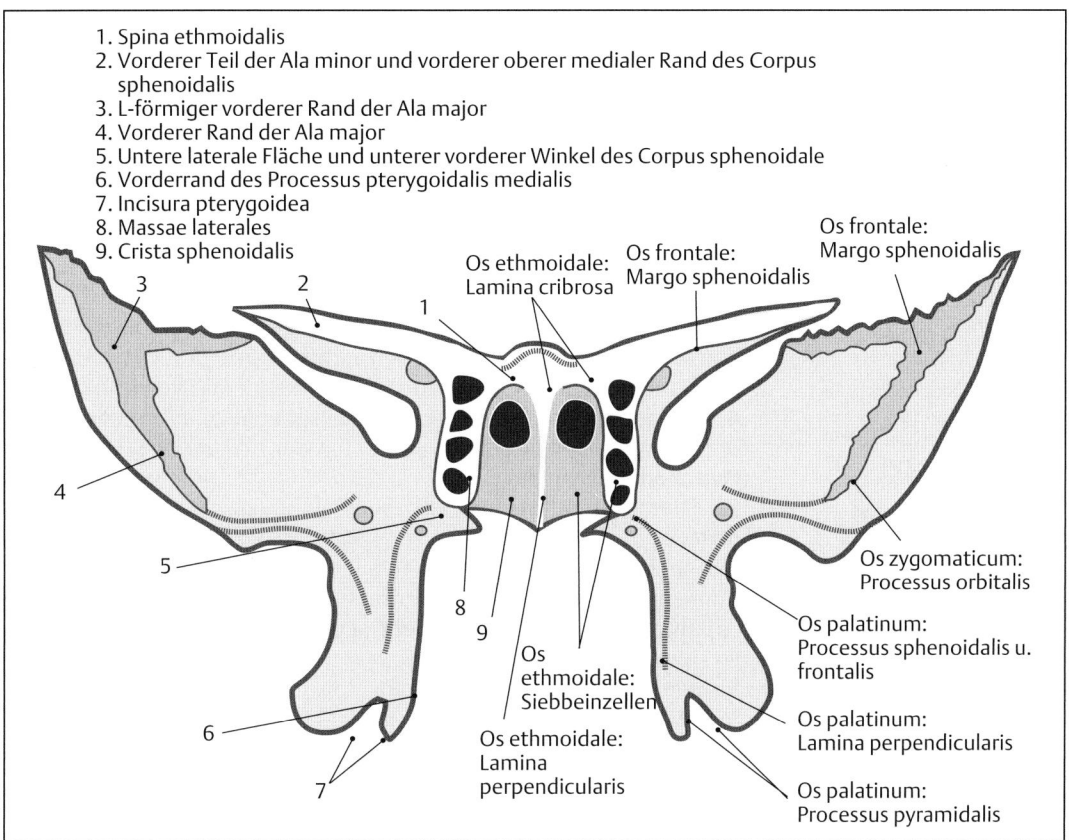

6.44
Suturale Verbindungen des Os sphenoidale (von vorne)

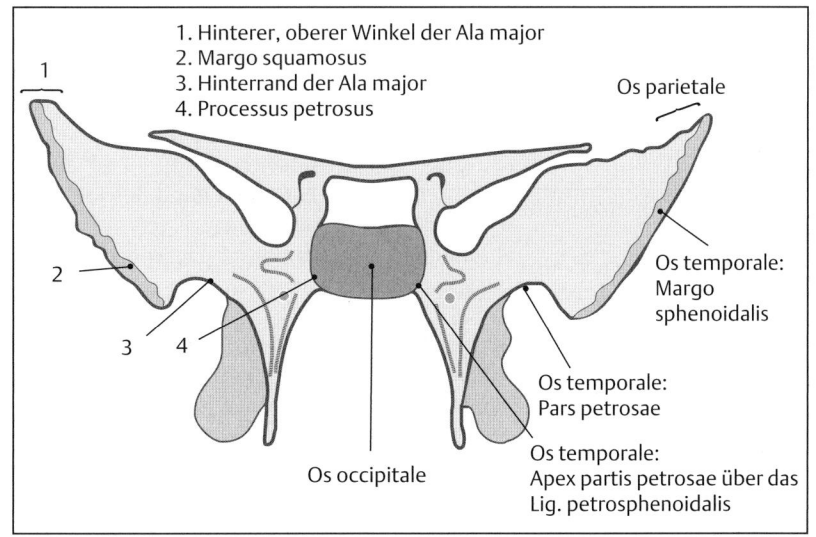

6.45
Suturale Verbindungen des Os sphenoidale

▶ Im anterioinferioren Anteil der Sutur artikulieren nicht selten anteroinferior gerichtete keilförmige Randvorwölbungen am Scheitelbein mit flachen Furchen des Keilbeins.
▶ Suturenart: Sutura squamosa
▶ Mobilität: Anteriore, mediale und laterale suturale Mobilisation blockiert die Sutur und wirkt stabilisierend, anterosuperiore und posteroinferiore Mobilisation des Keilbeins ist eingeschränkt[78]

Verbindung zum Os frontale

- Sutura sphenofrontalis:
  ▶ Der L-förmige anterosuperiore Rand der Ala major ist sägeartig (schräg von posteromedial nach anterolateral verlaufend) mit dem L-förmigen anterolateralen Winkel des Stirnbeins (Margo sphenoidalis) verbunden. An der Schädelaußenseite ist der squamose Margo frontalis der Ala major nach innen, der Margo sphenoidalis des Stirnbeins nach außen gerichtet.
  ▶ Suturenart: Sutura squamoserrata
  ▶ Mobilität: Fulcrum für eine begrenzte Mobilität, für die Schaukelbewegung des Keilbeins unter dem Stirnbein, von posteromedial nach anterolateral gerichtete Gleitbewegung, mediale oder laterale Mobilität wird durch die sägeartige Verbindung verhindert[80]
  ▶ Der vordere Rand der Ala minor (kleiner Keilbeinflügel) und der vordere superiore Rand des Corpus ossis sphenoidalis artikulieren mit dem Margo sphenoidalis des Stirnbeins, der sich an der Rückseite der Pars orbitalis befindet.
  Im lateralen Drittel der fast ebenen und kaum gezahnten Sutur bedeckt die Ala minor von superior den Margo sphenoidalis des Stirnbeins dachziegelartig.
  Im medialen Bereich der Sutur umfassen in der Regel ein oberer und ein unterer sägeartiger Rand der Ala minor und des Corpus den Margo sphenoidalis des Stirnbeins.
  ▶ Suturenart: Sutura squamoserrata
  ▶ Mobilität: Anpassung an Expansion[79], Gleitbewegung der beiden Gelenkflächen, in Verbindung mit der Flexibilität der lamellenartigen Struktur der Alae minores, von anterior nach posteriore Gleitbewegung, superior nach inferiore Schaukelbewegung[81]

Verbindung mit dem Os zygomaticum

- Sutura sphenozygomatica: Der vordere Rand des großen Keilbeinflügels (Ala major) artikuliert mit dem hinteren Rand der Facies orbitalis des Jochbeins. Die etwa vertikal verlaufende Sutur führt von der Sutura frontozygomatica zur Fissura infraorbitalis.
  Obere Hälfte der Sutur: der sphenoidale furchenartige squamoserrate Rand umfasst den keilförmigen sägeförmigen Rand des Jochbeins.
  Oberes 1/4 der unteren Hälfte: Nach außen gerichteter Rand des Keilbeins wird vom Jochbein bedeckt.
  Unteres 1/4 der unteren Hälfte: Rand des Keilbeins mit nach innen gerichtetem Rand liegt dem Rand des Jochbeins auf[82]
  ▶ Suturenart: Sutura serrata
  ▶ Mobilität: Anteromedial nach posterolateral scharnierartige Mobilität[83]

Verbindung zum Os ethmoidale

- Sutura sphenoethmoidalis:
  ▶ Der Vorderrand des Jugum sphenoidale artikuliert mit dem Hinterrand der Lamina cribrosa und dem oberen Hinterrand des Labyrinthus ethmoidalis. Die zum Siebbein gerichtete Spitze des Keilbeins (Spina ethmoidalis) und die medialen Unterseiten der Alae minores im Bereich des Jugum sphenoidale liegen mit nach innen gerichtetem Rand im medialen Bereich dem Hinterrand der Lamina cribrosa des

Siebbeins und im lateralen Bereich den kondylaren, leicht konvexen Oberflächen des Siebbeins auf. Die Spina wurde von *Sutherland* als besonders wichtig für die Bewegungsübertragung vom Keilbein auf das Siebbein angesehen, ebenso wie für die Drainage der Nasenhöhlen

- ▸ Fusionsbeginn: 4.-24. Monat, Abschluss: 15.-19. Lebensjahr[84-86]
- ▸ Mobilität: Anteroposteriore Schaukelbewegung, Flexibilität für transversale und multidirektionelle schräge Gleitbewegungen aufgrund des ausgehöhlten Baus des Siebbeins[87]
- ▸ Die Crista sphenoidalis (anteriore mediane Knochenleiste) wird von der posterior sich gabelnden Lamina perpendicularis des Siebbeins (vertikale Knochenlamelle) umfasst. Nach Pick bietet sie Schutz gegen laterale Instabilität, nach Magoun ermöglicht sie laterale Flexibilität[79,88]
- ▸ Die nach vorn mündenden Öffnungen der Keilbeinhöhle (Apertura sinus sphenoidalis) artikulieren mit den hinteren nierenförmigen leicht konkaven Rückseiten der Siebbeinzellen (Cellulae ethmoidales).

Die seitlichen posterioren Ränder des Labyrinthus ethmoidalis sind in ihrem superioren Bereich sägeartig und in ihrem inferioren Abschnitt squamös. Die nach innen gerichteten seitlichen anterioren Ränder des Keilbeins bedecken die nach außen gerichteten Ränder des Labyrinthus ethmoidalis. Fusionsbeginn: 1. Woche (Mädchen) bis 3. Monat (Jungen), Abschluss: 3. Lebensjahr.

Mobilität: Anterior-posteriore Gleitbewegung; die sphenoidale Überlappung soll ein Disengagement bei der inspiratorischen Expansionsphase verhindern[89]

Verbindung mit dem Vomer

- ● Sutura sphenovomeralis:
  - ▸ Das Rostrum sphenoidale (Fortsetzung der Crista sphenoidalis) und die Unterseite des Corpus sphenoidale artikulieren mit dem Vomer. Beide bilden den Canalis vomerorostralis.
  - ▸ Suturenart: Schindylesis
  - ▸ Der Processus vaginalis (eine kleine Knochenleiste medial der Wurzel der Lamina medialis des Processus pterygoideus) überlappt die Alae vomeris im posterioren Bereich, wird aber nicht selten im anterioren Bereich von der Alae überlappt.
  - ▸ Mobilität: Vielfache Mobilitäten werden ermöglicht[90,91]; anteroinferior nach posterosuperiores Gleiten (inbesondere über die Fulcrumfunktion des Rostrum), anterosuperiore posteroinferiore Schaukel-

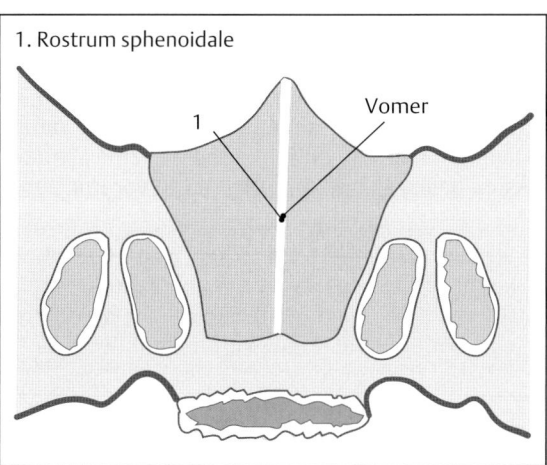

6.46
Suturale Verbindungen des Os sphenoidale (von unten)

bewegung, lateral transversale Gleitbewegung (letztgenannten Mobilitäten sollen über die Verbindung zwischen Processus vaginalis und Ala vomeris möglich werden), posteriores oder kaudales Abrutschen des Vomers wird verhindert

Verbindung zum Os palatinum

- Sutura sphenopalatina:
  ▶ Die untere laterale Fläche des Keilbeinkörpers (Corpus sphenoidale) artikuliert mit dem Processus sphenoidalis des Gaumenbeins (oberer Fortsatz, posterior der Incisura sphenopalatina)
  ▶ Der untere vordere Winkel des Keilbeinkörpers (Corpus sphenoidale) artikuliert mit dem Processus orbitalis (nach vorn gerichteter Fortsatz des Gaumenbeins)
  ▶ Der Vorderrand des inneren Flügelfortsatzblattes (Lamina medialis processus pterygoidei des Keilbeins) artikuliert mit dem hinteren Rand der vertikalen Gaumenbeinplatte (Lamina perpendicularis)
  ▶ Die Incisura pterygoidea (Einschnitt zwischen Lamina medialis und lateralis) artikuliert mit dem unteren Fortsatz des Gaumenbeins (Processus pyramidalis)
  ▶ Die Lamina medialis hat einen eher planen Rand, die Lamina lateralis einen eher sägeartigen. Diese Sutur ermöglicht eine Schaukelmobilität[79]
  ▶ Suturenart aller 4 Verbindungen: Zum größten Teil Sutura plana
  ▶ Mobilität: Superolaterale nach inferomediale Gleitbewegung (im oberen Bereich), superomediale nach inferolaterale Gleitbewegung (im unteren Bereich). Ein Fulcrum befindet sich in der Mitte der Lamina perpendicularis, die die Mobiläten im oberen und unteren Bereich in Form einer Schaukelbewegung integriert[92]

Die Spitzen der Flügelfortsätze (Processus pterygoideus) bewegen sich in den Furchen auf dem Rücken der kleinen Gaumenbeine. Die Flügelfortsätze konvergieren vorne und laufen hinten auseinander. In der Inspirationsphase des PRM spreizen die Flügelfortsätze des Keilbeins dadurch die kleinen Gaumenbeine auseinander und bewegen sie in Außenrotation, sodass es zu einer Pendelbewegung im Rhythmus des PRM kommt.

> Diese Bewegung ist nach *Sutherland*[19] eines der bedeutenden kleinen Dinge in der kraniosakralen Osteopathie. Dieser Mechanismus ist häufig gestört und damit auch die feine Bewegung des Oberkiefers.

Außerdem befindet sich zwischen Keilbein und Gaumenbein das Ganglion pterygopalatinum. Es liegt in der Flügelgaumengrube (Foramen sphenopalatinum). Es ist ein parasympathisches Ganglion, das die Tränendrüse und die Drüsen des Nasen-Rachen-Raumes und des Gaumens innerviert. Seine sympathischen Fasern innervieren das Gefäßsystem dieses Bereichs, und seine sensiblen Fasern versorgen die Schleimhäute der Nase, des Rachens, des Gaumens und die Öffnung der Tuba auditiva (Ohrtrompete). Dieses Ganglion hängt in dieser Grube wie eine „Straßenampel", ist oben an zwei Ästen befestigt und schwingt darin vor und zurück.

> Schläge oder Stürze auf das Stirn- oder Jochbein wie auch auf den Oberkiefer können das kleine Gaumenbein in das Ganglion stoßen, den Platz für das Ganglion einengen und seine Funktion beeinträchtigen. Noch eine bedeutende Kleinigkeit in der kraniosakralen Osteopathie.

Die suturalen Verbindungen der Schädelknochen **195**

Os ethmoidale *(Abb. 6.47 und 6.48)*

Das unpaarige Os ethmoidale bildet mit 13 Knochen, knorpeligen Anteilen, gelenkige Verbindungen:
Os sphenoidale
Vomer
Os frontale
Os nasale (2)
Maxilla (2)
Os palatinum (2)
Os lacrimale (2)
Cartilago septi nasi
Concha nasalis inferior (untere Nasenmuschel) (2)

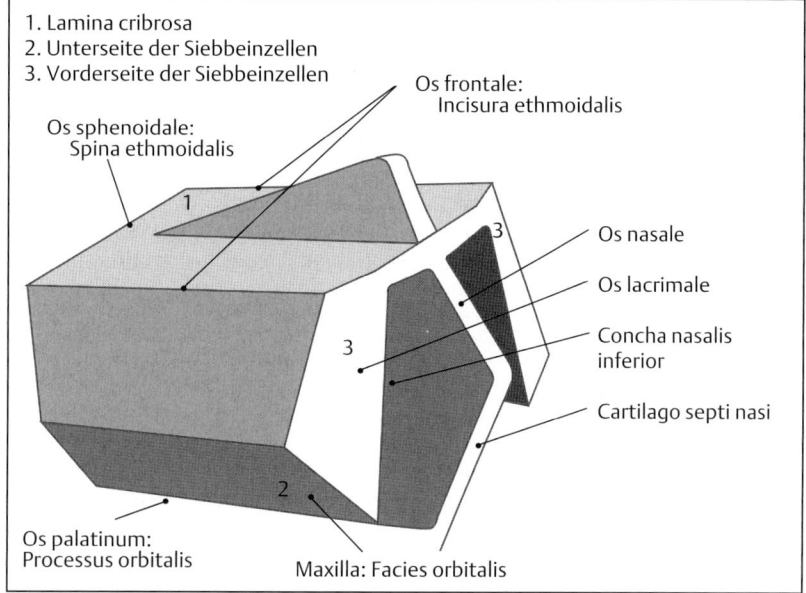

6.47
Suturale Verbindungen des Os ethmoidale (von rechts vorne)

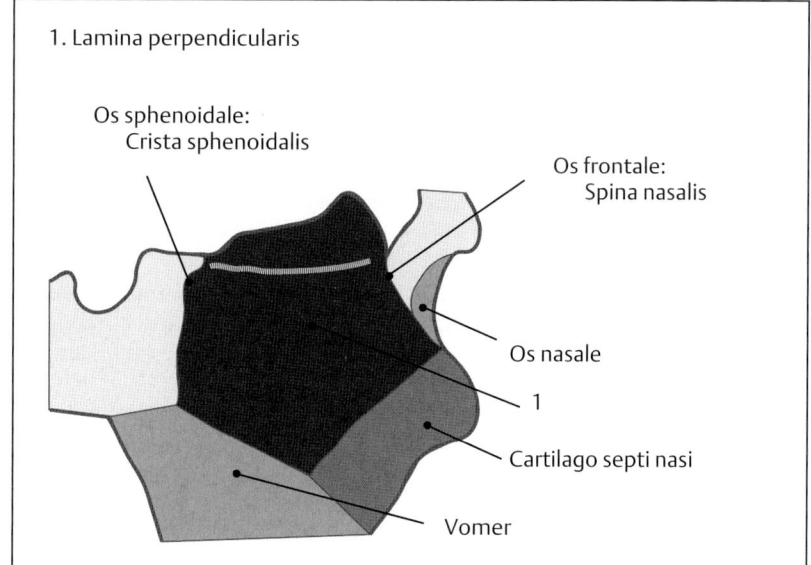

6.48
Suturale Verbindungen des Os ethmoidale: Lamina perpendicularis

Verbindung zum Os sphenoidale	• Sutura sphenoethmoidalis:
▸ Der Hinterrand der Lamina cribrosa des Siebbeins und der obere Hinterrand des Labyrinthus ethmoidalis (mit nach außen gerichtetem Rand) werden vom Vorderrand des Jugum sphenoidale überlappt.
▸ Mobilität: Anteroposteriore Schaukelbewegung, Flexibilität für transversale und multidirektionelle schräge Gleitbewegungen aufgrund des ausgehöhlten Baus des Siebbeins[93]
▸ Die posterior sich gabelnde Lamina perpendicularis des Siebbeins umfasst die Crista sphenoidalis. Nach Pick bietet sie Schutz gegen laterale Instabilität, nach Magoun ermöglicht sie laterale Flexibilität[79,88]
▸ Die hinteren nierenförmigen leicht konkaven Rückseiten der Siebbeinzellen (Cellulae ethmoidales) artikulieren mit den nach vorn mündenden Öffnungen der Keilbeinhöhle. Ihre seitlichen posterioren Ränder sind in ihrem superioren Bereich sägeartig und in ihrem inferioren Abschnitt squamös. Sie sind nach außen gerichtet und werden von den nach innen gerichteten seitlichen anterioren Rändern des Keilbeins bedeckt.
▸ Mobilität: Anterior-posteriore Gleitbewegung; die sphenoidale Überlappung soll ein Disengagement bei der inspiratorischen Expansionsphase verhindern[89]
Verbindung zum Vomer	• Sutura vomero-ethmoidalis: Die hintere Hälfte des unteren Randes der Lamina perpendicularis des Siebbeins verbindet sich mit dem vorderen Rand des Vomers. Sie bilden dann den hinteren Teil der ossären Nasenscheidewand.
Anteriorer Bereich: In der Regel liegen beide Kanten aufeinander. Selten ist die Lamina perpendicularis gegabelt, während der Vomer einen vorstehenden Rand ausbildet, nach Pick[94] eine Folge genetischer, traumatischer, arthritischer Einflüsse oder suturaler Stressfaktoren aufgrund von Schädeldysfunktionen.
Posteriorer Bereich: Häufig befindet sich die Lamina im gegabelten Vomer. Diese Verbindung soll laterale Verlagerungen des Vomers verhindern.
▸ Suturenart: Sutura plana und Schindylesis
▸ Mobilität: Anteroposteriores Gleiten, sagittale Trennung oder Kompression, transversale Schaukelbewegung
Verbindung mit dem Os frontale	• Sutura fronto-ethmoidalis:
▸ Vordere horizontale Verbindung: Eine anteriorinferior vorstehende Auszackung an der vorderen Unterseite der Crista galli des Siebbeins liegt von oben dem horizontalen sägeartigen Bereich der Incisura ethmoidalis des Stirnbeins auf. Der vordere obere Bereich der Lamina perpendicularis des Siebbeins artikuliert mit einer frontalen Unterfläche, nahe der Spina nasalis des Stirnbeins. Das Stirnbein wird dadurch sozusagen im vorderen queren Bereich von oben und von unten vom Siebbein umfasst.
▸ Seitliche Verbindungen: Die Lamina cribrosa passt sich in die Incisura ethmoidalis ein. Die Oberseite der Siebbeinzellen wird von oben vom Stirnbein bedeckt. Dieser Verlauf kann nach Pick in drei Anteile untergliedert werden[95]. Feine sägeförmige Auszackungen am posterioren Drittel des Randes des Stirnbeins verlaufen posteroinferior im Siebbein. Im mittleren und anterioren Bereich des seitlichen Randes bilden sich mediale und laterale artikuläre Ränder. Der von diesen Rändern gebildete Innenraum wird durch quer verlaufende Plättchen in segmental intraossale Taschen unterteilt. Die ethmoidale konvexe

Die suturalen Verbindungen der Schädelknochen **197**

Fläche ragt in diese Taschen hinein und verbindet sich mit den inneren und äußeren Rändern.
- ▶ Suturenart aller 3 Suturen: Zum größten Teil Sutura plana
- ▶ Mobilität: Von anteroinferior nach posterosuperior verlaufende Schaukelbewegung (im queren transversalen suturalen Verlauf), inferomediale-superolaterale Mobilitätsrichtung des Stirnbeins auf dem Siebbein (an den seitlichen suturalen Flächen)[96]

Verbindung zum Os nasale
- Sutura ethmoidonasalis:
  - ▶ Der vordere Rand der Lamina perpendicularis des Siebbeins artikuliert mit dem hinteren Teil des Knochenkamms des Nasenbeins (Crista nasalis).
  - ▶ Inferiorer suturaler Verlauf: Nach Pick artikuliert diese meist mit der Crista nasalis des rechten Nasenbeins[97]. Die Suturenränder liegen Kante an Kante auf.
  - ▶ Superiorer Verlauf: Die Lamina perpendicularis teilt sich gabelförmig auf. Während die rechte Sutur zur Seite abweicht, fügt sich in der Regel die linke Crista nasalis mit ihren feinen sägeförmigen Auszackungen in die Gabelung.
  - ▶ Suturenart: Zum größten Teil Sutura plana
  - ▶ Mobilität: Posterosuperiore-anteroinferiore Gleitbewegung

Verbindung mit der Maxilla
- Sutura ethmoidomaxillaris:
  - ▶ Die Unterseite der Siebbeinzellen artikuliert mit dem medianen Rand der Facies orbitalis des Oberkiefers. Nur von außen zu sehende leichte vertikale sägeförmige Auszackung, innen ist die Sutur plan.
  - ▶ Die Vorderseite der Massae laterales des Siebbeins artikuliert mit dem Hinterrand des Stirnfortsatzes des Oberkiefers (Processus frontalis)
  - ▶ Die mittlere Nasenmuschel des Siebbeins (Concha nasalis media) artikuliert mit einer schrägen Leiste, die sich an der medianen Seite des Oberkiefers befindet (Crista ethmoidalis)
  - ▶ Suturenart aller 3 Schädelnähte: Sutura plana
  - ▶ Mobilität: superomediale nach inferolaterale Mobilität (aufgrund der sägeförmigen Auszackungen)[98]

Verbindung mit dem Os palatinum
- Sutura palato-ethmoidalis:
  - ▶ Die Unterseite der Siebbeinzellen artikuliert mit dem Processus orbitalis des Gaumenbeins.
  - ▶ Die Sutur befindet sich im posteromedioinferioren Bereich der Orbitawand. Der Processus orbitalis bildet eine stuhlartige Fläche mit einer hohen „Rückenlehne", die die posteriorinferiore Ecke des Siebbeins umfasst[99]
  - ▶ Suturenart: Sutura plana (am orbitalen Rand befinden sich jedoch feine Zerklüftungen, die ein antero-posteriores Gleiten verhindern sollen)
  - ▶ Mobilität: Schaukelbewegung (von posteromedial nach anterolateral)
  - ▶ Die mittlere Nasenmuschel artikuliert mit der Crista ethmoidalis des Gaumenbeins

Verbindung mit dem Os lacrimale
- Sutura lacrimo-ethmoidalis: Die Vorderseite der Siebbeinzellen artikuliert mit dem Hinterrand des Tränenbeins.
  - ▶ In der Regel ist der Rand des Tränenbeins nach innen gerichtet und liegt dem Siebbein auf.

198 6. Schädelnähte

▶ Suturenart. Sutura plana (allerdings weisen feinste horizontale sägeförmige Auszackungen am Siebbein auf eine minimale Verzahnung
beider Knochen hin.)
▶ Mobilität: anterior-posteriores Gleiten

Verbindung mit dem Cartilago septi nasi
- Sutura ethmoidoseptalis: Der vordere untere Rand der Lamina perpen-
dicularis artikuliert mit dem hinteren oberen Rand der knorpeligen
Nasenscheidewand.
▶ Suturenart: Sutura plana

Verbindung mit der Concha nasalis inferior
- Sutura ethmoidoconchalis: Ein hakenförmiger nach unten zeigender
Fortsatz des Siebbeins (Processus uncinatus) verbindet sich mit der
unteren Nasenmuschel.
▶ Suturenart: Sutura plana

Vomer *(Abb. 6.49 und 6.50)*

Der unpaarige Vomer bildet mit 6 Knochen gelenkige Verbindungen:
Os sphenoidale
Os ethmoidale
Maxilla (2)
Os palatinum (2)
Cartilago septi nasi

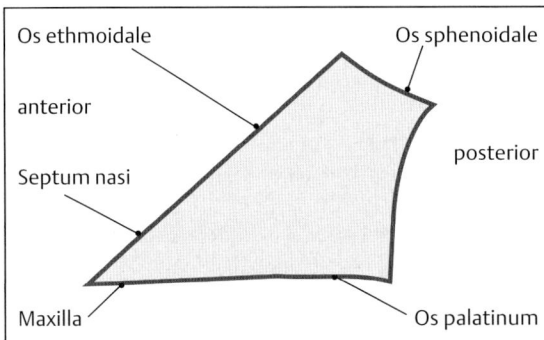

6.49
Suturale Verbindungen des Vomer

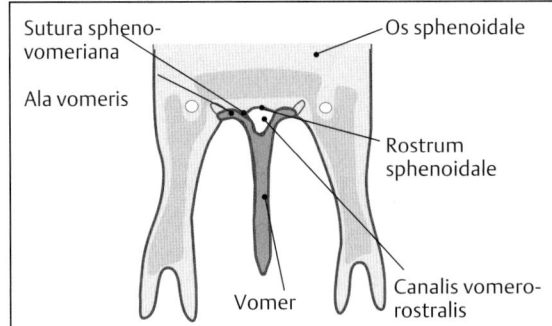

6.50
Sutura sphenovome-
ralis

Verbindung mit dem Os sphenoidale
- Sutura sphenovomeralis:
▶ Die Alae vomeris umfassen das Rostrum des Keilbeins (Fortsetzung
der Crista sphenoidalis) und bilden den Canalis vomerorostralis.
▶ Suturenart: Schindylesis
▶ Lateral verbinden sich die Alae vomeris mit dem Processus vaginalis,
einer medial von der Wurzel der Lamina medialis liegenden Kno-

chenleiste (medial werden die Alae vomeris überlappt; lateral findet nicht selten eine Umkehrung der Überlappung statt)
▸ Mobilität: siehe auch S. 193; vielfache Mobilitäten werden ermöglicht[91]

Verbindung zum Os ethmoidale

- Sutura vomero-ethmoidalis: Der vordere Rand des Vomers ist mit der hinteren Hälfte des unteren Randes der Lamina perpendicularis des Siebbeins verbunden.
  Anteriorer Bereich: In der Regel liegen beide Kanten aufeinander.
  Posteriorer Bereich: Häufig umfasst der gegabelte Vomer die Lamina. Diese Verbindung soll laterale Verlagerungen des Vomers verhindern.
  ▸ Suturenart: Sutura plana und Schindylesis
  ▸ Mobilität: Anteroposteriores Gleiten, sagittale Trennung oder Kompression, transversale Schaukelbewegung

Verbindung zur Maxilla

- Sutura vomeromaxillaris: Unten wird der vordere Teil des Vomers zwischen den Cristae nasales der Oberkieferknochen umfasst. Es kommt auch vor, dass sich im mittleren bzw. hinteren Bereich der untere Rand des Vomers aufgabelt und die Crista umfasst.
  ▸ Suturenart: Sutura plana
  ▸ Mobilität: anteroposteriore sagittale Schaukelbewegung (Bewegung kann je nach Position der Sutura Vomeromaxillaris und Vomeropalatina zugelassen oder verhindert werden)[100]

Verbindung mit dem Os palatinum

- Sutura vomeropalatina: Unten wird der hintere Teil des Vomers zwischen den Cristae nasales der Gaumenbeine umfasst.
  ▸ Suturenart: Sutura plana
  ▸ Mobilität: Anteroposteriore sagittale Schaukelbewegung (Bewegung kann je nach Position der Sutura Vomeromaxillaris und Vomeropalatina zugelassen oder verhindert werden)[100]. Der vordere Anteil der Ala vomeris hat Kontakt zum Processus sphenoidalis

Verbindung mit dem Cartilago septi nasi:

- Sutura vomeroseptale: Verbindung des unteren Vorderrandes mit der knorpeligen Nasenscheidewand.
  ▸ Suturenart: Sutura plana

Os frontale *(Abb. 6.51 und 6.52)*

Das unpaarige Os frontale bildet mit 12 Knochen gelenkige Verbindungen:
Os sphenoidale
Os ethmoidale
Os parietale (2)
Maxilla (2)
Os zygomaticum (2)
Os nasale (2)
Os lacrimale (2)

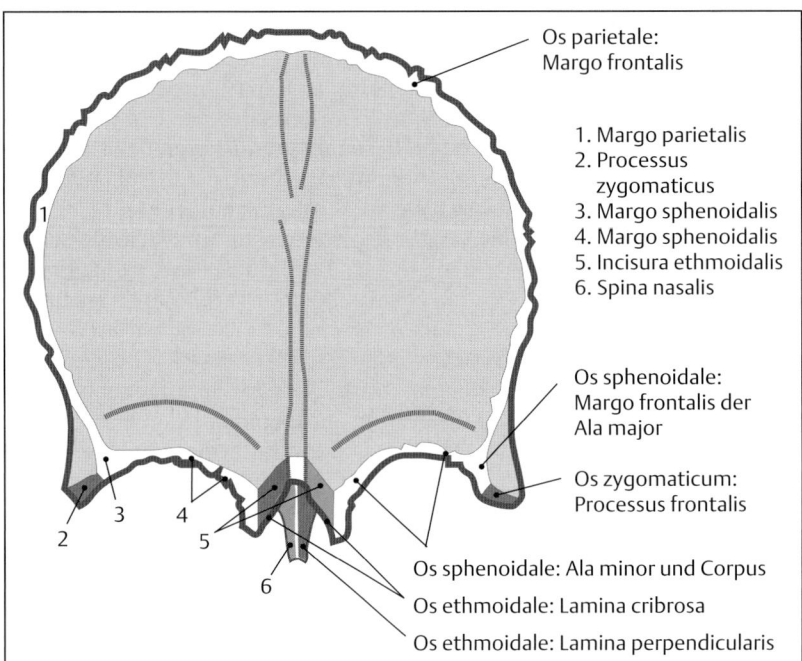

6.51 Suturale Verbindungen des Os frontale von innen

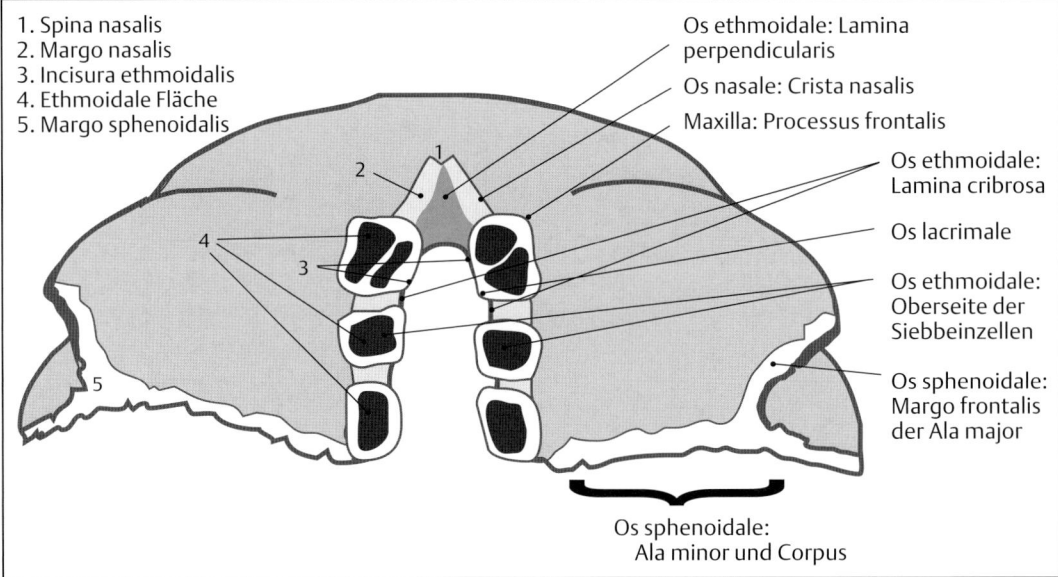

6.52 Suturale Verbindungen des Os frontale (von unten)

Die suturalen Verbindungen der Schädelknochen 201

Verbindung zum Os sphenoidale	• Sutura sphenofrontale: ▶ Der L-förmige vordere laterale Winkel des Stirnbeins (Margo sphenoidalis) artikuliert sägeartig mit dem L-förmigen vorderen oberen Rand des großen Keilbeinflügels (Margo frontalis). An der seitlichen Schädelaußenseite wird das Stirnbein (nach außen gerichteter Rand) vom Os sphenoidale bedeckt. ▶ Suturenart: Sutura squamoserrata ▶ Mobilität: Fulcrum für eine begrenzte Mobilität, für die Schaukelbewegung des Keilbeins unter dem Stirnbein[79], von posteromedial nach anterolateral gerichtete Gleitbewegung[80]. Mediale oder laterale Mobilität wird durch die sägeartige Verbindung verhindert[80] ▶ Die Rückseite der Pars orbitalis des Stirnbeins (Margo sphenoidalis) artikuliert mit dem vorderen Rand der Ala minor und dem vorderen superioren Rand des Corpus ossis sphenoidalis. Im lateralen Drittel der fast ebenen und kaum gezahnten Sutur wird die Margo sphenoidalis von der Ala minor dachziegelartig bedeckt. Im medialen Bereich wird der Margo sphenoidalis des Stirnbeins von einem oberen und unteren sägeartigen Rand der Ala minor und des Corpus ossis sphenoidalis umfasst. ▶ Suturenart: Sutura squamoserrata ▶ Mobilität: Anpassung an Expansion[79], Gleitbewegung der beiden Gelenkflächen, in Verbindung mit der Flexibilität der lamellenartigen Struktur der Alae minores, von anterior nach posteriore Gleitbewegung[81], von superior nach inferiore Schaukelbewegung[81]
Verbindung zum Os ethmoidale	• Sutura fronto-ethmoidalis: ▶ Vordere horizontale Verbindung: Der horizontale sägeartige Bereich der Incisura ethmoidalis des Stirnbeins wird von einer Auszackung an der Unterseite der Crista galli des Siebbeins bedeckt. Eine frontale Unterfläche, nahe der Spina nasalis artikuliert mit dem vorderen oberen Bereich der Lamina perpendicularis des Siebbeins. Das Stirnbein wird dadurch sozusagen im vorderen queren Bereich von oben und von unten vom Siebbein umfasst. ▶ Seitliche Verbindungen: In die Incisura ethmoidalis des Stirnbeins fügt sich die Lamina cribrosa ein. Das Stirnbein bedeckt von oben die Oberseite der Siebbeinzellen. (siehe auch S. 196) ▶ Suturenart aller 3 Suturen: zum größten Teil Sutura plana ▶ Mobilität: von anteroinferior nach posterosuperior verlaufende Schaukelbewegung (im queren transversalen suturalen Verlauf), inferomediale-superolaterale Mobilitätsrichtung des Stirnbeins auf dem Siebbein (an den seitlichen suturalen Flächen)[96]
Verbindung zum Os parietale	• Sutura coronalis: ▶ Der hintere Rand des Stirnbeins verbindet sich mit den Scheitelbeinen. Der obere mediane Rand ist nach innen gerichtet, der untere laterale Rand nach außen. ▶ Suturenart: Sutura squamoserrata ▶ Mobilität: Anteroposteriores Gleiten
Verbindung zur Maxilla	• Sutura frontomaxillaris: ▶ In die seitlichen Teile der Pars nasalis des Stirnbeins ragen sichelförmig die sägeförmigen Auszackungen des Processus frontalis des Oberkiefers hinein. ▶ Suturenart: Sutura serrata

	▶ Mobilität: Kaudale Mobilität, begleitet von einem anterioren Shift (reine kaudale Mobilität ist aufgrund der sickelförmigen Auszackungen nicht möglich)[101]
Verbindung zum Os zygomaticum	• Sutura frontozygomatica: Der seitlich an der Augenhöhle gelegene Fortsatz des Stirnbeins (Processus zygomatici) artikuliert nach unten mit dem Fortsatz des Jochbeins (Processus frontalis). ▶ Der nach außen gerichtete Rand des Stirnbeins wird vom Jochbein bedeckt. Im zweiten Lebensjahrzehnt bilden sich – nur im Querschnitt zu erkennende – ineinander greifende hammerartige dentikuläre Verzahnungen. ▶ Suturenart: Sutura serrata ▶ Mobilität: Eine komplette Disartikulation ist nur bis zum 2. Lebensjahrzehnt möglich. Schaukelbewegung von superior-anteromedial nach inferior-posterolateral[102], Flexibilität
Verbindung zum Os nasale	• Sutura frontonasalis: In den medialen Teil der Pars nasalis des Stirnbeins ragen sichelförmig die sägeförmigen Auszackungen im oberen Bereich des Nasenbeins. ▶ Suturenart: Sutura serrata ▶ Mobilität: Kaudale Mobilität, in Verbindung mit einem anterioren Shift (reine kaudale Mobilität ist aufgrund der sichelförmigen Auszackungen nicht möglich), Scharnierfunktion[22] ▶ Der mediane spitze Vorsprung des Stirnbeins (Spina nasalis) artikuliert mit dem Knochenkamm des Nasenbeins (Crista nasalis) ▶ Suturenart: Sutura plana
Verbindung zum Os lacrimale	• Sutura frontolacrimalis: Das vordere Viertel der Incisura ethmoidalis des Stirnbeins (mit nach innen gerichtetem Rand) bedeckt den oberen Teil des Tränenbeins ▶ Suturenart: Sutura squamosa ▶ Mobilität: Inferolateral nach superomedial gerichtetes Gleiten des Stirnbeins (aufgrund der von superomedialen nach inferolateralen verlaufenden winkelförmigen Sutur des Stirnbeins), medial nach laterale gerichtete Schaukelbewegung[104] ▶ Fusion: ab dem 80. Lebensjahr

Os temporale *(Abb. 6.53)*

Das paarige Os temporale bildet mit 5 Knochen gelenkige Verbindungen:
Os occipitale
Os sphenoidale
Os parietale
Os zygomaticum
Os mandibulare

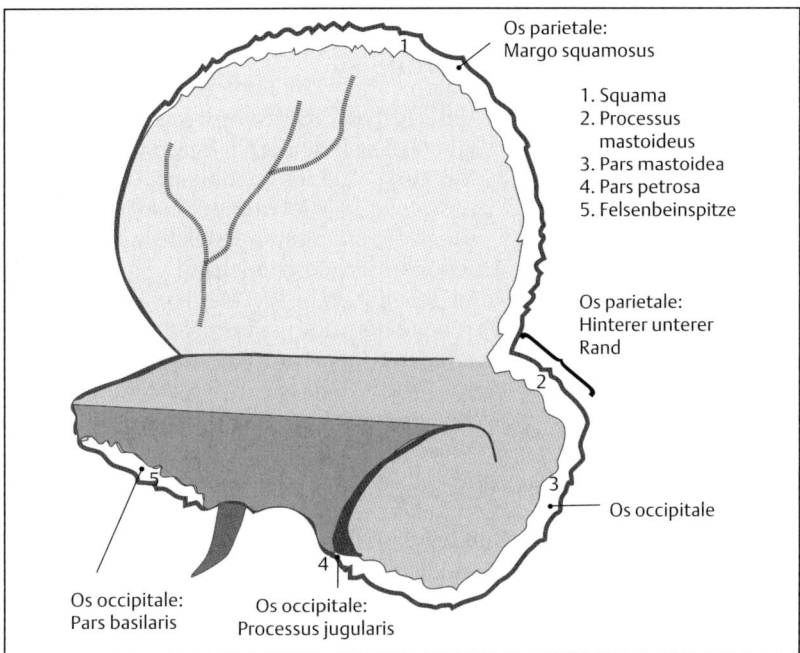

6.53
Suturale Verbindungen des Os temporale (von medial)

Verbindung zum Os occipitale

- Synchondrosis petrooccipitalis: Die Rinne/Nut am hinteren unteren Teil des Felsenbeins artikuliert mit der Leiste/Feder am lateralen Rand der Pars basilaris des Hinterhaupts (Pars anterior des Foramen magnum).
  ▶ Suturenart: Synchondrosis
  ▶ Mobilität: Scharnier- und Gleitbewegung[76] (besonders anteriore und posteriore Rotation des Schläfenbeins unterstützend), von anteromedial nach posterolaterales Gleiten[77], superior nach inferior pivotartige Rotation[77]
- Sutura petrojugularis: Die juguläre Gelenkfläche der Pars petrosa (Felsenbein) artikuliert mit dem Processus jugularis des Hinterhaupts (Knochenvorsprung seitlich vom Foramen juguläre).
  ▶ Suturenart: Synchondrosis
  ▶ Mobilität: Pivot-Fulcrum-Funktion überträgt außen- und innenrotationelle Kräfte
- Sutura occipitomastoidea: Der konvexe hintere Rand der Pars mastoidea artikuliert mit dem konkaven Teil des Hinterhaupts. Die beiden Gelenkflächen können eine Gleitbewegung in entgegengesetzter Richtung zueinander ausführen.
  Normalerweise ist der Rand des Mastoids im superioren Bereich nach innen gerichtet und im unteren Teil nach außen. Der Wechselpunkt der Nahtränder wird condylo-squamo-mastoider Pivotpunkt (CSMP) genannt.
  ▶ Suturenart: Unregelmäßig
  ▶ Mobilität: Adaptative Schaukelbewegung[75], das Mastoid kann von anteromedial nach posterolateral gleiten. In Außenrotation des Schläfenbeins entsteht eine Öffnung des posterosuperioren Suturen-

randes und eine Schließung des anteroinferioren Randes (in Innenrotation umgekehrt)

Verbindung zum Os sphenoidale

- Sutura sphenosquamosa: Der vordere und untere Rand der Schläfenbeinschuppe verbindet sich mit dem Margo squamosus des großen Keilbeinflügels.
  In der oberen vorderen Hälfte nach innen gerichteter Rand, in der unteren Hälfte nach außen gerichteter Rand. Der Richtungswechselpunkt der Ränder wird sphenosquamöser Pivotpunkt genannt (SSP).
  ▶ Suturenart:
  Oberhalb des SSP: Sutura squamosa
  Unterhalb des SSP: Sutura squamoserrata, die Sägestruktur ist schräg, von posterolateral nach anteromedial gerichtet
  ▶ Mobilität: Außen- und Innenrotation beider Knochen, anteromediale posterolaterale Richtung (etwa parallel zum Verlauf der Pars petrosa) vor allem im unteren Bereich, minimale anteroposteriore Rotation
- Synchondrosis sphenopetrosa: Sie verläuft zwischen dem hinteren Rand der Ala major und dem anteromedialen Drittel der Pars petrosa. Die ebene Kante am anteromedialen Drittel der Pars petrosa wird vom ebenfalls ebenen Hinterrand der Ala major bedeckt. Diese sind allerdings nur zum Teil miteinander verbunden.
  Nicht selten artikuliert zusätzlich eine Stelle am anteromedialen Ende der Apex petrosae mit der posterosuperior lateralen Ecke des Corpus sphenoidale und umfasst diese leicht. Der Apex der Pars petrosa ist mit dem Dorsum sellae über das Lig. sphenopetrosum (Lig. von Grüber) verbunden (zur Pathologie, s. S. 105, 130).
  ▶ Mobilität: Anteromediales-posterolaterales Gleiten, Schaukelbewegung am anteromedialen Ende der Apex petrosae

Verbindung zum Os parietale

- Sutura squamosa: Die Schläfenbeinschuppe artikuliert mit nach innen gerichtetem Rand mit der Margo squamosus des Scheitelbeins. An einigen wenigen Stellen der Sutur sind grabenartige Furchen des Schläfenbeins mit Kanten der parietalen suturalen Fläche verbunden.
  ▶ Suturenart: Zum größten Teil Sutura squamosa
  ▶ Mobilität: Mediales und laterales Gleiten während der Außen- und Innenrotation, posterosuperiores und anteroinferiores Gleiten
- Sutura parietomastoidea: Der obere Rand des Warzenfortsatzes (Processus mastoideus) verbindet sich mit dem hinteren unteren Rand des Scheitelbeins.
  Erstes anteriores 1/4: leicht gezackter mastoider Rand von innen und hinterer squamöser Rand von außen keilen das Scheitelbein ein. Das Scheitelbein wird also von innen und außen eingekeilt.
  Zweites anteriores 1/4: Auf dem nach außen gerichteten Rand des Mastoids liegt das Scheitelbein auf. In anteromedialen posterolateralen gerichteten Furchen der Pars mastoidea ist das Scheitelbein verhakt. In der Mitte der Sutur befindet sich an der Pars mastoidea häufig ein vorstehender keilförmiger Graben.
  Posteriore Hälfte: Die Pars mastoidea ist zwar häufig nach innen gerichtet, aber das Scheitelbein überragt dabei meist den superfiziellen Suturenrand des Mastoids.
  ▶ Suturenart: Unregelmäßig, mehr squamös als sägeartig
  ▶ Mobilität: Außen- und Innenrotation beider Knochen, Adaption an Schaukelbewegungen des Scheitelbeins, Adaption für rotatorische Mobilitäten der Pars petrosa.

Verbindung zum Os zygomaticum

- Sutura temporozygomatica: Der Fortsatz des Schläfenbeins verbindet sich mit dem Fortsatz des Jochbeins.

▸ Pick untergliedert die Sutur in drei Teile[105]: Anteriorer Teil (mit inferiorem suturalem Verlauf), medialer Teil (mit horizontalem plateauartigem Verlauf) und posteriorer Teil (mit inferiorem Verlauf)
Im superioren 2/3 der Sutur wird das Schläfenbein (mit nach außem gerichtetem Rand) vom Jochbein bedeckt, im inferioren 1/3 der Sutur bedeckt das Schläfenbein (mit nach innen gerichtetem Rand) das Jochbein.
▸ Suturenart: Sutura serrata
▸ Mobilität: Anteroposteriores Gleiten[106], geringere rotationelle Bewegung (Außen- und Innenrotation des Os temporale)[106], adaptive Schaukelbewegung[107]. Diese Sutur funktioniert als eine Art Scharniergelenk[108].

Verbindung zum Os mandibulare

● Articulatio temporomandibulare: Die Grube des Schläfenbeins (Fossa mandibularis) und die Erhebung vor der Grube (Tuberculum articulare) verbinden sich mit dem Gelenkfortsatz des Unterkiefers (Processus condylaris).
▸ Gelenkart: Diarthrose

Os parietale *(Abb. 6.54)*

Das paarige Os parietale bildet mit fünf Knochen gelenkige Verbindungen:
Os parietale
Os occipitale
Os sphenoidale
Os temporale
Os frontale

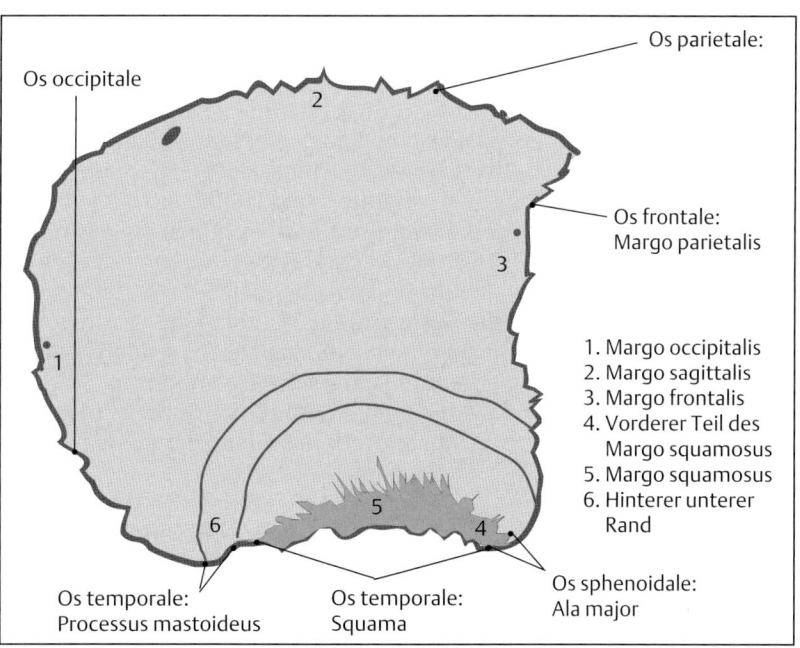

6.54
Suturale Verbindungen des Os parietale (von außen)

Verbindung zum Os parietale

● Sutura sagittalis: Die Oberränder der beiden Scheitelbeine verbinden sich miteinander. Pick differenziert drei Anteile der Sutur: Im anterioren Abschnitt vor allem plan mit Elementen einer Schindylesis, im mittleren Abschnitt vor allem sägeartig (nach posterior oft eine leichte Schräge) und im hinteren Abschnitt sägeartig.
▸ Suturenart: Sutura denticulata

▶ Mobilität: Laterale Expansion mit Trennung der suturalen Flächen und Kontraktion mit Kompression der suturalen Flächen, Außenrotation (mit Abflachung der Sutur und Hebung der lateralen parietelen Anteile) und Innenrotation (mit Anhebung der Sutur und Absenkung der lateralen parietelen Anteile). Nach Pick entsteht bei Außenrotation eine Spreizung des anterioren und posterioren Suturen-Bereichs. Aufgrund der Suturenstruktur im mittleren Abschnitt entsteht dort eine Spreizung in der inneren Randung und Kompression in der äußeren Randung. Innenrotation führt zu einer Kompression des anterioren und posterioren Suturen-Bereiches und der inneren Randung des mittleren Bereiches sowie zu einer Spreizung der äußeren Randung des medialen Bereichs (siehe Abb. 6.54–1)[109]. Die Zacken werden nach hinten breiter und ermöglichen ein Auseinanderspreizen der Schädelnaht, wobei sich der hintere Teil stärker öffnen kann als der vordere. Nach *Sutherland* sollen diese eine Kompensationsmöglichkeit für weitende und verengende Kräfte am hinteren Teil der Sutur darstellen[110].

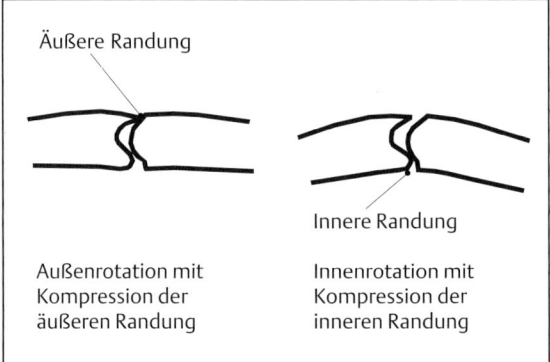

6.54–1
Suturenrandung im mittleren Bereich der Sutura sagittalis

Verbindung zum Os occipitale

- Sutura lambdoidea: Der hintere Rand des Scheitelbeins (Margo occipitalis) verbindet sich mit dem Hinterhauptbein. Der Rand ist medial nach außen orientiert und lateral nach innen gerichtet. Der laterale Teil der Sutur kann sich stärker öffnen als der mediale Teil. An der Stelle des Richtungswechsels des Suturenrandes (Pivotpunkt) befindet sich eine deutliche ineinandergreifende Verzahnung. Im lateralen unteren Ende der Sutur kann es vorkommen, dass das Scheitelbein das Hinterhaupt nicht nur von außen bedeckt, sondern gleichzeitig von innen umfasst.
  ▶ Suturenart: Sutura squamoserrata
  ▶ Mobilität: Weitung der Sutur bei posteroinferiorer Bewegung der Squama occipitalis und Kompression bei anterosuperiorer Bewegung der Squama[74]

Verbindung zum Os sphenoidale

- Sutura sphenoparietale: Der vordere Teil des unteren Randes (Margo squamosus) verbindet sich mit dem großen Keilbeinflügel. Nach außen gerichteter Rand. Im anterioinferioren Anteil der Sutur artikulieren nicht selten keilförmige Randvorwölbungen am Scheitelbein mit flachen Furchen des Keilbeins.
  ▶ Suturenrand: Sutura squamosa
  ▶ Mobilität: Anteriore, mediale und laterale suturale Mobilisation blockiert die Sutur und wirkt stabilisierend, die anterosuperiore und posteroinferiore Mobilisation des Keilbeins ist eingeschränkt[78]

Verbindung zum Os temporale

- Sutura parietomastoidea: Der hintere untere Rand des Scheitelbeins verbindet sich mit dem oberen Rand des Processus mastoideus.

Erstes anteriores 1/4: Rand des Scheitelbeins ist außen vom hinteren Teil der squamösen Gelenkfläche und innen vom vorderen leicht gezackten Bereich des Mastoids eingekeilt.

Zweites anteriores 1/4: Der nach innen gerichtete Rand des Scheitelbeins liegt dem Mastoid auf. Das Scheitelbein ist mit anteromedial posterolateral gerichteten Furchen der Pars mastoidea verbunden.

Posteriore Hälfte: Die Pars mastoidea ist zwar häufig nach innen gerichtet, aber das Scheitelbein überragt dabei meist den superfiziellen Suturenrand des Mastoids.
- ▶ Suturenart: Unregelmäßig, mehr squamös als sägeartig
- ▶ Mobilität: Außen- und Innenrotation beider Knochen, Adaption an Schaukelbewegungen des Scheitelbeins, Adaption für rotatorische Mobilitäten der Pars petrosa.

• Sutura squamosa: Der Rand des Scheitelbeins artikuliert mit der Schläfenbeinschuppe.
Der Rand ist nach außen gerichtet.
- ▶ Suturenart: Zum größten Teil Sutura squamosa
- ▶ Mobilität: Mediales und laterales Gleiten während Außen- und Innenrotation, posterosuperiores und anteroinferiores Gleiten

Verbindung zum Os frontale

• Sutura coronalis: Der vordere Rand des Scheitelbeins (Margo frontalis) artikuliert mit dem hinteren Rand des Stirnbeins (Margo parietalis). Der obere Teil des Randes ist nach außen, der untere Teil nach innen gerichtet.
- ▶ Suturenart: Sutura squamoserrata
- ▶ Mobilität: Anteroposteriores Gleiten

Maxilla *(Abb. 6.55 und 6.56)*

Die paarige Maxilla bildet mit neun Knochen gelenkige Verbindungen:

Os frontale	Os nasale
Os ethmoidale	Vomer
Os zygomaticum	Concha nasalis inferior
Os lacrimale	Maxilla der Gegenseite
Os palatinum	

Verbindung mit dem Os frontale

• Sutura frontomaxillaris: Sägeförmige Auszackungen des Processus frontalis des Oberkiefers ragen in den seitlichen Teil der Pars nasalis des Stirnbeins hinein.
- ▶ Suturenart: Sutura serrata
- ▶ Mobilität: Kaudale Mobilität, begleitet von einem anterioren Shift (reine kaudale Mobilität ist aufgrund der sichelförmigen Auszackungen nicht möglich)[101]

Verbindung mit dem Os ethmoidale

• Sutura ethmoidomaxillaris:
- ▶ Der median gelegene Rand der Facies orbitalis des Oberkiefers artikuliert mit der Unterseite der Siebbeinzellen. Nur von außen ist eine leichte vertikale sägeförmige Auszackung zu sehen, innen ist die Sutur plan.
- ▶ Der Hinterrand des Stirnfortsatzes des Oberkiefers verbindet sich mit der Vorderseite der Massae laterales des Siebbeins
- ▶ Die Crista ethmoidalis artikuliert mit dem vorderen Teil der mittleren Nasenmuschel
- ▶ Suturenart aller drei Schädelnähte: Sutura plana
- ▶ Mobilität: superomediale nach inferolaterale Mobilität (aufgrund der sägeförmigen Auszackungen)[98]

208 6. Schädelnähte

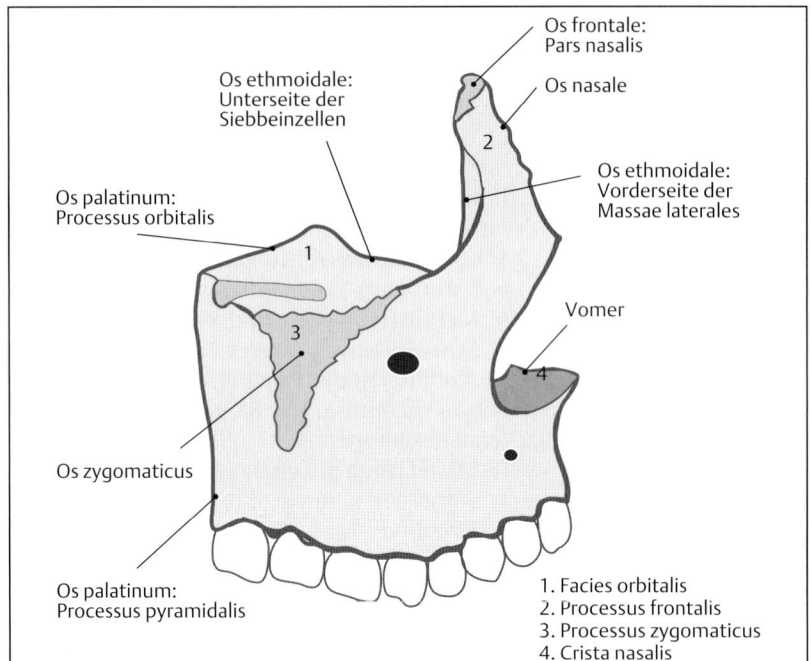

6.55
Suturale Verbindungen der Maxilla (von lateral)

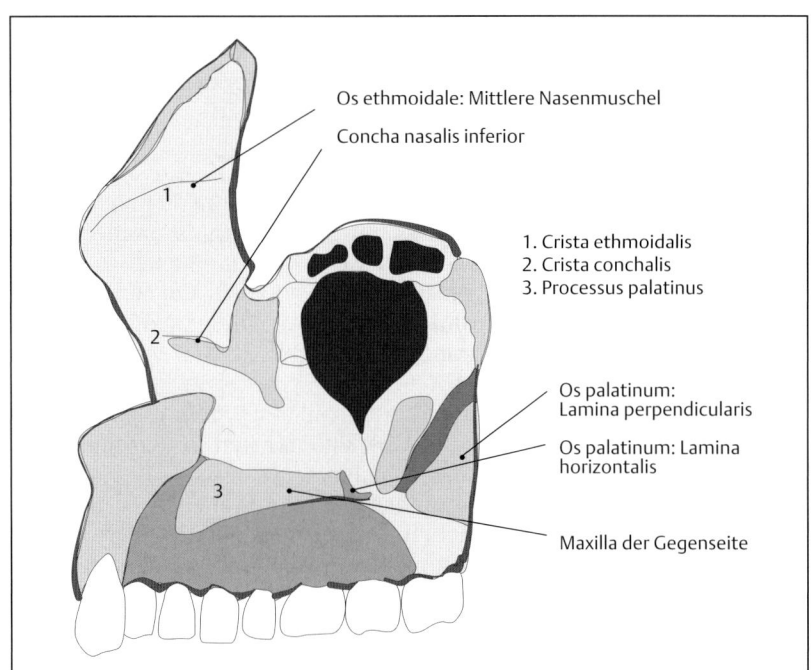

6.56
Suturale Verbindungen der Maxilla (von medial)

Verbindung mit dem Os zygomaticum

- Sutura zygomaticomaxillaris: Die Sutur verläuft vom Zentrum des unteren Augenrandes nach lateral kaudal zum unteren Rand des Jochbeins. Der seitlich gelegene Fortsatz des Oberkiefers (Processus zygomatici) artikuliert mit dem Jochbein. Die suturale Fläche des Oberkiefers hat eine pfeilartige Form, deren Spitze nach anterior gerichtet ist. Es können drei Ränder unterschieden werden (Abb. 6.56–1)[111]:

Posteriorer Rand (Basis des Pfeils): zeigt etwa drei unterschiedlich kleine Fortsätze, ermöglicht nach Pick eine Scharnierbewegung

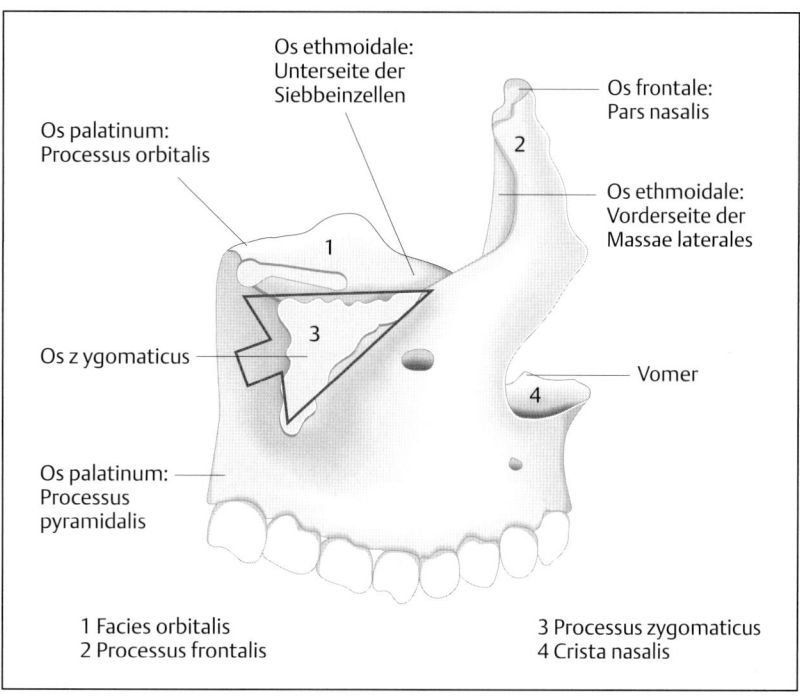

6.56–1
Pfeilartige Form

Superiormedialer Rand: Von der superomedialen Ecke des posterioren Suturenrandes entlang des inneren lateralen Randes des Orbitabodens zum Zentrum des unteren Augenrandes

Anterolateraler Rand: Von der inferolateralen Ecke des posterioren Suturenrandes nach anteromedial verlaufend und auf den superiomedialen Rand im Zentrum des unteren Augenrandes treffend; 4/5 des anterolateralen und posterioren Randes der Maxilla sind nach innen gerichtet und umfassen die keilförmige suturale Fläche des Jochbeins.
▶ Suturenart: unregelmäßig gebildete Naht
▶ Mobilität: Scharnierartige Bewegung im Sinne einer Außen- und Innenrotation, holographische Studien belegen die Scharnierfunktion der Sutura zygomaticomaxillaris[22]

Verbindung zum Os lacrimale

- Sutura lacrimomaxillaris: Die hintere Kante des Stirnfortsatzes des Oberkiefers (Processus frontalis) artikuliert mit dem Vorderrand des Tränenbeins. Im oberen 1/4 der Sutur verläuft eine innere Leiste, mit einigen wenigen Zacken. Im Bereich des inferioren Suturenendes wird der Oberkiefer von dem nach innen gerichteten Rand des Tränenbeins bedeckt.
  ▶ Suturenart: Sutura plana
  ▶ Mobilität: In posterosuperior-laterale Richtung (Öffnung der Sutur), in anteroinferior-medialer Richtung (Komprimierung der Sutur)

Verbindung zum Os palatinum

- Sutura palatina transversa: Der hintere Rand des Processus palatinus des Oberkiefers verbindet sich mit dem Vorderrand der Lamina horizontalis des Gaumenbeins. Nach oben gerichteter Rand.
  ▶ Suturenart: Sutura plana, allerdings mit feinen oberflächlichen anteroposterior verlaufenden sägeförmige Auszackungen (verhindern mediolaterale Mobilitäten)
  ▶ Mobilität: Gleitbewegung, vor allem anteroposteriore
  ▶ Die Fusion beginnt ab dem 15. Lebensjahr, ab dem 30. LJ sind deutliche Zeichen vorhanden

- Sutura palatomaxillaris: Die hintere mediale Seite der Facies orbitalis des Oberkiefers artikuliert mit dem vorderen Teil des Processus orbitalis des Gaumenbeins (an der Augenhöhle beteiligter Fortsatz des Gaumenbeins).
  - ▶ Suturenart: Sutura plana (trotz einiger feinster kammartiger Erhebungen an der maxillaren Fläche)
  - ▶ Mobilität: Medial-laterale Mobilität

Der hintere Oberkieferhöhlenrand artikuliert mit der seitlichen Kante der Lamina perpendicularis des Gaumenbeins. Ein kleiner vertikaler Kamm an der maxillären Gelenkfläche verläuft von anteroinferior nach posterosuperior.
  - ▶ Suturenart: Sutura plana
  - ▶ Mobilität: Gleitbewegung (aufgrund des maxillären Kammes vor allem anteroinferior und posterosuperior), medial-laterale Mobilität[112]

Die untere raue Fläche des medialen Hinterrandes des Oberkiefers artikuliert mit der lateralen Fläche des Processus pyramidalis des Gaumenbeins.
  - ▶ Suturenart: Sutura plana, teilweise unregelmäßig
  - ▶ Mobilität: Gleiten, besonders posteromedial nach anterolateral
  - ▶ Mobilität aller drei Anteile, inkl. der Sutura transversa: Anterorposteriores Gleiten[112]

Verbindung zum Os nasale

- Sutura nasomaxillaris: Der vordere Teil des Stirnfortsatzes des Oberkiefers artikuliert mit dem Nasenbein. Im superioren Bereich nimmt die Dicke der Suturenfläche zu, im übrigen Bereich beträgt sie nur etwa 1 bis 2 mm. Der Oberkiefer (mit nach innen gerichtetem Rand) liegt dem Os nasale auf. Allerdings wird das Nasenbein in großen Bereichen beidseitig (von posterior und anterior) von der maxillären furchigen Sutur umfasst.
  - ▶ Suturenart: Sutura squamosa
  - ▶ Mobilität: Anteroinferiore und posterosuperiore Gleitbewegung (allerdings wird diese durch die von anterior sichtbare Flaschenhalsform beider Ossa nasalia stark eingeschränkt)[113], globale Außen- und Innenrotation beider Ossa nasalia

Verbindung zum Vomer

- Sutura vomeromaxillaris: Der Knochenkamm in der Mittellinie (Crista nasalis) artikuliert mit dem vorderen Abschnitt des unteren Randes des Pflugscharbeins. Der Vomer wird zwischen den Cristae nasales der Maxillae umfasst. Es kann vorkommen, dass sich im mittleren bzw. hinteren Abschnitt der Sutur der untere Rand des Vomers aufgabelt und die Crista umfasst[114].
  - ▶ Suturenart: Schindylesis
  - ▶ Mobilität: Anteroposteriore sagittale Schaukelbewegung, Bewegung kann je nach Position der Sutura vomeromaxillaris und der Sutura vomeropalatina zugelassen oder verhindert werden[100]

Verbindung mit der Concha nasalis inferior

- Sutura conchomaxillaris: Die fast horizontale Leiste des Oberkiefers (Crista conchalis) verbindet sich mit der unteren Nasenmuschel.
  - ▶ Suturenart: Sutura plana

Verbindung zur Maxilla der Gegenseite

- Sutura intermaxillaris: Von der Spina nasalis anterior nach kaudal verlaufend

- Sutura palatina mediana: Beide Processus palatinus der Oberkieferknochen verbinden sich miteinander (intraoraler Verlauf).

- ▶ Die Fusion beginnt ab dem 15. Lebensjahr, ab dem 30. Lj. sind deutliche Zeichen vorhanden.
  In den ersten 30. Lebensjahren ist die suturale Fläche, die sich anterior der Fossa incisiva befindet relativ plan. Nahe der Sutura intermaxillaris befinden sich allerdings vertikale Rinnen und Kämme in anteroinferiorer und posterosuperiorer Richtung, parallel zur Fossa incisiva, die auch nach dem 30. Lebensjahr noch bestehen bleiben.
  Mitte des 3. Lebensjahrzehnts kommt es zu einer Zunahme unregelmäßiger Rinnen und Kämme und es bildet sich eine unregelmäßige kavernöse Form auf einer Knochenseite, mit der entsprechenden Vorwölbung am anderen Knochen[115]. Posterior der Fossa incisiva wird die suturale Fläche deutlich kleiner, mit vertikalen flachen Rinnen und länglichen schmalen Sägen.
- ▶ Suturenart: Sutura serrata
- ▶ Mobilität: Laterale Expansion und mediale Kompression, Aufsteigen und Absenken der Sutur (vertikales Shifting), adaptive Außenrotation (anteriore Kompression, posteriore Öffnung) und Innenrotation (anteriore Öffnung und posteriore Kompression)[116]

Verbindung zum Os incisivum
- Sutura incisiva
  - ▶ Meist nur in der Entwicklung sichtbare Naht
  - ▶ Fusion: praenatal (facialer Anteil), 25. Lj. komplett

Os palatinum (Abb. 6.57, 6.58 und 6.59)

Das paarige Os palatinum bildet mit fünf Knochen gelenkige Verbindungen:
Os sphenoidale
Maxilla
Vomer
Os ethmoidale
Os palatinum
Concha nasalis inferior
Durch seine Stellung zwischen dem Keilbein und dem Oberkiefer wirkt dieser Knochen als eine Art Bremser („Speed reducer")[19]. Das Gaumenbein modifiziert die relativ große Mobiliät des Keilbeins in eine verminderte Mobilität der Oberkieferknochen.

Verbindung mit dem Os sphenoidale
- Sutura sphenopalatina:
  - ▶ Der Processus sphenoidalis des Gaumenbeins artikuliert mit der unteren lateralen Fläche des Keilbeinkörpers
  - ▶ Der Processus orbitalis des Gaumenbeins verbindet sich mit dem unteren vorderen Winkel des Keilbeinkörpers
  - ▶ Der hintere Rand der vertikalen Gaumenbeinplatte (Lamina perpendicularis) artikuliert mit dem Vorderrand des inneren Flügelfortsatzblattes (Lamina medialis Processus pterygoidei des Keilbeins)
  - ▶ Der untere Fortsatz des Gaumenbeins (Processus pyramidalis) fügt sich in die Incisura pterygoidea des Keilbeins. Die Lamina medialis hat einen eher planen Rand, die Lamina lateralis einen eher sägeartigen. Diese Sutur ermöglicht eine Schaukelmobilität[79].
  - ▶ Suturenart aller 4 Verbindungen: Zum größten Teil: Sutura plana
  - ▶ Mobilität: Gleitbewegung von superolateral nach inferomedial (im oberen Bereich), superomediale nach inferolaterale Gleitbewegung (im unteren Bereich)[92]. Ein Fulkrum befindet sich in der Mitte der Lamina perpendicularis, die die Mobiliäten im oberen und unteren Bereich in Form einer Schaukelbewegung integriert.

6. Schädelnähte

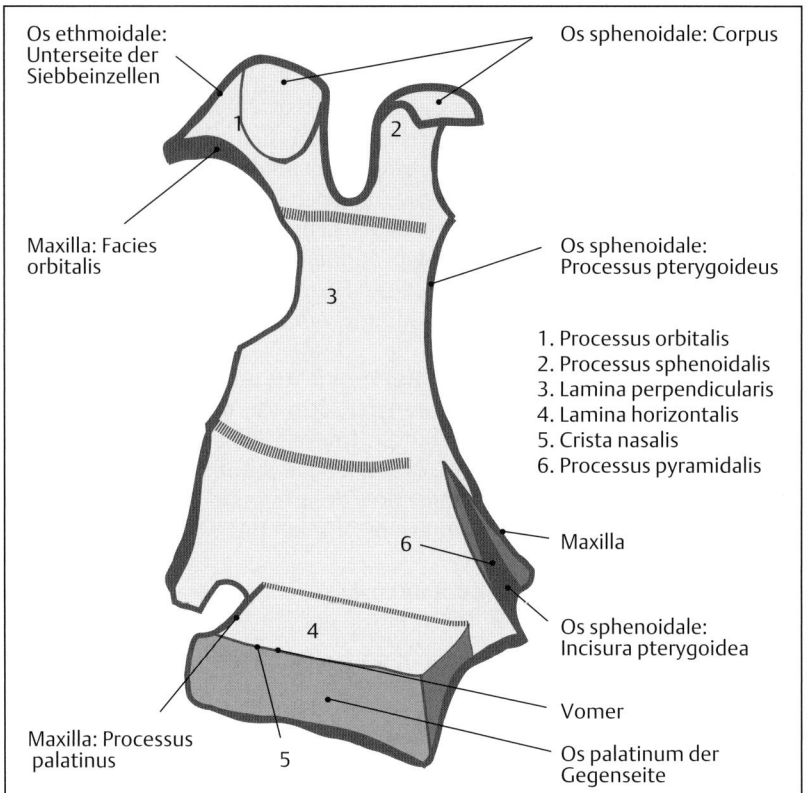

6.57
Suturale Verbindungen des rechten Os palatinum (von medial)

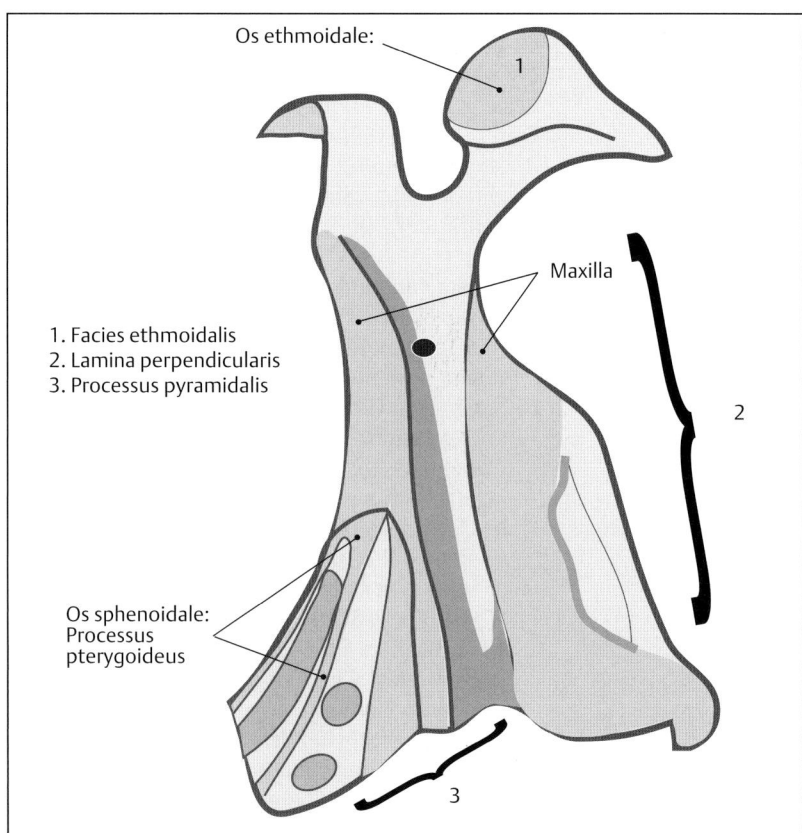

6.58
Suturale Verbindungen des Os palatinum (von lateral)

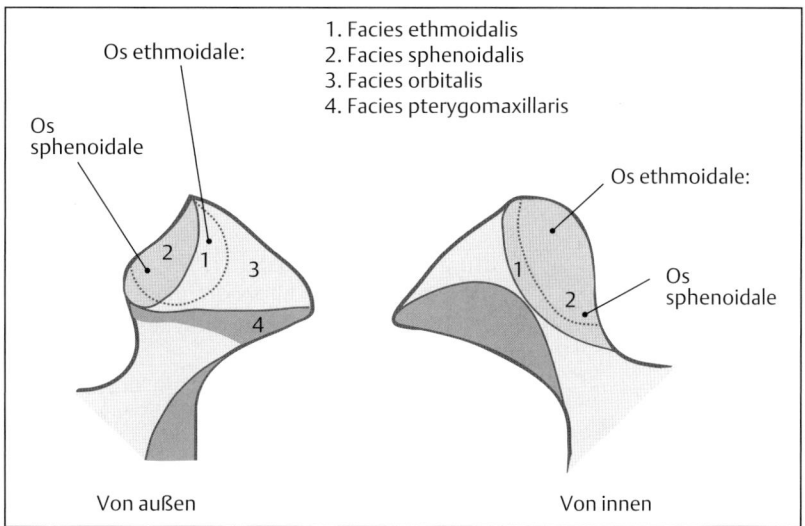

6.59
Suturale Verbindungen des Processus orbitalis

Verbindung zur Maxilla

- Sutura palatina transversa: Die Lamina horizontalis verbindet sich mit dem Processus palatinus des Oberkiefers. Nach unten gerichteter Rand.
  - Suturenart: Sutura plana, allerdings mit feinen oberflächlichen anteroposterior verlaufenden sägeförmigen Auszackungen (verhindern mediolaterale Mobilitäten)
  - Mobilität: Gleitbewegung, vor allem anteroposteriore
- Sutura palatomaxillaris:
  - Der vordere Teil des Processus orbitalis artikuliert mit der hinteren medialen Seite der Facies orbitalis des Oberkiefers
  - Suturenart: Sutura plana
  - Mobilität: Medial-laterale Mobilität

Der Nervus maxillaris zieht vom Foramen rotundum über die Fossa pterygopalatina und die Fissura orbitalis inferior in die Augenhöhle. Dort läuft er um den kleinen Processus orbitalis des Gaumenbeins herum, um dann erst in den Kanal des Oberkiefers einzudringen und an die Oberfläche zu kommen. Dieser kleine Fortsatz des Gaumenbeins wirkt wie ein Spannungsregulator für diesen Nerv, sodass während der feinen Bewegungen des kraniosakralen Rhythmus nicht zu viele Zugkräfte auf diesen Nerven einwirken. So klein das Gaumenbein und so gering seine Beteiligung an der Bildung der Augenhöhle auch ist, so wichtig ist es für die Behandlung von Augenstörungen.[21]

- Die seitliche Kante der Lamina perpendicularis des Gaumenbeins artikuliert mit der hinteren Oberkieferhöhlenwand. Ein kleiner vertikaler Kamm an der maxillären Gelenkfläche verläuft von anteroinferior nach posterosuperior.
- Suturenart: Sutura plana
- Mobilität: Gleitbewegung (aufgrund des maxillären Kammes vor allem anteroinferior und posterosuperior), medial-laterale Mobilität[112]

Die laterale Fläche des Processus pyramidalis des Gaumenbeins artikuliert mit einer unteren rauen Fläche des medialen Hinterrandes des Oberkiefers.

- Suturenart: Sutura plana, teilweise unregelmäßig
- Mobilität: Gleiten, vor allem posteromedial nach anterolaterale Mobiliät
- Mobilität aller drei Anteile, inkl. der Sutura transversa: anteroposteriores Gleiten[112]

214 6. Schädelnähte

Verbindung zum Vomer	• Sutura vomeropalatina: Die Cristae nasales der Gaumenbeine umfassen den hinteren Bereich des Vomerunterrandes. ▶ Suturenart: Sutura plana ▶ Mobilität: Anteroposteriore sagittale Schaukelbewegung (Bewegung kann je nach Position der Sutura Vomeromaxillaris und Vomeropalatina zugelassen oder verhindert werden)[100]. Der Processus sphenoidalis grenzt nach hinten an den vorderen Anteil der Ala vomeris.
Verbindung mit dem Os ethmoidale	• Sutura palato-ethmoidalis: Der Processus orbitalis des Gaumenbeins artikuliert mit der Unterseite der Siebbeinzellen. Er bildet eine stuhlartige Fläche mit einer hohen Rückenlehne, die die posteriorinferiore Ecke des Siebbeins umfasst. ▶ Suturenart: Sutura plana (am orbitalen Rand befinden sich jedoch feine Zerklüftungen, die ein antero-posteriores Gleiten verhindern sollen) ▶ Mobilität: Schaukelbewegung (von posteromedial nach anterolateral). Die Crista ethmoidalis des Gaumenbeins artikuliert mit der mittleren Nasenmuschel.
Verbindung zum Os palatinum der Gegenseite	• Sutura palatina mediana ▶ Suturenart: Sutura serrata ▶ Mobilität: Laterale Expansion und mediale Kompression, Aufsteigen und Absenken der Sutur (vertikales Shifting)[117], posteroinferore-anterosuperiore Bewegung[118], adaptive Außenrotation und Innenrotation des Os palatinum

Os zygomaticum *(Abb. 6.60)*

Das paarige Os zygomaticum bildet mit 4 Knochen gelenkige Verbindungen:
Os sphenoidale
Os temporale
Os frontale
Maxilla

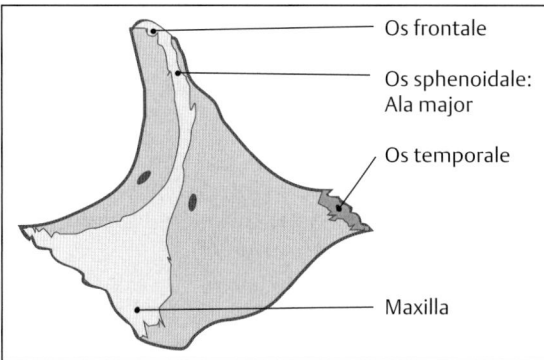

6.60
Suturale Verbindungen des Os zygomaticum (von innen)

Verbindungen zum Os sphenoidale	• Sutura sphenozygomatica: Der hintere Rand der Facies orbitalis des Jochbeins artikuliert mit dem vorderen Rand der Ala major. Die etwa vertikal verlaufende Sutur führt von der Sutura frontozygomatica zur Fissura infraorbitalis. Obere Hälfte der Sutur: Der keilförmige sägeartige Rand des Jochbeins wird vom sphenoidalen furchenartigen squamoserraten Rand umfasst. Oberes 1/4 der unteren Hälfte: Der nach innen gerichtete Rand des Jochbeins bedeckt die artikuläre Fläche des Keilbeins.

Unteres 1/4 der unteren Hälfte: Der Rand des Jochbeins (nach außen gerichteter Rand) wird vom Rand des Keilbeins bedeckt[82].
- ▶ Suturenart: Sutura serrata
- ▶ Mobilität: Anteromedial nach posterolaterale scharnierartige Mobilität[83]

Verbindung mit dem Os temporale

- Sutura temporozygomatica: Der nach hinten gerichtete Fortsatz des Jochbeins (Processus temporalis) verbindet sich mit dem Fortsatz des Schläfenbeins. Pick untergliedert die Sutur in drei Teile[105]: Anteriorer Teil (mit inferiorem suturalem Verlauf), medialer Teil (mit horizontalem plateauartigem Verlauf) und posteriorer Teil (mit inferiorem Verlauf). Im superioren 2/3 der Sutur bedeckt das Jochbein (mit nach innen gerichtetem Rand) das Schläfenbein, im inferioren 1/3 der Sutur wird das Jochbein (mit nach außem gerichtetem Rand) vom Schläfenbein bedeckt.
  - ▶ Suturenart: Sutura serrata
  - ▶ Mobilität: Anteroposteriores Gleiten[106], geringere rotationelle Bewegung (Außen- und Innenrotation des Os temporale)[106], adaptive Schaukelbewegung[107]. Diese Sutur funktioniert als eine Art Scharniergelenk[108].

Verbindung mit dem Os frontale

- Sutura frontozygomatica: Der nach innen gerichtete Rand des Jochbeins bedeckt den nach außen gerichteten Rand des Stirnbeins.
  - ▶ Suturenart: Sutura serrata
  - ▶ Mobilität: Eine komplette Disartikulation ist nur bis zum 2. Lebensjahrzehnt möglich (aufgrund sich bildender ineinander greifender hammerartiger Verzahnungen). Schaukelbewegung von superior-anteromedial nach inferior-posterolateral[102], Flexibilität[103]

Verbindung zur Maxilla

- Sutura zygomaticomaxillaris: Der zur Maxilla weisende Fortsatz des Jochbeins artikuliert mit dem seitlich gelegenen Fortsatz des Oberkiefers. (Siehe auch S. 208)
  - ▶ Suturenart: Unregelmäßig gebildete Naht
  - ▶ Mobilität: Scharnierartige Bewegung im Sinne einer Außen- und Innenrotation, Scharnierfunktion[22]

Mandibula (Abb. 6.61)

Die unpaarige Mandibula bildet mit zwei Knochen gelenkige Verbindungen: Os temporale (2)

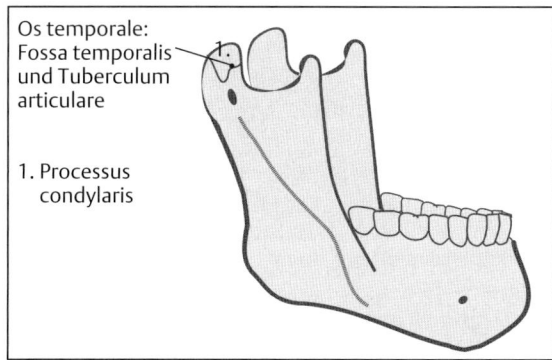

6.61 Artikuläre Verbindungen der Mandibula (von lateral)

Verbindung mit dem Os temporale

- Articulatio temporomandibularis: Der Gelenkfortsatz des Unterkiefers (Processus condylaris) artikuliert mit der Grube des Schläfenbeins (Fossa mandibularis) und der Erhebung vor der Grube (Tuberculum articulare).
  - ▶ Gelenkart: Diarthrose

216 6. Schädelnähte

Os nasale *(Abb. 6.62 und 6.63)*

Das paarige Os nasale bildet mit vier Knochen gelenkige Verbindungen:
Os frontale
Os ethmoidale
Maxilla
Os nasale

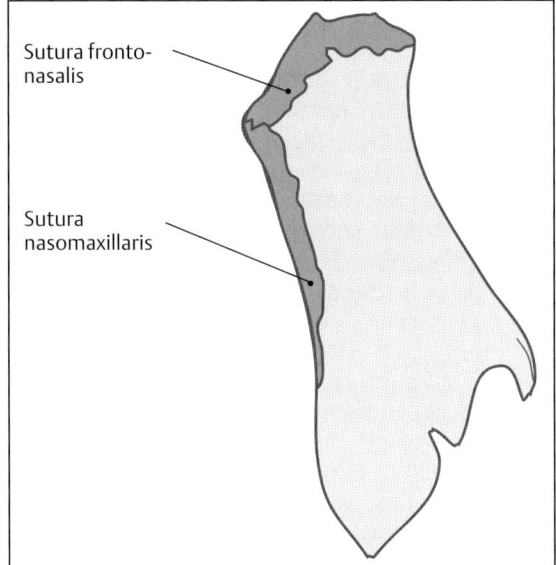

6.62
Suturale Verbindungen des rechten Os nasale (von außen)

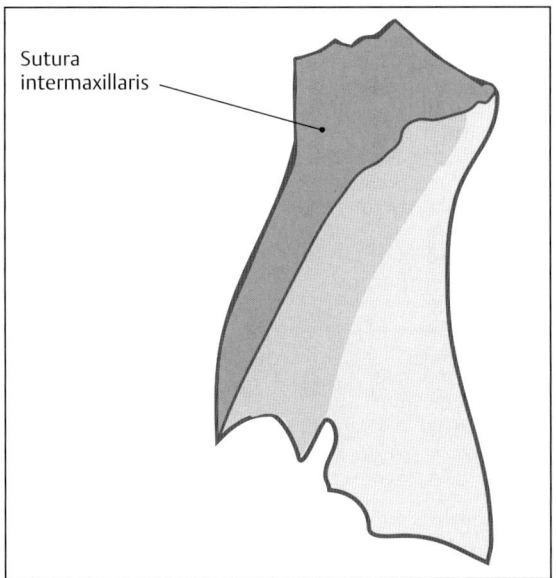

6.63
Suturale Verbindungen des rechten Os nasale (von innen)

Verbindung zum Os frontale

- Sutura frontonasalis: Die sägeförmigen Auszackungen im oberen Bereich des Nasenbeins ragen sichelförmig in den medialen Teil der Pars nasalis des Stirnbeins hinein.
  ▸ Suturenart: Sutura serrata
  ▸ Mobilität: kaudale Mobilität, in Verbindung mit einem anterioren Shift (reine kaudale Mobilität ist aufgrund der sichelförmigen Auszackungen nicht möglich), Scharnierfunktion[22]

▶ Der Knochenkamm des Nasenbeins (Crista nasalis) artikuliert mit dem medianen spitzen Vorsprung des Stirnbeins (Spina nasalis)
▶ Suturenart: Sutura plana

Verbindung zum Os ethmoidale

- Sutura ethmoidonasalis: Der hintere Teil des Knochenkamms des Nasenbeins artikuliert mit dem vorderen Rand der Lamina perpendicularis des Siebbeins.
- Inferiorer suturaler Verlauf: Meist ist die rechte Crista nasalis in Kontakt mit der ebenen Lamina perpendicularis[97]
- Superiorer Verlauf: Häufig fügt sich die linke Crista nasalis mit ihren feinen sägeförmigen Auszackungen in eine Gabelung der Lamina perpendicularis.
  ▶ Suturenart: Zum größten Teil Sutura plana
  ▶ Mobilität: Posterosuperiore-anteroinferiore Gleitbewegung

Verbindung zur Maxilla

- Sutura nasomaxillaris: Das Nasenbein artikuliert mit dem vorderen Teil des Stirnfortsatzes des Oberkiefers. Der Suturenrand des Nasenbeins wird vom Oberkiefer (mit nach innen gerichtetem Rand) bedeckt und in großen Bereichen sogar beidseitig (von posterior und anterior) von der maxillären furchigen Sutur umfasst.
  ▶ Suturenart: Sutura squamosa
  ▶ Mobilität: Anteroinferiore und posterosuperiore Gleitbewegung (allerdings wird diese durch die von anterior sichtbare Flaschenhalsform beider Ossa nasalia stark eingeschränkt)[113], globale Außen- und Innenrotation beider Ossa nasalia.

Verbindung zwischen beiden Nasenbeinen

- Sutura internasalis: Im superioren Drittel eine ineinander verhakte Zickzack-Form, die Gleitbewegungen verhindert; im weiteren Verlauf teilweise abwechselnde Suturenrandung. Nach posterior liegen die suturalen Flächen flächig aufeinander. Der suturale Kontakt ist im superioren und mittleren Bereich dicker, während er im inferioren Bereich nur noch etwa 1 mm beträgt.
  ▶ Suturenart: Sutura serrata
  ▶ Mobilität: Scharnierartige anterior-posteriore Mobilität (Außen- und Innenrotation), laterale Mobilität

Verbindung des Nasenbeins mit der knorpeligen Nasenscheidewand

- Sutura nasoseptale
  ▶ Suturenart: Sutura plana

Quellenangaben:

1. Magoun, H. I.: Osteopathy in the cranial field. 3rd ed. Journal Printing Company, Kirksville 1976, S. 12.
2. Lebourg, L. Seydel, S.: Nature,evolution, et role des articulations de la face-leurs importance physiologique Rev Stom 34 (1932) 193–210.
3. Petrovic, A., Charlier, J. P., Herrmann, J.: Les mechanismes de Croissance du Crâne. Bull. Ass. Anat. 143 (1969) 1376–1382.
4. Pritchard, J. J., Scott, J. H., Girgis, F. G.: The structure and developpement of cranial and facial sutures. J. of the Anat. 90 (1956) 73–86.
5. Delaire, J.: L'articulation fronto-maxillaire. Rev. Stomatol. (1976) 921.
6. Retzlaff, E. W., Michael, D., Roppel, R., Mitchell, F.: The structures of cranial bone sutures. JAOA 75 (1976) 607–608.
7. Enlow, D. H.: Handbuch des Gesichtswachstums. Quintessenz Verlag, Berlin, 1989, S. 172.
8. Heisey, S. R., Adams, T.: Measurement of cranial bone mobility. Kopf Carrier(1992) 1–5. Heisey, S. R., Adams, T.: Role of cranial bone mobility in cranial compliance. Neurosurg. 33 (1993) 869–877.

9. Heisey, S. R., Adams, T.: Role of cranial bone mobility in cranial compliance. Neurosurg. 33 (1993) S. 875.
10. Zanakis, M. F., Lewandowski, M. A., Marmora, M., Dowling, C. T., Kircher, K. T., Cebelnsky, R. M., Banihashem, M.: Cranial mobility in humans. Manuskript zur Veröffentlichung in JAOA (1996/97).
11. Retzlaff, E. W., Michael, D., Roppel, R., Mitchell, F.: The structures of cranial bone sutures. JAOA 75 (1976), 607–608.
12. Delaire, J.; Considerations sur la croissance faciale. Rev. Stomatol. 72 (1971) 60.
13. Sperber, G. H.: Embryologie des Kopfes. Quintessenz Verlag, Berlin, 1992, S. 150.
14. Upledger, J. E., Vredevoogd, J. D.: Lehrbuch der Kraniosakral-Therapie. Haug Verlag, Heidelberg, 2. Auflage, 1994, S. 23.
15. Retzlaff, E. W., Michael, D., Roppel, R., Mitchell, F.: The structures of cranial bone sutures. JAOA 75 (1976), 607–608.
16. Retzlaff, E. W., Mitchell, F. jr., Upledger, J. E.: Efficacy of cranial sacral manipulation: The physiological mechanism of the cranial sutures. J. of the Society of Osteopaths. 1982–83, S. 10.
17. Retzlaff, E. W., Michael, D., Roppel, R., Mitchell, F.: The structures of cranial bone sutures. JAOA, vol. 75, 1976, S. 608.
18. Still, A. T.: Osteopathy, research and practice. Journal printing Company, Kirksville, Missouri, 1898, S. 40.
19. Sutherland, W. G.: Teachings in the science of osteopathy. Sutherland Cranial Teaching Foundation, 1991, S. 93.
20. Sutherland, W. G.: Teachings in the science «f osteopathy. Sutherland Cranial Teaching Foundation, 1991, S. 78.
21. Sutherland, W. G.: Teachings in the science of osteopathy. Sutherland Cranial Teaching Foundation, 1991, S. 90.
22. Kragt, G., Ten Bosch, J.J., Borsdroom, P. C. F.: Measurement of bone displacement in a macerated human skull induced by orthodontic forces; a holography study. J. Biomechanics 12 (1979) S. 905–910.
23. Retzlaff, E. W., Mitchel, F. L. & Upledger, J. E., Biggert, T.: Sutural collagenous bundles and their innervation in Saimuri sciureus. Anat. Rec. 187 (1977) 692.
24. Chandra Sekharan, P.: Identification of skull from its suture pattern. Forensic. Sci. Int. 27(3) (1985) 205–214.
25. Opperman, L. A.: Cranial sutures as intramembranous bone growth sites. Dev. Dyn. 219(4) (2000) 472–485.
26. Moss, M. L.: Extrinsic determination of sutural area morphology in the rat calvaria. Acta. Anat., 44 (1961) 263–272.
27. Hubbard, R. P.: Flexure of layered cranial bone. J. Biomechanics, 4 (1971) 351–363.
28. Jaslow, C. R.: Mechanical properties of cranial sutures. J. Biomech. 23 (1992) 313–321.
29. Buckland-Wright, J. C. Bone structure and the patterns of force transmission in the cat skull. J. Morphol.155 (1) (1978) 35–61.
30. Behrents, R. G. und Carlson, D. S. und Abdelnour, T.: In vivo analysis of bone strain about the sagittal suture in macaca mulatta during masticatory movements. J. Dent. Res. 57 (9–10) (1978) 904–908.
31. McElhaney, J. H., Fogle, J. L., Melvin, J. W., Haynes, R. R., Roberts, V. L., Alem, N. M.: Mechanical Properties of cranial bones. J. Biomechanics, 3 (1970) 495–511.
32. Wood, J.: Dynamic response of cranial bones. J. Biomechanics, 4 (1971) 1–12.
33. Blum, C.: Biodynamics of the cranium: A survey. J. craniomandibular Practices, 3 (1985) 164–171.
34. Heifetz, M. D., Weiss, M.: Detection of skull expansion with increased intracranial pressure. J. Neurosurg. 55 (1981) 811–812.
35. Pitlyk, P. J., Piantanida, T. P., Ploeger, D. W.: Noninvasive intracranial pressure monitoring. Neurosurg. 17 (1985) 581–584.
36. Babler, W. J., Persing, J. A.: Experimental alteration of cranial suture growth: Effects on the neurocranium, basicranium, and midface. Prog. Clin. Bio.l Res. 101 (1982) 333–345.
37. Pavlin, D., Vukicevic, D.: Mechanical reactions of facial skeleton to maxillary expansion determined by laser holography. Am. J. Orthod. 85 (6) (1984) 498–507.
38. Moskalenko Y. E., Kravchenko, T. I., Gaidar, B. V., et al.: The periodic mobility of the cranial bones in man. Fiziol Cheloveka. 25(1) (1999) 62–70.
39. Myers, R.: Measurement of small rhythmic motions around the human cranium in vivo. J. Aus. Ost. Ass. (1998) 9 (2) 6–13.
40. McGrath, M. C.: Viewpoint to A review of the physiology of cranial osteopathy (Ferguson, A.). J. Osteop. Medic. 6 (2) (2003) 84–86.
41. et al.: Coronal suture response to distraction osteogenesis in rabbits with delayed-onset craniosynostosis. J. Craniofac. Surg. 10(1) (1999) 27–37.
42. Virchow R., Über den Cretinisimus, namentlich in Franken, und über pathologische Schädelformen, Verh. Phys. Med. Ges. (1851–1852) Würzburg.
43. Guillaume, J. P.: Entwicklungen und Perspektiven der kraniofaszialen Osteopathie. Osteopath. Med. 2 (2002) 9–12.

Literatur

44 Currarino, G.: Premature closure of the frontozygomatic suture: unusual frontoorbital dysplasia mimicking unilateral coronal synostosis. Am. J. Neuroradiol. 6(4) (1985) 643-6.
45 Moss, M.: Functional anatomy of cranial synostosis. Child's Brain (1975) 191-204.
46 Persson, M., Roy W. A., Persing J. A., Rodeheaver G. T., Winn H. R., Craniofacial growth following experimental craniosynostosis and craniectomy in rabbits, J. Neurosurg. 50 (2/1979) 187-97.
47 Babler, W. J., Persing J. A., Experimental alteration of cranial suture growth: Effects on neurocranium, basicranium and midface, Prog. Clin. Biol. Res. 101 (1982) 333-45.
48 Cohen, M. M. jr.: Craniosynostoses: phenotypic/molecular correlations. Am. J. Med. Genet. 10;56(3) (1995) 334-339.
49 Martius, G., Heidenreich, W.: Hebammenlehrbuch. Hippokrates, Stuttgart, 1999.
50 Oudhof, H. A.: Sutural growth. Acta. Anat., 112 (1) (1982) 58-68.
51 Markens, I. S., Oudhof, H. A.: Morphological changes in the coronal suture after replantation. Acta anat. 107 (3) (1980) 289-296.
52 Sukekawa, R.: Scanning electron microscopic observation on the sagittal suture of the human skull. Shikwa Gakuho 79 (1979) 1059-1064.
53 Cohen, S. P., MacLean, R. E.: Craniosynostosis- diagnosis, evaluation and management. 2. Ed. Oxford Universtisy Press, Oxford, 2000.
54 Lippmann, C.: Knochen und Suturen im nasomaxillären Bereich des Schädels. Entwicklung, Ossifikation, Wachstum und Mobilität. Diplomarbeit C.O.E., München (2004).
55 Melsen, B.: Time and mode of closure of the spheno-occipital synchondrosis determined on dry skulls. A radiographic craniometric study. Acta Odont. Scand. 27 (1968) 73-90.
56 Melsen, B.: Time of closure of the spheno-occipital synchondrosis determined on dry skulls. A radiographic craniometric study. Acta Odontol. Scand. 27(1) (1969) 73-90.
57 Melsen B.: Time and mode of closure of the spheno-occipital synchrondrosis determined on human autopsy material. Acta Anat. (Basel) 83(1) (1972) 112-118.
58 Powell, T. V., Brodie, A. G.: Closure of the spheno-occipital synchondrosis. Anatomical record 147 (1963) 15-23.
59 Ingervall, B., Thilander, B.: The human spheno-occipital synchondrosis. The time of closure appraised macroscopically. Acat. Odont.Scand. 30 (1972) 349-356.
60 Madeline, L. A., Elster, A. D.: Suture closure in the human chondrocranium. CT assessment. Radiolog. 196 (1995) 747-756.
61 Schalkhaußer, A.: Schließung und Mobilität der Synchondrosis sphenooccipitalis. Diplomarbeit C.O.E., München (2000) 26-27.
62 Meneses M., Laude M., Casero L. G. : Age of closure of the spheno-occipital junction of the clivus. Determination by MRI. Bull. Assoc. Anat. (Nancy). 78(241) (1994) 27-29.
63 Okamoto, K., Ito, J., Tokiguchi, S., Furusawa, T.: High resolution CT findings in the development of the sphenooccipital synchondrosis. AJNR AM J. Neuroradiol., 17 (1996) 117-120.
64 Story, E.: Tissue response to the movement of bones. Am. J. Orthod., 64 (3) (1973) 229-247.
65 Moss, M.: Functional anatomy of cranial synostosis. Child's Brain (1975) 191-204.
66 Dorheide, J., Hoyer, H.: Holographic investigation of the impact response of human heads. J. Neurosurg. 60 (1984) 718-723.
67 Jaslow, C. R.: Mechanical properties of cranial sutures. J. Biomech. 23 (1992) 313-321.
68 Meikle, M. C., Reynolds, J. J., Sellers, A., Dingle, J. T.: Rabbit cranial sutures in vitro: a new experimental model for studying the response of fibrous joints to mechanical stress. Calcif. Tissue Int., 28 (2) (1979) 137-144.
69 Meikle, M. C., Sellers, A., Reynolds, J. J.: Effect of tensile mechanical stress on the synthesis of metalloproteinases by rabbit coronal sutures in vitro. Calcif. Tissue Int., 30 (1) (1980) 77-82.
70 Blum, C. L.: The effect of movement, stress and mechanoelectric activity within the cranial matrix. Int. J. Orthod. 25(1-2) (1987) 6-14.
71 Farasyn, A.: New hypothesis for the origin of cranio-sacral motion. J. bodywork movem. therap. 3 (1999) 229-237.
72 White, W. K., White, J. E., Bladt, G.: The relation of craniofacial bones to specific somatic dysfunctions: A clinical study of the effects of manipulation. JAOA 85 (1985) 603-604.
73 Pavlin, D., Vukicevic, D.: Mechanical reactions of facial skeleton to maxillary expansion determined by laser holography. Am. J. Orthod. 85 (6) (1984) 498-507.
74 Pick, M. G.: Cranial sutures. Eastland Press. Seattle, 1999, S. 162.
75 Magoun, H. I.:Osteopathy in the Cranial Field. 3rd ed. Journal Printing Company, Kirksville 1976, S. 48.
76 Magoun, H. I.:Osteopathy in the Cranial Field. 3rd ed. Journal Printing Company, Kirksville 1976, S. 49.
77 Pick, M. G.: Cranial sutures. Eastland Press. Seattle, 1999, S. 416.
78 Pick, M. G.: Cranial sutures. Eastland Press. Seattle, 1999, S. 114.
79 Magoun, H. I.: Osteopathy in the Cranial Field. 3rd ed. Journal Printing Company, Kirksville 1976, S. 46.

80 Pick, M. G.: Cranial sutures. Eastland Press. Seattle, 1999, S. 107.
81 Pick, M. G.: Cranial sutures. Eastland Press. Seattle, 1999, S. 392.
82 Pick, M. G.: Cranial sutures. Eastland Press. Seattle, 1999, S. 382ff.
83 Pick, M. G.: Cranial sutures. Eastland Press. Seattle, 1999, S. 385.
84 Madeline, L. A., Elster, A. D.: Suture closure in the human chondrocranium. CT assessment. Radiolog. 196 (1995) 747–756.
85 Mann, S. S., Naidich, T. P., Towbin, R. B., Doundoulakis, S. H.: Imaging of postnatal maturation of the skull base. Neuroimaging. Clin. North. Am. 10(1) (2000) 1–21.
86 Eser-Bindl, U.: Os sphenoidale und Os ethmoidale-Entwicklung, Verknöcherung und Frage nach der Möglichkeit einer Mobilität. Diplomarbeit 2002, COE.
87 Pick, M. G.: Cranial sutures. Eastland Press. Seattle, 1999, S. 401.
88 Pick, M. G.: Cranial sutures. Eastland Press. Seattle, 1999, S. 322.
89 Pick, M. G.: Cranial sutures. Eastland Press. Seattle, 1999, S. 325.
90 Pick, M. G.: Cranial sutures. Eastland Press. Seattle, 1999, S. 356.
91 Magoun, H. I.:Osteopathy in the Cranial Field. 3rd ed. Journal Printing Company, Kirksville 1976, S. 47.
92 Pick, M. G.: Cranial sutures. Eastland Press. Seattle, 1999, S. 372.
93 Pick, M. G.: Cranial sutures. Eastland Press. Seattle, 1999, S. 401.
94 Pick, M. G.: Cranial sutures. Eastland Press. Seattle, 1999, S. 446.
95 Pick, M. G.: Cranial sutures. Eastland Press. Seattle, 1999, S. 296f.
96 Pick, M. G.: Cranial sutures. Eastland Press. Seattle, 1999, S. 300.
97 Pick, M. G.: Cranial sutures. Eastland Press. Seattle, 1999, S. 314.
98 Pick, M. G.: Cranial sutures. Eastland Press. Seattle, 1999, S. 309.
99 Pick, M. G.: Cranial sutures. Eastland Press. Seattle, 1999, S. 330.
100 Pick, M. G.: Cranial sutures. Eastland Press. Seattle, 1999, S. 341.
101 Pick, M. G.: Cranial sutures. Eastland Press. Seattle, 1999, S. 359.
102 Pick, M. G.: Cranial sutures. Eastland Press. Seattle, 1999, S. 235.
103 Magoun, H. I.:Osteopathy in the Cranial Field. 3rd ed. Journal Printing Company, Kirksville 1976, S. 186.
104 Pick, M. G.: Cranial sutures. Eastland Press. Seattle, 1999, S. 266.
105 Pick, M. G.: Cranial sutures. Eastland Press. Seattle, 1999, S. 187f.
106 Pick, M. G.: Cranial sutures. Eastland Press. Seattle, 1999, S. 190.
107 Magoun, H. I.: Osteopathy in the Cranial Field. 3rd ed. Journal Printing Company, Kirksville 1976, S. 148.
108 Dermant, L. R., Beerden, L.: Effects of class II elastic force on a dry skull measured by holographic interferometry. Am. J. Orthod. 79 (3) (1981) 296–304.
109 Pick, M. G.: Cranial sutures. Eastland Press. Seattle, 1999, S. 173f.
110 Sutherland, W.G.: The cranial bowl. JAOA (1944) 348–353.
111 Pick, M. G.: Cranial sutures. Eastland Press. Seattle, 1999, S. 196.
112 Pick, M. G.: Cranial sutures. Eastland Press. Seattle, 1999, S. 228.
113 Pick, M. G.: Cranial sutures. Eastland Press. Seattle, 1999, S. 240.
114 Pick, M. G.: Cranial sutures. Eastland Press. Seattle, 1999, S. 338.
115 Pick, M. G.: Cranial sutures. Eastland Press. Seattle, 1999, S. 206f.
116 Pick, M. G.: Cranial sutures. Eastland Press. Seattle, 1999, S. 208.
117 Pick, M. G.: Cranial sutures. Eastland Press. Seattle, 1999, S. 216.
118 Magoun, H. I.: Osteopathy in the Cranial Field. 3rd ed. Journal Printing Company, Kirksville 1976, S. 197.
119 Vander Kolk, C.A., Beaty, T.: Etiopathogenesis of craniofacial anomalies. Clin. Plast. Surg. 21(4) (19/1994) 481–488.
120 Amiel-Tison, C., Stewart, A.: L'enfant nouveau-né, un verveau pour la vie. INSERM 37 (1995) 132–140.
121 Opperman, L.A., Sweeney, T.M., Redmon, J., Persing, J.A., Ogle, R.C.: Tissue interactions with underlying dura mater inhibit osseous obliteration of developing cranial sutures. Dev. Dyn. 198(4) (12/1993) 312–322.
122 Levine, J.P., Bradley, J.P., Roth, D.A., McCarthy, J.G., Longaker, M.T.: Studies in cranial suture biology: regional dura mater determines overlying suture biology. Plast. Reconstr. Surg. 101(6) (5/1998) 1441–7.
123 Opperman, L.A., Chhabra, A., Nolen, A.A., Bao, Y., Ogle, R.C.: Dura mater maintains rat cranial sutures in vitro by regulating suture cell proliferation and collagen production. Craniofac.Genet. Dev. Biol. 18(3) (1998) 150–8.
124 Mehrara, B.J., Greenwald, J., Chin, G.S., Dudziak, M., Sagrioglu, J., Steinbrech, D.S., Saadeh, P.B., Gittes, G.K., Longaker, M.T.: Regional differentiation of rat cranial suture-derived dural cells is dependent on association with fusing and patent cranial sutures. Plast. Reconstr. Surg. 104(4) (9/1999) 1003–1013.
125 Rice, D.P., Kim, H.J., Thesleff, I.: Apoptosis in murine calvarial bone and suture development. Eur. J. Oral. Sci. 107(4) (8/1999) 265–75.
126 Ozaki, W., Buchman, S.R., Muraszko, K.M., Coleman, D.: Investigation of the influences of biomechanical force on the ultrastructure of human sagittal craniosynostosis. Plast. Reconstr. Surg. 102(5) (10/1998)1385–1394.

Weitere Literaturhinweise:

Adams, T., Heisey S. R., Smith, M. C., Briner, B. J.: Parietal bone mobility in the anesthetized cat. JAOA. 5 (1992) 599–622.

Arbuckle, B. E.: Cranial reinforcements from a manipulative Standpoint. Articulations stress bands – buttresses. JAOA 49 (1949) 188–194.

Bolk, L.: On the premature obliterations of sutures in the human skull. Am. J. Anat. 17 (1915) 495–523.

Brizon, J., Casting, J.: Les feuillets d'anatomie, osteologie de la tete, I und II, Maloine, Paris 1953.

Buckland-Wright, J. C.: The shock-absorbing effect of cranial sutures in certain mammals. J. Dent. res. 51 (1972) 1241.

Burstone, C. G., Shafer, W. G.: Sutural expansion by controlled mechanical stress in the rat. J. Dent. Res. 38 (1959) 534–540.

Dalaire, J., Le Diascorn, H., Lenny, Y.: La Croissance der la face. Rev. Odontostom. 5 (1972) 363–391.

Dolan, K. J.: Cranial suture closure in two species of South American monkeys. Am. J. Physic. Anthrop. 35(1971) 109–118.

Gehin, A.: Atlas of manipulative techniques for the cranium and Face. Eastland, Seattle 1981.

Giblin, N., Alley, A.: Studies in skull growth. Coronal suture fixation. Anat. Rec. 88 (1944) 143–153.

Greenman, P. E. (Hrsg.): Concepts and mechanism of neuromuscular functions. Springer, Berlin 1984.

Greenman, P. E.: Principles of manual medicine. Williams and Wilkins, Baltimore 1989.

Herring, S. W.: Sutures – a tool in functional cranial analysis. Acta Anat. 83 (1972) 222–247.

Hewitt, W. F., Lippincott, H. A., Rankin, W. C., Woods, J. M., Moore, L D.: Motion at cranial sutures: A method for its mechanical amplification and registration, with preliminary report of frontozygomatic motion in man. J. Osteopath. Cranial Assoc, Cranial Academy, Meridian, Idaho (1957–1958) 51–53.

Hoover, M. A.: Sutures of the Cranial Vault. J. Osteopath. Cranial Assoc. 1948.

Isotupa, K., Koski, K., Makinen, L.: Changing architecture of growing cranial bones at sutures as revealed by vital staining with Alizarin Red S in the rabbit. Am. J. Physic. Anthrop. 23 (1965) 19–22.

Jones, L., Retzlaff, E., Mitchell, F. L Jr., Upledger, J. E., Walsh, J.: Significance of nerve fibers interconnecting cranial suture vasculature, the superior sagittal sinus, and the third ventricle.JAOA82(1982)113.

Kokich, V. G.: Age changes in the human frontozygomatic suture fom 20 to 95 years. Am. J. Orthodont. 69 (1976) 411–430.

Kokich, V. G., Shapiro, P. A., Moffett, B. C., Retzlaff, E. W.: Craniofacial sutures. Aging in non-human primates. Van Nostrand Reinhold, New York 1979.

Koskinen, L., Isotupa, K., Koski, K.: A note on craniofacial sutural growth. Am. J. Physic. Anthrop. 45 (1976) 511–516.

Latham, R. A.: The sliding of cranial bones at sutural surfaces during growth. J. Anat. (1968) 593. Latham, R. A., Burston, W. R.: The postnatal patterns of growth at the sutures of the human skull. Dent. Practii. 17 (1966) 61–67.

Lay, E.: An Outline of osteopathy in the cranial field. Department of Osteopathie Theory and Methods, KCOM, Kirksville 1981.

Lang, J.: Klinische Anatomie des Kopfes. Berlin, 1982.

Lanz, T., Wachsmuth, W.: Praktische Anatomie, Bd. 1, Teil A. Springer, Berlin 1985.

Lanz, T., Wachsmuth, W.: Praktische Anatomie, Bd. 1, Teil B. Springer, Berlin 1979.

Lippincott, H. A., Lippincott, R. C.: A manual of cranial technique. Cranial Academy, 1995.

Magoun, H. I.: The temporal bone: Trouble maker in the Head. JAOA 73 (1974).

Markens, L. S., Oudhof, H. A. J.: Morphological changes in the coronal suture after replantation. Acta Anat. 107 (1980) 289–296. Michael, D. K., Retzlaff, E. W.: A preliminary study of cranial bone movement in the squirrel monkey. JAOA 74 (1975). Moss, M. L.: Experimental alteration of sutural area morphology. Anat. Rec. 127 (1957) 569–589.

Moss, M. L.: Fusion of the frontal suture in the rat. Am. J. Anat. 102 (1958) 141–165.

Moss, M. L.: Inhibition and Stimulation of sutural fusion in the cat calvaria. Anat. rec. 136 (1960)457–467. Moss, M. L.: The pathogenesis of premature cranial synostosis in man. Acta Anat. 37 (1959) 351–370.

Moss, M. L., Baer, M. J.: Differential growth in the rat skull. Growth 20 (1956) 107–120.

Moss, M. L., Young, R. W.: A functional approach to craniology. Am. J. Physic. Anthrop. 18 (1960)281–292.

Oudhof, H. A. J.: Sutural growth. Acta Anat. 112 (1982) 58–68.

Oudhof, H. A. J., van Doorenmaalen, W. J.: Skull morphogenesis and growth: hemodynamic influences. Acta Anat. 117 (1983) 181–186. Pernkopf, E.: Topographische Anatomie des Menschen, Bd. IV. Urban und Schwarzenberg, München 1957 und 1960. Persson, M.: Closure of facial sutures: a preliminary report Transactions of the European Orthodontic society 1976.

Persson, M., Thilander, B.: Palatal suture closure in man from 15 to 35 years of age. Am. J. Orthodont. 72 (1977) 42–52.

Popevec, J. P., Biggert, T. P., Retzlaff, E. W.: Histological techniques for cranial bone studies. JAOA 75 (1976) 606–607.

Quigley, M. B.: Perforating (Sharpey's) fibers of the periodontal ligament and bone. Ala. J. Med. Sci. 7(1970)336–342.

Retzlaff, E. W.: Structural and functional coneepts of craniosacral mechanisms. In: Greenman, P. E. (Hrsg.): Coneepts and mechanisms of neuromuscular funetions. Springer Verlag, Berlin 1980.

Retzlaff, E. W. et al.: Preliminary study of cranial bone movement in the squirrel monkey. Research Report. JAOA 75 (1975) 133–138.

Retzlaff, E. W. et al.: Temporaiis muscle action in parieto-temporal suture compression.JAOA 78 (1978) 127.

Retzlaff, E. W., Jones, L., Mitchell, F. L., Upledger, J. E., Walsh, J.: Possible automatic innervation of cranial sutures of primates and other mammals. Anat. Rec. 202 (1982) 156 A.

Retzlaff, E. W., Michael, D. K., Roppel, R.: Cranial bone mobility. JAOA 74 (1975) 866–869.

Retzlaff, E. W., Mitchell, F. L.: The cranium and its sutures. Springer-Verlag, Berlin 1987.

Retzlaff, E. W., Mitchell, F. L. & Upledger, J. E.: Nerve fibers present with the parietal cranial bones of primates. JAOA 80 (1981) 753–754.

Retzlaff, E. W., Mitchell, F. L. & Upledger, J. E.: Sutural collagenous bundles and their innervation in Saimuri sciureus. Anat. Rec. 187 (1977) 692.

Retzlaff, E. W., Mitchell, F. L. & Upledger, J. E., Biggert, T.: Aging of cranial sutures in Macaca nemestrina. Anat. Rec. 190 (1978) 52.

Retzlaff, E. W., Mitchell, F. L., Upledger, J. E., Vredgevoogd, J. & Walsh, J.: Light scanning microscopy of nerve fibers within the parietal bones of primates. Anat. Rec. 199 (1981) 210 A.

Retzlaff, E. W., Mitchell, F. L., Walsh, J., Wendecker, A.: The role of cranial ligaments in primates. Anat. Rec. 211 (1985) 159–160.

Retzlaff, E. W., Upledger, J. E.: Sutures of primates including man. AOA Research Conference 1981.

Retzlaff, E. W., Upledger, J. E., Mitchell, F. L. & Walsh, J: Aging of cranial sutures in humans. Anat. Rec. 193 (3) (1979).

Retzlaff, E. W., Upledger, J. E., Mitchell, F. L., Walsh, J., Vredgevoogd, J.: Age related changes in human cranial sutures. Ann. Am. Osteopath. Assoc. 23 (1979) 14.

Retzlaff, E. W., Upledger, J. E., Vredgevood, J.: Cranial suture morphology. Second World Congress on Pain, Int. Assoc. Study Pain 1 (1978) 68.

Retzlaff, E. W., Upledger, J. E., Vredgevoogd, J. & Walsh, J.: Neurovascular mechanisms in cranial sutures. JAOA 80 (1980) 218–219.

Retzlaff, E. W., Walsh, J., Mitchell, F. L., Vredgevoogd, J.: Histological detail of cranial sutures as seen in plastic embedded specimens. Anat. Rec. 208 (1984) 145 A.

Scott, J. H.: Growth at facial sutures. Am. J. Orthodont. 42 (1956) 381–387.

Simmons, D. R., Peyton, W. T.: Premature closure of the cranial sutures. J. Pediatr. 31 (1947) 528–547.

Singer, R.: Estimation of age from cranial suture closure – a report on its unreliability. J. Forens. Med. 1 (1953) 52–59.

Smith, H. G., McKeown, M.: Experimental alteration of the coronal sutural area: A histological and quantitative microscopic assessment. J. Anat. 118 (1974) 543–559.

St. Pierre, N., Roppel, R. M., Retzlaff, E. W.: The detection and relative movement of cranial bones. JAOA 76 (1976) 289.

Sutherland, W. G.: The cranial bowl. Free Press Company, Mankato, Minnesota 1939.

Tamboise, E., Tamboise, A.: Localisation et rôle des osteoclast.es dans la morphogenese des sutures du crâne. Annales de Medecine Osteopathique, Vol. 1, t. 1, 1985.

Testut, L.: Traite d'Anatomie humaine. Tome 1: Ostéologie, Arthrologie, Myologie. Octave Doin, Paris, 1899.

Todd, T. W., Lyon, D. W. Jr.: Cranial suture closure – its progress and age relationship. Part II. Ectocranial closure in adult males of white stock. Am. J. Physic. Anthrop. 8 (1925) 23–45.

Todd, T. W., Lyon, D. W. Jr: Cranial suture closure – its progress and age relationship. Part IV. Ectocranial closure in adult males of negro stock. Am. J. Physic. Anthrop. 8 (1925) 149–168.

Todd, T. W., Lyon, D. W. Jr.: Endocranial suture closure. Am.J. Physic. Anthrop. 7 (1924) 325–384.

Toglia, J. U., Rosenberg, P. E., Ronis, M. L.: Post traumatic dizziness, vestibular, audiologic and medicolegal aspects. Arch. Otolaryngol 92 (1970) 435–492.

Williams, P. L., Warwick, R., Dyson, M., Bannister, L. M.: Gray's Anatomy. 37. Auflage. Churchill Livingstone, New York, Edinburgh, London, Melbourne 1989.

Young, R. W.: The influence of cranial contents on postnatal growth of the skull in the rat. Am. J. Anat. 105 (1959) 383–415.

„Sie (die Schädelknochen) besitzen ein spezielles intrakraniales membranöses Gewebe, das nicht nur als Verbindungsmedium dient, sondern auch als reziprokes Spannungsmedium fungiert, das das normale Ausmaß ihrer artikularen Beweglichkeit begrenzt."

W. G. Sutherland[1]

Hirn- und Rückenmarkshäute

Wachstumsdynamiken der Dura nach Blechschmidt

- Bereits in der 4. Woche, zum Zeitpunkt der Entstehung der Somiten, umfasst die Dura das Neuralrohr ventral bereits relativ fest und verdickt im Laufe der Entwicklung ventral weitaus deutlicher als dorsal.
- Die Dura strafft sich ventral so extrem, dass sie dort sehr zugfest wird und somit als Halteapparat wirkt. Durch ihren Wachstumszug löst sie dorsal am Neuralrohr die Bildung der großen sensiblen Ganglien und der dorsalen Nervenwurzeln aus.
- In der 8. Woche ist das Gehirn am Ort des geringsten Widerstandes exzentrisch vergrößert, besonders in der antibasalen Region, in der sich noch keine zugfeste Dura entwickelt hat.
- Nur in der basalen Region hat sich eine zugfeste und kräftige Dura gebildet. (Abb. 7.1) Die basale Dura flacht sich durch das zunehmende Wachstum des Gehirns ab. Die Folge ist eine Verdichtung des an der Basalseite der Dura anliegenden Mesenchyms. Dieses stellt ein Kontusionsfeld für die vorknorpelige Schädelbasis dar. Gleichzeitig übt die basale kurzgestraffte Dura eine gewisse Haltefunktion gegenüber dem Gehirn aus.
- Durch zunehmendes extrentrisches Wachstum des Gehirns steigen nach und nach die Wachstumswiderstände auch in der antibasalen und laterodorsalen Kopfwand soweit an, dass die Hirnregionen gegeneinander abknicken. Es entstehen die Fissuren, in denen Falx und Tentorium gestrafft werden. Die Falx cerebri und des Tentorium cerebelli entstehen, indem im Laufe des embryonalen Hirnwachstums mesenchymales Gewebe zwischen den beiden Großhirnhemisphären und zwischen Groß- und Kleinhirn flachgepresst wird.
- Die Dura verfestigt sich schließlich zwischen den sich unterschiedlich verdickenden Teilen des Gehirns zum so genannten Duragurtsystem (Abb. 7.1-1).
- Anschließend ist flächenhaftes Hirnwachstum nur noch in den Fenstern zwischen den Duragurten möglich. Aussparungen in den antibasalen Regionen zwischen den Duragurten werden zu Fontanellen und sind also schon vor Beginn der Bildung des knöchernen Schädels angelegt (Abb. 7.1-1–Abb. 7.1-2).
- Gegenzug der Dura gegenüber dem Deszensus der Organe:
  - Entstehung des Langgesichts: Die Dura des Oberkopfes mit der Falx entfernt sich während der aszendierenden Wachstumsbewegung des Gehirns von dem deszendierenden Ligamentsystem der Halseingeweide. Dadurch strafft sich das Gesichtsbindegewebe zwischen Falx und Hyoid maulkorbartig, und es entsteht schließlich das Langgesicht.
  - Dura als Haltefunktion für die Crista galli: Durch die Haltefunktion der Falx cerebri und die antibasale Dura bleibt die Crista galli während des ungleichmäßigen embryonalen Wachstums der Großhirnhemisphären am Plattenmesenchym der Schädelbasis verankert.

224 7. Hirn- und Rückenmarkshäute

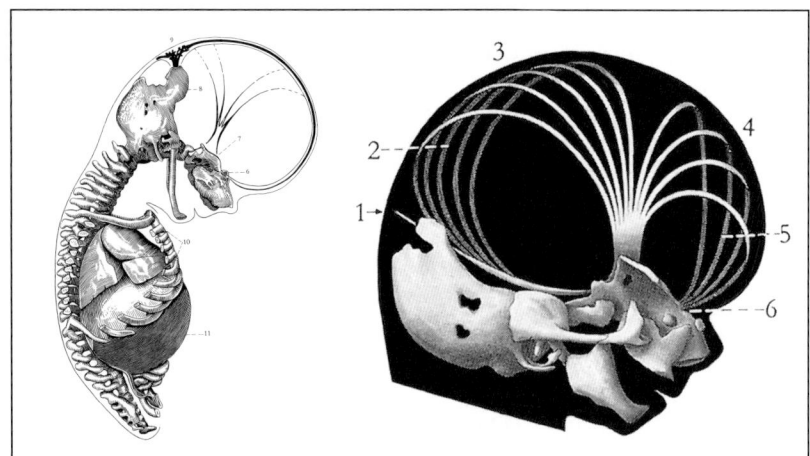

7.1–1 und 7.1–2

Duragurte, Fetus 40 mm, 3. Monat (Blechschmidt, Carnegie Coll. Nr. 10317) Schnittserienkonstruktionen des desmalen und chondralen Skeletts[114]

1–5 Duragurte, Hauptzüge des desmalen Schädelskeletts, gestrafftes Bindegewebe in den großen Furchen des Gehirns: 1 Tentorium cerebelli, 2 Falx cerebri (Pars post.), 3 parietaler Duragurt, 4 frontaler Duragurt, 5 Falx cerebri (Pars ant.). Die Schenkel der Duragurte sind basal nach außen gekippt. An der Außenseite der Schenkel hat sich das Mesenchym verdickt und verdichtet und ist im Inneren knorpelig geworden: 6 Crista galli, 7 Ala orbitalis, 8 Ala otica des Chondrocranium, 9 Confluens sinuum

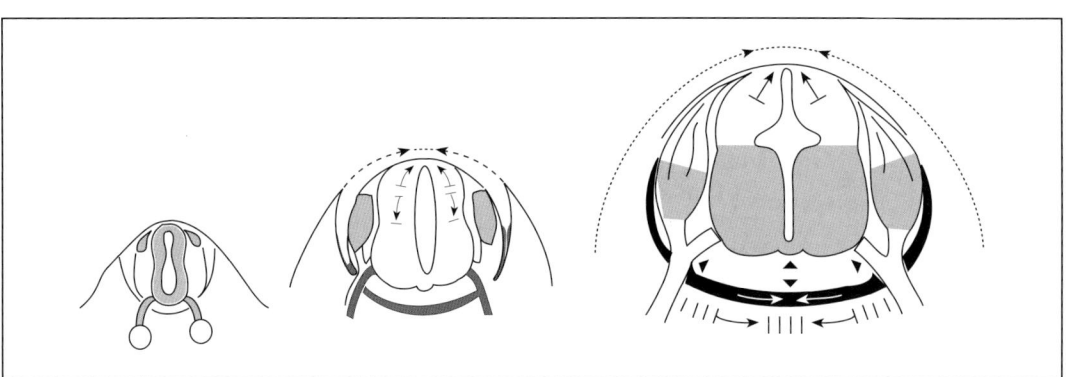

7.1–3

Entstehung der Dura und der Spinalganglien

- Dynamiken in der Nasenkapsel: Der bindegewebige Boden der Nasenkapsel deszendiert hingegen – über die Verbindung des Stromas der Wangen mit den zugstarken Leitungsbahnen der viszeralen Halsstrukturen – mit dem Kehlkopf-Rachentrakt.
- Die Dura agiert als Gegenzug zu dieser deszendierenden Bewegung.
- Entstehung der Fila olfactoria als Zugstrukturen: Durch das Auseinanderweichen von Obergesicht und Mundboden entstehen die Fila olfactoria als Zugstrukturen. Diese wirken als Haltestruktur für die – durch das Wachstum der epithelialen Nasengänge – maulkorbartig gestraffte Nasenkapsel.
- Entstehung des Langgesichts: Das embryonale Herz folgt dem Zwerchfell in einer deszendierenden Bewegung, während das Gehirn in seinem Wachstumsprozess zunehmend aufsteigt und sich die Dura des Oberkopfes mit der Falx von dem deszendierenden Ligamentsystem der Halseingeweide entfernt. Dadurch strafft sich das Gesichtsbindegewebe zwischen Falx und Hyoid maulkorbartig und es entsteht Raum für das Längenwachstum des Gesichts.

Die Meningen umhüllen und unterstützen das Hirn- und Rückenmark. Sie werden durch drei Häute geformt: Die innerste Schicht ist die Pia mater, darauf folgt die Arachnoidea, und die äußerste Schicht bildet die Dura mater an der Innenseite des Schädels bzw. im Wirbelkanal.

Intrakraniales Membransystem *(Abb. 7.2 und 7.3)*

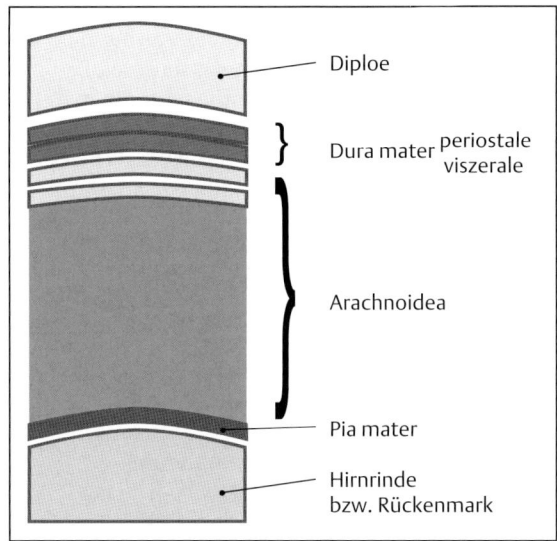

7.2
Strukturschema der Meningen

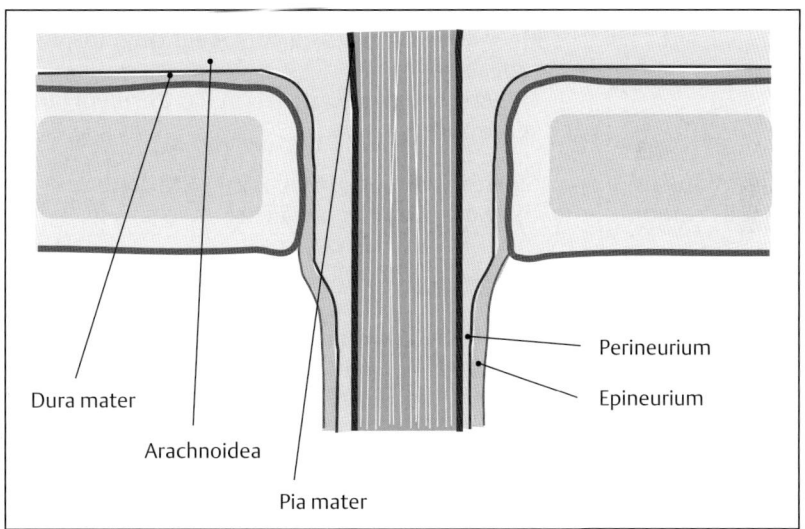

7.3
Nervenaustrittsstelle am Schädel: Fasziale Kontinuität

Pia mater (weiche Hirnhaut)

Die Pia mater, die **gefäßführende** Hirnhaut, ist die innerste der drei Meningen. Sie besteht aus einer dünnen Schicht Bindegewebe mit vielen elastischen Fasern und schmiegt sich eng an die Windungen der Hirnsubstanz, allerdings ohne mit dieser verwachsen zu sein. Von ihr gehen Gefäße ins Hirninnere ab. Außerdem bildet sie zottenartige Adergeflechte, die **Plexi choroidei,** die sich in die Ventrikel des Gehirns vorstülpen und den Liquor cerebrospinalis bilden.

Arachnoidea (Spinngewebshaut)

Sie ist eine gazeartige, schwammartige Struktur. Es können zwei Schichten differenziert werden. Die äußere liegt der inneren Dura mater an, ohne mit dieser verwachsen zu sein. Getrennt wird sie von ihr nur durch einen sehr dünnen Spalt, den **Subduralraum,** durch den einige Venen und Nerven verlaufen. Die innere Schicht besteht aus vielen feinen Trabekeln.

Zwischen der Arachnoidea und der Pia mater befindet sich der **Subarachnoidalraum.** Durch die Trabekel und Septen im Subarachnoidalraum ist die Arachnoidea mit der Pia mater verbunden. Der Subarachnoidalraum ist mit Liquor gefüllt und bildet die äußeren Liquorräume. Er ist am Schädeldach schmal. Da die Arachnoidea der Pia mater folgt, entstehen in einigen Bereichen, an denen das Hirngewebe weiter von der Schädelinnenseite entfernt ist, erweiterte Räume. Diese erweiterten, mit Liquor gefüllten Räume sind an der Schädelbasis anzutreffen und werden **Zisternen** genannt.

Cisterna cerebellomedullaris	Sie ist die größte Zisterne und liegt zwischen dem Kleinhirn und der Medulla.
Cisterna interpeduncularis	Sie ist im Winkel zwischen Zwischenhirnboden, Pedunculi cerebri (Hirnstiel) und Pons (Brücke) lokalisiert.
Cisterna chiasmatica	Sie befindet sich am Chiasma opticum.
Cisterna ambiens	Sie liegt zwischen Kleinhirnoberfläche, Vierhügelplatte und Epiphyse.

In die venösen Abflüsse des Schädelinneren, vor allem des Sinus sagittalis, schieben sich Wucherungen der Arachnoidea vor, die **Arachnoidalzotten.** Über diese Zotten kann der Liquor cerebrospinalis (LCS) in das venöse System abfließen.

Die Arachnoidea setzt sich in das **Perineurium** der aus dem Schädel führenden Nerven fort.

Cisterna fossae lateralis cerebri	Sie liegt zwischen Insel, Stirn-, Schläfen- und Scheitellappen und ist über den Sulcus lateralis erreichbar.

Dura mater (harte Hirnhaut)

Sie besteht aus kompaktem und unregelmäßigem, sehr festem Bindegewebe mit vielen kollagenen Fasern. Sie ist sehr straff und undurchlässig für die Hirn- und Rückenmarksflüssigkeit. Eine spezialisierte Lage von ausgedehnten und abgeflachten Fibroblasten, ohne extrazellulärem Kollagen und extrazellulärem Raum befindet sich als durale Grenzschicht am Übergang zwischen Dura und Arachnoidea[2]. Man unterscheidet eine **Dura periostale** und eine **Dura meningeale.** Ein Epiduralraum wie im Wirbelkanal besteht nicht. Die Dura mater setzt sich im **Epineurium** der aus dem Schädel führenden Nerven fort. Über Vv. emissariae besteht eine Verbindung zwischen der Kopfschwarte und der Dura. Möglicherweise können über diese Venen abnorme Spannungen übertragen werden. Im Bereich der Cellulae ethmoidales, im Tegmen und im Sinus sigmoideus ist die Dura besonders dünn[3]. Die innere Duralage (Dura meningeale) ist strukturell schwächer im Vergleich mit der äußeren Duralage und der Arachnoidea[2]. Die Dura eines Erwachsenen besitzt einen größeren Widerstand gegenüber Krafteinwirkung als die Dura eines Neugeborenen[4]. Für Arbuckle[5] ermöglicht die Faserstrukturierung der intrakranialen und intraspinalen Duralmembrane die Weiterleitung verschiedenster Kräfte. Diese „pathways for transmission of forces" finden ihre Strukturen in der Faserstrukturierung, den so genannten „stressfibers" der Duralmembrane. Die Faserstrukturierung ist nach Arbuckle in definierten Gruppierungen angeordnet: horizontal, vertikal, transversal und zirkulär. Die Faserstrukturierung in der Dura mater cranialis ist vermutlich auf die, in der Entwicklung auftretenden mechanischen Kräfte zurückzuführen, in dem sich die Kollagenfasern in Richtung des Zuges ausrichten[135].

Dura periostale

Die Dura periostale bezeichnet das Periost des Schädels. Bis zum Schluss der Schädelnähte ist die Dura das wichtigste Halte-System der noch sehr beweglichen Schädeldachknochen. Die Stärke der Anheftung der Dura mater an den kranialen Schädelknochen variiert zwischen 30–1800 g/cm[6]. Bei Kindern ist die Dura fest mit den Schädelnähten verwachsen (bei Neugeborenen insbesondere an den Fontanellen). Mit zunehmenden Alter (insbesondere mit Verschluss der Fontanellen und der Schädelnähte) kann die Dura leichter vom Knochen gelöst werden. Es gibt große Unterschiede in der Stärke der Duralanheftung an den verschiedenen Bereichen des Schädels. Fest ist die Dura insbesondere an den Schädelöffnungen, sowie an den Schädelnähten, an der Schädelbasis, an der Crista galli, den Processus clinoidei, den Alae minores und an der Pyramidenkante des Os temporale am Knochen fixiert[7]. Die Dura periostale setzt sich an den Schädelöffnungen in das Perikranium und an der Fissura orbitalis superior in das Periosteum der Orbita fort.

Dura meningeale

Die Dura meningeale besteht zum größten Teil aus derben Kollagenfasern in straffem, geflechtartigem Verband[8]. Die **Dura meningeale** löst sich an manchen Stellen von der äußeren Duraschicht, sodass Hohlräume für die großen **venösen Blutleiter** geschaffen werden. Diese stellen das venöse Abfluss-und Drainagesystem des Schädelinneren dar. Die Dura meningeale der einen Seite läuft dann mit der Dura meningeale der gegenüberliegenden Seite im Schädelinneren zusammen (Duplikatur). Durch diese Einstülpung bildet sie starke **Septen:** Die beiden vertikal verlaufenden Falx cerebri und Falx cerebelli und die beiden horizontal verlaufenden Schenkel des Tentorium cerebelli.

Die Dura meningeale setzt sich im **Epineurium** der aus dem Schädel führenden Nerven fort. Die Dura mater umhüllt den N. opticus (Vagina externa n. optici). Die Hüllschicht löst sich an der Apertura orbitalis des Canalis opticus ab und umhüllt den N. opticus bis zu seinem Eintritt in die Sklera. Die durale Umhüllung ist 0,3–0,5 mm dick und besteht aus kollagenen Fasern und wenigen elastischen Fasern, die in der äußeren Schicht longitudinal, in der Zwischenschicht schräg und in der Innenschicht zirkulär verlaufen [9]. Die durale Umhüllung des N. opticus setzt sich in die Sklera des Augapfels fort. Der Sehnenring der vier geraden Augenmuskeln ist fest mit der duralen Umhüllung des N. opticus und dem sich dort befindenden Periost verbunden. Außerdem setzt der M. rectus superior und medialis zusätzlich an der Dura des N. opticus an[10]. Dadurch könnte es möglich sein, dass die Dura durch den Tonus der Augenmuskeln, ebenso wie die Augenmuskeln durch durale Spannungen beeinflusst werden. Die inneren Scheiden des N. opticus (Vagina interna n. optici) gehören der Arachnoidea und Pia mater an. Zwischen Pia mater und Arachnoidea liegt ein Liquorraum, der mit der Cavitas subarachnoidalis cranii in Verbindung steht. Dieser ist bei Kindern weiter und kann bei Erwachsenen zumindest teilweise verschlossen sein. Bei intrakranialem Druckanstieg scheint sich der N. opticus (bzw. seine Hüllen) zu verdicken[9].

Strukturen im Zwischenraum

Zwischen der Dura periostale und der Dura meningeale verlaufen außer den venösen Blutleitern noch andere wichtige Strukturen:

- **Der endolymphatische Sack:** Ein so genannter Blindsack des Ductus endolymphaticus, der sich an der rückseitigen Wand des Felsenbeins zwischen den beiden Duraschichten befindet.
- **Die meningealen arteriellen Gefäße** sind terminale Äste der inneren und äußeren Carotiden.
- **Die sympathischen Nervenfasern** verlaufen zwischen den duralen Schichten intrakranialer Gefäßwände (vom Ganglion cervicale superius und vom Plexus caroticus kommend). Auch sensible Fasern des V. und X. Hirnnerven und des ersten und zweiten zervikalen Nerven verlaufen dort.
- **Cavum trigeminale (von Meckel):** Eine Duraaussackung für das Ganglion des V. Hirnnerven (Ganglion trigeminale, semilunare, *Gasseri*) anterior an der Spitze des Felsenbeins über dem Foramen lacerum.

Horizontales und vertikales Duralsystem *(Abb. 7.4, 7.5, 7.6 und 7.7)*

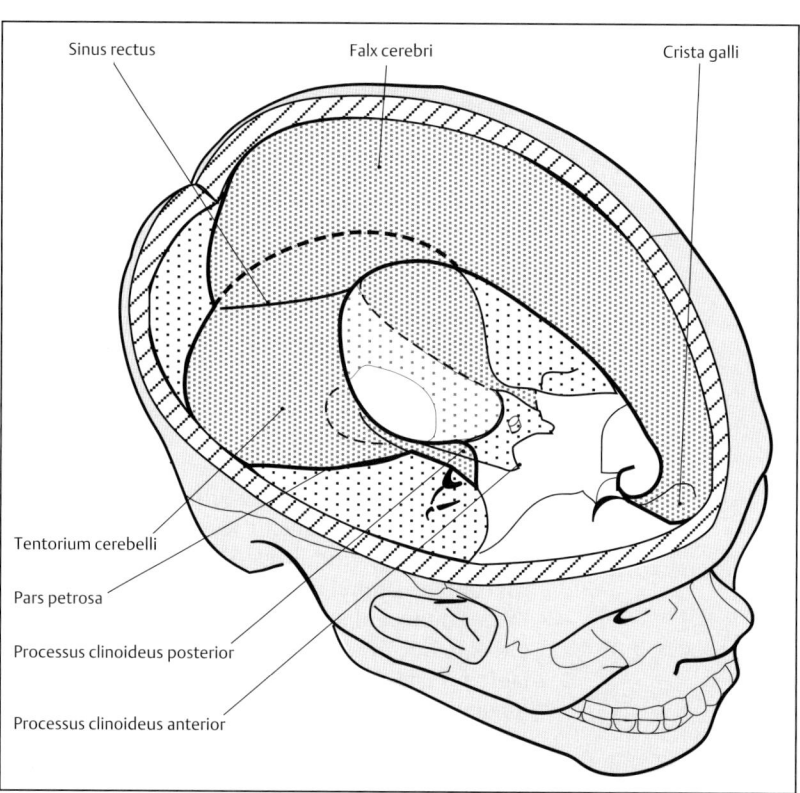

7.4 Intrakraniales Duralmembransystem

Die intrakranialen Membranen sind anatomisch wie auch funktionell miteinander verbunden und beeinflussen sich gegenseitig. Sie können jedoch aufgrund ihrer unterschiedlichen Lage und Verlaufsrichtung in vier **Septen** unterteilt werden: Falx cerebri, Tentorium cerebelli, Falx cerebelli und Diaphragma sellae. Kollagene Faserbündel der Falx cerebri und der Falx cerebelli beschreiben Bögen in drei Bereichen: anterior, medial und posterior. Sie überkreuzen sich im 90° Winkel. Im Laufe des Wachstums differenziert sich die Organisation der Fasern vom 45°- zum 90°-Winkel[11].
Nach *Delaire* (1978)[115] wirkt das horizontale System (Tentorium cerebelli, Diaphragma sellae) als Spanner der Schädelbasis, während das vertikale System (Falx cerebri, Falx cerebelli) als Spanner des Schädeldaches fun-

Intrakraniales Membransystem 229

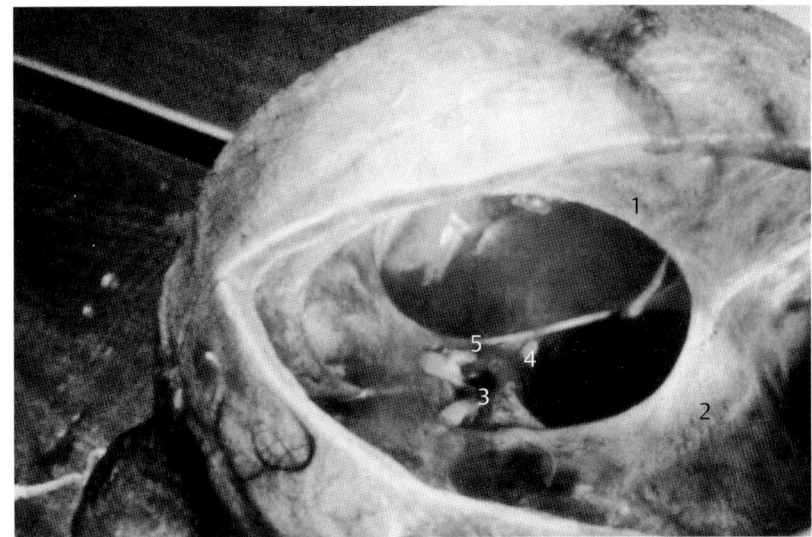

7.5
Intrakraniales Duralmembransystem: Ansicht (von lateral vorne)
Preprinted with permission from the Cranio Sacral Therapy Slide Series, The Upledger Institute, ©1986
1 Falx cerebri
2 Tentorium cerebelli
3 Sella turcica
4 Processus clinoideus posterior
5 Processus clinoideus anterior

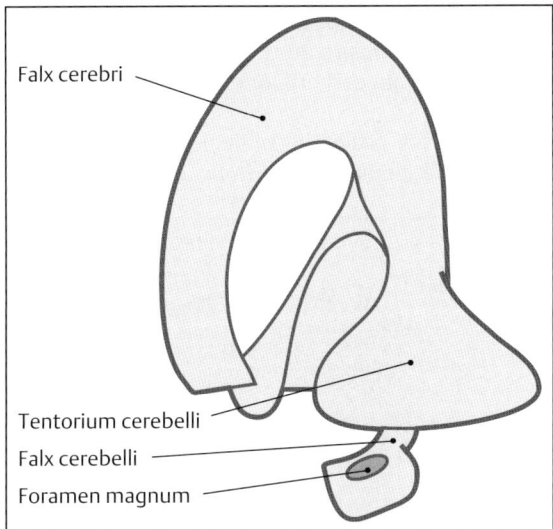

7.6
Intrakraniales Duralmembransystem

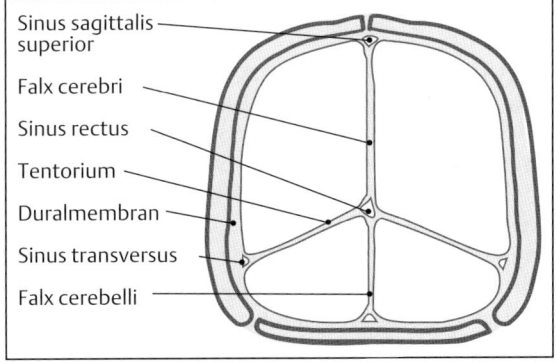

7.7
Intrakraniale Duralmembrane und Sinus (von vorne)

giert. Die Spannung des horizontalen und vertikalen Duralsystems wird vor allem durch den kontinuierlichen Tonus der Nackenmuskulatur und des M. sternocleidomastoideus aufrechterhalten und reguliert. Allerdings wird dies kontrovers diskutiert. So sollten nach *Ferrè* et al. (1990)[116] Bewegungen der Nackenmuskeln vor allem über die Galea aponeurotica übertragen werden können. Dort ist jedoch nur eine sehr schwache und sekundäre Bewegung wahrnehmbar, obwohl die Galea aponeurotica deutlich verschiebbar ist, im Gegensatz zu der recht unbeweglichen Falx cerebri und cerebelli.

Nach *Sutherland* können Spannungen in jedem Teil dieses Membransystems durch die strukturelle Verbindung aller Membranen auch alle anderen Teile dieses Systems beeinflussen. Die Duralmembranen sichern, insbesondere in früher Kindheit, aufgrund ihrer Anheftung an den Hirnschädelknochen die Integrität des Schädels bei Krafteinwirkungen. Auch wird angenommen, dass die unwillkürliche „artikuläre" Bewegung der einzelnen Schädelknochen im Rhythmus des PRM reguliert wird. Jeder Zug an einer Seite der Membran verändert die gesamte Einheit und führt zu einem neuen Gleichgewicht.

Falx cerebri
(Abb. 7.8)

Die Falx cerebri trennt die beiden Hirnhemisphären voneinander. Der vordere untere Rand der Falx setzt an der Crista galli des Os ethmoidale an. Sie verläuft weiter über das Foramen caecum, die Crista frontalis und die Ränder des Sulcus sinus sagittalis superioris des Os frontalis, über die Crista parietalis der Ossa parietalia, den Sulcus sagittalis des Os occipitalis bis zur Protuberantia occipitalis interna des Os occipitale. Dort ist die Falx an der Bildung des Sinus rectus beteiligt. Am Sinus rectus trennen sich die beiden Septen der Falx cerebri voneinander und gehen in das Tentorium cerebelli über.

An den Ossa parietalia bildet es den Sinus sagittalis. Der inferiore freie Rand bildet den Sinus sagittalis inferior.

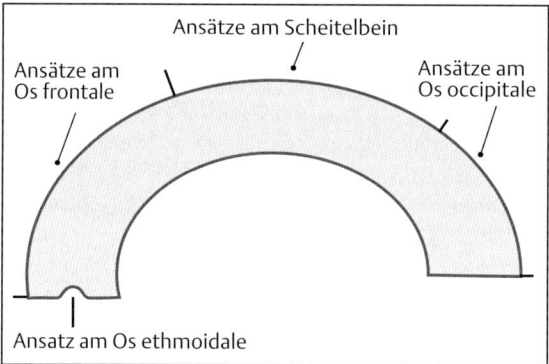

7.8
Ansatzstellen der Falx cerebri

Tentorium cerebelli
(Abb. 7.9)

Das Tentorium cerebelli („la tente", Winslow 1732)[117] trennt das Kleinhirn und das Großhirn voneinander und spannt sich zeltförmig über das Kleinhirn. Oberhalb des Tentoriums befinden sich außer den Großhirnhemisphären die subcorticalen Nuclei und der Thalamus. Das Tentorium beginnt, ebenso wie Falx cerebelli und Falx cerebri, am Sinus rectus und ist dort auch mit diesen verbunden. Das Tentorium cerebelli ist posterior an der Protuberantia occipitalis interna und beidseitig an den Querleisten des Os occipitale befestigt, wo es den Sinus transversus bildet. Lateral führt es entlang der Sinus über die Sutura parietomastoidea und setzt für eine kurze Strecke mit seiner oberen Lage am unteren hinteren Winkel des Os parietale an, während seine untere Anheftung sich am Proc. mastoideus des Os temporale befindet. Eine sehr wichtige Stelle. Von dort verlaufen seine Ansatzstellen weiter entlang des Proc. mastoideus und an der Margo superior partis petrosae. An der Pars petrosa bildet das Tentorium den Sinus petrosus superior.

Vorne sind die unteren lateralen Schichten des Tentoriums an den beiden hinteren Processi clinoidei des Corpus ossis sphenoidalis befestigt. Die

Intrakraniales Membransystem

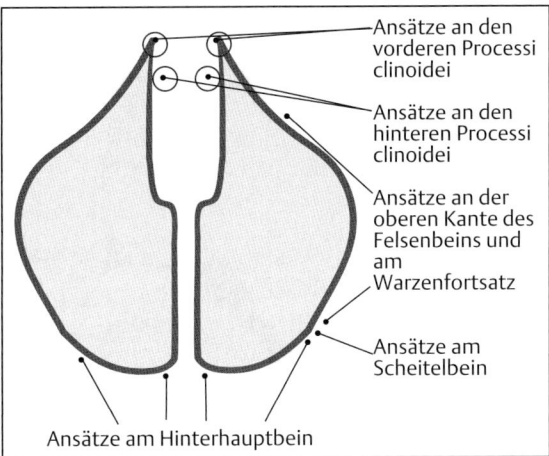

7.9 Ansatzstellen des Tentorium cerebelli

inneren Ränder des Tentoriums setzen sich nach anterior fort, überqueren die vorderen unteren Schichten des Tentoriums und sind an den vorderen Processi clinoidei der Alae minores befestigt. An der Stelle, an der die inneren Schenkel des Tentoriums die äußeren Schenkel überkreuzen, liegt der Nervus abducens. Dieser kann durch Spannungen des Tentoriums gestört werden.

Durch den Hiatus tentorii treten im vorderen Bereich das Mittelhirn und die Cisterna interpeduncularis und im hinteren Bereich das Splenium des Corpus callosum.

Nach *Klinthworth* hat sich das Tentorium erst relativ spät in der Evolution entwickelt. Es entstand als bilaterale symmetrische Falte der Dura mater beidseitig des Hirnstamms in der cerebrocerebellaren Fissur. Zunehmend hat sich die Falx mit dem Tentorium verbunden und einen Sinus an dieser Verbindungsstelle gebildet. Die weitere phylogenetische Ausbildung des Tentoriums ging einher mit einer Längenzunahme des Sinus rectus[118]. Die Funktion des Tentorium besteht unter anderem in der Stützung des Großhirns. Aufgrund der phylogenetischen Zunahme der Hirnhemisphären und dem Prozess der Aufrichtung ist das Tentorium beim Menschen deutlich stärker als bei jeder anderen Spezies ausgebildet[119].

Die inneren Schenkel lassen eine weite Öffnung (Incisura tentorii) für den Durchtritt des Hirnstamms. Zusätzlich zu seinen horizontalen Fasern wird das Tentorium cerebelli an seiner oberen Anheftung durch vertikal verlaufende Fasern der Falx cerebri verstärkt. Das Tentorium ist also die Stelle, an der sich zwei Faserrichtungen kreuzen.

Falx cerebelli

Die Falx cerebelli unterteilt die zwei Kleinhirnhemisphären. Sie setzt an der Unterseite des Tentoriums an und verläuft von der Protuberantia occipitalis interna entlang der Crista occipitalis bis zum Foramen magnum. Dort beteiligt sie sich an der Bildung eines kräftigen Faserrings, der das Foramen umgibt, und setzt sich als Dura mater spinalis im Rückenmark fort. Auch sie beteiligt sich an der Bildung des Sinus rectus.

Diaphragma sellae

Das kleine horizontale Diaphragma sellae bedeckt die Sella turcica, ist an ihren Seitenrändern befestigt und verschmilzt dort mit der Dura mater. Sie umhüllt die Hypophyse und bindet diese an die Sella turcica. Sie ist über die Anheftung des Tentoriums am Keilbein auch mit diesem verbunden. Durch den Hiatus diaphragmaticus lässt sie den Hypophysenstiel hindurchgleiten.

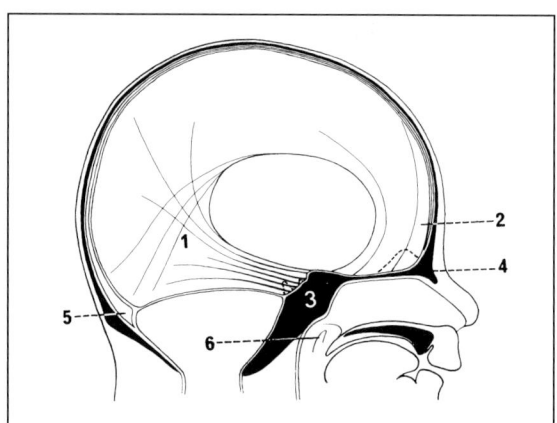

7.10
Neugeborener Schädel
Schema der Haltegurte
des Keilbeins[120]

1 Tentorium cerebelli, 2 Falx cerebri, 3 Verknöcherung in der knorpeligen Schädelbasis, hier Entstehungsgebiet des Sinus frontalis, 5 Confluens sinuum, 6 Tuba auditiva (Eingang in die als 1. Pharyngealtasche vorentwickelte Nebenhöhle des Pharynx). Im desmalen Skelett des Schädeldachs sind jetzt durch die Duragurte mehrere Felder abgegrenzt, in denen sich einzelne Knochenkerne als flache „Bindegewebsknochen" differenzieren. Im desmalen Skelett der Schädelbasis enthält der knorpelige (chondrale) Teil des Kopfes ebenfalls mehrere Knochenkerne. Die Zugsysteme des Desmocranium im Gesichtsbereich sind noch nicht so kräftig, dass unter dem Einfluss ihres biomechanischen Wachstumszuges die Nebenhöhlen der Nase entstehen konnten.

Anteriorer Duragürtel

Diese Bezeichnung wird meist nur in der frühen embryologischen Entwicklung benutzt. Bei Geburt wird diese Referenz *Septum transversum* genannt. Ein Teil des anterioren Duragürtels bildet am hinteren Rand der Ala minor eine Duraduplikatur, die zum Os parietale, posterior der Sutura coronalis zieht und den Sinus sphenoparietalis beherbergt. Nach *Jealous* ist der anteriore Duragürtel bei Dysfunktionen am sphenosquamösen Pivotpunkt und an Pterion beteiligt.

Intrakraniale Membranen beim frühkindlichen Schädel

Vor der Geburt und in der frühen Kindheit haben sich die Gelenkflächen der Schädelknochen noch nicht richtig ausgebildet. Der Schädel ist in seiner knöchernen Struktur zu dieser Zeit noch sehr wenig entwickelt. Die intrakranialen Membranen stellen in dieser Entwicklungsphase das Hauptelement dar, das die Integrität und Einheit des Schädels, der knorpeligen und der bindegewebigen Vorstufen der Schädelknochen gewährleistet und das Gehirn schützt. Während des Geburtsvorgangs widerstehen sie den auf den Schädel einwirkenden Spannungen und Kräften und verhindern dadurch mögliche Verletzungen des Nervensystems.

Extrakraniales Membransystem *(Abb. 7.11, Abb. 7.11–1, s. auch Abb. 7.1)*

Pia mater spinalis

In ihr verlaufen Gefäße und Nerven. Von der Pia mater zieht beidseits eine Bindegewebsplatte, das **Ligamentum denticulatum,** zur Dura mater spinalis. Es fixiert das Rückenmark und trennt die beiden Spinalwurzeln voneinander. Die Pia mater verläuft im Filum terminale zum Steißbein und umschließt es nach innen.

Arachnoidea spinalis

Die Arachnoidea ist „extrem kapillararm und nervenfrei". Sie begleitet mit der Dura mater die Spinalwurzeln, die somit von Liquor cerebrospinalis

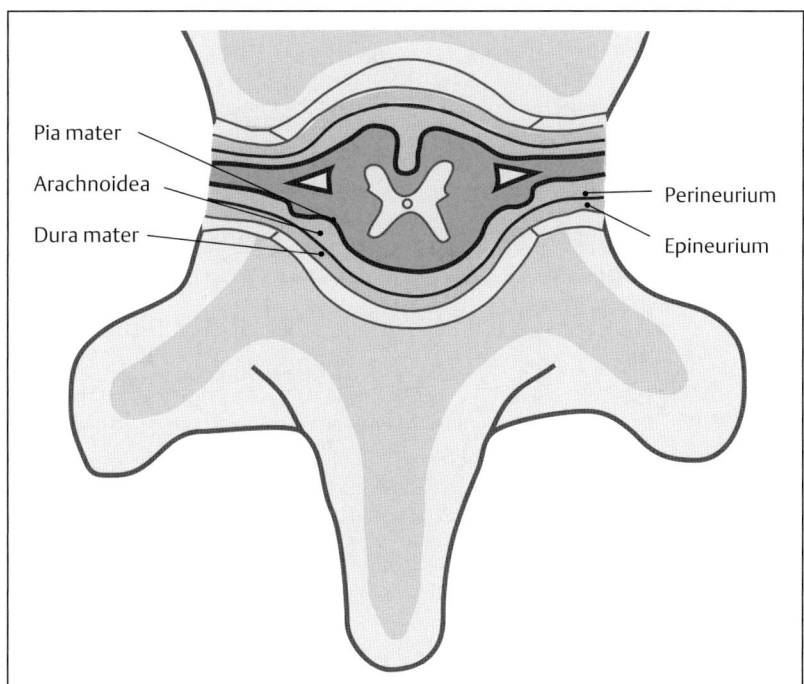

7.11
Rückenmarksnerven am Foramen intervertebrale: Fasziale Kontinuität

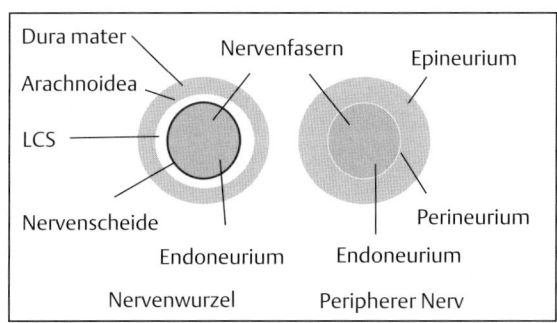

7.11–1
Querschnitt einer Nervenwurzel und eines peripheren Nerven

umspült werden. Die Häute folgen den Nerven in die Zwischenwirbelöffnungen, wo sie das Spinalganglion umhüllen. Die Arachnoidea setzt sich dann in das **Perineurium** der Spinalnerven fort.

Dura mater spinalis *(Abb. 7.12, 7.13 und 7.14)*

Die Dura mater spinalis bildet einen straffen kollagenfaserigen Schlauch. Dieser führt vom Foramen magnum des Os occipitale, an dem er befestigt ist, bis in den Canalis sacralis und geht in Höhe von S3 in das Filum durae matris spinalis über, das sich fächerförmig am Periost des Os coccygis anheftet. Er folgt in seiner Lage den Krümmungen des Wirbelkanals.

Am Übergang vom Foramen magnum zum Wirbelkanal können zwei durale Schichten eine äußere periostale und eine innere, die eigentliche Dura mater spinalis, unterschieden werden. Zwischen beiden befindet sich der Epiduralraum, der durale Gleitbewegung zwischen Dura und Wirbelsäule ermöglicht.

Der epidurale Raum ist eine fiktive Kavität[12, 13], ein „true potential space"[13]. Im oberen Zervikalbereich ist das spinale epidurale Fettgewebe nur schwach entwickelt[14].

7.12
Kontinuität der intrakranialen und intraspinalen Duralmembrane

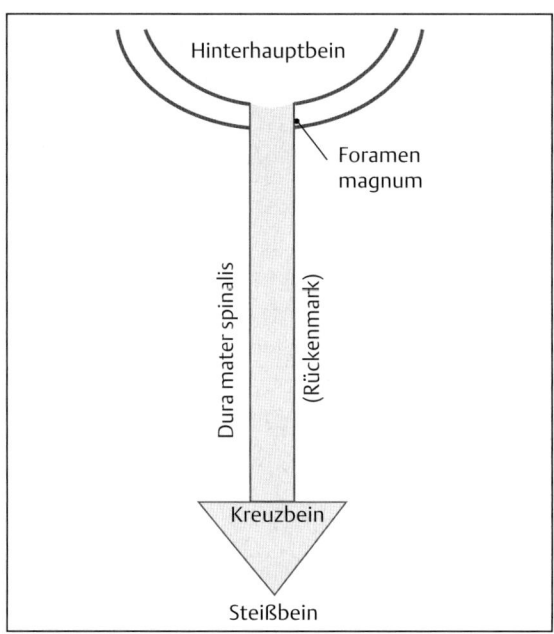

7.13
Kontinuität der intrakranialen und intraspinalen Duralmembrane

Die Ultrastruktur der Rückenmarkshäute stimmt weitgehend mit der der Hirnhäute überein. Allerdings ist die Dura und die Arachnoidea in den Rückenmarkshäuten eng miteinander verbunden, sodass kein natürlicher Subduralraum existiert[15]. Die Dura besteht aus einer äußeren locker angeordneten fibroelastischen Schicht, einer mittleren hauptsächlich fibrösen Schicht und einer inneren zellulären Schicht (dural border cell layer) mit vielen ineinander verzahnten Zellfortsätzen ohne extrazellulärem Collagen und mit deutlichem extrazellulärem Raum sowie wenigen Zellverbindungen[15]. (Weitergehende Studien zur Ultrastruktur der Hirn- und Rückenmarkshäute [16–29].)

Es gibt keine völlige Übereinstimmung über den Aufbau der menschlichen Dura mater, insbesondere über die Ausrichtung der kollagenen Fasern, die für die biomechanische Funktion verantwortlich sind.

Befestigungen der Dura mater spinalis

Die Dura mater spinalis besitzt eine longitudinale Orientierung[30], in deren Verlauf sich die Lamellen aus Kollagen und Elastin angeordnet haben[30–31]. Longitudinale Zugfestigkeit und Steifheit war deutlich größer als die transversale. Längsspannungen, die durch Längsverschiebungen bei Bewegungen in der Wirbelsäule entstehen, werden durch die größtenteils longitudinal verlaufenden Kollagenfasern aufgenommen und nach kranial und kaudal an benachbarte Strukturen weitergeleitet. Im hochzervikalen Bereich zeigt das Bindegewebe allerdings vor allem einen transversalen Verlauf[32]. Kollagene Fasern (der DMS beim Hund) sind in longitudinalen Bündeln organisiert, gerade ausgerichtet bei Dehnung und gewellt im

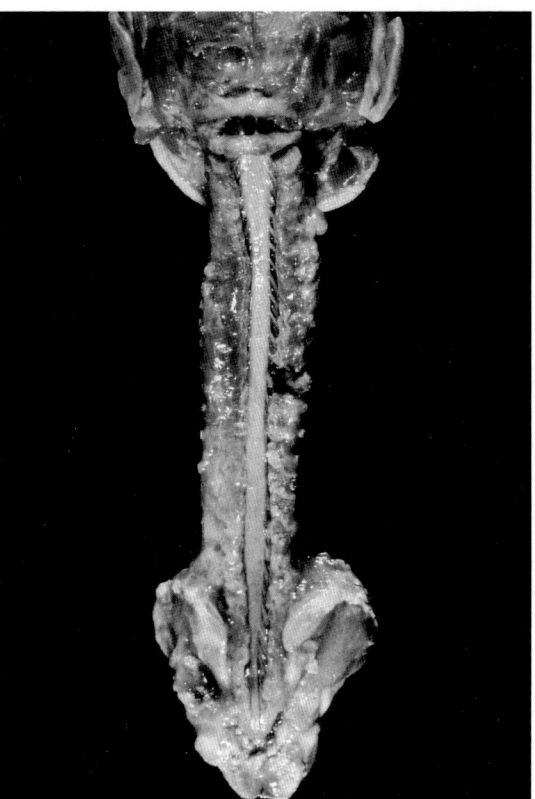

7.14
Kontinuität der intrakranialen und intraspinalen Duralmembrane von Dr. Louis Philippe Dombard
Dura mater spinalis von hinten, mit seiner Befestigung am Hinterhaupt, am 2. + 3. Halswirbel, am zweiten Kreuzbeinsegment sowie zusammen mit dem auslaufenden Ende des Filum terminale am Steißbein

ungedehnten Zustand[121]. Elastische Fasern besitzen eine multidirektionale netzwerkartige Ausrichtung. Der Anteil von Elastin ist im hinteren Anteil der Dura mater spinalis 13,8 % und im vorderen Anteil 7,1 %. Im thorakalen Bereich ist der Anteil von Elastin höher als in jeder anderen Region[33].

Die Dicke der Dura mater spinalis ist auf Höhe des kraniozervikalen Übergangs und auf Höhe der lumbalen Wirbelsäule am stärksten ausgebildet[34]. Die Dura mater spinalis ist bis auf ihre kranialen und kaudalen Anheftungen nur sehr locker am Spinalkanal befestigt, sodass Verschiebungen der Dura gegenüber dem Wirbelkanal ermöglicht werden[35, 36]. Es wird angenommen, dass sie dadurch die feinen Bewegungen des CRI vom Kranium auf das Sakrum übertragen kann.

Die Dura mater spinalis inseriert, als Fortsetzung der Falx cerebellum und der intrakranialen Dura, fest am Foramen occipitalis. Die Dura ist nach Lanz[37] an folgenden Strukturen besonders befestigt.

Ventral: an der Pars basilaris des Os occipitale (verläuft dabei durch die Membrana tectoria)
am Lig. transversum atlantis
am Lig. longitudinale posterius
Dorsal: am Periosteum der Squama occipitalis an den Arcus des Atlas und der Axis
Lateral: an den Artt. atlantooccipitalis und atlantoaxialis

Außerdem ist die Dura auch fest am dritten Halswirbelkörper befestigt[38,39], nach unseren Untersuchungen allerdings nicht regelmäßig[40].

Munkacsi (1990)[41] untersuchte 12 Feten und konnte feststellen, dass bei Feten mit 60 mm Länge der epidurale Raum überall mit Bindegewebe ausgefüllt ist. Mit zunehmendem fetalem Wachstum reduziert sich dieses Bindegewebe zu topographischen Strukturen. Posteriore, laterale und anteriore Ligamente konnten lokalisiert werden. Atlantodurale und sacrale Ligamente sind kontinuierlich vorhanden und dienen zur Fixation des duralen Sackes. Diese Fixationen können bei Auftreten einer Protrusion für eine Kompression der Nervenwurzel verantwortlich sein. Die meisten dorsalen Bänder werden hingegen während der Entwicklung des Fetus resorbiert.

Lig. craniale durae matris spinalis

Lanz (1928)[42] bezeichnet die Befestigung am Os occipitale und am Periosteum der oberen Halswirbeln als Lig. craniale durae matris spinalis: fibröse Fasern zwischen der Dura mater spinalis und dem hinteren Rand der Artt. atlantooccipitales, einem Teil des Foramen magnum, dem Arcus posterior des Atlas und dem Arcus der Axis[42, 43, 44].

Ruften und Mitarbeiter (1997)[44] konnten zudem weitere Fasern lokalisieren, die vor allem von den Ligg. flava zwischen C1/C2 und C2/C3 ausgehen und manchmal Fasern zwischen dem Arcus von C2 und C3 zur Dura verlaufend. Kaudal von C3 konnten keine dieser Verbindungen gefunden werden. Die Fasern des Lig. craniale durae matris spinalis ziehen einige mm nach kaudal und bilden einen Stützapparat für den Duralsack. Mediale Fasern des Lig. craniale durae matris spinalis ziehen in den tiefen Teil des Lig. nuchae[44]. Die ligamentären Fasern des Lig. craniale durae matris spinalis sind kräftiger als die bindegewebige Verbindung zwischen dem M. rectus capitis posterior minor und der Dura (s. u.).

Kutten und Mitarbeiter vermuten, dass Teile des Lig. craniale durae matris spinalis die Funktion haben könnten, während Bewegungen die obere Halswirbelsäule zu spannen. Auch möglich wäre, dass der M. rectus capitis posterior minor (hohe Anzahl von Muskelspindeln) die Spannung in der Dura mater registriert und das Lig. craniale durae matris spinalis durch ihre elastischen und kollagenen Fasern die Faltung reguliert. *Rutten und Mitarbeiter* vermuten, dass dieser Mechanismus die durale Faltung zu verhindern hilft. *Hack und Mitarbeiter* unterstützen diese Hypothese und stellen fest, dass es bei Trauma zu Atrophien des M. rectus capitis posterior minor kommt mit der Folge des Versagens des Anti-Faltungs-Mechanismus.

Im Weiteren ist die Dura mater spinalis mit den posterioren Ligamenten zwischen Atlas und Os occipitale, mit den Ligamenten bzw. Membranen zwischen Atlas und Axis sowie Os occipitale und Axis verbunden[45].

M. rectus capitis posterior minor (und M. obliquus inferior)

Eine bindegewebige Verbindung zwischen dem M. rectus capitis posterior minor und dem hinteren Teil der Dura mater spinalis über die Membrana atlanto-occipitalis posterior am Atlantookzipitalgelenk konnte erst kürzlich lokalisiert werden[46, 47, 44, 40]. Nach *Kahn und Mitarbeiter* (1992)[46] verläuft Bindegewebe im atlantookzipitalen Raum zwischen der anterioren Faszie des M. rectus capitis posterior minor auf die anteriore Seite des posterioren Arcus des Atlas und erreicht so die Dura mater spinalis. Im atlantoaxialen Raum erreicht die anteriore Faszie des M. rectus capitis posterior minor sowie auch des M. obliquus inferior ebenso wie das Periosteum des Arcus posterior des Atlas die Dura mater spinalis[46].

Die Fasern der bindegewebigen Verbindung vom M. rectus capitis posterior minor zur Dura sind zum Teil senkrecht zur Dura orientiert. Die bindegewebige Verbindung zur Dura könnte die entstehende Faltung der hinteren Dura mater spinalis während der Nackenextension in Richtung Rückenmarkskanal verhindern[47, 48, 49], nach von Lüdinghausen über die Verbindung des Muskels und der Dura am Arcus posterior des Atlas.

Ein atrophischer M. rectus capitis posterior minor könnte hingegen bei Nacken- und Kopfextension zu einer Faltung der hinteren Dura mater spinalis in Richtung Rückenmark mit eventueller komprimierender Wirkung führen[47, 50]. Auch subokzipitale Kopfschmerzen könnten über diese Verbindung erklärt werden.

Verbindung zum Lig. nuchae

Im oberen Zervikalbereich besteht in der Mittellinie eine Kontinuität zwischen dem Lig. nuchae und dem hinteren Teil der Dura mater spinalis [44, 48, 51].

Es konnte in der Mittellinie auf Höhe des 1. und 2. Halswirbels eine Kontinuität zwischen der posterioren Dura mater spinalis und dem Lig. nuchae beobachtet werden[44, 48, 51, 134]. Nach *Mitchell und Mitarbeiter*[51] ist diese Verbindung von besonderem Interesse für die Biomechanik der Halswirbelsäule, besonders für Rotationsbewegungen des Kopfes in sagittaler und transversaler Ebene.

Ligg. interspinalia durae matris

Seitlich in den oberen Halswirbeln befinden sich Ligg. interspinalia durae matris, die vom Wirbelkanal zur Dura verlaufen. Rotationen der Halswirbelsäule sollen über diese Ligamente direkt auf den Duralschlauch übertragen werden[51].

Verbindung zum Lig. flavum

Die Plica mediana dorsalis durae matris, eine mediale Falte in der Dura mater spinalis auf Höhe der LWS verbindet diese mit dem Lig. flavum und am hinteren Wirbelbogen[52, 53].

Diese Struktur variiert zwischen Fasern aus Bindegewebe bis zu einer kompletten Membran. Es verlaufen auch Fasern von den Ligg. flava zwischen Cl/C2 und C2/C344 und am zervikothorakalen Übergang[54, 55] zur Dura. Die Ligg. epidurales cervicales posteriores verbinden die posteriore Dura mater spinalis auf Höhe der HWS mit dem Lig. flavum[56]. Fehlende Ligg. epidurales cervicales posteriores führen dazu, dass die Dura sich bei Flexion der Wirbelsäule nach anterior verschiebt, sodass Myelopathien in Flexionshaltung entstehen.

Ligamentum longitudinale posterius

Es verläuft an der Rückseite der Wirbelkörper und verbindet die Bandscheiben miteinander. Seine oberflächliche Schicht verbindet sich mit der Dura mater spinalis[57] (siehe auch Lig. dorsolateralia duralis und Trousseaux fibreux de Souife). Diese Befestigungen sind unregelmäßig und verstärken sich nach kaudal in Form des Lig. sacrodurale anterius (Trolard). Es wird vermutet, dass die oberflächliche Schicht des Lig. longitudinale posterius nicht so sehr als herkömmliches Ligament, sondern eher als Schutzmembran für die weichen Strukturen innerhalb des Wirbelkanals angesehen werden kann[58]. Zwischen der Dura mater spinalis und dem Lig. longitudinale posterius verlaufen sinuvertebrale Nerven[59].

Lig. sacrodurale anterius (Trolard) (s. Abb. 7.15)

Ein festes sagittal angeordnetes Septum mit lateralen faszialen Aufzweigungen[60]. (Siehe unten: Meningo-vertebrale Ligamente.)

Hofmanns Ligamente

Diese Ligamente verlaufen zwischen der Dura mater spinalis und der oberflächlichen Schicht des Lig. longitudinale posterius[61, 62, 63, 64]. Auf Höhe von L5 sind diese Ligamente sehr schmal, manchmal fehlend auf Höhe von S1. In der Regel befinden sich pro Segment auf jeder Seite ein Ligament. Nach kranial hin werden die Ligamente breiter und erreichen auf Höhe von L2 eine Breite von etwa 1 cm[65]. Nach *Wiltse und Mitarbeiter*[65] haben diese Ligamente die Funktion, bei Kindern die Dura während des Wachstums kaudal zu halten. Eine weitere Funktion ist, die Dura anterior gegen die Wirbelsäule gerichtet zu halten. Die Hofmann's Ligamente und das Lig.

sacrodurale anterius *(Trolard)* werden auch meningo-vertebrale Ligamente genannt[66] (s. u.).

Lig. dorsolateralia duralis (Hofmann) oder Hofmanns laterale Ligamente *(s. Abb. 7.13)*

Spencer und Mitarbeiter[67] beschreiben zudem laterale ligamentäre Verbindungen, die nur im unteren lumbalen Niveau zu finden sind und eine Verbindung zwischen der duralen Umhüllung des Spinalnerven und dem Wirbelperiost darstellen. Sie nannten diese „lateral Hofmann's ligaments". Diese Ligamente sollen bei einer Protrusio des Discus den Spinalnerv daran hindern nach posterior auszuweichen, mit der Folge von Schmerz.

Trousseaux fibreux de Souile

Kräftige fasziale Verbindungen; einerseits verbinden sie die Dura mater mit dem Lig. longitudinale posterius, andererseits verbinden sie die Dura mater spinalis mit dem Periost. In beiden Fällen wird der Plexus venosus epidurale anterius umhüllt[60].

Meningo-vertebrale Ligamente

Die meningo-vertebralen Ligamente sind deutlicher lumbal als thorakal[122], besonders auf Höhe des Conus medullaris entwickelt und besitzen eine Ankerfunktion[66]. Die meningo-vertebralen Ligamente bestehen aus lateral und ventral gelegenen segmentalen fibrösen Bändern, die die Dura mater spinalis mit dem Endostium des Wirbelkanals verbinden. Am deutlichsten ist der anteriore Anteil, der von der Vorderwand der Dura zum Lig. longitudinale posterius verläuft. (Siehe auch Hofmanns Ligamente und das Lig. sacrodurale anterius *[Trolard]*.)

Die Anheftung des Duralsacks am posterioren Teil der Wirbelkörper und am Lig. longitudinale posterius könnte bei einer Protrusion oder einem Prolaps eine Traktion auf den Duralsack ausüben und für das Vorhandensein unterer Rückenschmerzen verantwortlich sein[122].

Außerdem strahlen vereinzelt dünne kollagene Seilzüge von der Rückseite des Wirbelkanals in die Dura mater spinalis ein[40].

Es existieren auch einige faserige Verbindungen zum Lig. sacrococcygeum anterius.

Opercula von Forestier *(s. Abb. 7.15)*

Auf Höhe jedes Foramen intervertebrale befinden sich die Opercula von Forestier. Diese stellen eine Verbindung zwischen der duralen Umhüllung des austretenden Spinalnerven und dem Periosteum des jeweiligen Wirbels dar[68, 69, 60]. Die Opercula umschließen das Foramen intervertebrale von innen und von außen, d.h. sie liegen innen am Wirbelkanal und auch außerhalb des Wirbelkanals. Durch die Opercula von Forestier treten der Spinalnerv mit dem Ramus meningeus recurrens hindurch.

Neuere Untersuchungen zeigen, dass das Foramen intervertebrale nicht, wie herkömmlich beschrieben, durch eine straffe Membran verschlossen ist, da nur perforierte Ausdehnungen die Nervenwurzel am Foramen befestigen[70, 40]. Die Anheftungsstellen der Nervenwurzeln sind die Dura mater und die fibröse Ausdehnung, die durch das Foramen zur Scheide des N. spinalis zieht. Es gibt 2 unterscheidbare Kompartimente. Bewegungen in einem Kompartiment werden nicht in das andere weitergeleitet, solange die Anheftungen unverletzt sind.

Lig. transformidale

Diese umspannen das Foramen intervertebrale längs der Außenseite. Einerseits beschrieben als die dickeren Teile der Opercula von Forestier oder als eine unvollständige Opercula oder „false ligaments"[71].

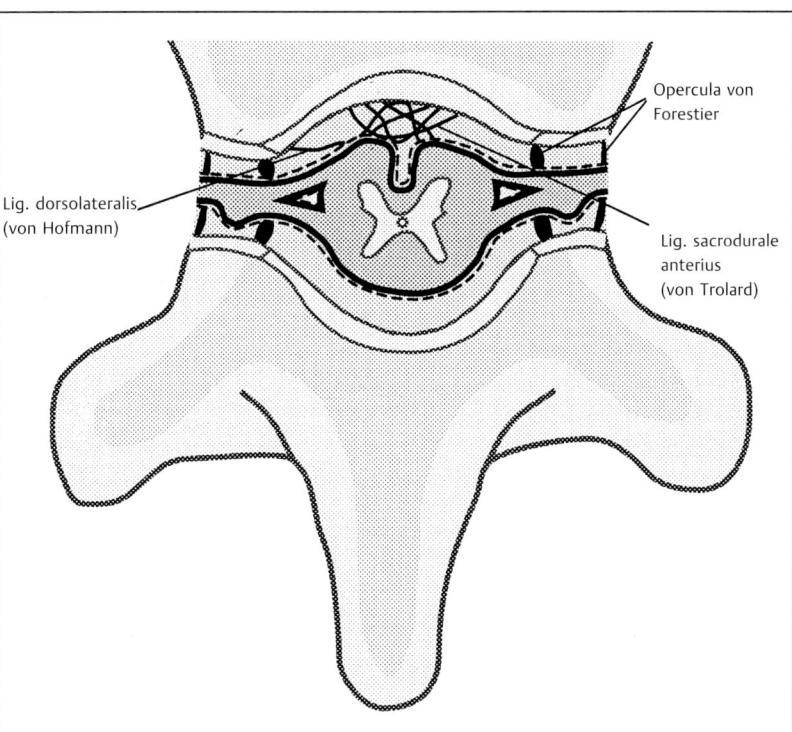

7.15
Ligamentäre Verbindungen der Dura mater spinalis

Ligamentum denticulatum (s. Abb. 7.16)

Es verläuft von der Pia mater zur Dura mater und verbindet das Rückenmark beidseitig vom Os occipitale bis in Höhe des 2. Lendenwirbels mit der Dura. Es stellt einen Aufhängeapparat dar, der das Rückenmark im Liquor cerebrospinalis in der Schwebe hält. Die Verbindungen zwischen Dura und Pia mater sind wie auch die anderen duralen Befestigungen im Rückenmarkskanal außerhalb der oben genannten Befestigungen relativ dünn. Das Lig. denticulatum ist avaskulär, besitzt kollagene und elastische Fasern und ist, wie auch die Pia mater, mäßig elastisch[72]. Die Befestigung an der Dura mater ist sehr fest und löst bei Dehnung der Dura mater spinalis eine longitudinale Falte in der Dura aus. Während das Lig. denticulatum an der Pia mater eine ununterbrochene Ursprungslinie zeigt, erreicht es die Dura mater nur mit einzelnen Zacken. Die Anheftungszacken des Ligaments überqueren lateral den subarachnoidalen Raum, durchdringen die Arachnoidea und sind an der Dura mater im Bereich zwischen den Duralscheiden der Rückenmarksnerven fixiert[73]. Je Seite befinden sich durchschnittlich 21 Zacken vom Foramen magnum bis zum Abgang des 3. lumbalen Nerven. In der Regel setzt die oberste Anheftungszacke an der Dura etwas kranial und posterior vom Durchtritt der A. vertebralis durch die Dura mater spinalis an. Die zweite Zacke ist etwas posterior zwischen dem Austrittsbereich der ersten und zweiten Nervenwurzel befestigt. Die beiden obersten Zacken besitzen lateral Verbindungen zur A. vertebralis und A. spinalis posterior sowie zur ersten Zervikalnervenwurzel.

Die Verlaufsrichtung der Ligamente passt sich an vorhandene Spannungsverhältnisse an. Sie sind im zervikalen Bereich nach kranial (nach *Rossitti*[74] nur der oberste, während die übrigen Ligamente im zervikalen Bereich horizontal verlaufen), im thorakalen Bereich horizontal und im lumbalen Bereich nach kaudal gerichtet[38].

Flexion des Kopfes und der Wirbelsäule übt eine mechanische Belastung auf das Lig. denticulatum aus, sodass sich ihre Zacken voneinander entfer-

240 7. Hirn- und Rückenmarkshäute

nen. Die Zugspannungen, die durch die Ligamente übertragen werden, haben eine transversale Komponente, die das Rückenmark im Zentrum des Wirbelkanals stabilisiert und eine axiale Komponente, die die axiale Span-

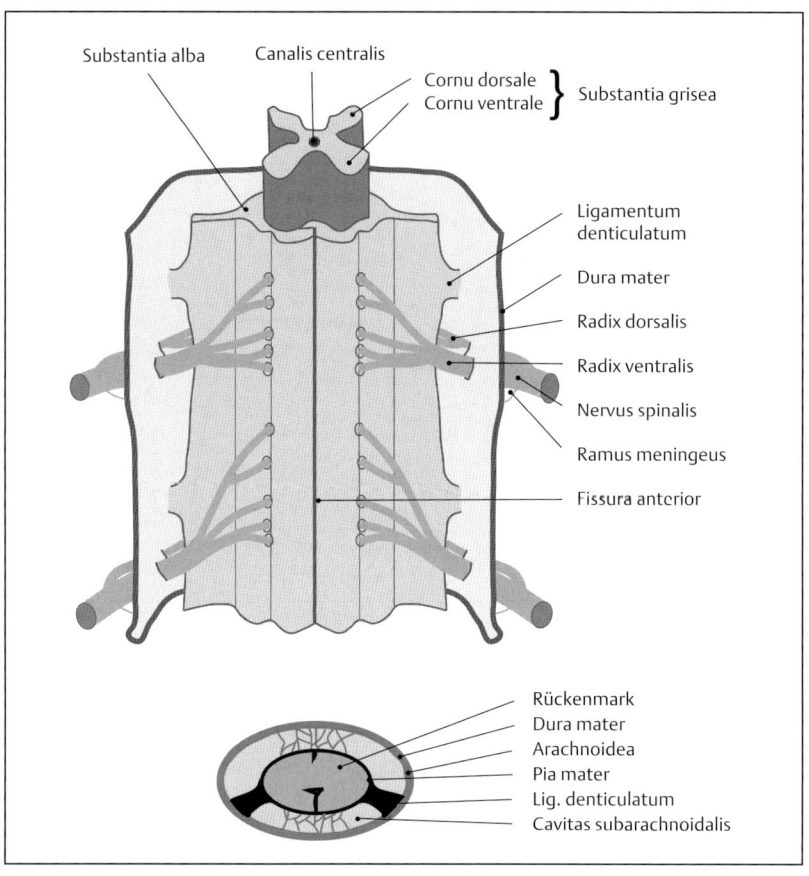

7.16
Dura mater spinalis und das Ligamentum denticulatum

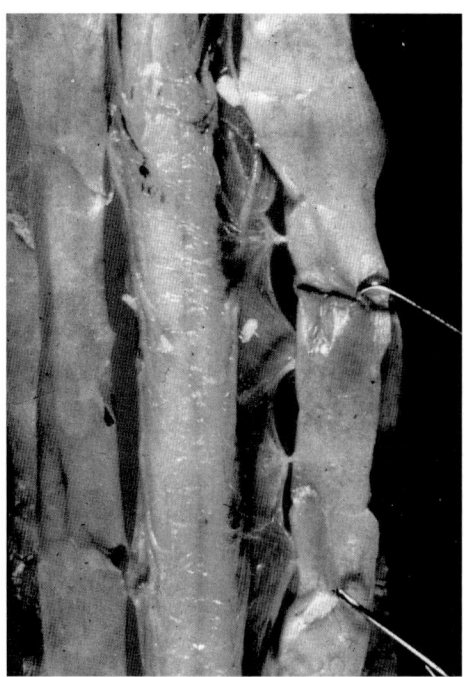

7.16–1
Ligamentum denticulatum. Von Dr. Richard Knebel

nung gleichmäßig überträgt (durch die Neigung der Zacken in frontaler Ebene). Es wird angenommen, dass die axiale Komponente die Größe der axialen Spannung im Rückenmark reduziert[75, 76]. Die oberste Zacke ist von großer Bedeutung bei der Stabilisierung des Rückenmarks und der Medulla bei Flexion[74]. Extension führt zu einer Entspannung des Lig. denticulatum. Außerdem soll das Lig. denticulatum die Bewegung des Rückenmarks in kraniokaudaler Richtung limitieren[77, 78]. Reibung zwischen Nervensystem und Dura mater spinalis wird durch ihre simultane Deformation aufgrund der Funktion des Lig. denticulatum und der Pufferwirkung des Liquor cerebrospinalis verhindert.

„Rautenförmiges Halfter"

Das „rautenförmige Halfter"[79, 80], eine rhombusartige Bindegewebsplatte, die auf der anterioren Seite untere Teile der Medulla oblongata und das obere Rückenmark umfasst.

Es tritt zusammen mit den oberen beiden Zacken des Lig. denticulatum (nicht regelmäßig mit dem obersten Zacken) in die Dura mater ein. Die ventralen Wurzeln des zweiten Zervikalnerven sollen posterior und die ventralen Wurzeln des ersten Zervikalnerven anterior oder posterior des rautenförmigen Halfters liegen. Die kaudale Rautenspitze verläuft meist bis zur Gegend der Fissura mediana anterior im Bereich des vierten Halssegmentes[81]. Innerhalb des „rautenförmigen Halfters" befinden sich keine elastischen Fasern. Lang (1981) beobachtet häufig einen Übergang des Halfters in die Pia mater der Vorderstränge. Das rautenförmige Halfter soll ebenso wie die oberen Zacken des Lig. denticulatum den kranialen Bereich des Rückenmarks und den unteren Bereich der Medulla oblongata während der Nackenflexion vom Dens des Axis, dem abdeckenden Bandapparat und den Aa. vertebrales entfernt halten[82, 81].

Kaudal ist die Dura mater spinalis fest an der Rückseite des zweiten Sakralwirbelkörpers befestigt (Lig. sacrale durae matris). In der Regel fusioniert die Dura mit dem Filum terminale auf Höhe von S2 (mit einer Variationsbreite von L5 bis S3[83]).

Das auslaufende Ende des Rückenmarks (Filum terminale) führt mit der eng anliegenden Dura mater aus dem Hiatus sacralis heraus und verbindet sich an der Hinterseite der Steißbeinkörper mit dem Periost sowie mit dem Lig. sacroiliaca und dem Lig. sacrotuberale[84].

Im Wirbelkanal durchdringen Rückenmarksnerven auf ihrem Weg zur Peripherie oder von der Peripherie zum zentralen Nervensystem die Dura mater. An den Stellen, an denen die Rückenmarksnerven durch die Foramina intervertebralia das Rückenmark verlassen, werden sie einige Millimeter von der Dura umhüllt und beschützt. Die Dura setzt sich dann ins Epineurium dieser Nerven fort. Diese Duralumhüllungen liegen in den oberen Abschnitten der Wirbelsäule relativ transversal, während sie kaudalwärts immer mehr in Längsrichtung verlaufen.

Die transversalen Verläufe widersetzen sich den Bewegungen der Duralröhre weniger als die länglich angeordneten duralen Nervenscheiden. Das erklärt die stärkere Spannungsübertragung der unteren Duraumhüllungen. So kann vor allem eine Traktion des N. ischiadicus zu einer erhöhten Spannung im duralen System führen[45].

Kräftige Befestigungen der Dura mater spinalis	Foramen magnum Corpus von C1, C2, (C3) Corpus von S2 Corpus vom Coccyx

Außerhalb dieser Regionen ist die Dura relativ frei beweglich.

Tabelle 7.1

Autor	Durale Verbindungen
Parkin, Harrison (1985), Hogan, Toth (1999)	Bis auf hochzervikale und sakrale Anheftungen nur locker im Wirbelkanal befestigt und beweglich
Klein (1986), Upledger (1994)	Feste Verbindung am Corpus von C3
Hinson, Bing Zeng (2001)[123]	Lig. longitudinale posterius auf Höhe C1-C2, unterhalb davon deutlich geringer oder fast völlig fehlend
	Feste Verbindungen am Os sacrum und Os coccygis
Lanz (1928/29) Lang (1987)	Über Lig. craniale durae matris spinalis am hinteren Rand der Artt. atlanto-occipitales, einem Teil des Foramen magnum, dem Arcus posterior des Atlas und dem Arcus der Axis
Rutten und Mitarbeiter (1997)	Über Lig. craniale durae matris spinalis lan Ligg. flava zwischen C1/C2 und C2/C3 und manchmal zwischen dem Arcus von C2 und C3
Klein (1986)	Posteriore Ligamente zwischen Atlas und Os occipitale, zwischen Atlas und Axis und zwischen Os occipitale und Axis
Kahn und Mitarb. (1992), Hack und Mitarb. (1995), Rutten und Mitarb. (1997)	Über Membrana atlanto-occipitalis posterior am M. rectus capitis posterior minor
Kahn und Mitarb. (1992)	Anteriore Faszie des M. obliquus inferior und Periosteum des Arcus posterior des Atlas
Rutten und Mitarb. (1997), Mitchell und Mitarb. (1998), Alix, Bates (1999), Dean, Mitchell (2002)	Lig. nuchae zwischen C0/C1 und C1/C2
Mitchell und Mitarb. (1998)	Über Ligg. interspinalia durae matris am Wirbelkanal (in oberer HWS)
Luyendijk (in Morisot 1992)	Über Plica mediana dorsalis durae matris am hinteren Wirbelbogen (Höhe LWS)
Blomberg (1986)	Über Bindegewebe am Lig. flavum (auf Höhe LWS)
Rutten und Mitarb. (1997)	Ligg. flava zwischen C1/C2 und C2/C3
Kubo und Mitarb. (1994), Hirabayashi u. Mitarb. (1997), Shinomiya und Mitarb. (1996)	Ligg. flava an unterer HWS
Plaisant und Mitarb. (1996)	Oberflächliche Schicht des Ligamentum longitudinale posterius (stärker kaudal = Lig. Trolard)
Trolard (1988 in Giradin 1996)	Lig. sacrodurale anterius (Trolard) (Höhe LWS, Sacrum)
Hofmann (1898), Fick (1904), Doppmann und Mitarb. (1969), Schellinger und Mitarb. (1990)	Über Hofmann's Ligamente am Lig. longitudinale posterius

Autor	Durale Verbindungen
Scapinelli (1990)	Hofmann's Ligamente und Lig. sacrodurale anterius (Trolard) werden auch meningo-vertebrale Ligamente genannt
	Verbindung am Endostium des Wirbelkanals, Lig. longitudinale posterius
Spencer und Mitarb. (1983)	Über Lig. dorsolateralia duralis (Hofmann) am Wirbelperiost
Trolard (1888 in Giradin 1996)	Über Trosseaux fibreux de Souile am Lig. longitudinale posterius und am Periost
Forestier, Lazorthes, Trolard (1922, 1981, 1890, in Giradin 1996)	Opercula von Forestier: Verbindung zwischen der duralen Umhüllung des austretenden Spinalnerven und dem Periosteum des jeweiligen Wirbels Opercula von Forestier
Liem (2000)	Vereinzelt dünne kollagene Seilzüge von der Rückseite des Wirbelkanals
Nicholas und Weller (1988)	Über Ligamentum denticulatum an Pia mater vom Os occipitale bis Höhe L2
Duby (1985)	Lig. sacroiliaca und Lig. sacrotuberale
Lang, Emminger (1963 in Lanz, Wachsmuth 1979)	Rautenförmiges Halfter (Höhe obere HWS)

An der unteren Wirbelsäule ist ein spinaler Duralsack lokalisiert, der nach Forschungen von *Martins*[85], *Wiley* und *Myers* eine wesentliche Rolle in der Dynamik der Liquordruckveränderungen spielt (siehe Kap. 9).

> Die Folge ist:
> 1. Bewegungseinschränkungen des Kreuzbeins (inkl. ilio- und lumbosakraler Komplex[84]) können u. U. auch das Hinterhaupt in seiner Beweglichkeit einschränken, und umgekehrt können Hinterhauptdysfunktionen das Kreuzbein beeinträchtigen.
> 2. Jede Positionsveränderung des Steißbeins führt – aufgrund der Anheftung des Filum terminale mit der Dura mater am Steißbein – zu Spannungen in der Dura mater spinalis und der intrakranialen Membranen.
> 3. Spannung in der Dura mater spinalis kann Spannung am Austritt der Spinalnerven an den Foramina intervertebralia erzeugen.
>
> Über die starke Befestigung der Dura mater am ersten und zweiten (evtl. dritten) Halswirbel können häufig ausgeführte chiropraktische Manipulationen an der Halswirbelsäule unter Umständen zu Spannungen in der hinteren Schädelgrube führen. Außerdem erklären diese Befestigungen die Zusammenhänge zwischen einem Zervikalsyndrom und Kopf- bzw. Kreuzschmerzen.
>
> Dysfunktionen am Schädel, am Okziput-Atlas-Axisgelenk und am Kreuzbein-Steißbeinkomplex können aufgrund ihrer anatomisch funktionellen Verbindung zu Störungen des kraniosakralen Systems führen. Zudem kann jede dieser Dysfunktionen über die Dura an die anderen duralen Befestigungen weitergeleitet werden.

Gefäßversorgung der Meningen

Intrakranial

Arterien	Arteriell wird das durale System vor allem von den Meningealarterien – terminale Äste der inneren und äußeren Carotiden – versorgt. Sie verlaufen zwischen der Dura und dem Knochen.
	• Vordere Schädelgrube:
	  A. meningea anterior – Ast der A. ethmoidalis anterior (A. ophthalmica, A. carotis interna) Eintritt: Lamina cribrosa
	• Mittlere Schädelgrube:
	  A. meningea media – Ast der A. maxillaris (A. carotis externa) Eintritt: Foramen spinosum
	• Hintere Schädelgrube:
	  A. meningea posterior – Ast der A. carotis externa
	  Eintritt: Foramen jugulare
	  Rr. meningeae der A. vertebralis
	  Eintritt: Foramen magnum
	  Rr. meningeae der A. occipitalis

Venen	Vv. meningeae mediae zum Plexus pterygoideus, zur V. maxillaris oder vom Plexus pterygoideus zur V. ophthalmica inferior, zum Sinus cavernosus. Vv. meningeae direkt oder indirekt über die Sinus in die V. jugularis.

Intraspinal

Arterien	Aa. spinales posteriores, paarig (Ast der A. inferior posterior cerebelli oder der A. vertebralis) – A. spinalis anterior (Ast der A. vertebralis)
Venen	Plexus venosi vertebrales interni anterior und posterior im Epiduralraum. Die Plexus venosi vertebrales interni sind in bei Körpertemperatur halbflüssigem Fett eingebettet. Die klappenlosen Plexusvenen sind von besonderer physiologischer und dysfunktioneller Bedeutung. Sie haben Verbindungen über die Zwischenwirbelkanäle mit den Vv. lumbales, Vv. intercostales, der V. azygos und hemiazygos sowie mit Venenplexus im Nackenbereich (Sinus marginalis und occipitalis durae matris). Diese Anastomosen ermöglichen ohne Stau den Abfluss des venösen Blut in alle Richtungen.

Innervation der Meningen

Intrakranial (Abb. 7.17)

Der obere Teil des duralen Systems wird vor allem von Ästen des Nervus trigeminus, der untere Teil durch die ersten drei Zervikalnerven und Ästen des N. vagus versorgt. Alle meningealen Nerven besitzen postganglionäre sympathische Fasern, die über den Plexus caroticus internus, den Plexus maxillaris und mit der A. meningea media entweder direkt oder indirekt vom Ganglion cervicale superius abstammen.

Parasympathisch wird die Dura durch den N. petrosus major (aus dem N. VII bis) und die Äste des N. vagus und N. glossopharyngeus innerviert.

• **Vordere Schädelgrube:**
  N. ophthalmicus (V/I): Rami meningei der Nn. ethmoidales; Eintritt: Foramina ethmoidales ant. und post.

N. maxillaris (V/2): Ramus meningeus medius (Schädelseitenwand); Eintritt: Dieser verlässt den N. maxillaris bereits intrakraniell, noch vor Eintritt in das Foramen rotundum.
- **Mittlere Schädelgrube:**
Rami meningei des N. maxillaris und des N. mandibularis (V/2, V/3); Eintritt: Foramen spinosum (V/3)
Filamente vom Ggl. trigeminale
- **Hintere Schädelgrube:**
Rami meningei des N. vagus (X); Eintritt: Foramen jugulare
Rami meningei des N. glosso pharyngeus (IX)
Rami meningei aus Cl, C2 und C3 zum Teil über den N. hypoglossus (XII): für den Clivus und das Foramen magnum; Eintritt: Anterior am Foramen magnum (C1, C2), Foramen jugulare (C2, C3)
- **Tentorium cerebelli:**
Rami tentorii des N. ophthalmicus (V/l); Eintritt: Ein R. tentorii verlässt den N. ophthalmicus bereits intrakranial und zieht in der Wand des Sinus cavernosus – dem N. trochlearis angelagert – nach hinten
- **Falx cerebri:**
Rami meningei des N. ophthalmicus (V/l)

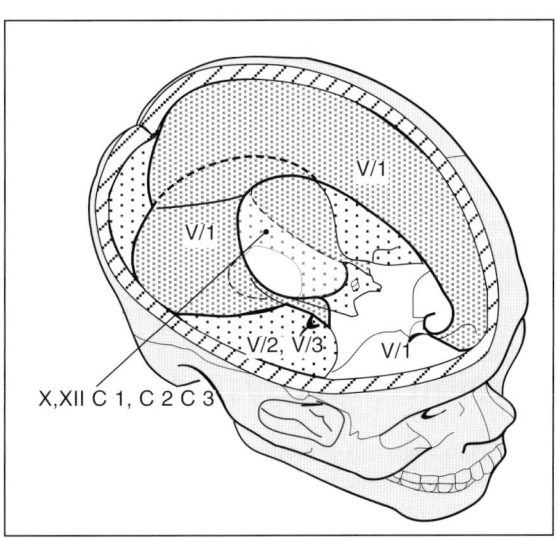

7.17
Innervation der intrakranialen Meningen

Intraspinal   Ramus spinalis der Spinalnerven
Nervengeflecht des Lig. longitudinale posterius
Perivaskuläre Nervengeflechte der Wurzelarterien

Schmerzempfindung der Duralmembrane

Durch Stimulation (z. B. elektrisch oder mechanisch) bestimmter Gebiete der Duralmembrane konnten ausstrahlende Schmerzsensationen provoziert werden. Die Duralmembrane des Schädels sind besonders im Bereich der Schädelbasis, des Tentoriums sowie in der Umgebung der Äste der A. meningea media schmerzempfindlich. Andere Bereiche der Dura scheinen wiederum kaum schmerzempfindlich zu sein. Auch Kompressionen und Zerrungen von Blutgefäßen, des Plexus choroideus, der Pia mater und der Sinus durae matris können Schmerzen hervorrufen. Im Folgenden werden die Schmerzempfindlichkeit der Duralmembranbereiche sowie die Gebiete der Schmerzausstrahlung beschrieben.

Schmerzempfindlicher Durabereich	Schmerzausstrahlung
Vordere Schädelgrube (insbesondere Olfactoriusrinne, Alae minores, Dorsum sellae, Basis der Process. clin. anter.)	homolaterales Auge oder hinter dem Auge
Mittlere Schädelgrube Cavum trigeminale: Sella turcica: Diaphragma sellae:	Gesichtsregion Scheitelgebiet hinter dem Auge
Hintere Schädelgrube Gebiet des Sinus transversus und sigmoideus: Gebiet um das Foramen magnum: Falx cerebelli:	hinter dem Ohr Hinterkopf und Nacken Nackenregion
Falx cerebri insbesondere im hinteren Drittel und entlang des Sinus sagittalis superior Oberhalb der Crista galli:	homolaterales Auge
Tentorium cerebelli Druck von oben: Druck von unten:	Auge und Gebiet des äußeren Vorderkopfes hinter dem Ohr, Vorderkopf und Auge
Dura oberhalb des Tentoriums: Schmerzunempfindlich, außer entlang der Sinus durae matris und im Verlauf der A. meningea media	

Tabelle 7.2 Schmerzempfindlichkeit der Duralmembranbereiche und Gebiete der Schmerzausstrahlung

Aufgaben des Duralmembransystems

- Zusammen mit der Hirnflüssigkeit dient das Duralmembransystem der Aufrechterhaltung und Stützung der Hirnform
- Sicherung der Schädelform, insbesondere in der frühen Kindheit
- Schutz bei mechanischen Traumata
- Erschütterungsfreies Auffangen mechanischer Belastungen des Schädels durch Zuggurtung (gemeinsam mit der Elastizität der Knochen, der Pfeilerkonstruktion des Schädels, der schwingungsdämpfenden Nasennebenhöhlen und der Anheftung des Splanchnocraniums am Neurocranium)[124]
- Koordinierung der Schädelknochen- und Kreuzbeinbewegung*
- Vermittler des Kräftegleichgewichts zwischen dem Gewicht des Gesichtsschädels und dem kompensierenden Tonus der Nackenmuskeln; Umverteilung von äußeren Kräften gegenüber der Schädelkalotte (Dura mater cranialis), indem sie mit ihren Duplikaturen Quer- und Längsverstrebungen zwischen den Schädelknochen bilden. Kollagene Fasern bilden dabei Trajektorien und leiten Kräfteaxila weiter.
- Die Dura scheint auch eine bedeutende Rolle zu spielen bei der Morphogenese und Instandhaltung der Suturen während des Schädelwachstums[111]. Die Dura mater scheint ein wichtiger Faktor zu sein, damit die Suturen nicht ossifizieren[112].
- Beteiligt an der Thermoregulation des Gehirns: Die hochvaskularisierte Dura mater könnte die venöse Kühlung von der Haut in den LCS und in das Hirnparenchym übertragen[125].

Reziproke Spannungsmembran *(Abb. 7.18, 7.18-1 und 7.19)*

Die Dura mater stellt den **Bandapparat des knöchernen Schädels** dar, und die beiden Duraschichten zusammen können als funktionell mechanische Einheit angesehen werden. Nach *Delaire*[87] wirkt das horizontale System (Tentorium cerebelli, Diaphragma sellae) als Spanner der Schädelbasis, während das vertikale System (Falx cerebri, Falx cerebelli) als Spanner des Schädeldaches fungiert. Die Spannung des horizontalen und vertikalen Duralsystems wird vor allem durch den kontinuierlichen Tonus der Nackenmuskulatur und des M. sternocleidomastoideus aufrechterhalten und reguliert.

Sutherland[88] nannte dieses Duralmembransystem, insbesondere die Dura meningeale, ein **„reziprokes Spannungsmembran-System"** (reciprocal tension membran system). Damit soll die funktionelle Einheit dieser Membran verdeutlicht werden. Die reziproke Spannungsmembran des Hirn- und Rückenmarks stellt eine strukturelle Verbindung der einzelnen Schädelknochen untereinander dar, mit der Aufgabe, die Bewegung dieser Knochen zu leiten und zu begrenzen. Durch die strukturelle Verbindung aller Membranen können Spannungen in jedem Teil dieses Membransystems auch alle anderen Teile dieses Systems beeinflussen. Die Duralmembranen regulieren aufgrund ihrer Anheftung am Schädel und am Kreuzbein die unwillkürliche artikulare Bewegung der einzelnen Schädelknochen und des Kreuzbeins im kraniosakralen Rhythmus. Diese sich reziprok zueinander bewegenden Membranen sind ständig auf der Suche nach

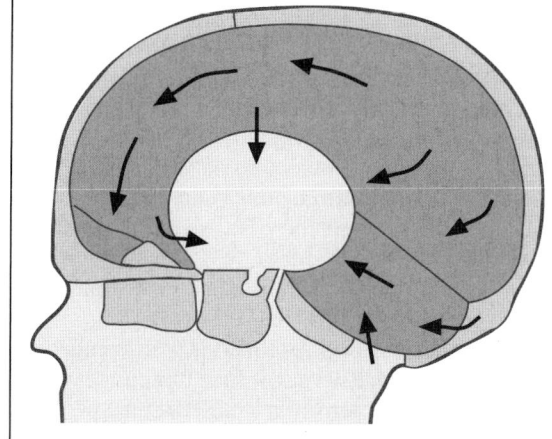

7.18
Bewegung und Spannungsänderung der intrakranialen Membrane während der Inspirationsphase

* *Ferguson* ist allerdings der Ansicht, dass die Dura mater spinalis kaum in der Lage ist, kleinste Bewegungen zwischen Schädel und Kreuzbein zu übertragen. Die Dura zwischen Okziput und Kreuzbein muss große Wirbelsäulenbewegungen ermöglichen und hat seiner Meinung nach zuviel Bewegungsspielraum bzw. ist zu locker[86]. Untersuchungen von *Royo-Salvador* deuten darauf hin, dass Spannungen zwischen Schädel und Kreuzbein über das Rückenmark übertragen werden[126–128].

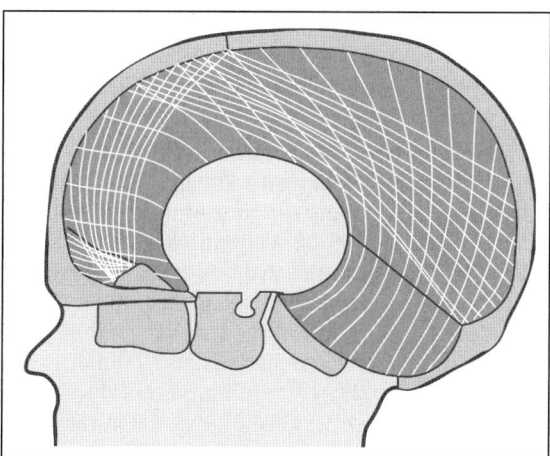

7.18-1
Faserstruktur der intrakranialen Membrane

7.19
Falx cerebri an ihrer vorderen Befestigung am Stirnbein. Reprinted with permission from the CranioSacral Therapy Slide Series, The Upledger Institute © 1986
Gut zu erkennen ist die Orientierung der Faserstruktur der Membran. Deutlich sichtbar sind die Risse in der Membran, die wahrscheinlich eine Folge von erhöhten vertikalen Zugkräften waren.

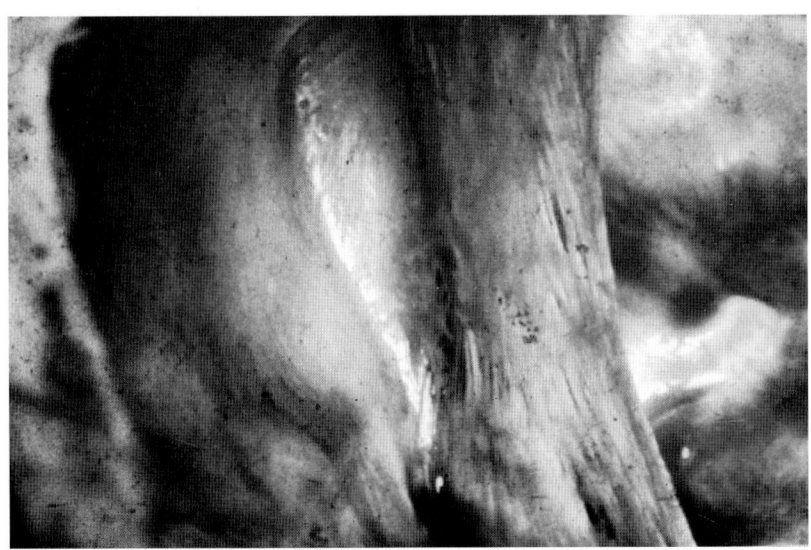

einem optimalen Gleichgewicht. Jeder Zug an einer Seite der Membran verändert die gesamte Einheit und führt zu einem neuen Gleichgewicht. Anzumerken ist auch die Veränderung der Spannung der intrakranialen Duralmembrane durch die Lungenatmung, z. B. bewegt sich das Tentorium cerebelli in Synchronizität mit dem Zwerchfell.

„Sutherland-Fulcrum"

Um das Gleichgewicht der Membranbewegung und -Spannung in allen Richtungen zu gewährleisten, müssen die Membranen von einem **Fulcrum,** einem Ruhepunkt aus operieren (s. auch Glossar S. 648). Dieser Ruhepunkt muss schwebend aufgehängt sein, um sich automatisch bewegen zu können, damit eine gleichmäßige physiologische Bewegung der Schädelknochen gesichert ist, wenn Veränderungen auftreten, z. B. äußere Zugkräfte.

Das Zentrum dieses intrakranialen Membransystems ist ein fiktiver Punkt, der sich an einer Stelle im Verlauf des Sinus rectus befindet, der durch die Vereinigung der Falx cerebri mit dem Tentorium cerebellum und der Falx cerebelli gebildet wird. Dieser Ruhepunkt wird auch als **Sutherland-Fulcrum**[89] oder als **automatic shifting suspended fulcrum** bezeichnet. An diesem Punkt werden die dynamischen Kräfte, die auf die Membranen wirken, ins Gleichgewicht gebracht. Und um diese Stelle bewegen und organisieren sich die gesamte intrakraniale und intraspinale Duraspannungsmembran und somit auch die unwillkürliche, artikuläre Bewegung der Schädelknochen, ebenso wie die Einflüsse, die von außerhalb des kraniosakralen Systems kommen. „Das Sutherland-Fulcrum ist eine zentrale Anheftungsstelle, die gleichzeitig mobil und anpassungsfähig ist", schreibt der französische Osteopath *Raymond Richard*[90].

Durch die Anheftung der Dura mater an den Schädelknochen sollen sich diese nicht nur entsprechend der Spannungsverhältnisse in der Dura bewegen, sondern auch Zugkräfte nach außen in extradurale, extrakraniale Organsysteme weitergegeben werden oder äußere Zugkräfte, z. B. der Faszien, auf die Dura übertragen werden können. Über die vielfachen kranialen Öffnungen an der Schädelbasis ist die intrakraniale Dura direkt mit den extrakranialen Faszien verbunden. Auf diesem Weg könnten extrakraniale Spannungen über die Umhüllungen von Gefäßen und Nerven ins Schädelinnere weitergegeben werden und dort kraniale Dysfunktionen verursachen. Auf diese Weise spiegelt sich auch der Tonus der viszeralen Organe im kraniosakralen System wider. Es ist auch möglich, dass zum Beispiel Verspannungen der Nackenmuskulatur das Hinterhaupt in seiner suturalen Beweglichkeit einschränken und dadurch das innere Membransystem und die suturale Bewegung der anderen Schädelknochen beeinträchtigen. Über die Anheftung der Dura mater spinalis – die spinale reziproke Spannungsmembran – am zweiten Sakralwirbel in der Osteopathie die hypothetische, synchrone, unwillkürliche Bewegung des Kreuzbeins mit dem Schädel erklärt. Während das Kreuzbein sich an statische und dynamische Spannungsverhältnisse im Becken, der unteren Extremitäten, der Wirbelsäule und den Schädel anpassen muss, so adaptiert sich der Schädel an Spannungsverhältnisse der oberen Extremitäten, der Wirbelsäule und des Kreuzbeins. Dieser gesamte Komplex ist als eine Funktionseinheit anzusehen, die sich um das Fulcrum von *Sutherland* bewegt. Es bestehen Hinweise, dass auch andere Faktoren beteiligt sind (s. S. 420). Vor der Geburt und in der frühen Kindheit haben sich die Gelenkflächen der Schädelknochen noch nicht richtig ausgebildet und ist der Schädel in seiner knöchernen Struktur noch sehr unentwickelt. In dieser Zeit stellen diese intrakranialen Membranen das Hauptelement dar, das die Integrität und Einheit des Schädels, der knorpeligen und der bindegewebigen Vorstufen der Schädelknochen gewährleistet und das Gehirn schützt. Während des Geburtsvorgangs widerstehen sie den auf den Schädel einwirkenden Spannungen und Kräften und verhindern dadurch mögliche Verletzungen des Nervensystems.

> **Mögliche Folgen abnormer duraler Spannungen**
> - Venöse Abflussstörungen des Schädels über die venösen Sinus
> - Verminderte Drainage des Gehirns
> - Vaskuläre Versorgungsstörungen der Hirngewebe
> - Störung der Fluktuation der Hirn- und Rückenmarksflüssigkeit
> - Kopfschmerzen, intrakraniale und retroorbitale Schmerzen über die sensible Innervation der Duralmembran (Hirnnerv V, X sowie 1., 2. und 3. Zervikalnerv)
> - Gesichtsschmerzen und abnorme Spannungen der Kaumuskeln über den Hirnnerv V, sowie über das Ganglion trigeminale, das von Dura bedeckt ist und für durale Spannungen anfällig ist
> - Funktionsbeeinträchtigung aller Hirnnerven und Hirnnervenganglien, z. B. an den Durchtrittsstellen im Schädel und an den intrakranialen Duralmembranen, sowie durch die durale Umhüllung der Hirnnerven
> - Bewegungs- und Beweglichkeitseinschränkungen der Schädelknochen, des Kreuzbeins und des Steißbeins
> - Funktionsstörung der Spinalnerven (Durchtrittsstellen der Spinalnerven in der Dura mater)
> - Weiterleitung der duralen Spannungen über Faszienverbindungen und das Epineurium der Spinalnerven
> - Abnorme Spannungen in einer der Duraduplikaturen beeinträchtigt immer auch die anderen duralen Anteile
> - Beeinträchtigung der Hypophyse (Diaphragma sellae)

Tabelle 7.3: Beweglichkeit und Zugübertragung der Dura mater spinalis (und cranialis)

	Studien
Illi (1951)[91]	Bewegung der Dura mater spinalis von 3–4 mm, ohne weitere Angaben
O'Connell (1946)[92]	Flexion des Nackens: kraniale DMS-Verschiebung Extension des Nackens: kaudale DMS-Verschiebung Anteriore DMS-Bewegung (abhängig von Abnahme der lumbalen Durafaltung)
Reid (1960)[93]	Flexion des Nackens: kraniale DMS-Verschiebung und Dehnung der DMS Flexion der gesamten WS: s. o., nur im unteren Bereich und auf Höhe von Th 12 kaudale DMS-Verschiebung
Decker (1960)[94]	Flexion der Wirbelsäule: Verschiebung der DMS zervikal und lumbal nach anterior
Louis (1967, 1981, 1984)[95]	Flexion der WS: auf Höhe hochlumbal: DMS nach kaudal; auf Höhe sakrolumbal: DMS nach kranial
Adams und Logue (1971)[96]	Flexion des Nackens: DMS-Verschiebung nach kranial (2/3), Abnahme der duralen Faltung (1/3), Dehnung Abhängigkeit der DMS-Bewegungsamplitude von Lage der extrathekalen Nervenwurzeln und Bewegung der Intervertebralgelenken
Martins und Mitarb. (1972)[97]	Elastizität des Duralsackes: Volumenänderung entsprechend vorhandenen Druckverhältnissen (LCS, Blut)
Tunituri (1977)[129]	Gewicht von 0–50 g große Verschiebung der DMS (bei Hunden): elastischer Modulus 4 x 10(6) dynes/Sq cm; vergleichbar der elastischer Fasern Gewicht von 50–150 g kleiner Verschiebung der DMS: elastischer Modulus 5 x 10(8) dynes/Sq cm; vergleichbar der kollagener Fasern
Breig (1978)[98]	Keine kraniokaudale Bewegung der DMS, nur Dehnung aufgrund Elastizität; Ausdehnung und Zusammenziehung ähnlich einer Ziehharmonika
Penning, Wilmink (1991)[99]	Lumbale Extension: anteriore Verschiebung der DMS
Santi Rao, Rodegerdts (1983)[100]	Extension mitthorakal; anteriore Verschiebung der DMS Axiale Bewegung ist uneinheitlich
Tencer und Mitarb. (1985)[101]	Flexion der WS: DMS übt 3,5 bis 4,5 N auf vordere Wand des Wirbelkanals aus (Maximum L3)
Parkin, Harrision (1985), Hogan, Toth (1999)[102]	Lockere Befestigung der DMS sollte Verschiebung der DMS bei WS-Bewegungen ermöglichen

Studien	
Klein (1986)[45]	Verlängerung des Wirbelkanals: Abnahme der Durafaltung, Dehnung, kraniokaudale Verschiebung, ant. post.-Verschiebung Flexion des Nackens: Abflachung und Dehnung der DMS und longitudinale Verschiebung Flexion der WS: Dehnung der DMS, Abnahme des transversalen und ant. post-Durchmessers; untere Halsregion: kraniale Verschiebung; Th4: kaum Bewegung; untere LWS: kaudale Verschiebung Bei Rotation: Verwringung der DMS Hebung des gestreckten Beines: Zug nach kaudal auf der betroffenen Seite (nur eine komplette Flexion erbrachte eine longitudinale Verschiebung)
Ishida und Mitarb. (1988)[103]	Extension des Nackens: Abflachung der DMS auf Höhe C5/C6, C, C6/C7
Dai und Mitarb. (1989, 1991)[104]	Flexion der LWS: Größeres Fassungsvermögen des duralen Sackes, Zunahme des sagittalen Durchmessers Extension der LWS: Kleineres Fassungsvermögen, Abnahme des sagittalen Durchmessers, DMS nach kaudal
Mihale und Mitarb. (1990)[105]	Flexion LWS: Vergrößerung des ant. post.-Durchmessers der DMS
Kostopoulos, Keramidas (1992)[130]	Anterior gerichteter Zug am Os frontale von 642 g führt zu einer Verlängerung der Falx um 1,097 mm
	Kranial gerichteter Zug am Os parietale führt zu einer Verlängerung der Falx um 1,08 mm
Smith und Mitarb. (1993)[106]	Hebung des gestreckten Beines: Spannungszunahme und Bewegung der DMS (weniger Bewegung als intrathekale Nervenwurzel)
Li (1993)[107]	Flexion und Extension des Nackens: Bewegung und Formänderung der DMS
Yoshiyama und Mitarb. (1994)[108]	Flexion des Nackens: Verlängerung der DMS (posterior stärker als anterior)
Pradhan, Gupta (1997)[109]	Flexion des Nackens: keine anteriore Bewegung der DMS
Upledger (1998)[110]	Stoppung der Bewegung am Os parietale durch wenig Druck auf Os sacrale und Os coccygis Auflösung von Bewegung an Falx cerebri: Zug von 50–75 g am Os frontale, Zug von 175 g am Os sacrale (Forschung nicht zugänglich)
Yuan et al. (1998)	Halsflexion führt zu einer Verlängerung des zervikalen Rückenmarks von 6–10 % mit einer durchschnittlichen Verschiebung um 1–3 mm.
Liem (2000)[40]	Deutliche Hinweise auf Bewegungs- und Spannungsübertragung von DMS auf intrakraniale Dura und periorbitale Strukturen

DMS: Dura mater spinalis; LCS: Liquor cerebrospinalis; WS: Wirbelsäule; LWS: Lendenwirbelsäule

Den vorliegenden Studien zufolge (s. Tabelle) können verschiedene Mechanismen bei der Kompensation einer Verlängerung des Wirbelkanals in Flexion auftreten:
Abnahme der Faltung, Elastizität, kraniokaudale Verschiebung, anteroposteriore Verschiebung und Zunahme des anteroposterioren Durchmessers des Duralschlauches in der LWS.
Auch eine Beweglichkeit der Dura mater spinalis konnte belegt werden. Die anatomischen Verhältnisse bieten eine Voraussetzung für eine durale Beweglichkeit gegenüber dem Wirbelkanal. Es wurden außerdem Hinweise dafür gefunden, dass Spannungen außerhalb des duralen Systems auf dieses übertragen werden können (Zug am N. ischiadicus, Flexion der Hüfte, Klein 1986). Außerdem gibt es einen Hinweis darauf, dass unter Umständen kleinste Traktionen über die Dura mater übertragen werden können (Kostopoulos, Keramidas 1992). Die Studie von *Upledger* (1998) ist, obwohl von ihm zitiert, nicht zugänglich, sodass ihre Methodik nicht nachvollziehbar ist.

Offene Fragestellungen[131]

Wesentliche Fragen zur Funktion der Dura mater spinalis (DMS) in der kraniosakralen Osteopathie und zu Wechselwirkungen anderer Strukturen sind noch ungeklärt:
Ist eine Weiterleitung von Spannung/Bewegung von der DMS auf die DMC möglich? Untersuchungen in Zusammenarbeit mit *Prof. Dr. Breul* weisen darauf hin, dass dies möglich ist, ebenso wie die Übertragung von Bewegung/Spannung auf periorbitale Strukturen. Die Studie von *van den Berghe* kommt zu gegensätzlichen Ergebnissen.
Ab welcher Zugstärke findet eine Bewegungsübertragung in der DMS statt?
Welche Auswirkungen haben unterschiedliche Konservierungs- bzw. Fixierungsmethoden der Präparate auf die Eigenschaften des Gewebes (v. a. hinsichtlich der Spannungs-/Bewegungsübertragung)? Die vorliegenden Untersuchungen wurden mit wenigen Ausnahmen nur an Präparaten durchgeführt.
Können bindegewebige Spannungen außerhalb des duralen Systems auf dieses übertragen werden und umgekehrt – und wenn ja – auf welche Weise und mit welcher funktionellen und klinischen Bedeutung?
Können sich kleinste Bewegungen/Spannungen bzw. feinste rhythmische Impulse – wie in der kraniosakralen Osteopathie angenommen – über die DMS beim lebenden Menschen fortsetzen? Nach Klein (1986) und Ferguson (1991)[86] ist die DMS kaum in der Lage, kleinste Bewegungen zwischen Schädel und Os sacrum zu übertragen, da die Dura zwischen Okziput und Os sacrum große Wirbelsäulenbewegungen ermöglichen muss und zuviel Bewegungsspielraum hat bzw. zu locker ist. Persönliche Messergebnisse weisen demgegenüber auf die Möglichkeit der Bewegungsübertragung von kleinsten Bewegungen hin, um so mehr, wenn in Betracht gezogen wird, dass die DMS beim Lebenden durch den inneren Druck und die Pulsationen des Liquor cerebrospinalis gespannt gehalten wird (Breig 1960, 1978 in Rossitti 1993)[74, 98]. Nach Untersuchungen von Royo-Salvador[136, 137] werden Spannungen zwischen Schädel und Sakrum nicht über die Dura, sondern über das Rückenmark übertragen (s. S. 511).
Gibt es weitere Mechanismen bei der Bewegungs- bzw. Spannungsübertragung zwischen Os sacrum und Cranium, z. B. über das Rückenmark, das Lig. longitudinale anterius und das Lig. longitudinale posterius oder über myofasziale Verbindungen?

Welche Rolle spielt die fluide Kontinuität (Liquor cerebrospinalis) zwischen Kranium und Sakrum bei der Übertragung von minimalen Bewegungsimpulsen?
Welche Rolle spielen die Traube-Hering-Mayer Oszillationen?

Quellenangaben:

1. Sutherland, W. G.: The cranial bowl. Free Press Company, Mankato, Minnesota 1939, S. 45.
2. Haines, D. E., Harkey, H. L., al Mefty, O.: The „subdural" space: a new look at an outdated concept. Neurosurgery. 32 (1) (Jan./1993) 111-20.
3. Willat, D. J., Yung, M. W., Helliwell, T. R.: A correlation of the surgical anatomy of the dura to head and neck surgery. Arch. Otorhinolaryngol. 243 (6) (1987) 403-6.
4. Dragoi, G.: The mechanical properties of new born dura mater. Rom.-J.-Leg.-Med. 3/4 (1995)368-374.
5. Arbuckle, B. E.: The selected writings of Beryl E. Arbuckle, American Academy of Osteopathy. Indianapolis, 1994, S. 74, 91.
6. Murzin, V. E., Goriunov, V. N.: Study of the strength of the adherence of the dura mater to the bones of the skull. Zh. Vopr. Neirokhir. (4) (Jul.-Aug. 1979) 43-7.
7. Leonhardt, H., Tillmann, B., Töndury, G., Zilles, K. (Hrsg.): Rauber/Kopsch: Anatomie des Menschen. Bd. III. Nervensystem. Thieme, Stuttgart, 1987, S. 177.
8. Leonhardt, H., Tillmann, B., Töndury, G., Zilles, K. (Hrsg.): Rauber/Kopsch: Anatomie des Menschen. Bd. III. Nervensystem. Thieme, Stuttgart, 1987, S. 176.
9. Lang, J.: Klinische Anatomie des Kopfes. Springer Berlin 1981, S. 92.
10. Sevel, D.: The origins and insertions of the extraocular muscles: development, histologic features, and clinical significance. Trans. Am. Ophthalmol. Soc. 84 (1986) 488-526.
11. Dragoi, G.: The mechanical properties of new born dura mater. Rom.-J.-Leg.-Med. 3/4 (1995)368-374.
12. Parkin, I. G., Harrison, G. R.: The topographical anatomyof the lumbar epidural space. J.-Anat. 141 (8/1985)211-7.
13. Newell, R. L.: The spinal epidural space. Clin.-Anat. 12 (5) (1999) 375-9.
14. Breig, A.: Biomechanics of the central nervous System. Some basic normal and pathologic phenomena. Almqvist and Wiksell, Stockholm, 1960.
15. Vandenabeele, F. Creemers, J. Lambrichts, I.: Ultrastructure of the human spinal arachnoid mater and dura mater. J Anat. 189 (2) (Okt. 1996) 417-30.
16. Pease, D. C., Schultz, R. L.: Electron microscopy of rat cranial meninges. Amer. J. of. Anat. 102(1958)301-321.
17. Nelson, E., Blinzinger, K., Hager, H.: Electron microscopic observations on subarachnoid and perivascular Spaces of the syrian hamster brain. Neurol. 11 (1961) 285-295.
18. Andres, K. H.: Die Feinstruktur des subduralen Neurotheis der Katze (Felix catus L.). Naturwissenschaften 8 (1966) 204-205.
19. Andres, K. H.: Über die Feinstruktur der Arachnoidea und Dura mater von Mammalia. Zeitschr. für Zellforsch. 79 (1967) 272-295.
20. Klika, E.: L'ultrastructure des meninges en ontogen é se de l'homme. Zeitschr. f. mikrosk.-anatom. Forsch. 79 (1968) 209-222.
21. Klika, E.: The ultrastructure of méninges en vertebrates. Acta universit. Carolin. Med. 13 (1967)53-71.
22. Himango, W. A., Low, F. N.: The fine structure of a lateral recess of the subarachnoid space in the rat. Anatomical Record 171 (1971) 1-20.
23. Cloyd, M. W., Low, F. N.: Scanning electron microscopy of the subarachnoid Space in the dog. I. Spinal cord levels. J. Comparat. Neurol. 153 (1974) 325-368.
24. Nabeshima, S., Reese, T. S., Landis, D. M.: Junctions on the meninges and marginal glia. J. comparat. Neurol. 164 (1975) 127-170.
25. Malloy, J. J.: Low, F. N.: Scanning electron microscopy of the subarachnoid Space in the dog. IV. Subarachnoid macrophages. J. comparat. Neurol. 167 (1976) 257-283.
26. Oda, Y. Nakanishi, I.: Ultrastructure of the mouse leptomeninx. J. comparat. Neurol. 225 (1984)448-457.
27. Orlin, J. R., Osen, K. K., Hovig, T.: Subdural compartment in pig: a morphologic study with blood and horseradish peroxidase infused subdurally. Anatomical Record 230 (1991)22-37.
28. Frederickson R. G.: The subdural space interpreted as a cellular layer of meninges. Anatomical Record 230 (1974) 38-51.
29. Raspanti, M., Marchini, M., Della Pasqua, V., Strocchi, R., Rugeria, A. : Ultrastructure of the extracellular matrix of bovine dura mater, optic nerve sheath and sclera. J. Anat. 181 (2) (Okt. 1992) 181-7.
30. Patin, D. J., Eckstein, E. C., Hamm, K., Pallares, V. S.: Anatomie and biomechanical properties of human lumbar dura mater. Anesth. Anaig. 76 (3/1993) 535-40.

31 Runza, M., Pietrabissa, R., Mantero, S., Albani, A., Quaglini, V., Contro, R.: Lumbar dura mater biomechanics: experimental characterization and scanning electron microscopy observations. Anesth. Anaig. 88 (6/1999) 1317–21.
32 Lanz, v. T.: Über die Rückenmarkshäute. II. Die beziehungskausale Entwicklungsmechanik primitiver Rückenmarkshäute, dargestellt an Hypogeophis alternans und rostratus. Verhandlungen der Anatomischen Gesellschaft (Anat Anz. 67) (1929) 130–139.
33 Nakagawa, H., Mikawa, Y., Watanabe, R.: Elastin in the human posterior longitudinal ligament and spinal dura: A histologic and biochemical study. Spine. 19/19 (1994) 2164–2169.
34 Lazorthes, G., Poulhes, J., Gaubert, J.: Les variations regionales de l'epaisseur de la dure-mere. Comptes Rendus de l'Association des Anatomistes 78 (1953) 169–172.
35 Parkin, I. G., Harrison, G. R.: The topographical anatomy of the lumbar epidural space. J.-Anat. 141 (8/1985)211–7.
36 Hogan, Q., Toth, J.: Anatomy of soft tissues of the spinal canal. Reg.-Anesth.-Pain-Med. 24 (4) (Jul.–Aug. 1999) 303–10.
37 Lanz, v. T.: Über die Rückenmarkshäute. II. Die beziehungskausale Entwicklungsmechanik primitive Rückenmarkshäute, dargestellt an Hypogeophis alternans und rostratus. Verhandlungen der Anatomischen Gesellschaft (Anat Anz. 67) (1929) 130–139.
38 Klein, P.: Contribution á l'étude biomechanique de la moelle épinière et de ses enveloppes. Mémoire, Brüssel, 1986.
39 Upledger, J. E., Vredevoogd, J. D.: Lehrbuch der Kraniosakral-Therapie. 2. Auflage. Haug. Heidelberg, 1994.
40 Liem, T.: Osteopathische und biomechanische Untersuchung zur Zugübertragung der Dura mater auf die bindegewebigen Strukturen der Periorbita. Hamburg, OSD, 2000.
41 Munkacsi, I.: The epidural ligaments during fetal development. Acta-Morphol.-Hung. 38 (3–4) (1990) 189–97.
42 Von Lanz, T.: Zur Struktur der Dura mater spinalis. Ver. Anat. Ges. 1928 (Anat Anz. 66): 78–87.
43 Lang, J.: The craniocervical junction-Anatomy. In: Voth, Glees, P. (Hrsg.): Diseases in the craniocervical junction. 1. Aufl. Walter de Gruyter, Berlin, (1987).
44 Rutten, H. P., Szpak, K., van Mameren, H., Ten Holter, J. de Jong, J. C.: Anatomie relation between the rectus capitis posterior minor muscle and the dura mater. (letter; comment). Spine 22 (8) (Apr. 1997) 924–6.
45 Klein, P.: Contribution á l'étude biomechanique de la moelle épinière et de ses enveloppes. Mémoire, Brüssel, 1986.
46 Kahn, J. L., Sick, H., Koritke, J. G.: Les espaces intervertebraux posterieurs de la jointure cranio-rachidienne. Acta.-Anat., Basel, 144 (1) (1992) 65–70.
47 Hack, G. D., Koritzer, R. T., Robinson, W. L., Hallgren, R. C., Greenman, P. E.: Anatomie Relation between the Rectus capitis posterior minor Muscle and the Dura Mater. Spine 20 (1995)2484–2486.
48 Alix, M. E., Bates, D. K.: A proposed etiology of cervicogenic headache: The neurophysio-logic basis and anatomic relationship between the dura mater and the rectus posterior capitis minor muscle. J.-Manip.-Physiol.-Ther. 22/8 (1999) 534–539.
49 Von Lüdinghausen, M.: Die Bänder und das Fettgewebe des Epiduralraumes. Anat. Anz. 121 (1967)294–12.
50 McPartland, J. M., Brodeur, R. R.: Rectus capitis posterior minor: A small but important suboccipital muscle. J. Bodywork Mov. Ther. 3/1 (1999) 30–35.
51 Mitchell, B. S, Humphreys, B. K., O'Sullivan, E.: Attachments of the ligamentum nuchae to cervical posterior spinal dura and the lateral part of the occipital bone. J. Maniulative Physiol. Ther. 21 (Mrz.–Apr. 1998) 145–8.
52 Luyendijk, in Morisot, P.: L'espace peridural lombaire posterieur est-il cloisonne? Ann.-Fr.-Anesth.-Reanim 11(1) (1992) 72–81.
53 Blomberg, R.: The dorsomedian connective tissue band in the lumbar epidural space of humans: an anatomical study using epiduroscopy in autopsy cases. Anesth.-Analg. 65 (7)(Jul. 1986) 747–52.
54 Kubo, Y., Waga, S., Kojima, T., Matsubara, T., Kuga, Y., Nakagawa, Y.: Microsugical anatomy of the lower cervical spine and cord. Neurosurgery 34 (5) (Mai 1994) 895–90.
55 Hirabayashi, Y., Saitoh, K., Fukuda, H., Igarashi, T., Shimizu, R., Seo, N.: Magnetic resonance imaging of the extradural space of the thoracic spine. Br.-J.-Anaesth. 79 (5) (Nov. 1997)563–6.
56 Shinimiya, K. Dawson, J., Spengler, D. M., Konrad, P., Blumenkopf, B.: An analysis of the posterior epidural ligament role on the cervical spine cord. Spine 21 (18) (1996) 2081–2088.
57 Plaisant, O., Sarrazin, J. L., Cosnard, G., Schill, H., Gillot, C.: The lumbar anterior epidural cavity: the posterior longitudinal ligament, the anterior ligaments of the dura mater and the anterior internal vertebral venous plexus. Acta Anat., Basel, 155 (4) (1996) 274–81.

58 Hayashi, K., Yabuki, T., Kurokawa, T., Seki, H., Hogaki, M., Minoura, S.: The anterior and the posterior lonitudinal ligaments of the lower cervical spine. J.-Anat. 124 (3) (Dez. 1977) 633–6.
59 Parke, W. W., Watanabe, R.: Adhesions of the ventral lumbar dura. An adjunet source of discogenic paind? Spine 15 (4) (Apr. 1990) 300–3.
60 Trollard 1888 und 1890 in Giradin, M.: Die caudale durale Insertion und das Ligamentum sacrodurale anterius (Trolard). Naturheilpraxis 4 (1996) 528–536.
61 Hofmann, M.: Die Befestigung der Dura mater im Wirbelkanal. Arch Anat. Physio. (1898) 403.
62 Fick, R.: Anatomie und Mechanik der Gelenke. Gustav Fischer, Jena, (1904).
63 Doppmann, J. L., Di Chiro, G., Ommaya, A. K., Selective arteriography of the spinal cord. Warren H. Green, St. Louis Missouri, (1969) 34–35.
64 Schellinger, D., Manz H., Vidic, B. et al.: Diak fragment migration. Radiol 175 (3) (1990) 831–836.
65 Wiltse, L. L., Fonseca, A. S., Amster, J., Dimartino, P., Ravessoud, F. A.: Relationship of the dura, Hofmann's ligaments. Batson's plexus, and a fibrovascular menbrane lying on the posiierior surface of the vertebral bodies and attaching to the deep layer of the posterior longitudinal ligament. An anatomical, radiologic, and clinical study. Spine 18 (8) (Jun. 1993) 1030–43.
66 Scapinelli, R.: Anatomical and radiologic studies on the lumosacral menigo-vertebral ligaments of humans. J.-Spinal-Disord 3 (1) (Mrz. 1990) 6–15.
67 Spencer, D., Irwin, G., Miller J.: Anatomy and significance of fixation of the lumbosacral nerve roots in sciatica. Spine 8 (6) (1983) 672–679.
68 Forestier 1922, in: Giradin, M.: Die caudale durale Insertion und das Ligamentum sacrodurale anterius (Trolard). Naturheilpraxis 4 (1996) 528–536.
69 Lazorthes 1981, in: Giradin, M.: Die caudale durale Insertion und das Ligamentum sacrodurale anterius (Trolard). Naturheilpraxis 4 (1996) 528–536.
70 De Peretti, F., Micalef, J. P., Bourgeon, A., Argenson, C., Rabischong, P.: Biomechanics of the lumbar spinal nerve roots and the first sacral root within the intervertebral foramina. Surg. Radiol. Anat. 11 (3) (1989) 221–5.
71 Giradin, M.: Die caudale durale Insertion und das Ligamentum sacrodurale anterius (Trolard). Naturheilpraxis 4 (1996) 528–536.
72 Tunturi, A. R.: Elasticity of the spinal cord, pia, and denticulate ligament in the dog. J. Neurosurg. 48 (6/1978) 975–9.
73 Key 1870, in: Rossitti, S.: Biomechanics of the Pons-Cord Tract and ist Enveloping Structures: an Overview. Acta Neurochirugica (Wien) 124 (1993) 144–152.
74 Rossitti, S.: Biomechanics of the Pons-Cord Tract and ist Enveloping Structures: an Overview. Acta Neurochirugica (Wien) 124 (1993) 144–152.
75 Breig, A.: Biomechanics of the central nervous system. Some basic normal and pathologic phenomena. Almqvist and Wiksell, Stockholm, 1960.
76 White, Panjabi 1978 in: Rossitti, S.: Biomechanics of the Pons-Cord Tract and ist Enveloping Structures: an Overview. Acta Neurochirurgica (Wien) 124 (1993) 144–152.
77 Stoltmann. H. F., Blackwood, W.: An anatomical study of the role of the dentate ligaments in the cervical spinal canal. J. Neurosurg. 24 (1966) 43–46.
78 Cusick, J. F., Ackmann, J. J., Larson, S. J.: Mechanical and physiological effects of dentatotomy. J. Neurosurg. 46 (1977) 767–775.
79 Key und Retzius 1875 in: Lang, J.: Klinische Anatomie des Kopfes. Springer Berlin 1981, S. 436
80 Lang, J., Emminger, A.: Über die Textur des Ligamentum denticulatum und der Pia mater spinalis. Z. Anat. Entwickl.-Gesch. 123 (1963) 505–522.
81 Lang, J.: Klinische Anatomie des Kopfes. Springer Berlin 1981, S. 436
82 Breig, A.: Adverse mechanical tension in the central nervous system. An ananlysis of cause and effect. Relief by functional neurosurgery. Almqvist and Wiksell, Stockholm, 1978.
83 Hansasuta, A., Tubbs, R. S., Oakes, W. J.: Filum terminale fusion and dural sac termination: study in 27 cadavers. Pediatr.-Neurosurg. 30 (4) (Apr. 1999) 176–9.
84 Duby, P.: Contribution à l'étude anatomique du cul-de-sac dural. Implication en médecine ostéopathique. Annales de Médecine Ostéopathique 1 (1) (1985) 9–14.
85 Martins, A. N., Wiley, J. K., Myers, P. W.: Dynamics of the cerebrospinal fluid and the spinal Dura Mater. J. Neurol. Neurosurg. Psychiat. 35 (1972) 468–473.
86 Ferguson, A.: Cranial Osteopathy: a new perspective Academy of Applied Osteopathy. Academ. of Applied Osteop. 1 (4/1991) 12–16.
87 Delaire, J.: L'analyse architecturale et structurale cranio-faciale (de profil). Rev. Stom. 79 (1978) 6.
88 Sutherland, W. G.: The cranial bowl. Free Press Company, Mankato, Minnesota 1939, S. 45.
89 Magoun, H. I.: Osteopathy in the cranial field. 3rd ed. Journal Printing Company, Kirks-ville 1976, S. 27.
90 Richard, R.: Lesions osteopathiques du Sacrum. Maloine, Paris 1978, S. 167.

91 Uli, F. W.: The vertebral column: Life-line of the body. National College of Chiropractic. Chicago, 1951.
92 O'Connell, J. E. A.: The clinical signs of meningeal irritation. Brain 69 (1946) 9–21.
93 Reid, J. D.: Effects of Flexion-Extension movements of the head and spine upon the spinal cord and nerve roots. J. Neurol. Neurosurg. Psychiat. 23 (1960) 214–221.
94 Decker, R.: La mobilite de la moelle epiniere a l'interieur du canal vertebral. Ann. Radiol. (Paris) 83 (1961) 883–888.
95 Louis (1967, 1981, 1984) in Klein, P.: Contribution à l'étude biomechanique de la moelle épinière et de ses enveloppes. Mémoire, Brüssel, 1986.
96 Adams, C. B. T., Logue, V.: Studies in vervical spondylotic myelopathy. Brain 94 (1971) 557–568.
97 Martins, A. N., Wiley, J. K., Myers, P. W.: Dynamics of the Cerebrospinal Fluid and the Spinal Dura Mater. J. Neurol. Neurosurg. Psychiat. 35 (1972) 468–473.
98 Breig, A.: Adverse mechanical tension in the central nervous system. An analysis of cause and effect. Almqvist and Wiksell International, Stockholm, Schweden, 1978: 129–130.
99 Penning, L., Wilmink, J. T.: Biomechanics of lumbosacral dural sac. A study of flexion-extension myelography. Spine. 6 (4) (Jul.–Aug. 1981) 398–408.
100 Santi-Rao, D., Rodegerdts. U.: Functional myelograhy in spondylolisthesis. Arch.-Orthop.-Trauma-Surg. 101 (2) (1983) 75–82.
101 Tencer, A. F., Allen, B. L., Ferguson, R. L.: A biomechanical study of thoracolumbar spine fractures with bone in the canal. Part III. Mechanical properties of the dura and its tethering ligaments. Spine, 10(8) (1985) 741–747.
102 Parkin, I. G., Harrison, G. R.: The topographical anatomyof the lumbar epidural space. J.-Anat. 141 (Aug. 1985) 211–7. Hogan, Q., Toth, J.: Anatomy of soft tissues of the spinal canal. Reg.-Anesth.-Pain-Med. Jul.-Aug. 1999; 24 (4) : 303–10.
103 Ishida, Y., Suzuki, K., Ohmori, K.: Dynamics of the spinal cord: an analysis of functional myelography by CT scan. Neuroradiology. 30 (6) (1988) 538–44.
104 Dai, L. Y., Xu, Y. K., Zhang, W. M., Zhou, Z. H.: The effect of flexion-extension motion of the lumbar spine of the capacity of the spinal canal. An experimental study. Spine. 14 (5) (1989) 523–5.
105 Mihale, J., Bartko, D.,Turcani, P., Novakova, Z.: Specific aspects of mobility and changes in the shape of the dural sac in functional lumbosacral myelography. Cesk.-Neurol.-Neurochir. 53 (4) (Jul. 1990) 257–63.
106 Smith, S. A., Massie, J. B., Chesnut, R., Garfin, S. R.: Straight leg raising. Anatomical effects on the spinal nerve root without and with fusion. Spine 18 (8) (1993) 992–9.
107 Li-MG: Anatomical observation and experimental studies on changes in structure and volume of intravertebral canal during backward extension of neck. Chung-Hua-Wai-Ko-Tsa-Chih. 31 (8) (1993) 468–9.
108 Yoshiyama, Y., Tokumaru, Y., Katayama, K., Mochizuki, M., Hirayama, K.: Juvenile muscular atrophy of the bilateral upper limbs associated with peculiar transformation of the dural tube induced by neck flexion. Rinsho.-Shinkeigaku 34 (1) (1994) 65–71.
109 Pradhan, S., Gupta, R. K.: Magnetic resonance imaging in juvenile asymmetric segmental spinal muscular atrophy. J. Neurol.Sci. 142 (2) (1997) 133–8.
110 Upledger, J. E., 1998 in: Ferguson, A. J.: Cranial Osteopathy and craniosacral therapy: current opinions. J. of Bodywork and Movement Therapies (1998) (1).
111 Smith, D. W., Tondury, G.: Origin of the calvaria and its sutures. Am.-J.-Dis.-Child 132 (7) (Jul. 1978) 662–6.
112 Opperman, L. A:, Sweeney, T. M., Redmon, J., Persing, J. A., Ogle, R. C.: Tissue interactions with underlying dura mater inhibit osseous obliteration of developing cranial sutures. Developmental Dynamics (198/4) (1993) 312–322.
113 Levine, J. P., Bradley, J. P., Roth, D. A., McCarthy, J. G., Longaker, M. T.: Studies in cranial suture biology: regional dura mater determines overlying suture biology. Plast Reconstr. Surg. 101 (6) (Mai 1998) 1441–7.
114 Blechschmidt, E.: Die pränatalen Organsysteme des Menschen. Hippokrates Verlag, Stuttgart 1973, S. 112.
115 Delaire, J.: L'analyse architecturale et structurale cranio-faciale (de profil). Rev. Stom. 1978; 79: 6.
116 Ferrè, J. C., Chevalier, C., Lumineau, J. P., Barbin, J. Y.: L'ostéopathie crànienne, leurre ou réalité. Odontologie et Stomatologie 5/1990 in Corriat, R.: Sutherland ou l'approche cranienne en medicine ostéopathique. Kursskript des COC an der V.U.B. 1992–1993: 31–38.
117 Winslow, J. B.: Exposition anatomique de la structure du corps humain. Paris, 1732.
118 Klintworth, G. K.: The ontogeny and growth of the human tentorium cerebelli. Anat. Rec. 158 (1967) 433–441.
119 Bull, J. W. D.: Tentorium cerebelli. Section of Radiol. 62 (12/1909) 1301–1310.
120 Blechschmidt, E.: Die pränatalen Organsysteme des Menschen. Hippokrates Verlag, Stuttgart 1973, S. 120.
121 Tunituri, A. R.: Elasticity of the spinal cord dura in the dog. J. Neurosurg. 47(3) (1977) 391–396.

122 Bashline, S.D., Bilott, J.R., Ellis, J.P., Meningovertebral ligaments and their significance in low back pain, J. Manipulat. Physiolog. Therapeut. 19(9) (1996) 592–596.
123 Hinson, R. Bing Zeng, Z.: Epidural attachments in the upper cervical spine. 2001
124 Drenkhahn, Zenker (Hrsg.): Benninghoff, A. Anatomie, Bd. 1. 15. Aufl., Urban & Schwarzenberg, München. 1994, S. 489.
125 Zenker, W., Kubik, S.: Brain cooling in humans-anatomical considerations. Anat. Embryol. (1996) 1–13.
126 Royo-Salvador, M.B.: Aportación a la etiología de la siringomielia idioática. Tesis Dortoral. Barcelona, 1992.
127 Royo-Salvador, M. B.: Siringomielia, escoliosis y malformación de Arnaol-Chiari idiopáticas. Etiología común. Rev. Neurolo. 24 (1996) 937–959.
128 Ruiz de Azua, A: La force de traction médullaire. Apostill 11/12 (2002) 7–14.
129 Tunituri, A. R.: Elasticity of the spinal cord dura in the dog. J. Neurosurg. 47(3) (1977) 391–396.
130 Kostopoulos, Keramidas: Changes in elongation of falx cerebri during craniosacral therapy techniques applied on the skull of an embalmed cadaver. Cranio, 10(1) (1992) 9–12.
131 Liem, T.: Dura mater spinalis: Bedeutung in der Osteopathie, Untersuchung der Bewegungs- und Spannungsübertragung. Osteopath. Med. 4 (2001) 14–19.
132 Breig, A.: Adverse mechanical tension in the central nervous system. An analysis of cause and effect. Almqvist and Wiksell International, Stockholm, Schweden, 1978: 129–130.
133 Rossitti, S.: Biomechanics of the pons-cord tract and its enveloping structures: an overview. Acta Neurochirugica (Wien); 1993, 124: 144–152.
134 Dean, N. A., Mitchell, B. S.: Relation between the nuchal ligament (ligamentum nuchae) and the spinal dura mater in the craniocervical region. Clin Anat. 15(3) (2002) 182–185.
135 Hamann, M. C., Sacks, M. S., Malinin, T. I.: Quantification of the collagen fibre architecture of human cranial dura mater. J. Anat. 192 (Pt 1) (1/1998) 99–106.
136 Royo-Salvador, M. B.: Aportación a la etiología de la siringomielia idioática. Tesis Dortoral. Barcelona, 1992.
137 Royo-Salvador, M. B.: Siringomielia, escoliosis y malformación de Arnaol-Chiari idiopáticas. Etiología común. Rev. Neurolo. 24 (1996) 937–959.

Weitere Literaturhinweise:

Alcolado, R., Weller, R. O., Parrish, E. P., Garrod, D.: The cranial arachnoid and Pia mater in man: Anatomical and ultrastructural oberservations. Neuropath. Appl. Neurobiol. 14 (1988) 1–17.
Becker, R. E.: Glenard's Syndrom and the Sutherland Fulcrum. J. Osteopath. Cranial Assoc. 1954) 31–35.
Bering, E. A.: Choroid plexus and arterial pulsation of cerebrospinal fluid: Demonstration of choroid plexuses as a cerebrospinal fluid pump. Arch. of Neurol. Psychiatry 73 (1955) 165–173.
Blackfan, K. D., Dandy, W. E.: An experimental and clinical study of internal hydrocephalus. JAMA61 (1913) 2216.
Bowsher, D.: Cerebrospinal fluid dynamics in health and disease. C. C. Thomas, Publisher 1960.
Brierley, J. B.: Metabolism of the nervous system. S. Fichter (ed.) Pergamon Press, New York 1957.
Brierley, J. B.: The penetration of particulate matter from the cerebrospinal fluids into the spinal ganglia, peripheral nerves, and the perivascular spaces of the central nervous System. J. Neurol. and Psychat. 13 (1950) 202–215.
Britt, R. H., Rossi, G. T.: Quantitative analysis of methods for reproducing physiological brain pulsations. J. of Neuroscience Methods. 6 (3/1982) 219–229.
Cardoso, E. R., Rowan, J. O., Galbraith, S.: Analysis of the cerebrospinal fluid pulse wave in intracranial pressure. J. Neurosurg. 59, (1983) 817–821.
CIBA Foundation: CIBA Foundation Symposium of cerebrospinal fluid production, circulation and absorption. Little, Brown Publishing Co, Boston 1958.
Klinthworth, G. K.: The ontogeny and growth of the human Tentorium cerebelli. Anat. Rec. 158(1967)433–441.
Lanz, T., Wachsmuth, W.: Praktische Anatomie, Bd. 1, Teil A. Springer, Berlin 1985.
Lanz, T., Wachsmuth, W.: Praktische Anatomie, Bd. 1, Teil B. Springer, Berlin 1979.
Pernkopf, E.: Topographische Anatomie des Menschen. Bd. IV. Urban und Schwarzenberg, München 1957 und 1960.
Petrovic, A., Charlier, J. P., Herrmann, J.: Les mechanismes de Croissance du Crâne. Bull. Ass. Anat. 143(1969) 1376–1382.
Sutherland, W. G.: Teachings in the science of osteopathy. Rudra Press 1991.
Testut, L.: Traite d'Anatomie humaine. Tome 2: Angéologie, Systeme nerveux central. Octave Doin, Paris, 1899.
Williams, P. L., Bannister, L. H., Berry, M. M., Collins, P., Dyson, M., Dussek, J. E., Ferguson, M. W.: Gray's Anatomy. 38. Auflage, Churchill Livingstone, New York, Edinburgh, London, Tokyo, Madrid, Melbourne 1995, S. 1210–1218.

„Das Blut muss ohne Behinderung kommen und gehen können. Die Arbeit des Osteopathen ist es, sicherzustellen, dass das Blut einen ungehinderten Fluss durch die Arterien, Kapillaren und Venen nimmt."

A. T. Still[1]

„Der Körper ist Gottes Apotheke. In ihm sind alle Flüssigkeiten, Heilmittel, befeuchtenden Öle, Opiate, Säuren, Basen und jede Qualität der Heilmittel vorhanden, die die Weisheit Gottes als notwendig erachtete für die Gesundheit und das Glück des Menschen."

A. T. Still[2]

Vaskularisation und Lymphabflüsse des Schädels

Die freie Zirkulation der Flüssigkeit ist nach *Mc Catty* in der Physiologie genauso wichtig wie ein ungehinderter Ölfluss im Automotor. Wenn die Ölwege blockiert sind, wird die Maschine nicht effizient arbeiten. Ähnlich ist es mit dem Körper: Ernährung, Abtransport von Stoffwechselprodukten, Energiespeicherung, Leitung usw. — alles ist abhängig von einem gut funktionierenden, obgleich komplizierten Gleichgewicht der Flüssigkeitszirkulation, damit der Gesamtorganismus seine homöostatische Integrität aufrechterhalten kann. Fließt das Blut im Körper frei und ungehindert, sodass die Gewebe und Nerven ausreichend mit Blut versorgt werden, sind die Gewebe in der Lage, optimal zu arbeiten. Dies gilt für die Strukturen des kraniosakralen Systems ebenso wie für alle anderen Körperstrukturen.

A. T. Still kam zu der Erkenntnis, dass ein natürlicher Blutfluss Gesundheit gewährleistet, wohingegen lokale oder allgemeine Blutflussstörungen Krankheiten erzeugen. Aus diesem Grunde ist es unumgänglich, den Verlauf der arteriellen und venösen Gefäße zu kennen, um zu verstehen, warum bestimmte Störungen auftreten, wie diese Störungen mit anderen Körperstrukturen in Verbindung stehen und was notwendig ist, um die Behinderungen des freien Fließens zu beseitigen. In der Osteopathie versucht der Therapeut, den Druck auf Nerven, Arterien, Venen usw. zu beheben, um so wieder die Voraussetzung für eine gesunde Physiologie zu schaffen. Er tut dies, indem er abnorme Knochenpositionen korrigiert und die Spannungen auf Faszien, Ligamente, Membranen usw. sich auflösen lässt, zum Teil mithilfe der Hebelwirkung der Knochen, zum Teil, indem er direkt mit dem Gewebe kommuniziert.

Arterielles System

Der Schädel wird über zwei arterielle Systeme versorgt, über die **A. carotis** und die **A. vertebralis.** Diese zwei Systeme sind über den **Circulus arteriosus cerebri** *Willisii* miteinander verbunden.

Die **A. carotis communis** geht links direkt aus dem Aortenbogen und rechts aus dem Truncus brachiocephalicus hervor. Sie teilt sich ungefähr auf Höhe des 4. Halswirbels in die A. carotis externa und interna.

Arterielles System 259

Arteria carotis externa

Sie gibt mehrere Äste ab:
Anterior: A. thyroidea superior
              A. lingualis
              A. facialis
Medial: A. pharyngea ascendens
Dorsal: A. occipitalis
              A. auricularis posterior
Endäste: A. maxillaris
              A. temporalis superficialis

Arteria carotis interna

Sie steigt nach oben in das Foramen caroticus durch den Canalis caroticus und dringt am Foramen lacerum in das Schädelinnere. Sie verläuft S-förmig im Sinus cavernosus seitlich am Corpus des Keilbeins. Dieser S-förmige Verlauf könnte die Funktion der Druckregulation in der Arterie haben. Medial vom Processus clinoideus anterior durchdringt die Arterie die Dura mater. Von ihr zweigen ab:

Im Canalis caroticus:
Aa. caroticotympanicae

Im Sulcus caroticus:
Äste zur Sinus cavernosus-Wand, zur Hypophyse, zum Ganglion trigeminale und zum Kleinhirnzelt.

Medial vom Proc. clinoideus:
A. ophthalmica
A. Choroidea anterior
A. communicans posterior
A. Choroidea anterior
A. cerebri anterior
A. cerebri media

Arteria vertebralis

Sie steigt in den Processi transversi vom 6. bis 1. Halswirbel nach oben, verläuft auf dem hinteren Wirbelbogen des 1. Halswirbels und dringt durch die Membrana atlanto-occipitalis posterior in den Subarachnoidalraum. Von dort gelangt sie durch das Foramen magnum in die hintere Schädelgrube. Die beidseits verlaufenden Aa. vertebrales vereinigen sich auf dem Clivus zur unpaarigen A. basilaris.

Intrakraniale Äste der A. vertebralis:

A. spinalis anterior
Rr. meningei
A. spinalis posterior und anterior
A. inferior posterior cerebelli
Äste zum Plexus choroideus des 4. Ventrikels
Äste zum verlängerten Rückenmark

Arteria basilaris

Die A. basilaris ist die Vereinigung der beiden Aa. vertebralia. Sie verläuft im Sulcus basilaris und setzt sich in ihre beiden Endäste fort, die linke und rechte **A. cerebri posterior.**

Äste der A. basilaris vor ihrer Endaufteilung in die A. cerebri posterior:
A. cerebelli inferior anterior
Aa. pontis
Aa. mesencephalicae
A. cerebelli superior

8. Vaskularisation und Lymphabflüsse des Schädels

Circulus arteriosus cerebri Willisii
(Abb. 8.1)

Er ist ein Arterienring, der sich an der Hirnbasis befindet und die A. carotis mit der A. vertebralis verbindet. Der Circulus stellt eine wichtige Sicherung der arteriellen Blutversorgung des Gehirns dar. Allerdings sind die Anastomosen aufgrund ihres geringen Durchmessers nicht ausreichend, um akute Verschlüsse der A. carotis zu überbrücken. Seine Funktion besteht vor allem darin, das Zwischenhirn zu versorgen.

Bestandteile des Circulus arteriosus cerebri:
A. cerebri anterior
A. communicans anterior
A. carotis interna
A. cerebri media
A. communicans posterior
A. cerebri posterior
A. basilaris

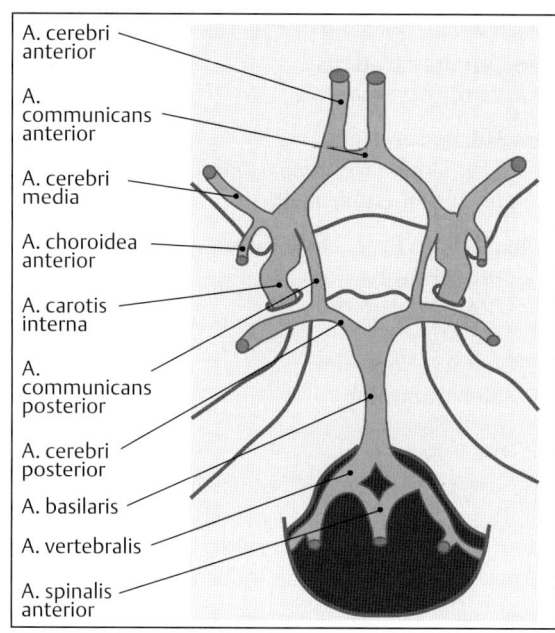

8.1
Circulosus arteriosus cerebri

Arterien des Großhirns

A. cerebri anterior: Vorderer Endast der A. carotis interna
A. cerebri media: Lateraler Endast der A. carotis interna
A. cerebri posterior: Endast der A. basilaris
A. ophthalmica aus der A. carotis interna
A. Choroidea anterior aus der A. carotis interna

Arterien des Kleinhirns

A. cerebelli superior aus der A. basilaris
A. cerebelli inferior anterior aus der A. basilaris
A. cerebelli inferior posterior aus der A. vertebralis

Der Muskeltonus der Hirnarterien wird wie bei allen Arterien durch neurovaskuläre Reflexmechanismen kontrolliert. Diese reagieren bei Hirnarterien auf den O_2-, CO_2-Gehalt und den pH-Wert des Blutes und der LCS-Flüssigkeit. Außerdem besitzen die Hirnarterien einen zusätzlichen neurovaskulären Reflex, den „myogenic autoregulatory reflex mechanism". Dieser reagiert auf den lokalen arteriellen Druck mit dem Ziel, beim Auftreten systemischer Blutflussveränderungen die Hirndurchblutung relativ konstant zu halten. Fällt der Blutdruck unter eine kritische Grenze, wird ein systemischer Blutdruckanstieg ausgelöst. So kann der zerebrale Blutfluss

Arterien der Meningen

auch bei Verminderung des arteriellen Druckes sowie bei Druckzunahme im LCS oder in der V. jugularis bis zu einem bestimmten Schwellenwert konstant gehalten werden[4].

Die meningealen arteriellen Gefäße sind terminale Äste der inneren und äußeren Carotiden. Sie verlaufen zwischen der Dura und dem Knochen.

Vordere Schädelgrube:
A. meningea anterior (A. carotis interna).
Eintritt: Lamina cribrosa

Mittlere Schädelgrube:
A. meningea media (A. carotis externa).
Eintritt: Foramen spinosum

Hintere Schädelgrube:
A. meningea posterior (A. carotis externa).
Eintritt: Foramen jugulare
Rr. meningea der A. vertebralis.
Eintritt: Foramen magnum
Rr. meningea der A. occipitalis

> Vor allem die A. meningea media ist ein häufiges Betätigungsfeld der kranialen Osteopathen. Sie kann aufgrund ihres Verlaufs über die Sutura sphenosquamosa und parietosquamosa leicht durch Dysfunktionen an diesen Suturen beeinträchtigt werden.

Venöses System

Sinus venosus durales *(Abb. 8.2 und 8.3)*

Die intrakranialen venösen Blutleiter sind die Hauptkanäle für die Drainage und den Abfluss des venösen Blutes aus dem Schädel. Ihre Wände werden nur durch die Dura gebildet, sie besitzen also keine typischen venösen Gefäßwände. Die Blutleiter (Sinus) zwischen den beiden Schichten der Dura mater nehmen 95% des venösen Blutes aus dem Gehirn und den Hirnhäuten auf. Die Venen des Gehirns münden in die venösen Blutleiter. **Sechs unpaarige, median gelegene** und **fünf paarige lateral gelegene Blutleiter** leiten das venöse Blut in die Vena jugularis und durch das Foramen jugulare aus dem Schädel heraus. Der Liquor cerebrospinalis gelangt über die Resorption an den arachnoidalen Zotten in die venösen Hohlorgane, vor allem in den Sinus sagittalis superior.

Die venösen Blutleiter im Kranium unterscheiden sich stark von anderen venösen Strukturen im Körper:

1. Sie besitzen keine Klappen im Gegensatz zu anderen Körpervenen.
2. Es gibt dort keinen Muskeltonus von umliegenden Muskeln, der den venösen Blutfluss unterstützen könnte.
3. Es ist keine glatte Muskulatur im Sinus vorhanden, die sich kontrahieren könnte. Zudem sind die venösen Sinus relativ unelastisch.
4. Die Venen des Gehirns münden meist im rechten oder sogar im spitzen Winkel in die venösen Hohlvenen. Das bedeutet, dass sie zum Teil entgegengesetzt zum venösen Fluss in den Sinus einmünden.
5. Der allergrößte Teil des venösen Blutes führt nur durch eine Öffnung, die sich zwischen zwei Knochen befindet, aus dem Schädel heraus. Das Foramen jugulare ist sozusagen eine verbreiterte Sutur zwischen Hinterhaupt und Schläfenbein und kann als solche leicht bei Dysfunktionen der beiden Knochen beeinträchtigt werden.

262 8. Vaskularisation und Lymphabflüsse des Schädels

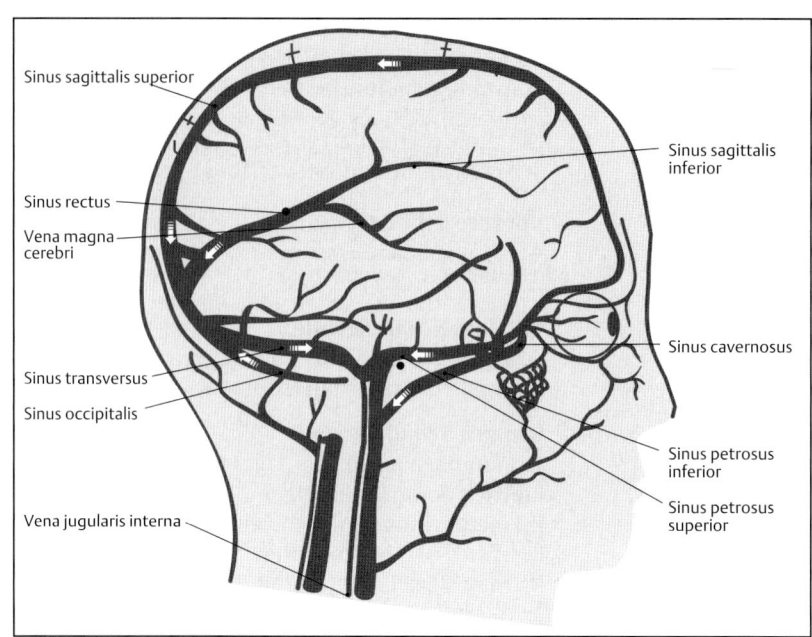

8.2
Sinus durae matris
(von lateral)

Phylogenetisch korreliert der Beginn des aufrechten Zweifüßerstandes mit einer Zunahme der Möglichkeit der venösen intrakranialen Drainage in die Plexus venosus vertebrales. Diese Verbindungen zum vertebralen Plexussystem beinhalten ein verstärktes Sinussystem der hinteren Schädelgrube, viele Canales hypoglossales sowie zahlreiche Öffnungen für Vv. emissariae[5]. Die Bewegung des LCS ist abhängig von dem kleinen Druckgefälle, das zwischen dem LCS-Druck der Ventrikel und dem Sinus sagittalis superior existiert. (Der Flüssigkeitsdruck des Sinus sagittalis superior ist wiederum abhängig von den Flüssigkeitsdynamiken im Wirbelkanal.)

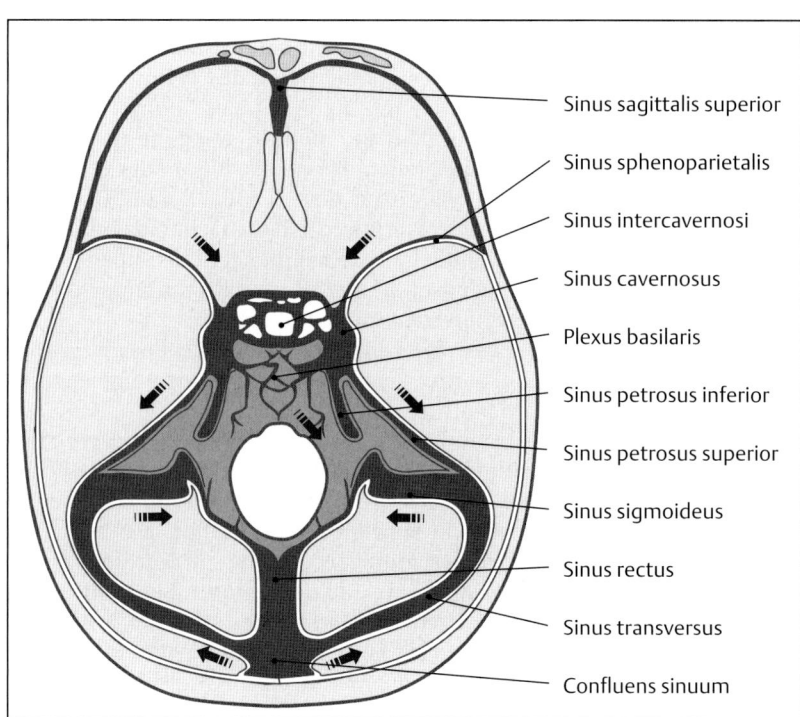

8.3
Sinus durae matris
(von oben)

Über die Verbindung der Plexus venosi vertebrales mit den Sinus durae durch Vv. emissaria kann ein erhöhter Druck in den Plexus venosi vertebrales zu einem erhöhten Druck im Sinus sagittalis superior führen, mit der Folge einer Verminderung des Druckgradienten zum LCS und somit einer veränderten Resorption des LCS im Sinus sagittalis superior. Der knöcherne Schädel erzeugt in Verbindung mit den verschiedenen Weichgewebeschichten und Liquor-Flüssigkeitsfilmen zwischen Periost und Dura mater einen negativen Druck in den Sinus des Schädels (Farasyn 1999)[6]. Durch das Gefälle eines hohen arteriellen und niedrigen venösen Druckes wird der venöse Rückfluss von den Arterien zu den Venen unterstützt. Vor dem 11. Lebensjahr besitzt der Schädel noch nicht die dazu erforderliche Festigkeit[7,8], sodass bis zu diesem Alter noch kein negativer Druck in den Jugularvenen besteht[9,10]. Je größer die betroffene Knochenfläche bei einer Schädeltrepanation, desto stärker treten später Kopfschmerzen auf. Eine mögliche Erklärung dafür ist ein dadurch beeinträchtigter negativer Druck im venösen Gefäßsystem[11].

Während im aufrechten Stand der venöse Abfluss aus dem Schädelinneren von der Schwerkraft, dem arteriovenösen Druck und den Bestandteilen des primär respiratorischen Mechanismus (PRM) bestimmt wird, sind in horizontaler Lage insbesondere die Strukturen des PRM mit den duralen Spannungsverhältnissen für die venöse Drainage des Schädels verantwortlich. Wenn wir uns daran erinnern, dass die Durablätter die venösen Sinus bilden, wird deutlich, welchen großen Einfluss die Duralmembranen für die venöse Drainage des Kraniums besitzen. Außerdem wird verständlich, wie anfällig das venöse Abflusssystem des Gehirns für Läsionen des Duralsystems oder der Schädelknochen ist. Spannungen der Dura können den Durchmesser der Sinus einschränken und so den venösen Abfluss behindern.

Median gelegene venöse Blutleiter

Sinus sagittalis superior	Er verläuft im Oberrand der Falx cerebri zwischen der Dura periostale und der Dura meningeale. Er führt von der Crista galli posterior zur Protuberantia occipitalis interna in den Confluens sinuum.
Sinus occipitalis	Er führt vom Foramen magnum zur Protuberantia occipitalis interna in den Confluens sinuum. Er ist mit dem Venengeflecht am Foramen magnum und mit den Plexus venosi vertebrales interni verbunden. Während dieser Sinus bei Neugeborenen sehr groß ist, ist dieser bei Erwachsenen der kleinste der Sinus im Schädel. Dies gibt einen Hinweis auf die Bedeutung dieser Region, insbesondere für das Wachstum.
Sinus sagittalis inferior	Er wird vom unteren freien Teil der Falx cerebri gebildet und zieht zum Sinus rectus. Er ist kleiner und feiner als der Sinus sagittalis superior.
Sinus rectus	Dieser liegt am Schnittpunkt der Falx cerebri, der Falx cerebelli und des Tentorium cerebelli. Er verläuft vom Zusammenfluss des Sinus sagittalis inferior mit der Vena magna schräg nach hinten-unten zum Confluens sinuum. Die **Vena magna** entsteht aus dem Zusammenschluss der beiden Venae internae cerebri und nimmt später auch die beiden Venae basales auf. Verschiedene Autoren *(Le Gros Clark, Takeshige, E. Berquist, R. Willen und Gray)* beschreiben arachnoidale Zotten (Pacchioni-Granulationen), die in den Sinus rectus hineinragen und eine Art ballonartigen Klappenmechanismus darstellen. Sie könnten sich bei Liquorfüllung vergrößern und den Blutabstrom aus der Vena magna steuern.

Plexus basilaris	Ein Venengeflecht, das auf dem Clivus liegt. Es verbindet den Sinus cavernosus und den Sinus petrosus mit den Venengeflechten des Wirbelkanals.
Confluens sinuum	Damit wird die Stelle an der Protuberantia occipitalis interna bezeichnet, an der sich die venösen Abflüsse des Sinus sagittalis superior, des Sinus rectus, des Sinus transversus und des Sinus occipitalis treffen. Vom Confluens sinuum fließt das Blut über den Sinus transversus und Sinus sigmoideus in die Vena jugularis interna.
Sinus intercavernosus	Er umgibt die Hypophyse und kommuniziert mit dem paarigen Sinus cavernosus.

Lateral gelegene venöse Blutleiter

Sinus transversus	Vom Confluens sinuum fließt das venöse Blut an der lateralen Befestigung des Tentorium cerebelli in den Sinus transversus und weiter in den Sinus sigmoideus. Der rechte Sinus transversus ist meist deutlich größer als der linke *(Rüdinger* 1876, *Le Double* 1903).
Sinus sigmoideus	Ein S-förmiger Sinus, der in der Pars mastoidea und im Felsenbein des Schläfenbeins verläuft und vom Sinus transversus zur Vena jugularis interna führt. Nur das obere Knie des S-förmigen Verlaufs liegt dem Tentorium cerebelli an. In seinem weiteren Verlauf ist er von der Dura am Boden der hinteren Schädelgrube bedeckt.
Sinus petrosus superior	Er verläuft an der Oberkante des Felsenbeins und zieht vom Sinus cavernosus zum oberen Teil des Sinus sigmoideus. Die Eintrittsstelle in den Sinus sigmoideus befindet sich an der Befestigungszone des Tentorium cerebelli.
Sinus petrosus inferior	Auch dieser kommt vom Sinus cavernosus. Er verläuft zwischen der Felsenbeinpyramide außen und den Partes basilares des Keil- und Hinterhauptbeins entlang, indem er den synchondrotischen Verbindungen folgt. Er mündet meistens am vorderen medialen Teil des Foramen jugulare in die Vena jugularis interna oder nahe dem Foramen jugulare in den unteren Teil des Sinus sigmoideus. Beide Sinus petrosi beziehen Blut von der Vena ophthalmica.
Sinus cavernosus	Dieser Sinus ist ein schwammiger Venenraum, der beidseitig des Corpus sphenoidale liegt, zwischen der Fissura orbitalis superior und der medialen Spitze des Felsenbeins. In den Sinus cavernosus münden anterior die Augenvenen. Er leitet das venöse Blut weiter in den Sinus petrosus. In der medialen Wand dieses Sinus liegen die Arteria carotis und der VI. Hirnnerv. In der lateralen Wand verlaufen der III. und IV. Hirnnerv und der Nervus ophthalmicus des Nervus trigeminus. Der Nervus maxillaris ist an der äußeren Wand des Sinus so stark befestigt, dass einige Autoren annehmen, er würde in der Wand verlaufen. Der Sinus cavernosus bildet mit dem vorderen und hinteren **Sinus intercavernosus** einen Venenring um die Hypophyse. 85 bis 95 % des gesamten intrakranialen venösen Blutes fließt am Foramen jugulare in die Vena jugularis interna. Die restlichen 5 bis 15 % werden über die orbitalen Venen drainiert. Aufgrund dieses großen Anteils des venösen Abflusses am Foramen jugulare und der dort sich befindenden Hirnnerven (der IX., XI. und vor allem der X. Hirnnerv) ist das Foramen jugulare von großer Bedeutung in der Behandlung des kraniosakralen Systems.

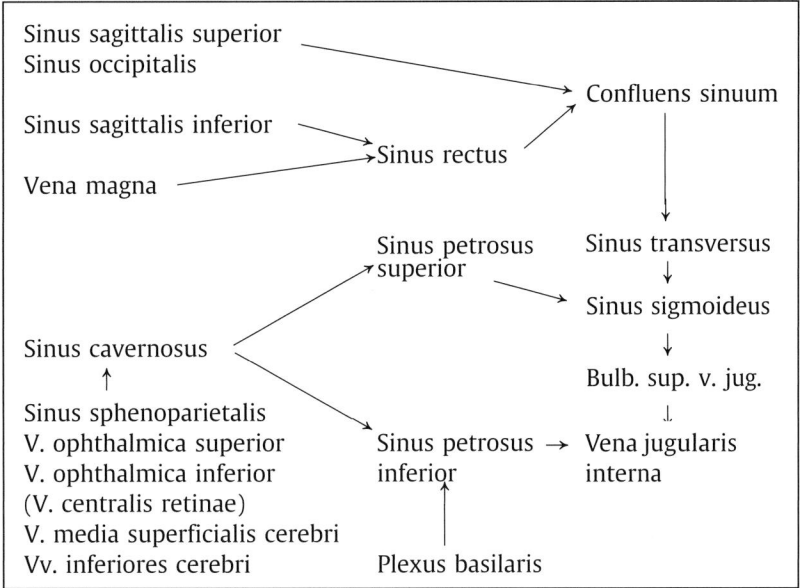

8.4
Schema der venösen Abflusswege im Schädel

Venöse Verbindungen

- In den **Sinus sagittalis superior** münden:
  Vv. cerebri superiores
  Vv. meningeae
  Vv. diploicae
  Venen der Kopfschwarte

- In den **Sinus sagittalis** inferior münden:
  Venen aus der Facies medialis hemispherii
  Venen aus dem Corpus callosum

- In den **Sinus rectus** münden:
  Sinus sagittalis inferior
  V. cerebri magna
  Vv. cerebelli superiores
  Venen der Falx cerebri
  Brückenvenen

- In den **Sinus transversus** münden:
  Vv. cerebelli superiores et inferiores
  Vv. cerebri inferiores
  Vv. diploicae
  Vv. anastomicae inferiores

- In den **Sinus petrosus superior** münden:
  Vv. petrosae
  Vv. cerebelli inferiores
  Vv. aus der Cavitas tympani
  Sinus paracavernosus
  V. basalis

- In den **Sinus petrosus inferior** münden:
  Vv. labyrinthi aus dem Innenohr über V. aquaductus cochleae (Vv. der Medulla, Pons und der Unterfläche des Cerebellums)

- In den **Sinus cavernosus** münden:
  Sinus sphenoparietalis (am Hinterrand der Ala minor)
  V. ophthalmica superior (aus der Orbita)
  V. ophthalmica inferior bzw. ein Ast dieser Vene
  V. centralis retinae (falls sie nicht in die V. ophthalmica mündet)
  Vv. mediae superficiales und inferiores cerebri (von den oberflächlichen Hirnvenen)

Außerdem bestehen Verbindungen zum vorderen inneren Wirbelvenengeflecht und dem Plexus pterygoideus.

Zusammenfassung

Strukturen des **Schädeldaches** werden über den Sinus sagittalis superior und inferior, den Sinus sphenoparietalis, den Sinus rectus, den Sinus transversus sowie über den Confluens sinuum drainiert. Die Strukturen der **Orbita** und der **Schädelbasis** werden über den Sinus cavernosus, den Sinus petrosus superior und inferior und den Sinus occipitalis drainiert. Von klinischer Bedeutung kann auch die venöse Drainage des Innenohrs über den Sinus petrosus inferior sein.

Bei Abflussbehinderungen im Sinussystem können über die Venen die entsprechenden Drainagegebiete schlechter versorgt werden und dadurch in ihrer Funktion beeinträchtigt werden, mit den jeweils möglichen Folgesymptomen.

Venöse Thermoregulation

Das venöse System des Schädels ist an der Thermoregulation im Kopf beteiligt. Venöses Blut kann durch klappenlose Vv. emissariae zwischen äußeren und inneren Kopfvenen fließen. So erschien in Präparaten venöses Blut nach Massage der Kopfhaut im Schädelinneren. Vv. emissariae sind venöse Verbindungen zwischen einem Sinus venosus, Diploevenen und oberflächlichen Schädelvenen.

Bei normaler oder niedriger Körpertemperatur fließt kaum Blut durch die Vv. emissariae und wenn, dann nur vom Gehirn in Richtung Kopfhaut[12]. Bei Hyperthermie, z.B. durch Körperübungen wurde hingegen ein starker venöser Fluss in parietalen und mastoiden Vv. emissariae von der Kopfhaut in Richtung Gehirn registriert, mit dem Ziel der Kühlung der Hirnkerntemperatur. Der venöse Druck war sehr niedrig und kollabierte bereits bei

Tabelle 8.1: Vv. emissariae

Vv. emissariae	Verbindung von	Verbindung zum	durch
V. emissaria parietalis	V. temporalis superficialis	Sinus sagittalis superior	Foramen parietalies (im hinteren Bereich des Os parietale, nahe der Sutura sagittalis)
V. emissaria mastoidea	V. occipitalis	Sinus sigmoideus	Foramen mastoideum (unmittelbar posterior des Processus mastoideus)
V. emissaria condylaris	Plexus venosus vertebralis externus	Sinus sigmoideus	Canalis condylaris
V. emissaria occipitalis	V. occipitalis	Confluens sinuum	

einem leichten Druck von 4 g. Ein temperaturabhängiger venöser Fluss konnte auch bei der V. ophthalmica festgestellt werden[13]. Kühleres Blut eines schwitzenden Gesichts wurde zur Abkühlung in Richtung des Sinus cavernosus geleitet, während sich bei hypothermen Bedingungen der venöse Fluss umkehrte. Die hochvaskularisierte Dura mater könnte die venöse Kühlung von der Haut in den LCS und in das Hirnparenchym übertragen[14].

Schmerzempfindung der Sinus durales und der Hirnvenen

Lanz und *Wachsmuth*[3] beschreiben Untersuchungen, die die Schmerzempfindlichkeit der Sinus durales und der Hirnnerven zum Gegenstand hatten. Während die Arachnoidalzotten schmerzunempfindlich sind, vermitteln die Venen und Sinus Schmerzsensationen in bestimmte Regionen:

Schmerzempfindlicher Sinus	Schmerzausstrahlung
Sinus sagittalis superior und zuführende Venen	frontoparietale Region und Augenregion
Sinus transversus und Confluens sinuum	homolaterales Vorderkopfgebiet und Auge
Sinus petrosus superior und Sinus transversus	Regio temporalis
Sinus cavernosus	homolaterales Augen- und Oberkiefergebiet (usw. über den N. maxillaris)
Sinus sagittalis inferior	Schmerzauslösung nicht möglich

Tabelle 8.2: Schmerzsensationen der Sinus und Venen

Lymphatisches System (s. auch S. 283ff.)

Auch die Drainage des Lymphsystems ist für ungestörte physiologische Abläufe im Bereich des Kopfes, insbesondere für die Elemente des Gesichtsschädels, wichtig. Lymphstauungen können eine Vielzahl von Symptomen im Kopfbereich hervorrufen. Natürlich gilt dies ebenso für die übrigen Körperstrukturen. Ist der lymphatische Fluss gestört, entstehen ödematös gestaute Gewebe. Jede Stauung führt zu einer Ansammlung von Stoffwechselprodukten im extrazellulären Milieu und somit zu einem gestörten Zellmetabolimus mit Prädisposition für die Entstehung von Dysfunktion und Krankheit[15]. Aus diesem Grund ist ein gut funktionierendes lymphatisches System von essenzieller Bedeutung für die Gesundheit und die Funktion des Immunsystems.

Funktion des Lymphsystems

- Immunabwehr und Reinigung
- Drainage interstitieller Flüssigkeit ins venöse System
- Transport u. a. von Nahrungsfetten aus dem Darm

Faktoren für Stauungen des Lymphsystems

Muskelaktivität: Fehlende oder verminderte Muskelaktivität oder hypertone Muskulatur. Da der Lymphfluss zum großen Teil von der Muskelaktivität abhängig ist, sollten insbesondere die Ursachen für Muskelfehlspannungen behoben werden.

Das Zwerchfell	ist die primäre lymphatische Pumpe. In der pulmonalen Einatemphase wird die Lymphe weitergepumpt. In der Ausatemphase füllen sich die tiefgelegenen Lymphplexus.
Darmperistaltik	Diese wirkt als Pumpe für einen Großteil der Lymphflüssigkeit.
Arterieller Gefäßpuls	Der Pulsschlag der Blutgefäße wirkt als Lymphpumpe.
Innervation:	Das autonome Nervensystem innerviert die Lymphgefäße und führt zu rhythmischen Kontraktionen auf Höhe des Ductus thoracicus und anderer großer Lymphgefäße. Über die α-Rezeptoren an den Lymphknoten können sympathische Impulse den Lymphfluss an Lymphgefäßen und Lymphknoten beeinflussen.
Differenz zwischen der Filtrationsrate	des Blutes vom Gefäß in das Gewebe und **dem Abtransport** der Gewebeflüssigkeit.
Spannungszustand	der Bindegewebe und Faszien
Thorakozervikales Diaphragma	Letztlich kehrt die Lymphe im linken (und rechten) Venenwinkel hinter der Arteria sternoclavicularis zurück in den venösen Blutkreislauf, sodass der Zustand des thorakozervikalen Diaphragmas, insbesondere des M. sternocleidomastoideus, der A. sternoclavicularis, der oberen thorakalen Wirbel und der oberen Aa. sternocostales für den Lymphrückfluss von besonderem Interesse sind.

Ebenso wie der Osteopath die Nervenkompressionen und die Behinderungen des Blutflusses zu beseitigen bestrebt ist, kann er auch im Hinblick auf das lymphatische System regulierend einwirken. Von besonderer Bedeutung ist dabei, dass an Kopf und Hals sehr viele der Lymphknoten lokalisiert sind. Im Folgenden werden deshalb die wichtigsten Lymphabfluss-

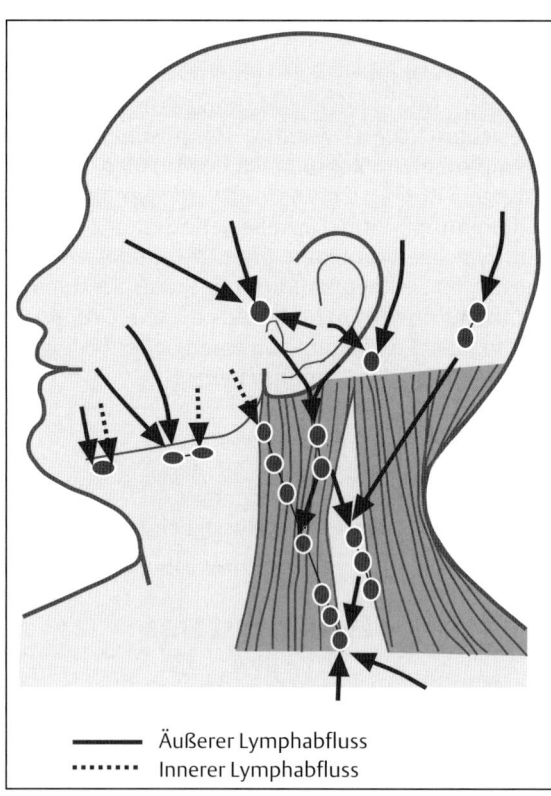

8.5
Lymphabflusswege des Schädels

— Äußerer Lymphabfluss
······· Innerer Lymphabfluss

wege und Lymphknoten des Kopf- und Halsbereiches und ihre Drainagegebiete aufgeführt *(Abb. 8.5 und Tab. 8.3)*.

Lymphknoten	Lage	Hauptzuflüsse
Nodi lymphatici occipitales	Linea nuchae superior	Scheitel, Hinterhaupt, Nacken
Nodi l. mastoidei	Processus mastoideus	Warzenfortsatz, Cellulae mastoideae, Rückfläche Ohrmuschel
Nodi l. parotidei superficiales	Auf der Fascia parotidea	Stirn, Schläfe, Ohrmuschel, Bindehaut, Augenlider lateral
Nodi l. parotidei profundi	Unter der Fascia parotidea, Glandula parotidea	Paukenhöhle, äußerer Gehörgang, Glandula parotidea, Bindehaut, Augenlider lateral
Nodi l. submandibulares	Glandula submandibularis	Augenlider medial, Bindehaut, Stirn, Nase, Nasenhöhle, Epipharynx, Gaumen, Zähne, Zahnfleisch, Zunge, Mundboden
Nodi l. submentales	Zwischen den beiden vorderen Bäuchen der Mm. digastrici	Unterlippenmitte, Zungenspitze, Mundboden, Kinn, Zahnfleisch der vorderen Mandibula
Nodi l. retropharyngeales	Seiten- und Hinterwand des Pharynx auf Höhe Cl	Tuba auditiva, Paukenhöhle, Nasenhöhle hinten, hinterer oberer Pharynx
Nodi l. cervicales anterior superficiales	Entlang der V. jugularis anterior	Halsvorderseite
Nodi l. cervicales anteriores profundi	Membrana thyrohyoidea, Lig. cricothyroideum, vor und seitlich der Trachea, nahe der Vv. thyroideae inferiores, Glandula thyroidea	Kehlkopf, Glandula thyroidea, Trachea des Halses
Nodi l. cervicales laterales superficiales	Entlang der V. jugularis externa	Ohrmuschel unten, Glandula parotidea unten, seitlicher Hals
Nodi l. cervicales laterales profundi	Entlang der V. jugularis interna	Aus der Umgebung und Hauptabfluss aller Kopf- und Hals-Lymphknoten

Tabelle 8.3:
Lage und Hauptzuflüsse der Lymphknoten im Gesichts- und Halsbereich

Gewebestauungen
(Abb 8.6)

Stauungen im Gewebe können auf eine Dysfunktion im jeweiligen Bereich hinweisen. Gewebestauungen können lokalisiert werden, indem die terminalen lymphatischen Drainagepunkte palpiert werden. Ödematöse Ver-

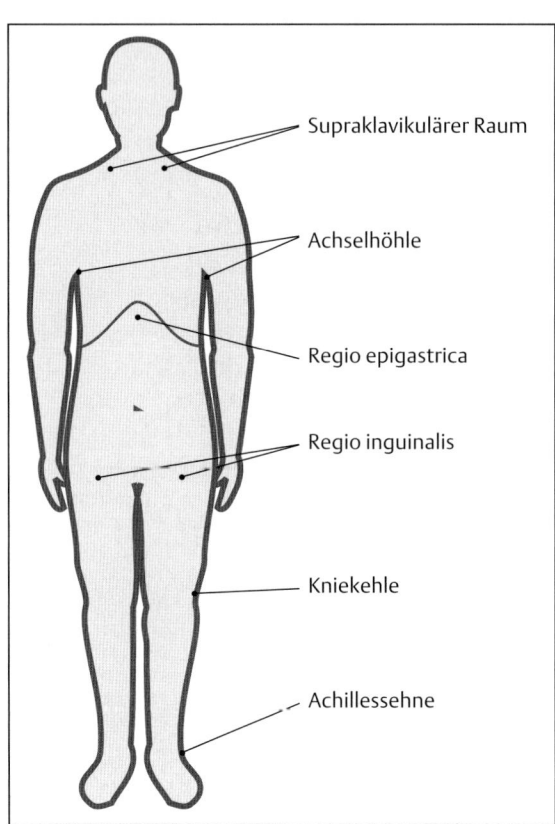

8.6
Terminale lymphatische Drainagepunkte

Tabelle 8.4:
Verquellungen als Hinweis auf Lymphabflussstörungen in abhängigen Arealen

Verquellungen, Ödeme	Betroffene Areale
Supraklavikulärer Raum	Kopf und Nacken
Achselhöhle	Obere Extremitäten
Regio epigastrica	Abdomen
Regio inguinalis	Untere Extremitäten
Kniekehle	Untere Extremitäten
Achillessehne	Fuß

quellungen an den in *Tabelle 8.2* beschriebenen Stellen deuten auf Dysfunktionen und Stauungen hin, die mit einer schlechten lymphatischen Drainage im entsprechenden Bereich einhergehen.

Quellenangaben:

1 Still, A. T.: Osteopathy, research and practice. Eastland Press, Seattle 1992, S. 50.
2 Still, A. T.: Autobiography of A. T. Still. American Academy of Osteopathy, Indianapolis 1981, S. 182.
3 Lanz, T., Wachsmuth, W.: Praktische Anatomie, Bd. 1, Teil A. Springer, Berlin 1985, S. 627.
4 Wagner, E. M.: Traystman, R. J.: Hydrostatic determinants of cerebral perfusion pressure. Crit. Care Med. 14 (5)(1986) 484–490.
5 Falk, D.: Evolution of cranial blood drainage in hominids: enlarged occipital/marginal sinuses and emmissary foramina. Am. J. Phys. Anthropol. 70 (3) (1986) 311–324.
6 Farasyn, A.: New hypothesis for the origin of cranio-sacral motion. J. bodywork movem. therap. 3 (1999) 229–237.
7 Ericson, S., Myrberg, N.: The morphology of the spheno-occipital synchondrosis at the age of eight evaluated by tomography. Acta Morfol. Neerl. Scand. 1 (1973) 197–208.
8 Moss, M.: Functional anatomy of cranial synostosis. Child's Brain (1975) 191–204.

9 Hamit, H., Beall, A., De Bakey, M.: Hemodynamics influences upon brain and C.S.F. pulsations and pressures. J. Trauma 5 (1965) 174–184.
10 Edvinsson, L., Höggestät, E., Uddman, R., Auer, L.: Cerebral veins: Fluorescence histochemistry, Elctron Microscopy and in vitro reactivity. J. Cereb. Blood Flow Metabol. 3 (1983) 226–230.
11 Fodstad, H., Love, J., Ehstedt, J., Friden, H., Liliequist, B.: Effect of Cranioplasty on cerebrospinal fluid hydrodynamics in the patients with the syndrome of trephined. Act. Neuroch. 70 (1984) 21–30.
12 Cabanc, M. Brinnel, H.: Blood flow in the emissary veins of the human head during hyperthermia. Europ. J. of Appl. Physiol. (1985) 172–176.
13 Caputa, M. Perrin G., Cabanac, M.: Ecoulement sanguin reversible dans la veine opthalmique: mecanismes de refroidissement selectiv du cerveau humain. CR. Adad: Sci. 287 (1978) 1011–1014.
14 Zenker, W., Kubik, S.: Brain cooling in humans-anatomical considerations. Anat. Embryol. (1996) 1–13.
15 Degenhardt, B. F., Kuchera, M. L.: Update on osteopathic medical concepts and the lymphatic system. JAOA (96) 2 (1996) 97.

Weitere Literaturhinweise:

Berquist, E., Willen, R.: Cavernous nodules in the dural sinuses. J. Neurosurg. 40 (1974) 330–335.

Ganong, W. F.: Review of medical physiology, 17th Appleton and Lange, Norwalk 1995.

Kuchera, W. A. und M. L.: Osteopathie principles in practice, 2. Auflage, Greyden Press, Columbus Ohio 1993.

Kurz, I.: Lehrbuch der manuellen Lymphdrainage nach Dr. Vodder, Bd. 3. Haug, Heidelberg 1980.

Lanz, T., Wachsmuth, W.: Praktische Anatomie, Bd. 1, Teil B. Springer, Berlin 1979.

Mc Catty, R. R.: Essentials of craniosacral osteopathy. Ashgrove, Bath 1988.

Owman, C., Edvinsson, L (Eds.): Neurogenic control of the brain circulation. The proceedings of the International Symposium held in the Wenner-Gren-Center, Stockholm. Pergamon Press, Oxford 1977.

Richard, R.: Lesions osteopathiques du Sacrum. Maloine, Paris 1978.

Sutherland, W. G.: Teachings in the science of osteopathy. Rudra Press 1991.

Tersant, C. D. de: Les sinus veineux du crane une clé des migraines. Verlaque, Aix en Provence 1993.

Wittlinger, H., Wittlinger, G.: Lehrbuch der manuellen Lymphdrainage nach Dr. Vodder. Bd. 1. Haug, Heidelberg 1978.

„Die zerebrospinale Flüssigkeit ist der wertvollste Stoff, der im Körper enthalten ist, und solange das Gehirn diese Flüssigkeit nicht im ausreichenden Maß produziert, wird der Körper kraftlos bleiben."
A. T. Still[1]

Anatomie und Physiologie der Hirnventrikel und des LCS

Das Nervensystem ist von einer klaren, farblosen und eiweißhaltigen Flüssigkeit, dem Liquor cerebrospinalis (LCS), umgeben. Diese Flüssigkeit nimmt nicht nur die Abfallstoffe des Nervenstoffwechsels auf, sondern ist auch verantwortlich für die Ernährung des gesamten zentralen Nervensystems. Die Zusammensetzung des LCS hängt von der Blutzusammensetzung ab. Der Liquor füllt die Hohlräume im Innern des Gehirns (die Hirnventrikel) aus und befindet sich im Subarachnoidalraum und den Zisternen des Gehirns und Rückenmarks. Man kann innere und äußere Liquorräume unterscheiden, die auf Höhe des vierten Ventrikels miteinander kommunizieren.

Der im 2. Jahrhundert lebende Anatom *Galen* führte Untersuchungen an den Ventrikeln durch. Da sie leer vorgefunden wurden, vermutete er, dass sie etwas Luftähnliches enthalten mussten, das dem Seelischen nahestand. Der Inhalt ähnelte dem Pneuma, nach den alten Griechen der Atem, der aus dem Kosmos eingesogen wurde und zwischen Körper und Seele vermittelt. Bei Experimenten an lebenden Tieren übte *Galen* Druck auf den hinteren Ventrikelbereich aus und löste dadurch Starre und Benommenheit aus, ein Schnitt in diesen Bereich erzeugte unwiderrufliche Starre, während ein leichter Einschnitt in das Ventrikeldach Blinzeln erzeugte, das wiederum bei gleichzeitigem Druck auf den vorderen Ventrikel aufhörte.

Später im Mittelalter wurden den Ventrikeln verschiedene Funktionen zugesprochen. Der vorderste Ventrikel war zuständig für die Wahrnehmung, der mittlere Ventrikel für das Denken und der hinterste für das Gedächtnis. Im späten Mittelalter wurden bis über 10 Ventrikel beschrieben. In der Renaissance zeichnete *Leonardo da Vinci* die erste realistische Darstellung der Hirnventrikel. Im Laufe des 17. Jahrhunderts wurde angenommen, dass die Ströme des Spiritus animalis von den sensorischen Nerven in die Ventrikel fließen.

Still (1902)[2] und *Sutherland* (1939)[3] vertraten die Auffassung, dass der Liquor cerebrospinalis große Bedeutung nicht nur für das zentrale Nervensystem, sondern für das physiochemische Gleichgewicht des gesamten Organismus habe.

Nach *Sutherland*[4] ist der LCS maßgeblich an der Bewegung und der Kontrolle des primär respiratorischen Mechanismus beteiligt. *Lippincott*[5] betont, dass sich der LCS unter Druck und in dauernder Aktivität befindet. Er bezeichnet den Liquor cerebrospinalis als das wichtigste Zentrum der Aktivität des Organismus.

Im Folgenden werden die anatomischen und physiologischen Grundlagen des Liquor cerebrospinalis (LCS) sowie sein großer Einfluss auf den Gesamtorganismus dargelegt, um seine besondere Bedeutung in der kraniosakralen Osteopathie verständlicher zu machen.

Liquorräume

Innere Liquorräume (Ventrikel), intrakranial *(Abb. 9.1–9.4)*

Diese inneren Liquorräume werden aus vier Ventrikeln gebildet:
- ▶ Zwei Seitenventrikel im Großhirn
- ▶ Der dritte Ventrikel im Zwischenhirn
- ▶ Der vierte Ventrikel zwischen Brücke, Kleinhirn und Rückenmark

Die Seitenventrikel sind durch die Foramina interventricularia *(Foramina Monroi)* mit dem dritten Ventrikel verbunden. Der dritte Ventrikel kommuniziert über den Aquaeductus mesencephali *(Sylvii)*, einem engen Kanal im Mittelhirn, mit dem vierten Ventrikel.

Seitenventrikel

Der erste und zweite Ventrikel folgen in der Embryonalentwicklung der Großhirnbewegung und bilden so einen halbkreisförmigen Hohlraum. Es können das Vorderhorn im Frontallappen, ein zentraler Teil am Zwischenhirn, das Unterhorn im Temporallappen und das Hinterhorn im Okzipitallappen unterschieden werden.
Begrenzungen:
- nach unten: Sehhügel und Hippocampus
- nach oben: Radiato corporis callosi
- seitlich: Nucleus caudatus
- nach medial: Septum pellucidum, Fornix und Calcar avis

Dritter Ventrikel

Der dritte Ventrikel besteht aus einer kleinen Höhlung, gebildet durch den Thalamus und den Hypothalamus. Er besitzt vier Fortsätze. Begrenzungen:
- nach unten: Hypothalamus und Sehnervenkreuzung
- nach oben: Plexus choroideus
- seitlich: Thalamus und Hypothalamus
- nach vorne: Fornix cerebri (Hirngewölbe), Lamina terminalis (Endplatte), Commisura anterior
- nach hinten: Zirbeldrüse und Commisura posterior

Er besitzt vier Fortsätze:
- Recessus opticus (erhöhter Liquordruck kann zu Sehstörungen führen)
- Recessus infundibuli (in den Hypophysenstiel)
- Recessus pinealis (zur Zirbeldrüse)
- Recessus suprapinealis (oberhalb der Zirbeldrüse)

Vierter Ventrikel

Der vierte Ventrikel wird durch das Kleinhirn und das obere Rückenmark begrenzt. Er besteht aus einer zeltförmigen Höhlung mit zwei langen lateral gelegenen Fortsätzen. An die zwei lateralen Fortsätze (Recessus lateralis) schließen sich zwei Öffnungen, die Aperturae laterales (Foramen *Luschkae)* an. Im Dach des vierten Ventrikels liegt die Apertura mediana (Foramen *Magendii)*. Diese Öffnungen verbinden die inneren mit den äußeren Liquorräumen.
Begrenzungen:
- nach unten: Tegmentum pontis und verlängertes Rückenmark
- nach oben: obere Kleinhirnstiele, oberes und unteres Marksegel, Kleinhirnwurm
- seitlich: N. facialis (VII), Endkerne des N. vestibulocochlearis (VIII)

274 9. Anatomie und Physiologie der Hirnventrikel und des LCS

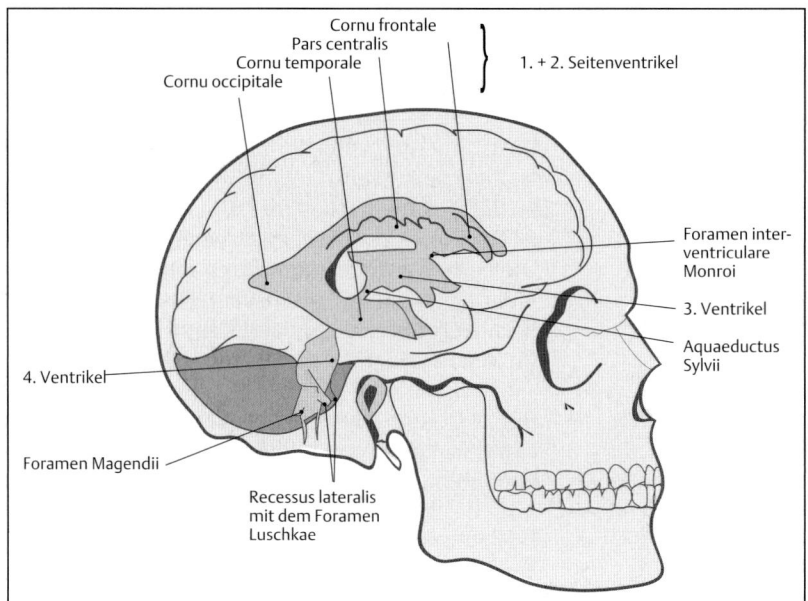

9.1
Topographie der Hirnventrikel (von lateral)

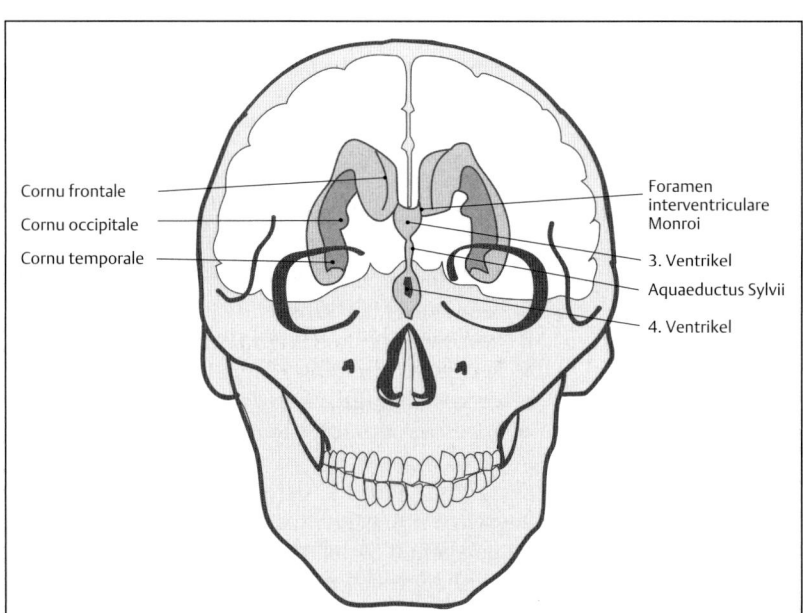

9.2
Topographie der Hirnventrikel (von vorne)

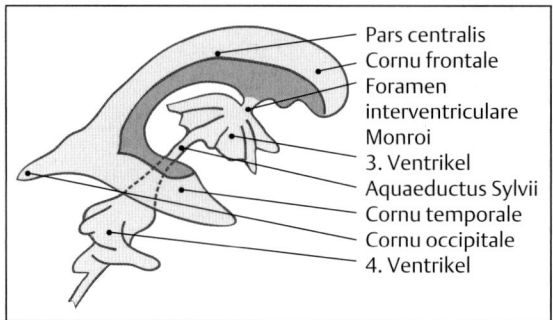

9.3
Topographie der Hirnventrikel (von lateral)

Äußere Liquorräume, intrakranial **275**

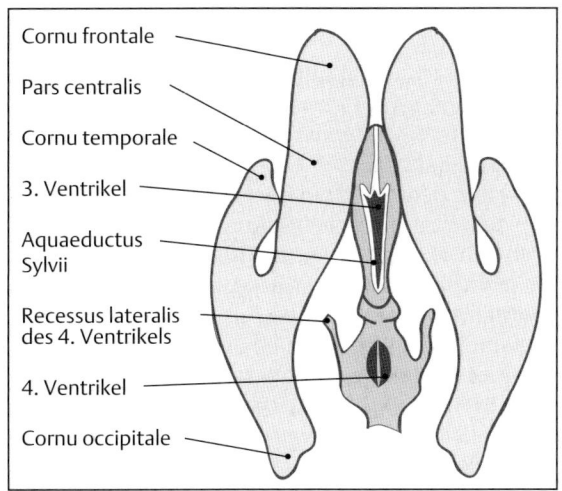

9.4
Topographie der Hirnventrikel (von oben)

Äußere Liquorräume, intrakranial *(Abb. 9.5)*

Diese mit Liquor gefüllten Spalten und Räume liegen zwischen der Arachnoidea und der Pia mater im so genannten Subarachnoidalraum. Der Subarachnoidalraum ist ein schmaler Spalt mit einigen erweiterten Hohlräumen, den Zisternen. Da die Pia mater dem Gehirn eng anliegt, während die Arachnoidea der Dura mater folgt, entstehen an manchen Stellen mit tieferer Einsenkung die Zisternen. Diese Zisternen sind wie Wasserbetten, auf denen das Gehirn ruht.

Zisternen
- **Cisterna cerebellomedullaris:** Sie ist die größte Zisterne und liegt zwischen dem Kleinhirn und der Medulla.
- **Cisterna interpeduncularis:** Sie ist im Winkel zwischen Zwischenhirnboden, Pedunculi cerebri (Hirnstiel) und Pons (Brücke) lokalisiert.
- **Cisterna chiasmatica:** Sie befindet sich am Chiasma opticum.
- **Cisterna ambiens:** Sie liegt zwischen Kleinhirnoberfläche, Vierhügelplatte und Epiphyse.

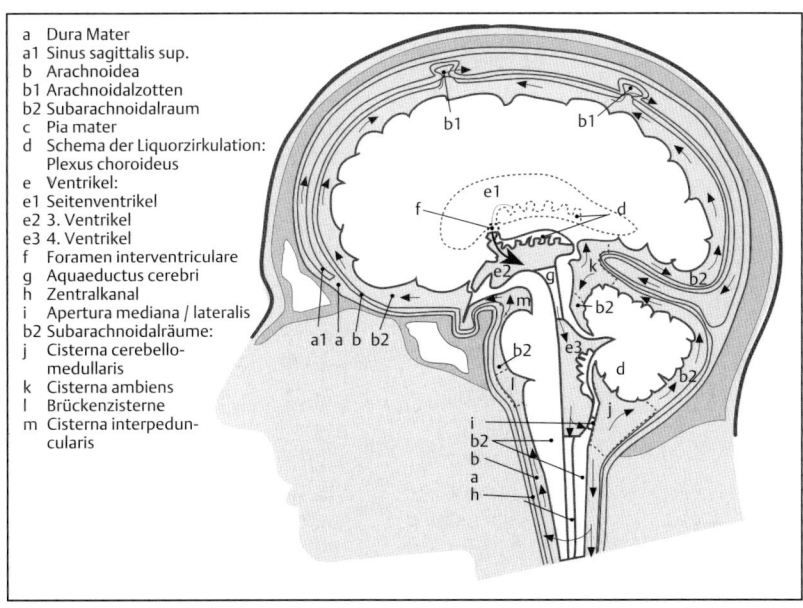

9.5
Topographie der Hirn-Ventrikel und Zisternen und Schema der Liquorzirkulation

Äußere Liquorräume der Wirbelsäule (s. auch Abb. 9.5)

Im Subarachnoidalraum umgibt der LCS auch das Rückenmark vom Foramen magnum bis zum zweiten Sakralwirbel. Anterior liegen die aus-, posterior die eintretenden Nerven, und vom ersten Lendenwirbel bis zum zweiten Sakralwirbel flottiert die Cauda equina (vom 2. Lendenwirbel an abwärts ziehende Spinalnervenwurzeln) im LCS.

An der unteren Wirbelsäule ist ein spinaler Duralsack lokalisiert. Forschungen von *Martins, Wiley* und *Myers*[6] lassen darauf schließen, dass der spinale Duralsack Elastizität besitzt, die es ihm ermöglicht, sich entsprechend vorhandener Druckverhältnisse zu vergrößern oder zu verkleinern. Zum Beispiel zieht er sich bei einer Volumenreduzierung des Liquor cerebrospinalis (LCS) oder des intrakranialen Blutes zusammen und kollabiert zum Teil. *Martins, Wiley* und *Meyers* nehmen deshalb an, dass der Duralsack als Reservoir für LCS dient und eine wesentliche Rolle in der Dynamik der Liquordruckveränderungen spielt. Es bestehen Verbindungen des epiduralen Venenplexus zum spinalen Duralsack. Deshalb folgern diese Forscher weiter, dass sich Veränderungen der intrathorakalen und intraabdominalen Druckverhältnisse über diese Verbindungen auf den Liquordruck auswirken. Diese Forschungsergebnisse deuten darauf hin, dass der spinale Duralsack auch bei der Rhythmizität des primär respiratorischen Mechanismus von Bedeutung sein könnte.

Physiologie des Liquor cerebrospinalis

Zusammensetzung und pH-Wert

Der pH-Wert des LCS beträgt 7.32. Er weist geringere Schwankungen als der Blut pH-Wert auf, um das einwandfreie Funktionieren des Gehirns zu gewährleisten.

Die Zusammensetzung des Liquor cerebrospinalis ist in *Tabelle 9.1* angegeben.

Sie ist relativ konstant und in ihrer Qualität der chemischen Zusammensetzung des Blutplasmas ähnlich.

In der Quantität seiner Bestandteile gibt es allerdings wichtige Unterschiede zum Blut. Der LCS enthält fast kein Cholesterin und nur wenig Eiweiß,

Substrat	Einheit	LCS	Plasma	LCS/Plasma
Na^+	mmol/l	147,0	150,0	0,98
K^+	mmol/l	2,9	4,6	0,62
Mg^{2+}	mmol/l	2,2	1,6	1,39
Ca^{2+}	mmol/l	2,3	4,7	0,49
Cl^-	mmol/l	113,0	99,0	1,14
HCO_3^-	mmol/l	25,1	24,8	1,01
PCO_2	mmHg	50,2	39,5	1,28
pH		7,33	7,4	
Osmolarität	mosm/kgH_2O	289,0	289,0	1,00
Protein	mg/dl	20,0	6000,0	0,003
Glucose	mg/dl	64,0	100,0	0,64
Anorg. P	mg/dl	3,4	4,7	0,73
Harnstoff	mg/dl	12,0	15,0	0,80
Kreatinin	mg/dl	1,5	1,2	1,25
Harnsäure	mg/dl	1,5	5,0	0,30
Milchsäure	mg/dl	18,0	21,0	0,86
Cholesterin	mg/dl	0,2	175,0	0,001

Tabelle 9.1: Zusammensetzung des LCS

obwohl die Globuline und die Präalbumine in höherer Konzentration vorkommen als im Blutplasma. Er enthält weniger Kalzium, Kalium und Glukose. Chlorid- und Magnesiumionen sind im Liquor in höherer Konzentration als im Blut vorhanden. Die Konzentration von Vitamin C ist im Liquor viermal, von Pantothensäure zehnmal und von Biotin 10^3 mal höher als im Blut. Niacinamid ist das Hauptvitamin im Blut wie im Liquor, und das menschliche Gehirn ist sogar fähig, kleine Mengen dieses Vitamins zu synthetisieren. Auch bestimmte Hormone sind im LCS zu finden, wie zum Beispiel neurohypophysäre, hypothalamanische, epiphysäre Substanzen und Endorphine, ebenso wie Neurotransmitter. Zudem konnten immunologisch wichtige Stoffe nachgewiesen werden.

Liquorproduktion

Gebildet wird der größte Teil des LCS (ca. zwei Drittel) durch zottenartige Adergeflechte, die **Plexus choroidei**. Diese girlandenförmigen Kapillarschlingen aus der Pia mater stülpen sich in die Ventrikel vor. In den Seitenwänden der lateralen Ventrikel sind die Plexus am mächtigsten, kommen aber auch im Dach des 3. und 4. Ventrikels vor.

Die Produktion des LCS in den Plexus choroidei ist relativ konstant. Sie wird über das autonome Nervensystem beeinflusst. Die Stimulation des Ganglion cervicale superius führt zu einem Anstieg der LCS-Produktion[68,69].

In geringerem Umfang wird der LCS zudem in den **Kapillaren des Subarachnoidalraums** des Schädels und Rückenmarks sowie **perivaskulär** im Ependym und Parenchym gebildet.

Er besitzt eine externe und eine interne Schicht. Über die externe Schicht wird Plasma aus dem Blut filtriert. Aus diesem Ultrafiltrat wird über die interne Schicht (Astro- und Oligodendroglia) durch aktive Stoffwechselvorgänge der Liquor cerebrospinalis produziert und sezerniert. Natriumionen werden aktiv durch die externe Schicht des Plexus transportiert.

Den positiv geladenen Natriumionen folgen negativ geladene Chloridionen. Diesen beiden osmotisch wirkenden Substanzen folgt das Wasser nach.

Die Sekretionsmenge beträgt etwa 20 bis 40 ml/Stunde. Das sind 500 bis 1000 ml/Tag, sodass drei bis sechsmal pro Tag ein völliger Austausch von LCS stattfindet. Etwa 140 ml LCS befinden sich in den inneren und äußeren Liquorräumen, weniger als 20 ml davon im Rückenmark.

Blut-Hirn-Schranke

Zwischen Blut und Gehirn existiert eine selektiv wirkende Barriere. Diese wird insbesondere von „tight junctions" am Epithel der Plexus choroidei gebildet. Während die Schranke in Richtung Blut-Liquor stark selektiv wirkt, ist sie in Richtung Liquor-Blut sehr permeabel. Inhaltsstoffe des Blutes können nicht ohne weiteres in den Liquor und in das Gehirn gelangen, wohingegen die Inhaltsstoffe des Liquors ohne Schwierigkeiten in den Blutkreislauf zirkulieren.

Rückresorption des Liquor cerebrospinalis

Der LCS wird zum größten Teil durch **arachnoidale Zotten** (Pacchioni-Granulationen) rückresorbiert. Die arachnoidalen Zotten sind Fortsätze der Arachnoidea in der Dura mater. Sie lassen den LCS in die venösen Sinus, vor allem in den Sinus sagittalis superior abfließen. Allerdings führen nur die größeren arachnoidalen Granulationen direkt in das Lumen der Sinus, während die kleineren in den Subduralraum reichen. Die Resorption des LCS ist abhängig von Druckverhältnissen im Sinus-durales-System, insbesondere vom Druck des Sinus sagittalis superior. Kortikosteroide können die Resorption von LCS steigern.

Außerdem wird LCS zum geringen Teil durch die **Wände der Kapillargefäße,** die zu den periduralen **Venen** führen, in der Pia mater rückresorbiert. Zu einem Übertritt von LCS in die extraduralen **Lymphgefäße** kommt es an den **Duralscheiden der Hirn- und Rückenmarksnerven.** Von diesen peripheren Nervenscheiden aus kommt der Liquor cerebrospinalis über so genannte Mikrotubuli der kollagenen Fasern mit den gesamten Geweben im Körper in Kontakt.

Auch in der **Adventitia** der extrakranialen A. carotis interna und in den **Wänden der zerebralen Blutgefäße** wurde LCS lokalisiert; allerdings fällt die Interpretation dieser Ergebnisse sehr unterschiedlich aus.

Forschungsergebnisse[8] belegen, dass selbst die **Plexus choroidei** ungefähr 10 % des Liquors resorbieren können.

Die Rückresorption des LCS findet in den **arachnoidalen Zotten,** den **Duralscheiden der Hirn- und Rückenmarksnerven,** besonders auf Höhe der Lamina cribrosa und in den **Wänden der Kapillargefäße (→ peridurale Venen)** statt. Lange Zeit wurde angenommen, dass der größte Teil des LCS durch die **arachnoidalen Zotten** (Pacchioni-Granulationen) rückresorbiert wird?. Die arachnoidalen Zotten sind Fortsätze der Arachnoidea in der Dura mater. Sie lassen den LCS in die venösen Sinus, vor allem in den Sinus sagittalis superior abfließen. Allerdings führen nur die größeren arachnoidalen Granulationen direkt in das Lumen der Sinus, während die kleineren in den Subduralraum reichen. Die Resorption des LCS ist abhängig von Druckverhältnissen im Liquor. Kortikosteroide können die Resorption von LCS steigern. Das ventrikuläre System ist ebenso wie das venöse ein Niedrigdrucksystem. Im Gegensatz zur arteriellen Hirndurchblutung kann die Hydrodynamik des LCS durch leichte Druckveränderungen in den Sinus durales, insbesondere des Sinus sagittalis superior beeinträchtigt werden.

Bei Katzen ist der venöse Druck im Sinus sagittalis superior 0,5 mm Hg niedriger als der LCS-Druck[70]. Der venöse Druck im Sinus sagittalis superior hat eine regulierende Wirkung auf den Druck des LCS. Versuche an Katzen zeigten, dass der Einfluss auf den Druck des LCS selbst bei deutlichen Veränderungen in der Hydrodynamik des LCS minimal bleibt, solange der venöse Druck im Sinus sagittalis superior stabil ist[70]. Der Druck im Sinus sagittalis superior ist somit ein entscheidender Faktor für die Resorption des LCS, den intrakranialen Druck und den zerebralen Perfusionsdruck. Der Druck des Sinus sagittalis superior ist seinerseits abhängig vom Druck im Wirbelkanal.

Nur zum geringen Teil wird LCS durch die **Wände der Kapillargefäße,** die zu den **periduralen Venen** führen, in der Pia mater rückresorbiert. Zu einem Übertritt von LCS in die extraduralen Lymphgefäße kommt es an den **Duralscheiden der Hirn- und Rückenmarksnerven.**

Erst kürzlich wurde nachgewiesen, dass die Resorption auf Höhe der Lamina cribrosa bei niedrigen intrakranialen Druckverhältnissen sogar den Hauptresorptionsort darstellt. Die Resorption über die arachnoidalen Zotten und andere lymphatische Wege nimmt hingegen nur bei erhöhten intrakranialen Druckverhältnissen zu[71]. 50 % oder mehr des LCS soll zumindest bei Schafen und Ratten über das lymphatische System und nicht über die arachnoidalen Zotten resorbiert werden[72]. Zudem gibt es Hinweise dafür, dass etwa 25 % des LCS über den spinalen Subarachnoidalraum resorbiert werden sollen[73]. Von den peripheren Nervenscheiden gelangen Substanzen des LCS über so genannte Mikrotubuli der kollagenen Fasern auch mit der extrazellulären Flüssigkeit in Kontakt.

Perivaskuläre Räume und Liquor cerebrospinalis

Arterien und Venen im zentralen Nervensystem sind von flüssigkeitsgefüllten perivaskulären Räumen umschlossen. Diese perivaskulären Räume haben Verbindungen zum extrazellulären Raum ebenso wie zum Subarachnoidalraum. Nach *Rennels, Blaumanis und Grady*[9] findet in den perivaskulären Räumen des zentralen Nervensystems eine Mikrozirkulation von Liquor cerebrospinalis und extrazellulärer Flüssigkeit statt, die durch die pulsierenden Bewegungen der Arteriolen in Gang gehalten wird. Sie konnten nachweisen, dass Flüssigkeit vom Subarachnoidalraum mit hoher Geschwindigkeit in den extrazellulären Raum dringt. Es können auch Stoffwechselprodukte des Gehirns über die perivaskulären Räume in den Subarachnoidalraum abfließen, sodass *Guyton*[10] von einer lymphatischen Funktion der perivaskulären Räume für das Gehirn spricht.

Flüssigkeitsdruck des Liquor cerebrospinalis

Der Druck in den Liquorräumen beträgt 6 bis 10 mm Hg, das sind ungefähr zwei Drittel des hydrostatischen Druckes des Augapfels. Da eine konstante Bildung von Liquor cerebrospinalis nachgewiesen wurde, wird angenommen, dass der Druck des Liquors fast vollständig durch die Resorption des Liquors an den Arachnoidalzotten reguliert wird. Durch die klappenartige Wirkung der Arachnoidalzotten wird der Liquor ab einem Druck von 1,5 mm Hg resorbiert. Je größer der Liquordruck, desto stärker öffnen sich die Klappen und desto mehr Liquor kann abfließen.

Liquorzirkulation *(Abb. 9.6)*

Nachdem der Liquor aus den Plexus choroidei im Subarachnoidalraum und perivaskulär sezerniert wurde, zirkuliert er von den Seitenventrikeln durch die Foramina interventricularia *(Monroi)* zum dritten Ventrikel und von dort durch den Aquaeductus mesencephali zum vierten Ventrikel. Am vierten Ventrikel fließt der LCS durch die Aperturae laterales und mediales *(Luschka* und *Magendie)* in den äußeren Liquorraum und den subarachnoidalen Raum im Schädel und in der Wirbelsäule. Allerdings ist die Zirkulation in beide Richtungen möglich, also auch vom subarachnoidalen Raum in der Wirbelsäule und im Schädel in Richtung Seitenventrikel.
Von den arachnoidalen Zotten rückresorbiert, gelangt der LCS in die intrakranialen Sinus. Vom subarachnoidalen Raum an den peripheren Nervenscheiden der Spinalnerven fließt der LCS in die Mikrotubuli des kollagenen Bindegewebes und von dort in die extrazelluläre Flüssigkeit, die in der Lymphe gesammelt wird. Die Lymphe führt über den Ductus thoracicus in den linken Venenwinkel und zum Herzen.
Arterielles Blut fließt in den Schädel, wo über die Plexus choroidei erneut LCS produziert und sezerniert wird.
Die Frage nach dem Ursprung der Liquorzirkulation konnte bisher noch nicht eindeutig geklärt werden. Die Mehrzahl der Forscher kommt zu dem Ergebnis, dass die Liquorpulsationen als Folge des rhythmischen arteriellen Bluteinströmens in das Schädelinnere entstehen. Einige Forscher sehen die Plexi choroidei als die Ursprungsstelle für die Pulsationen an. Seltener wird die Liquorproduktion als Resultat venöser Einflüsse angesehen. So konnte *Dunbar*[11] eine Liquorwelle im Rückenmarkskanal der Lendenwirbelsäule registrieren, nachdem der zervikale Flüssigkeitsweg verschlossen wurde. Diese registrierte Pulsation konnte ihren Ursprung also nicht im Schädelinneren haben, sodass zusätzlich zum Schädelinneren auch die spinalen Venen im Rückenmarkskanal als Ursache für Liquor-Pulsationen möglich

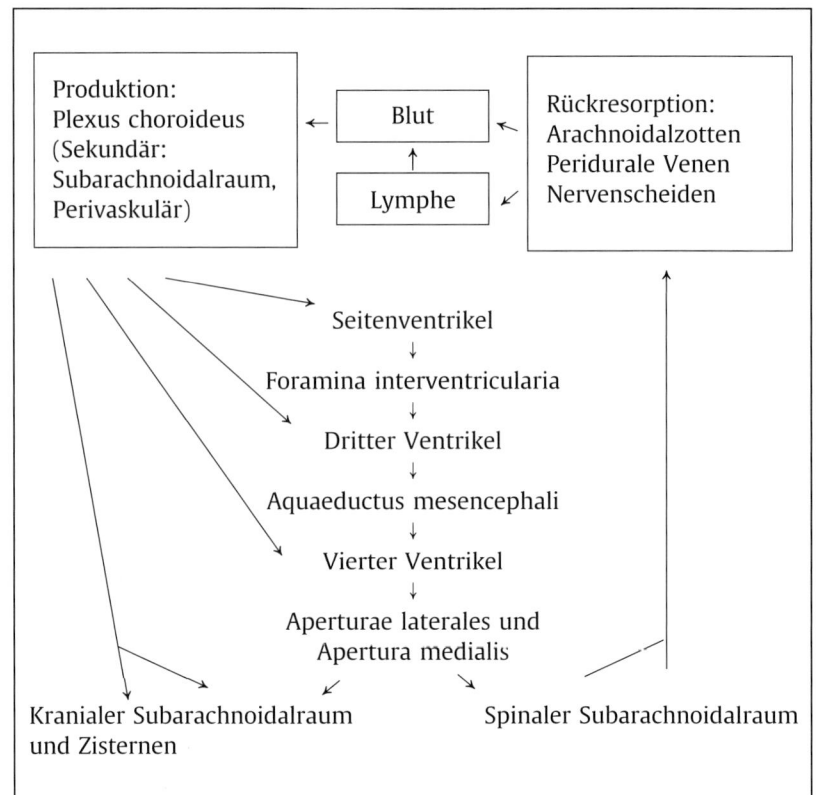

9.6
Schema der Liquorzirkulation

erscheinen. Wiederum andere Forschungen, zum Beispiel von *Hamit*[12] und Mitarbeiter (1965), konnten sowohl arterielle als auch venöse Einflüsse an den registrierten Liquor-Pulswellen erkennen. So kommen *Du Boulay*[13] und Mitarbeiter (1972) nach Untersuchungen an 190 Menschen und an einigen Tieren zum Schluss, dass die Pulsationen durch zwei Hauptpumpen ausgelöst werden, eine stärkere arterielle im Schädel sowie eine schwächere venöse im Rückenmarkskanal. *Urayama* (1994) vermutet aufgrund von Untersuchungen an Hunden als Ursache für lumbale cerebrospinale Pulsationswellen eine Kombination von intrakranialen Bewegungen und Pulsationen von Arterien anterior des Rückenmarks mit venösen Pulsationen[74]. Für *Portnoy*[14] (1982) hingegen sind die zerebralen Venen als Ursprung für die Liquorwellen anzusehen. Er analysierte an Hunden die systemische arterielle und die zerebrospinale Pulswelle sowie die Pulswelle im Sinus sagittalis und kam zu dem Ergebnis, dass die Pulswelle über die Arterien in die Venen und von dort durch die pulsierenden dünnen Wände der intrakranialen Venen auf den Liquor übertragen werden. *Greitz*[15] sieht die Expansion des Gehirns als Grundlage für die Kompression der Ventrikel und somit für den Liquorfluss an. Die Expansion des Hirngewebes entsteht nach *Greitz* als Folge der arteriellen Expansion der Hirngefäße in der Systole.

Kernspintomographische Untersuchungen von *Greitz, Levy, DiChiro*[16], *Feinberg, Mark*[17] und anderen deuten auf Beziehungen zwischen dem pulsierenden Liquorfluss und dem Herzrhythmus hin. *Greitz, Franck* und *Nordell*[18] fertigten anhand kernspintomographischer Aufnahmen Zeichnungen an, in denen sie den Liquorfluss in der jeweiligen Phase des Herzzyklus mit Pfeilen darstellen *(Abb. 9.7)*.

Bering beschreibt eine Bewegung des LCS, die ihren Ursprung in pulsativen Expansionen und Kontraktionen des Plexus choroideus hat[75]. Nach *Poncelet* und Mitarbeitern entsteht die treibende Kraft im LCS durch laterale

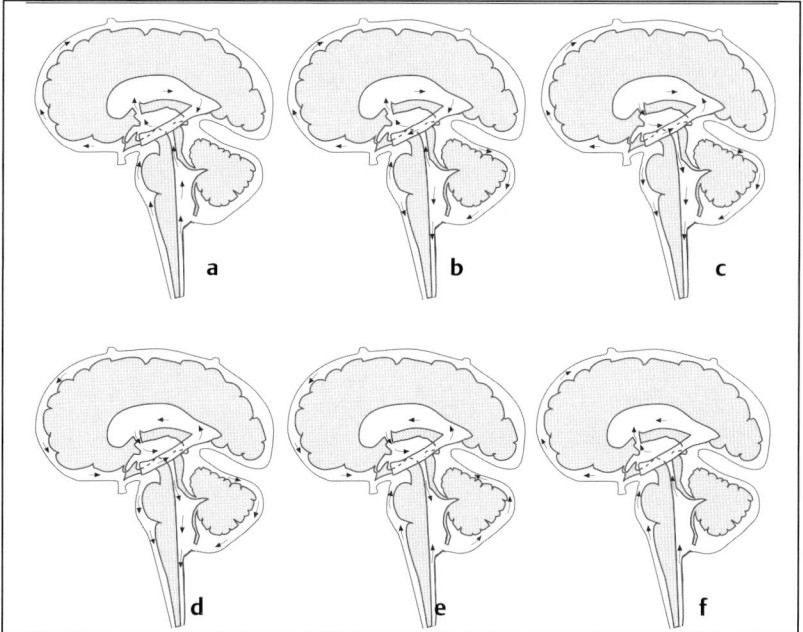

9.7
Schema der Liquorzirkulation in Beziehung zum Herzrhythmus anhand kernspintomographischer Untersuchungen, nach Greitz

a) In der Präsystole findet ein Liquorfluss vom Rückenmarkskanal in die Schädelhöhle, inklusive der Hirnventrikel, statt.
b) In der frühen Systole 1 findet ein Rückfluss am Foramen magnum und an der Apertura mediana (Foramen Magendii) statt. Im vierten Ventrikel und in den Räumen, die präpontial und an der Medulla oblongata gelegen sind, sind entgegengesetzte Flussrichtungen festzustellen.
c) In der frühen Systole 2 startet der Rückfluss an der Cisterna interpeduncularis und am Aquaeductus mesencephali.
d) In der mittleren Systole ist der gesamte Liquorfluss aus der kranialen Kavität heraus in den Rückenmarkskanal gerichtet.
e) In der späten Systole beginnt Liquor durch das Foramen magnum in den Schädel zu fließen.
f) In der Diastole ist der gesamte Liquorfluss in die kraniale Kavität hineingerichtet.

Kompressionen in thalamischen Nuclei[76], während *Enzmann* und *Pelc* die Ursache in der anterokaudalen Bewegung des Kleinhirns während der Systole beschreiben[77,78].
Bhadelia und Mitarbeiter registrierten in der HWS-Region eine normale kraniokaudale LCS-Pulsation mit oszilierenden Bewegungen[79].
Die Forschungen von *Greitz, Franck* und *Nordeil* erbrachten zudem neue Erkenntnisse über den Liquorfluss im Rückenmarkskanal in Relation zum Herzrhythmus. Sie konnten feststellen, dass der systolische ebenso wie der diastolische Liquorfluss demselben Kanal im Subarachnoidalraum folgten. Dieser befindet sich in den Konvexitäten des Rückenmarkskanals, das heißt anterior in der Halswirbelsäule, posterior in der Brustwirbelsäule und wieder anterior in der Lendenwirbelsäule *(Abb. 9.8)*. Störungen im Fluss von LCS-Pulsationen stehen in Beziehung zum Grad der Myeolopathie[80].
Die Hydrodynamik der zerebrospinalen Flüssigkeiten wird durch Atmung, Körperposition, Körperübungen und bestimmte Krankheiten (Wirbelkanalstenose, Diskopathien, Tumor usw.) beeinflusst. Die Einflüsse der Atmung auf Druckverhältnisse im LCS wurden von *Falkenheim* und *Naunyn* 1887, *Becher* 1922 u. a. untersucht. *Du Boulay*[19] und Mitarbeiter konnten zum Beispiel während des Hustens eine nach kranial gerichtete Zirkulation des LCS im Rückenmarkskanal feststellen. Während der Ausatmung strömt

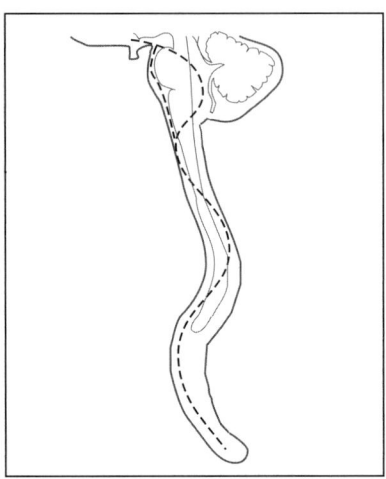

9.8
Liquorfluss im Rückenmarkskanal

Blut von den kardiopulmonalen Gefäßen zu den Plexus venosus vertebrales mit einer Zunahme des venösen Druckes in den Sinus venosus, die sich auch auf den LCS auswirkt. Das bedeutet, dass während der Atmung der LCS rhymisch fluktuiert[81]. Bei extremem intrathorakalem Druckanstieg, wie z. B. beim Valsalva Manöver, steigt nicht nur der intrakraniale Druck, sondern es kommt auch zum Stopp des Abflusses auf Höhe der V. jugularis. Es wird aber angenommen, dass das Blut über die Plexus venosus vertebrales seinen Weg zum Herz findet. So wirken die Plexus venosus vertebrales auch als Ablassdrucksystem bei erhöhtem intrathorakalem Druck.

Die Atmung beeinflusst nicht nur die Sinus durales und dadurch den Sinus sagittalis superior (Resorption von LCS), sondern die Atemdruckfluktuationen haben auch Einfluss auf den arteriellen Hirnpuls. Dessen Bewegungen setzen sich wiederum in den paravaskulären Räumen und im Hirnparenchym fort und verstärken die Bewegungen des LCS.

Der Druck des LCS im lumbalen Epiduralraum verändert sich je nach Körperposition.

Er ist im Stand höher als in Bauchlage. Der lumbale LCS-Druck im flektiertem Stand ist ähnlich dem in Bauchlage. Im Stand mit überstreckter Körperhaltung besteht ein höherer Druck als im Stand mit aufrechter Körperhaltung[82]. Eine erhöhte Kopfposition führt zu einer Verminderung des intrakranialen und des venösen zerebralen Druckes[83, 84].

Die Ergebnisse von *Greitz* und Mitarbeitern und anderen, bieten auch für die Hypothesen der Fluktuationen des Liquors im Sinne des PRM neue interessante Hinweise und vor allem Anreize, weitere Forschungen durchzuführen, in denen die Fluktuationen des Liquors im Hinblick auf den kraniosakralen Rhythmus untersucht werden. Außerdem deuten die Forschungsergebnisse darauf hin, dass die angenommenen Fluktuationen des Liquors im Sinne des PRM weitaus differenzierter ablaufen als bisher angenommen.

Aufgaben des Liquor cerebrospinalis

1. Schutz des Gehirns und Rückenmarks („Stoßdämpfer")
2. Ernährung und Drainage des Gehirns, der Pia mater und der Arachnoidea
3. Abtransport der Abfallstoffe des Gehirns (lymphogene Funktion)
4. Transport hypothalamischer und neurohypophysärer Substanzen
5. Regelung der chemischen Zusammensetzung der Umgebung der Hirnzentren. Über die Veränderung der Elektrolyt-Zusammensetzung und des pH-

Wertes des LCS können der zerebrale Blutfluss und bestimmte Vitalfunktionen beeinflusst werden.
6. Immunologische Aufgaben: Der LCS hält das Gehirn frei von Bakterien und Viren. Er erfüllt im Gehirn eine ähnliche Aufgabe wie die Lymphe.
7. Biochemische Kontrolle des gesamten Organismus über die Zirkulation in den Mikrotubuli der kollagenen Faszien.
8. Hydrodynamischer Einfluss: Über die Fluktuation des LCS werden phasenweise unterschiedliche LCS-Druckverhältnisse hervorgerufen, die zusammen mit den arteriellen (und venösen) Druckveränderungen sowie der Lungenatmung die Drainage der Nervenzellen und der gesamten Bindegewebszellen bewirken.
9. Bioelektrischer Einfluss: Die Leitfähigkeit von Mikroströmen in den Körperflüssigkeiten und Geweben wurde gerade in den letzten Jahren verstärkt zum Forschungsobjekt und wird zum Beispiel in der Elektroakupunktur schon seit längerem diagnostisch und therapeutisch eingesetzt. Der LCS beeinflusst die elektrische Leitfähigkeit über die phasenweise unterschiedliche Natriumionen-Konzentration.

Walsh und *Wright* von der Universität von Edinburgh wiesen in ihren Forschungen den Einfluss des LCS und der extrazellulären Flüssigkeit auf den Sol-/Gelzustand der Muskelfasern nach. Der Sol-/Gelzustand konnte durch Veränderung der hydrodynamischen und der chemischen Parameter des LCS sowie der extrazellulären Flüssigkeit verändert werden.

Liquor und Spinalnerv

Erstmals injizierten *Key* und *Retzius* (1876) in Präparaten Gelantine unter Druck in den Subarachnoidalraum und beobachteten ihren Verlauf in einem Teil entlang der Spinalnerven. *Hassin* (1947)[85] stellte fest, dass Farbstoff im Subarachnoidalraum auf Höhe des Spinalganglions durch die Meningen ins Epi-, Peri- und Endoneurium eindrang und sich bis zum Ende des Spinalnerven fortsetzt.

1968 kamen *Steer* und *Horney*[7] zu dem Ergebnis, dass ein Liquorfluss entlang der Spinalnerven vorhanden sein muss. Sie injizierten blaues Pulver in den lumbalen Subarachnoidalraum von Schweinen und Schafen. 4 bis 21 Tage später wurden Partikel dieses Pulvers in den brachialen und lumbosakralen Plexus und ihren Ästen sowie in den thorakalen Nerven und den durch sie innervierten Muskeln und der Haut gefunden. Nach Injektion des blauen Pulvers in die Vena jugularis konnte dieses hingegen nur in der Lunge wiedergefunden werden.

Liquor und Lymphflüssigkeit

Obwohl die Wissenschaft von Austauschprozessen zwischen LCS und Lymphe ausgeht, konnte bisher noch nicht bis ins letzte Detail geklärt werden, wie dieses Zusammenspiel aussieht. 50% oder mehr des LCS soll zumindest bei Schafen und Ratten über das lymphatische System und nicht über die arachnoidalen Zotten resorbiert werden[86].

Nachgewiesen werden konnte die Resorption des LCS in das Lymphsystem an den Nn. olfactorii (I)[20, 34]. Der im Subarachnoidalraum befindliche LCS gelangt, entlang des perineuralen Raumes der Nerven, durch die Lamina cribrosa in die Nasenschleimhaut. Von dort tritt er in die nasalen Lymphgefäße und schließlich in die zervikalen Lymphknoten über. Wie bereits oben erwähnt, soll die Resorption auf Höhe der Lamina cribrosa bei niedrigen intrakranialen Druckverhältnissen sogar die Hauptresorptionsstelle darstellen[87].

Auch auf Höhe des Nervus opticus (II)[35–40], des Nervus vestibulocochlearis (VIII)[42] und auf Höhe der Dura mater an den Austrittsstellen der Hirn-[41] und Rückenmarksnerven konnten Resorptionsvorgänge von LCS in die Lymphflüssigkeit nachgewiesen werden. Zudem besteht bei einem Stau der nasalen Lymphgefäße die Gefahr einer aufsteigenden Infektion des zentralen Nervensystems.

Dabei sind minimale biochemische Resorptionsvorgänge von Elektrolyten, Endorphinen, Enkephalinen, Prostaglandinen und Proteinen in die Mucosa der Nase oder im Auge feststellbar, sodass es zu einem Kontakt zwischen dem immunologischen System und dem LCS kommt. Eine gestörte Physiologie im dritten oder vierten Ventrikel könnte auf diese Weise unter Umständen auch einen Einfluss auf das Abwehrsystem haben.

Tabelle 9.2: Unterstützung der LCS Resorption an Hirn- und Rückenmarksnerven, nach *Bruno Chikly*[43], modifiziert von Torsten Liem

LCS Resorption über	Unterstützung durch lymphatische Drainage
Nn. olfactorii	Intranasal, intraoral
N. opticus	Orbitae, periorbital, temporal, parotidal
N. vestibularis	Präaurikulär, postaurikulär, äußeres Ohr
Weitere Hirnnerven	Nacken- und Gesichtsregion
Rückenmarksnerven	Intercostal, paraspinal, M. quadratus lumborum Cervicale, axilläre und inguinale Lymphknoten

Schon 1872 beschrieb *Schwalbe*[44] Verbindungen zwischen Liquorräumen und dem zervikalen Lymphsystem. *Speransky*[45], ein sowjetischer Wissenschaftler, und seine Mitarbeiter hatten in den zwanziger Jahren Forschungen unternommen, in denen sie die Bedeutung des Nervensystems, insbesondere des LCS, bei der Entstehung verschiedener Erkrankungen untersuchten. Sie weisen Verbindungen zwischen dem Liquorraum des Rückenmarks und Lymphknoten des Brustkorbs, des Abdomens und des Beckens nach. Indem *Speransky* Tinte in die subarachnoidalen Räume von lebenden Hunden injizierte, konnte er einen Übertritt des LCS in die Lymphe belegen. Der Farbstoff wurde in großer Menge in den Lymphknoten wiedergefunden, insbesondere in den Lymphknoten entlang der Wirbelsäule. Auch im Ductus thoracicus und in den intestinalen Lymphwegen konnte der Farbstoff lokalisiert werden. Ein Beweis für eine direkte Verbindung zwischen LCS und der Lymphflüssigkeit.

Bei einem anderen Experiment, bei dem die Tinte in die Duralscheide des N. olfactorius injiziert wurde, konnte sie hinterher in der Schleimhaut der Nase wiedergefunden werden. Es wurden vorher stets alle Passagemöglichkeiten über den Blutweg und über Phagozytose-Prozesse ausgeschaltet. *Speransky* und Mitarbeiter konnten allerdings nicht erklären, wie der Übergang der Tinte in die Lymphwege vor sich ging.

Schon vor über einem Jahrhundert, lange bevor *Speransky* seine Forschungen durchführte, nahm *Still*[46] an, dass die Lymphgefäße Hirnflüssigkeit aufnähmen.

Field und *Brierley*[47], zwei englische Anatomen, fanden 1948 heraus, dass Tinte bei Kaninchen 6 Stunden benötigte, um in die Lymphknoten nahe des Kreuzbeins zu gelangen und 4 Stunden, um die Nasenschleimhaut zu erreichen. Andere Studien registrierten Resorption von LCS in tiefe cervicale Lymphknoten innerhalb von 3 Stunden beim Kaninchen[48] und 8 Stunden bei Katze und Schaf[49, 50].

Tabelle 9.3:
Streptomycin-Konzentration (μm/kg) nach intrathekaler Injektion von 200 mg/kg Streptomycin Sulfat

	Minutenangabe nach der Injektion					
	1	5	10	15	30	60
Perilymphe	10.000	7.000	5.400	1.000	600	250
Serum	150	177	240	460	320	140
Lymphknoten	240	310	350	510	98	36
Herz	29	9.7	16	250	88	11
Leber	0	2.5	0	11	13	0
Muskel	19	9	22.5	105	160	20

Aus: Arnold, W., Ritter, R., Wagner, W. H.: Quantitative studies on the Drainage of the Cerebrospinal Fluid into the Lymphatic System. Acta otolar. 76, 1973, 157.

Auch vom Lymphsystem in Richtung Nervensystem scheint es Verbindungen zu geben, wie *Orosz*[51] 1957 und *Czernjawska* 1970 aufzeigten. 1973 veröffentlichten *Arnold, Ritter* und *Walter*[52] *(Tab. 9.2)* eine quantitative Untersuchung der Drainage des LCS in das lymphatische System bei Meerschweinchen. In den Liquorraum applizierte Lösungen erreichten dabei die zervikalen Lymphknoten schneller und in weitaus höherer Konzentration als über den Blutweg. Damit sei eine weit offene Verbindung zwischen Liquor und Perilymphe einerseits und Liquor und Lymphe andererseits erkennbar.

Nohara, Brown und *Eurell*[53] (1991) injizierten Tinte in die epiduralen Räume von Kaninchen, um in den epiduralen Räumen liegende Lymphgefäße nachzuweisen. Die Tinte konnte auch von diesen Forschern in den Lymphgefäßen des Körpers wiedergefunden werden. *Naumenko* und *Moskalenko*[54] fanden heraus, dass der Liquor durch ein netzartiges Geflecht von Röhrchen, so genannte Mikrotubuli, in den gesamten Körper verteilt wird.

Die Mikrotubuli sind hohle Kollagenfasern (Durchmesser ca. 0,5 μm), die in den Faszien vorkommen. Von den Nervenscheiden kommt der LCS über diese Mikrotubuli mit den extrazellulären Räumen und der Lymphe in Kontakt. Dadurch wird der LCS im gesamten Körper verteilt und beeinflusst alle Teile des Organismus. Die Verteilung im ganzen Körper konnte mit kolloidalem Gold nachgewiesen werden, das in den subarachnoidalen Raum injiziert wurde. Innerhalb weniger Stunden hatte sich der Marker über den gesamten Körper verteilt. Es bestehen Verbindungen zwischen zerebralem Cortex und Adventita der zerebralen Blutgefäße und cervikalen Lymphgefäßen[55, 56, 57, 58].

Bei Abklemmung der cervikalen Lymphknoten konnte bei verschiedenen Tieren eine Ödembildung in der Adventitia von intrazerebralen wie auch extrazerebralen Gefäßen im Kranium beobachtet werden[59, 60, 61].

Verbindungen zwischen LCS und intraadventitialen bzw. perivaskulären Bahnen konnte auch mehrfach belegt werden[62, 62, 64].

Strittig ist, ob die Pia mater die intrazerebralen Blutgefäße umhüllt oder nicht und ob es eine Kontinuität zwischen dem Subarachnoidalraum und dem perivaskulären Raum gibt[65].

Die beschriebenen Forschungsergebnisse stellen nur eine Auswahl aus einer Vielzahl weiterer Untersuchungen dar, wovon die meisten in die gleiche Richtung weisen. Das Thema wurde so ausführlich behandelt, da dem LCS in der kraniosakralen Osteopathie eine wichtige Bedeutung nicht nur für das Nervensystem, sondern auch für die Körperimmunität zugewiesen wird. Anhand der vorliegenden Forschungsergebnisse kann zumindest belegt werden, dass es Verbindungswege von LCS in die Lymphe gibt, dass der Liquorfluss in die Lymphe allem Anschein nach größere Ausmaße annimmt, als lange Zeit angenommen, sodass die Frage gestellt werden kann, ob die gegenwärtigen Konzepte der LCS-Zirkulation einiger Korrekturen bedürfen[66].

Hormonelle Einflüsse

1977 untersuchte der Nobelpreisträger *Roger Guillemin* Zonen im Gehirn, in denen sich zahlreiche Endorphine, körpereigene morphinähnliche Moleküle, befinden. Diese Zonen sind an den Ventrikelwänden und im Aquaeductus mesencephali lokalisiert.

Eine Stimulation dieser Zonen führt zu einem Anstieg der Endorphinkonzentration im LCS und zu relativer Schmerzunempfindlichkeit. Könnte dies vielleicht einen Teil der Wirkung der CV-4-Technik erklären? (s. Kap. 15). Die Neuronen an diesen Zonen stehen in direktem Kontakt mit dem Chiasma opticum, dem Thalamus, der Epiphyse und dem Hypothalamus. Über diese Hirnzentren könnten sich unter Umständen – durch den LCS vermittelt Einflüsse auf hormoneller, vaskulärer und neurovegetativer Ebene auswirken; damit wird die Homöostase des Körpers beeinflusst. *Grant, Condon*[67] und andere untersuchten den Einfluss des Zyklus bei Frauen auf den LCS. Es konnte ein deutlicher prämenstrueller Anstieg des intrakranialen LCS-Volumens (im Durchschnitt von 11,5 ml) festgestellt werden, möglicherweise als Folge der generalisierten Natrium- und Wasserretention in der prämenstruellen Phase.

Östrogen führt zu einem Anstieg des Liquorvolumens. **Vasopressin** und **Glukokortikoide** vermindern die Produktionsrate des LCS, **Kortikosteroide** führen zu einer gesteigerten Resorption von LCS.

Vegetative Einflüsse

Sympathische wie parasympathische Fasern konnten im Plexus choroideus lokalisiert werden. Sie innervieren sowohl die Blutgefäße als auch das Epithel. Die orthosympathischen Fasern stammen fast vollständig vom Ganglion cervicale superius ab. Ein erhöhter Sympathikotonus führt zu einer Verminderung der Liquorproduktion um bis zu 30 %, während der Parasympathikus die Liquorproduktion um maximal/annähernd 100 % erhöht. Es ist möglich, eine longitudinale von einer transversalen Fluktuation des LCS zu unterscheiden. Die transversale Fluktuation beschreibt den Liquorfluss im Kranium, während die longitudinale Fluktuation den extrakranialen Liquorfluss im Rückenmarkskanal darstellt. *Robert Perronneaud-Ferre* und *Alain Lignon*, zwei französische Osteopathen, vermuten, dass die longitudinale Fluktuation verstärkt im Wachzustand auftritt und von der Aktivität des sympathischen Nervensystems abhängig ist, wohingegen die transversale Fluktuation während des Schlafens vorherrscht und vom parasympathischen Nervensystem abhängt.

Nach *Sutherland* ist es wichtig, dass sich die rhythmischen Fluktuationen des LCS ungehindert im Schädel und Körper ausbreiten können. Blockaden, die den freien Fluss des LCS einschränken, können Störungen und Dysfunktionen im gesamten Körper hervorrufen.

Quellenangaben:

1 Still, A. T.: Philosophy and mechanical principles of osteopathy. Hudson Kimberly, Kansas 1902. Reprinted 1986 by Osteopathic Enterprise, Kirksville, S. 44.
2 Still, A. T.: Philosophy and mechanical principles of osteopathy. Hudson Kimberly, Kansas 1902. Reprinted 1986 by Osteopathic Enterprise, Kirksville, S. 44.
3 Sutherland, W. G.: The cranial bowl. Free Press Company, Mankato, Minnesota 1939, S. 56–57.
4 Sutherland, W. G.: Teachings in the science of osteopathy. Sutherland Cranial Teaching Foundation 1991, S. 13 ff.
5 Lippincott, R. C., Lippincott, H. A.: A manual of cranial technique. Cranial Academy, 1995, S. 7.
6 Martins, A. N., Wiley, J. K., Myers, P. W.: Dynamics of the cerebrospinal fluid and the spinal Dura Mater. J. Neurol. Neurosurg. Psychiat. 35 (1972) 468–473.
7 Steer, J. C., Horney, F. D.: Evidence for passage of cerebrospinal fluid along spinal nerves. Canad. Med. Ass. J. 98 (1968) 71–74.
8 Sahar, A.: The effect of pressure on the production of cerebrospinal fluid by the coroid plexus. J. Neurolog. Sci. 16 (1972) 49–58. Welch, K., Sadler, K.: Permeability of the choroid plexus of the rabbit tp several solutes. Am. J. Physiol. 210 (1966) 652–660.
9 Renneis, M. L., Blaumanis, O. R., Grady, P. A.: Rapid transport throughout the brain via paravascular fluid pathways. Adv. Neurol. 52 (1990) 431–439. Rennels, M. L. Gregory, T. F., Blaumanis, O. R., Fujimoto, K., Grady, P. A.: Evidence for a ‚paravascular' fluid circulation in the mamalian central provided by the rapid distribution of tracer protein throughout the brain from the subarachnoid space. Brain Res. 326 (1985) 47–63.
10 Guyton, A. C., Hall, J. E.: Textbook of medical physiology. 9. Auflage, W. B. Saunders Company, Philadelphia 1996, S. 787.
11 Dunbar, H. S., Gunthrie, T. C., Karpell, B.: A study of the cerebrospinal fluid pulse wave. Arch. Neurol. 14 (1966) 624–630.
12 Hamit, H. F., Beall, A. C., De Bakey, M. E.: Hemodynamic influences upon brain and cerebrospinalfluid pulsations and pressures. J. Trauma 5 (1965).
13 Du Boulay, G., O'Connell, J., Currie, J., Bostick, T., Verity, P.: Further investigations on pulsatile movements in the cerebrospinal fluid pattern. Act. Rad. Diagn. 13 (1972) 496–523.
14 Portnoy, H. D., Chopp, M., Branch, C., Shannon, M. B.: Cerebrospinal fluid pulse waveform as an indicator of cerebral autoregulation. J. Neurosurg. 56 (1982) 666–678.
15 Greitz, D., Franck, A., Nordeil, B.: On the pulsatile nature of intracranial and spinal CSF-circulation demonstrated by MR imaging. Acta Radiolog. 34 (1993) 321–328.
16 Levy, L. M., DiChiro, G.: MR Phase imaging and cerebrospinal fluid flow in the head and spine. Neuroradiol. 32 (1990) 399–406.
17 Feinberg, D. A., Mark, A. S.: Human brain motion and cerebrospinal fluid circulation demonstrated with MR velocity imaging. Radiol. 163 (1987) 793–799.
18 Greitz, D., Franck, A., Nordeil, B.: On the pulsatile nature of intracranial and spinal CSF-circulation demonstrated by MR imaging. Acta Radiolog. 34 (1993) 321–328.
19 Du Bouley, G., O'Connell, J., Currie, J., Bostick, T., Verity, P.: Further investigations on pulsatile movements in the cerebrospinal fluid pattern. Act. Rad. Diagn. 13 (1972) 496–523.
20 Bradbury, M. W. B., Cole, D. F.: The role of the lymphatic System in drainage of the cerebrospinal fluid and aqueous humor. J. Physiol. 299 (1980) 353–365.
21 Bradbury, M. W. B., Cserr, H. F.: Drainage of cerebral interstitial fluid and of cerebrospinal fluid into lymphatics. Elsevier, Amsterdam (1985).
22 Bradbury, M. W. B., Westrop, R. J.: Factors influencing exit of substances from the cerebrospinal fluid into deep cervical lymph of the rabbit. J. Physiol. 339 (1983) 519–534.
23 Casley-Smith, J. R., Clodius, L.: The effects of chronic cervial lymphostasis on regions drained by lymphatics and by prelymphatics. J. Pathol. 13 (1978) 13–17.
24 Cserr, H. F., Harling-Berg, C. J., Knopf, P. M.: Drainage of brain extracellular fluid into blood and deep cervical lymph and its immunological significance. Brain Pathol. 2 (1992)269–276.
25 Ehrlich, S. S., McComb, J. G., Hyman, S., Weiss, M. H.: Ultrastructural morphology of olfactory pathway for cerebrospinal fluid drainage in the rabbit. J. Neurosurg. 64 (1986) 466–473.
26 Jackson, R. T., Tigges, J., Arnold, W.: Subarachnoid space of the cns, nasal mucosa and lymphatic System. Arch. Otolaryngol. 105 (1979) 180–184.
27 Kida, S., Pantazis, Weller, R. O.: CSF Drains directly from the subrachnoid space into nasal lymphatics in the rat. Neuropathol. and Appl. Neurobiol. 19 (1993) 480–488.
28 Leeds, S. E., Kong, A. K., Wise, B. L.: Alternative pathways for drainage of cerebrospinal fluid in the canine brain. Lymphology. 22 (1989) 144–146.

29 Lowhagen, P., Johansson, B. B., Nordborg, C.: The nasal route of cerebrospinal fluid drainage in man: a light microscopic study. Neuropathol. and Appl. Neurobiol. 20 (1994) 543–550.
30 McComb, J. G.: Recent research into the nature of cerebrospinal fluid formation and absorption. J. Neurosurg. 59 (1983) 369–383.
31 McComb, J. G., Hyman, S.: Lymphatic drainage of cerebrospinal fluid in the primate. Elsevier, N.Y., (1990) S. 421.
32 Shen, J. Y., Kelly, D. E.: Intraorbital cerebrospinal fluid outflow and the posterior uveal compartment of the hamster eye. Cell Tissue Res. 240 (1985) 77–87.
33 Weed, L. H.: Studies on cerebrospinal fluid no. III. The pathways of escape from the subarachnoid Spaces with particular references to the arachnoid villi. J.Med.Res. 31 (1914) 51–91.
34 Yamazuni, H.: Infiltration of indian ink from subarachnoid space to nasal mucosa along olfactory nerves in rabbit. Nippon Jibiinkoka Gakkai Kaiho 92 (1989) 608–616.
35 Berens von Rautenfeld, D., Kaiser, H. E., Földi, M. & Al.: The leptomenigeal sheath of the optic nerve as an area of lymphatic resorption of cerebrospinal fluid. Lymphology 27 (1994) 685–687.
36 Bradbury, M. W. B., Westrop, R. J.: Lymphatics and the drainage of cerebrospinal fluid. Raven Press, N. Y., (1984) S. 69.
37 De La Motte, D. J.: Removal of horseradish peroxidase and fluorescin labelled dextran from csf space of rabbit optic nerve: a light and electron microscopic study. Exp. Eye Res. 27(1978)585–594.
38 McComb, G. J., Davson, H., Hyman, S., Weiss, M.: Cerebrospinal fluid drainage as influenced by ventricular pressure in the rabit. J. Neurosurg. 56 (1982) 790–797.
39 McComb, J. G.: Recent research into the nature of cerebrospinal fluid formation and absorption. J. Neurosurg. 59 (1983) 369–383.
40 Shen, J. Y., Kelly, D. E.: Intraorbital cerebrospinal fluid outflow and the posterior uveal compartment of the hamster eye. Cell Tissue Res. 240 (1985) 77–87.
41 Arnold, W.: The ear and the lymphatic Systems. Lymphangiology, Stuttgart, (1983).
42 Arnold, W., Nitze, H. R., Ritter, R.: Qualitative Untersuchungen der Verbindungswege des Subarachnoidalraumes mit dem lymphatischen System des Kopfes und des Halses. Acta otolaryngol. (Stockhom) (74) (1972) 411–424.
43 Chikly, B.: Is human cerebrospinal fluid reabsorbed by lymph? JAAO (8) (4/1998) 28–34.
44 Schwalbe, G.: Der Arachnoidalraum, ein Lymphraum und sein Zusammenhang mit dem Perichoriodalraum. Zentralbiblio. Med. Wiss. 7 (1869) 465–467.
45 Speransky, A. D.: Basis for the theory of medicine. International publishers Inc, 1943.
46 Still, A. T.: Philosophy of osteopathy. Kirskville. 6th Reprint. American Academy of Osteopathy, Ohio 1986.
47 Brierley, J. B., Field, E. J.: The connections of the spinal subarachnoid Space with the lymphatic System. J. Anat. 82 (1948) 153–166.
48 Yamada, S.: Albumin outflow into deep cervical lymph from different regions of the rabbit brain. Am. J. Physiol. 261 (1991) 1197–1204.
49 Bradbury, M. W. B., Westrop, R. J.: Lymphatics and the drainage of cerebrospinal fluid. Raven Press, N. Y., (1984) S. 69.
50 Cserr, H. F.: Convection of brain interstitial fluid. Raven Press, N. Y., (1984) S. 59.
51 Orosz, A., Földes, I., Kósa, C. und Mitarbeiter: Radioactive isotope studies of the connections between the lymph circulation of the nasal mucosa, the cranial cavity and cerebrospinal fluid. Acta physiol. Hung. 11 (1957) 75–81.
52 Arnold, W., Ritter, R., Wagner, W. H.: Quantitative studies on the drainage of the cerebrospinal fluid into the lymphatic System. Acta Otolaryng. 76 (1973) 156–161.
53 Nohara, Y., Brown, M. D., Eurell, J. C.: Lymphatic drainage of epidural space in rabbits. Orthop. Clin. North Amer. 22 (1991) 189–194.
54 Busquet, L.: L'ostéopathie cranienne. Maloine, Paris 1985, S. 15.
55 Dubois-Ferriere, H.: Les voies d'ecoulement des liquides intra-craniens. Ann. D'Anat. Path. 16 (1939–1940) 1081–1114.
56 Bradbury, M. W. B., Cserr, H. F.: Drainage of cerebral interstitial fluid and of cerebrospinal fluid into lymphatics. Elsevier, Amsterdam (1985).
57 Casley-Smith, J. R., Clodius, L.: The effects of chronic cervial lymphostasis on regions drained by lymphatics and by prelymphatics. J. Pathol. 13 (1978) 13–17.
58 Casley-Smith, J. R.: The prelymphatics pathways of the brain as revealed by cervical lymphatic obstruction and the passage of particles. Brit. J. Exp. Path. (1976) 5–179.
59 Földi, M., Csillik, B., Zoltan, O. T.: Lymphatic drainage of the brain. Experimentia (24) (1968) 1283–1287.
60 Hut, F.: General pathology of the lymphovascular System. In: Fölfi, M., Casley-Smith, J. R. (Hrsg.): Lymphangiology. Schattauer, Stuttgart, 1983.
61 Kosma, M., Zoltan, O. T., Csillik, B.: Die anatomischen Grundlagen des paralymphatischen Systems im Gehirn. Acta Anat. (81) (1972) 409–420.

62 Zervas, N. T., Lisczak, T. M.: Cerebrospinal fluid may nourish cereral vessels through pathways in the adventitia that may be analogous to systemic vasa vasorum. J. Neurosurg. 56(1982)475–481.
63 Kida, S., Weller, R. O., Zhang, E. T.: Anatomical pathways for lymphatic drainage of the brain and their pathological significance. Neuropathol. and Appl. Neurobiol. 21 (1995)
64 Weed, L. H.: The absorption of cerebrospinal fluid into the venous system. Am. J. Anat. 31, 191–221.
65 Chikly, B.: Is human cerebrospinal fluid reabsorbed by lymph? JAAO (8) (4/1998) 28–34.
66 Arnold, W., Ritter, R., Wagner, W. H.: Quantitative studies on the drainage of the cerebrospinal fluid into the lymphatic System. Acta Otolaryng. 76 (1973) S. 160.
67 Grant, A., Condon, B., Lawrence, A., Hadley, D. M., Patterson, J., Bone, I., Teasdale, G. M.: Is cranial CSF volume under hormonal influence? Journal of Computer Assisted Tomography 12(1) January/February (1988) 36–39.
68 Shapiro, K., Fried, A., Takei, F., Kohn, I.: Effect of the skull and dura on neural axis pressure-volume relationships and CSF hydrodynamics. J. Neurosurg. 63 (1)(1985) 76–81.
69 Lindvall, M., Owman, C.: Autonomic nerves in the mammalian choroid plexus and their influence on the formation of cerebrospinal fluid. J. Cereb. Blood Flow Metab. 1 (3)(1981) 245–266.
70 Shapiro, K., Fried, A., Takei, F., Kohn, I.: Effect of the skull and dura on neural axis pressure-volume relationships and CSF hydrodynamics. J. Neurosurg. 63 (1)(1985) 76–81.
71 : Intracranial pressure accommodation is impaired by blocking pathways leading to extracranial lymphatics. Am. J. Physiol. Regul. Integr. Comp. Physiol. 280(5) (2001) 1573–1581.
72 Johnston, M.: Relationship between cerebrospinal fluid and extracranial lymph. Lymphology. 33(1) (2000) 1–3.
73 : Spinal and cranial contributions to total cerebrospinal fluid transport. Am. J. Physiol. Regul. Integr. Comp. Physiol. 281(3) (2001) 909–916.
74 Urayama, K.: Origin of lumbar cerebrospinal fluid pulse wave. Spine 19 (1994) 441–445.
75 Bering, E. A. jr.: Choroid plexus and arterial pulsations of cerebrospinal fluid: Demonstration of the choroid plexus as a cerebrospinal fluid pump. Arch. Neurol. Psychiatry 73 (1955) 165–173.
76 Poncelet, B. P., Wedeen, V. J., Weisskoff, R. M, Cohen, M. S.: Brain parenchyma motion: Measurement with cine echo planar MR imaging. Radiology 185 (1992) 645–651.
77 Enzmann, D. R., Pelc, N. J.: Brain motion measurement with phase-contrast MR imaging. Radiology 185 (1992) 653–660.
78 Enzmann, D. R., Pelc, N. J.: Normal flow patterns of intracranial and spinal cerebrospinal fluid defined with phase-contrast cine MR imaging. Radiology 178 (1991) 467–474.
79 Bhadelia, R. A., Bogdan, A. R., Kaplan, R. E., Wolpert, S. M.: Cerebrospinal fluid pulsation amplitude and its quantitative relationship to cerebral blood flow pulsations: A phase-contrast MR flow imaging study. Neuroradiol. 39 (1997) 258–264.
80 Shibuya, R., Yonenobu, K., Koizumi, T., Kato, Y., Mitta, M., Yoshikawa, H.: Pulsatile cerebrospinal fluid flow measurement using phase-contrast magnetic resonance imaging in patients with cervical myelopathy. Spine 10 (2002) 1087–1093.
81 Eckenhoff, J. E.: The physiological significance of the vertebral venous plexus. Surg. Gynecol. Obstet. 131 (1)(1970) 72–78.
82 Hanai, K., Kawai, K., Itoh, Y., Satake, T., Fujiyoshi, F., Abematsu, N.: Simultaneous measurement of intraosseous and cerebrospinal fluid pressures in lumbar region. Spine 10 (1)(1985) 64–68.
83 Eckenhoff, J. E.: The physiological significance of the vertebral venous plexus. Surg. Gynecol. Obstet. 131 (1)(1970) 72–78.
84 Goldberg, R. N., Joshi, A., Moscoso, P., Castillo T.: The effect of head position on intracranial pressure in the neonate. Crit. Care Med. 11 (6)(1983) 428–430.
85 Hassin: The cerebrospinal fluid pathways, J. Neuropath. & Ecso. Neurol. 6 (1947) 172–176.
86 Johnston, M.: Relationship between cerebrospinal fluid and extracranial lymph. Lymphology. 33(1) (2000) 1–3.
87 : Intracranial pressure accommodation is impaired by blocking pathways leading to extracranial lymphatics. Am. J. Physiol. Regul. Integr. Comp. Physiol. 280(5) (2001) 1573–1581.

Weitere Literaturhinweise:

Adolf, R. J., Fukusumi, H., Fowler, N. O.: Origin of cerebrospinal fluid pulsations. Am. J. Physiol. 212 (1967) 840–846.
Arnold, W., v. Ilberg, C.: Connections of the cerebrospinal fluid with the lymphatic System of head and neck. Zentrum der Hals-, Nasen- und Ohrenheilkunde der J. W. v. Goethe Universität, Frankfurt/M.
Becker, R. E.: The cerebrospinal fluid as a dielectric envelope. J Osteopath. Cranial Assoc. (1948). 40–46

Becker, R. E.: A study in cerebrospinal fluid and nerve cell activity. J. Osteopath. Cranial Assoc. (1949) 15–21.

Berquist, E., Willén, R.: Cavernous nodules in the dural sinuses. J. Neurosurg. 40 (1974) 330–335.

Davson, H.: Physiology of the cerebrospinal fluid. Churchill, London (1967).

Edvinsson, L., Nielsen, K. C., Owman, C.: Cholinergic innervation of choroid plexus in rabbits and cats. Brain Research 63 (1973) 500–503.

Easa, D., Tran, A., Bingham, W.: Noninvasive intracranial pressure measurement in the new-born: an alternate method. Am. J. Dis. Child. 137 (1983) 332–335.

Ehrlich, S. S., McComb, J. G., Hyman, S., Weiss, M. H.: Ultrastructural morphology of olfactory pathway for cerebrospinal fluid drainage in the rabbit. J. Neurosurg. 64 (1986) 466–473.

Enzmann, D. R., O'Donohue, J., Rubin, J. B., Cogen, P., Silverberg, G.: CSF pulsations with non-neoplastic spinal cord cysts. Am. J. Roentgenol. 149 (1) (1987) 149–157.

Erlingheuser, R. F.: The circulation of the cerebrospinal fluid through the connective tissue system. AAO Yearbook 59 (1959) 77–87.

Flexner, L. B.: Some problems of the origin, circulation and absorption of the cerebrospinal fluid. Quart. Rev. Biol. 8 (1933) 397–422.

Foldes, F. F., Arrowhead, J. C.: Changes in cerebrospinal fluid pressure under the influence of continous subarachnoid infusions of normal saline. J. Clin. Invest. 27 (1948) 346.

Foltz, E. L., Aine, C.: Diagnosis of hydrocephalus by CSF pulse wave analysis: a clinical study. Surg. neurol. 15 (1981) 283–293.

Fowler, F. D., Gammill, J. C., Martin, J.: Distribution of radioactive colloidal gold in cats. J. Neuropath. Exper. Neurol. 13 (1954) 435–447. Haines, D. E., Harkey, H. L., Al-Mefty, O.: The subdural space: A new look at an outdated concept. J. Neurosurg. 32 (1993) 111–120.

Hamer, J., Alberti, E., Hoyer, S., Wiedemann, K.: Influence of systemic and cerebral vascular factors on the cerebrospinal fluid waves. J. Neurosurg. 46 (1977) 36–45. Hassin, G. B.: Cerebrospinal fluid pathways, a critical note. J. Neuropath. Exper. Neurol. 6 (1947) 172–176.

Hayashi, T., Shirozu, T., Shojima, T., Watanabe, M, Tagaki, S.: Analysis of anterior fontanelle pulsation wave. 1. Relationship between the pulsation wave and intracranial pressure. No to shinkel, brain and nerve. 28 (3) (1976).

Hoffmann, E., Thiel, W.: Untersuchung vermeintlicher und wirklicher Abflusswege aus dem Subdural- und Subarachnoidalraum. Z. Anat. Entwicklungsgesetz 119 (1956) 283–301.

Kaufmann, B., David, G. J.: A method of intracranial volume calculation. Investig. Radiol. 7 (1972)533–538.

Klose, U., Requardt, H., Schroth, G., Deimling, M.: MR-tomographische Darstellung von Liquorpulsationen. Fortschritte auf dem Gebiet der Röntgenstrahlen und der Nuklearmedizin 147 (3) (1987) 313–319. Love, J., Friden, H., Ekstedt, J.: The effect of corticosteroids at the level of the arachnoid villi. In: Recent Progress in the Study and Therapy of Brain Edema. Ed. by Plenum Press, New York 1984.

Lignon, A.: Schematisation neuro-vegetative en Osteopathie. 2nd. ed. Verlaque 1989. Marmarou, A., Shulman, K. & La Morgese, J.: Compartment analysis of compliance and outflow resistance of cerebrospinal fluid system. J. of Neurosurg. 43 (1975) 523–534.

Matzuzawa, H., Hida, K., Houkin, K., Yoshinobu, I., Abe, H., Akino, M., Saitoi, H.: Quantitative analysis of cerebrospinal fluid dynamics in syringomyelia using eine MRI with presaturation. No Shinkel, Brain & Nerve 44 (1) (1992) 24–29.

McComb, G. J., Davson, H., Hyman, S., Weiss, M.: Cerebrospinal fluid drainage as influenced by ventricular pressure in the rabbit. J. Neurosurg. 56 (1982) 790–797. Michael, D. K.: Cerebrospinal fluid values for compliance and resistance to absorption. JAOA 74(1975)873–876.

Naidich, T. P., Altman, N. R., Gonzales-Arias, S. M.: Phase contrast cine magnetic resonance imaging: normal cerebrospinal fluid oscillation and applications to hydrocephalus. Neurosurgery Clinics of North America. 4(4) (1993) 677–705.

Perronneaud-Ferre, R.: Osteopathie cranio-pelvienne. Editions de Verlaque, Aix en Provence, 1989.

Renneis, M. et al.: Evidence for a „paravascular" fluid circulation in the mammalian CNS, provided by the rapid distribution of tracer protein throughout the brain from the subarachnoid space. Brain Res. 326 (1985) 47–63.

Richard, R.: Lesions osteopathiques du Sacrum. Maloine, Paris 1978.

Rubin, R. C. et al.: The production of cerebrospinal fluid in man and its modification by acetozolamide. J. of Neurosurg. 25 (1966) 430–435.

Schmidt, C. F.: The cerebral circulation in health and disease. C. C. Thomas, Publisher 1950.

Somberg, H. M.: The relation of the spinal sub-arachnoid and the perineural spaces. J. Neuropath. Exper. Neurol. 6 (1947) 166–176. Wallace, W. K., Avant, W. S., McKinney, W. M., Thurstone, F. L.: Ultrasonic techniques for measuring intracranial pulsations. Neurology 16 (1966) 380–382.

Weed, L. H.: Positional adjustments of the pressure of cerebrospinal fluid. Physiological reviewl3 (1933)80–88. Weed, L. H.: The absorption of cerebrospinal fluid into the venous system. Am J. Anat. 31, 191–221.

Weed, L. H.: The cerebrospinal fluid. Physiological review 2 (1922) 171–180.

Weed, L. H.: The absorption of cerebrospinal fluid into the venous system. Am. J. Anat. 31, 191–221.

Welch, K., Friedman, V.: The cerebrospinal fluid values brain. 83 (1960) 454–458.

Williams, B.: Simultaneous cerebral and spinal fluid pressure recordings. 2. Cerebrospinal dissociation with lesions at the foramen magnum. Acta Neurochirurgica 58 (3–4) (1981) 167–185.

Zanakis, M. F., Lewandoski, M. A., Marmora, M., Dowling, C. T., Kircher, K. T., Cebelnsky, R. M., Banihashem, M.: Cranial mobility in humans. Manuskript zur Veröffentlichung in JAOA (1997).

Biomechanische und entwicklungsdynamische Betrachtungen zur Schädelknochenmobilität/-flexibilität

Die primäre Respiration und/oder der kraniosakrale Rhythmus sollen lokal in einem bestimmten Gewebe und im gesamten Organismus auftreten. Ihr zyklischer Ausdruck wird als In-/Exspiration bzw. In-/Exhalation bezeichnet (nicht zu verwechseln mit den Atemphasen der Lungenatmung). Sie treten als rhythmische Dichte-, Spannungs- bzw. Bewegungsveränderung in Erscheinung. Mehrere Rhythmen (CRI (10–14x/min, 6(8)012x/min), 2–3x/min, „long tide" (6–10x/10 min), 1x/5min, etc.) sind beschrieben worden. Diese Rhythmen sollen im gesamten Organismus anwesend sein (siehe auch S. 9, 34). Einige Autoren haben die rhythmischen Bewegungen auch als Flexions- und Extensionsphase bezeichnet. Diese Bezeichnungen reduzieren allerdings die Prozesse während der in- und exspiratorischen Phase auf reine axiale Bewegungen und werden der expansiven und retraktiven Komponente des CRI nicht gerecht.

Ansichten über die Art der Spannungs- bzw. Bewegungsäußerungen, ebenso wie über die Ontologie und Interpretationen unterschiedlicher Frequenzen sind in der Literatur uneinheitlich. Im Folgenden werden gängige und neue hypothetische biomechanische und entwicklungsdynamische Sichtweisen dargestellt.

Der Osteopath versucht wahrzunehmen, in welcher Phase der zyklischen Muster Bewegungseinschränkungen oder abnorme Spannungen auftreten. Aufgrund der Kenntnisse aller beteiligten Gewebe und der suturalen Gelenkflächen können Bewegungseinschränkungen/-Modifikationen palpiert und im Rahmen inhärenter oszillierender Muster beurteilt und behandelt werden. Im Weiteren kann der Osteopath versuchen zu beurteilen, ob die Flussrichtung der Lebenskraft eher nach außen oder nach innen dominiert. Dies sind zweifelsohne sehr subjektive Befunde.

Faktoren der Schädelknochenmobilität

Normale Mobilitätsverhältnisse der einzelnen Schädelknochen zueinander werden hauptsächlich durch vier Faktoren gewährleistet:

Biegsamkeit bzw. Flexibilität jedes einzelnen Knochens

Darunter ist auch der fluide Aspekt eines Knochens zu verstehen. Jeder Knochen besteht zu einem großen Anteil aus Flüssigkeit und kann je nach Sensibilität als mehr oder weniger fluides Gebilde wahrgenommen werden, das im Falle des Hirnschädels direkt in Kontakt mit einem reinen fluiden Medium, der Hirnflüssigkeit, steht.

Treten intraossale Verziehungen auf, bevor die Ossifikation des Knochens abgeschlossen ist, kann die Fähigkeit des Knochens, sich an den kraniosakralen Rhythmus anzupassen, eingeschränkt werden. Schädeltraumata durch Stürze, Schläge, Autounfälle usw. können die Flexibilität einzelner Schädelknochen verringern. Ein einzelner Schädelknochen kann dabei über die Schädelnähte und die reziproke Spannungsmembran auch die freie Beweglichkeit der anderen Schädelknochen beeinflussen.

Mobilität in den Suturen
: Sie muss die physiologischen Bewegungen der Schädelknochen zueinander ermöglichen.

Beweglichkeit der Dura
: Die Dura darf keine Adhäsionen aufweisen, um die normale Bewegung der einzelnen Knochen zuzulassen.

Außerdem dürfen die Strukturen, an denen die Dura befestigt ist, ihrer Gleitbeweglichkeit nicht im Wege stehen: Die Schädelknochen, das Foramen magnum, der 2. und 3. Halswirbel, das Kreuz- und Steißbein und die Foramina intervertebralia.

Außerkraniale Spannungsverhältnisse der Faszien, Sehnen und Bänder
: Organische Störungen können sich über das Fasziensystem in Form von Fehlspannungen bis ins durale System fortsetzen.

Chronisch verspannte Muskulatur oder ein hypertoner Bandapparat, zum Beispiel der M. trapezius am Hinterhaupt oder der M. piriformis am Kreuzbein, können die freie Beweglichkeit der Schädelknochen oder des Os sacrale stark einschränken.

Besonders sind die direkt an den Schädelknochen und am Kreuz-Steißbeinkomplex ansetzenden Muskeln, Bänder, Faszien bei einem abnormen Spannungszustand in der Lage, das kraniosakrale System zu beeinträchtigen.

Analogie des Schädels zur Wirbelsäule

Der Schädel kann als eine modifizierte Fortsetzung der Wirbelsäule angesehen werden. Schon 1790 schrieb das Universalgenie *Goethe* in einem Brief sehr detailliert über die Analogie zwischen dem Schädel und der Wirbelsäule. 1807 hielt Professor *Oken* an der Universität Jena eine Vorlesung, in der er die wirbelartige Bildung des Schädels hervorhob. Der Osteopath *R. Richard*[2] schrieb: „Da das Enzephalon eine Ausdehnung des Rückenmarks darstellt, ist es völlig selbstverständlich zu behaupten, dass die umgebende Schädelhöhle auf die gleiche Weise als Fortsetzung der Wirbelsäule anzusehen ist." Es besteht also eine Kontinuität vom Kranium zur Wirbelsäule. Zu Beginn unterschied *Oken* drei kraniale Wirbel: Das Hinterhaupt als ein okzipitaler Wirbel, der hintere Teil des Keilbeins und das Scheitelbein als ein mittlerer oder sphenoparietaler Wirbel und der vordere Teil des Keilbeins und das Stirnbein als ein vorderer oder sphenofrontaler Wirbel. Später fügte er noch einen vierten, den nasoethmoidalen Wirbel, hinzu. *Weaver*[3] kommt nach genauer Betrachtung der Schädelstrukturen und ihrer embryonalen Entstehung zu dem Schluss, dass drei Wirbel, unregelmäßig verändert und verteilt, den Schädel bilden. Die Foramina der Schädelbasis könnten im weiteren Sinne Entsprechungen der Foramina intervertebralia und der Foramina transversaria darstellen. Das Schädeldach würde den Rippenbögen entsprechen.

Offene Fragen
: Eine Vielzahl von Forschungen konnte mittlerweile die Beweglichkeit der Schädelknochen auch im Erwachsenenalter belegen. Über die klinische Relevanz dieser Beweglichkeit ebenso wie über die Art der Beweglichkeit besteht noch wenig gesichertes Wissen. So basieren die klassischen Beschreibungen der Mobilität zum großen Teil auf hypothetischen Annahmen. Viele Fragen sind noch ungeklärt:
- Wo befindet sich der Ursprung der inhärenten Bewegungen? Einerseits wird angenommen, dass die so genannten „Bewegungen" der PRM-Strukturen gleichzeitig ablaufen, dann wiederum werden das Nerven-

system und/oder die Fluktuationen des LCS, die arteriellen oder venösen Pulsationen oder rhythmische Schwankungen des Pulsdruckes (THM-Oszillationen) als ursächliche Kräfte angenommen, usw. (siehe auch S. 49 ff.)
- Gibt es ein Zentrum der inhärenten Bewegungen? Liegt dieses im Zentrum des Hirnschädels, auf Höhe des Sinus rectus, des dritten Ventrikels, der Plexus choroideus, der Lamina terminalis oder sind es in allen Geweben anwesende, von THM-Oszillationen in Gefäßen übertragene oder etwa von außen in den Körper eindringende Schwingungen?
- Wie bzw. über welche Medien wird dieser Rhythmus auf die Gewebe übertragen?
- Inwieweit besteht ein „Core link" zwischen Kranium und Sakrum? Und werden Bewegungen über die Dura mater spinalis vom Kranium auf das Sakrum übertragen und umgekehrt? (siehe S. 252, 420)
- Ist es tatsächlich möglich, dass der Rhythmus von den Strukturen des PRM über fasziale und fluide Kontinuitäten auf den übrigen Körper und die Extremitäten übertragen wird?
- Entsprechen die klassischen biomechanischen Modelle der rhythmischen Schädelknochenmobilität/-malleabilität der Wirklichkeit?
- Wie gleichmäßig und symmetrisch sind diese Bewegungen im Normalfall? Aufgrund der Tatsache, dass die Gewebe, z. B. intrasuturale oder intraossale Strukturen, unterschiedliche Festigkeit und Elastizität besitzen, wäre eine gleichmäßige Äußerung des PRM-Rhythmus eher unwahrscheinlich.
- Ist bei einem Erwachsenen noch Bewegung in der SSB (ossifiziert nach dem 13.-17. Lebensjahr) möglich?
- Inwieweit kann unter diesem Gesichtspunkt bei einem Erwachsenen davon ausgegangen werden, dass Bewegung vom Processus jugularis ossis occipitalis auf das Os temporale oder vom Os sphenoidale auf den Gesichtsknochen übertragen wird?
- In jedem Fall wird die SSB eines 30-Jährigen mehr Widerstand als die SSB eines 4-Jährigen einer rhythmischen Äußerung entgegenbringen. Es sollte also neben den drei Dimensionen des Raumes auch die Dimension der Zeit bei der Erörterung von Bewegungen der Strukturen hinzugefügt werden.
- Inwieweit sind die klassischen biomechanischen Beschreibungen der Bewegungsachsen der einzelnen Schädelknochen hilfreich bei der Palpation kranialer Strukturen?
- Wenn eine Interrater-Reliabilität in der Palpation dieser rhythmischen Erscheinungen anscheinend nicht vorhanden ist, wie ist der diagnostische Wert dieser Palpation zu bewerten?
- Verbessert die Anwendung des Modells der primären Respiration die Gesundheit des Patienten?

Im Folgenden werden klassische osteopathische biomechanische Modelle, eine auf entwicklungsdynamischen Wachstumsbewegungen der Schädelknochen basierende Sichtweise und weitere Betrachtungen dargestellt.

Beachte: Diese Betrachtungen sind hypothetisch. Sie sind eine didaktische Hilfe bei der Palpation einzelner knöcherner Schädelelemente, ihre Aussagekraft ist begrenzt. Weitere Untersuchungen sind notwendig.

Biomechanische Betrachtungen zur Schädelknochenmobilität/-flexibilität (inkl. weiterer Körperanteile)

Inspiratorische Phase *(Abb. 10.1 und 10.2)*

Die inspiratorische Phase wird auch als Expansionsphase bezeichnet. Dabei soll der Körper eine Flexion und Außenrotation aus: Strukturen der Mittellinie gehen in Flexion, bilaterale Strukturen führen eine Außenrotation ausführen. Der Schädel wird breiter und flacher.

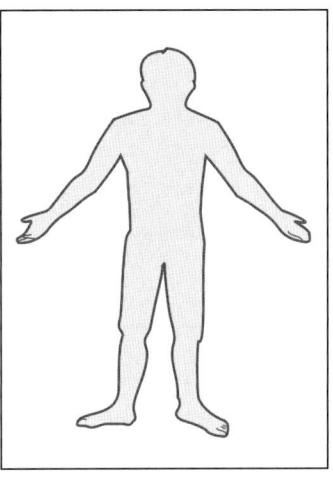
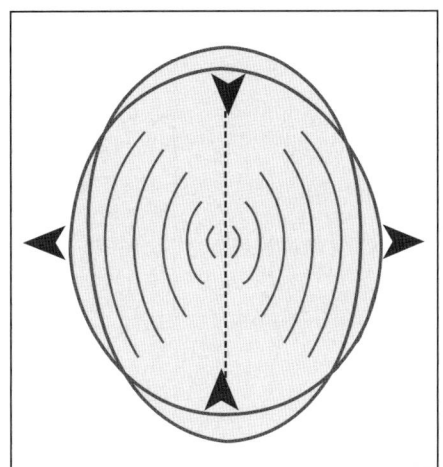

10.1 Körperbewegung in der Inspirationsphase nach Upledger

10.2 Schädelbewegung in der Inspirationsphase (Ansicht von oben)

Exspiratorische Phase *(Abb. 10.3 und 10.4)*

Die exspiratorische Phase wird auch als Kontraktionsphase bezeichnet. Dabei soll der Körper eine Extension und Innenrotation ausführen: Strukturen der Mittellinie gehen in Extension, bilaterale Strukturen in Innenrotation. Der Schädel wird schmaler und höher.

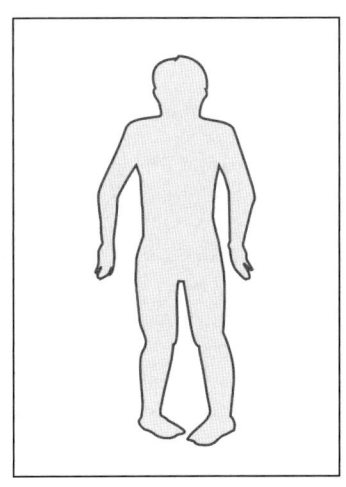
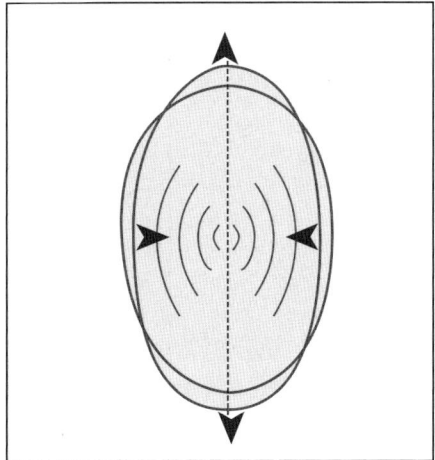

10.3 Körperbewegung in der Exspirationsphase nach Upledger

10.4 Schädelbewegung in der Exspirationsphase (Ansicht von oben)

Die Synchondrosis sphenooccipitalis (SSB) lässt eine leichte Konvexität nach kranial erkennen. In der kranialen Inspirationsphase soll sich diese Konvexität verstärken, sodass man von einer Adaptation in Flexion spricht. In der Exspirationsphase soll sich die Konvexität vermindern, die SSB tendiert in die Extension.

296   10. Biomechanische und entwicklungsdynamische Betrachtungen ...

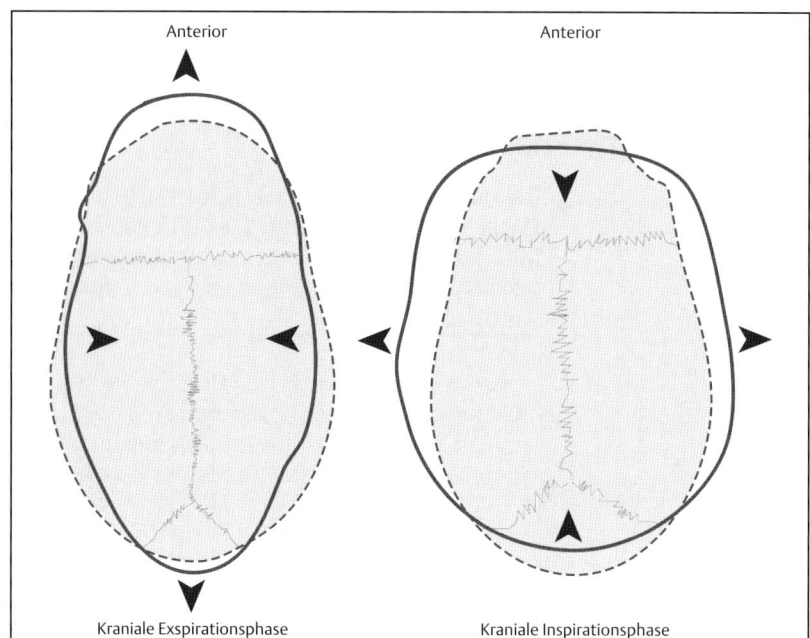

10.5
Schädelbewegung in der Inspirations- und Exspirationsphase (Ansicht von oben)

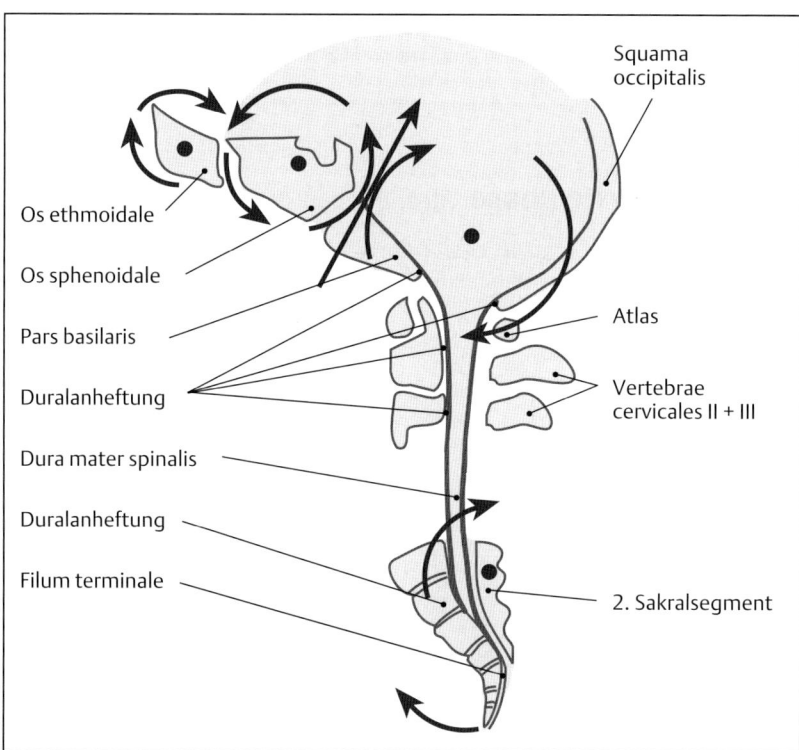

10.6
Kraniosakrale Bewegung in der Inspirationsphase

Klassische Beschreibung der Schädelknochenmobilität:
Kraniale Inspirationsphase → Flexion der Synchondrosis sphenooccipitalis? Außenrotation des Schädels + Flexion des Sakrums:
Der anteriorposteriore Schädel-Durchmesser verringert sich
Der transversale Schädel-Durchmesser vergrößert sich
Das Schädeldach sinkt ab
Die Kreuzbeinbasis bewegt sich nach posterior und superior
Die Kreuzbeinspitze bewegt sich nach anterior und inferior

Kraniale Exspirationsphase → Extension der Synchondrosis sphenooccipitalis – Innenrotation des Schädels + Extension des Sakrums:
Der anteriore – posteriore Schädel-Durchmesser vergrößert sich
Der transversale Schädel-Durchmesser verkleinert sich
Das Schädeldach steigt
Die Kreuzbasis bewegt sich nach anterior und inferior
Die Kreuzbeinspitze bewegt sich nach posterior und superior

Anmerkung: Auch eine allgemeine Expansion während der Inspirationsphase und eine allgemeine Retraktion während der Exspirationsphase ist denkbar:
- Inspirationsphase: Vergrößerung des transversalen und anteriorposterioren Durchmessers und Erhöhung des Schädeldaches
- Exspirationsphase: Verminderung des transversalen und anteriorposterioren Durchmessers und Abflachung des Schädeldaches

Wie oben erwähnt, sollen die in der medianen Linie gelegenen Knochen, wie das Os occipitale, das Os sphenoidale, das Os ethmoidale und der Vomer, eine Flexions- und Extensionsbewegung ausführen.

Die Schädelknochen der Peripherie, wie das Os temporale, das Os frontale, das Os maxillare, das Os palatinum und das Os parietale, sollen eine Außen- bzw. Innenrotationsbewegung ausführen.

Zu beachten ist dabei, dass auch die lateralen Anteile der zentral gelegenen Schädelknochen, z. B. die großen Keilbeinflügel, eine Außen- und Innenrotation ausführen. Die knöchernen Übergänge von medial nach lateral stellen Mischformen der reinen Flexions- und Außenrotationsbewegung bzw. Extensions- und Innenrotationsbewegung dar.

Im Folgenden wird die Inspirationsphase des Hirngewebes, der Hirnventrikel, der Synchondrosis sphenooccipitalis (SSB) und der adaptiven Bewegungen der peripheren Schädelknochen, des Kreuzbeins und anderer Körperteile beschrieben. Die Bewegungen in der Exspirationsphase verlaufen genau umgekehrt zu den beschriebenen Bewegungen in der Inspirationsphase. Die Restriktion eines Schädelknochens kann unter Umständen ausreichen, um die normale Bewegung und die Bewegungsachsen der gesamten anderen Schädelknochen und des Kreuzbeins zu verändern.

Es werden außerdem die Haupt-Bewegungsachsen der einzelnen Schädelknochen beschrieben. Sie entstehen meist durch die jeweiligen Richtungswechsel der Suturenränder. Es ist jedoch wichtig zu verstehen, dass eine reine Bewegung entsprechend einer biomechanischen Achse in der Realität nicht anzutreffen ist. Die Flexibilität/Biegsamkeit der einzelnen Schädelknochen, die vielfältigen suturalen Verbindungen der Schädelknochen und die Anheftung der intrakranialen Membranen vervielfachen die möglichen Bewegungsachsen.

Auch die fluiden und embryologischen Bewegungskomponenten werden bei der Betrachtung der rein mechanischen Bewegungsachsen nicht berücksichtigt. Insbesondere die Knochen des Hirnschädels sind in direktem Kontakt zur Hirnflüssigkeit. Sie reagieren auf Druckveränderungen und auf feinste fluide Formvariationen, die über das Flüssigkeitsmilieu übertragen werden, nicht nur in Form von reinen mechanischen Achsen. Dies wird umso offensichtlicher, wenn man in Betracht zieht, dass der Knochen selbst zum großen Teil aus Flüssigkeit besteht.

Zudem wird die Knochenbewegung durch jede intraossale Veränderung, durch jede außerkraniale Restriktion der suturalen Verbindungen, durch jede Veränderung in den Fluktationen der Fluida und selbst durch die Intention des Therapeuten verändert.

Dennoch wird es dem Therapeuten ermöglicht, durch die Darstellung dieser Achsen und die folgenden Ausführungen einen Einblick in die mechanischen Bewegungsmuster der einzelnen Schädelknochen während des kraniosakralen Rhythmus zu bekommen, selbst wenn diese nur einen Teilbereich der wirklich vorhandenen Bewegungen darstellen.

Intensive Studien der anatomischen Strukturen des PRM sind untrennbar mit dem aufmerksamen, geduldigen und nicht invasiven Palpieren des kraniosakralen Rhythmus verbunden, als Grundlage für diagnostischen und therapeutischen Erfolg. Bei der Wahrnehmung und Differenzierung feinster oszillierender Kräfte werden auch gewisse Eindrücke über weitere Einflüsse und über die Vielschichtigkeit psychophysischer Prozesse möglich. Wie sagte doch *Sutherland* so schön: Fühlende, denkende, sehende und erkennende Finger.

Beziehungen der Schädelknochen zueinander

In der klassischen osteopathischen biomechanischen Beschreibung werden die vorderen Schädelknochen durch das Keilbein, die hinten gelegenen Schädelknochen durch das Hinterhaupt beeinflusst. Das Keilbein übt Einfluss auf das Siebbein, das Stirnbein, das Pflugscharbein, das Jochbein, den Oberkiefer, das Gaumenbein und das Tränenbein aus. Über das Hinterhaupt werden das Schläfenbein, das Scheitelbein, der Unterkiefer, der erste Halswirbel und das Kreuzbein beeinflusst.

Bei einer Flexionsbewegung des Hinterhaupts bewegen sich also das Schläfenbein, das Scheitelbein und der Unterkiefer in Außenrotation. Bei einer Flexionsbewegung des Keilbeins bewegen sich das Stirnbein und die gesamten Gesichtsknochen, mit Ausnahme des Unterkiefers, in Außenrotation. In der Extensionsbewegung geschieht das Umgekehrte.

Das Jochbein wird einerseits vom Keilbein und andererseits über das Schläfenbein vom Hinterhaupt beeinflusst. Dadurch nimmt das Jochbein eine gewisse Pufferfunktion zwischen dem Keil- und dem Hinterhauptbein ein. Das Schläfenbein wirkt zum großen Teil als Vermittler des Hinterhaupts und überträgt seine Bewegungsimpulse auf die Scheitelbeine, den Unterkiefer und das Zungenbein.

Das Siebbein überträgt zum großen Teil die Bewegungsimpulse des Keilbeins auf das Stirnbein, das Pflugscharbein, das Gaumenbein und den Oberkiefer.

Eine normale Flexions- und Extensionsbewegung der Synchondrosis sphenobasilaris muss von bestimmten kompensatorischen Bewegungen der anderen Schädelknochen begleitet werden. Die Schädelknochen müssen sich sozusagen an die Bewegungen der SSB anpassen.

Diese Sichtweise ist allerdings fragwürdig. Während die Synchondrosis sphenooccipitalis im Kindesalter aufgrund ihrer Gewebestruktur eine gewisse Beweglichkeit aufweist und großen Einfluss auf das Schädel- und Gesichtswachstum ausübt, ist die Ossifikation in dieser Region – entgegen Beschreibungen in der osteopathischen Literatur – zwischen dem 13. und 17. Lebensjahr abgeschlossen. Die Synostosis besitzt zwar anschließend eine gewisse intraossale Malleabilität wie jeder andere Knochen, doch ist diese deutlich geringer als die schon minimale suturale Beweglichkeit der Schädeldachknochen. Zwar befindet sich die SSB auch weiterhin in einer zentralen Position, nicht nur als Anheftungsort für muskuläre und fasziale Strukturen, sondern auch in ihrer Position im Schädel, und es scheint vorstellbar, dass sich abnorme Spannungen über diese Anheftungen in dieser Region widerspiegeln. Inwieweit allerdings im Erwachsenenalter eine tatsächliche Anpassung der Schädelknochen an die SSB stattfindet – in Funktion (PRM-Rhythmus) wie auch in Dysfunktion – ist völlig ungeklärt. Zumindest sollten aus diesen Gründen im Gegensatz zu traditionellen Annahmen rhythmische Erscheinungen auf Höhe der SSB nicht als Bewegungen, sondern eher als elastische intraossale Spannungsveränderungen beschrieben werden.

Hirnhemisphären

In der Inspirationsphase verkürzen sich die Hirnhemisphären in ihrem longitudinalen Durchmesser, während sie sich nach lateral verbreitern. In der Exspirationsphase verlängern sie sich in ihrem longitudinalen Durchmesser und verengen sich lateral. Das Zentrum der Motilität befindet sich in der Lamina terminalis. Auch das Rückenmark und der Hirnstamm bewegen sich in Richtung Lamina terminalis. Eine widderhornartige Ein- und Entrollung wurde beschrieben, ähnlich der Dynamik während der embryonalen Entwicklung des Gehirns. Die Bewegung des Rückenmarks verglich Sutherland mit der Bewegung einer Kaulquappe[4].

Bewegung der Hirnventrikel und des LCS *(Abb. 10.7)*

Vermutet wurde, dass die Verkürzung des anterior-posterioren Hirngewebedurchmessers während der Inspirationsphase zu einer Vergrößerung der Ventrikel mit einer Kranialbewegung des dritten Ventrikels führen könnte. In der Inspirationsphase soll sich das Dach des dritten Ventrikels ausbreiten, während in der Exspirationsphase ein „Uncoiling" der lateralen Ventrikel entstehen soll[4]. Die Exspirationsphase soll mit einem „Uncoiling" der lateralen Ventrikel und einer Verengung des dritten und vierten Ventrikels einhergehen[4].

Nach Busquet geht die Inspirations-/Expansionsphase mit zentrifugalen LCS-Wellen und die Exspirations-/Retraktionsphase mit zentripedalen Wellen des LCS einher und soll für die Schädelknochenbewegung verantwortlich[5] sein.

Diese hypothetischen Betrachtungen bedürfen weiterer Untersuchungen. (siehe auch S. 280ff.)

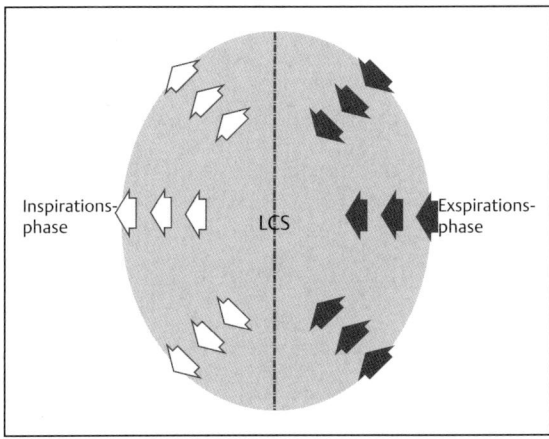

10.7
Fluktuation des LCS in der Inspirations- und Exspirationsphase (Ansicht von oben)

Reziproke Spannungsmembran *(Abb. 10.8 bis 10.10)*

Falx cerebri
- In der Inspirationsphase senkt sich die Falx cerebri und verkürzt sich ihr anterior-posteriorer Durchmesser
- An ihrer Anheftung an der Crista galli bewegt sie sich nach posterior und superior
- Zwischen dem Foramen caecum und der Crista frontalis bewegt sie sich nach anterior und inferior
- An der Crista frontalis bewegt sie sich nach posterior
- An der Sutura sagittalis bewegt sie sich nach inferior. Diese Bewegung tritt als Folge ihrer Bewegung am Sieb-, Stirn- und Hinterhauptbein auf und führt zur Außenrotation der Scheitelbeine

300 10. Biomechanische und entwicklungsdynamische Betrachtungen ...

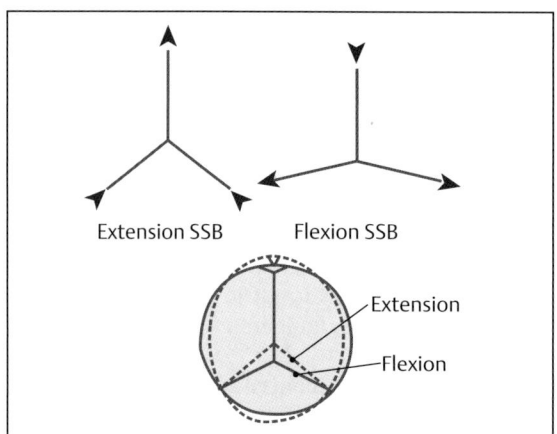

10.8
Spannungsänderung der Falx cerebri und des Tentorium cerebelli in der Inspirations- und Exspirationsphase (Ansicht von vorne)

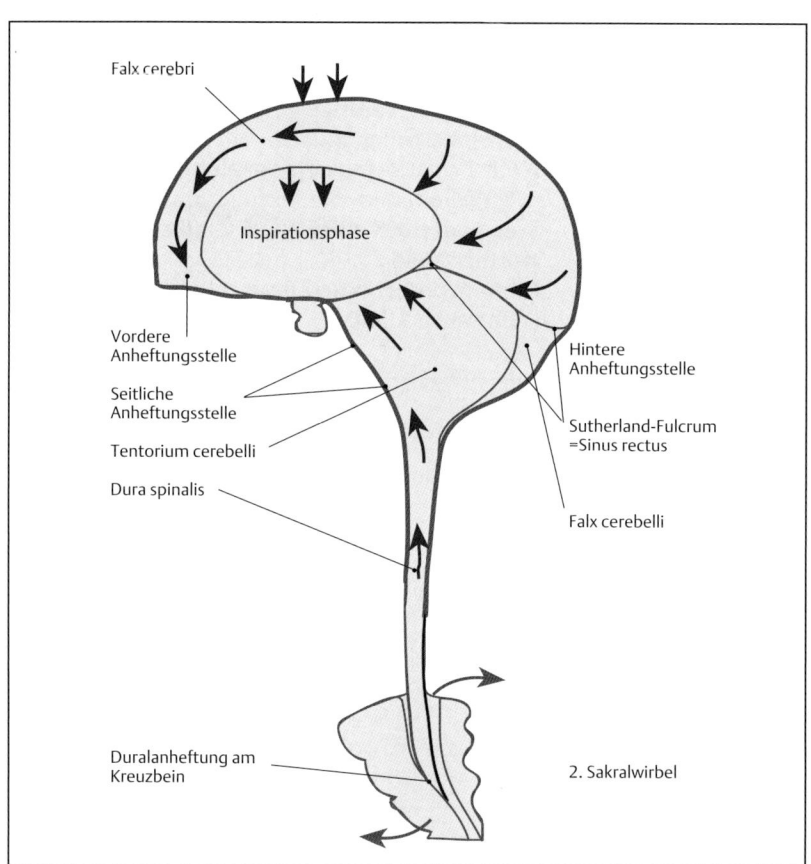

10.9
Spannungsänderung der Duralmembrane in der Inspirationsphase

Tentorium cerebelli	▶ Das Tentorium cerebelli senkt sich, bewegt sich nach anterior und nach lateral. Seine Bewegung wird durch die Senkung der Falx cerebri und die Bewegung des Keil- und Hinterhauptbeins induziert, an denen es befestigt ist
	▶ An den Processi clinoidei, der vorderen Anheftung des Tentorium cerebelli, bewegt es sich nach superior und anterior
	▶ An den oberen Kanten der Felsenbeine, seinen lateralen Anheftungen, verschiebt es sich nach lateral, anterior und superior. Es ermöglicht die Außenrotation des Schläfenbeins
Falx cerebelli	An ihrer Anheftung am Hinterhaupt bewegt sie sich nach anterior superior.

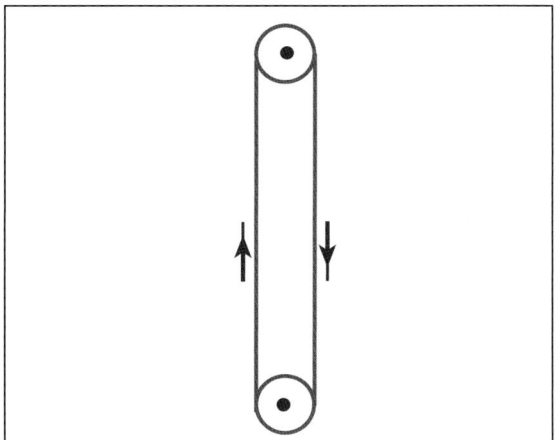

10.10
Bewegung der Dura mater spinalis in der Inspirationsphase

Diaphragma sellae	Es bewegt sich mit der Sella turcica nach superior. Allgemein senkt sich das kraniale Diaphragma in der Inspirationsphase ab.
Dura mater spinalis	Sie bewegt sich mit dem Ligamentum longitudinale anterior nach kranial, ihr anteriorer Teil stärker als der posteriore. In der Exspirationsphase geschieht das Umgekehrte.
	Allerdings müsste sich die Dura mater spinalis für eine durale Bewegungsübertragung vom Kranium zum Sakrum, in einem gespannten Zustand befinden. Dissektionen zeigten jedoch, dass sich die Dura mater spinalis bei extendierter und selbst bei neutraler Wirbelsäule in Falten legt, keinerlei Spannung aufweist und nur in starker Flexionsposition der Wirbelsäule, eine Spannung in der Dura mater spinalis entsteht.

Bewegung des Schädels allgemein
In der Inspirationsphase verkürzt sich der anteriorposteriore und der kraniokaudale Durchmesser des Schädels und verbreitert sich der transversale Durchmesser[4].

Adaptation der in den Medianen gelegenen Schädelknochen *(Abb. 10.11)*

Os occipitale
(Abb. 10.12)

Das Hinterhauptbein dreht sich um eine transversale Achse oberhalb des Foramen magnum auf Höhe des Processus jugularis. Die Achse führt durch die beiden condylo-squamo-mastoiden Pivotpunkte (CSMP).
Das Hinterhaupt beeinflusst die Scheitel- und Schläfenbeinbewegung.
▶ Die Pars basilaris bewegt sich nach superior und anterior

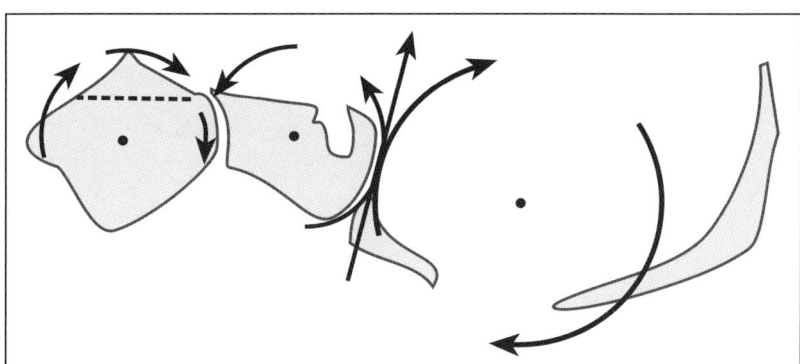

10.11
Bewegung der Schädelbasis in der Inspirationsphase

302 10. Biomechanische und entwicklungsdynamische Betrachtungen ...

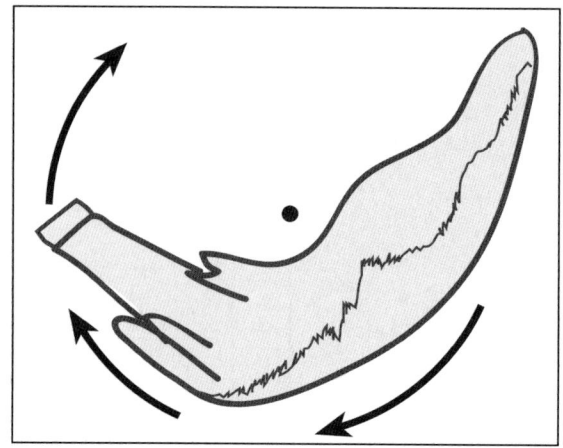

10.12
Os occipitale in der Inspirationsphase (von lateral)

▶ Das große Hinterhauptloch bewegt sich nach superior und anterior, wobei sein vorderer Rand sich stärker hebt als der hintere
▶ Lambda und der kraniale Teil der Hinterhauptschuppe bewegen sich nach posterior und inferior
▶ Der Teil der Squama, der sich direkt hinter der Achse befindet, bewegt sich nach anterior und inferior
▶ Die peripheren, lateralen Teile des Hinterhaupts am Asterion bewegen sich nach inferior und lateral und vollziehen eine Außenrotation
▶ Die Gelenkverbindungen zum Atlas bewegen sich nach anterior
▶ Der Margo mastoideus (Rand zum Schläfenbein) bewegt sich nach anterior

Os sphenoidale
(Abb. 10.13)

Das Keilbein bewegt sich um eine transversale Achse vor der Sella turcica. Die Achse führt durch die beiden spheno-squamösen Pivotpunkte (SSP).
Das Keilbein beeinflusst die gesamten Gesichtsknochen, mit Ausnahme des Unterkiefers.
▶ Der hintere Teil des Keilbeinkörpers hebt sich, während der vordere Teil sich nach inferior senkt
▶ Die Sella turcica, hinter der Achse gelegen, verlagert sich nach superior anterior
▶ Die Processus pterygoidei (Flügelfortsätze) bewegen sich nach hinten und außen

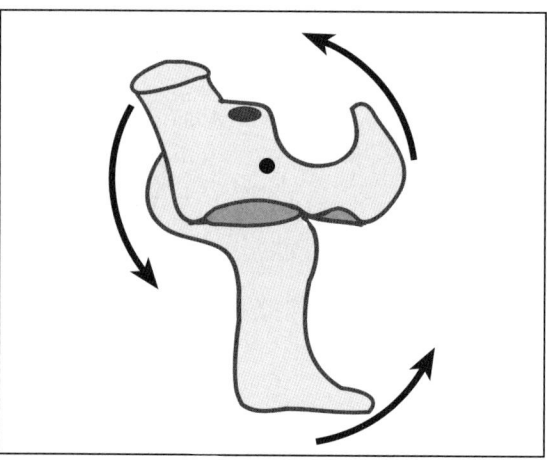

10.13
Os sphenoidale in der Inspirationsphase (von lateral)

Biomechanische Betrachtungen zur Schädelknochenmobilität/-flexibilität 303

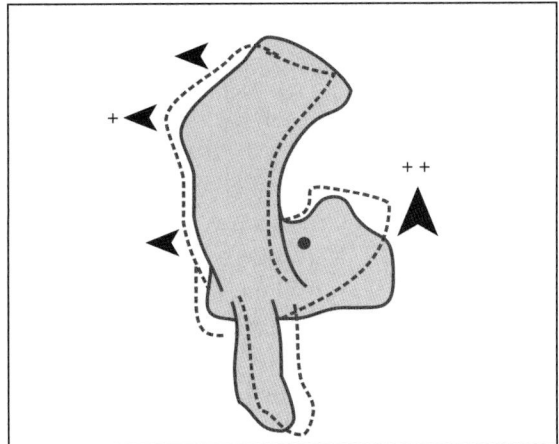

10.14
Os sphenoidale in der Inspirationsphase (von lateral)

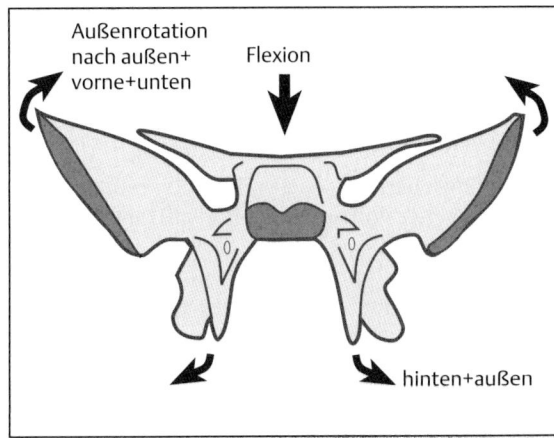

10.15
Os sphenoidale in der Inspirationsphase (von hinten)

▶ Die peripher gelegenen großen Keilbeinflügel vollziehen eine Außenrotation. Sie bewegen sich nach außen, vorne und unten. *(Abb. 10.14 und 10.15)*
▶ Die reine kaudale Bewegung der großen Keilbeinflügel wird durch das Stirnbein an den L-förmigen Gelenkflächen gemindert, wodurch die Außenrotationsbewegung induziert wird
▶ Die kleinen Keilbeinflügel, unter der hinteren horizontalen Fläche des Stirnbeins gelegen, gleiten nach vorne, unten und außen
▶ Der Margo zygomaticus bewegt sich nach anterior, inferior und lateral

Os ethmoidale
(Abb. 10.16 und 10.17)

Das Siebbein bewegt sich um eine transversale Achse, die sich unterhalb der Lamina cribrosa befindet, in der Mitte der Lamina perpendicularis. Das Os ethmoidale wird vom Keilbein, insbesondere über die Spina ethmoidalis des Keilbeins, beeinflusst.

▶ Der vordere Teil mit der Crista galli bewegt sich zusammen mit der Falx cerebri nach superior und posterior
▶ Der hintere Teil der Lamina cribrosa bewegt sich mit dem Keilbein nach inferior
▶ Der hintere Teil der Lamina perpendicularis bewegt sich mit dem Keilbeinkörper nach inferior, während sich sein vorderer Teil nach superior bewegt
▶ Der hintere Anteil der seitlich gelegenen Siebbeinzellen (Labyrinthus ethmoidalis) bewegt sich nach lateral in die Außenrotation, wodurch sich die Nasenhöhlen öffnen. Diese Bewegung wird vom Stirnbein und

304 10. Biomechanische und entwicklungsdynamische Betrachtungen ...

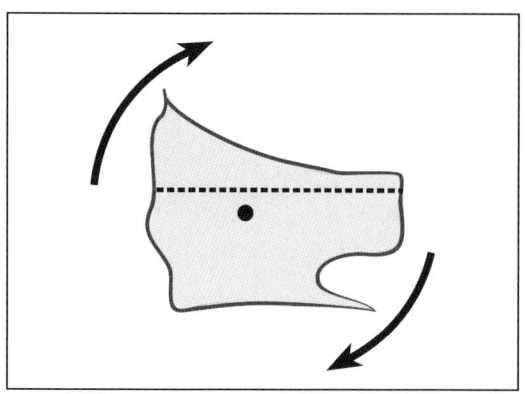

10.16

Os ethmoidale in der Inspirationsphase (von lateral)

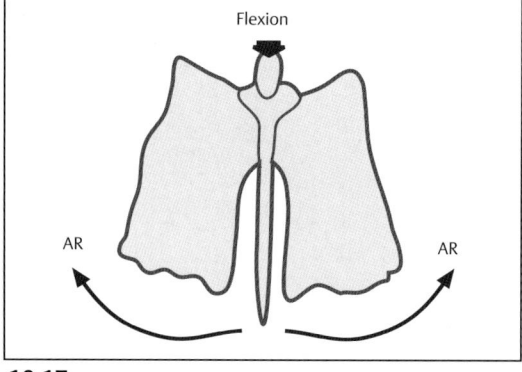

10.17

Os ethmoidale in der Inspirationsphase (von oben)

vom Oberkiefer kontrolliert und bewirkt eine Drainage der Siebbeinzellen

Vomer *(Abb. 10.18 und 10.19)*

Das Pflugscharbein bewegt sich um eine transversale Achse, die sich in der Mitte des Pflugscharbeins befindet.

Das Pflugscharbein wird vom Keilbein und Siebbein kontrolliert.

▶ Der Vomer vollzieht eine kreisförmige Bewegung*

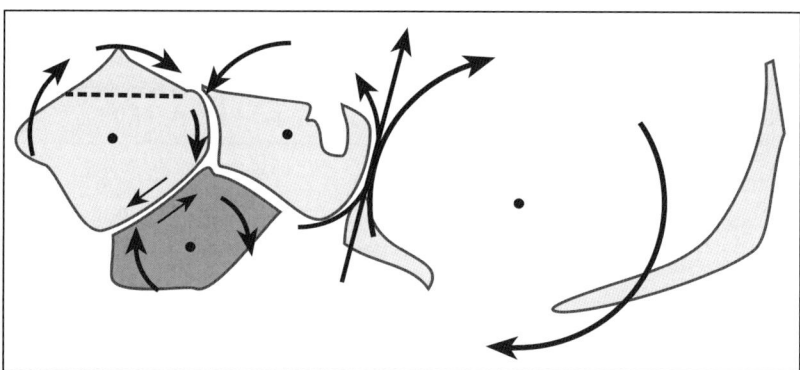

10.18

Vomer und die Schädelbasis in der Inspirationsphase

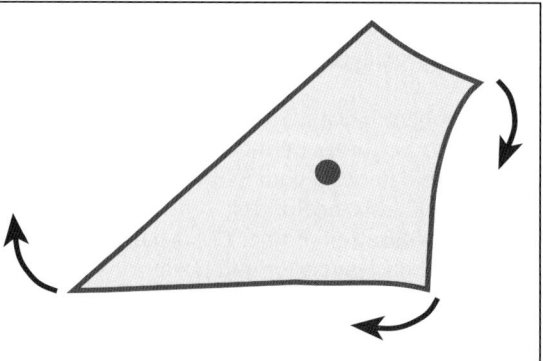

10.19

Vomer in der Inspirationsphase

---

* *Guillot* und *Guionnet*[67] sind hingegen der Ansicht, dass der Vomer aufgrund seiner Form und seiner Verbindungsflächen eher eine Translation als eine Rotation ausführt. Sie nehmen an, dass das Siebbein den vorderen Teil des Vomers nach hinten unten verschiebt, so dass dieser am Rostrum sphenoidale entlanggleitet.

Biomechanische Betrachtungen zur Schädelknochenmobilität/-flexibilität

- Das Rostrum des Keilbeins drückt in der Inspirationsphase den oberen Rand des Vomer nach unten und minimal nach hinten
- Dadurch senkt sich der Gaumen
- Der hintere Teil des unteren Vomerrandes senkt sich in Relation zum vorderen Teil des unteren Vomerrandes, der sich anhebt. *Magoun*[6] erwähnt eine Saug-Drainage-Funktion dieses Knochens („plunger-like action"), der die Drainage und Zirkulation im Sinus sphenoidalis und in der Nasenhöhle fördert

Adaptation der paarigen Schädelknochen

Os frontale
(Abb. 10.20 und 10.21)

Die Verknöcherung der S. metopica vereinigt das Stirnbein zu einem Knochen. Dabei bleibt jedoch eine erhöhte Beweglichkeit an dieser Stelle erhalten. Als an der Peripherie gelegener Schädelknochen führt es eine Außen- bzw. Innenrotation aus. Als medial gelegener Knochen führt es eine Flexion und Extension aus.

Die Außen- und Innenrotation des Stirnbeins organisiert sich um zwei vertikale Achsen, die durch beide Stirnbeinhöcker (Tubera frontalia) führen. Die Bewegung des Stirnbeins wird vom Keilbein und der Falx cerebri beeinflusst.

- Die Glabella bewegt sich, durch den Zug der Falx cerebri, nach posterior und superior
- Der Jochbeinfortsatz des Stirnbeins bewegt sich nach anterior, inferior und lateral
- Die S. metopica wird abgeflacht
- Die Incisura ethmoidalis weitet sich an ihrem posterioren Teil und senkt sich ab
- Die großen Keilbeinflügel geben auf Höhe der L-förmigen Gelenkflächen während der Flexion einen Impuls nach anterior, inferior, lateral, denen die L-förmigen Gelenkflächen des Stirnbeins folgen, sodass die Augenbrauenbögen des Stirnbeins sich nach außen und vorne bewegen
- Durch den Sitz auf dem Siebbein führt das Stirnbein auch gleichzeitig eine Flexionsbewegung aus, sodass sich Bregma absenkt. Diese Bewegung findet um eine hypothetische transversale Achse statt

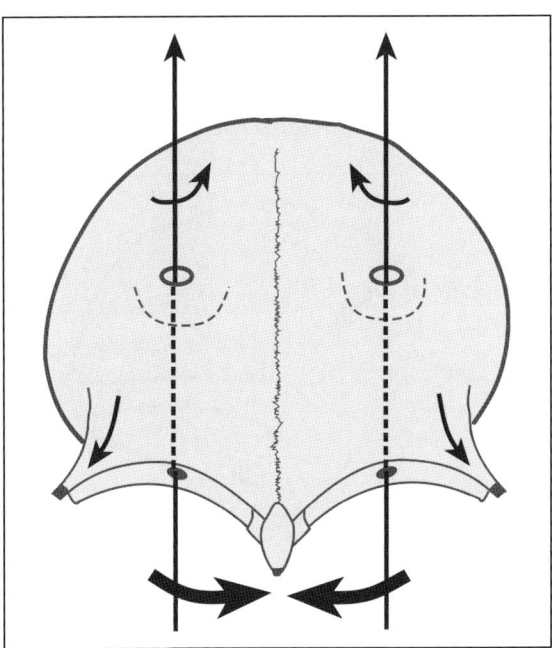

10.20
Os frontale in der Inspirationsphase (von vorne)

306 10. Biomechanische und entwicklungsdynamische Betrachtungen ...

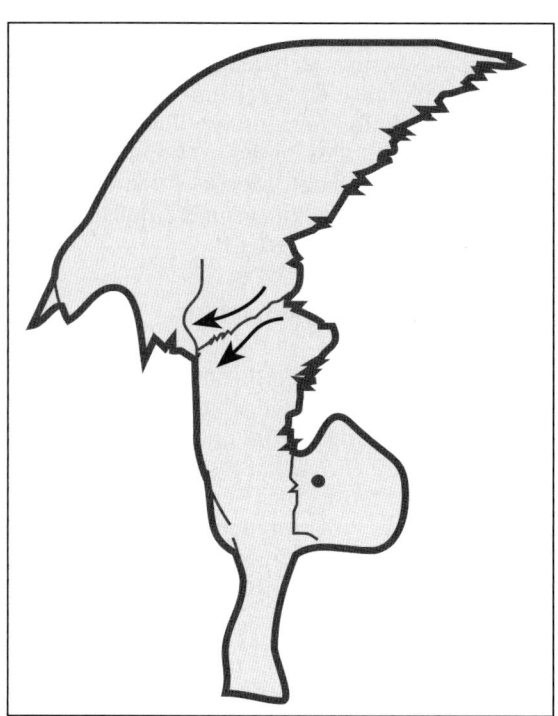

10.21

Os frontale und Ala major in der Inspirationsphase (von lateral)

Os temporale
(Abb. 10.22 und 10.23)

Dieser Knochen nimmt ebenso wie das Keil- und Hinterhauptbein eine Schlüsselposition im Schädel ein. Von *Sutherland* wird dieser Knochen aufgrund der Schlüsselposition und seiner häufigen Beteiligung an Dysfunktionen auch als „Störenfried"[7] bezeichnet.

Das Os temporale besitzt je nach Autor mehrere Bewegungsachsen. Entsprechend *Sutherland* und *Magoun*[8] wird eine Achse beschrieben. Sie verläuft von der Artikulationsstelle mit dem Processus jugularis bis zur Felsenbeinspitze.

Andere Autoren beschreiben folgende Bewegungsachsen:

1. Eine Achse, die von hinten-unten-außen nach vorne-oben-innen verläuft, ungefähr im Winkel von 45° im Verlauf des Felsenbeins (Pars petrosa).
2. Die anterior-posteriore Achse verläuft zwischen dem spheno-squamösen Pivotpunkt (SSP) und dem condylo-squamo-mastoiden Pivotpunkt (CSMP). Die Schläfenbeinbewegung wird vom Hinterhaupt beeinflusst.
    ▶ Der petrobasilare Teil bewegt sich nach superior und anterior

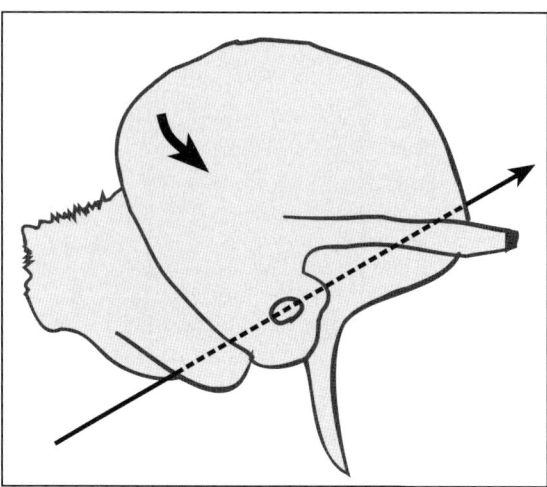

10.22

Os temporale in der Inspirationsphase (von lateral)

10.23
Synchondrosis petrooccipitalis in der Inspirationsphase, Nut-und-Feder-System. Ansicht (von oben)

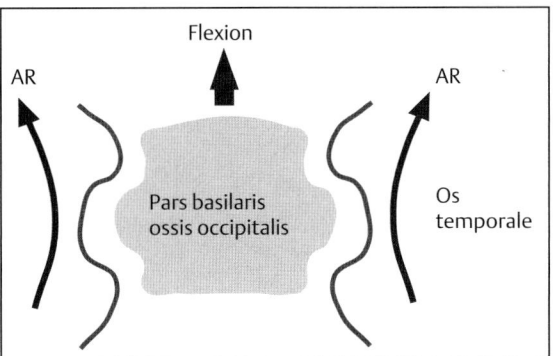

- Die Schläfenbeinschuppe, oberhalb der Achse des SSP/CSMP gelegen, bewegt sich nach lateral, anterior und leicht nach inferior
- Der Warzenfortsatz (Processus mastoideus), unterhalb der Achse des SSP/CSMP gelegen, bewegt sich nach medial, posterior (und superior)
- Die Fossa mandibularis, unterhalb der Achse des SSP/CSMP gelegen, bewegt sich nach posterior medial
- Der Processus zygomatici bewegt sich nach lateral und sein vorderer Teil zusätzlich nach anterior und inferior
- Durch die Kaudalbewegung der Falx cerebri entspannt und senkt sich das Tentorium cerebelli, sodass es mit seiner Anheftung an der oberen Felsenbeinkante die Außenrotation des Schläfenbeins ermöglicht. Andererseits wird das Tentorium auch durch die Außenrotation des Schläfenbeins gesenkt
- In der Inspirationsphase senkt sich die Squama und hebt sich die Pars basilaris des Hinterhaupts. Durch die kraniale Verschiebung der Pars basilaris wird die Bewegung insbesondere über den Processus jugularis an der petrojugularen Verbindung auf das Schläfenbein übertragen, sodass dieses sich nach anterior lateral bewegt. Die petrojugulare Verbindung ist eine Art Pivotpunkt für die Bewegung dieser beiden Knochen
- Auch die petrobasilare Verbindung ist von großer Bedeutung. Die Rinne/Nut am hinteren Teil des Felsenbeins artikuliert mit der Leiste/Feder des Hinterhaupts. Diese Verbindung ermöglicht eine Dreh- und Gleitbewegung und passt sich dadurch an die Bewegung des Hinterhaupts an
- An der Sutura occipitomastoidea gleiten das Hinterhaupt und der Warzenfortsatz entgegengesetzt zueinander: Der Rand des Hinterhaupts bewegt sich nach anterior, der Rand des Warzenfortsatzes nach posterior
- Der vordere Teil des Processus zygomatici des Schläfenbeins bewegt sich nach außen-unten und minimal nach hinten, während sich der Processus temporalis des Jochbeins nach außen-unten und minimal nach vorne bewegt. Die Gleitbewegung der beiden Processus an der Sutura temporozygomatica integriert die Einflüsse von Keil- und Hinterhauptbein miteinander

Os parietale
(Abb. 10.24 und 10.25)

Die Achse verläuft beidseitig schräg von hinten-außen-unten nach vorne-innen-oben. Die Achsen sind auf die Wechsel der Gelenkränder (Pivotpunkte) der Sutura lambdoidea und der Sutura coronalis ausgerichtet.
Die Bewegung des Scheitelbeins wird vom Hinterhaupt über das Os temporale beeinflusst.
- Bregma und Lambda senken sich

308 10. Biomechanische und entwicklungsdynamische Betrachtungen ...

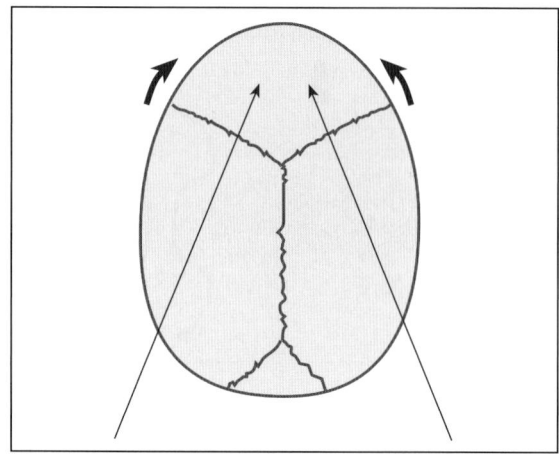

10.24
Os parietale in der Inspirationsphase (von oben)

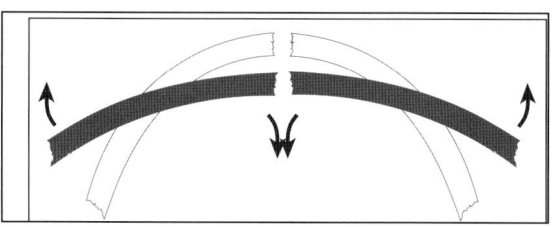

10.25
Os parietale in der Inspirationsphase (von hinten)

▶ Die Sutura sagittalis senkt sich. Zudem entfernen sich die beiden Ränder voneinander; und zwar hinten stärker als vorne, da die Sutur hinten größere Zähne aufweist als vorne
▶ Der Angulus sphenoidalis (vorderer unterer Winkel) bewegt sich nach außen und anterior
▶ Der Margo squamosus (zur Schläfenbeinschuppe weisender Rand) bewegt sich nach außen und anterior
▶ Der Angulus mastoideus (hinterer unterer Winkel) bewegt sich nach außen und anterior

Adaptation der Gesichtsknochen

Maxilla *(Abb. 10.26)* Die Bewegung der Oberkieferknochen organisiert sich um zwei vertikale Achsen, die durch die Stirnfortsätze des Oberkiefers (Processus frontalis) führen. Sie führen eine Außen- bzw. Innenrotation aus.
Verantwortlich für die Bewegung des Oberkiefers ist das Keilbein. Über die Schläfenbeine, den Vomer und die Gaumenbeine induziert es die Oberkieferbewegung. (Die Bedeutung der Gaumenbeine bei der Oberkieferbewegung wird von den Osteopathen unterschiedlich bewertet. Während *Magoun*[6] die Gaumenbeine als die wichtigsten Bewegungsübermittler vom Keilbein ansieht, sind es für *Busquet*[9] eher die Schläfenbeine und der Vomer.)
▶ Der Oberkiefer bewegt sich gleichlaufend mit dem Stirnbein *(Abb. 10.27)*
▶ Der Jochbeinfortsatz des Oberkiefers (Processus zygomatici) bewegt sich nach anterior-superior
▶ Die Sutura palatina mediana und das Gaumendach senken sich *(Abb. 10.28)*
▶ Der Fortsatz zur Aufnahme der Zähne (Processus alveolaris) verbreitert sich an der lateralen Seite
▶ Der anterior-posteriore Durchmesser an der Sutura palatina mediana verkürzt sich
▶ Die Sutura intermaxillaris bewegt sich nach posterior *(Abb. 10.29)*

Biomechanische Betrachtungen zur Schädelknochenmobilität/-flexibilität

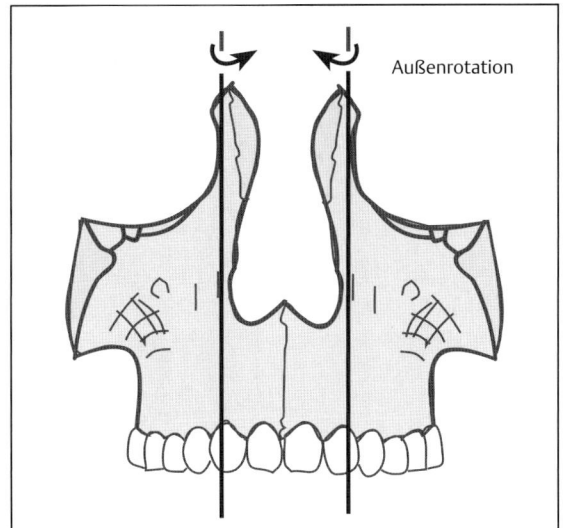

10.26
Maxilla in der Inspirationsphase (von vorne)

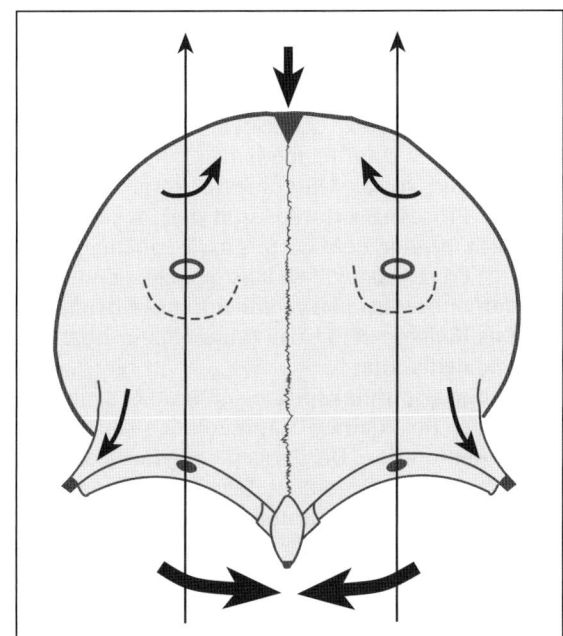

10.27
Außenrotation der Maxilla und des Os frontale in der Inspirationsphase (von vorne)

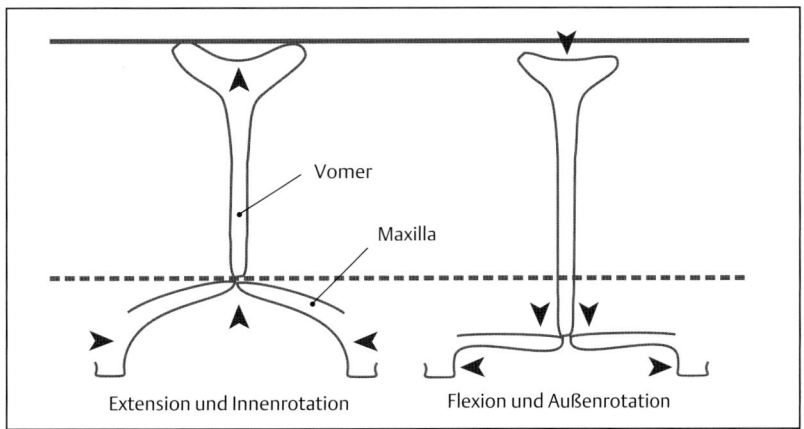

10.28
Maxilla und Vomer in der Inspirations- und Exspirationsphase (von vorne)

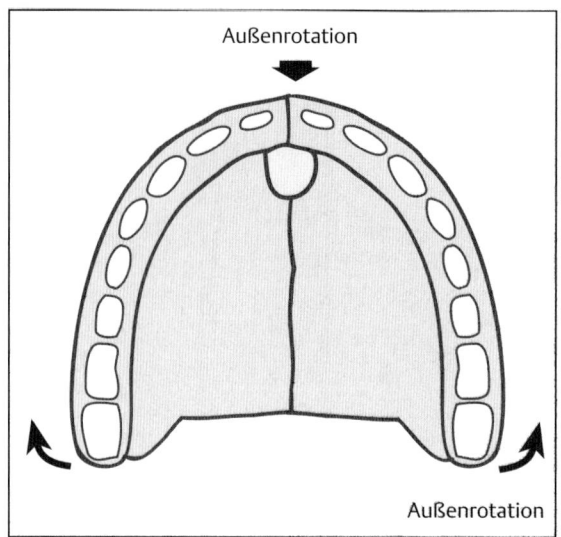

10.29
Maxilla in der Inspirationsphase (von unten)

Os palatinum
(Abb. 10.30 und 10.31)

Die Gaumenbeine führen eine Außen- bzw. Innenrotation aus. Das Gaumenbein bewegt sich in Relation zum Keilbein, Pflugscharbein und zum Oberkiefer.
- Das Gaumendach senkt sich
- Die Sutura palatina mediana senkt sich und bewegt sich nach posterior
- Der transversale Durchmesser vergrößert sich
- Der Processus orbitalis und der Processus sphenoidalis bewegen sich nach inferior, dem Corpus ossis sphenoidalis folgend
- Der Processus pyramidalis bewegt sich nach außen, unten und hinten, dem Processus pterygoideus des Keilbeins folgend
- Das Keilbein senkt das Gaumenbein über den Processus pterygoideus und den Vomer
- In der Inspirationsphase spreizt das Keilbein über die Processus pterygoidei die kleinen Gaumenbeine auseinander und führt sie in die Außenrotation. Der Processus pyramidalis des Gaumenbeins folgt dem Processus pterygoideus des Keilbeins, sodass er sich an seinem hinteren Rand nach lateral, unten und hinten bewegt. Er führt eine pendelartige Gleitbewegung in der Incisura pterygoidea des Keilbeins aus. Der Processus pyramidalis folgt aber nicht völlig der Bewegung des Processus pterygoideus, sondern führt eine Gleitbewegung unter diesem aus und wird aus diesem Grunde von *Magoun* als „Geschwindigkeitsreduzierer"[10] (Bremse) bezeichnet. Er reduziert die Bewegung des Processus pterygoideus in Beziehung zur Maxilla
- Durch den nach unten gerichteten Druck des Pflugscharbeins auf das Gaumenbein senkt sich das Gaumendach und bewegt sich der Knochen nach außen
- Der Oberkiefer nimmt das Gaumenbein mit nach außen und den seitlichen Anteil mit nach vorne
- Am Processus orbitalis führt der N. infraorbitalis entlang. Der Fortsatz reguliert die Spannung dieses Nerven während der kraniosakralen Bewegungen

Biomechanische Betrachtungen zur Schädelknochenmobilität/-flexibilität **311**

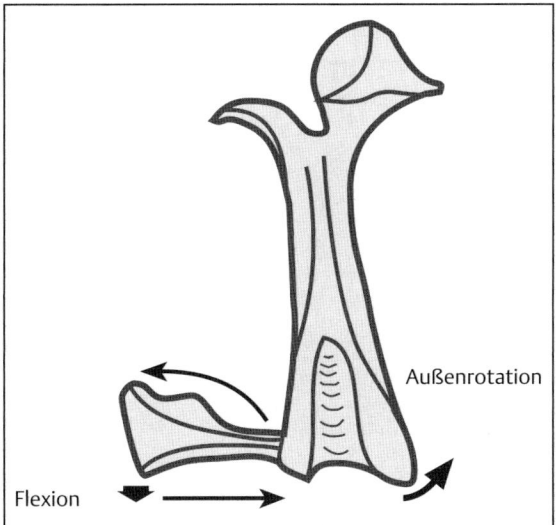

10.30
Rechtes Os palatinum in der Inspirationsphase (von hinten)

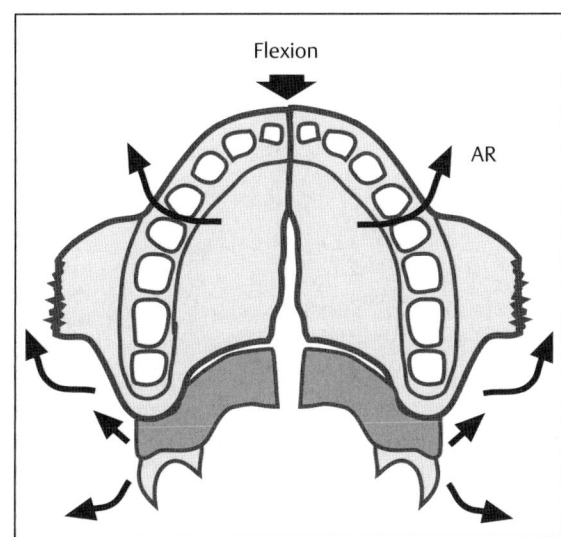

10.31
Os palatinum zwischen der Maxilla und dem Processus pterygoideus in der Inspirationsphase (Ansicht von unten)

Os zygomaticum
(Abb. 10.32 und 10.33)

- Das Jochbein bewegt sich um 2 Achsen:
- Eine schräge Achse von hinten nach vorne und von außen nach innen
- Eine vertikale Achse durch den Processus frontalis, leicht schräg nach vorne-unten-innen verlaufend
- Die Bewegung des Jochbeins wird vom Keilbein über die großen Keilbeinflügel induziert. Sie ist außerdem abhängig von der Bewegung des Stirnbeins, des Oberkiefers und des Schläfenbeins

Das Os zygomaticum ist ein wichtiger Knochen, denn er verbindet die Gesichtsknochen unter Vermittlung des Keilbeins mit dem Schläfenbein unter dem Einfluss des Hinterhaupts. Seine Aufgabe besteht darin, das Gleichgewicht zwischen seinen vier umgebenden Knochen sicherzustellen und ihre Bewegungen auszugleichen. Er wird deshalb von *Sutherland* auch „Speed-Reducer" genannt.

Außerdem übt seine Bewegung und Flexibilität eine pumpende Stimulation auf die Zirkulation in den Kieferhöhlen aus.

- Der Processus frontalis (Stirnfortsatz) bewegt sich zusammen mit dem großen Keilbeinflügel und dem Jochbeinfortsatz des Stirnbeins nach anterior und lateral

312 10. Biomechanische und entwicklungsdynamische Betrachtungen ...

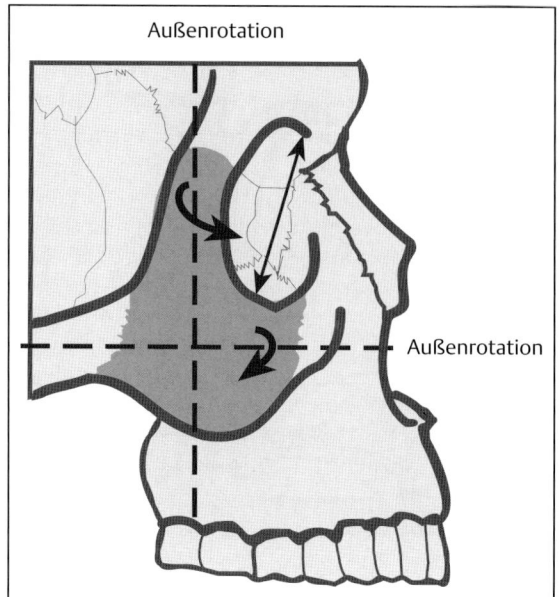

10.32
Rechtes Os zygomaticum in der Inspirationsphase

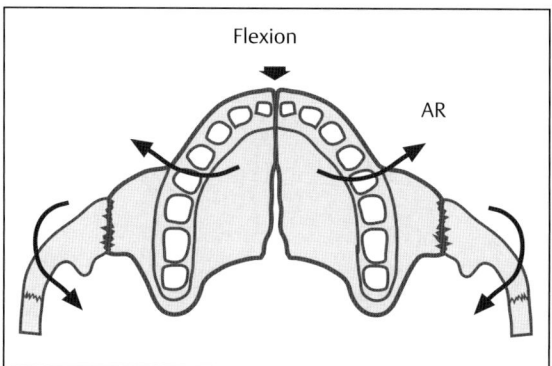

10.33
Sutura zygomaticomaxillaris in der Inspirationsphase (Ansicht von unten)

▶ Die Facies orbitalis bewegt sich, unter dem Einfluss des Keilbeins, nach vorne, außen und leicht nach unten
▶ Die Folge ist die Vergrößerung der Augenhöhle in ihrem schräg von oben-innen nach unten-außen verlaufenden Durchmesser
▶ Außerdem vergrößert sich der Winkel zwischen Joch- und Stirnbein
▶ Der Processus temporalis bewegt sich nach außen-unten und leicht nach vorne, während der Processus zygomatici des Schläfenbeins sich nach außen-unten und leicht nach hinten bewegt. Die Gleitbewegung der beiden Processus an der Sutura temporozygomatica integriert die Einflüsse von Keil- und Hinterhauptbein miteinander
▶ Der Processus maxillaris bewegt sich nach außen-vorne und leicht nach oben. Er erhöht die Facies orbitalis und verschiebt den lateralen Augenrand weiter nach außen

Biomechanische Betrachtungen zur Schädelknochenmobilität/-flexibilität 313

Mandibula
(Abb. 10.34)

Der Unterkiefer bewegt sich um zwei vertikale, leicht schräge Achsen, die ungefähr durch den 1. Backenzahn verlaufen. Er wird vom Hinterhaupt über die Schläfenbeine beeinflusst.

- In der Inspirationsphase führen die Gelenkfortsätze (Processus condylaris) eine Außenrotation nach innen-hinten-unten aus. Sie folgen der Fossa mandibularis des Schläfenbeins, die sich in der Inspirationsphase nach innen und hinten bewegt
- Der Unterkieferwinkel bewegt sich nach außen-vorne-unten. Aufgrund der Knochenflexibilität bewegen sich die Unterkieferwinkel nach außen, während sich die Gelenkfortsätze nach innen bewegen
- Die Kinnspitze bewegt sich nach hinten

Außer der kraniosakralen Bewegung kann das Unterkiefergelenk auch eine öffnende und schließende Bewegung ausführen. Dabei kann der Unterkiefer wie eine Extremität des Schädels angesehen werden. Es sind folgende strukturelle Ähnlichkeiten festzustellen:

> - Das Becken mit den unteren Extremitäten in Verbindung mit dem Beckenknochen
> - Die Brust mit den oberen Extremitäten in Verbindung mit dem Schulterblatt
> - Der Schädel mit dem Unterkiefer in Verbindung mit dem Schläfenbein

Gelenkspiel:
Bei Bewegungen mit kleiner Amplitude bleibt der Meniskus in der Grube des Schläfenbeins. Die Bewegungen mit großer Amplitude können in zwei Phasen eingeteilt werden.
Mundöffnung:
1. Phase: Rotation des Unterkieferköpfchens (unteres diskomandibulares Teilgelenk)
2. Phase: Nach-vorne-Gleiten des Meniskus und des Unterkieferköpfchens (oberes diskotemporales Teilgelenk)

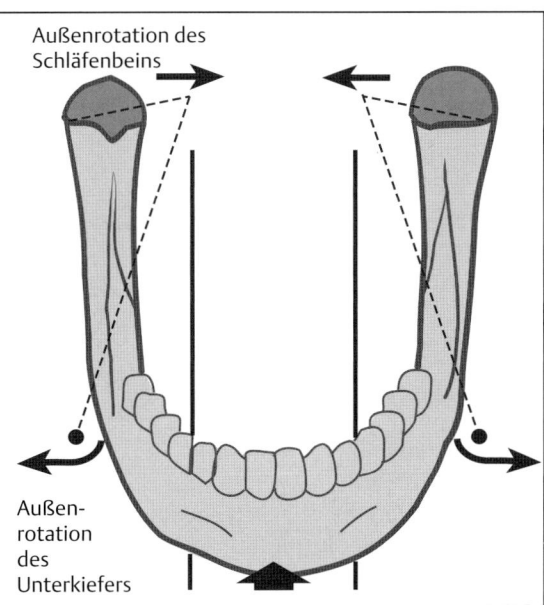

10.34
Mandibula in der Inspirationsphase (von vorne)

314 10. Biomechanische und entwicklungsdynamische Betrachtungen ...

Os nasale
(Abb. 10.35 und 10.36)

Das Nasenbein bewegt sich um eine vertikale Achse. Es wird vom Stirnbein und vom Oberkiefer beeinflusst. In der Inspirationsphase rotiert es in Relation zum Stirnfortsatz des Oberkiefers leicht nach außen. Die Sutura internasalis bewegt sich nach posterior.

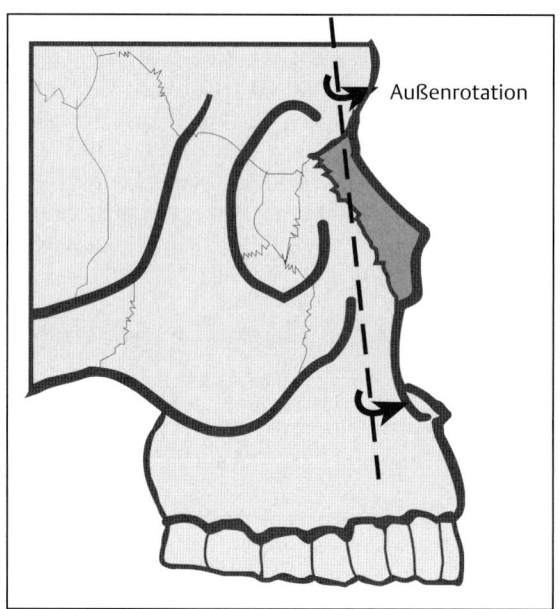

10.35
Rechtes Os nasale in der Inspirationsphase (von lateral)

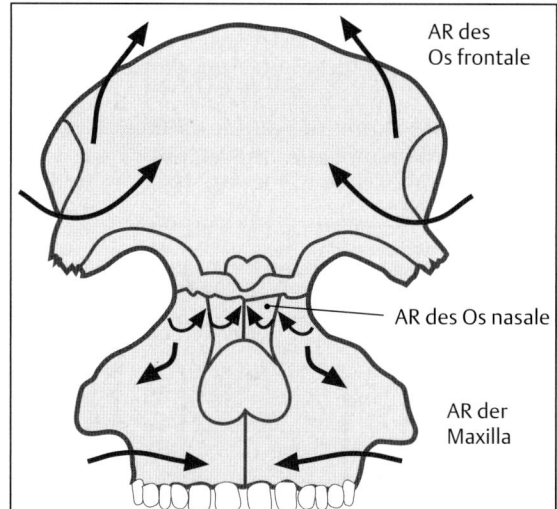

10.36
Sutura nasomaxillaris, frontonasalis und frontomaxillaris in der Inspirationsphase (Ansicht von vorne)

Cornu nasalis inferior

Die untere Nasenmuschel bewegt sich unter der Kontrolle des Keilbeins mit seinen umgebenden Knochen. In der Inspirationsphase wird die Passage für die Atemluft vergrößert.

Os lacrimale
(Abb. 10.37)

Das Tränenbein bewegt sich um eine vertikale Achse. Es wird vom Keilbein beeinflusst. In der Inspirationsphase rotiert es in Relation zum Stirnfortsatz des Oberkiefers leicht nach außen. Der Tränenkanal vergrößert sich.

Orbita
(Abb. 10.38)

Die **Orbita** setzt sich aus mehreren Knochen zusammen. Die nach anterior gerichtete Bewegung der großen Keilbeinflügel lässt das Auge nach anteri-

Biomechanische Betrachtungen zur Schädelknochenmobilität/-flexibilität 315

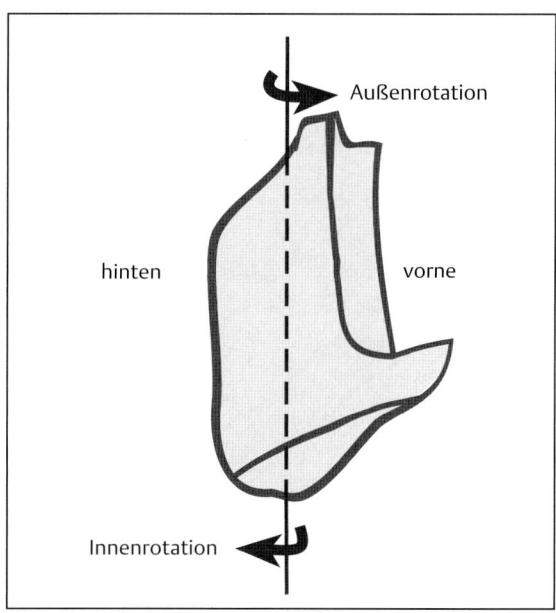

10.37
Rechtes Os lacrimale in der Inspirationsphase (von lateral vorne)

or bewegen. In der Inspirationsphase vergrößert sich der schräge Durchmesser der Orbita, verursacht durch die laterale und anterior laterale Bewegung des Jochbeins und der Facies orbitalis des Oberkiefers. In geringerem Ausmaß verschiebt sich auch die mediale Orbitawand nach lateral.

Cavitas nasi
(s. auch *Abb. 10.38*)

Auch die Nasenhöhle wird von mehreren Knochen gebildet. In der Inspirationsphase vergrößert sich durch die Außenrotation der lateralen Knochen der horizontale und vermindert sich der vertikale Durchmesser der Nasenhöhle. Das verstärkt geringgradig, aber regelmäßig die Zirkulation von Blut und Lymphe in der Nase.
Außerdem wird über die Keil-, Stirn-, Sieb- und Jochbeine, den Vomer und den Oberkiefer eine pumpende Bewegung im kraniosakralen Rhythmus

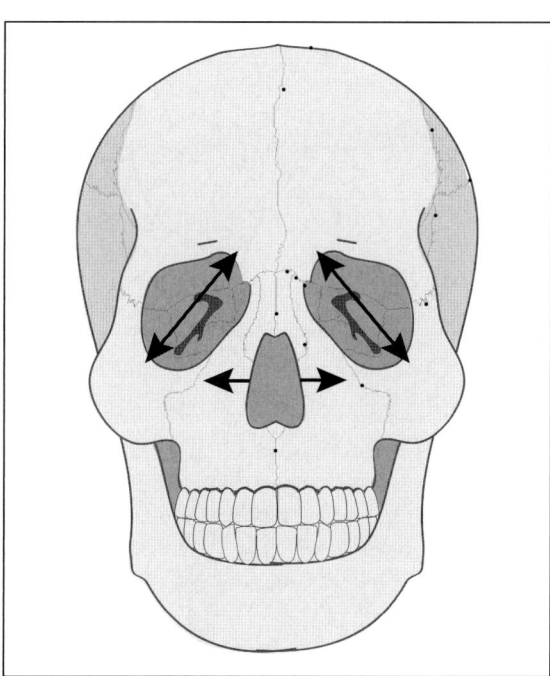

10.38
Orbita und Cavitas nasi in der Inspirationsphase

auf die Wände der Nasennebenhöhlen ausgeübt. Diese Pumpbewegungen gewährleisten eine regelmäßige Drainage dieser Höhlungen.

Os hyoideum
(Abb. 10.39)

Der vordere Teil des Zungenbeinkörpers hebt sich, die hinteren Zungenbeinhörner senken sich und bewegen sich auseinander.

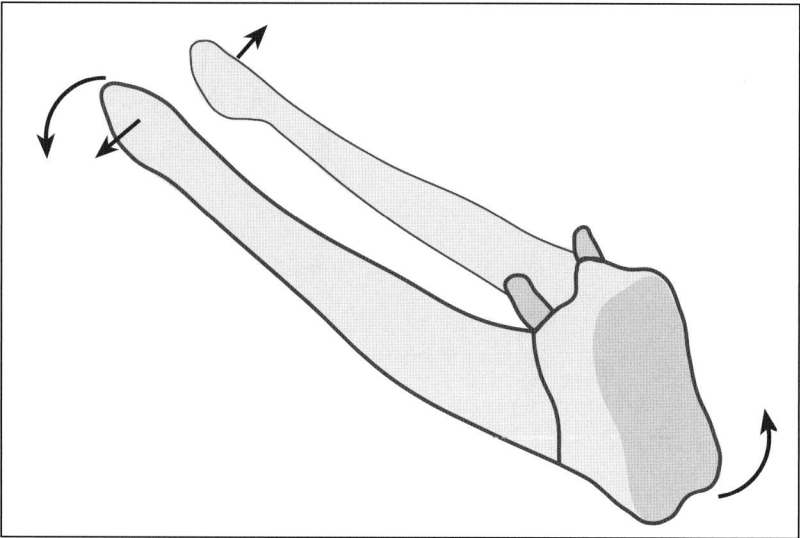

10.39
Os hyoideum in der Inspirationsphase

Adaptation des Kreuz- und Steißbeins

Os sacrale
(Abb. 10.40)

Das Kreuzbein bewegt sich um eine horizontale Achse auf Höhe des 2. Sakralwirbels. Diese Achse verläuft durch den Treffpunkt des langen und des kurzen Arms der Gelenkflächen für die Darmbeine. In der Inspirations-

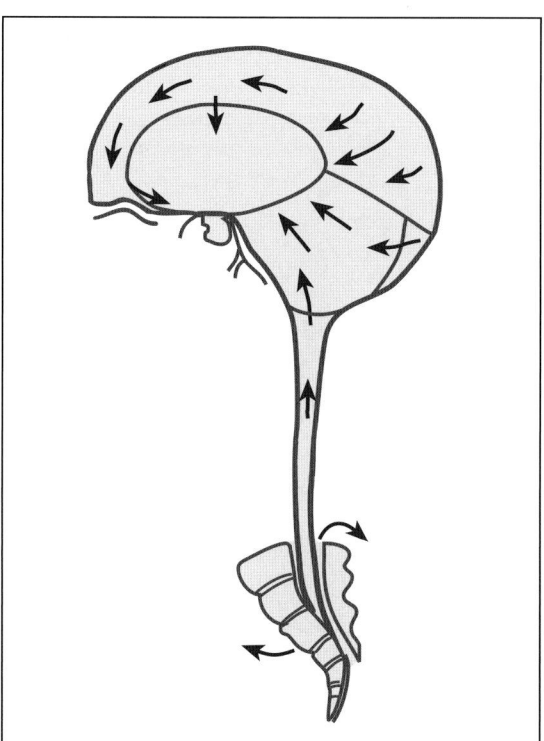

10.40
Os sacrale in der Inspirationsphase

phase bewegt sich das Foramen magnum nach anterior und kranial. Über die Anheftung der Dura mater spinalis am Foramen magnum führt die feine Bewegungsänderung des Hinterhaupts zu einer Vertikalisierung des Kreuzbeins. Die Kreuzbeinbasis bewegt sich nach posterior und superior, während die Kreuzbeinspitze sich anteriorisiert[11].

Os coccygis
(Abb. 10.41)

In der Inspirationsphase führt das Steißbein eine leichte Vertikalisierung aus.

Die Steißbeinspitze bewegt sich dabei nach posterior.

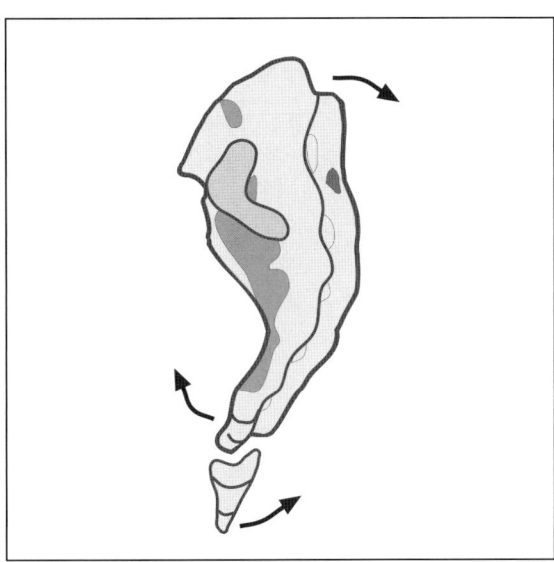

10.41
Os coccygis und Os sacrale in der Inspirationsphase

Bewegung weiterer Körperstrukturen

Die **Wirbelsäulenkrümmung** nimmt in der Inspirationsphase ab *(Abb. 10.42)*.

Das **Sternum** senkt sich.

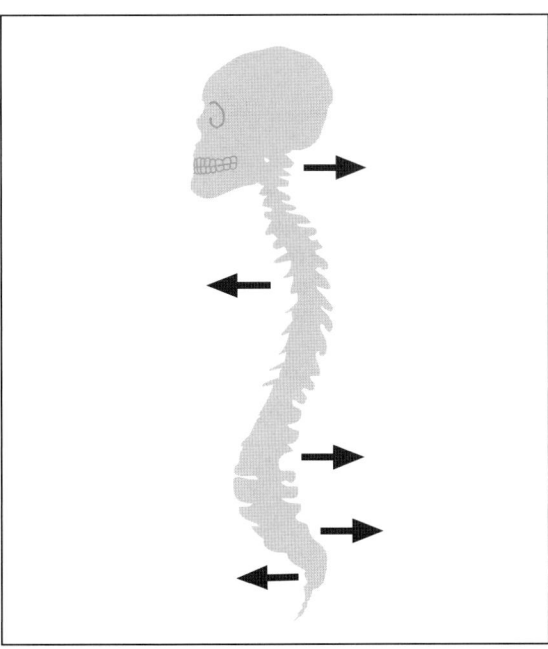

10.42
Wirbelsäule in der Inspirationsphase

318 10. Biomechanische und entwicklungsdynamische Betrachtungen ...

Diaphragmata
(Abb. 10.43)

Das Zwerchfell senkt sich global, während der anteriore Teil sich stärker senkt als der posteriore. Die **Ossa ilii** bewegen sich an ihrem vorderen Teil nach kaudal-anterior und nach außen. Die Symphysis pubica sinkt nach kaudal.
Das **Diaphragma pelvis** senkt sich.

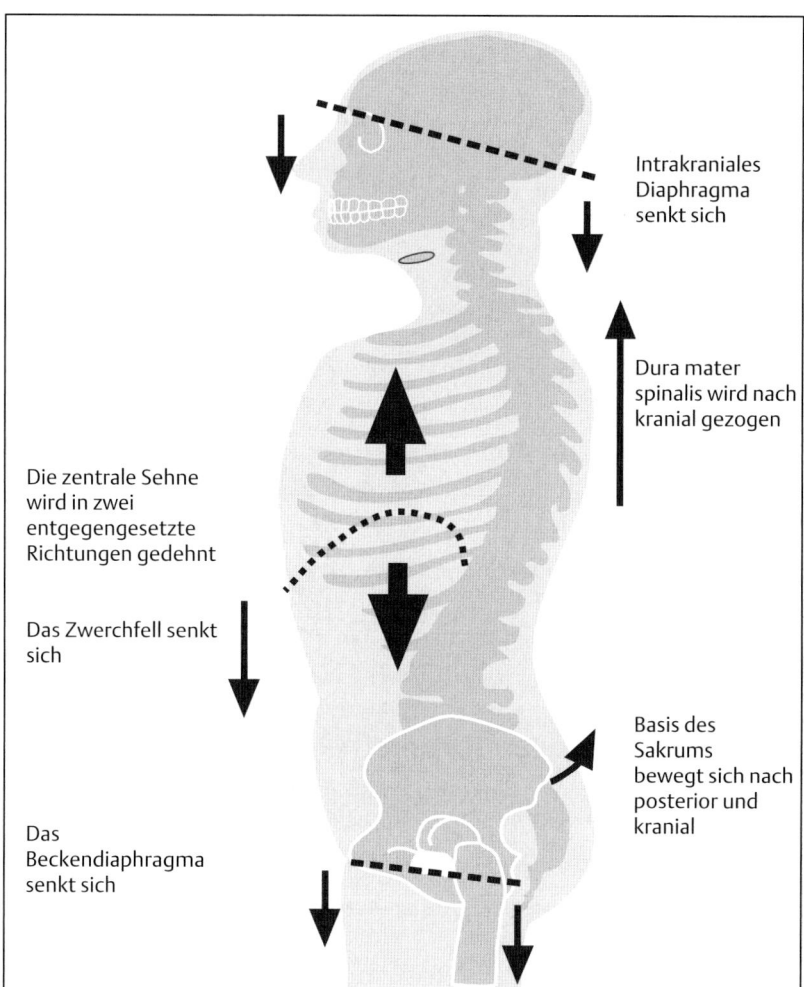

10.43
Diaphragmata in der Inspirationsphase

Zentrale Sehne oberhalb des Zwerchfells
(Abb. 10.43)

Alle Faszien, die an der Schädelbasis (Tuberculum pharyngeum) befestigt sind, bewegen sich, ebenso wie die Dura mater spinalis, nach kranial.
Die **übrigen peripheren Körperstrukturen, Faszien und Muskelketten** bewegen sich in die Außenrotation und nach kaudal *(Abb. 10.44)*.
Zu erwähnen bleibt noch, dass sich auch während der Einatemphase der thorako-abdominalen Atmung, die Schädelknochen aufgrund der faszialen Fortsetzung zur Schädelbasis und zur Mund- und Nasenhöhle in Flexion und Außenrotation bewegen. Während der Ausatmung geschieht das Umgekehrte.

Entwicklungsmechanische Betrachtungen zur Schädelknochenmobilität... **319**

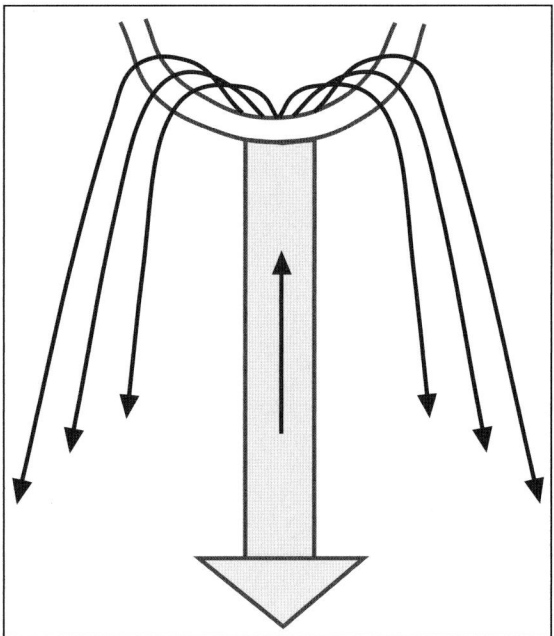

10.44
Periphere Faszien in der Inspirationsphase

Entwicklungsdynamische Betrachtungen zur Schädelknochenmobilität/-flexibilität

Os occipitale   Inspirationsphase der primären Respiration (PR), Norm *(Abb. 10.45)*:
- ▶ Die Squama occipitalis bewegt sich zentrifugal (auswärtige Bewegung).
- ▶ Die Konvexität der Squama nimmt ab. Sie wird flacher.

Exspirationsphase der PR, Norm:
- ▶ Die Squama occipitalis bewegt sich zentripedal.
- ▶ Die Konvexität der Squama nimmt zu.

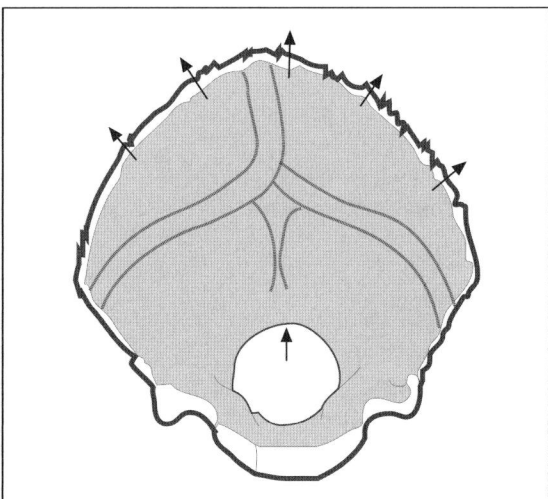

10.45
PRM-Inspirationsphase/biodynamisch

Os sphenoidale

Inspirationsphase der PR, Norm *(Abb. 10.46)*:
▶ Das Os sphenoidale bewegt sich nach anterior; der hintere Teil hebt sich, während sich der vordere Teil senkt.
▶ Die Alae majores bewegen sich nach lateral.

Exspirationsphase der PR, Norm:
▶ Das Os sphenoidale bewegt sich nach posterior; der hintere Teil senkt sich, während sich der vordere Teil hebt.
▶ Die Alae majores bewegen sich nach medial.

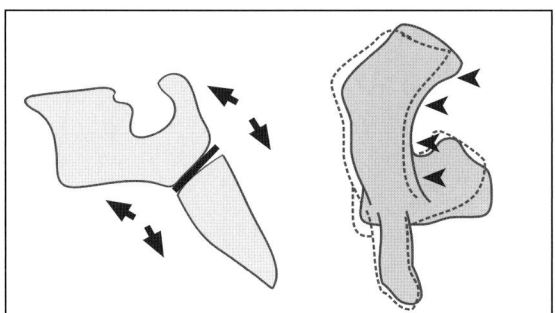

10.46
PRM-Inspirationsphase/biodynamisch

Os ethmoidale

Inspirationsphase der PR, Norm *(Abb. 10.47)*:
▶ Nach vorne und unten gerichtete Kraft

Exspirationsphase der PR, Norm:
▶ Nach hinten und oben gerichtete Kraft

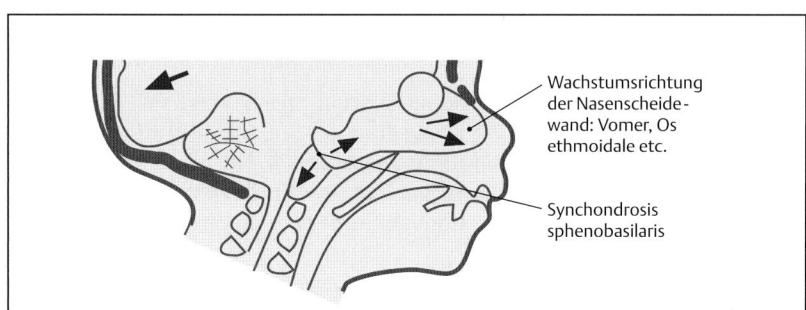

Wachstumsrichtung der Nasenscheidewand: Vomer, Os ethmoidale etc.

Synchondrosis sphenobasilaris

10.47
PRM-Inspirationsphase/biodynamisch

Vomer

Inspirationsphase der PR, Norm *(Abb. 10.48)*:
▶ Nach vorne und unten gerichtete Kraft

Exspirationsphase der PR, Norm:
▶ Nach hinten und oben gerichtete Kraft

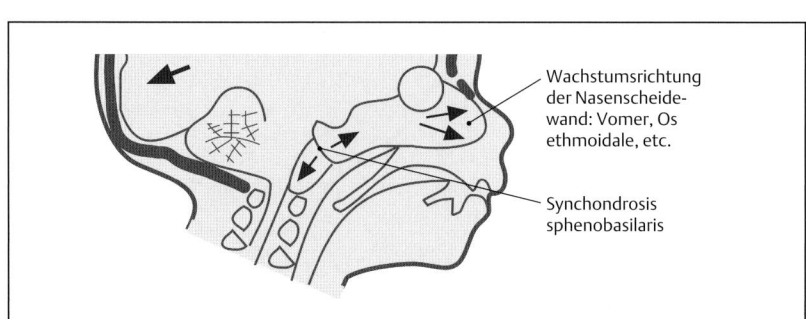

Wachstumsrichtung der Nasenscheidewand: Vomer, Os ethmoidale, etc.

Synchondrosis sphenobasilaris

10.48
PRM-Inspirationsphase/biodynamisch

Os temporale

Inspirationsphase der PR, Norm *(Abb. 10.49)*:
▶ Die Squama der Schläfenbeine bewegen sich zentrifugal (auswärtige Bewegung).
▶ Die Konvexität der Squama nimmt ab. Sie wird flacher.

Exspirationsphase der PR, Norm:
▶ Die Squama der Schläfenbeine bewegen sich zentripedal.
▶ Die Konvexität der Squama nimmt zu.

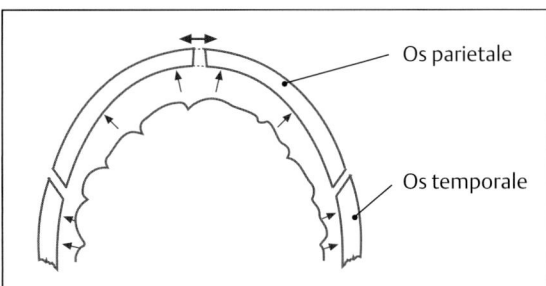

10.49
PRM-Inspirationsphase/biodynamisch

Os frontale

Inspirationsphase der PR, Norm *(Abb. 10.50)*:
▶ Expansive Kraft ist nach anterior gerichtet.
▶ Es bewegt sich zentrifugal (auswärtige Bewegung). Die Konvexität nimmt ab.

Exspirationsphase der PR, Norm:
▶ Retraktive Kraft ist nach posterior gerichtet.
▶ Es bewegt sich zentripedal. Die Konvexität nimmt zu.

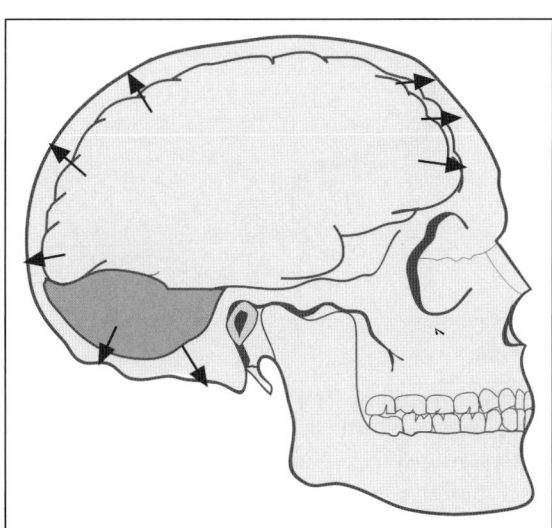

10.50
PRM-Inspirationsphase/biodynamisch

Os parietale

Inspirationsphase des PRM, Norm *(Abb. 10.51)*:
▶ Expansive Kraft ist nach kranial lateral gerichtet.
▶ Sie bewegen sich zentrifugal (auswärtige Bewegung). Die Konvexität nimmt ab.

Exspirationsphase der PR, Norm:
▶ Retraktive Kraft ist nach kaudal medial gerichtet.
▶ Sie bewegen sich zentripedal. Die Konvexität nimmt zu.

322 10. Biomechanische und entwicklungsdynamische Betrachtungen ...

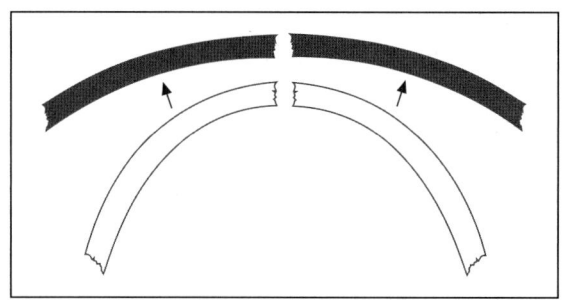

10.51
PRM-Inspirations-
phase/biomechanisch

Maxilla Inspirationsphase der PR, Norm *(Abb. 10.52–1 und 10.52–2)*:
▶ Expansive Kraft ist nach anterior und inferior gerichtet.
Exspirationsphase der PR, Norm:
▶ Retraktive Kraft ist nach posterior und superior gerichtet.

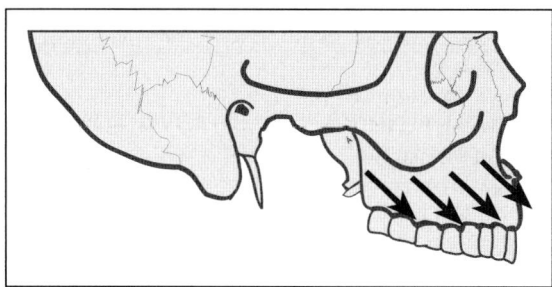

10.52-1
PRM-Inspirations-
phase/biodynamisch

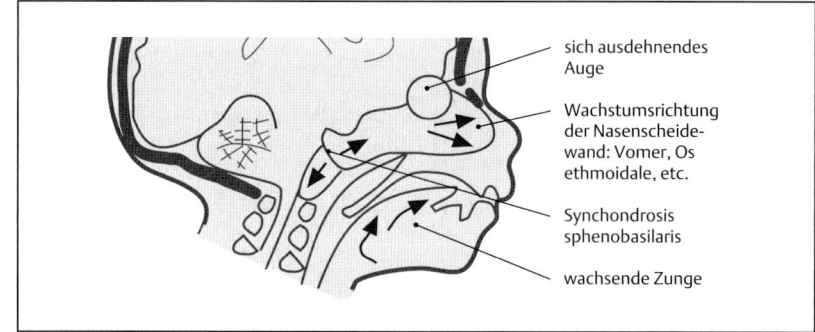

10.52-2
PRM-Inspirations-
phase/biodynamisch,
Einflüsse auf den
Oberkieferkomplex

- sich ausdehnendes Auge
- Wachstumsrichtung der Nasenscheidewand: Vomer, Os ethmoidale, etc.
- Synchondrosis sphenobasilaris
- wachsende Zunge

Os palatinum Inspirationsphase, Norm *(Abb. 10.53)*:
▶ Expansive Kraft ist nach anterior und inferior gerichtet.
Exspirationsphase, Norm:
▶ Retraktive Kraft ist nach posterior und superior gerichtet.

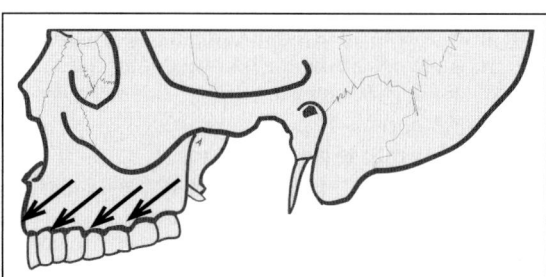

10.53
PRM-Inspirations-
phase/biodynamisch

Os zygomaticum Inspirationsphase der PR, Norm *(Abb. 10.54)*:
▶ Expansive Kraft ist nach anterior und inferior gerichtet.
Exspirationsphase der PR, Norm:
▶ Retraktive Kraft ist nach posterior und superior gerichtet.

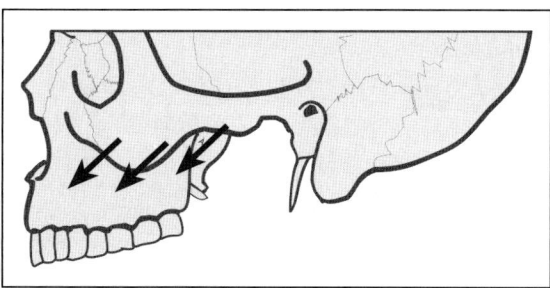

10.54
PRM-Inspirations-
phase/biodynamisch

Os lacrimale Inspirationsphase, Norm *(Abb. 10.55)*:
▶ Rotation des Tränenbeins, bei welcher sich sein inferiorer Teil nach lateral bewegt.
Exspirationsphase, Norm:
▶ Rotation des Tränenbeins, bei welcher sich sein inferiorer Teil nach medial bewegt.

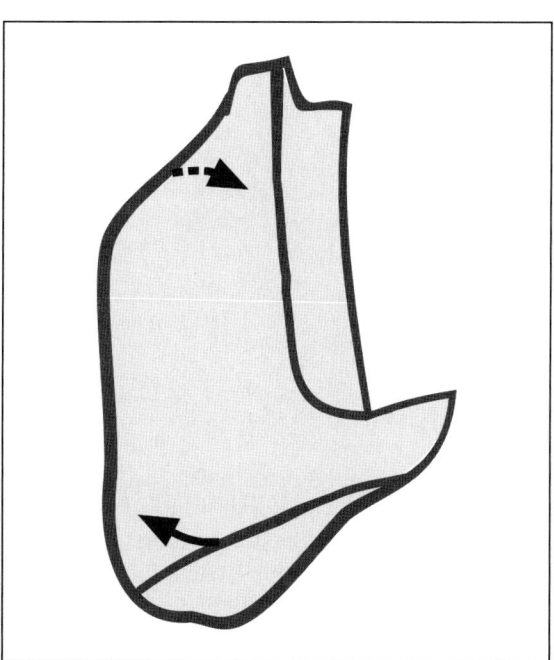

10.55
PRM-Inspirations-
phase/biodynamisch

Mandibula Inspirationsphase, Norm: (s. *Abb. 10.56* und *10.57*)
▶ Die Mandibula verlagert sich nach unten und vorne.
▶ Die beiden Hälften des Corpus mandibulae weichen im hinteren Bereich auseinander.
Exspirationsphase, Norm:
▶ Die Mandibula verlagert sich nach oben und hinten.
▶ Die beiden Hälften des Corpus mandibulae nähern sich im hinteren Bereich einander an.

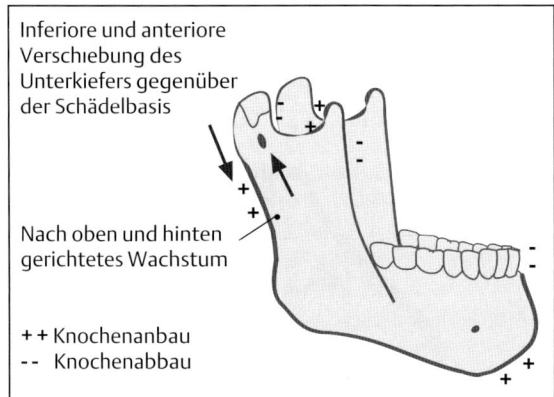

10.56
PR-Inspirationsphase/biodynamisch

10.57
Klassische Beschreibung des Einflusses des Keilbeins und des Hinterhauptbeins auf die übrigen Schädelknochen

Weitere Betrachtungen

Während der Kindheit sollen sich die Schädeldachknochen membranösen Ursprungs an die veränderten intrakranialen Druckverhältnisse und die Schädelbasis (knorpeligen Ursprungs) anpassen.

Um ein einwandfreies Funktionieren zu gewährleisten, wird angenommen, dass alle Elemente des primär respiratorischen Mechanismus sich an die oszillierenden Kräfte anpassen können.

Einige Osteopathen nehmen an, dass die kraniale Bewegung sich in einer gegensinnigen Bewegung äußert, das heißt, dass während die rechte Ala major sich in Außenrotation bewegt, die linke Ala major sich in Innenrotation bewegt. Auf die gleiche Weise sind die übrigen Schädelknochen dieser gegensinnigen Bewegung unterworfen, sodass die rechte Schädelseite sich zum Beispiel in die Außenrotation und die linke Seite sich in die Innenrotation bewegt. Diese kann als myofasziale Spannungsübertragung bei der Fortbewegung angenommen werden. In der Ruheposition wurde diese Hypothese der gegensinnigen Bewegung allerdings wieder verworfen, da es erstens nicht der palpatorischen Erfahrung der meisten Osteopathen entsprach und zweitens durch wissenschaftliche Messungen zwar keine völlig symmetrische, aber dennoch keine gegensinnige Bewegung an den Schädelknochen feststellbar war.

Auch eine spiralförmige Bewegung/Organisation wurde angenommen. Der Körper an sich ist ein gebogener Mechanismus. Spiralförmige Wirkungen sind nicht nur in physiologischen Prozessen anwesend, sondern kommen auch zur Geltung, wenn Kräfte auf den Körper einwirken[1]. Besonders deutlich wird dies während des Geburtsprozesses.

Komplexe Modelle können die palpatorischen Annäherung an den Schädel erschweren, vor allem bei noch nicht gesichertem Wissen zu detaillierteren Darstellungen. Deshalb wird vom Autor, vor allem zu Beginn der Ausbildung, folgende Betrachtung bevorzugt:

Die organische, knochenelastische intrasuturale und intraossale Adaptation an funktionelle – rhythmische – Prozesse ist vielleicht eher durch eine generelle Expansion und Retraktion des Schädels zu beschreiben. Die palpatorische Erfahrung ähnelt einem mit Wasser gefüllten Ballon, dem rhythmisch minimale Wassermengen entzogen und zugeführt werden. Krafteinwirkungen könnten diese generelle Adaptation einschränken und lokale oder globale dysfunktionelle Elastizitätseinschränkungen und Dichteveränderungen hervorrufen.

Die Inspiration zeichnet sich durch eine von der Mitte ausgehende Bewegung in Richtung Peripherie – eine Ausdehnung – aus (Ekstase = Ausdehnung).

Die Exspiration beschreibt eine Bewegung, die von der Peripherie wieder zur Mitte zurückkehrt (Enstase). Die Genese des rhythmischen Wechsels der in- und exspiratorischen Phase, verbunden mit einer oszillierenden Expansions- und Retraktionstendenz sind nicht geklärt. Vielleicht stellen diese allgemeine rhythmische homöodynamische Aktivitäten aller Lebensformen und des Lebens an sich dar, die in variablen Erscheinungen und Rhythmizitäten zum Ausdruck kommen.

Tabelle 10.1:
Oszillation der in- und exspiratorischen Phase

Inspiration/Inhalation	Exspiration/Exhalation
Expansion, Ausdehnung	Retraktion*, Sammlung
Natürliches Disengagement	Zunehmende Nähe*
Divergierende Bewegung	Konvergierende Bewegung
Flexion, Außenrotation**	Extension, Innenrotation**
Flussrichtung der Lebenskraft von innen nach außen, zur Peripherie, zentrifugal	Flussrichtung der Lebenskraft von außen nach innen, zur Mitte, zentripedal
Extraversion, aus dem Zentrum herausgehen, über sich hinaussein, sich entwickeln	Introversion, ins Zentrum kommen, zur Mitte vertiefen, zum Ursprung zurück
Weite	Nähe
sich neu entwickeln	Regression
Außenwelt	Innenwelt
Expressiv	Rezeptiv
Interpersonal	Intrapsychisch

* Diese Begriffe sollen eine natürliche spontane Bewegung bezeichnen, die auf das Zentrum ausgerichtet ist und in der eine zunehmende Nähe der Strukturen zueinander entsteht. Eine Retraktion im Sinne einer aktiven reaktiven Zusammenziehung oder Abgrenzung oder eines Zustands des Haltens, die einen freien Fluss und eine ungestörte Körperphysiologie behindern, sind damit nicht gemeint. Dies sind eher Charakteristiken einer Dysfunktion.

** Inwieweit tatsächlich eine reine Außen- Innenrotationsmobilität besteht ist fragwürdig. Es wurde vorgeschlagen den Begriff der Mobilität im kranialen Bereich durch Begriffe wie Elastizität oder Compliance zu ersetzen[12-14].

Quellenangaben:

1 Becker, R. E.: Force factors with body physiology. AAO-Yearbook (1959), S. 89–97.
2 Gashev, A., Zawieja, D.: Physiology of human lymphatic contractility: a historical perspective. Lymphology, 34 (2991) 124–134.
3 Foldi, M.: The brain and the lymphatic system. Lymphol. 29 (1996) 1–9.
4 Wales, A.L.: Lecture III. Embryology of the central nervous system. Januar 1987.
5 Busquet, L.: L'Osteopathie Cranienne. Maloine, Paris 1985, S. 31f.
6 Norton, J. M.: A tissue pressure model for palpatory perception of the cranial rhythmic impulse. JAOA, 91 (1991) 975–994.
7 Wirth-Pattullo, V., Hayes, K. W.: Interrater reliability of craniosacral rate measurements and their relationship with subjects' and examiner's heart and respiratory measurements. Physical Ther. 74 (1994) 908–920.
8 McPartland, J., Mein, J.: Entrainment and the cranial rhythmic impulse. Alternative The-rapies in Health and Medicine. 3 (1977) 40–45.
9 Norton, J. M.: Failure of a tissue pressure model to predict cranial rhythmic impulse frequency. JAOA 92 (1992) 1285
10 McCraty, R., Atkinson, M. Tiller, W. A.: New electrophysiological correlates associated with intentional heart focus. Subtle Energies 4 (1995) 251–268.
11 Magoun, H. I.: Osteopathy in the Cranial Field. 3rd ed. Journal Printing Company, Kirksville 1976, S. 70.
12 Schalkhaußer, A.: Schließung und Mobilität der Synchondrosis sphenooccipitalis. Diplomarbeit C.O.E., München (2000).
13 Eser-Bindl, U.: Os sphenoidale und Os ethmoidale-Entwicklung, Verknöcherung und Frage nach der Möglichkeit einer Mobilität. Diplomarbeit C.O.E., München (2002).
14 Lippmann, C.: Knochen und Suturen im nasomaxillären Bereich des Schädels. Entwicklung, Ossifikation, Wachstum und Mobilität. Diplomarbeit C.O.E., München (2004).

Weitere Literaturhinweise:

Allen, B. K., Bunt, E. A.: Dysfunctioning of the fluid mechanical craniosacral system as revealed by stress/strain diagnosis. International Conference on Bioengineering, Cape Town, South Africa 1977.
Austin, J. J. M., Gooding, C. A.: Roentgenographic measurement of skull size in children. Radiology 99 (1971) 641–646.
Becker, R. E.: Cranial therapy revisited. Osteopath. Ann. 5 (1977) 11–40.
Cardoso, E. R., Rowan, J. O., Galbraith, S.: Analysis of the cerebrospinal fluid pulse wave in intracranial pressure. J. Neurosurg. 59 (1983) 817–821. Chan Han Sun, Liu Y King: The asymmetric response of a fluid filled sperical shell – a mathematical Simulation of a glancing blow to the head. J. Biomech. 7 (1974) 43–59.
CIBA Foundation. CIBA Foundation Symposium of cerebrospinal fluid produetion, circulation and absorption. Little, Brown Publishing Co, Boston 1958.
Coffin, G. S.: Asymmetric of the human head: Clinical observations. Clin. Pediatr. 25 (1986) 230–232.
Cohen, D.: The cranial rhythmic impulse. The American Chiropractor (1989).
Cope, M. K., Dunlap, S. H.: Calibration of a device for the measurements of CRI. JAOA 83 (1983) 69.
Crools, C. M., Kao, F. F. & Llyod, B. B.: Cerebrospinal fluid and the regulation of Ventilation. Davis Publishing Co Philadelphia 1965.
Cushing, H.: Third circulation and its Channels. Lancet 2 (1925) 851–857.
Du Boulay, G. H.: Pulsatile movements in the cerebrospinal fluid pathways. Br. J. Radiol. 39 (1966)255–262. Dunbar, H. S., Gunthrie, T. C., Karpell, B.: A study of the cerebrospinal fluid pulse wave. Arch. Neurol. 14(1966)624–630.
Erlingheuser, R. F.: The circulation of the cerebrospinal fluid through the connective tissue System. AAO Yearbook 59 (1959) 77–87.
Flexner, L. B.: Some problems of the origin, circulation and absorption of the cerebrospinal fluid. Quart. Rev. Biol. 8 (1933) 397–422.
Foldes, F. F., Arrowhead, J. C.: Changes in cerebrospinal fluid pressure under the influence of continous subarachnoid infusions of normal saline. J. Clin. Invest. 27 (1948) 346. Frymann, V. M.: Sacral Motions. (Videotape, color, 3 min.) KCOM-AV-Dept., No. 53-4, 10-26-72.
Gaab, M. R.: Die Registrierung des intracraniellen Druckes. Grundlagen, Techniken, Ergebnisse und Möglichkeiten. Fortschritte der Medizin 102 (38) (1984) 957–962.
Hamer, J., Alberti, E., Hoyer, S., Wiedemann, K.: Influence of systemic and cerebral vascular factors on the cerebrospinal fluid waves. J. Neurosurg. 46 (1977) 36–45.
Hamit, H. F., Beall, A. C., De Bakey, M. E.: Hemodynamic influences upon brain and cerebrospinal-fluid pulsations and pressures. J. Trauma 5 (1965) 174–184.
Harakal, J. H.: Dissection offers proof of Sutherlands concept. JAOA 82 (1982) 87.

Jones, L., Retzlaff, E., Mitchell, F. L. Jr., Upledger, J. E., Walsh, J.: Significance of nerve fibers interconnecting cranial suture vasculature, the superior sagittal sinus, and the third ventricle. JAOA 82 (1982) 113.

Karni, Z., Upledger, J. E., Mizrahi, J., Heller, L., Becker, E. & Najenson, T.: Examination of the cranial rhythm in longstanding coma and chronic neurologic cases. Israel Institute of Technology 1980.

Kennedy, J. J.: Tubular struc.ture of collagen fibrills. Science 121 (1955) 673–674.

Leusen, L.: Regulation of cerebrospinal fluid composition with reference to breathing. Physiology Review 52 (1972) 1–56.

Levy, L. M., DiChiro, G.: MR phase imaging and cerebrospinal fluid flow in the head and spine. Neuroradiol. 32 (1990) 399–406.

Livingston, R. B., Woodbury, D. M. & Patterson, J. L.: Fluid compartments of the brain: Cerebral circulation. In: Ruch, T. C. & Patten, H. D. (Eds.): Physiology and biophysics. W. B. Saunders Co., Philadelphia 1965, 939–858.

Michael, D. K.: The cerebrospinal fluid: Values for compliance and resistance to absorption. JAOA 74 (1975) 874–876.

Mitchell, F. L., Roppel, R. M., St. Pierre, N.: Accuracy and perceptual decisional delay in motion perception. JAOA 78 (1978) 149.

Moskalenko, Y. E., Naumenko, A. I.: Movement of the cerebrospinal fluid in the cerebral and spinal cord Spaces. Fiziol. Zh. SSSR. 10 (43) (1957) 928–933.

Norton, J. M.: Failure of tissue pressure model to predict cranial rhythm impulse frequency. JAOA 92 (10) (1992) 1285. Page-Echols, W., Retzlaff, E., Mitchell, F.: Respiratory kinematics of ribs and sacrum: natural history and physical diagnosis interrater reliability. JAOA 82 (1982) 112.

Palmer, D. W., Haughton, V. M., Hellmann, R. S., Palmer, S. R., Rajnak, S. L.: Accuracy and precision of radionuclide measurement of CSF oscillation in the spine. Investigat. Radiol. 25 (1) (1990) 72–78.

Pomerat, C. M.: Rhythmic contraction of Schwann cells. Science 130 (1959) 1759.

Portnoy, H. D., Chopp, M., Branch, C., Shannon, M. B.: Cerebrospinal fluid pulse waveform as an indicator of cerebral autoregulation. J. Neurosurg. 56 (1982) 666–678. Rubin, J. B., Enzmann, D. R.: Dyke award. Harmonic modulation of proton MR pressional phase by pulsatile motion: origin of spinal CSF flow phenomena. Am. J. Roentgeol. 148 (5) (1987) 983–994.

Schooley, T. L.: The Force Behind the Craniosacral Mechanism. J. Osteopath. Cranial Assoc. (1948)3–7.

Schroth, G., Klose, U.: Cerebrospinal fluid flow. I. Physiology of cardiac-related pulsation. Neuroradiology 35 (1) (192) 1–9.

Schroth, G., Klose, U.: Cerebrospinal fluid flow. II. Physiology of respiration-related pulsation. Neuroradiolody 35 (1) (1992) 10–15.

Sica, A. L.: Central mechanism of respiratory regulation in the newborn. Sutherland, W. G.: Teachings in the Science of Osteopathy. Sutherland Cranial Teaching Foundation. Rudra Press 1991.

Tettambel, M., Ciora, R. A., Lay, E.: Recording of the cranial rhythmic impulse. JAOA 78 (1978) 149.

Thomas, L. M. et al.: Static deformation and volume changes in the human skull. 12th Annual Conference. Stapp Car Crash Proceedings, Detroit, Michigan 1968.

Travell, J. G.: The myofascial genesis of pain. Postgrad. Med. 11 (1952) 425–434. Trifaro, J. M.: Contractile proteins in tissues originating in the neural crest. Neuroscience 3 (1978) 1–24.

Upledger, J. E.: Thermographic view of autism. Osteopath. Ann. 11 (1983) 356–359. Upledger, J. E., Karni, Z.: Bioelectric and strain-gauge recording during transcutaneous acupuncture treatment. JAOA 77 (1978) 479–486. Upledger, J. E., Karni, Z., Retzlaff, E. W.: Mechanicoelectrically recorded physiological patterns which relate to subjectively reported craniosacral mechanism phenomena. JAOA 78 (1978) 297.

Upledger, J. E., Karni, Z.: Bioelectric and strain measurements during cranial manipulation. JAOA 77 (1978) 476.

Upledger, J. E., Vredgevoogd, J. D., Retzlaff, E. W., Raynesford, A. K., Howard, T. F.: Autistic children: preliminaryphysiological, structural and craniosacral evaluations. Ann. Am Osteopath. Assoc. Res. Conv. 23 (1983) 34.

Wales, A. L.: Cranial diagnosis. J. Osteopath. Cranial Assoc. Cranial Academy (1948) 14–28

Weaver, C.: Etiological importance of cranial intervertebral articulations. JAOA 35 (1936) 515–525.

Williams, P. L., Warwick, R., Dyson, M., Bannister, L. M.: Gray's Anatomy. 37. Auflage. Churchill Livingstone, New York, Edinburgh, London, Melbourne 1989.

Zanakis, M. F., Cebelnsky, R. M., Dowling, D. J., Lewandoski, M. A., Lauder, C. T., Kircher, K. T., Marmora, M.: Method for objective quantification of cranial mobility in humans. Manuskript zur Veröffentlichung in JAOA (1997).

„... Ich kann eine wissende Bewusstheit entwickeln von der Potenz und der Struktur-Funktions-Beziehung in den Geweben des Patienten. Diese Aufmerksamkeit geht über die physische Wahrnehmung mithilfe der fünf Sinne des Arztes hinaus. Es ist nicht, was ich durch meine Fingerberührung fühle. Das entspräche nur meiner Meinung. Sondern es ist das, was der Körper des Patienten durch meine Berührung berichtet... Das ist Bewusstheit."

R. E. Becker[1]

Praxis der Palpation

Methodik der Palpation

Indem der Therapeut sich auf die unterschiedlichen Charakteristika und Wahrnehmungen der Palpation (und darüber hinaus) einstimmt, kann er eine Vorstellung bekommen von der Organisation des Patienten im Allgemeinen und seinen Dysfunktionen und deren Bedeutung für die Gesamtpersönlichkeit im Besonderen.

Der erste Schritt in der Palpation besteht darin, sich auf das jeweilige Gewebe einzustellen. Im zweiten Schritt wird das zu untersuchende Gebiet in seiner Wahrnehmung verstärkt, vergrößert, um schließlich das Wahrgenommene zu interpretieren. Die Interpretation des Ertasteten gibt ihm Bedeutung, übersetzt das Wahrgenommene und stellt es in anatomische, physiologische oder pathologische und Sinn-Zusammenhänge (s. u.).

Es reicht nicht, einige Bücher über osteopathische Techniken zu lesen, um dann sagen zu können, man behandle kraniosakral. Es ist immer nötig, erstens ein umfassendes praktisches Wissen, nicht nur vom kraniosakralen System, sondern von den gesamten Körperstrukturen vor dem inneren Auge visualisieren zu können, da der Körper eine unteilbare Ganzheit darstellt. Und zweitens, von einem geschulten Lehrer in die Praxis der Philosophie der Osteopathie eingeführt zu werden. Nur aus diesem Grunde hatten *Sutherland* und *Magoun* vermieden, Bücher über dieses Thema einem breiten Publikum zugänglich zu machen.

Die Praxis des Palpierens

Günstige Bedingungen schaffen

a) Mögliche störende Geräuschquellen während der Behandlung ausschalten: z. B. Telefon ab- bzw. leise stellen
b) Grelles Licht abdämpfen
c) Für einen ausreichend geheizten Raum sorgen
d) Achten Sie auf warme, trockene, angenehm riechende Hände

Vorbereitung des Therapeuten

Bevor Sie Hand anlegen, schließen Sie für einige Augenblicke Ihre Augen, entspannen Ihren Körper und lassen Ihre Atmung ruhiger, tiefer und entspannter werden. Werden Sie sich Ihrer eigenen emotionalen Verfassung bewusst.

Eine meist unbewusste körperliche oder emotionale Stütze des Therapeuten auf den Patienten während der Palpation würde stets eine Reaktion im

Patienten hervorrufen und dadurch die Palpation beeinflussen. Die Folge ist, dass der Therapeut die Reaktion des Patienten auf die genannte Stütze wahrnehmen würde und weniger die Organisation des Patienten an sich und in Relation zu seinem eigenen Umfeld. Außerdem: Je angespannter sie sich konzentrieren und je stärker Sie sich verspannen, umso mehr Störreize werden Ihre Wahrnehmung trüben. Auch der Patient wird auf diese Anspannung mit eigenen muskulären und energetischen Anspannungen reagieren, was wiederum die Behandlung erschwert!

Je entspannter und erwartungsfreier Sie andererseits sind, desto mehr Impulse und feinste Bewegungs- und Spannungsmuster des Patienten können Sie wahrnehmen und desto leichter ist die Behandlung. Deshalb: Zentrieren Sie sich, wo immer Ihr Zentrum auch sein mag. Machen Sie sich frei von äußeren Eindrücken, werden Sie „leer" und offen für neue Erfahrungen.

Spannen Sie Ihre Finger, Hände, Unterarme, Schultern und Brustmuskeln bewusst an, um sie dann in umgekehrter Reihenfolge wieder loszulassen. Durch diese bewusste An- und Entspannung der Finger wird der Druck der Hände bei der Annäherung an den Schädel bewusster dosierbar.

Es ist von großem Vorteil, diese oder eine ähnliche kurze Entspannungsübung nicht nur auszuführen, wenn sie sich besonders verspannt fühlen, sondern regelmäßig vor jeder einzelnen Behandlung.

Vorbereitung des Patienten

Helfen Sie Ihrem Patienten, sich zu entspannen. Bitten Sie ihn, die Schuhe auszuziehen, den Hosengürtel zu öffnen, Haarspangen und ähnliches zu entfernen, eine bequeme Lage einzunehmen, und legen Sie wenn nötig ein Kissen unter den Kopf oder unter die Knie. Achten Sie bei Gebissträgern darauf, dass die Zahnprothese herausgenommen wird. Ermutigen Sie Ihren Patienten dazu, ein paar tiefe Atemzüge zu nehmen oder zu seufzen und sich zu entspannen.

Arbeitshaltung

Nehmen Sie eine entspannte Haltung ein
a) Gute Arbeitshöhe der Liege, ein guter Stuhl
b) Guten Kontakt Ihrer Füße zum Boden
c) Stabile aufrechte Körperlage: Beugen Sie sich nicht über den Patienten
d) Nicht auf den Patienten stützen
e) Den eigenen Körper während der „Arbeit" bewusst entspannen, vor allem die Schultern, den Rücken und die Hände

Kontaktaufnahme

Nähern Sie Ihre Hand sanft dem zu untersuchenden oder zu behandelnden Körperteil.
Signalisieren Sie Ihrem Patienten mit Ihrer Hand Vertrauen und Sicherheit. Mit Übung und mit zunehmender Bewusstheit für die eigene Intention und Energie und umgebende dynamische Stille kann der Therapeut lernen, statt seine eigene Energie und Intention in den Heilungsprozess einzubringen, offen zu werden und Vertrauen in die Prozesse zu gewinnen, die zwischen den Händen des Therapeuten und dem Gewebe des Patienten geschehen. Geduldiges, aufmerksames Warten ist die größte Kunst im Heilungsprozess und eröffnet die meisten Einsichten.

Position der Finger

Die Finger an die gewünschten Stellen legen, zum Beispiel auf eine Schädelnaht oder auf den großen Keilbeinflügel.
Eine gute Positionierung ist die Voraussetzung für effizientes, erfolgreiches Arbeiten.

Fokus der Aufmerksamkeit im Brustbereich

Der Therapeut fokussiert seine Aufmerksamkeit während der Palpation – insbesondere zum Beginn seiner Ausbildung – nicht von seinem Stirnbereich, sondern eher vom Brustbereich auf Höhe des Herzens. Die Herzregion integriert und harmonisiert Energien von Körper und Geist, Erde und Himmel.

Dadurch wird verhindert, dass die Palpation und die therapeutische Interaktion mit einer zu angespannten invasiven Konzentration ausgeführt wird. Außerdem begünstigt es die Qualitäten von Mitgefühl und Gleichmut im Therapeuten und erleichtert den Zugang zum Fulcrum der dynamischen Stille im Patienten sowie eine umfassende Wahrnehmung des Patienten.

Wahrnehmung und Wahrnehmungsverstärkung

Es geht darum, den unterschiedlichen Empfindungen, Strukturen und Bewegungen zuzuhören und die Wahrnehmung der zu untersuchenden Strukturen (kraniale, fasziale, muskuloskelettale, vaskuläre, viszerale, emotionale Strukturen) zu verstärken.

Lassen Sie das Innere des Körpers in Ihre Hände dringen. Sonst tun Sie nichts mehr, intervenieren nicht bzw. so gering wie nur irgend möglich. Als Therapeut bleiben Sie passiver, aufmerksamer Zuhörer und lassen die Informationen der Gewebe zu sich kommen, ohne sie zu analysieren.

Visualisieren der Struktur

Das Visualisieren setzt gute anatomische Kenntnisse der zu untersuchenden Strukturen und Ihrer Verbindungen zueinander voraus. Versuchen Sie, ein detailliertes wie auch synthetisches inneres Bild der zu untersuchenden Gewebe zu entwickeln, mit den entsprechenden Qualitäten und Merkmalen der Gewebe.

Interpretation des Wahrgenommenen

Erst jetzt, wenn die Informationen angekommen sind, beginnt der Therapeut, diese in seine Sprache zu übersetzen und zu analysieren. Dabei geht er stets vom Allgemeinen zum Speziellen: Er beobachtet beispielsweise Rhythmus, Amplitude, Kraft, Symmetrie (s. u.). Ausgehend von der Kenntnis des Normalen bzw. des Normalzustands ist der Therapeut fähig, das „Nicht-Normale" zu erkennen und sein Entstehen zu begreifen.

Hinweis Vermeiden Sie möglichst die Ausführung von stechenden, stoßenden oder hastigen Bewegungen. Der Patient reagiert darauf meist mit Verspannung. Dadurch wiederum werden Palpation und Therapie erschwert.

Einige Tipps für den Anfang

Bei Konflikten zwischen Kopf und Gefühl vertrauen Sie Ihrer Intuition und Ihren Händen. Stellen Sie sich vor, dass das, was Ihre Hände fühlen, wahr ist. Vor allem am Anfang seien Sie offen für das, was Sie spüren und versuchen Sie, dieses nicht sofort anzuzweifeln. Ihr analytisches Hinterfragen ist am Anfang des Palpationserlernens häufig ein Hindernis, um in Kontakt mit diesen feinsten Bewegungen zu kommen.

Trotz unserer oder gerade wegen unserer bisherigen Schulung und Erziehung, die ein viel größeres Gewicht auf die Ausbildung von abstrakten und logisch-analytischen Denkprozessen legte, ist es nötig und sinnvoll, vor allem zu Beginn Ihrer kraniosakralen Ausbildung, Ihrer intuitiven und ganzheitlich-synthetischen Auffassungsgabe Raum zu geben, um Erfahrungen sammeln zu können, ohne dabei ständig hinterfragt zu werden. Später werden Sie noch genügend Zeit haben, wenn Sie ausreichend Erfahrungen gesammelt haben, diese auch unter analytischen und logischen Gesichtspunkten zu beleuchten. Denn in der kraniosakralen Osteopathie arbeiten die intuitiven und ganzheitlich-synthetischen mit den logisch-analytischen Verarbeitungsprozessen zusammen, um die besten Resultate zu erzielen.

Vertrauen Sie sich, geben Sie sich den Raum, Erfahrungen zu sammeln und erlauben Sie sich wahrzunehmen, was immer auch in Ihr Bewusstsein gelangt. Denken Sie daran, wie viele andere Menschen diese feinsten Bewegungen des kraniosakralen Rhythmus schon zu spüren gelernt haben, und dass es auch bei Ihnen nur eine Frage der Zeit ist, bis Sie sich sicher fühlen im Umgang mit diesen Bewegungen. Außerdem: Diese Bewegungen sind messbar.

Übungen zur Schulung des Palpationsempfindens

1. Legen Sie ein Haar unter mehrere Seiten eines Telefonbuches und versuchen Sie, es durch die Seiten zu ertasten. Dabei können Sie die Seiten zwischen dem Haar und Ihren Fingern langsam steigern[3].
2. Mit geschlossenen Augen palpieren Sie verschiedene Gegenstände, die Ihr Partner Ihnen vorlegt oder die Sie durcheinandergewürfelt vor sich liegen haben, wie zum Beispiel Knöpfe, Nägel, Schlüssel. Benennen Sie nicht nur die Gegenstände, sondern versuchen Sie auch, die Unterschiede und die individuellen Eigenschaften wahrzunehmen[4].
3. Mit geschlossenen Augen palpieren und beschreiben Sie möglichst detailliert einen einzelnen Schädelknochen. Beachten Sie dabei vor allem die unterschiedlichen Artikulationsflächen dieses Knochens. Versuchen Sie, den Knochen nach seiner anatomischen Bezeichnung zu benennen. Nach Wissensstand können Sie auch versuchen, einzelne Merkmale des Knochens anatomisch zu benennen[5].
4. Palpieren Sie mit geschlossenen Augen den gleichen Knochen am lebenden Menschen. Nehmen Sie die Form, die Suturen, die Qualität des Gewebes und seine Bewegung wahr. Versuchen Sie stets einen möglichst großflächigen Kontakt, nicht bloß mit der Fingerspitze, sondern mit der Fingerbeere und der gesamten Hand zu gewinnen. Achten Sie darauf, keine neue Bewegung zu induzieren[5].
5. Legen Sie Ihre Hand auf ein kleines Gebiet Ihres Körpers, zum Beispiel den Bauch, und werden Sie sich der unterschiedlichen Schichten des Gewebes unter Ihren Händen bewusst: Haut, Unterhaut, Faszie, Bauchfell, Organumhüllung, Organverbindungen, Organ usw. Am Schädel kann dementsprechend verfahren werden. Die passive, nicht invasive Aufmerksamkeit wird von der Kopfhaut zur Galea aponeurotica, zum Schädelknochen und zur Schädelnaht, zum intrakranialen Duralmembransystem, zur Hirnflüssigkeit und zum Hirngewebe gerichtet. Versuchen Sie die jeweilig palpierte Struktur zu benennen. Anschließend können Sie ihre Aufmerksamkeit auf die Bewegungen der Gewebe richten. Notieren Sie alle wahrgenommenen Sensationen. Sie können diese Übung auch mit einem Partner zusammen ausführen, dabei palpieren Sie eine Körperstelle Ihres Partners und umgekehrt. Am Ende vergleichen Sie Ihre Liste der wahrgenommenen Sensationen. Noch besser ist es, wenn ein erfahrener Lehrer zugegen ist, der mit Ihnen Ihre Liste bespricht und Ihre Aufmerksamkeit auf Strukturen oder Bewegungen richtet, die Ihnen während der Palpation entgangen sind[4]. Versuchen Sie, ohne Erwartung, was Sie vielleicht vorfinden könnten, Ihre Hand aufzulegen. Bleiben Sie jeden Moment offen für das, was sich Ihren Fingern offenbart, und lassen Sie sich überraschen. Im Laufe der Zeit kann man sich so jedem Körperteil annähern und seine spezifische anatomische Struktur und Bewegung erfühlen und verinnerlichen.
6. Führen Sie die gleiche Übung wie zuvor mit einem Partner aus, nur palpieren Sie diesmal nicht nur mit Ihrer Hand, sondern mit dem Arm, Bauch oder einem anderen Körperteil. Notieren Sie wiederum Ihre Wahrnehmungen.

7. Annäherung an den kraniosakralen Rhythmus[5]
Erlauben Sie sich während der Übung, Ihrer Intuition und Ihren wahrgenommenen Sinneseindrücken zu vertrauen und erlauben Sie sich, mit spielerischer Entspanntheit auf Entdeckungsreise zu gehen. Es ist von Vorteil, die Übung in einer ruhigen meditativen Atmosphäre stattfinden zu lassen. Während der verschiedenen Phasen der Übung sitzen Sie mit geschlossenen Augen, möglichst ruhig und entspannt. Ihre Hände ruhen dabei auf Ihren Oberschenkeln. Zwischen den einzelnen Phasen sollten Sie eine kurze Pause einlegen, um sich zu recken und zu strecken oder zu bewegen.

a) Wahrnehmung des Herzrhythmus: Stimmen Sie sich auf Ihr Herz und Ihren Herzschlag ein. Sie können zu Beginn auch Ihren Puls am Handgelenk palpieren. Legen Sie Ihre Finger sanft auf den Radialispuls und nehmen Sie die Frequenz, die Schlagkraft, die Regelmäßigkeit des Pulses wahr. Achten Sie auch auf den Anstieg und Abfall einer Pulswelle und die Qualität der Pulsspitze. Sie brauchen keine Anstrengung zu unternehmen, um Ihren Herzrhythmus aufrechtzuerhalten. Dieser Herzschlag ist da, solange Sie leben, ob Sie bewusst daran denken oder nicht. Lösen Sie den Kontakt zu ihrem Handgelenk wieder und nehmen Sie die kontinuierlichen rhythmischen Pulswellen des Herzens auch im übrigen Körper wahr, indem Sie in Ihren Körper hineinfühlen und hineinhören. Spüren Sie auf diese Weise Ihren Herzschlag im Gesicht, im Hals, in der Brust, im Bauch, in den Armen und Händen, in den Beinen und Füßen. Setzen Sie sich nicht unter Druck, unbedingt etwas fühlen zu müssen, bleiben Sie entspannt und freuen Sie sich über das, was Sie entdecken und wahrnehmen. Vielleicht können Sie auch Unterschiede der Pulswelle an den verschiedenen Körperstellen wahrnehmen.

b) Wahrnehmung des Atemrhythmus: Stimmen Sie sich auf Ihre Lunge und Ihren Atemrhythmus ein. Spüren Sie, wie sich Ihre Brust hebt und senkt, ohne die Atmung zu beeinflussen. Verfolgen Sie die Atemluft durch die Nase, die Kehle und die Luftröhre bis in die Lunge und wieder hinaus. Sie brauchen keine Anstrengung zu unternehmen, um Ihren Atemrhythmus aufrechtzuerhalten. Ihre Atmung bewegt sich rhythmisch und kontinuierlich, solange Sie leben, ob Sie bewusst daran denken oder nicht. Nehmen Sie auch den Nachhall der kontinuierlichen rhythmischen Atembewegung im übrigen Körper wahr, indem Sie in Ihren Körper hineinfühlen und hineinhören. Spüren Sie auf diese Weise die Bewegung der Atmung im Gesicht, im Hals, in der Brust, im Bauch, in den Armen und Händen, in den Beinen und Füßen. Bleiben Sie entspannt und freuen Sie sich über das, was Sie gerade entdecken und wahrnehmen. Vielleicht können Sie auch Unterschiede der Atemwellen an den verschiedenen Körperstellen wahrnehmen.

c) Wahrnehmung des kraniosakralen Rhythmus: Stimmen Sie sich auf Ihren Schädel und die Strukturen des primär respiratorischen Mechanismus ein. Stimmen Sie sich auf die wechselnden rhythmischen Druckverhältnisse im Schädel ein. Spüren Sie, wie die Schädelknochen sich an diese wechselnden Druckverhältnisse anpassen. Spüren Sie, wie der Schädel sich kontinuierlich und rhythmisch ausdehnt und wieder zusammenzieht. Sie brauchen keine Anstrengung zu unternehmen, um Ihren kraniosakralen Rhythmus aufrechtzuerhalten. Ihr kraniosakraler Puls bewegt sich rhythmisch und kontinuierlich, solange Sie leben, ob Sie bewusst daran denken oder nicht. Nehmen Sie diesen Rhythmus auch im übrigen Körper wahr, indem Sie in Ihren Körper hineinfühlen und hineinhören. Spüren Sie auf diese Weise die Bewegung des kraniosakralen Rhythmus im Gesicht, im Hals, in der Brust, im Bauch, in den Armen und Händen, in den Beinen und Füßen. Die peripheren Körperteile bewegen sich unablässig in die Außen- und Innenrotation. Bleiben Sie entspannt und freuen Sie sich über das, was Sie gerade entdecken und wahrnehmen. Vielleicht können Sie auch Unterschiede der Wellen des CRI an den verschiedenen Körperstellen wahrnehmen.

8. Legen Sie Ihre Hände auf den Brustkorb Ihres Partners und spüren Sie die Bewegung der Atmung am Brustkorb. Achten Sie auf die unterschiedlichen Qualitäten der Atmung. Nach einigen Atemzyklen richten Sie, ohne die Handposition zu verändern, Ihre Aufmerksamkeit auf die Herztätigkeit am Brustkorb. Nachdem Sie diese einige Momente wahrgenommen haben, gehen Sie mit Ihrer Aufmerksamkeit wieder zur Atmung zurück. Wechseln Sie noch einige Male zwischen der Herztätigkeit und der Atmung hin und her. Versuchen Sie jetzt, Ihre Aufmerksamkeit von diesen beiden Bewegungen zu lösen und offen zu werden für die Wahrnehmung des sanften kraniosakralen Rhythmus. Es ist auch möglich, dass Ihr Partner seinen Atem kurz anhält, um es Ihnen zu erleichtern, diesen Rhythmus zu spüren. Diese Übung trainiert Sie, Ihre Aufmerksamkeit gezielt auf verschiedene Bewegungen und Rhythmen zu richten. Sie lernen, das zu erfühlen, was Sie gerade beabsichtigen, und die Wahrnehmung durch Ihre Hände zu fokussieren.

9. Ballonpalpation nach *Tricot*[8]

    a) Der Therapeut legt seine Hände beidseitig auf einen aufgeblasenen Ballon. Nach kurzer Zeit wird er eine rhythmische Weitung und Verengung am Ballon wahrnehmen. Nach Tricot wird diese Bewegung von den Händen auf den Ballon übertragen. So ist diese Palpation eine Art Feedbacksystem für den eigenen Rhythmus.

    b) Intention: Jeder physiologische Prozess kann durch Induktion beeinflusst werden. Den Einfluss, den wir auf die lebendige Struktur haben, ist abhängig von unseren Modellen, die wir auf die Struktur projizieren. Dabei sind die Reaktionen der Gewebe auf die Induktion durch seine jeweiligen spezifischen Eigenheiten determiniert.
    Der Therapeut induziert bewusst Veränderungen in der Wahrnehmung der rhythmischen Äußerungen im Ballon, z.B. Flexions-Extensions-, Torsions-Seitneigungs-Rotationsmuster usw.

    c) Bewusstheit: Je nach Lenkung der Aufmerksamkeit verändert sich die Wahrnehmung der Palpation. Wenn der Therapeut seine Aufmerksamkeit während der Palpation auf ein positives Erlebnis oder einen angenehmen Gedanken richtet, wird er in der Regel eine Zunahme der Amplitude registrieren. Richtet er seine Aufmerksamkeit während der Palpation auf einen negativen Bewusstseinsinhalt, wird er in der Regel eine Verminderung der Amplitude registrieren können.

10. Palpieren Sie die Bewegungen und Rhythmizitäten der unterschiedlichen Gewebeschichten. Sind diese identisch oder unterscheiden sie sich? Worin bestehen die Unterschiede?

11. Machen Sie die nächste Übung mit einer Person, der Sie vertrauen. Versuchen Sie, sich einfach „leer zu machen", an nichts Bestimmtes zu denken und nichts Bestimmtes zu erwarten.
    Legen Sie dann Ihre Hände auf verschiedene Körperstellen und über Organe Ihres Partners und nehmen Sie eventuelle Gefühle oder Empfindungen wahr, die mit diesen Geweben verbunden sind. Erlauben Sie es sich, Ihrer Intuition zuzuhören. Es ist ein Spiel, um Ihre Sensibilität und Einfühlsamkeit zu entwickeln, nehmen Sie es nicht zu ernst. Tauschen Sie hinterher Ihre Wahrnehmungen aus.

12. Übung zur Sensibilisierung für die Intention des Berührens
    Machen Sie die Übung mit einem Partner. Einer von Ihnen ist aktiv, der andere ist passiv. Angenommen, Sie sind zunächst passiv, dann stehen Sie mit dem Rücken zu Ihrem Partner. Dieser versucht jetzt, sich auf jeweils eine der vier folgenden Berührungsintentionen zu konzentrieren:

a) Eine gebende Berührung, zum Beispiel in Form von „Energie, Kraft oder Unterstützung geben".

b) Eine nehmende Berührung, zum Beispiel wenn ein Übermaß an Energie vorhanden wäre oder eine Stauung: diese abziehen, ausleiten usw.

c) Eine miteinander verschmelzende Berührung.

d) Eine neutrale Berührung, möglichst ohne eine Intention des Nehmens, Gebens oder Verschmelzens.

Ihr Partner übt diese Berührungsintentionen in einer willkürlichen Reihenfolge aus, indem er seine Hände auf Ihre Schultern legt, während Sie versuchen zu erspüren, welche Intention er gerade verfolgt. Schreiben Sie sich die jeweils erspürte Berührungsintention auf einen Zettel und vergleichen Sie hinterher miteinander die Ergebnisse. Bei Unstimmigkeiten wiederholen Sie die jeweilige Berührungsintention noch einmal. Unstimmigkeiten können ebenso an der unklaren Berührung des Berührers liegen wie an der Wahrnehmung des Berührten. Es geht nicht unbedingt darum, eine hundertprozentige Übereinstimmung zu erzielen, sondern bewusst und sensibel dafür zu werden, mit welcher Berührungsintention sie sich Ihren Patienten nähern. Meistens machen wir uns nicht bewusst, auf welche Art wir jemanden berühren. Mit diesem Spiel können wir auch viel über uns und unsere Bedürfnisse lernen. Und es sensibilisiert uns für andere Menschen, ihre Bedürfnisse, ihre unbewussten, nicht artikulierten Botschaften, die jedoch ihr Körper und seine Gewebe uns mitteilen können.

Auch hier wieder: Nehmen Sie sich nicht zu ernst. Erlauben Sie sich, entspannt zu sein und Spaß zu haben beim Berühren und Üben.

13. Fortgeschrittene Übung zur Vorbereitung der Therapie mit Kindern[7]: Legen Sie Ihre Hand auf das Kreuzbein Ihres Partners. Dieser hat die Aufgabe, sich wie ein Kleinkind zu verhalten. Versuchen Sie trotz der ständigen Bewegungen und Verrenkungen Ihres Partners, die Struktur und die inhärenten Bewegungen des Kreuzbeines zu erspüren.

14. Beschreiben der Palpationswahrnehmung
Um- und beschreiben Sie möglichst konkret und exakt die Empfindungen während der Palpation einer beliebigen Geweberegion Ihres Partners. Diese Übung sollte mindestens 20 min durchgeführt werden, und es ist wichtig, die vorher vereinbarte Zeit einzuhalten.
Ein Schreibblock und ein Stift werden benötigt. Der Partner befindet sich in Rückenlage auf der Liege, während Sie entspannt und aufrecht daneben sitzen. Der Schreibblock wird so auf die Liege gelegt, dass die Schreibhand die Wahrnehmungen, die durch die palpierende Hand palpiert werden, unmittelbar niederschreiben können.
Legen Sie die palpierende Hand auf eine Region, wie z. B. den Unterbauch oder den Oberschenkel. Beginnen Sie nun, jede palpatorische Wahrnehmung niederzuschreiben. Dabei ist es nicht nötig, ganze Sätze zu bilden. Besonders wichtig in dieser Übung ist es, dass Sie Ihre Wahrnehmungen nicht zensieren und nicht analysieren! Jede Art von Bewusstseinsinhalt – auch Gefühle, die durch die Palpation entstehen – sollten niedergeschrieben werden. Versuchen Sie nicht, palpatorische Wahrnehmungen zu erklären oder in osteopathische Gedanken- bzw. Dysfunktionsmodelle einzuordnen usw., sondern bleiben Sie in der unmittelbaren Wahrnehmung verankert. Es sollte ein Aufmerksamkeitsfluss entstehen. Deshalb schreiben Sie auch andere Gefühle auf, die vordergründig vielleicht nichts mit der zu palpierenden Person bzw. dem zu palpierenden Gewebe zu tun haben, und richten Sie anschließend die Aufmerksamkeit wieder auf das zu palpierende Gewebe. Sollten Gedanken auftreten, die sie von der unmittelbaren Erfahrung entfernen, notieren Sie nur „Gedanke" und richten anschließend Ihre Aufmerksamkeit wieder auf das zu palpierende Gewebe.
Palpationswahrnehmung, Beispiele:

Die Oberfläche und die Qualitäten des Gewebes: warm – kühl, heiß – kalt, feucht – trocken, glatt – rauh, fest – weich, hervortretend – zurückgezogen, durchlässig – undurchlässig, zusammengezogen – gedehnt, hingezogen in eine Richtung – abgestoßen, hölzern – steinig, lehmig – wässrig, kantig – rund, elastisch – fest, matschig – steinig, knotig – weich, eingefallen – straff, massiv – ätherisch, gespannt wie eine Stahlsaite – schlaff wie ein ausgeleitertes Hosenband, glücklich – unglücklich, fröhlich – traurig, hell – dunkel, agressiv – gelähmt...

Die Bewegung/Beweglichkeit: drehend/torsioniert – geradlinig, hoch – runter, links – rechts, lateral – medial, vorwärts – rückwärts, auseinanderziehend – ineinanderziehend, expansiv – retraktiv, in die gleiche Richtung – in entgegengesetzte Richtungen, vibrierend – still, starr – beweglich, flink – träge, riesig große – unmerklich kleine Bewegungen, rollend – schlitternd, fließend – stampfend, schnell – langsam, ziehend – drückend, hineinsaugend – heraussprudelnd, einsinkend – abstoßend, scheu – wild, aufbäumend/aufwallend – zur Ruhe kommen, wütend – ängstlich, laut – leise, hell – dunkel, zögerlich – abrupt, kontrolliert – impulsiv, um tausend Winkel drehend – monoton, fließend – starr, strudelnd – gerichtet, aggressiv – sanft, brodelnd – stagnierend, Schutz suchend – herausfordernd, nehmend – gebend, beteiligt – unbeteiligt...

Am Ende können Sie sich mit Ihrem Partner austauschen, aber auch dabei geht es nicht darum, eine Erklärung für bestimmte Empfindung zu suchen. Ziel der Übung ist die Schulung der Aufmerksamkeit und Bewusstheit in der Palpation sowie der Fähigkeit, wahrzunehmen ohne zu beurteilen. Dadurch entsteht eine Dynamik, die die Voraussetzungen für einen tiefen, nicht bewertenden, einfühlsamen und ganzheitlichen Kontakt zu sich und dem Patienten schafft.

15. Wenn die Möglichkeit dazu besteht, sollte nach einer gewissen Phase der Palpation von weitgehend gesunden Probanden dazu übergegangen werden, Patienten mit bestimmten Krankheitsbildern zu palpieren. Dabei sollten wenn möglich so lange Patienten mit dem gleichen Krankheitsbild palpiert werden, bis die Essenz ihrer Gewebequalitäten verinnerlicht wurde. Palpieren Sie z. B. akut entzündliche Gelenke und vergleichen Sie die Qualität dieser Gewebe mit denen chronisch degenerativer Gelenke. Sie können auch gut etwa mit akut fiebrig erkrankten oder hyperthyreotischen Patienten beginnen. Später können Diabetes-Patienten, chronisch immunologische Krankheitsbilder wie Asthma, M. Crohn, M. Hodkgin usw. palpiert werden.

16. Palpation bioenergetischer Felder
Der Osteopath steht mit leicht gebeugten Knien oder sitzt mit gutem Bodenkontakt der Füße und entspannt aufgerichtet. Er spürt deutlich die Erdung nach unten und die Aufrichtung gen Himmel.

   a) Die Arme sind locker neben dem Körper, die Ellenbogen etwa 90° gebeugt. Die Handflächen sind zueinander gerichtet. Sie nähern sich an, bis eine Veränderung, ein deutlicher Widerstand ähnlich einer imaginären Kugel zwischen den Händen wahrgenommen werden kann. Diese imaginäre Kugel kann sich je nach Intention und Energiezustand ausweiten oder verengen. Zum Beispiel kann sich mit der Einatmung das Feld um die Hände herum weiten, während mit der Ausatmung die Präsenz und Bewusstheit in diesen erweiterten Raum des Feldes gezogen wird.

   b) Jetzt werden die Handflächen zum eigenen Körper gerichtet und wieder soweit angenähert, bis eine Veränderung, ein Widerstand wahrgenommen wird, ohne dass dabei der Körper berührt wird. Dabei werden abwechselnd die Region unterhalb des Bauchnabels, des Ganglion coeliacum sowie die Herz-, Hals- und Stirnregion beurteilt. Anschließend kann die Hand auch fließend über den Körper bewegt werden um Unterschiede in dem Widerstand des Feldes zu registrieren.

Die gleiche Übung kann anschließend partnerweise durchgeführt werden.

c) Die Hände werden wieder abgesenkt und ruhen auf den Oberschenkeln. Jetzt öffnet sich der Osteopath mit jeder Einatmung dem Raum um seinen gesamten Körper herum. Mit jeder Ausatmung nimmt er wahr, wie seine Bewusstheit und Präsenz in dieses Feld um den Körper herum gezogen wird.

Die gleiche Übung kann anschließend partnerweise durchgeführt werden. Die Atmung kann den Prozess wiederum unterstützen. Es ist das Geschehenlassen und das Zulassen der Offenheit und der Präsenz im Raum um den Körper herum und zwischen beiden Partnern, die schließlich den anderen Partner miteinschließt. Durch die Bewusstheit, die den Raum zwischen und um beide erfüllt und durch die Dynamik des Geschehenlassens, kann sich eine tiefe „Berührung" offenbaren, die das ganze Sein der beteiligten Personen zulässt und wertschätzt.

Es geht dabei nicht darum, den anderen Partner in irgendeiner Weise zu behandeln. Dieser Zustand ist an sich heilsam.

Am Ende der Übung wird die Aufmerksamkeit behutsam wieder in den eigenen Körper und Körpergrenze zurückgebracht. Anschließend werden die Augen geöffnet.

17. **Fokus der Aufmerksamkeit:**

a) Der Osteopath lenkt seine Aufmerksamkeit bewusst von einer eher sehr lokal begrenzten Struktur (ein „kurzsichtiger" Fokus) und lässt seine Aufmerksamkeit graduell immer mehr Strukturen umfassen (ein „weitsichtiger" Fokus). Er nimmt dabei wahr, wie sich die Informationen, die er erhält, bei dem jeweiligen Fokus der Aufmerksamkeit verschieben. Zum Beispiel wird er bei einem sehr globalen Fokus, nur sehr unscharfe oder sogar gar keine Informationen über sehr eng umschriebene Regionen oder Prozesse wahrnehmen und umgekehrt bei einer sehr auf das Detail gerichteten Aufmerksamkeit kaum Informationen über globale Vorgänge erhalten.

Er lenkt seine Aufmerksamkeit von:
– der lokalen Struktur: z. B. der Sutura sagittalis
– auf die regionale Umgebung und Umgebungsrelationen:
  z. B. Ossa parietalia, Falx cerebri usw.
– auf die weitere regionale Umgebung: der gesamte Schädel
– auf den gesamten Körper
– auf das Feld um den Körper herum
– auf den Horizont, in die Weite ausbreitend
– jenseits des Horizonts

b) Der Osteopath lässt die Aufmerksamkeit in ihrem eigenen Rhythmus kontinuierlich zwischen einem sehr begrenzten Fokus und einem weiten Fokus oszillieren.

c) Der Osteopath lenkt den größten Teil seiner Aufmerksamkeit auf einen sehr begrenzten Fokus und lässt nur einen geringen Teil seiner Aufmerksamkeit in einem weiten Fokus ruhen.
Und umgekehrt: Der Osteopath lässt den größten Teil seiner Aufmerksamkeit in einem weiten Fokus ruhen und nur einen geringen Teil auf einer lokalen Struktur fokussiert.
Der Osteopath vergleicht die Methode b) und c) und nimmt wahr, zu welcher er eine größere Affinität besitzt.

d) Der Osteopath registriert Beziehungen zwischen der lokalen Struktur und verschiedenen Fokussierungsstufen seiner Aufmerksamkeit und schreibt diese auf.

Literatur

Quellenangaben:

1. Becker, R. E.: Diagnostic touch: Its principles and application, Part I. AAO Yearbook (1963), S. 37.
2. Eine in Kursen von Melicien Tettambel häufig gestellte Frage.
3. Frymann, V. M.: Palpation: Part I, II, III, IV, Its study in the Workshop. AAO Yearbook (1963) 17.
4. Frymann, V. M.: Palpation: Part I, II, III, IV, Its study in the Workshop. AAO Yearbook (1963) 22.
5. Frymann, V. M.: Palpation: Part I, II, III, IV, Its study in the Workshop. AAO Yearbook (1963) 20.
6. Upledger, J. E., Vredevoogd, J. D.: Craniosacral therapy. Eastland Press, Seattle 1983, S. 27–32.
7. Sutherland, W. G.: Teachings in the science of osteopathy. Sutherland Cranial Teaching Foundation 1991, S. 221.
8. Tricot, P.: Le mécanisme respiratoire pimaire existe-t-il? 1–13.

Weitere Literaturhinweise:

Alexandersson, O.: Living water. Viktor Schauberger and the secrets of natural energy. Gateway Books. Bath, 1995.

Armitage, P.: Diagnostic touch: its principles and applications. Society of Osteopaths, Cranial Group. Newsletter 11 (1981) 7–12.

Frymann, V. M.: Motion – the difference between life and death. The Northup Book, AAO (1983)35–44.

Frymann, V. M.: Scott Memorial Lecture 1972, The law of mind, matter and motion. Scott Memorial Lectures, AAO (1985) 57–66.

Frymann, V. M.: The whole patient needs a whole physician. J. Holistic Med. 2 (1980) 15–19, 1983.

Gerber, R.: Vibrational Medicine: New choices for healing ourselves. Bear and Company, Santa Fe, 1988.

Heinrich, S.: Body watch: The importance of dialogue and myofascial unwinding in creating a safe place to heal. Physical Therapy Forum 1990.

Levine, S., Alpert, M., Lewis, G. W.: Infantile experience and the maturation of the pituitary adrenal axis. Science 126 (1957).

Petzold, H., Heini, H. (Hrsg.): Psychotherapy und Arbeitswelt. Junfermann Verlag, Paderborn 1983.

Ruegamer, W. R., Bernstein, L., Benjamin, J. D.: Growth, food utilisation, and thyroid activity in the albino rat as a function of extra handling. Science 120 (1954).

Sheldrake, R.: Die Wiedergeburt der Natur. Rowohlt Taschenbuch, Hamburg 1994.

Solomon, G. F.; Early experience and immunity. Nature 220 (1968).

Upledger, J. E.: Somatoemotional release and beyond. UI Publishing, Palm Beach Gardens, Florida 1990.

„Die Anamnese ist... andeutend... Die Inspektion ist aufschlussreich ... Palpation mitfühlenden, denkenden, sehenden und wissenden Fingern ist bei weitem das Entscheidende."

Harold I. Magoun[1]

„In diagnosis and treatment: Be aware of „Stillness" and allow body physiological function within to manifest ist own unerring potency rather than the use of blind force from without."

R.E. Becker[6]

Diagnoseprinzipien

Mehr als einmal äußerte Sutherland, dass bei einer richtigen Herangehensweise an einen Patienten mehr diagnostiziert und beobachtet als behandelt werden sollte.

Die Diagnose in der kraniosakralen Osteopathie sollte die Aufnahme der Fallgeschichte, die Inspektion des Patienten, unter Umständen die Auskultation und insbesondere die Palpation beinhalten. Außer einer genauen Anamnese dienen zur Diagnosefindung die Augen für eine genaue Beobachtung und Inspektion und die Ohren für eine genaue Auskultation und Perkussion. Die Berührung aber ist es, die uns am meisten über Funktion und Dysfunktion der einzelnen Gewebe und ihr Zusammenwirken mitteilt. Die Finger haben den direktesten Kontakt mit den Geweben und den verschiedenen Prozessen, die im Patienten stattfinden.

Und auch unser Herz, mit seiner Liebe, Einfühlungsgabe und seinem Verständnis, ist bei jeder Annäherung an den Patienten beteiligt.

Anne Wales[2] betont, dass eine kontinuierliche Routine bei der Wahrnehmungsschulung all unserer Sinne, und inbesondere des Berührungssinnes, nötig ist, um die Fähigkeit auszubilden, die gesamte Geschichte der Körper lesen zu können.

Der Körper formt sich je nachdem, wie man ihn benutzt, bewegt, ernährt, welche Körperhaltung eingenommen wird, wie geatmet wird, mit welchen Gefühlsmustern man sich identifiziert, welche Gestik man ausdrückt, wie man seinen eigenen Körper erfährt und von Eltern und dem soziokulturellen Umfeld erfahren hat, welche Anteile man an ihm mehr und welche weniger wertschätzt, wie man bestimmte Erfahrungen, Zustände und Krankheitssymptome interpretiert usw. Alle diese teils unbewussten, teils bewussten Entscheidungen und Erfahrungen prägen den Organismus und seine Gewebe, drücken sich über den Körper aus und können über die Inspektion, Palpation und spezifische Tests vom Therapeuten im Körper „gelesen" werden.

Allerdings sind die diagnostischen Befunde und ihre Interpretationen subjektiv geprägt und vom Erfahrungshorizont und Kenntnisstand des Therapeuten abhängig. Dies um so deutlicher, je mehr es diesen Verfahren an Validität mangelt und je mehr sie sich auf funktionelle Erscheinungen beziehen. Deshalb sollte der Therapeut damit zurückhaltend sein, seine Befunde dem Patienten uneingeschränkt mitzuteilen und vor allem diese als unumstößliche Wahrheiten darzustellen. Jede Aussage seitens des Therapeuten wird aufgrund der therapeutischen Situation großen Einfluss auf den Patienten haben. Zu fördern ist die Wahrnehmung des Patienten für seinen eigenen Organismus und für die Wechselwirkung zwischen Innen- und Außenwelt.

Diagnoseprinzipien

Eine Diagnose, deren Ziel in der Sammlung von Symptomen besteht, aufgrund derer die jeweiligen Störungen ihren Namen erhalten, hat nur begrenzte therapeutische Bedeutung in der Osteopathie. Es ist an sich nichts dagegen einzuwenden, nur dass wir vermeiden sollten unseren Fokus ausschließlich auf die Krankheitsbezeichnung bzw. deren Symptome zu richten. Eine gewisse Gefahr liegt darin, dass die Symptome eine Bedeutung bekommen, die diese ontogenetisch nicht haben, und zu symptomorientierten therapeutischen Unterdrückungs-Interventionen führen, sowie den Patienten zu dem abhängig von seinen Krankheitsbezeichnungen zu machen. Die Symptome können in der Regel als eine Art Signallampe angesehen werden, die anzeigt, dass bestimmte physiologische Prozesse im Körper in ihrer Homöostase gestört wurden. Sie stellen eine äußere Manifestation innerer Prozesse dar. Der Osteopath kann anhand der Symptomatiken beurteilen, ob es sich um einen akuten oder chronischen Krankheitsverlauf handelt und er kann degenerative, entzündliche oder nekrotisierende Prozesse voneinander unterscheiden. Bei der Interpretation der Befunderhebung ist darauf zu achten, nicht die diagnostische Erfahrung auf linear mechanistische Vorgehen z.B. in der Suche nach der primären Dysfunktion zu reduzieren, sondern sie in eine integrale, ganzheitliche Sichtweise vom Patienten zu integrieren.

Eine besonders wertvolle Diagnose sollte stets eine bestimmte Idee vermitteln von den Veränderungen, die im Menschen stattgefunden haben und von der Art der Restriktionen dieser Gewebe:

Die Funktion des Organismus in Beziehung zu vergangenen Ereignissen: Wie hat der Organismus in der Vergangenheit funktioniert und welche Einflüsse haben zu seiner jetzigen Funktionsweise geführt?

Die Funktion und Organisation des Organismus in der Gegenwart: Welche Koordinations- und Organisationsformen halten die jetzige Homöostase des Organismus aufrecht? Welches Ungleichgewicht reflektieren bestimmte Dysfunktionen? Wo befindet sich das Gleichgewicht des Ungleichgewichts? (sei es innerhalb oder außerhalb des Organismus)

Die Funktion des Organismus und der Körpergewebe in die Zukunft projiziert: Wie wird dieser Organismus mit seiner jetzigen Organisation in der Zukunft funktionieren? Wo ist das Ungleichgewicht hinorientiert, auf welches potenzielles Gleichgewicht ist es ausgerichtet? Was ist die potenzielle Herausforderung? Was sind die potenziellen Gefahren?

Beispiel

Ein 18-jähriger Patient klagt über Kopfschmerzen, die schon seit der Kindheit hin und wieder auftraten, zunehmend aber seit 2 Jahren, sodass seine Abiturvorbereitung beeinträchtigt wird. Seit kurzem bestehen leichte intermittierende Taubheitsempfindungen im linken Arm. Der Patient ist weitsichtig und trägt eine Brille.

Die Untersuchung ergibt eine Dysfunktion des Okziput/Atlas/Axis-Komplexes mit einer Kompression am Atlantookzipitalgelenk.

Das Keilbein-Hinterhauptgelenk zeigt eine Seitneigung-Rotation rechts sowie eine Kompression am Atlantookzipitalgelenk.

Weitere Zeichen: Mittlere Brustwirbelsäule rechtskonkav, Halswirbelsäule leicht linkskonkav. Die erste linke Rippe ist anterior erhöht (in Einatmung fixiert).

Der Patient berichtet, er sei vor 3 Jahren von einer Treppe auf den Hinterkopf gestürzt. Vor einem Monat bekam er bei einer Wandertour Zugluft an den Nacken mit der Folge von Verspannungen und Bewegungseinschränkungen im Nacken.

Außerdem kann er durch seine Mutter erfahren, dass seine Geburt langdauernd und schwierig gewesen war. Sein Kopf hatte sich im Geburtsvorgang nur inkomplett rotiert, sodass die Anwendung einer Geburtszange notwendig wurde. Nach der Geburt machten sich leichte Trinkschwierigkeiten bemerkbar. Schon in den Kinderjahren bildete sich eine leichte Skoliose in der Brustwirbelsäule aus.

Die weiteren Untersuchungsergebnisse des Körpers werden nicht berücksichtigt, um das Beispiel möglichst einfach zu belassen.

Der Therapeut vermutet, dass schon Ereignisse bei der Geburt zu einer Dysfunktion an der Schädelbasis, insbesondere am Foramen jugulare, geführt hatten. Der Geburtsverlauf und die Symptomatik des Neugeborenen weisen darauf hin. Weiterhin ist es wahrscheinlich, dass die Geburt nicht nur Spannungen am Foramen jugulare zwischen dem Hinterhaupt- und Schläfenbein, sondern auch intraossale Spannungen am Hinterhaupt bewirkt hatte. Die Folge ist eine Spannungsweiterleitung über das Atlantookzipitalgelenk und über die Dura mater spinalis in die Wirbelsäule. Der Körper ist bestrebt, die Augen und das Gleichgewichtsorgan in der Horizontalen zu halten, sodass sich mit zunehmendem Wachstum eine Skoliose ausbildete, um die Dysfunktion an der Schädelbasis zu kompensieren.

Durch den Sturz auf den Hinterkopf waren die Kompensationsmechanismen überfordert worden, mit der Folge einer primär traumatischen Dysfunktion des Okziput/Atlas/Axis-Komplexes. Dies führte zu einer Verschlimmerung der Kopfschmerzen. Die Sehschwäche mit einer Extensionshaltung des Kopfes und die Anspannung bei der Abiturvorbereitung begünstigen dies. Die Zugluft mit nachfolgender Nackenverspannung führt zur stärkeren Anspannung der Mm. scaleni und somit zu einer Halswirbelsäulenskoliose. Die Folge ist eine Fixation der ersten linken Rippe in Einatmung mit Druck auf den Plexus brachialis, der die gelegentlichen Taubheitsgefühle im Arm erklärt.

Ohne Behandlung könnten sich vor allem bei Anspannung und Stress die Kopfschmerzen zunehmend verschlimmern. Über die Jahre bildet sich möglicherweise eine Arthrose im Halswirbelsäulenbereich aus.

Eine gute Diagnose beinhaltet stets auch die Suche nach möglichen Ursachen und Auslösern der Störung sowie nach Bedingungen, die die Entstehung der Pathologien begünstigen.

Anamnestisch sind Unfälle des Patienten festzustellen, seien sie auch scheinbar unwichtig und klein. Diese können eine entscheidende Rolle bei der Entstehung der Krankheiten gespielt haben, selbst wenn der Patient sie schon längst vergessen hat. Das Gewebe des Patienten hat sie unter Umständen nicht vergessen. Auch eine Narbe nach einem Unfall oder nach einer Operation kann in Beziehung zu den jetzigen Beschwerden stehen.

Vor allem den prä-, peri- und postnatalen Traumen muss Beachtung geschenkt werden, da sie häufig erst nach Jahren oder Jahrzehnten, wenn die Kompensationsmöglichkeiten des Patienten erschöpft sind, Symptome hervorrufen. Zudem bringt das Wachstum der Körperstrukturen diesen feinen Störungen und Spannungsveränderungen meist erst viel später deutlich zum Vorschein, während der Osteopath sie schon längst vor Ausbruch von Symptomen erspüren kann.

Stürze auf das Becken, das Kreuz- und Steißbein können über zahlreiche Verbindungen des Kreuzbeins mit dem Kranium mit der Zeit auch zu Kopfsymptomatiken führen.

Bei Frauen kann es vor allen Dingen nach einer Geburt zu einer Beckenbodenschwäche kommen mit vielerlei Symptomen. Dieser Zustand kann diagnostiziert und behandelt werden, ebenso wie die Folgen von Stürzen und Unfällen frühzeitig behoben werden können, sodass es gar nicht erst zu Krankheiten kommen muss.

Eine gute Diagnose ermöglicht die präventive Anwendung der Osteopathie und somit das Vermeiden unnötigen Leidens.

Aber natürlich kann außer dem Handanlegen auch eine Ernährungsänderung, ein Wechsel des Arbeitsplatzes, der Arbeitstätigkeit oder Ähnliches nötig werden, um dem Einfluss einseitiger körperlicher oder psychischer Belastungen nicht weiter ausgesetzt zu sein.

Schließlich können wir anhand des Zustands des homöostatischen Gleichgewichts im Körper auch beurteilen, ob der Organismus überhaupt fähig ist, bestimmte therapeutische Interaktionen zu integrieren oder ob seine Ressourcen unter Umständen dadurch überfordert werden. Inwieweit ist etwa ein Körpersystem so verändert und beeinträchtigt, dass es nicht einmal mehr auf die anderen Systeme hören bzw. reagieren kann?

Die Diagnostik beginnt mit dem ersten Eintritt des Patienten in die Praxis und dem ersten Händeschütteln. Schon die Art des Ganges wie auch die Qualität und Kraft des Händedrucks können dem Behandler Hinweise für die weitere Untersuchung geben (Kopfhaltung, Schulter- und Beckenposition, Wirbelsäulenkrümmung usw.).

Es ist von großer Bedeutung, dem Patienten schon beim ersten Zusammentreffen das Gefühl zu vermitteln, wertgeschätzt und ernst genommen zu werden. Je stärker er dieses Gefühl empfindet, desto mehr wird er dazu bereit sein, mit uns zu kooperieren. In diesem Zusammenhang ist, wie in jeder Therapie, ein guter Rapport zwischen Therapeut und Patient von grundlegender Bedeutung für den Behandlungserfolg. Der Rapport bezeichnet den unmittelbaren Kontakt in Form einer „guten Wellenlänge" oder eines „guten Drahtes" zueinander. Indem der Therapeut sich in seiner Stimmtonalität, Lautstärke, seinem Sprechrhythmus, Tempo und in seiner Wortwahl an den Patienten angleicht, ebenso wie durch die Atemfrequenz, die Körperhaltung, Gestik und Mimik, kann er diesen „guten Draht" zwischen sich und dem Patienten bewusst herstellen.

Dazu gehört auch, dass der Behandler sich dem Patienten räumlich in der Höhe angleicht, sodass der Patient während der Anamnese weder auf- noch hinunterblicken muss, um Augenkontakt herzustellen.

In der Regel wird der Behandler zunächst Informationen sammeln, um Einsicht in die Wahrnehmung des Patienten, den Krankheitsverlauf und in die bisherigen Untersuchungen zu erlangen. Diese Informationen sollten bei der palpatorischen Untersuchung jedoch, so gut es geht, wieder „vergessen" werden. Der Therapeut wird somit in die Lage versetzt, möglichst unvoreingenommen mithilfe seiner Sinnesorgane, insbesondere seiner Hände, sich der Geschichte, die der Körper und seine Gewebe erzählt, zu widmen.

Das Einfachste und Selbstverständlichste, was wir in unserem privaten Leben im Umgang mit Menschen und Freunden ausüben, scheint uns manchmal im therapeutischen Prozess sehr schwer zu fallen und durch eine schier unlernbare intellektuelle Anstrengung nicht erreichbar zu sein. Es ist sehr hilfreich, wenn wir uns erlauben, unsere gesamten Ressourcen, die wir im Alltag im Umgang mit Menschen ganz selbstverständlich und ohne nachzudenken benutzen, auch in der Praxis einzusetzen.

Anamnese

Die Anamnese beginnt meist mit der Beschreibung des Hauptleidens. Lassen Sie den Patienten zunächst frei erzählen, und ermutigen Sie ihn gegebenenfalls zu genaueren Beschreibungen. Bei Unklarheiten ist es nötig, diese aufzuklären. Es kann sein, dass sich Patienten mit der Beschreibung von Gefühlen und Emotionen zurückhalten, weil sie denken, sie gehörten nicht dazu. Teilen Sie ihnen mit, dass Sie an der Äußerung von Gefühlen ebenso interessiert sind wie an anderen Fakten.

Nachdem der Patient seinen spontanen Bericht beendet hat und Sie eine **chronologische** Ordnung seiner Störungen aufgenommen haben, fragen Sie gezielt nach noch offenen Unklarheiten im Verständnis seiner Problematik. Erstens suchen Sie Ursachen von Symptomen und zweitens Faktoren, die diese aufrechterhalten. Versuchen Sie, sich ein möglichst genaues Bild seiner Symptomatik zu machen, von der Dauer ihres Bestehens und dem Zeitpunkt, an dem sie zum ersten Mal auftrat, von ihrem Erscheinungsbild, ihrer Intensität und ihrem Fortschreiten. Gibt es andere Symptome, die mit der genannten Symptomatik in Beziehung stehen? Was verbessert die Symptomatik? Was verschlechtert sie? Welche Therapien wurden bisher durchgeführt? Eine systematische Aufnahme aller verfügbaren Informationen, die den Patienten betreffen, ist vorzunehmen.

Dabei ist es meist unumgänglich, sich Notizen zu machen, um einen Überblick zu erhalten und auch in nachfolgenden Behandlungen den Heilungsprozess einschätzen zu können. Insbesondere der Chronologie der Beschwerden, Unfälle, Traumen usw. von der Kindheit bis zum jetzigen Zeitpunkt kommt besondere Bedeutung zu.

Die Anamnese sollte dem Behandler auch einen Hinweis darauf geben, welche großen Körpersysteme bei der aus dem Gleichgewicht geratenen Homöostase des Organismus besonders betroffen sind, z.B. das muskulofaszialskelettale, das neurovegetative System, das zirkulatorische, das viszerale oder das endokrine System, sind es äußere Einflüsse wie Ernährung, Umweltgifte oder psychische Belastungen usw., bestehen Wechselwirkungen zwischen diesen Systemen? Diese Erkenntnisse geben eine Richtschnur dafür, welche Untersuchungen anschließend wesentlich und sinnvoll sind.

Im Folgenden werden die wichtigsten Punkte in der Anamnese stichwortartig aufgeführt:

Erblich bedingte Einflüsse	Schäden der Keimzellen (z.B. durch Röntgenstrahlen, chemische Substanzen) Ernährung der Eltern Endokrine oder Stoffwechselstörungen der Eltern
Einflüsse während der Schwangerschaft	Alter der Mutter Gesundheitszustand der Mutter: Röteln, Eklampsie usw. Mangelzustände Drogenkonsum, Schwermetallbelastungen, Pestizidbelastungen usw. Röntgenbestrahlung Systemische Erkrankungen Endokrine Störungen
Anzahl und Verlauf der vorherigen Schwangerschaften	Fehl-, Tot- oder Missgeburten Früh- oder Spätgeburten
Geburtsvorgang	Dauer und Stärke der Wehen Fruchtwassermenge Geburtslage: Gesichtslage (Folge: starke Extension), Hinterkopflage (Folge: starke Rotation)
Dauer der Geburt	Zu lange, z.B. bei verhärtetem Perineum, verkrampfter Zervix, Missverhältnis in der Größe des Feten und des Beckens der Mutter, extremer Lendenlordose der Mutter, zu schnell, z.B. bei Vielgeburten
Begebenheiten bei der Geburt	Schlechte Hygieneverhältnisse Übermäßiger Gebrauch von Anästhetika Übermäßiger Gebrauch wehenfördernder Mittel

	Zangen- oder Saugglockengeburt Kaiserschnitt
Erscheinung und Verhalten des Neugeborenen	Asymmetrische Schädelform Überstarke Vorwölbungen oder Einbuchtungen der Schädelknochen Bleibende Aufeinanderlagerung von Schädelknochen Bläuliche Verfärbung der Haut (Zyanose)
Funktionsstörungen	Abnormes Schreien oder Weinen Unfähigkeit zu saugen Schluckstörungen Augenstörungen (Nystagmus, Strabismus usw.) Opisthotonus Spastik oder Lähmung der Extremitäten Konvulsionen Fieber, Tremor, übermäßige Schläfrigkeit
Entwicklung des Kindes	(Die besonders kritische Phase besteht vom 6. intrauterinen Monat bis zum 2. Lebensjahr) Unvollständiger Schluss der Fontanellen Bewegungsstörungen der Extremitäten und des Schädels Asymmetrien der Extremitäten oder anderer Körperstrukturen Augenstörungen Unfälle und Stürze Abnormes Verhalten, z. B. Stoßen des Kopfes gegen Wände oder Türen
Schwere Krankheiten in der Kindheit	Scharlach, Masern, Keuchhusten, Otitis media, Pneumonie, Enzephalitis, Meningitis u. a.
Schwere Erkrankungen im Erwachsenenalter	
Störungen am Schädel	Migräne, Kopfschmerz, Trigeminusneuralgien, Faszialisparese, Tinnitus, Sinusitis, allergische Rhinitis, Glaukom, Herpes zoster Störung des Vagus mit Funktionsstörungen der inneren Organe, z. B. Verdauungsstörungen, Herzfunktionsstörungen, gewohnheitsmäßiges Tragen fester Stirnbänder
Traumata	Zeitpunkt des Traumas Kindheit: Unfälle, Stürze Jugend: z. B. Sportunfälle Erwachsenenalter: z. B. Autounfälle Art, Stärke, betroffene Körperregion und Richtung der Krafteinwirkung Zahnärztliche Eingriffe, wie Zahnextraktionen, Zahnbrücke, Zahnklammer Operationen Unfälle, Schleudertraumata, Gehirnerschütterungen, Frakturen Sonnenstich, Hitzschlag, extreme Kälte Verhaltensänderungen und Symptomatiken im Anschluss an das Trauma
Symptom- und Schmerzcharakter sowie deren Lokalisation	Beschreibung des Schmerzes (Symptoms) und seiner Lokalisation Allgemeine Symptome: Leistungsminderung, Müdigkeit, Appetitlosigkeit, Gewichtsveränderungen Herz/Kreislauf: Herzklopfen, Arrhythmien, Brustschmerzen, Zyanose, Atemnot

Atmungsorgane: Atemnot, Husten, Auswurf, Brustschmerzen, Heiserkeit
Verdauungstrakt: Schmerzen, Druckgefühl, Übelkeit, Erbrechen, Aufstoßen, Blähungen, Koliken, Obstipation, Diarrhöe, fettiger, blutiger, schleimiger Stuhl, Stuhlfarbe
Urogenitalsystem: Urinfarbe, -geruch, -menge, blutiger Urin, Schmerzen beim Wasserlassen, Schmerzen in der Lendengegend, Gesichtsschwellungen, Menstruation (Zykluslänge, Blutmenge, Schmerzen), Menopause, Libido
Blut: Haut- und Schleimhautfarbe, Haut- und Nasenbluten, Hämatomneigung
Nervensystem: Sensibilitätsstörungen, Schmerzen im Nervenverlauf, Reflexe
Störungen des Sympathikus mit Funktionsstörungen der inneren Organe, Abnorme Sinneswahrnehmungen in der Region der Sutur siehe S. 354

Status praesens/ Erhebung der momentanen Symptome

Der Status praesens sollte bei jeder nachfolgenden Behandlung abgefragt werden, um den Verlauf der Behandlung beurteilen zu können.

Aktivitäten des Patienten

Art der Arbeit
Schlafposition
Art und Ausmaß von sportlichen Aktivitäten
Lebenssituation

Psychischer Status Soziales Umfeld Familienanamnese

Das soziokulturelle Umfeld des Patienten und die dynamische Wechselbeziehung zwischen Individuum und Kollektiv wird in die Diagnose und Behandlung mit einfließen. Therapeutisch bedeutsam ist die Befundung, auf welche Art und Weise der innere körperliche Bedarf, der energetische Zustand und die psychischen Bedürfnisse mit den Bedingungen der Umwelt vom Patienten abgeglichen werden.

Bisher durchgeführte Therapien

Ein Beispiel für einen möglichen Anamnesebogen ist im Anhang dargestellt. Auch wenn der Osteopath seine Diagnose vor allem mit den Händen erstellt, ist die verbale Fallaufnahme eine hilfreiche und unabdingbare Unterstützung bei der Diagnosefindung, ebenso wie Blutdruck- und Temperaturmessungen, Laboruntersuchungen und Röntgenaufnahmen die Diagnose unterstützen können. Durch die Anamnese wird dem Behandler die Krankheit aus Sicht des Patienten erzählt. Mit Übung ist es dem Behandler möglich, die verschlüsselten Nachrichten in der Erzählung zu erkennen. Zudem kommt er durch die Anamnese in Kontakt mit der psychoemotionalen Erlebniswelt des Patienten. Vor allem für den Anfänger der kranialen Osteopathie ist eine festgelegte Routine in der Anamnese sehr hilfreich.

Umstände, die eine Krankheit aufrechterhalten

Dazu zählen z.B. Angst vor einem Krankheitsanfall, übermäßiger Stress, sowie übertriebene Behandlungsformen, die zu weiteren Schädigungen führen.

Inspektion

Die Inspektion umfasst die allgemeine Betrachtung der Haltung und Bewegung des Patienten, um eine Vorstellung von der Organisation des muskulo-faszialen-skelettalen Systems zu bekommen.
Einzelne Strukturen werden genauer untersucht, ohne allerdings die Organisation des Körpers in seiner Gesamtheit zu vernachlässigen. Steht eine

Inspektion

Schulter höher als die andere? Sind die Beckenknochen asymmetrisch? Wie sind die Positionen der Füße und der Knie? Welche Krümmungen sind in der Wirbelsäule vorhanden? Haltung des Kopfes? Zuckungen eines Augenlids oder des Massetermuskels? Rötung an einer umschriebenen Körperstelle? Eventuell kann man den Patienten auch Bewegungen ausführen lassen und die Amplitude vergleichen, um Einschränkungen festzustellen. Aus kraniosakraler Sicht wird außer der allgemeinen Inspektion vor allem auch der Organisation der Schädel- und Gesichtsform sowie der Schädelknochen, des Kreuzbeins und der intrakranialen und intraspinalen Membranen Bedeutung zugemessen. *Sutherland* selbst betrachtete sehr viele Menschen in seiner Praxis, an Bahnhöfen und Gaststätten und konnte anhand der äußeren Gesichts- und Schädelform die innere Strukturierung des Schädelinneren und der Schädelbasis visualisieren. Die Inspektion sollte allerdings stets mit der Palpation verifiziert werden.

Benennung der Dysfunktion

Die Dysfunktion erhält ihre Bezeichnung nach der Richtung, in die sich der Knochen oder das Gewebe besser bewegen kann. Ist die Beweglichkeit eines Stirnbeines zum Beispiel in die Außenrotation eingeschränkt, würde dies „Os frontale in Innenrotation" genannt werden.

Schädelform

Die Form des Kraniums kann zur Differenzierung pathologischer oder funktioneller Störungen herangezogen werden. Auch gibt sie erste Hinweise auf die Schwere einer Dysfunktion.
Es können drei normale Schädelformen unterschieden werden:
Brachiocephalischer Typ: Runde, breite Form
Mesocephalischer Typ: Mittlere Form
Dolichocephalischer Typ: Längliche, schmale Form
Dinarischer Typ: Vorne schmal, hinten breit
Diese Schädeltypen können weiter in Schädelformen mit hervorstehendem Kiefer und in Schädelformen mit nur wenig hervorstehendem Kiefer unterteilt werden.
Die Schädelformen sind abhängig vom Alter des Menschen, sowie von der jeweiligen Rassenherkunft und in keiner Weise pathologisch. Sie sollten nicht mit dysfunktionellen Mustern oder organischen Erkrankungen am Schädel verwechselt werden. Im Zweifelsfalle können Familienbilder Auskunft geben über eventuell vererbte Schädelformen.
Dysmorphismus kann eines der ersten Anzeichen einer Kraniosynostose darstellen[7], ohne jedoch Aussagen über Kausalitäten zu ermöglichen. Es besteht allerdings Uneinigkeit darüber, ob Synostosen der Schädelbasis oder des Schädeldaches für die Ausbildung pathologischer Schädelformen verantwortlich sind.
Neben der Inspektion und der Palpation können zur Beurteilung der Schädelform auch Maßband, Fotografie, Röntgenbild, Computertomographie usw. herangezogen werden[7].
Osteopathische Dysfunktionen der Schädelbasis können, vor allem wenn sie vor Verknöcherung der Schädelstrukturen auftraten, zu sichtbaren Veränderungen des Schädels führen. Diese werden ab S. 555 ausführlichst beschrieben.
An dieser Stelle einige Möglichkeiten der sichtbaren Veränderungen. Insbesondere bei Kleinkindern können anhand der Schädelform Therapieverläufe beurteilt werden.

Allgemeine kraniale Umrisse

Festzuhalten ist zum Beispiel eine rhombusartige Form beim „lateral strain" oder eine Bananenform bei einer Lateralflexion-Rotation.

Os frontale	Zurückgezogene/retrahierte S. metopica: Außenrotation des Stirnbeins Hervortretende S. metopica: Innenrotation des Stirnbeins Fliehende, abgeschrägte Stirn: Außenrotation des Stirnbeins Hervorstehende Stirn: Innenrotation des Stirnbeins Verstärkte vertikale supranasale Falte: Innenrotation der betroffenen Seite
Orbita	Betrachtet wird der superiormediale-inferiorlaterale Durchmesser der Orbita sowie der Augapfel. Vergrößerung des Durchmessers und Hervortreten des Augapfels: Flexion/Außenrotation der SSB Verkleinerung des Durchmessers und Zurückweichen des Augapfels: Extension/Innenrotation der SSB Einseitige asymmetrische Veränderung: Torsion oder Lateralflexion-Rotation der SSB Einseitige Vergrößerung und Hervortreten des Augapfels: Großer Keilbeinflügel dieser Seite anterior-inferior (Außenrotation) Einseitige Verkleinerung und Verkleinerung des Augapfels: Großer Keilbeinflügel dieser Seite posterior-superior (Innenrotation) Selbstverständlich müssen raumverdrängende Prozesse usw. in den Fällen eines hervortretenden Augapfels ausgeschlossen werden. Äußerer Augenrand nach außen gedreht: Außenrotation des Jochbeins Beidseitig: Flexion der SSB Einseitig: Torsion oder Lateralflexion-Rotation der SSB
Ohren	Abstehendes Ohr: Außenrotation des Schläfenbeins Anliegendes Ohr: Innenrotation des Schläfenbeins Einseitige abstehende oder anliegende Ohren: Torsion oder Lateralflexion-Rotation der SSB
Nasolabialfalte	Tief: Außenrotation des Oberkieferknochens Keine: Innenrotation des Oberkieferknochens
Nase	Weite oder enge Nasenöffnungen können die Folge eines Traumas oder einer Störung des Oberkiefers sein.
Os palatinum	Tiefer, flacher Gaumen: Außenrotation des Oberkiefer- und des Gaumenbeins Hoher Gaumen: Innenrotation des Oberkiefer- und Gaumenbeins Einseitig tiefer oder hoher Gaumen: Torsion oder Lateralflexion-Rotation der SSB
Maxilla	Schneidezähne nach posterior verschoben und auseinanderstehend, die restlichen oberen Zähne zur Seite abgeschrägt: Außenrotation der Oberkieferknochen. Schneidezähne nach anterior verschoben und eng aneinanderstehend, die restlichen Zähne nach innen abgeschrägt: Innenrotation der Oberkieferknochen (Hervorstehende vordere Zähne: Evtl. intraossale Innenrotation der Prämaxilla)
Mandibula	Zurückgezogen: Außenrotation der Schläfenbeine Vorgewölbt: Innenrotation der Schläfenbeine
Os occipitale	Angewinkelte Hinterhauptschuppe: Hinterhaupt in Flexion Flache Hinterhauptschuppe: Hinterhaupt in Extension

Palpation

Zu Beginn der palpatorischen Untersuchung wird stets eine innere Haltung der Defokussion eingenommen, oder anders ausgedrückt, jede Fokussierung wird bewusst vermieden und ein voraussetzungsfreier und absichtsloser Kontakt mit dem Gewebe, dem Organismus zugelassen. Die Palpation wird dabei möglichst ohne eine bestimmte vorgefasste Meinung an die Gewebe des Patienten ausgeführt.

Die palpatorische Befunderhebung vollzieht sich vom Allgemeinem zum Speziellen, vom Globalen zum Lokalen und wieder zurück zum Globalen. Im Weiteren wird sie sich in einer Art oszillatorischer Fokussierung und Defokussierung und rhythmischer Überprüfung der lokalen und globalen Interaktion immer genauer dem individuellen Organisationsmuster des Patienten annähern. So wird versucht, die Wechselwirkung zwischen dem Wirken der unmittelbaren Lebenskräfte bzw. der homöostatischen Kräfte und ihrer konditionierten Bündelung, Fixierung, aufgrund von Lebensumständen/-gewohnheiten, physischer oder psychischer Traumata, durchlebter Krankheiten usw. (biokinetische Energie) palpatorisch zu „erhören".

Für diese Befunderhebung wird zuvor ein **„Neutraler Zustand"** eingeleitet, ganz besonders wenn die inhärenten Gewebedynamiken palpiert werden. Nach *Becker*[3] treffen sich bei jedem Kontakt zwischen Therapeut und Patient drei Ansichten:

1. Die Ansichten und die Vorstellung des Patienten über die möglichen zugrunde liegenden Ursachen seiner Symptome: Er beschreibt seine Symptome und Empfindungen im Kontext seiner Lebensgeschichte und auf der Grundlage seiner medizinischen Allgemeinbildung. Er beschreibt seine Gefühle und seine Lebensgeschichte, die seiner Meinung nach in Zusammenhang mit seinen Störungen stehen. Der Patient ist sensibel für die verbale und nonverbale Verbindung zu seinem Therapeuten und für die Offenheit, die der Therapeut ihm entgegenbringt. Die Vorstellung des Patienten von seinem Problem ist ein wichtiger Teil auf dem Weg der Heilung. Nicht selten kreist der Patient mehr oder weniger unbewusst um sein eigentliches Problem herum, und es macht die Sensibilität und die Erfahrung des Therapeuten aus, diesen so genannten „blinden Fleck" zu erkennen.

2. Die Ansicht des Therapeuten über die Ursachen und zugrunde liegenden Prozesse der Symptome: Der Therapeut wird sich aufgrund seiner Ausbildung, Erfahrung und seiner Kenntnis der anatomischen, physiologischen, embryologischen, psychologischen Zusammenhänge ein bestimmtes Bild von den Störungen des Patienten machen. Er kann Laboruntersuchungen oder Röntgenbilder anfordern, körperliche oder bioelektrische Untersuchungen durchführen. Seine Erfahrung und sein Wissen in diesen Bereichen mögen größer als die des Patienten sein, aber nichtsdestotrotz entwickelt auch er nur ein gedankliches Konzept von der Organisation dieser Störungen und den gesamtkörperlichen Zusammenhängen.

3. Das Wissen der anatomisch-physiologischen Ganzheit des Organismus und seiner Gewebe über das Problem des Patienten: Der Körper des Patienten beinhaltet das gesamte Spektrum der Zusammenhänge. Er beherbergt die Spannungen und Muster der Dysfunktionen durch die allgegenwärtige Wechselbeziehung zwischen Funktion und Struktur. In jedem seiner Organsysteme können diese Zusammenhänge zutage treten. Nachdem der Therapeut die Meinung und die Sichtweise des Patienten zum Geschehen aufgenommen hat, seine Diagnostik durchgeführt und seine eigene Idee dazu entwickelt hat, sollte er beides beiseite legen und offen werden für das, was das Gewebe ihm zu erzählen hat.

Durch die Palpation kann der Therapeut direkt mit den Informationen der Gewebe in Kontakt treten. Vom Gewebe erfährt der Therapeut, welche Prozesse im Körper ablaufen, wann die Störungen begonnen haben und wie sie sich weiterentwickeln werden. Das Gewebe erzählt selbst, wie, was, wo passiert ist. Weder Röntgenbilder noch Computertomographien oder chemische Analysen können uns die Informationen geben, die das Gewebe uns selbst durch die Palpation mitteilt. Die Hände des Therapeuten schmiegen sich durch eine einfühlsame und weiche Berührung dem Körper des Patienten an. Es ist weniger das, was ich durch meine Fingerberührung fühle, als das, was der Körper des Patienten mir durch meine Berührung mitteilt. Diese Bewusstheit zu entwickeln ist eine der hohen Künste in der kraniosakralen Osteopathie.

Es ist relativ leicht, die Spannungen der Traumata und Störungen in den Geweben zu erfühlen, aber in diesen Manifestationen gibt es eine so genannte Potenz, die diese Spannungen zentriert.

In jeder Dysfunktion des Körpers existiert ein Ruhepunkt, der die Potenz dieser Dysfunktion verkörpert. Jede Veränderung in dieser Stelle hat eine Veränderung der Spannungsmuster in ihren strukturell funktionellen Zusammenhängen zur Folge.

Worauf ist zu achten?

Folgende Fragen helfen dem Therapeuten, mit dem Gewebe und dem Patienten Kontakt aufzunehmen:

- Wo befindet sich die Gesundheit im Patienten, die Stelle oder der Ort der Ursprünglichkeit im Patienten?
- Wo befindet sich das Gleichgewicht des Ungleichgewichts? (sei es innerhalb oder außerhalb des Körpers)
- Was möchte der Körper des Patienten mir sagen?
- Was ist das grundlegendste Bedürfnis des Patienten?
- Was ist geschehen?
- Wie ist die Qualität des Gewebes?
- Wohin möchte das Gewebe sich bewegen, wohin möchte es sich nicht bewegen?
- Wann ist diese Bewegungseinschränkung oder das Spannungsmuster zum ersten Mal aufgetreten?
- Ist die Bewegungseinschränkung oder die Spannung des Gewebes primär?
- Ist es die Folge einer anderen Bewegungseinschränkung oder Spannung?
- Wenn ja, woher kommt diese Spannung oder Bewegungseinschränkung? Welche anderen Körperstrukturen hängen mit diesem Spannungsmuster zusammen (Faszien, Muskeln, Suturen, LCS, Ligamente, Membranen)?
- Wie hat der Körper in der Vergangenheit funktioniert, und welche Einflüsse haben zu seiner jetzigen Funktionsweise geführt?
- Was ging in dem Menschen vor, als sich dieses Spannungsmuster oder diese Bewegungseinschränkung etablierte?
- Wie fühlt sich das Energiefeld der Dysfunktion und des Körpers an?
- Was hat sich seitdem verändert?
- Welche Koordinations- und Organisationsformen halten die jetzige Homöostase des Körpers aufrecht? Wie haben der Körper und der Mensch als Ganzheit sich an die neue Situation angepasst?
- Wie hat sich dadurch die Wahrnehmung der Welt geändert?
- Wie wird dieser Körper mit seiner jetzigen Organisation, in der Zukunft funktionieren?
- Was ändert sich im Patienten, wenn diese Spannungsmuster nicht anwesend wären?

- Wo befindet sich das Potenzial, das die Dysfunktion aufrechterhält?
- Wo im Patienten liegt das Potenzial, die Dysfunktionen auflösen zu lassen, sich zu integrieren?
- Wo ist das Ungleichgewicht hin orientiert, auf welches potenzielle Gleichgewicht ist es ausgerichtet? Was ist die potenzielle Herausforderung?
- Nehmen wir wahr, wenn wir die natürliche Grenze zum Patienten überschreiten und invasiv werden oder den Kontakt zum Patienten verlieren?
- Ändert sich die Atmung im Verlauf der Behandlung?
- Kann der Patient im Verlauf der therapeutischen Interaktion entspannen, ohne in Dissoziation zu gehen?
- Warum möchte der Patient gesund werden?
- Ist die behandelte Struktur glücklich?[2]

Palpation bioenergetischer Felder

Die Handfläche der dominanten Hand ist zum Körper gerichtet und nähert sich dem Körper soweit an, bis ein Widerstand wahrgenommen wird. Ist dieser Widerstand wahrnehmbar, wird die Hand scheibenwischerartig über den gesamten Körper geführt. Der Osteopath beurteilt die Stärke und Qualität des Widerstandes des Feldes im Allgemeinen und differenziert regionale und lokale Unterschiede des Feldes.

Hör-Test nach Barral

Ein globaler und lokaler Hör-Test (Ecoute-Test) kann angewendet werden, um die Orte größter Spannung zu lokalisieren.

Thermische Diagnose nach J. P. Barral

Aufgrund jahrzehntelanger Forschung und Erfahrung hat J. P. Barral[4] die thermische Diagnose verfeinert, untergliedert und bis ins Feinste die diagnostische Bedeutung der jeweiligen Wärmezonen herausgearbeitet. Es ist sein Verdienst, das Repertoire des Osteopathen um diese hervorragende Diagnosemethode erweitert zu haben, obwohl die thermische Diagnose nach *Barral* nicht zu den klassischen Diagnosemethoden in der kranialen Osteopathie zählt, bietet sie eine zusätzliche Möglichkeit, um Dysfunktionen des PRM aufs genaueste zu lokalisieren.

Methode
1. Für die thermische Diagnose wird insbesondere die **Handinnenfläche der dominanten Hand** benutzt.
2. Meistens wird mit einer Fläche des **Daumenballens**, seltener des **Kleinfingerballens** oder mit dem **Mittelpunkt der Handinnenfläche** palpiert. Die thermosensibelste Stelle ist diejenige, die am stärksten auf eine feine mechanische Reizung reagiert. Diese Zone kann gefunden werden, indem mit einem Finger sanft auf der Handinnenfläche entlanggestrichen wird. Die empfindsamste Stelle stellt gleichzeitig die thermosensibelste Stelle dar.
3. Während der Wärmepalpation ist die Hand **entspannt,** Finger und Hand sind leicht gebeugt.
4. Die Hand befindet sich ungefähr **10 cm oberhalb der Hautoberfläche** des Patienten. Der Therapeut findet die Stelle, indem er an einer thermischen Zone die Hand beinahe auf die Haut auflegt und sie langsam anhebt bis zu

12. Diagnoseprinzpien

der Stelle, an der die Wärmeausstrahlung am stärksten zu spüren ist. Von dort wird die Hand langsam wieder gesenkt, bis zu der Stelle, an der ein leichter Widerstand wahrnehmbar wird.

5. Während der Wärmediagnose sollte die Hand sich immer **an die jeweilige Körperkontur anpassen,** sodass sich ihre Handfläche senkrecht zur Hautoberfläche befindet.
6. Für die Diagnose bewegt sich die Hand **pendelartig leicht von der einen zur anderen Seite.** Es ist sehr wichtig, dass sich die Hand für die Diagnose nie zu lange an einer Stelle befindet, da sich ansonsten die Temperatur der untersuchten Hautstelle im Vergleich zu seiner Umgebung, durch die Wärmeausstrahlung der Hand des Therapeuten, erhöht.

Wärmezonen *(Tab. 12.1)*

Charakteristikum	Diagnostischer Hinweis auf
- Punktförmig, scharf begrenzt	- Strukturelle Veränderungen: Tumoren, Kalzifizierungen
- Linear, scharf begrenzt	- Suturen, arteriorvenöse Gefäße, viszerale Kanäle
- Kreisförmig groß, scharf begrenzt	- Teil eines Organs, z.B. Gehirnlappen, Leber usw.
- Linear groß, scharf begrenzt	- Längliche Strukturen: Ösophagus, Dünndarm usw.
- Kreisförmig groß, nicht scharf begrenzt	- Viszerale Funktionsstörungen oder emotionale Ursachen

Tabelle 12.1: Thermische Diagnose: Wärmezonen

Tab. 12.2

Entfernung von der Hautoberfläche	Dysfunktion
Etwa 10 cm	Somatische, viszerale Dysfunktion*
20–30 cm	Emotionale Dysfunktion**
100 cm	hereditäre Disposition

* i.d.R. direkt oberhalb der betroffenen Struktur
** Z.B. oberhalb des Tuber frontale
Am häufigsten sind signifikante Thermalzonen somatisch/viszeral, am zweihäufigsten emotional und seltenst hereditär

Tabelle 12.3: Temperaturabnormalitäten an Suturen nach Pick

Charakteristikum	Diagnostischer Hinweis auf
- Zuviel Hitze	- exzessiven Blutstau, akute Infektion oder akutes Trauma. Bei akuter Infektion und Trauma in der Regel mit Ödem im benachbartem Gewebe
- Leicht erhöhte Temperatur	- kleine Infektionen oder Dehydration des suturalen Kollagengewebes
- Zuviel Kälte	- Blutmangel oder chronische degenerative Störungen (z.B. Kollaps der Trabekulastruktur des Knochens bei fortgeschrittener Osteoporose oder deutliche Anämie)
- Leicht verminderte Temperatur	- Blutmangel durch Narbengewebe oder leichte Anämie

Nach *Pick* stellen Temperaturabnormalitäten in der Regel meist einen Hinweis auf Blutüberschuss oder Blutmangel dar[8].

Ausführung: Nach *Barral* wird zunächst die allgemeine Schädelkontur untersucht, um die Zonen zu lokalisieren, die am deutlichsten Wärme abstrahlen. Es werden also stets die wärmsten Stellen gesucht! Im Gegensatz zu *Barral* beurteilt *Pick* wärmere wie auch kältere Temperaturabnormalitäten.

Suturen und Kopfgelenke: Dysfunktionen der Suturen äußern sich in Form scharf begrenzter, ca. 1–2 cm langer, linearer Hauterwärmungen, die sich auf der jeweiligen Sutur befinden.

Bei Kleinkindern und Neugeborenen: Meist eine Folge von Krafteinflüssen im Uterus sowie von Geburtstraumata.

Bei Erwachsenen: Meist eine Folge traumatischer Einflüsse.

Dysfunktion des Temporomandibulargelenks (TMG): Scharf begrenzte kreisförmige Erwärmung mit einem Durchmesser von 1 bis 1,5 cm am TMG.

Intrakraniale Duralmembran: Durale Membranspannungen der Falx cerebri, der Falx cerebelli und des Tentorium cerebelli äußern sich in präzisen länglichen Erwärmungen im Verlauf der Anheftung der Membrane am Schädel.

Augen; Spannungen der Duralmembran oder der Augenmuskeln: Scharf begrenzte punktförmige Wärmeausstrahlung an den Augenwinkeln.

Nasennebenhöhlen, insbesondere der Sinus frontalis und maxillaris: Scharf begrenzte, kreisförmige Erwärmung mit einem Durchmesser von ungefähr 2 cm auf Höhe der Sinus.

Auch weitere Wärmezonen am Schädel sind zu lokalisieren. Allgemein sind sie meist mit der Struktur und Funktion der dort lokalisierten jeweiligen Gewebe bzw. Gehirnlappen verbunden.

Palpation der Form (nach *Magoun*) (siehe auch S. 346 ff.)

Im Folgenden wird vor allem auf die Strukturen des kranialen Systems eingegangen. Die Palpation aller anderen Körperstrukturen kann nach den gleichen Prinzipien ausgeübt werden. Die Palpation der Beweglichkeit wäre unvollständig ohne eine vorausgehende Palpation der Position/Form. Normalerweise würde eine Schädelbasis, die sich in einer Flexionsposition befindet, mit einer Außenrotation der peripheren Knochen einhergehen. Durch traumatische Einflüsse ist es allerdings auch möglich eine Schädelbasis in Flexionsposition mit Schädeldachknochen in Innenrotation zu finden. Oder umgekehrt kann eine Schädelbasis in Extensionsposition mit Schädeldachknochen in Außenrotation vorkommen.

Palpation allgemeiner kranialer Umrisse s. S. 556 ff.

Palpatorische Befunde an der Sutur nach Pick[8]

Vorwölbungen, Einbuchtungen oder Übereinanderschiebungen von Suturen, z. B. bei Neugeborenen.
> ▸ Auch eine Starrheit und Unnachgiebigkeit an den Suturen kann wahrgenommen werden

Verschiebung und Deformation von Suturen nach Pick:

352 12. Diagnoseprinzipien

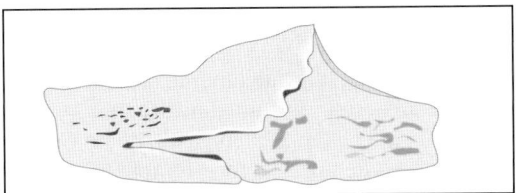

12.1

Zusammendrücken der Suturenränder. Die palpable Spitze ist die Folge einer stressbedingten knöchernen Hypertrophie entlang der Gelenkfläche der Sutur.

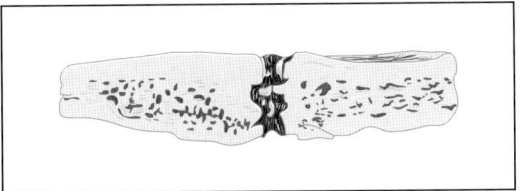

12.2

Aufweitung der Suturenränder. Die palpable Furche ist die Folge eines Auseinanderweichens der Suturenränder.

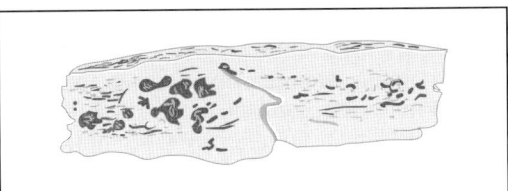

12.3

Artikulärer Verschluss entlang der Suturenränder. Da diese Distorsion gewöhnlich genetischen Ursprungs ist, ist die Oberfläche normalerweise unauffällig, und es fehlen palpable Hypertrophien.

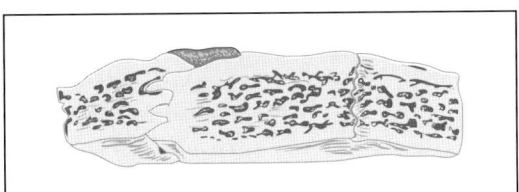

12.4

Überlappung entlang der Oberflächen der Suturenränder. Diese Distorsion wird im Allgemeinen als Stufenbildung einer knöchernen Struktur entlang des Suturenrandes wahrgenommen.

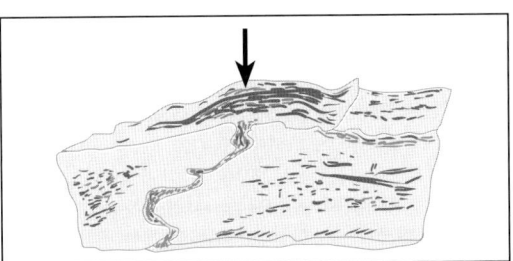

12.5

Fibrinöse Adhäsionen queren den Gelenkspalt der Sutura.

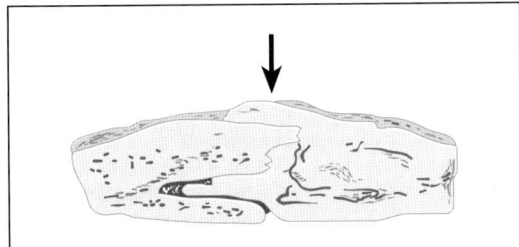

12.6

Ein knöcherner Vorsprung erstreckt sich über den Gelenkspalt und verschließt die Sutura teilweise.

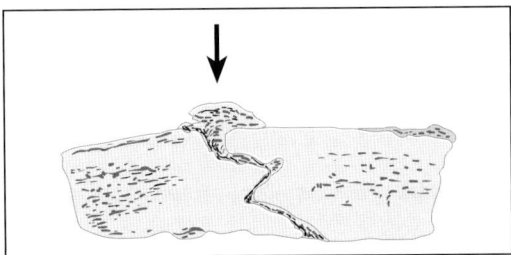

12.7

Verformbare noduläre Adhäsion im Querschnitt mit Wurzel innerhalb der artikulären Formation einer Sutura.

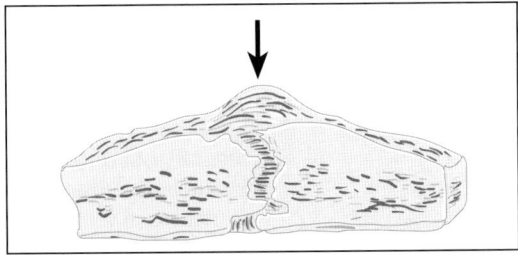

12.8

Solide noduläre Adhäsion im Querschnitt. Sie infiltriert den Suturenspalt und erreicht das Gewebe der Dura mater an der Schädelinnenseite.

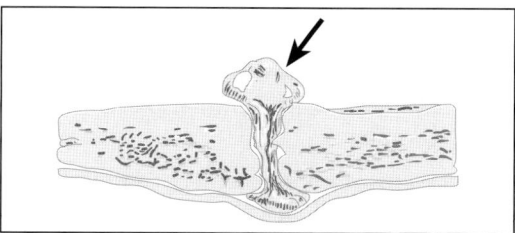

12.9
Flüssigkeitsgefülltes Knötchen im Querschnitt mit Ausdehnung durch den Spalt bis zum Dura-Gebiet. Das Knötchen führt zur Abhebung der periostalen Dura vom Schädelknochen.

Verschiebung der Sutur

Suturales Stauchen (ineinander gestauchte Sutur)
- Meist entlang der Sutur als Erhebung palpierbar

Suturale Spreizung
- Meist entlang der Sutur als Spalt zwischen suturalen Flächen palpierbar
- Scheinbefund möglich an der Sutura coronalis, lambdoidea, frontozygomatica. Differenzialdiagnostik: Schmerzempfindlichkeit bei Dysfunktion

Suturale Obliteration
- Ossäre Überwachsung an Teilen einer Sutur, vor allem der Sutura sagittalis

Suturale Überlappung
- An einigen Suturen physiologisch
- Bei übermäßiger Stufe oder wenn die Überlappung entgegengesetzt zur normalerweise zu erwarteten Überlappung auftritt: Hinweis auf eine Störung

Deformation

Abnorme Bildung, die in oder über dem artikulären Saum der Sutur verankert ist

Fibröse Adhäsion
- Drahtähnliche Formation, die den artikulären Saum einer Sutur kreuzt

Knochensporn – knöcherner Sporn, der eine Sutur überkreuzt
- meist eine morphologische osteoblastische Veränderung, die von einer fibrösen Adhäsion in eine chronische Spornbildung übergeht

Biegsame knotige Adhäsionen
- weiches, fibröses oder biegsames Gewebe, das eine Sutur knotenförmig überlappt. Sie infiltrieren das Periost des Schädels und möglicherweise die Dura periostale

Solide knotige Adhäsionen
- harter knochenartiger Knoten; ein weiter fortgeschrittenes oder chronisches Stadium einer biegsamen knotigen Adhäsion

Fluidische knotige Adhäsionen
- eine Art ödematöser Knoten; ein Lipom oder eine zystische Bildung, die eine Sutur kreuzt.
- Fixiert und unbeweglich, ist dies möglicherweise ein Hinweis, dass der Knoten bis tief in die Sutur oder sogar in die Dura periostale hineinreicht

Abnorme Sinneswahrnehmungen in der Region der Sutur nach Pick[8]

Es können manifestierte oder latente sensorische Störungen auftreten. Latenter Schmerz kann zum Beispiel durch Druck, Hitze oder Vibration ausgelöst werden.

Tiefe der sensorischen Störung
- Die Tiefe der sensorischen Störungen gibt Hinweise auf das Niveau der suturalen Störung
- Oberflächlich bei externen Störungen
- Tiefer leichter Schmerz bei intrakranialen vaskulären Störungen; weitere radiologische Untersuchungen sind nötig

Scharfer oder stechender Schmerz
- akutes Geschehen oder Blutstagnation

Stumpfer oder unbestimmter Schmerz
- Ungleichgewicht des LCS, meningeale Spannungen oder chronischer Mangel in der betroffenen Region

Explosiver Schmerz
- übermäßige Aufnahme kranialen Blutes mit vermindertem Blutabfluss, z. B. bei Stenose der V. jugularis mit erhöhter kardiovaskulärer Aktivität
- keine lokale manuelle Behandlung bei Schmerzverschlimmerung durch Druck

Drückender Schmerz
- erhöhte kardiovaskuläre Drainage vom Schädeldach mit gleichzeitig vermindertem Blutfluss in das Kranium, z. B. bei arteriellen Spasmen

Taubheit
- Exposition von toxischen Chemikalien, Kompression, virale Infektionen, vaskuläre Insuffizienz, resultierend aus sensorischer Axonpathie oder neuronaler Destruktion, Erschöpfung der Ionenpumpe, Hyperpolarisation des Neurons usw.

Wahrnehmung des Muskeltonus	Z. B. des M. temporalis, des M. masseter, des M. pterygoideus lateralis und medialis.
Palpation der Knochenelastizität	Diese ist meist besser durch die Palpation in Bewegung zu testen. Eine Wahrnehmung von Härte und Starrheit des einzelnen Schädelknochens oder des gesamten Schädels kann festgestellt werden, z. B. bei vielen psychiatrischen Fällen und traumatischen Prozessen.

Palpation einzelner Strukturmerkmale

Os frontale	Vordere Kontur: Abgeschrägt (Flexion) oder vorgewölbt (Extension) Tuber frontale: Vorgewölbt oder retrahiert S. metopica: Eingebuchtet (AR = Außenrotation) oder vorgewölbt (IR = Innenrotation) Lateraler Winkel: Nach anterior (AR) oder posterior (IR) verschoben Bregma: Eingebuchtet, z. B. bei primär traumatischer Krafteinwirkung auf Bregma, oder hervorstehend
Os sphenoidale	Ala major: Erhöht (IR) oder erniedrigt (AR) Fossa temporalis: Tief (IR) oder flach (AR)
Os zygomaticum	Hervorstehend (AR) oder zurückgewichen (IR) Augenrand: Nach innen (IR) oder nach außen (AR) gekehrt

	Sutura temporozygomatica: Nach unten-außen und leicht nach vorne (AR) oder nach oben-innen und leicht nach hinten (IR)
Maxilla	Processus orbitalis: Abgeschrägt (AR) oder gerade (IR) Processus palatinus: Tief (AR) oder hoch (IR) Processus alveolaris: Vertikalisiert (IR) oder nach außen gedreht (AR)
Os palatinum	Lamina horizontalis: Tief (AR) oder hoch (IR)
Orbita	Der superior-mediale inferior-laterale Durchmesser: Verkleinert (IR) oder vergrößert (AR) Angulus fronto-zygomaticus: Verkleinert (IR) oder vergrößert (AR) Augapfel: Zurückgewichen (IR) oder hervorstehend (AR) Intraokularer Druck: Normal oder erhöht
Os parietale	Sutura sagittalis: Eingebuchtet (AR), z.B. bei traumatischer Krafteinwirkung, oder vorgewölbt (IR) Tuber parietale: Vorgewölbt oder flach Sutura lambdoidea: Eingebuchtet (AR), z.B. bei primär traumatischer Krafteinwirkungen oder vorgewölbt (IR) Sutura coronalis: An Bregma erniedrigt und lateral nach vorne und außen verschoben (AR) oder an Bregma erhöht und lateral nach hinten und innen verschoben (IR)
Os temporale	Processus mastoideus: Posterior-medial (AR) oder anterior-lateral (IR) Pars mastoidea: Posterior-medial (IR) oder anterior-lateral (AR) Sutura squamosa: Auseinander geglitten und nach anterior-lateral verschoben (AR) oder Annäherung und nach posterior-medial verschoben (IR)
Mandibula	Articulatio temporomandibularis: Geöffnet und geschlossen palpieren Protuberantia mentalis: Zur Seite des sich in AR befindenden Os temporale verschoben oder zur Seite der Dysfunktion der Articulatio temporomandibularis.
Os occipitale	Pars supraoccipitalis: Superior (IR) oder inferior (AR) Condylosquamöser Winkel: Vergrößert oder verkleinert Protuberantia occipitalis externa: Zur Seite verschoben oder nicht Pars condylaris: Anterior-posterior oder medio-lateral komprimiert Lambda: Eingebuchtet, z.B. bei primär traumatischer Krafteinwirkung oder hervorstehend Sutura occipitomastoidea: Eingebuchtet oder hervorstehend

Palpation der Gewebedichte[7]

Auch die Bewertung der Dichte und der Härte des Gewebes kann ein Hinweis auf den Schweregrad der Dysfunktion darstellen oder zur Begutachtung des Therapieverlaufs benutzt werden. Eine Verhärtung kann auch etwa auf chronische Vernarbungen oder ältere posttraumatische Verletzungen hinweisen.

Neben der Palpation können zur Beurteilung zusätzlich das Röntgenbild, die Sonographie u.a. herangezogen werden[7].

Über leichten Fingerdruck kann die Dichte/Härte des Knochens untersucht werden.

Dabei wird zunächst global (große Gewebebereiche) und dann lokal vorgegangen.

Palpation der Gewebeelastizität

Mithilfe der Gewebeelastizität können nicht nur Suturen, intraossale Strukturen, sondern auch Membranen, Viszera, Gehirn und Gefäße untersucht werden.

Körperscreening Die Hände werden zügig von den Füßen aufwärts auf die verschiedenen Körperbereiche gelegt. Ähnlich eines sanften Recoils üben die Hände einen sanften kurzen Druck auf die jeweiligen Körperbereiche aus, der anschließend plötzlich gelöst wird. Bewertet wird, die Reaktion des Gewebes auf diesen Druck (Resistenz): die Leichtigkeit und das Ausmaß der Verformung, sowie die Reaktion des Gewebes beim Lösen des Drucks (Resilienz).

Testung der Schädelknochen- und Suturenelastizität Der Osteopath übt einen sanften Druck auf das Gewebe aus. Bewertet wird die Reaktion des Gewebes auf diesen Druck (Resistenz): die Leichtigkeit und das Ausmaß der Verformung.
Anschließend wird die Reaktion des Gewebes bewertet, wenn dieser Druck wieder plötzlich gelöst wird (Resilienz). Zunächst wird die Testung symmetrisch bilateral am Schädel mit der Handfläche ausgeübt. Es wird so der gesamte Schädel abschnittsweise von anterior nach posterior oder umgekehrt getestet. Spezifische Regionen und lokale Stellen, z.B. Suturen können anschließend gezielt getestet werden.

Lokaler Druckschmerz

Lokale Druckschmerzhaftigkeit der Suturen kann ein Hinweis auf eine suturale Dysfunktion sein.

Palpation der Bewegung/adaptiver Spannungsvariationen

Bei der Palpation der Bewegung oder Beweglichkeit bilateraler Strukturen ist es von Vorteil, die Hände von einem Fulcrum aus zu koordinieren. Am Schädel ist die Schädeldachhaltung die Handhaltung der Wahl, wobei die Daumen sich gegenseitig berühren. Dadurch wird die Wahrnehmung von Asymmetrien erleichtert. Am übrigen Körper sollten wann immer möglich die Ellenbogen als Fixpunkt aufgestützt werden.

Palpation inhärenter rhythmischer adaptiver Spannungsvariation

Biologische Rhythmen zeichnen sich durch Rückkopplungsvorgänge und Selbstorganisation aus. Es sollte vermieden werden, die z.T. noch hypothetischen Rhythmen in der kranialen Osteopathie als isolierte von anderen Rhythmen entkoppelte rhythmische Erscheinungen darzustellen oder ihnen ohne Beweis gegenüber anderen rhythmischen Erscheinungen eine höhere physiologische Bedeutung zu zuweisen. Rhythmik ist ein universales Organisationsprinzip in der Natur. Ein zentraler Taktgeber konnte allerdings nicht festgestellt werden, wohl aber eine Dominanz zentraler Oszillatoren. Deshalb steht nicht mehr die Frage nach einem zentralen Taktgeber im Vordergrund, sondern die Frage nach der Koordinationsdynamik zwischen eher umweltbezogenen und integrierenden Rhythmen.

Tab. 12.4:
Mehrere Rhythmen sind beschrieben worden

	Frequenz	nach
CRI (=kraniosakraler Rhythmus)	10–14x/min, 6(8)–12 Zyklen pro Minute	Magoun, Woods/Woods, Becker, Upledger
	2–3 Zyklen pro Minute	Jealous
Große Gezeitenbewegung	0,6–1 Zyklus pro Minute	Becker
	1 Zyklus in 5 Minuten	Liem

Studien siehe S. 30ff, Erklärungsmodelle (z.B. THM-Oszillationen etc.) siehe S. 37ff

Diese Rhythmen sollen im gesamten Organismus anwesend sein (siehe auch S. 7, 34) und sich in rhythmischen Spannungsvariationen bzw. Bewegungen jeder Körperstruktur ausdrücken.

Die in der chinesischen oder tibetischen Medizin geübte Unterscheidung der Charakteristika des Radialispulses, lässt sich von ihrer differenzierten Wahrnehmung her noch am ehesten mit der Wahrnehmung der inhärenten Rhythmen in der Osteopathie vergleichen. Die Wahrnehmung dieser (und Synchronisation mit diesen) Rhythmen ist ein essentieller Bestandteil in der Osteopathie. Um so mehr in vitalistischen Ansätzen, da diese vermeiden, Bewegungsbarrieren in der Diagnostik und Behandlung zu konfrontieren. Nach Jealous ist es von Vorteil, die Befundung dieser Rhythmen nach Etablierung eines „neutralen Zustands" vorzunehmen (s. S. 390ff.)

Es bestehen Klassifizierungsversuche der Rhythmen in der kranialen Osteopathie mit Zuordnung bestimmter Wesensmerkmale. Da die ontologische

Tab. 12.5:
Rhythmen und Wahrnehmungszustände nach Jealous[9], modifiziert

Intellekt (6)8–14 Zyklen/min	Intuition 2–3 Zyklen/min	Instinkt 0,6–1 Zyklus/min	Göttlich/Heilig Stille
Faszilitierter, unruhiger Geist	Natürlicher ruhigerer Geist	Wahrnehmung wird von der „long tide" geleitet	Einheitserfahrung
Emotional instabil	Einfühlungsvermögen Fluidpriorität	Instinktive Bewusstheit eines größeren Geistes; Intention dem größeren Willen zu folgen	Unmittelbares Erfahren, Gehorchen des und Erwachen im Göttlichen
Atmung ist nicht synchronisiert mit anderen Rhythmen Variable ZNS Bewegungen Rationales Vorgehen	Atmung wird langsamer Gehirn beruhigt sich Intuition entwickelt sich, ist aber noch anfällig für Emotionen	Synchronisierung der Atmung mit der Tide. Gehirn wird von der „long tide" bewegt Emotionen haben sich in Tugenden transformiert	Dynamische Stille Unmittelbares mystisches Erleben
Beobachter ist zielfixiert und läsionsorientiert	Beobachter ist im Gleichgewicht, aber anfällig für Interpretationen	Beobachter ist still	Beobachter und Bewusstsein sind eins

12. Diagnoseprinzipien

Klärung dieser Rhythmen noch aussteht (siehe S. 36 ff.), sollten alle diese Klassifizierungsmodelle mit Bedacht genutzt werden, um die Gefahr einer dogmatischen Verengung unmittelbarer Erfahrung von Gewebequalitäten zu vermeiden. Auch wenn diese Klassifizierungen spekulativ sind, werden sie aufgrund ihres sehr inspirierenden Charakters hier kurz zusammengefasst.

Die Palpation kann am gesamten Körper, z.B. am Kopf (siehe Kap. „Allgemeine Kopfpalpation"), an den Füßen, Schienbeinen, Oberschenkeln, am Becken, am Sakrum, an den Rippen, Schultern und Armen (sowie an den inneren Organen[10]) erfolgen.

Vorgang

- Der Therapeut bittet nonverbal um Erlaubnis, die inhärenten Kräfte im Patienten wahrnehmen zu dürfen.
- Anschließend wird er sich seiner eigenen primären Respiration bewusst, sammelt sich in dieser dynamischen Ruhe und lässt seine Bewusstheit in der Gegenwart ruhen.
- Der Therapeut synchronisiert sich mit der rhythmischen Erscheinung der primären Respiration im Patienten. Dabei hält er den Kontakt zu seinen eigenen inhärenten Rhythmen.
- Er beobachtet, möglichst ohne zu beeinflussen oder zu bewerten.
- Er nimmt wahr, bzw. lässt seine Aufmerksamkeit von den palpablen homöodynamischen Kräften im Patienten zu der Körperregion im Patienten lenken, in der diese Kräfte die deutlichste Aktivität zeigen. In dieser Region findet in der Regel auch eine Veränderung der Qualitäten dieser rhythmischen Erscheinung statt.
- Seine Wahrnehmung ist gleichzeitig auf den Horizont (siehe S. 369) und auf die Art der Interaktion dieser homöodynamischen Kräfte in der so genannten Problemzone des Patienten gerichtet.

Tabelle 12.6: Einige mögliche Qualitäten der palpablen homöodynamischen Kräfte

Symmetrie
Frequenz
Amplitude
Endgefühl der jeweiligen Phase
Natürliches Disengagement am Ende der Inspirationsphase
Natürliche Kompression/Nähe am Ende der Exspirationsphase
Leichtigkeit der Bewegung
Kraft/Stärke der Bewegung
Zusätzliche asynchrone Bewegungen während der (Teil-)Phasen
Zugspannungen

Symmetrie

Die Symmetrie obengenannter Rhythmen besteht im Vergleich der Rhythmuseigenschaften an bilateralen Körperstrukturen. Sie kann zur Auffindung von Dysfunktionen jeglicher Art im Organismus, z.B. von Narben, Gelenkstörungen, Verklebungen, bioenergetischen Differenzen usw. benutzt werden. Die Asymmetrie zeigt zwar den Ort, nicht aber die Art der Dysfunktion an. Die Beseitigung der Asymmetrie kann als Indiz für die Lösung der Dysfunktion in diesem Bereich gedeutet werden.

Frequenz

Die Frequenz des CRI soll im physiologischen Zustand relativ konstant sein, aber bei bestimmten Krankheitsbildern oder durch bestimmte Medikamente erhöht bzw. erniedrigt sein. Insbesondere die Palpationsstudien von

Woods und Woods im Jahre 1961 erbrachten Hinweise zu Abweichungen der normalen Frequenz des CRI.

Frequenzanstieg des CRI	**Frequensverlangsamung des CRI**
Fieber	Psychiatrische Krankheitsfälle
Inhalation von Sauerstoff	Inhalation von Kohlendioxid
bestimmte Medikamente (z. B. Amphetamine)	Schlafmangel, v. a. mit Schmerzzuständen
Kinder haben physiologisch eine etwas höhere Frequenz	
hyperkinetische Kinder	
Rückenmarksläsionen, ohne Innervation vom ZNS (20 bis 30x/min[3]); Läsion etwa 2 Segmente oberhalb der palpierten Fr. zunahme	intensive emotionale Erlebnisse, insbes. bei Angst (→ Aussetzen des CRI)
	Koma und chronische neurologische Schäden[3] (deutliche Verlangsamung)
	traumatische Hirnschäden[4]
	Neugeborene nach schwerer Geburt[5]
	entwicklungsgestörte Kinder[6]

Tab. 12.7: Frequenzmodifikationen des CRI

Hinweise zu Frequenzabweichungen der anderen obengenannten Rhythmen sind kaum vorhanden.

Amplitude

Die Amplitude bezeichnet den Bewegungsausschlag der In- und Exspiration. Um zu beurteilen, ob die Inspiration, Flexions-/Außenrotationsbewegung/Spannungsvariation oder die Exspiration, Extensions-/ Innenrotationsbewegung/Spannungsvariation von der Norm abweicht, muss erst die so genannte neutrale Zone zwischen diesen Spannungsvariationen/Bewegungen wahrgenommen werden. Eine niedrige Amplitude soll auf eine verminderte Vitalität bzw. ein niedriges energetisches Niveau des Organismus hinweisen. Die Abwehrkraft ist vermindert und die Krankheitsanfälligkeit erhöht. Eine Ausnahme bildet das Vorhandensein einer niedrigen Amplitude des CRI mit einem kräftigen und stark beschleunigtem CRI am Schädel. Das kann ein Hinweis für eine eingeschränkte Dehnbarkeit oder Verwachsung der Hirnhäute sein, wie etwa nach entzündlichen Prozessen der Meningen. Die inhärenten Rhythmen müssen in diesen Fällen gegen erhöhte unphysiologische Widerstände arbeiten, da die Flexibilität der Hirnhäute eingeschränkt ist. Dabei kann der Patient durchaus eine gute allgemeine Vitalität besitzen.

Endgefühl

Läuft die Bewegung am Ende der Inspirations- und Exspirationsphase sanft aus oder findet ein harter Endpunkt der Bewegung statt? Welche Art der Härte? Knöchrig, gummiartig usw.

Natürliches Disengagement

Ist eine sanfte Lösung der Strukturen voneinander wahrzunehmen?
Kann sich das eine Gewebe vom anderen (und umgekehrt) lösen und minimal entfernen? Wird zum Beispiel das Os temporale vom Os occipitale losgelassen und wird das Os occipitale vom Os temporale losgelassen?

12. Diagnoseprinzipien

	Falls nicht, wer oder was hindert ihn daran bzw. wo befindet sich das dysfunktionelle Fulcrum? Und wo befindet sich das Potenzial zur Veränderung?
Natürliche Kompression/Nähe	Lassen die Strukturen sich annähern bzw. können sie die zwischen ihnen entstehende Nähe zulassen? Können sie die entstehende Entspannung genießen oder kommt es zur Spannungszunahme? Tritt in der entstehenden Nähe bzw. Enge ein Dysfunktionsmuster zwischen Strukturen in Erscheinung bzw. wird ein Dysfunktionsmuster deutlicher? Wenn ja, wo befindet sich das dysfunktionelle Fulcrum und wo befindet sich das Potenzial zur Veränderung?
Leichtigkeit der Bewegung	Diese gibt Aufschluss über die Widerstände im Gewebe, die die freie Äußerung der Rhythmizitäten behindern oder modifizieren.
Stärke	Die Stärke des Rhythmus, kräftig oder schwach, gibt Aussagen über die allgemeine Vitalität des Patienten. Bei den Beschreibungen der Techniken befindet sich der Patient in Rückenlage, wenn nicht eine andere Lage angegeben wird. Tiefere Lungenatmung des Patienten oder eine Apnoe am Ende der Einatmung kann die Wahrnehmung der vorhandenen Aktivitätsmuster in den dysfunktionellen Regionen verstärken. Auch eine sanfte Kompression verstärkt und verdeutlicht das Dysfunktionsmuster (s. S. 385). Didaktisch kann eine Palpation rhythmischer adaptiver Spannungsänderungen des gesamten Körpers, des Kraniums, der Region der Schädelbasis und des Schädeldaches sowie jedes einzelnen Schädelknochens zu seiner Umgebung (intrasutural) und in sich (intrasutural) unterschieden werden.
Palpation der Beweglichkeit	Die feine Beweglichkeit/adaptive Spannungsvarianz jedes Schädelknochens wird getestet. Der Therapeut gibt einen feinen Impuls in die zu testende Richtung und folgt der induzierten Bewegung mit *passiver* Aufmerksamkeit zu ihrem Endpunkt. Außer dem anfänglichen Impuls wird die Bewegung nicht weiter vom Behandler gelenkt, sondern nur begleitet. Bei Strukturen der Mittellinie kann ein Impuls in die Flexion, Extension, Torsion, Seitneigung-Rotation, lateral und vertical strain ausgeübt werden. Bei bilateralen Schädelstrukturen kann ein Impuls in die Außen- und Innenrotation gegeben werden. Der Therapeut nimmt wahr, ob die Bewegung zugelassen wird oder eingeschränkt ist, mit welcher Qualität, in welche Richtung und auf welche Art die Struktur auf den feinen Bewegungsimpuls reagiert. Im Weiteren achtet er auf das Anfangs- und das Endgefühl der Beweglichkeit. Da ab einem bestimmten Alter in den Suturen keine gelenkphysiolgische Bewegung bzw. Mobilität im engen Sinne besteht, bevorzugt Guillaume den Begriff der Compliance und bezeichnet damit die Adaptationsfähigkeit/Dehnbarkeit an eine gegebene Krafteinwirkung[7]. Auch jede andere gelenkige Verbindung und die Gleitfähigkeit aller anderen faszialen Strukturen im Körper sowie die Symmetrie dieser Gleitfähigkeit können auf diese Weise getestet werden. Übt man eine sanfte Traktion aus, dann gibt die Faszie leicht nach und gleitet mit. Bei einer Dysfunktion, im Sinne einer Bewegungseinschränkung, kommt es mit der Zeit auch zu Veränderungen der Gewebestrukturen im Sinne einer chemischen Veränderung und Polymerisation, einer Zunahme der kollagenen Fasern sowie einer Verformung elastischer Faserstrukturen (s. auch S. 448). Deshalb ist bei Adhäsionen, Fibrosen, Entzündungen oder anderen dysfunktionellen Prozessen die feine Gleitbeweglichkeit der Faszien vermindert.

Eine andere Möglichkeit faszialer Bewegungstestung besteht darin, am Schädel eine feine Traktion in kranialer Richtung auszuüben oder von den Fersen und vom Becken einen feinen Zug nach kaudal auszuführen. Der Therapeut vergleicht die Symmetrie der Beweglichkeit und spürt, an welchen Stellen die Faszienbeweglichkeit eingeschränkt erscheint. Dabei nimmt die Einschränkung zu, je näher man der Störung kommt.

Ungerichtete Palpation inhärenter Faszienspannungen

Eine Dysfunktion bzw. eine fasziale Restriktion übt durch die oben beschriebenen Veränderungen einen zentripetalen Zug auf die umliegenden Gewebestrukturen aus, der vom Behandler zur Lokalisierung von Dysfunktionen genutzt werden kann.

Dabei wird die Hand des Untersuchers auf die zu untersuchende Region gelegt, z. B. auf die Bauchregion. Der Untersucher übt auf die Bauchregion einen minimalen Druck aus und folgt mit seiner Aufmerksamkeit dem ersten Impuls, der sich bemerkbar macht, zu seinem Ursprung. Er lässt sozusagen seine Hand von den vorhandenen Gewebespannungen in die Richtung der größten Restriktion führen. Von größter Bedeutung ist es, dass der Untersucher bei Ausführung dieser Diagnosetechnik völlig unvoreingenommen und ohne gerichtete Projektion seiner Aufmerksamkeit in bestimmte Gewebe vorgeht. Er sollte sich mit passiver Aufmerksamkeit überraschen lassen, wohin seine Hand von der Zugspannung geführt wird. Erst dann übersetzt er seine Wahrnehmung in anatomische physiologische Zusammenhänge. Eine ähnliche Herangehensweise kann auch an der Synchondrosis spheno-basilaris (über einen Handkontakt an den großen Keilbeinflügeln und am Hinterhaupt) ausgeübt werden. Hintergrund ist, dass das fasziale System in gewissem Sinne an der SSB aufgehängt ist, sodass sich Dysfunktionen anderer Gewebe über das fasziale System an der Schädelbasis widerspiegeln. Der Untersucher kann über Kontaktaufnahme an der SSB den faszialen Spannungen zu ihrem Ursprungsort folgen, der Stelle, die verantwortlich für die Bewegungseinschränkung an der SSB ist. Es können also große Regionen des Körpers auf diese Weise nach abnormen Spannungen und Zugkräften untersucht werden, sowie ursächliche Dysfunktionen für Bewegungseinschränkungen bestimmter spezifischer Strukturen, wie der SSB oder einem Organ (z. B. Leber) erkannt werden. Es ist auch möglich jede einzelne Gewebeschicht nach abnormen Spannungen zu untersuchen, dazu richtet der Therapeut seine Aufmerksamkeit auf die zu untersuchende Schicht. Z. B. in der Bauchregion: Haut, Unterhaut, Faszie, Muskel, Bauchfell, Organumhüllung, Organ usw. Am Schädel würde der Behandler dementsprechend seine passive, nicht invasive Aufmerksamkeit von der Kopfhaut zur Galea aponeurotica, zum Schädelknochen und zur Schädelnaht, zum intrakranialen Duralmembransystem, zur Hirnflüssigkeit und zum Hirngewebe richten.

Palpatorische Differenzialdiagnostik I

Unterscheidung der Ebene der Dysfunktion

Der Therapeut unterscheidet auf welcher Ebene sich die Dysfunktion befindet: Ossäre, fasziale/membranöse, fluide Ebene (viszerale Ebene: Hirn/Rückenmark).

Entweder entscheidet sich der Therapeut bewusst mit einer dieser Ebenen in Kontakt zu treten, indem er eine Resonanz zwischen seinen Händen und der jeweiligen Ebene herstellt oder er lässt sich zu der Ebene geleiten, die sich in Dysfunktion befindet.

Auch elektrodynamische Felder, komplexe Wellenformen sowie Felder nicht physikalischer Energie können wahrgenommen werden. Für den Osteopathen kann es von Bedeutung sein festzustellen, auf welche Weise diese in Wechselwirkung mit den anatomischen Geweben des Körpers treten und ob diese in Beziehung zur Symptomatik des Patienten stehen.

Elektrodynamische Felder können diagnostiziert werden, indem sich die Hand aus einer Ausgangsposition deutlich oberhalb der Haut langsam bis zu der Stelle absenkt, an der ein Widerstand wahrnehmbar wird (ähnlich einer prall gefüllten Kugel). Der Therapeut empfindet ein ausgeglichenes Feld oder diagnostiziert abnorme Zerrungen und Bewegungen, sowie Eindellungen usw.

Felder nicht physikalischer Energie

Die Felder nicht physikalischer Energie sind nicht mit den Händen zu palpieren. Der Therapeut kann Kontakt zu diesen herstellen, indem er seine innere Wahrnehmung auf die zu untersuchende Struktur richtet und auf auftauchende Inhalte, Bilder, Formen usw. in seinem Bewusstsein achtet.

Palpatorische Differenzialdiagnostik II

In der Palpation inhärenter Faszienspannungen wurde bereits eine Möglichkeit beschrieben, um Zusammenhänge von Dysfunktionen und ihrer gegenseitigen Einflussnahme zu erkennen. Im Folgenden wird eine weitere Möglichkeit beschrieben, um zu unterscheiden, ob die Bewegungseinschränkung einer bestimmten Struktur (z. B. SSB) durch eine andere Körperstruktur (z. B. Leber) verursacht wird.

Während zunächst eine der beiden Strukturen (z. B. Leber) gestützt wird, ein point of balance (s. S. 373 ff.) in dieser Struktur eingestellt wird oder ihre Restriktion auf eine andere Weise entspannt wird, untersucht der Osteopath, ob sich die inhärente Bewegung oder Beweglichkeit der anderen Struktur (z. B. SSB) verändert. Normalisiert sich diese, d. h. in diesem Beispiel eine Zunahme der Amplitude und Symmetrie der inhärenten Bewegung der SSB und ihrer Beweglichkeit, gibt das einen Hinweis darauf, dass die Leber die SSB beeinträchtigte. Verschlechtert sich diese, gibt das einen Hinweis darauf, dass die SSB die Leber als Stütze oder zur Kompensation benutzte.

Duraler Zug

Eine von *Rollin E. Becker* benutzte Diagnosemethode (s. auch S. 546). Ähnlich wie die extraduralen Faszien nach Restriktionen untersucht werden, ist es auch möglich, die Dura mater spinalis zu testen.
Zur Erinnerung: Außer an den Befestigungen am Foramen magnum, am 2. und 3. Halswirbel, am 2. Kreuzbeinsegment sowie am Steißbein ist der Duralschlauch im Rückenmarkskanal relativ frei beweglich. Jede Einschränkung dieser freien Beweglichkeit lässt auf eine Restriktion schließen. Durch einen kranialen Zug am Hinterhaupt und/oder einen kaudalen Zug am Kreuzbein kann genauestens die Stelle ermittelt werden, an der die Beweglichkeit der Duralröhre eingeschränkt ist. Hierbei nimmt der Therapeut wahr, wie weit sich die Traktion bis zur Restriktion fortgesetzt hat. Für die Testung müssen das Atlantookzipitalgelenk sowie die Verbindung zwischen dem 5. Lendenwirbel und dem Kreuzbein frei beweglich sein. Zur Unterscheidung sekundärer und primärer Dysfunktionen kann entweder die Traktion an der Restriktion einige Zeit aufrechterhalten werden oder die Duralröhrenschaukel ausgeführt werden (s. S. 547). Verschwindet die Restriktion daraufhin, handelt es sich aller Wahrscheinlichkeit nach um eine sekundäre Dysfunktion oder eine Kompensation. Bleibt sie bestehen, ist anzunehmen, dass an dieser Stelle eine primäre Dysfunktion vorhanden ist.

Palpation der Fluidabewegung

Auch Bewegungen der Fluida (Hirn- und Rückenmarksflüssigkeit, extrazelluläre Flüssigkeit) können palpiert werden. Diese können durch Traumata verändert werden und abnorme Bewegungen aufweisen. Ähnlich wie bei der ungerichteten Palpation inhärenter Faszienspannungen wird nunmehr die Aufmerksamkeit des Untersuchers auf die fluiden Bestandteile des Organismus gerichtet und asymmetrische Bewegungen palpiert.

So können zum Beispiel eingedrungene Kraftrichtungen erspürt werden. Dafür werden die Hände sehr sanft auf den Körper aufgelegt oder befinden sich mit der Handfläche zum Körper gerichtet sogar einige Zentimeter über der Haut. Dabei ist es von Vorteil, wenn man sich den Körper als eine Ansammlung von Flüssigkeiten vorstellt und die Hand wie auf einer Wasseroberfläche auf dem Körper ruhen lässt. Der Untersucher kann mit Übung mit seiner Hand eine leichte Strömung oder Richtung wahrnehmen, in die diese gezogen wird. Wohin die Hand gezogen wird, richtet sich nach der Richtung, aus der die traumatische Kraft auf den Körper auftraf. Dies kann wahrgenommen werden, auch wenn keinerlei fasziale Umbauprozesse stattfanden.

Fluid Drive-Diagnose
a) Bei der V-Spread-Diagnose wird ein sanfter Impuls über die Fluida (Liquor cerebrospinalis, extrazelluläre Flüssigkeit, usw.) auf die zu testende gelenkige Verbindung ausgeübt und die Reaktion der Fluida-Welle an diesem Gelenk wahrgenommen und bewertet. Zum Beispiel wird eine Schädelnaht getestet, indem auf der gegenüberliegenden Seite ein Impuls über den Knochen auf die Fluida in Richtung der zu testenden Schädelnaht ausgeübt und palpiert, wie und mit welcher Qualität die gesendete Fluktuationswelle auf die Schädelnaht auftrifft. Ist die Sutur offen, verspürt er eine Bewegung ähnlich einer an den Sandstrand angespülten Welle. Ist sie restringiert oder völlig verschlossen, ist die Empfindung eher wie bei einer an einen Felsen anschlagenden Welle (siehe S. 389 und S. 614ff.).

b) Es kann auch ein Fluid-Impuls direkt am Knochen ausgeübt werden, um zu erspüren, wie sich die Fluid-Welle im Knochen ausbreitet. Damit kann die Elastizität und Dynamik intraossaler Strukturen (z. B. Scheitelbein oder Oberschenkelknochen) untersucht werden. Zum Beispiel kann der Untersucher den Oberschenkelknochen an seinen beiden Endigungen berühren und vom einen Ende des Knochens einen Impuls zur anderen Seite schicken. Die andere Hand nimmt wahr, ob die Fluida-Welle ankommt und wie sie ankommt.

Erspüren der räumlichen Organisation

Wie ist die Struktur organisiert, z. B. das Schläfenbein in seiner intraossalen Elastizität, inhärenten Bewegung?

Wie ist die Struktur zu seiner lokalen Umgebung organisiert, z. B. das Schläfenbein in Beziehung zu seinen umgebenden Knochen; Wie ist die Struktur in ihrem regionalen Umfeld organisiert, z. B. das Schläfenbein in Beziehung zum übrigen Kopf (über seine knöchernen, muskulären, ligamentären und faszialen Verbindungen)?

Wie ist die Struktur zum übrigen Organismus organisiert, z. B. das Schläfenbein in Beziehung zum übrigen Körper?

Es kann im Weiteren auch die Organisation verschiedener Teile oder des Körpers als Ganzes auf die Schwerkraft palpiert werden.

Palpation der Potency

Die Hände werden zügig von den Füßen aufwärts auf die verschiedenen Körperbereiche gelegt. Der Therapeut vermeidet zu lange an einer bestimmten Stelle zu verweilen. An jeder Stelle bewertet er die Lebendigkeit des Gewebes, eine Art von feiner Schwingung, die jedem lebendigem Gewebe eigen ist. Die Körperbereiche, die die schwächste Potenz zeigen, werden zuerst behandelt.

Methodik der Diagnostik
Palpation bioenergetischer Felder und Kräfte
Thermische Diagnose
Höre-Test nach Barral
Palpation der Form
Palpation der Gewebedichte
Palpation der Gewebeelastizität
Lokaler Druckschmerz
Palpation der Bewegung/der adaptiven Spannungsvariation – der primären Respiration – mit Atmung und/oder Kompression
Testung von Beweglichkeit/Mobilitätstestung – synchron zur primären Respiration – unabhängig zur primären Respiration
Palpation faszialer Spannungen
Palpatorische Differenzialdiagnostik der Dysfunktionsebene
Palpatorische Differenzialdiagnostik II
Palpation der Fluidabewegung
Erspüren der räumlichen Organisation
Palpation der Potency im Gewebe

Tabelle 12.8: Diagnostik

Quellenangaben:

1 Magoun, H. I.: Osteopathy in the cranial field. 3rd ed. Journal Printing Company, Kirksville 1976, S. 73.
2 Wales, A. L.: Cranial diagnosis. (1948) in Keith Swan. (Hrsg.) J. Osteopath. Cranial Assoc, The Cranial Academy, Meridian, Idaho, 1988, S. 19.
3 Becker, R. E.: Diagnostic touch: Its principles and application, Part I, AAO Yearbook (1963) 33–34.
4 Barral, J. P.: Diagnostic thermique manuel. Editions Maloine, Paris, 1994.
5 Mitchell, F. L., Mitchell, P. K. G.: The muscle energy manual, MET Press, East Lancing, Michigan, 1995, S. 69.
6 Becker, R. E. in Brooks, R. E. (Hrsg.): The stillness of life. Stillness Press. Portland, 2000, S. 75.
7 Guillaume J. P.: Entwicklungen und Perspektiven der kraniofaszialen Osteopathie. Osteopath. Med. 2 (2002) 9–12.
8 Pick, G.: Cranial sutures. Eastland Press. Seattle, 1999, S. 3–8.
9 Jealous, J.: Emergence of Originality. Kursskript, S. 38.
10 Liem, T., Dobler, T., Puylaert, M.: Leitfaden viszerale Osteopathie. Elsevier, München, 2005

Weitere Literaturhinweise:

Arbuckle, B. E.: Effects of the uterine forceps upon the fetus. JAOA 53 (1954) 499–508.

Armitage, P.: Diagnostic touch: its principles and applications. Society of Osteopaths, Cranial Group. Newsletter 11 (1981) 7–12.

Bates, B.: A guide to physical examination and history taking. 4th ed. Harper, 1987.

Besser-Siegmund, C. und H.: Kursunterlagen NLP 1993.

Chapman, J. D.: Perinatal factors causing brain injuries. Osteopath. J. of Ob. and Gyn. X (1) (1962).

Dobbing, J., Sands, J.: Vulnerability of developing brain. IX. The effect of nutritional growth retardation on the timing of the brain growth-spurt. Biol. Neonate 19 (1971) 363–378.

Donovan, J. B.: Nutrition and cranial problems. J. Osteopath. Cranial Assoc, Cranial Academy, Meridian, Idaho (1958) 57–80.

Dovesmith, E.: Growing skull and injured child. AAO Yearbook (1967) 34–40.

Drew, E. G.: Diagnosis of acute brain injuries. JAOA 36 (1937) 517–518.

Frymann, V. M.: The trauma of birth. Osteopath. Ann. 4 (1976) 8–14.

Gelb, H. L., Arnold, G. E.: Syndromes of the head and neck of dental origin. AMA Archives Otolaryngol 70 (1959) 681–689.

Gillespie, B.: Dental considerations of craniosacral mechanism. J. Craniomand. Pract. 3 (1985) 381–384.

Goodheart, G. J. Jr.: The cranial sacral and nutritional reflexes and their relationship to muscle balancing. Privately published, Detroit 1968.

Gross, J., Schmitt, F. O.: The structure of the human skin collagen as studied with the electron microscope. J. Exper. Med. 88 (1948) 555–568.

Kimberly, P. E.: Osteopathie cranial lesions. JAOA 47 (1948) 261–262.

Lay, E.: An outline of osteopathy in the cranial field. Department of Osteopathie Theory and Methods, KCOM, Kirksville 1981.

Magoun, H. I.: Idiopathic adolescent spinal scoliosis: A reasonable etiology. D.O. Magazine 13 (6) (1973) 151–160.

McCatty, R. R.: Essentials of craniosacral osteopathy. Ashgrove, Bath 1988.

Page, E.: Diagnosis of intracranial lesions. JAOA 26 (1926) 55–56.

Page, E. L.: Osteopathie fundamentals. Tamor Pierston, London 1981.

Peters, J. E., Romine, J. S., Dykman, R. A.: A Special neurological examination of children with learning disabilities. Dev. Med. Child Neurol. 15 (1975) 63–78.

Schooley, T. L.: Correlated mechanics of the secondary respiratory mechanisms. J. Osteopath. Cranial Asoc. 1 (1953) 48–53.

Sutherland, W. G.: The cranial bowl. Free Press Company, Mankato, Minnesota 1939.

„Unsere Körper sind ein dynamischer Fluss von Energie, vom Moment der Empfängnis das ganze Leben hindurch wirkend, und innerhalb dieser Energiefelder gibt es bestimmte Augenblicke, Momente der Stille innerhalb dieser Energiefelder, Fulcrumpunkte der Zeit für verschiedenartige physiologische Bedürfnisse, und alle zentriert durch die Kraft der Stille als die treibende Kraft für die Handlung, die folgt. Diesen Mechanismus der Stille müssen wir verstehen und ihn für das Wohlergehen unserer Patienten anwenden."

R. E. Becker[2]

Behandlungsprinzipien

Weitreichende Kenntnisse des gesamten Organismus sind fundamental für jede osteopathische Behandlung. Z. B. war *Still* so vertraut mit jedem einzelnen Knochen im Körper, dass er das gesamte menschliche Skelett mit geschlossenen Augen passend zusammensetzen konnte. Unser Körper besteht aber auch aus Bändern, Muskeln, Weichgeweben, Nerven, Gefäßen, Organen usw., die alle Ausdruck unserer Lebensgeschichte und der in uns wirkenden Lebensenergie sind. Und wir bestehen auch aus Bewusstsein, eingebettet in eine bestimmte Kultur, eine Gesellschaft und ein biosoziales Umfeld usw. Die Fähigkeit der Wahrnehmung, Differenzierung und Interpretation von Gewebequalitäten im Gesamtorganismus sowie die Fähigkeit, diese Befunde in einen Gesamtkontext zu stellen und die Umsetzung osteopathischer Prinzipien auf jede Art von Gewebe-Energie-Bewusstseins-Komplexen sind unabdingbare Grundlage einer osteopathischen Behandlung.

Zu beachtende Faktoren bei der Behandlung

Die folgenden Punkte sind für den Heilungsprozess von größter Bedeutung. Der Behandler kann hier als Begleiter und Impulsgeber wirken, während der Patient gefordert ist, wieder selbst für seine Gesundheit Verantwortung zu übernehmen und aktiv zu werden.

1. Regulierung der **Ernährungsgewohnheiten**
In der Osteopathie wurde der Ernährung als einem Faktor für Gesundheit oder Krankheit stets Beachtung geschenkt. *Magoun*[4] erwähnt die Forschungen von Dr. *Weston A. Price*, der für eine rohkostreiche Ernährung eintrat. Price konnte direkte Beziehungen von Ernährungsgewohnheiten zu Deformitäten des Gesichts- und Hirnschädels, wie Störung der Entwicklung des mittleren Gesichtsteils, zurückgezogener Unterkiefer, hoch- oder tiefstehender Gaumen und eingeengte Nasenhöhlen feststellen. Schon 1958 schrieb der Osteopath *John B. Donovan*[5], dass der Behandlungserfolg bei kranialen Störungen ohne eine angemessene Ernährung stark eingeschränkt ist. Im Weiteren macht *Donovan*[6] den Vorschlag, dass jeder Leser für sechs Monate als Testperson in einem Ernährungsprogramm für natürliche nichtraffinierte Nahrung mitmachen sollte. Dadurch würde dieser selbst soviel Verbesserung seines eigenen Gesundheitszustandes erleben, dass er mit genügend Begeisterung diese an seine Patienten weitergeben könnte.

2. Ausschaltung von **Störfeldern**
In Fällen, wie zum Beispiel bei Arthritis, Neuritis und anderen, ist es notwendig, den Herd von immer wiederkehrenden Infektionen zu lokalisieren

und zu beheben: Wurzelbehandelte Zähne, chronisch entzündete Mandeln, Nasennebenhöhlen, Blinddarm, Gallenblase usw. Dabei kommt es nicht selten vor, dass der Herd selbst keinerlei Symptome hervorruft. Auch chronische Schwermetallvergiftungen usw. sind zu berücksichtigen.

3. Beachtung und Ausheilung von chronischen lokalen oder generalisierten **Infektionen**.
   Allerdings haben osteopathische Behandlungen auf diese Infektionen in der Regel einen heilenden Effekt.

4. Ausschaltung von **toxischen Stoffen**
   Schwermetallbelastungen, Wohnungsgifte (Holzlackierungen, giftige Teppichkleber, Lösungsmittel) und Umweltgifte (Insektizide, Pestizide)

5. Regulierung des **Aktivitäts-/Ruheverhältnis,** des Wach-/Schlafrhythmus
   Ein individuell angepasstes Aktivitäts-/Ruheverhältnis und ein ausgeglichener Wach-/Schlafrhythmus gewährt dem Körper und Geist einerseits genügend Stimulation und andererseits ausreichend Zeit zur Regeneration und Erholung.

6. Auflösung beteiligter **emotionaler Muster** an strukturellen und funktioneilen Störungen
   Strukturelle Veränderungen können zu veränderten emotionalen Wahrnehmungen führen. Ebenso können vergangene und gegenwärtige, berufliche und private, kurzfristige traumatische oder lang anhaltende Erlebnisse, Erinnerungen und Glaubenssysteme an der Entstehung von abnormen Gewebespannungen und bei der spezifischen Bildung und Funktion von Zellgeweben beteiligt sein. Diese Erlebnisse können den Körper in seiner Ganzheit beeinflussen. Zum Beispiel führen Gedanken zur Produktion spezifischer Neurotransmitter und Hormone, die wiederum bestimmte Körperreaktionen und Gewebereaktionen hervorrufen.
   Die Gewebe erzeugen eine bestimmte Aktivität, Physiologie und Energie, die wiederum die Erlebnisse in gewisser Weise widerspiegeln. Diese Erlebnisse können die Entwicklung von abnormen Gewebespannungen, Krankheitssymptomen und Dysfunktionen einleiten und unterhalten.
   Indem der Patient sich der zugrunde liegenden emotionalen Einstellungen bewusst wird, seine verschiedenen zum Teil widersprüchlichen Persönlichkeitsaspekte integriert und lernt, für seine eigene Kraft und seine eigenen Bedürfnisse einzustehen, wird Heilung möglich. Der Patient hat dafür zu lernen, seinen eigenen inneren Eindrücken und Wahrnehmungen zu vertrauen und diese zu respektieren.

7. Ausübung regelmäßiger körpergerechter **Bewegung** möglichst an frischer Luft
   Körperliche Bewegung bringt nicht nur die Körpersäfte in Fluss, trainiert das Herz-Kreislauf-System, drainiert und vitalisiert die Körpergewebe, sondern hat auch einen ausgleichenden und positiven Effekt auf die Psyche, zum Beispiel über die Produktion von Endorphinen.

8. **Sinnfindung**
   Die Ausrichtung auf ein spirituelles Fulcrum, die Erkennung eines Sinnes in seinem Leben und die Wahrnehmung der Verbundenheit mit der übrigen Natur kann eine Richtschnur darstellen, sodass Wachstum eine Zunahme der unmittelbaren Bewusstheit für die Verbundenheit mit der übrigen Natur und den übrigen Menschen wie auch Integration verschiedener Persönlichkeitsaspekte darstellt. In diesem Sinne können auch Krankheitssymptome darauf hinweisen, dass die Lebensweise unter Umständen nicht in Einklang mit der psychischen und körperlichen Natur des Menschen steht und den Patienten die Möglichkeit zur Veränderung und Wachstum auf ganzheitlicher Ebene geben.

Kontraindikationen Bei der Ausübung osteopathischer Prinzipien auf den Schädel bestehen kaum Kontraindikationen, da der therapeutische Krafteinsatz äußerst gering ist.

Absolute Kontraindikationen in der Behandlung kranialer Strukturen sind akute Frakturen, akute Schädeltraumata, akute zerebrale Blutungen bzw. akute Gefahr einer zerebralen Blutung.

Zu beachten ist, dass während der Behandlung von Epilepsiepatienten ein Anfall ausgelöst werden kann.

Behandlungsschritte und Fulcrum

Einige wichtige Gewebe-Fulcren in der kranialen Sphäre, die eine gewisse organisierende Funktion ausüben und deshalb in der Diagnostik und Behandlung besonders beachtet werden, sind beschrieben worden. Es wird ein knöchernes Fulcrum in Höhe der SSB, ein membranöses Fulcrum in Höhe des Sinus rectus und ein nervales Fulcrum in Höhe der Lamina terminalis beschrieben. *Sutherland* nahm auch ein Fulcrum in den Fluktuationen des LCS wahr[11]. Jedoch geht eine therapeutische Annäherung weit über diese Betrachtungen hinaus.

- Der erste Schritt in der Behandlung besteht darin, Kontakt mit der inhärenten Stille im Patienten und den homöodynamischen Kräften im Organismus aufzunehmen.
- Im zweiten Schritt werden die anormalen Spannungsmuster und feineren Energiemuster befundet und die Fulcren ermittelt, um die sich diese organisieren oder organisiert werden. Gewebespannungen werden dabei in Beziehung gesetzt zu den Dynamiken und Wechselwirkungen objektiver und subjektiver Faktoren der Innenwelt des Patienten (physischen, emotionalen, mentalen und spirituellen Bewusstseinsebenen) wie auch der Außenwelt des Patienten (soziokulturelles Umfeld, Umwelteinflüsse usw.).
- Der dritte Schritt besteht darin, eine Art therapeutisches Fulcrum zu etablieren, um das sich Bewegung/Energie so organisieren kann, dass eine Integration höherer Ordnung entsteht, indem sich die anormalen Spannungs- und Energiemuster auflösen.

Das anormale Spannungs-/Energiemuster wird sozusagen exakt kopiert und ein neuer therapeutischer Gleichgewichtszustand etabliert, der das suspended automatic shifting fulcrum (siehe Glossar) eines gesunden Systems kopiert. Die inhärenten homöodynamischen Kräfte werden durch dieses neu etablierte Fulcrum in die Lage versetzt, die anormalen Spannungs-/Energieverhältnisse in einen Gleichgewichtszustand höherer Ordnung (= größere Freiheit) umzuwandeln. Die Kräfte, die durch das anormale Spannungs-/Energiemuster gebunden waren, werden freigesetzt und können sich in das physiologische Agieren des Organismus einfügen.

Nur das Verständnis des Patienten aus seiner evolutionären oder involutionären Dynamik heraus ermöglicht ein adäquates therapeutisches Fulcrum. Das heißt, dass das neue Fulcrum nicht nur Ausdruck der lokalen Auflösung von zu Grunde liegenden Spannungen ist, sondern gleichzeitig auch in Beziehung zu den gesamten im Organismus wirkenden Kräfteverhältnissen steht, die lokale und globale homöodynamische Prozesse aufrechterhalten müssen.

Deshalb bedeutet die Etablierung eines neuen Fulcrum auch keinesfalls die Rückkehr in ein ehemaliges vergangenes „ideales" Gleichgewicht. Es kann durchaus sinnvoll und notwendig sein, in einer Art manuellen Regressionstherapie alte zurückliegende abnorme Konditionierungen zu integrieren. Ganz entscheidend ist hier allerdings, dass es nicht darum geht, ehemals vergangene ontogenetische Entwicklungsstufen mit ihren ganz spezifischen Mustern von Gesundheit oder Persönlichkeit zurück zu holen und zu etablieren. Es geht vielmehr darum, fehlgeleitete Konditionierungen, die einer gegenwärtig weiteren Entwicklung im Wege stehen, aufzulösen, bzw. zu integrieren. Ziel ist es, aus dem Verständnis des individuellen Wachstumsprozesses des Menschen, die in diesem Prozess wirkenden homöodynamischen Kräfte zu unterstützen.

Entsprechend zu dem unten beschriebenen Vorgang bei der Etablierung eines Fulcrum bzw. eines „point of balanced membranous tension" kann auch ein „point of balance" in den Fluida oder eine reziproke Spannung in der Potency (reciprocal tension potency; RTP) eingestellt werden. *Sutherland* wies darauf hin, auch das Fulcrum, den „Stillpunkt" in den Fluktuationen des LCS wahrzunehmen und die reziproke Spannungsmembran ebenso wie die Fluktuation der Flüssigkeit im „balance point" zu halten[11]. *Sutherland* bezeichnet die Potency im LCS nicht nur als ein fundamentales Prinzip im Funktionieren des PRM[12], sondern er verdeutlicht auch, dass die Potency in der Fluktuation des LCS zur Diagnostik und Behandlung genutzt werden kann[13]. Dem LCS wird von *Sutherland/Magoun* sogar eine eigene Intelligenz zugesprochen[14].

Fokus der Aufmerksamkeit

Die Aufmerksamkeit wird zunächst nach innen gerichtet. Der Osteopath zentriert sich. Die Ausrichtung auf ein bestimmtes Fulcrum (z. B. Solarplexus, Herzregion, dritter Ventrikel, Leere, Mantra, innere Bilder usw.) kann diesen Prozess unterstützen.

Der therapeutische Fokus kann auf größere Zusammenhänge und Ordnungskräfte oder auf die in der Tiefe einer Dysfunktion vorhandenen Lebenskräfte gerichtet werden. In beiden Fällen wird unsere Aufmerksamkeit in den homöodynamisch wirkenden Kräften zentriert und die Relativität der dysfunktionellen Muster deutlich. Nach *Jealous* ist die Aufmerksamkeit nicht so sehr auf Ursache und Wirkung zu richten, sondern mehr auf die Ganzheit[15]. Es geht darum, das Ganze zu sehen. Der therapeutische Kontakt erlangt dadurch besondere Bedeutung, dass der Therapeut Kontakt mit der Gesundheit im Patienten aufnimmt. Wesentlich ist die Wahrnehmung des Atem des Lebens[15].

Bei der ersten Berührung ist im Wesentlichen eine möglichst nicht fokussierte Aufmerksamkeit nützlich, eine bewusste Unschärfe in der Aufmerksamkeit, um für möglichst alle Informationen des Organismus offen zu bleiben. Im zweiten Schritt kann es dann nötig sein, die Aufmerksamkeit auf bestimmte Regionen und schließlich lokale Stellen zu fokussieren.

Der Osteopath lernt seine palpatorische Aufmerksamkeit gezielt auf die zu behandelnde Struktur und seine Gewebequalitäten zu fokussieren, ohne dabei invasiv zu werden. Der Prozess einer sanften Palpation mit einer entspannten Aufmerksamkeit kann am besten so beschrieben werden, dass seine Hände nicht in die zu behandelnde Struktur eindringen, sondern im Gegenteil, der Therapeut das Gewebe in seine Hände kommen lässt. Dieser Vorgang kann als lokale Fokussierung bezeichnet werden.

Fokus der Aufmerksamkeit
Lokal auf der zu behandelnden Struktur
Regional in Umgebung der zu behandelnden Struktur
Global im gesamten Körper
Feld um den Körper herum
Horizont, in die Weite ausbreitend
Jenseits des Horizonts

Tabelle 13.1

Der Osteopath lernt außerdem, sich der regionalen Umgebung der zu behandelnden Struktur, dem dynamischen Spannungsgleichgewicht des gesamten Körpers und dem Feld um den Körper herum bewusst zu werden sowie seine Aufmerksamkeit in der Weite der Natur ruhen zu lassen. Letzteres bedeutet, dass der Osteopath seine Aufmerksamkeit entspannt bis an den Horizont ausbreiten bzw. in die Weite expandieren lässt, vergleichbar eines in die Ferne gerichteten unfokussierten entspannten Blickes. Schließlich ist es auch möglich, Wahrnehmung jenseits des Horizonts entstehen zu lassen.

Mit einiger Übung wird der Therapeut zunehmend in der Lage sein, nicht nur bewusst zu fokussieren, sondern auch den Grad und die Qualität des Fokus bewusst zu wählen. Weiter wird er zunehmend fähig, auch während der Ausübung von Techniken gezielter lokaler Fokussion, gleichzeitig oder in kontinuierlichen Oszillationen seine Aufmerksamkeit auf der regionalen Umgebung der zu behandelnden Struktur, auf dem gesamten Körper, dem Feld um den Körper herum, in der Weite der Natur und jenseits davon ruhen zu lassen.

Die oszillierende Fokussierung der Aufmerksamkeit ist ähnlich der kontinuierlichen Oszillation der Linsenakkomodation, mit der ein ständiger Wechsel von Defokussierung und Fokussierung einhergeht. (Übung, siehe S. 337)

Die Schulung der Palpationswahrnehmung (siehe S. 332 ff.) ist die wesentlichste Voraussetzung für die erfolgreiche Anwendung aller folgenden Techniken. Je bewusster die Wahrnehmung während der Palpation, desto mehr Resonanz entsteht zwischen Hand und Gewebe. Je mehr dessen Menschsein in uns Widerhall findet und je unmittelbarer dieses Erfahrungsfeld zugelassen wird, desto mehr bildet sich reziprok dazu ein Kontaktfeld, das die Potenz der heilenden Berührung in sich trägt.

Verlagerung der Aufmerksamkeit

Während sich der Therapeut mit den homöodynamischen Kräften im Organismus synchronisiert, ist es möglich, dass sein Bewusstsein in einem bestimmten Behandlungsmoment wechselt. Dieser Bewusstseinswechsel weist nach *Jealous* darauf hin, dass die äußere Gegenwart der primären Respiration in die therapeutische Interaktion eintritt. Es ist auch ein Indiz, dass eine deutlichere Wahrnehmung der Ganzheit des Patienten in die Palpation eintritt.

Beachte: Jede Beschreibung therapeutischer Intervention in diesem und den darauffolgenden Kapiteln ist als Teil eines Dialoges mit dem Gewebe zu verstehen und stellt eine Art Einladung an das Gewebe dar. Es ist die Entscheidung des Gewebes und des Organismus, ob die Einladung angenommen wird. Es ist von großer therapeutischer Bedeutung, dass der Therapeut die Entscheidung respektiert. Nicht unkontrollierte forcierte Kraftanwendung, sondern ein bewusst geführter Dialog mit dem Gewebe öffnet einen Zugang zum Verständnis der organisierenden Kräfte und aktiviert das Heilungspotenzial im Organismus.

Bedeutung der Stille in der Behandlung

Stille (*stillness*) ist für *Becker* der Schlüssel zum Verständnis der Lehre *Sutherlands*. Die Fähigkeit, Stille bewusst wahrzunehmen ist nach *Becker* essenziell für die Behandlung und der eigentliche Faktor, der eine Veränderung bei der Behandlung bewirkt[16]. Die Stille ist es, die nach *Becker* die Quelle aller Energie darstellt sowie den gesamten Organismus und jedes seiner Moleküle zentriert. Die Physiologie ist der äußere Ausdruck dieser Stille. Es besteht ein auf das gesamte System bezogener ausgeglichener rhythmischer und dynamischer Auswechselprozess zwischen der Physiologie und der Stille bzw. zwischen der Gesundheit und der Stille. In Gesundheit ist es ein frei fließender Austausch. Aber auch Krankheit und Dysfunktionsmuster werden durch Stille organisiert[17]. Wie in einer Gezeitenbewegung fließt die Energie aus der Stille in die Körperphysiologie und von der Körperphysiologie in die Stille. Diese Wechselwirkung in beide Richtungen soll in jedem gesunden Gewebe zu erspüren sein. Auch im Falle einer Krankheit oder einer Dysfunktion kann die Wechselwirkung der Stille mit den krankheitsverursachenden Kräften im Gewebe erspürt werden[18].

Vorgang

1. Zunächst richtet der Osteopath seine Aufmerksamkeit auf die Einheit der Stille des Gesamtorganismus. Die Stille an sich ist nicht mit den Händen palpierbar, aber es kann eine Bewusstheit für die Stille im Patienten und der Wechselwirkung (*interchange*) zwischen der Stille und der Körperphysiologie entwickelt werden[19].
2. In gesundem Gewebe kann die freie Wechselwirkung mit der Stille erspürt werden.
3. Sobald der Osteopath sich der Stille, die die Dysfunktionsmuster organisiert, bewusst wird, beginnen die Hände eine Veränderung in diesem Dysfunktionsmuster zu palpieren[20].
4. Der Palpation zugänglich ist die Wahrnehmung der Veränderungen im Gewebe, deren treibende Kraft (*motive power*) in der Stille liegt. Es können Interaktionen zwischen den homöodynamischen Kräften und dem Problem bzw der Dysfunktion im Patienten wahrgenommen werden. Diese Interaktionen sind darauf ausgerichtet, die biokinetischen Kräfte aufzulösen bzw. an die Außenwelt abzugeben[21]. Es ist die spezifische Art und Weise der Organisation der Körperphysiologie, die in Wechselwirkung mit der Stille und stimuliert durch die Stille, eine Veränderung in einem Dysfunktionsmuster herbeiführt[22].

Anmerkung: Ein Stillpunkt kann einen Zugang darstellen, um mit der Stille in Kontakt zu treten.

Spezielle Behandlungsprinzipien

Im kranialen Ansatz wird das Augenmerk bei der Behandlung vor allem auf die dynamischen Kräfte im Organismus des Patienten gerichtet[23]. *Still* und *Sutherland* richteten ihre Wahrnehmung auf die Mechanismen, die der Körper benutzt, um sich selbst zu heilen und zu korrigieren. Ausgehend von diesen Beobachtungen haben sie und weitere Osteopathen folgende Behandlungsprinzipien formuliert.

Balanced tension

Der Ansatz der „balanced tension" nimmt eine Schlüsselstellung in der Behandlung ein. Diese bezeichnet z. B. als „point of balanced membranous tension" einen zeitlich und räumlich begrenzten Punkt/eine Stelle im Bewegungsausmaß einer Gelenkverbindung oder einen spezifischen Zustand, in dem sich die beteiligten faszialen Strukturen in einem Spannungsgleichgewicht befinden. Dieser befindet sich zwischen der normalen Spannung und den dysfunktionellen Faktoren oder der erhöhten Spannung.

Das Konzept der „balanced tension" ist nicht auf die faszialen Strukturen begrenzt, sondern ist auch auf fluide Strukturen und elektromagnetische Felder anwendbar. Das Prinzip des Balanced-tension wird therapeutisch eingesetzt, um abnormale Spannungen mit homöodynamischen Kräften in Resonanz zu bringen und die Spannungen dadurch zu integrieren und aufzulösen.

Die Etablierung einer „balanced tension" bzw. eines Gleichgewichtszustands führt zur Lösung der gebundenen Kräfte in der Dysfunktion, in dem den Geweben ermöglicht wird, ihre Beziehung zueinander zu klären. Inhärente homöodynamische Kräfte kommen in der Dysfunktion zur Wirkung, ein dynamisches Gleichgewicht kann sich neu etablieren und in Kontakt mit den dysfunktionellen Fulcren Heilungsreaktionen in Gang setzen.

In einer „balanced tension" einer Dysfunktion müssen alle mit der Dysfunktion in Verbindung stehenden Kräfte und Erlebniswelten aufgewogen werden, die vorher auf die eine oder andere Weise unterdrückt oder verdrängt wurden. Eine „balanced tension" ist wirkungsvoller, je mehr sie sich in Beziehung zur Ganzheit orientieren kann und in Kontakt zu einer Vielzahl individueller und kollektiver Kräfte im Gewebe und in unterschiedlichen Bewusstseinsebenen treten kann. Es wäre inadäquat, diese Art von „balanced tension" auf die bloße Ausübung einer mechanischen Technik zu reduzieren. Die Wahrnehmung des Therapeuten während der therapeutischen Interaktion ist nicht nur auf den Gleichgewichts- bzw. Schwebezustand und die Interaktion der fixierenden und der lösenden Kräfte gerichtet. Er ruht außerdem in einem Zustand bedingungsloser Aufmerksamkeit. Die Genauigkeit mit der der Therapeut vorgeht, bestimmt das Ergebnis, aber es sind die inhärenten Kräfte im Körper[24], also die von innen agierenden korrigierenden Kräfte, welche die Korrektur ausführen:
- das Disengagement am Ende jeder Inspirationsphase
- die Retraktion/Nähe am Ende jeder Exspirationsphase
- die Synchronisation (siehe auch Entrainmentmodell)
- die Transmutation usw.

Alle im Körper in irgendeiner Weise mit dem Dysfunktionsmuster involvierten bzw. gebundenen Kräfte und Gewebe können sich im Verlaufe die-

---

Behandlungsprinzipien

- Allgemein, in allen Ansätzen integrierbar: Fulcrum, Aufmerksamkeitsfokus, Stille
- Balanced tension
    - point of balanced membranous/ligamentous/(fascial) tension (PBMT/PBLT)
    - Einstellen eines lokalen, regionalen und globalen „point of balanced tension" (PBT):
    - dynamic balanced tension (DBT)
    - balanced fluid tension (BFT)
    - balanced electrodynamic tension (BET)

Mögliche Unterstützung einer „balanced tension" durch folgende Vorgehensweisen:
- Übertreibung
- Direkte Technik
- Auseinanderziehen (Disengagement)
- Kompression/Dekompression
- Entgegengesetzte physiologische Bewegung
- Modellieren (Molding)
- Recoil-Techniken
- Viele-Hände-Technik
- Unterstützung der Selbstheilungskräfte durch LCS-Fluktuationen, Atmung und das myofasziale System
- Neutraler Zustand nach Jealous
- Komplexe Wellenformen nach Abehsera
- Behandlung von Feldern nichtphysikalischer Energie
- Erspüren der Gesundheit I und II

Tabelle 13.2

ses Prozesses zu Wort melden (etwa in Form von Zugspannungen, aberranten Bewegungen oder durch sonstigen Ausdruck) und eine neue Beziehung zum betroffenen Gewebe und zu ihrer eigenen Umgebung herstellen. Wenn sich das dysfunktionelle Muster einer Region ändert, wird sich das Verhältnis des Ganzen oder bestimmter Körperregionen und Funktionskreise zu dieser Region verändern. Das wiederum wird zu weiteren Änderungen im Organismus führen. Dieser Prozess beginnt während der therapeutischen Interaktion, findet aber vor allem auch nach der Konsultation, im behandlungsfreien Intervall statt. Schließlich führt eine „balanced tension" dazu, dass gebundene Energien wieder an der Dynamik der gesamtorganisch wirkenden homöodynamischen Kräfte teilnehmen können, dysfunktionelle Fulcren sich auflösen oder vermindern und sich die Gewebe und ihre innewohnenden Kräfte wieder in Richtung der natürlichen Fulcren ausrichten können. Ein neues Gleichgewicht höherer Ordnung im Organismus kann sich etablieren.

Beachte: Während im biomechanischen Ansatz Bewegungsgrenzen getestet und therapeutisch angegangen werden, wird in vitalistischen Ansätzen auf die Testung und Konfrontation von Bewegungsgrenzen in der Diagnose bzw. Testung wie auch in der therapeutischen Interaktion verzichtet.

Point of balance membranous tension (PBMT)

Bedeutung der Ligamente/ Membranen

Die Aufgabe, die der Bandapparat für die Wirbelgelenke oder für andere periphere Knochengelenke erfüllen (Schutz, Regulierung der willkürlichen muskulären Bewegung usw.), werden im Schädel nach *Sutherland*[7] durch die Duralmembrane gewährleistet (Schutz, Regulierung der unwillkürlichen Bewegung). Normalerweise befinden sich die Ligamente eines Gelenkes oder die Duralmembrane des Schädels in einem reziproken Spannungsgleichgewicht (balanced reciprocal tension) und sind während der Bewegungsausführung niemals völlig entspannt, um so die Stabilität des Gelenkes zu gewährleisten. In einer Mittelstellung des Bewegungsspielraums befindet sich ein Punkt, an dem die Spannungen am Gelenk am ausgeglichensten sind. In dieser Gelenkposition erscheint das Gelenk somit besonders locker. Diese Stelle wird Ruhestellung genannt.

Sutherland[7] war der Auffassung, dass jede Dysfunktion bzw. Zerrung eines Gelenks auch die zu ihm gehörigen bindegewebigen Strukturen beeinträchtige. Wenn das Gelenk über seinen Bewegungsspielraum hinaus bewegt wurde, entsteht ein Ungleichgewicht in der ligamentären/membranösen Spannung. Die Aufgabe des Ligaments oder der Ligamente, die Bewegung in eine Richtung zu limitieren, wurde dadurch geschwächt. Die Dysfunktion entsteht sodann durch die relativ höhere Spannung der gegenüberliegenden anderen Ligamente, die durch die Bewegung nicht gedehnt und geschwächt, sondern verkürzt wurden und die sich zudem in einer Art Überkorrektur zusätzlich anspannen. Die ligamentäre/membranöse Spannung der gelenkigen Struktur ist aus dem Gleichgewicht und es kommt zu einer verminderten Beweglichkeit der betroffenen gelenkigen Struktur.

Die Beweglichkeit in die Richtung, in die das Gelenk mit Gewalt gebracht wurde, ist relativ größer, als die Beweglichkeit auf der gegenüberliegenden Seite der Dysfunktion.

Es kommt zu einer Verschiebung des neutralen Beweglichkeitspunktes bzw. der Ruhestellung in Richtung zur entgegengesetzten Seite der Bewegungseinschränkung (= pathologische Ruhestellung).

In diesem Sinne bezeichnet *Sutherland*[7] Fehlspannungen und Dysfunktionen, die die Gelenke und ihre zugehörigen Ligamente betreffen, als ligamentäre Fehlspannungen (ligamentous articular strain). Dysfunktionen, die die Knochen des kraniosakralen Systems und ihre zugehörigen intrakranialen und intraspinalen Duralmembrane (Falx cerebri, Tentorium cerebelli, Falx cerebelli, Dura mater spinalis) betreffen, nennt er membranöse Gelenkfehlspannungen (membranous articular strain). Dementsprechend richtet sich seine Behandlung vor allem darauf, diese Spannungsungleichgewichte sich lösen zu lassen. Das Behandlungsprinzip für ligamentäre und membranöse Spannungsungleichgewichte ist dabei gleich.

Ist bei einer Dysfunktion die Dura deutlicher betroffen, dann spricht man von einer membranös-ossären Dysfunktion. Ist die ossäre Artikulation primär betroffen, kann dies als ossär-membranöse Dysfunktion bezeichnet werden.

Auch wenn neurophysiologische Erkenntnisse über die Wirkmechanismen von Faszien und Bändern eher die Begriffe „fasziale Fehlspannungen" und „point of balanced fascial tension" sinnvoller erscheinen lassen, wurden im Folgenden die von *Sutherland* gewählten traditionellen Begriffe belassen.

Biomechanischer Ansatz

„Der point of balance[9] in der Membranspannung ist definiert als der Punkt im Bewegungsausmaß einer Gelenkverbindung, an dem die Membranen sich im Gleichgewicht befinden. Dieser Punkt befindet sich zwischen der normalen Spannung, sichtbar im freien Bewegungsausmaß, und der erhöhten Spannung als Folge von Zerrungen und Fixationen... Folglich ist es die bestmögliche neutrale Position unter dem Einfluss aller Faktoren, die für die bestehenden Muster verantwortlich sind."

Harold I. Magoun[8]

Der „point of balance"[9] ist das wichtigste Prinzip in der Behandlung der kranialen Stukturen, ebenso wie in der Behandlung aller anderen gelenkigen Strukturen.

Es wird versucht, die so genannte Gleichgewichtsposition (point of balance) der dysfunktionellen gelenkigen Strukturen zu finden. Die Position also, in der sich die an der Dysfunktion beteiligten Ligamente, Membrane usw. im bestmöglichen Gleichgewicht zueinander befinden. Diese Position liegt zwischen dem normalen Bewegungsspielraum der einen Richtung und der blockierten Beweglichkeit der anderen Richtung. Der „point of balance" der membranösen und ligamentären Strukturen wird anschließend in Einklang mit dem fluiden „point of balance" gebracht. Indem die gelenkigen Strukturen im „point of balance" gehalten werden, kann die inhärente Kraft in der Spannung der Duralmembran oder der Ligamente und die potenzielle Kraft in den Fluida des Organismus am wirkungsvollsten arbeiten, um wieder größere Beweglichkeit zu erreichen.

Schematische Darstellung des Behandlungsprinzips
Die membranöse, ligamentäre, fasziale Spannung befindet sich im Gleichgewicht. Die Struktur B zwischen A und C kann sich frei in beide Richtungen bewegen.

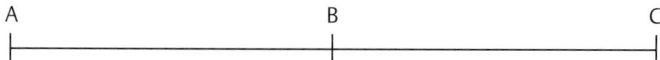

Die membranöse, ligamentäre, fasziale Spannung befindet sich im Ungleichgewicht. Die veränderten Spannungsverhältnisse üben eine Zug auf die Struktur B in Richtung A aus. Bei der Ausführung eines Bewegungstests kann sich B leichter nach A bewegen (B'), während seine Beweglichkeit in Richtung C eingeschränkt ist.

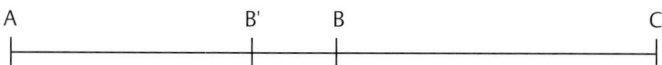

Einstellung des „point of balance": Die Struktur B wird in Richtung A begleitet, also in die Richtung, in die B sich leichter bewegen lässt (B'). Der Therapeut bewegt die Struktur B gerade so weit in Richtung A, dass sich die membranöse/ligamentäre Spannung an B im bestmöglichen Gleichgewicht befindet. Das Gleichgewicht wird in den Grenzen der größten Beweglichkeit gefunden und gehalten.

Die Kraft des Handkontaktes passt sich an die Kräfte im Gelenk genau an, kopiert sie sozusagen. Dieses Spannungsgleichgewicht wird so lange gehalten, bis die Fluida die Kontrolle übernehmen[24]. Dadurch können die Membranen/Ligamente reagieren und ein neues Spannungsgleichgewicht zwischen A und C wird ermöglicht.

Eine sanfte Kompression (seltener ein Disengagement) gewebiger und entwicklungsdynamischer Beziehungsmuster lässt die Kraftvektoren deutlicher hervortreten und unterstützt den Lösungsprozess dysfunktioneller Kraftvektoren und Beziehungsmuster. (Während der sanften Kompression nimmt der Therapeut alle Dynamiken im Gewebe ohne einzugreifen wahr. In der Regel wird wahrnehmbar, wie sich ein Fulcrum zwischen beiden Regionen bildet. Nach Etablierung des Fulcrum wird ein Auseinanderbewegen der beiden Strukturen wahrnehmbar.) Ist der PBMT erreicht, spürt der Therapeut ein Gefühl von Leichtigkeit im Gewebe, eine Art Schwebezustand und das Einsetzen einer inhärenten chaotischen Gewebedynamik in den membranösen/ligamentären Strukturen. *Anne Wales* nannte dies „the ligaments/membranes go shopping". Die Aufgabe des Therapeuten besteht im Weiteren darin, die Gelenkstrukturen so zu halten, dass dieses inhärente Spiel weiter ermöglicht wird.

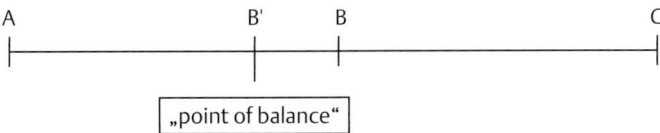

Jede Bewegung in Richtung des „point of balance" erhöht das Spannungsgleichgewicht im Gelenk. Jede Bewegung weg vom „point of balance" vermindert das Spannungsgleichgewicht.

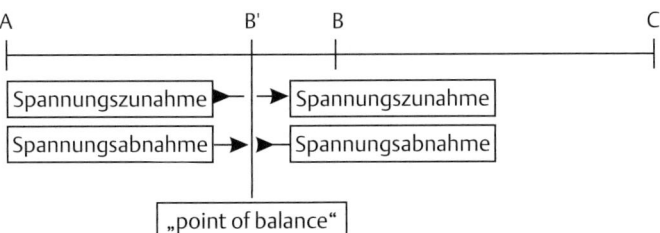

Nicht selten kommt es ab einem bestimmten Moment zu einer Art Ruhe oder einem funktionellen Stillpunkt, in dem alle Bewegungen scheinbar zur Ruhe kommen und sich eine Änderung vollzieht. *Becker* benutzte für diese Situation den Ausdruck „something happens". Anschließend wird Bewegung wieder palpierbar und das dysfunktionelle Muster hat sich in Richtung Normalisierung und Gesundheit verändert, und ein physiologischeres Spannungsgleichgewicht hat sich etabliert, bis eine Lösung der Blockade und eine Entspannung der reziproken Spannungsmembran (intrakraniale Duralmembran) oder Spannungsligamente wahrgenommen wird.

Vitalistische Ansätze Im Unterschied zum biomechanischen Ansatz werden in den vitalistischen Ansätzen keine Bewegungsgrenzen angegangen, und die Einstellung eines „point of balance" findet ohne Testung der Gewebebarrieren statt.

Zudem stellt in vitalistischen Ansätzen eine im Therapeuten auftretende Bewusstseinsverlagerung eine Art Indikator für die Präsenz der primären Respiration dar, die als aktive und dirigierende Kraft in der therapeutischen Interaktion wirken soll.

Auch richtet der Therapeut seine Wahrnehmung auf das auftretende automatic shifting, im Moment der Änderung.

> **Biomechanischer Ansatz:**
> - Testung der Bewegungsparameter und Folgen in Richtung der leichteren Beweglichkeit;
>   - (Evtl. mit Unterstützung einer leichten Kompression der gewebigen oder entwicklungsdynamischen Beziehungsmuster)
> - Inhärente Bewegungen/Spannungsäußerungen werden zugelassen: „membranes/ligaments go shopping"
> - Es entsteht eine Art funktioneller Stillpunkt, in dem alle Bewegungen scheinbar zur Ruhe kommen und sich eine Änderung vollzieht („something happens")
> - Bewegung wird wieder palpierbar: Auflösung der Gewebespannung, neues Spannungsgleichgewicht
>
> **Vitalistische Ansätze:**
> - Einstellung des PBMT durch passives Folgen (ohne vorherige Bewegungstestung)
>   - (Evtl. mit Unterstützung einer leichten Kompression der gewebigen oder entwicklungsdynamischen Beziehungsmuster)
> - Inhärente Bewegungen/Spannungsäußerungen werden zugelassen: „membranes/ligaments go shopping"
> - Wahrnehmung eines Bewusstseinswechsels während der therapeutischen Interaktion
> - Es entsteht eine Art funktioneller Stillpunkt, in dem alle Bewegungen scheinbar zur Ruhe kommen und sich eine Änderung vollzieht
>   - Wahrnehmung eines „automatic shifting"
> - Bewegung wird wieder palpierbar: Auflösung der Gewebespannung, neues Spannungsgleichgewicht

Tabelle 13.3: Zusammenfassung der Einstellung eines PBMT

Zur Erlernung und um ein Gefühl für einen „point of balance" zu bekommen, ist es sinnvoll, an einem einfachen Gelenk zu beginnen.

Biomechanischer Ansatz
Magoun[8] beschreibt die Einstellung eines „point of balance" an einem Fingerglied. Nachdem eine leichte Traktion am Fingerglied ausgeübt wird, um die Gelenkflächen voneinander zu entfernen, testet man zunächst die Rotation. Das Fingerglied wird nach links und nach rechts rotiert und die Beweglichkeit miteinander verglichen. Sollte die rotatorische Beweglichkeit in eine Richtung vermindert sein, z. B. nach links, besteht ein ligamentäres Ungleichgewicht. Der Behandler kann dann einen „point of balance" einstellen, indem das Fingerglied so weit nach rechts rotiert wird, also in die Richtung der größeren Beweglichkeit, bis die ligamentäre Gelenkspannung sich genau im Gleichgewicht zwischen linker und rechter Rotation befindet. In dieser Position wird das Fingerglied so lange gehalten, bis eine Entspannung wahrnehmbar wird. Anschließend wird die Flexion/Extension, Seitneigung und laterale Beweglichkeit getestet und eine Bewegungseinschränkung auf gleiche Weise behandelt. Dies kann einzeln oder gleichzeitig geschehen. Am wirkungsvollsten ist es, wenn gleichzeitig alle Bewegungskomponenten eines Gelenkes so positioniert werden, dass ein „point of balance" entsteht.

Vitalistischer Ansatz
Hier findet an einem Fingerglied eine Einstellung des „point of balance" über passives Folgen der Gewebespannung statt, ohne vorherige Bewegungstestung. Es können nacheinander die Komponenten der „balanced tension" am Fingerglied eingestellt werden (Rotation, Flexion/Extension, Seitneigung und laterale Beweglichkeit). Dabei folgt der Therapeut etwa der bevorzugten Rotation bis zur „balanced tension". Schließlich kann der Behandler versuchen, sich direkt in eine globale „balanced tension" führen zu lassen.
Der „point of balance" kann durch die Mithilfe des LCS und der Atmung unterstützt werden.

Unterstützung durch Fluidimpuls und Atmung
Der point of balance kann durch einen Fluidimpuls und durch die Mithilfe der Atmung unterstützt werden.
Unterstützung durch einen Fluidimpuls:
Ein Fluidimpuls kann vom entgegengesetzten Punkt der Dysfunktion ausgesendet werden.
Unterstützung durch die Atmung:
▶ Bei Flexions-/Außenrotationsdysfunktionen kann der Patient den Atem einige Zyklen in der Einatemphase anhalten.
▶ Bei Extensions-/Innenrotationsdysfunktionen kann der Patient den Atem einige Zyklen in der Ausatemphase anhalten.
Es kann auch ein Fluidimpuls vom Kreuzbein oder vom Fußende der gegenüberliegenden Seite der Dysfunktion ausgesendet werden.

Einstellen eines lokalen, regionalen und globalen „point of balanced tension" (PBT)

Zunächst wird ein lokaler PBT eingestellt, z. B. in der Sutura coronalis. Ein regionaler PBT wird anschließend zwischen dieser Sutur und dem Schädel eingestellt. In der Folge wird ein globaler PBT zwischen dieser Sutur und dem gesamten Körper eingestellt.

Dynamic balanced tension (DBT)

Der Osteopath nimmt wahr, wie die im Gewebe agierenden Kräfte wirken. Er kann diesen Kräften dabei helfen, ein Gleichgewicht im Gewebe entstehen zu lassen, um die Beziehung des Gewebes zu seinem ursprünglichen Fulcrum wiederherzustellen.
Während der Inspirationsphase sollen nach *Jealous* selbstkorrigierende Kräfte den Zustand einer membranösen Gleichgewichtsspannung erzeugen, sodass während der Exspirationsphase hydraulische Kräfte in den Geweben das Gewebe und Fluida wieder in die normale Beziehung zu seinem embryonalen Fulcrum und seinen Organisationsfulcren bringen kann[25]. Es ist in der Regel ausreichend, diese Homöodynamik während der Inspirationsphase sanft zu unterstützen und dann der Veränderung während der Exspirationsphase mit passiver Aufmerksamkeit beizuwohnen. (Diese Ausführung entspricht weitgehend der von *Jealous* bevorzugten Ausführung einer „balanced membranous tension".)

Vorgang
– Synchronisation der Hände des Therapeuten mit der primären Respiration des Patienten.
– Nach *Jealous* verbleiben 90 % der Aufmerksamkeit des Therapeuten in den Rhythmizitäten der primären Respiration, während 10 % der Aufmerksamkeit der vorhandenen dysfunktionellen bzw. asymmetrischen, aberranten Gewebedynamiken folgen[25].
– Es werden keine Gewebestriktionen bzw. Gewebebarrieren in der Dysfunktion angegangen.

- Ab einem bestimmten Moment der therapeutischen Interaktion tritt ein Bewusstseinswechsel im Therapeuten auf.
- Während der Inspirationsphase wird eine minimale Verstärkung der vorhandenen dysfunktionellen bzw. asymmetrischen, aberranten Bewegung/Spannung im Gewebe verursacht, ohne dass die Geschwindigkeit dieser Bewegungen geändert wird.
- Während der Exspirationsphase wird den Gewebespannungen nur passiv gefolgt.
- Dieser Vorgang wird wiederholt bis am Ende einer Inspirationsphase ein spontanes, *nicht* vom Therapeuten ausgelöstes, deutlich wahrnehmbares Disengagement auftritt. (Dieses Disengagement ist deutlicher und größer als das am Ende jeder Inspirationsphase auftretende Disengagement.)
- In der Regel geht dieses einher mit einem „automatic shifting"
- Nicht vom Therapeuten induzierte Kräfte beginnen zu wirken. Während der folgenden Exspirationsphase führen diese Kräfte das betroffene Gewebe aus der Dysfunktion heraus. Es entsteht sozusagen eine Selbstkorrektur.
- Es kann eine laterale Fluktuation auf Höhe des betroffenen Gewebes wahrnehmbar werden.
- Auch ein Übergang in einen Stillpunkt ist möglich.

Anmerkung 1:
Die Kompression – als bedeutende Kraft in der Entstehung der Gewebe und des Geburtsprozesses – kann auch hier unterstützend eingesetzt werden, insbesondere bei entwicklungsdynamischen Kraftvektoren und Beziehungsmustern.

Anmerkung 2:
In bestimmten Fällen scheint es sinnvoll, die minimale Verstärkung der vorhandenen Bewegung/Spannung im Gewebe auch während der Exspirationsphase auszuführen, nämlich dann, wenn die dysfunktionellen bzw. aberranten Bewegungen/Spannungen fast ausschließlich während der Exspirationsphase auftreten.

Balanced fluid tension (BFT) nach Jealous

Diese Art von „point of balance" ist weniger bekannt. *Sutherland* selbst hat allerdings Hinweise darauf gegeben. Zum Beispiel schreibt er, dass nicht nur das Fulcrum in der reziproken Spannungsmembran, sondern auch der „Fulcrum-point", der Stillpunkt in der Fluktuation des LCS beachtet werden sollte oder dass die reziproke Spannungsmembran und die Fluktuation der Flüssigkeit im „balance point" gehalten werden sollen. Er erwähnt auch, dass der Therapeut durch die fluiden Fluktuationen zum „point of balance" geleitet wird, wodurch die Membranen/Ligamente/Faszien in die Lage versetzt werden zu reagieren. Vor allem *Jealous* hat diesen Ansatz weiterentwickelt. Die Technik ist auf den fluiden Aspekt des Körpers ausgerichtet.

Vorgang

- Resonanz zum fluiden Muster in der Dysfunktion: Es werden keine Geweberestriktionen bzw. Gewebebarrieren in der Dysfunktion angegangen. Die Hände folgen und verbleiben in der physiologischen „Bewegung" der Fluida.
- Synchronisation der Hände des Therapeuten mit der Bewegung der Fluida und der Geschwindigkeit der Fluidabewegungen und mit dem inhärenten spontan auftretenden Disengagement.
- Ein „balance point" der Fluida stellt sich ein.
- Wechselwirkung des lokalen fluiden Musters mit dem gesamten fluiden Körper.

	– Ab einem bestimmten Moment der therapeutischen Interaktion tritt ein Bewusstseinswechsel im Therapeuten auf. Die Aufmerksamkeit erweitert sich auch auf das Feld um den Körper herum. – Ein „automatic shifting" tritt auf.
Balanced electro-dynamic tension (BET)	Dysfunktionen können z. B. durch ungleichmäßig polarisierte Felder entstehen. Ausgangsposition: Die Hand des Therapeuten befindet sich auf Höhe der zu behandelnden Struktur, oberhalb der Haut. Die Hand senkt sich langsam bis zu der Stelle, an der ein Widerstand wahrnehmbar wird. Es kann sich auch eine Hand hinten und die andere Hand vorne an der zu behandelnden Struktur befinden, dabei wird der Widerstand wie eine Art prall gefüllter Ballon oder ein kugelartiges Feld wahrgenommen. Ausführung: Die Hände umfassen weiterhin das wahrgenommene Feld. Alle Arten von Bewegungen dieses Feldes werden zugelassen, bis diese zur Ruhe kommen bzw. eine symmetrische Bewegung wahrgenommen wird. Ab einem bestimmten Moment der therapeutischen Interaktion tritt ein Bewusstseinswechsel im Therapeuten auf. Ein „automatic shifting" tritt auf.
Weitere Methoden zum Erreichen einer balanced tension	Im Folgenden werden weitere Methoden dargestellt, die zur Erlangung einer balanced tension nötig werden können. Die Vorgehensweise ist abhängig von Alter und Kondition des Patienten, der Akutheit und der Art der Dysfunktionen. Es sind die fluiden Fluktuationen und das Gewebe, auf die der Therapeut sich einstellt, welche ihm die geeignetste Methode zum Erreichen des „point of balance" offenbaren. Die folgenden Manöver stellen eine Art „Einladung" an das Gewebe dar. Sie dienen einerseits als Diagnose, indem der Osteopath die Reaktion des Gewebes auf diese „Einladungen" wahrnimmt und können andererseits auch als Behandlung zur Erlangung eines neuen dynamischen Spannungsgleichgewichts angewendet werden. Vor allem zwei Grundtendenzen können im Dysfunktionskomplex vorherrschen: – vom Organismus relativ isolierte, abgekoppelte Entität; – Verlust seiner relativen Autonomie, im Sinne einer Schwächung seiner natürlichen Abgrenzung. In beiden Fällen steht das Gewebe bzw. seine Funktion dem Organismus nicht mehr optimal zur Verfügung. Diesem entweder in sich relativ verschlossenen oder eher mit seiner Umgebung relativ verschmolzenen Komplex nähert sich der Therapeut palpatorisch an, indem er zunächst seine Differenzierung fördert. In sich abgekapselte Anteile können zu einer Beziehung mit ihrer Umgebung und dem Organismus eingeladen werden, in dem die Gewebeteile sanft komprimiert werden bzw. eine Nähe zwischen ihnen induziert wird. Verschmolzene Anteile können zu einem Abstand zu ihrem beteiligten Partner oder ihrem Umfeld eingeladen werden, in dem der Therapeut sanft Raum zwischen den beteiligten Geweben entstehen lässt. In dieser Nähe oder in diesem Raum kann das bestehende Beziehungsmuster deutlicher werden, sich differenzieren, können sich die Kräfte einer „balanced tension" entfalten und kann die Abkapselung bzw. Verschmelzung letztlich überwunden werden. Schließlich findet ein Prozess der Integration statt, indem die relativ abgekoppelte Entität wieder in dynamische Beziehung zum Organismus tritt und ihre Ressource dem Organismus zugänglich wird bzw. die relativ ver-

schmolzenen Anteile die für ihre optimale Funktion notwendige relative Autonomie gegenüber ihrem Umfeld erhalten.

Diese Prozesse dürfen nicht forciert werden, weil dabei die jeweilig mit dem Dysfunktionskomplex in Beziehung stehenden subjektiven, intersubjektiven und objektiven Faktoren (physikalische, biologische, emotionale, mentale und/oder spirituelle) berücksichtigt werden sollten. Das heißt, allen mit dem Dysfunktionskomplex in Verbindung stehenden Anteile muss ausreichend Raum und Zeit gegeben werden, um sich zeigen und differenzieren zu können.

Übertreibung („exaggeration")

Auch bei der Übertreibungstechnik sind mehrere Ausführungen möglich.

Biomechanischer Ansatz

Bei der Übertreibungstechnik wird ein Impuls auf das Gewebe oder den Knochen in die entgegengesetzte Richtung der Blockade, das heißt in die Richtung der größeren Beweglichkeit ausgeübt.

Diesmal wird das Gewebe allerdings nicht nur bis zur Einstellung eines „point of balance" in die Richtung der größeren Beweglichkeit begleitet. Es wird ein Impuls ausgeübt, um das Gewebe oder den Knochen noch etwas weiter als beim „point of balance" in die entgegengesetzte Richtung der Blockade, bis an die physiologische Barriere heran zu bewegen. Der Therapeut wartet auf eine Gewebeentspannung mit der Folge größerer Beweglichkeit und führt das Gewebe an die erneute physiologische Barriere heran. Dieser Vorgang wird so lange wiederholt, bis keine neuen Spannungslösungen mehr wahrnehmbar sind.

Schematische Darstellung der Technik
Die membranöse, ligamentäre, fasziale Spannung befindet sich im Gleichgewicht. Die Struktur B zwischen A und C kann sich frei in beide Richtungen bewegen.

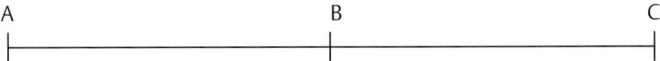

Die membranöse, ligamentäre, fasziale Spannung befindet sich im Ungleichgewicht. Die veränderten Spannungsverhältnisse üben einen Zug auf die Struktur B in Richtung A aus. Bei der Ausführung eines Bewegungstests kann sich B leichter nach A bewegen (B'), während seine Beweglichkeit in Richtung C eingeschränkt ist.

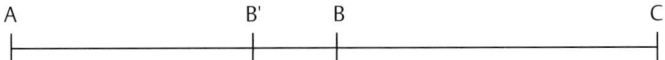

Mithilfe der Übertreibung wird auf die Struktur B ein Impuls in Richtung A ausgeübt, also in die entgegengesetzte Richtung der Blockade. Die Struktur B wird bis an die physiologische Barriere heran bewegt. Jeder neue Bewegungsspielraum nach einer Entspannung der ligamentären/membranösen Strukturen wird aufgefangen, indem das Gewebe an die erneute physiologische Barriere herangeführt wird.

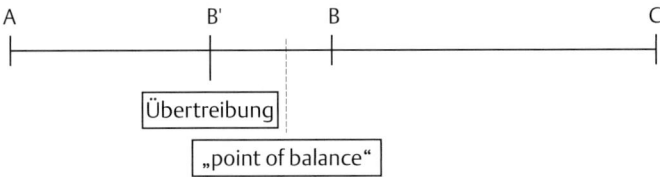

▶ Am Schädel bei Kindern unter dem 5.–8. Lebensjahr, da sich die Schädelnähte zu dieser Zeit noch nicht richtig ausgebildet haben und die Entwicklung der Dura noch nicht abgeschlossen ist. Allerdings ist dies keine absolute Kontraindikation. Viele Osteopathen behandeln auch in diesem Alter indirekt.
▶ Unter Umständen bei akuten Traumata, wenn eine Verschlimmerung der Symptome durch eine zusätzliche Traktion der geschwächten Ligamente oder Membrane zu befürchten ist.

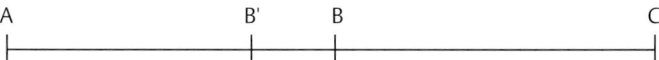

Vitalistischer Ansatz Im Gegensatz zu strukturellen Ansätzen, in denen das Gewebe an die physiologische Grenze bewegt wird, wird hier das Gewebe, ohne Gewebebarrieren bzw. Bewegungsgrenzen zu konfrontieren, in entgegengesetzter Richtung zur Blockade sanft aus seinem Spannungsfeld/-zustand bewegt und den inhärent wirkenden Kräften gefolgt.

Vorgang
- Synchronisation mit der primären Respiration
- Resonanz zum Dysfunktionsmuster
- Gewebe in entgegengesetzter Richtung zur Blockade sanft aus dem Spannungsfeld bewegen
- Dabei keine Gewebebarrieren angehen
- Passive Wahrnehmung einsetzender Gewebedynamiken
- evtl. Wahrnehmung eines Bewusstseinswechsels während der therapeutischen Interaktion
- evtl. Wahrnehmung eines „automatic shifting"
- Ein neues Spannungsgleichgewicht stellt sich ein

Direkte Technik

Bei der direkten Technik werden Druck oder Zug in die Richtung der Blockade ausgeübt. Das Gewebe bzw. die Struktur wird sanft in die Richtung des Bewegungsverlustes gebracht. Die Kraftanwendung ist sehr gering, meist im Bereich von 5 Gramm bzw. Kraft der Restriktion plus 5 Gramm. Sie bleibt stets unterhalb der Schwelle, an der die beteiligten Strukturen eine Gegenkontraktion ausführen. Die angewendete Kraft dieser Technik bleibt meist innerhalb der Amplitude und unterhalb der Stärke (Kraft) der primären Respiration, um dieses System nicht zu blockieren.
Auch die direkte Technik kann durch die Mithilfe der Atmung und des LCS unterstützt werden.

Indikationen:
▶ Bei Kindern unter dem 4.–7. Lebensjahr ist die direkte Technik bei Schädeldysfunktionen angezeigt. Sie sollte allerdings mit sehr geringer Kraftanwendung ausgeführt werden. Es reicht in diesen Fällen meistens, einen minimalen Impuls zu geben, sodass die Lebenskraft des Kindes die übrige Arbeit verrichten kann.
▶ Bei akuten Dysfunktionen traumatischer Ätiologie, da hier Übertreibungstechniken die Symptomatiken verschlimmern könnten.
▶ Bei Dysfunktionen am Gesichtsschädel, in Kombination mit indirekten Techniken

Kontraindikationen
▶ Wann immer eine indirekte Technik möglich ist, ist die direkte kontraindiziert.
Es kann allerdings auch nützlich sein, die direkte Technik mit der indirekten zu kombinieren. Man beginnt in diesen Fällen stets mit der indirekten Technik.

Schematische Darstellung der Technik

Die membranöse, ligamentäre, fasziale Spannung befindet sich im Ungleichgewicht. Die veränderten Spannungsverhältnisse üben einen Zug auf die Struktur B in Richtung A aus. Bei der Ausführung eines Bewegungstests kann sich B leichter nach A bewegen (B'), während seine Beweglichkeit in Richtung C eingeschränkt ist.

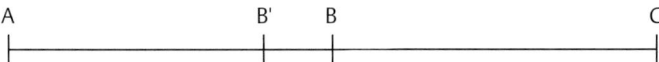

Mithilfe der direkten Technik wird die Struktur B in Richtung C geführt, also in die Richtung der eingeschränkten Beweglichkeit von B. Dabei ist die Kraftanwendung sehr gering und bleibt unterhalb der Schwelle, an der die beteiligten Strukturen eine Gegenkontraktion ausführen.

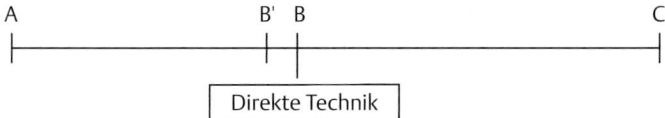

Vitalistischer Ansatz: Das Gewebe wird nur sanft in Richtung zur Blockade aus dem Spannungsfeld bewegt, ohne Gewebebarrieren bzw. Bewegungsgrenzen zu konfrontieren.

Vorgang:
- Synchronisation mit der primären Respiration
- Resonanz zum Dysfunktionsmuster
- Gewebe in Richtung des Bewegungsverlustes bzw. der Blockade sanft aus dem Spannungsfeld bewegen
- Dabei keine Gewebebarrieren angehen
- Passive Wahrnehmung einsetzender Gewebedynamiken
- evtl. Wahrnehmung eines Bewusstseinswechsels während der therapeutischen Interaktion
- evtl. Wahrnehmung eines „automatic shifting"
- Ein neues Spannungsgleichgewicht stellt sich ein

Auseinanderziehen (Disengagement)

Dieser Vorgang stellt eine Einladung an das Gewebe dar, Raum zueinander entstehen zu lassen. Biomechanisch werden bei dieser Technik die beteiligten Gelenkflächen sanft entgegengesetzt zueinander bewegt und voneinander getrennt, damit sie für einen „point of balance" zugänglich werden.

Indikation: Diese Technik wird benutzt, um Schädelnähte, vor allem an Stellen von Pivotpunkten oder an einer Sutura denticulata, aber auch um Gelenke an den Extremitäten zu lösen.
Bei traumatischen und starken chronischen Restriktionen kann es notwendig werden, zuerst diese Technik auszuführen, bevor weitere indirekte oder direkte Techniken angewendet werden.
Diese Technik kann außerdem zur Lösung von Bewegungseinschränkungen und Fibrosierungen an den Duralmembranen eingesetzt werden. Auch zur Dehnung von faszialen oder muskulären Strukturen, z. B. an den Extremitäten kann diese Technik benutzt werden.
Dieses Behandlungsprinzip ist indiziert, wenn aufgrund des zu Grunde liegenden Traumas in der Dysfunktion die vorhandenen Kräfte eine übermäßige Enge und Dichte hervorrufen (ähnlich der Eskalation eines Streites, sodass neben Vorwürfen und Schuldzuweisungen, kein Raum mehr vorhanden ist, um einander zuzuhören). Die kompressiven Kräfte sind zu stark bzw. es besteht eine zu große Dichte der gebundenen Kräfte in der Dys-

funktion, als dass eine „balanced tension" (BT) in diesem Gewebe die Kräfte aus ihrer Gebundenheit zu lösen im Stande wäre und sie wieder der Dynamik physiologischer Kräfte zugänglich machen könnte. Es ist zwar noch möglich, wenn auch schwerer, über eine „balanced tension" in Kontakt mit den zu Grunde liegenden dysfunktionellen Fulcrum zu treten, aber dieser Kontakt reicht nicht aus, um den komprimierenden Kräften entgegenzuwirken.

Die Konfliktlösung von zwei sich im Streit befindlichen eng miteinander verknüpften Personen kann zunächst damit beginnen, einen Raum zwischen den Konfliktparteien entstehen zu lassen, d. h. sie soweit voneinander trennen zu lassen, dass ein gegenseitiges Zuhören wieder möglich wird. So wie abwechselnd zunächst ein Konfliktpartner seine Sicht des Konfliktes mitteilen kann, während der jeweils andere Partner aufgefordert wird, nicht zu unterbrechen, sondern nur zuzuhören, können Beziehungen zwischen Geweben „erhört" werden. Es geht dabei nicht darum, die beteiligten Strukturen und Kräfte mit Gewalt auseinander zu bewegen. Der Vorgang besteht vielmehr darin, dass erstens der Therapeut seine Aufmerksamkeit auf den noch vorhandenen Raum in der Dysfunktion richtet und dadurch eine Ausdehnung in Gang setzt. Zweitens werden die beteiligten Gewebe und Fluida durch sanftes Auseinanderbewegen in Resonanz zu den vorhandenen Kräfte eingeladen, Raum zu schaffen. Die Art der Ausführung kann je nach Situation unterschiedlich sein, d. h. in einem Fall mehr eine Art Bewegung, in einem anderen Fall eine reine Intention eines Disengagement erfordern. Dieses Auseinanderbewegen geschieht ausdrücklich nicht, um die wirkenden Kräfte zu eliminieren, sondern um ihr Wirken und ihre innere Ordnung erfahren bzw. palpieren zu können, die dahinter liegenden Fulcren sichtbar werden und ein Agieren dieser Kräfte im „point of balance" entstehen zu lassen. Ist dies erreicht, entsteht eine Eigendynamik, in deren Verlauf meist ein weiteres spontanes Disengagement auftritt und eine Integration der gebundenen Kräfte stattfindet.

Beachte: Abgesehen von der Einladung des Disengagement sollte das Gewebe nicht in eine bestimmte Richtung bewegt oder gelöst werden, sondern es sollte inhärenten Bewegungen bzw. Spannungen ermöglicht werden, sich auszudrücken. Die Geschwindigkeit dieser Spannungsäußerungen wird nicht verändert, sondern erfolgt in ihrem eigenen Tempo.

Biomechanischer Ansatz:
- Synchronisation mit der primären Respiration
- Zuhören, in Resonanz treten
- Einstellung einer BT; eine inhärente Spannungslösung wird aber aufgrund anwesender zu starker komprimierender Kräfte verhindert
- Disengagement als Einladung an das Gewebe; Beispiel: zwei angrenzende Gelenkpartner werden sanft voneinander gelöst
- Einstellung einer BT
- Aufmerksamkeit ist auf das Agieren der inhärenten homöodynamischen Kräfte gerichtet
- Alternative Ausführung: Halten eines Gelenkpartners und sanftes Lösen des anderen Knochens: BT, anschließend wird der andere Gelenkpartner gehalten und der erste sanft gelöst.

Vitalistische Ansätze:
- Synchronisation mit der primären Respiration
- Zuhören, in Resonanz treten
- Einstellung einer BT (keine Gewebebarrieren angehen); eine inhärente Spannungslösung wird aber aufgrund anwesender zu stark komprimierender Kräfte verhindert
- Disengagement als Einladung an das Gewebe; Beispiel: zwei angrenzende Gelenkpartner werden sanft voneinander gelöst

- Einstellung einer BT (dabei keine Gewebebarrieren angehen)
- Aufmerksamkeit ist auf das Agieren der inhärenten homöodynamischen Kräfte gerichtet
- Evtl. Wahrnehmung eines Bewusstseinswechsels während der therapeutischen Interaktion
- evtl. Wahrnehmung eines „automatic shifting"

Hier tritt während der Palpation homöodynamischer Kräfte auch die Wahrnehmung des Moments des Bewusstseinswechsels in der therapeutischen Interaktion in den Vordergrund (Gegenwart der primären Respiration). Ebenso ist die Wahrnehmung eines „automatic shifting", in dem Moment, wo sich eine Änderung vollzieht, von therapeutischer Bedeutung.

Tabelle 13.4:
Fragen an das Gewebe bzw. Richtung der therapeutischen Aufmerksamkeit:

Wieviel Raum ist vorhanden?
Wie ist die Qualität dieses Raumes?
Wieviel Enge ist vorhanden?
Wie ist die Qualität dieser Enge?
Wieviel Raum ermöglichen die beteiligten Kräfte bzw. wie reagieren die beteiligten Kräfte auf die Einladung des Disengagement?
Wo befindet sich das Fulcrum dieser Dysfunktion?
Wie agieren die Kräfte in der BT?
(Siehe auch Fragen zum PBT)

Spontanes Disengagement nach Jealous

Hier tritt Disengagement spontan, während des Prozesses einer „balanced tension" auf. Dabei ist diese nicht vom Therapeuten induziert, sondern Ausdruck von inhärenten Kräften, die Ausdruck und Teil der Selbstkorrektur des Körpers sind.

Vorgang:

- Aufmerksamkeit des Therapeuten ist auf die Ganzheit des Organismus und auf das Feld um den Organismus gerichtet
- Neutraler Zustand
- Sutur als Teil des Gesamtkörperspannungsfeldes
- Wahrnehmung der inhärenten dysfunktionellen Spannungen und Fulcrum
- „balanced tension"
- Aufmerksamkeit ist auf den „Horizont" gerichtet
- Wahrnehmung eines Bewusstseinswechsels während der therapeutischen Interaktion
- Long tide: Die Potency des Breath of life von außerhalb tritt in die Midline und wirkt durch die dysfunktionellen Fulcren
- Es entsteht ein spontanes Disengagement in der Sutur

Kompression/Dekompression

Dieses Behandlungsprinzip findet seine Anwendung an allen stark blockierten Gelenken, Suturen, Membranen und speziell an der Synchondrosis sphenooccipitalis. Das Gelenk wird zuerst komprimiert, in die Läsion hineinbewegt, um es anschließend in die entgegengesetzte Richtung zu dekomprimieren. Im gewissen Sinne wird also die indirekte mit der direkten Technik kombiniert.

Man kann sich den Vorgang am Beispiel einer blockierten Schublade verdeutlichen. Die Schublade wird entblockt, indem sie zuerst wieder in die Lade geschoben wird, um sie dann ohne Gewalt herausziehen zu können. Sie wird also erst einmal in die entgegengesetzte Richtung zur Blockade gebracht, um die Blockierung zu lösen.

Die Kompression ändert zunächst das Dysfunktionsmuster nicht, führt aber zu einer ersten Entspannung. Sie wird ausgeführt, bis eine Art Aufatmen oder Seufzen der Struktur wahrnehmbar wird. Anschließend findet ein fließender Übergang in die Dekompression statt. Durch die sanfte Dekompression erfolgt eine Gewebeentwirrung, vergleichbar der Entwirrung eines Telefonkabels durch das Zuggewicht eines herabhängenden Hörers.

Die Kompression kann aber auch in einem anderen Kontext angewendet werden. Mithilfe der Kompression kann ein Umfeld geschaffen werden, in dem die Beziehung zwischen Geweben intensiviert wird und dadurch verborgene Konflikte sichtbar werden.

Dieses Behandlungsprinzip ist indiziert, wenn die dysfunktionellen Kräfte und das dysfunktionelle Spannungsmuster nicht deutlich zum Vorschein kommen. Dies ist etwa bei lange bestehenden Dysfunktionsmustern anzutreffen, wenn sich die „biokinetischen" Kräfte in der Dysfunktion so organisiert haben, dass die Beziehung der beteiligten Strukturen zueinander „eingefroren" ist.

Nach *Heede* reagiert der Schädel auf eine therapeuteninduzierte Kompression mit seinem ursprünglichen Rotationsmuster und weist auf ein Fulcrum/einen mechanischen Balancepunkt für dieses Muster hin[26]. In diesem lokalisierten Fulcrum ist auch das Potenzial verborgen, das dieses Muster reorganisieren und gehaltene Energien wieder in fließende Energien umwandeln kann.

Stellen natürlich auftretender Kompression
Physiologische, während der Entwicklung und des Wachstums auftretende Kompressionsorte wirken als Balancepunkte für den Körper. Sie sind Teil des Ausdrucks homöostatischer mechanischer Organisation und besitzen die Fähigkeit, fehlgeleitete Energien aufzunehmen sowie als Stellen des Energieaustauschs zwischen unterschiedlichen Geweben zu agieren. Diese Stellen sind nicht zu verwechseln mit Kompressions-Dysfunktionen aufgrund erhöhter pathologischer Krafteinwirkungen.

Die Lösung eines akuten Konfliktes zwischen zwei Personen, dessen zu Grunde liegendes Muster kaum erkennbar ist, der mit einem Mangel an natürlicher Dynamik und Lebendigkeit einhergeht und der auf lange bestehende unterdrückte Beziehungsinhalte beruht, kann damit begonnen werden, diese Inhalte wieder ins Bewusstsein zu bringen. Der Therapeut unterstützt die Fokussierung bzw. bietet den beteiligten Personen die Möglichkeit einer „Enge", ähnlich eines „Retreats" in einem Kloster, um die Dynamik der bestehenden Muster zu erhöhen und deutlich werden zu lassen. Auf ähnliche Weise können Gewebedysfunktionen behandelt werden. Es geht dabei nicht darum, die beteiligten Strukturen und Kräfte mit Gewalt zu komprimieren. Der Vorgang besteht vielmehr darin, dem Gewebe ein Umfeld der Enge zu ermöglichen und die beteiligten Gewebe und Fluida durch sanfte Kompression in Resonanz zu den vorhandenen Kräften zu bringen, eine Dynamik entstehen und die bestehenden Spannungsmuster deutlich werden zu lassen.

Es ist meist mehr eine Intention als ein Bewegen. Der Sinn der Kompression ist das Wirken und die innere Ordnung der wirkenden Kräfte erfahren bzw. palpieren zu können und die dahinter liegenden Fulcren sichtbar werden und ein Agieren dieser Kräfte in einer „balanced tension" entstehen zu lassen. Ist dies erreicht, entsteht eine Eigendynamik, in deren Verlauf meist ein spontanes Disengagement auftritt und eine Integration der gebundenen Kräfte erfolgt.

Beachte: Abgesehen von der Einladung der „Enge" sollte das Gewebe in keine bestimmte Richtung bewegt werden, sondern es sollte den inhären-

386   13. Behandlungsprinzipien

ten Bewegungen oder Spannungen ermöglicht werden sich auszudrücken. Die Geschwindigkeit dieser Spannungsäußerungen wird nicht verändert, sondern erfolgt in ihrem eigenen Tempo.

Vorgang:
Biomechanischer Ansatz:
- Synchronisation mit der primären Respiration
- Zuhören, in Resonanz treten
- Einstellung einer BT, aber Verhinderung einer inhärenten Spannungslösung durch erstarrte biokinetische Kräfte und undeutliches Dysfunktionsmuster
- Kompression als Einladung an das Gewebe; Beispiel: zwei angrenzende Gelenkpartner werden einander sanft angenähert:
  - BT

Aufmerksamkeit ist auf das Agieren der inhärenten homöodynamischen Kräfte gerichtet.

Alternative Ausführung: Halten eines Gelenkpartners und sanftes Annähern des anderen Knochens: PBT, anschließend wird der andere Gelenkpartner gehalten und ersterer wird sanft angenähert.

Vitalistische Ansätze:
- Synchronisation mit der primären Respiration
- Zuhören, in Resonanz treten
- Einstellung einer BT (keine Gewebebarrieren angehen), aber Verhinderung einer inhärenten Spannungslösung durch erstarrte biokinetische Kräfte und undeutliches Dysfunktionsmuster
- Kompression als Einladung an das Gewebe; Beispiel: zwei angrenzende Gelenkpartner werden sanft angenähert:
- Einstellung einer BT (dabei keine Gewebebarrieren angehen) Aufmerksamkeit ist auf das Agieren der inhärenten homöodynamischen Kräfte gerichtet
- evtl. Wahrnehmung eines Bewusstseinswechsels während der therapeutischen Interaktion
- evtl. Wahrnehmung eines „automatic shifting"

Tabelle 13.5:
Fragen an das Gewebe bzw. Richtung der therapeutischen Aufmerksamkeit:

> Wieviel Raum ist vorhanden?
> Wie ist die Qualität dieses Raumes?
> Wie ist die Dynamik der beteiligten Kräfte?
> Wie deutlich ist das Dysfunktionsmuster wahrnehmbar?
> Wie reagieren die beteiligten Kräfte auf die Einladung einer Kompression?
> Wo befindet sich das Fulcrum dieser Dysfunktion?
> Wie agieren die Kräfte in der BT?
> (Siehe Fragen zum PBT)

Entgegengesetzte physiologische Bewegung

Diese Technik kann bei einigen sehr starken traumatischen Dysfunktionen zur Anwendung kommen und unterstützt in diesen Fällen die reziproke Spannungsmembran, ein neues Gleichgewicht zu erreichen.

Eine Gelenkfläche wird dabei in Richtung der eingeschränkten Beweglichkeit geführt (direkte Technik), während die andere Gelenkstruktur in die Richtung der größeren Beweglichkeit bewegt wird (indirekte Technik). *Magoun*[11] beschreibt das Beispiel einer komplizierten Dysfunktion an der Sutura occipitomastoidea durch einen Sturz auf die Squama des Hinterhaupts, wobei das Hinterhaupt in eine relative Flexionsposition gebracht wird, während das Schläfenbein in die Innenrotation gezwungen wird.

Um dieses Gelenk zu lösen, ist es nötig, das Hinterhaupt weiter in die Flexion zu bewegen (indirekte Technik), während das Schläfenbein in Außenrotation gehalten wird (direkte Technik). Es sei besonders darauf hingewiesen, dass nicht der Therapeut entscheidet, die entgegengesetzte physiologische Bewegung anzuwenden. Es sind vielmehr die Dysfunktionsmuster in den Gewebedynamiken, die dieses Behandlungsprinzip vorgeben, um einen „point of balance" zu erreichen.

Vitalistischer Ansatz:
Das Gewebe wird nur sanft aus dem Spannungsfeld bewegt, ohne Bewegungsgrenzen zu konfrontieren. Eine besondere Beschreibung der Ausführung ist eigentlich nicht nötig, da es die Gewebedynamik ist, die dem Therapeuten die Vorgehensweise diktiert. Es sind die entsprechenden Ausführungen einer „balanced tension".

Modellieren (Molding) Diese Behandlungsmethode zählt zu den direkten Techniken. Beim Modellieren wird versucht, die Knochenform und die Knochenbiegsamkeit durch Anwendung von äußerem Druck oder Zug zu verändern. Diese Technik findet ihre Anwendung vor allem bei intraossären Dysfunktionen. Zum Beispiel kann das Tuber frontale am Stirnbein auf einer Seite zu prominent oder zu flach erscheinen. Beim „molding" werden Impulse gegeben, um die zu stark hervortretenden Stellen im Knochen abzuflachen und die zu flachen Stellen prominenter zu machen.

Es ist wichtig, vor Anwendung dieser Technik alle peripheren Restriktionen zu lösen, zum Beispiel an den umgebenden Schädelnähten.

Verständlicherweise wird das Modellieren in der Kindheit häufiger angewendet, da der kindliche Schädel leichter verformbar ist als der ausgewachsene Schädel, zudem noch in seinem Wachstum beeinflusst werden kann und auch vermehrt Traumen ausgesetzt ist. Aber selbst im Erwachsenenalter können Impulse gesetzt werden für die Organisierung der knöchernen Strukturen.

Recoil-Techniken

Die Recoil-Techniken zählen nicht mehr zu den kraniosakralen Behandlungsmethoden im engeren Sinne. Sie haben sich jedoch als sehr nützlich erwiesen zur Entspannung von stark restringierten Strukturen wie zum Beispiel der oberen Thoraxapertur oder sogar zur Lösung von stark blockierten Schädelnähten bzw. Duralmembranen.

Mit der pulmonalen Ausatmung wird das Gewebe in Vorspannung gebracht, die während der Einatmung gehalten und mit der erneuten Ausatmung noch weiter verstärkt wird. Am Beginn einer erneuten Einatemphase wird die Spannung bzw. der Druck plötzlich losgelassen. Durch den plötzlichen Druckunterschied werden alte Bewegungsspannungen erst einmal gelockert und der weiteren Behandlung zugänglich gemacht. Außerdem kann diese Technik an der Thoraxapertur auch als Lymphpumpe angewendet werden.

Der Recoil kann mehrfach wiederholt werden.

Eine differenziertere Ausführung des Recoil wurde von *Chauffour/Prat* beschrieben[27]:

Die unterschiedlichen Phasen stellen eine zunehmend komplexere Ausführung dar, wodurch der Recoil tiefere Wirkungen erzielen kann.
- Erste Phase: Testung von Druck und Zug am Gewebe bis zur faszialen Barriere. Durch einen sehr kurzen und sehr schnellen Impuls gegen die Barriere wird eine Art Schockwelle produziert, deren Vibration nicht nur die lokale Dysfunktion, sondern bei Behandlung einer Schlüsseldysfunktion auch die beteiligten Dysfunktionsketten aufzulösen im Stande sein soll.

- Zweite Phase: Es werden zusätzlich zur Einstellung in Phase eins die vertikalen, horizontalen und rotationellen Komponenten der Zugrichtung in der Dysfunktion präzisiert.
- Dritte Phase: Es wird untersucht, zu welchem Zeitpunkt der tiefen Ein- oder Ausatmung die Gewebespannung in der Dysfunktion die größte Spannung aufweist. Der Recoil wird während der Atemphase, in der die Spannung in der Dysfunktion zunimmt, durchgeführt.
  Die dritte und vierte Phase sollte nur bei einer primären Dysfunktion angewendet werden.
- Vierte Phase: Der Patient atmet tief ein und aus. Der Osteopath registriert, in welcher Phase sich die Einschränkungen der Dysfunktion verstärken. Zur Behandlung kann der Patient aufgefordert werden, in der Atemphase, die mit der stärksten Gewebespannung einhergeht, den Atem kurz anzuhalten. Der Recoil wird im Moment der Apnoe ausgeführt. Diese Ausführung soll noch effizienter sein und auch weiter entfernte beteiligte Dysfunktionen auflösen können.
- Gewebeatmung: Biorhythmen, wie etwa die primäre Respiration, werden in der Dysfunktion wahrgenommen. Das weitere Vorgehen entspricht der Phase drei: Es wird wahrgenommen, wann in welcher Phase der In- oder Exspiration die deutlichste Spannung in der Dysfunktion auftritt.
- Emotionale Integration: Auch eine Vorstellung eines emotionalen Problems seitens des Patienten ist möglich, und der Osteopath beurteilt gleichzeitig die Gewebespannung. Nimmt diese bei der Vorstellung eines emotionalen Problems oder einer Situation zu, wird der Patient aufgefordert, bei diesem zu verweilen. Ein Recoil wird im Moment des stärksten Gewebewiderstandes ausgeführt.

Viele-Hände-Technik („multiple hand technique")

Bereits 1939 beschrieb *Sutherland* die Vier-Hand-Technik zur Lösung schwieriger Dysfunktionen zwischen dem Os occipitale und dem Os temporale[28], während *Arbuckle* die Viele-Hände-Technik vor allem bei Patienten mit Zerebralparese anwendete[29]. Die Viele-Hände-Technik ist besonders bei der Behandlung schwerer oder sehr chronischer Dysfunktionen indiziert. Auch schwere Störungen bei Kleinkindern scheinen gut auf die Viele-Hände-Technik anzusprechen. Gemeint ist damit das gleichzeitige „Handanlegen" und Behandeln durch zwei oder mehr Therapeuten. Diese zusätzliche Hilfe ist manchmal erforderlich, um ein membranöses Gleichgewicht entstehen zu lassen oder Fluktuationen zu dirigieren. Dadurch können Heilungsprozesse beschleunigt werden. Diese Technik wird entsprechend der oben beschriebenen Behandlungsprinzipien angewendet. Ähnliche osteopathische Erfahrungshintergründe und Behandlungsweisen der Therapeuten sowie ihre Bereitschaft, sich aufeinander einzustellen, sind dabei von Bedeutung.

Unterstützung der Selbstheilungskräfte

Außer der Wiederherstellung einer intra- wie extrakranial optimalen Membranspannung sind noch zwei weitere wichtige Faktoren zu nennen, die die Heilungsprozesse beschleunigen können. Sie können zu den oben beschriebenen Techniken hinzukommen und diese unterstützen, indem sie die Selbstkorrektur des Organismus verstärken.

Unterstützung durch Fluidimpulse

Mithilfe von Fluid-Impuls-Techniken werden sanfte Impulse über die Fluida des Körpers an die zu behandelnde Körperstelle gesendet.

a) V-Spread-Technik: Die V-Spread-Technik wurde ursprünglich von *Sutherland* entwickelt, um die Schädelnaht zweier aneinander grenzender Schädelknochen zu befreien. Sie hat im Laufe der Zeit eine Vielzahl von Abwandlungen erfahren. Bei der V-Spread-Technik kommt es zu einer Fokussierung der homöodynamischen Kräfte des PRM-Rhythmus. *Sutherland* entdeckte, dass er mithilfe eines leichten Impulses seiner Finger eine Art Fluktuationswelle im LCS oder eine Art Energie zu der Stelle einer restringierten Sutur senden konnte, wodurch er die Restriktion zu befreien vermochte.
V-Spread-Diagnose: Es wird ein sanfter Impuls über die Fluida (Liquor cerebrospinalis, extrazelluläre Flüssigkeit, usw.) auf die zu testende gelenkige Verbindung ausgeübt und die Reaktion der Fluida-Welle an diesem Gelenk wahrgenommen und bewertet (siehe S. 616).
V-Spread-Behandlung: Bei der Behandlung wird so lange ein Fluid-Impuls auf die restringierte Sutur gesendet und die Sutur sanft mit den V-förmig aufgelegten Fingern geweitet, bis die suturale Dysfunktion sich auflöst (siehe S. 616 ff.)

b) Es kann auch ein Fluid-Impuls direkt am Knochen ausgeübt werden, sodass sich die Fluid-Welle im Knochen ausbreitet. Damit kann die Elastizität und Dynamik intraossaler Strukturen (z. B. Scheitelbein oder Oberschenkelknochen) untersucht und behandelt werden. Zum Beispiel kann der Untersucher den Oberschenkelknochen an seinen beiden Endigungen berühren und von einem Ende des Knochens einen Fluid-Impuls zum anderen Ende des Knochens schicken. Die andere Hand nimmt wahr, ob und wie die Fluid-Welle ankommt.

Ist die Übertragung der Fluid-Welle gestört, kann so lange ein Fluid-Impuls gesendet werden, bis diese frei die andere Endigung des Knochens erreicht. Gleichzeitig wird der Knochen leicht dekomprimiert und ein „point of balance" eingestellt. Damit wird die Neuorganisation und Heilung intraossaler Strukturen angeregt.

Die Unterstützung durch die pulmonale Atmung

Zur Lösung von Restriktionen kann die thorako-abdominale Atmung unterstützend eingesetzt werden. Entstanden ist diese Technik aufgrund der Erfahrung, dass Auflösungen von Geweberestriktionen häufig am Ende von den jeweiligen Atemphasen, während des Hustens oder bei Kleinkindern während des Schreiens registriert wurden.
Zum Beispiel vermindert sich die starke Zugwirkung der zervikalen Muskeln an der Schädelbasis am Ende jeder Ausatemphase. In dieser Atempause entspannen sich auch die anderen Verteidigungsmechanismen und Widerstände des Körpers, sodass dieses Moment sehr gut als Unterstützung bei der Lösung abnormer Muskel- und anderer Gewebespannungen und zur Einstellung eines neuen Gleichgewichts der Membranspannung benutzt werden kann. Dies wiederum hat positive Auswirkung auf die Flüssigkeitsbewegung der Lymphe, des venösen Blutes oder anderer Körperflüssigkeiten. Bei Extensions-/Innenrotationsdysfunktionen kann der Patient den Atem ein oder mehrere Male so lange wie möglich in der Ausatemphase anhalten. Bei Flexions-/Außenrotationsdysfunktionen kann der Patient den Atem ein oder mehrere Male so lange wie möglich in der Einatemphase anhalten. Eine weitere Möglichkeit zur Unterstützung der Lösung von Restriktionen ist die Stufenatmung, eine schrittweise Ein- bzw. Ausatmung.

Unterstützung durch das myofasziale System

Bei Extensions-/Innenrotationsdysfunktionen kann der Patient während der Ausatemphase der Lungenatmung oder unabhängig davon zusätzlich die Hände und Füße strecken (Plantarflexion). Bei Flexions-/Außenrotationsdysfunktionen kann der Patient während der Einatemphase der Lungenatmung oder unabhängig davon zusätzlich die Füße dabei beugen (Dorsalflexion).

Neutraler Zustand des Patienten nach *Jealous*

Bei diesem ursprünglich von *Becker* stammenden Ansatz soll der Wille des Patienten dem Willen der primären Respiration Platz machen und nicht das Ego das System antreiben[30]. Er wird von *Jealous* auch „patients alchemistic neutral" genannt, da dieser von den Kräften der primären Respiration erzeugt wird, um den spezifischen Bedürfnissen eines Individuums in einem spezifischen Augenblick zu begegnen[30]. Der neutrale Zustand vermindert die aus dem Alltag herrührenden Adaptionen und die Auswirkungen der egozentrischen Antriebe im Individuum.

Vergleichbar mit einem Konzert, in dem die Töne der einzelnen Orchesterinstrumente zu einer Musik verschmelzen, vereinigen sich im „neutralen Zustand" die reziproken Spannungen im Körper und die Aspekte des Körpers, der Seele und des Geistes zu einer homogenen Körper-Geist-Seele-Einheit. Die Ganzheit des Patienten ist in diesem Zustand besonders empfänglich und rezeptiv. Dadurch kann der so genannte „Atem des Lebens" am effektivsten mit dem Patienten in Interaktion treten und es wird eine direkte Reaktion des Patienten auf die Kräfte der so genannten Gezeitenbewegungen ermöglicht und wird Gesundheit als individuelles Feld, eingebettet in größere Felddynamiken, erfahrbar. Dieser Zustand schafft die Bedingungen, in denen die Heilung und Umwandlung dysfunktioneller Muster am leichtesten und ehesten möglich ist. Der Therapeut benötigt im „neutralen Zustand" am wenigsten Kraft bei Ausführung einer Technik. Außerdem ist am deutlichsten wahrnehmbar, wieviel Kraft bei Ausführung einer Technik angewendet werden muss und wann das Ende einer Technik erreicht ist. Negative Folgen einer Behandlung werden minimiert und der Patient kann selbst deutlicher die Veränderungen in seinem Organismus wahrnehmen.

Vorgang

– Der Therapeut legt seine Hände auf den Schädel, die Füße oder eine andere Körperstelle. Mit sanfter Aufmerksamkeit agiert er als passiver Beobachter.
– Seine Wahrnehmung öffnet sich allen Arten von Gewebedynamiken, ohne jedoch Bewegungen oder Dysfunktionsmuster zu verstärken, zu übertreiben, dagegen anzugehen, Unwinding zu induzieren oder auf irgendeine andere Art darauf zu reagieren. Auch auf der Behandlungsliege wirken im Patienten in der Regel Anforderungen der äußeren Umwelt nach. Diese äußern sich z.B. in Form von Gewebespannungsmustern und bestimmten neurovegetativen Aktivitätsmustern. Bewegungs- und Spannungsdynamiken werden als Reaktion auf diese nachwirkenden Reaktionslagen von der primären Respiration oder dem Nervensystem generiert, um ein bestmögliches Gleichgewicht im Patienten zu installieren. Um einen Zustand der größtmöglichen Rezeptivität zwischen Therapeut und Patient zu etablieren, ist es bedeutsam, sich nicht in die Gewebedynamik und das Spiel der an- und abstoßenden Kräfte mit einer Varietät von Gewebe-Rhythmizitäten hineinziehen zu lassen, da diese nur Ausdruck der Anstrengung und des Bestrebens des Organismus sind, einen Gleichgewichtszustand zu etablieren.

- Die Hände können sich dabei entsprechend der Gewebedynamiken auch über den Körper bewegen lassen und so auf immer anderen Regionen abgelegt werden.
- Ab einem bestimmten Moment kommen die unterschiedlichen Bewegungsimpulse und Spannungen in den Geweben des Patienten zur Ruhe.
- Mit zunehmender Übung kann der Osteopath beim Eintritt in den neutralen Zustand, einen steten, höchst individuellen und einzigartigen Rhythmus palpieren, der unabhängig von den Gebrechen und Leiden des Patienten, eine unmittelbare Verbindung zur Ganzheit und zum Universum darstellt. Nach *Jealous* wird ein Rhythmus von etwa 2,5-mal pro Minute wahrnehmbar.
- Im neutralen Zustand soll sich aber nicht nur die Frequenz der Rhythmuspalpation ändern, weitere Änderungen betreffen:
    - die Wahrnehmung der größtmöglichen Homogenität bzw. homogener Dichte im Organismus
    - den gesamten Zustand des Neurovegetativums
    - die Beziehung des Patienten zur externen Gegenwart der primären Respiration: der Organismus kann bestmöglich von der primären Respiration bewegt werden
- Fluida und fluide Muster, die transparenter und leichter wahrnehmbar werden; der fluide Körper tritt in einen automatischen spontanen Prozess ein
    - die Gleichmäßigkeit des Rhythmus
    - die Verbesserung der Unterscheidung zentrifugaler und zentripedaler Dynamiken im Patienten

Der „neutrale Zustand" ist als eine Art „point of balance" der im Organismus befindlichen reziproken Spannungen palpierbar, in dem eine Integration von Körper, Geist und Seele entsteht.

Die Gesamtheit der reziproken Spannungen agiert als funktionelle Einheit. Der Organismus wird als Einheit erfahren, die sich in ihrem momentanen bestmöglichen Gleichgewicht befindet. Die Bildung dieses spezifischen Gleichgewichtszustands erlaubt dem gesamten Organismus größtmögliche Resonanz mit der primären Respiration. Die homöodynamisch heilende Wirkung der primären Respiration kann sich bestmöglich im Organismus entfalten und zu einer Neustrukturierung des Dysfunktionsprozesses führen. Auch ist seine Ansprechbarkeit auf therapeutische Impulse deutlich erhöht.

In der Ebene, in der die Dysfunktionen entstanden sind und bestehen, sind die Lösungsmöglichkeiten deutlich eingeschränkter, gegenüber einer anderen Intensitätsebene von Lebendigkeit (wie z.B. dem neutralen Zustand), in der sich die Dysfunktionen ohne weiteres lösen könnten. So ist etwa das dysfunktionelle Störgeräusch erst in einem neutralen Zustand und einer relativen Stille in seiner gesamten Natur und in seiner Beziehung zum Ganzen erfahrbar.

Da die agierenden Kräfte vor dem neutralen Zustand eher kompensativer, adaptiver Natur sind, wartet der Therapeut in der Regel mit jeder Art therapeutischer Induktion solange, bis sich dieser vollständig etabliert hat. Auch eine detaillierte palpatorische Diagnostik ist bevorzugt im neutralen Zustand vorzunehmen.

Der neutrale Zustand kann dabei auch etappenweise in Erscheinung treten. Das heißt, nachdem eine Art neutraler Zustand im Patienten wahrnehmbar wird, verharrt er eine Zeit lang in diesem und sinkt dann noch tiefer in diesen Zustand usw[30]. Deshalb ist es sinnvoll, dass der Osteopath geduldig ist und ausreichend lange wartet, bis der neutrale Zustand vollständig eingetreten ist.

Während der gesamten folgenden Behandlung hält der Therapeut Kontakt zu diesem „neutralen Zustand". In dem mit den Händen die Dichte, Tonalität und Frequenz des neutralen Zustandes kopiert werden, kann die adäquateste therapeutische Interaktion induziert werden.

Es ist möglich aber nicht zwingend, dass im neutralen Zustand ein spontaner Stillpunkt auftritt.

In seltenen Fällen wird der neutrale Zustand nicht erreicht. Dies geschieht meist nach Bewusstseinsverlust oder extremer Gewaltanwendung, mit der Folge von extremer Dissoziation zwischen Körper, Geist und Seele. Nach *Jealous* ist in diesen Fällen ein sanfter EV-4 indiziert.

Komplexe Wellenformen nach *Abehsera*

Die moderne Physik wurde mit dem Paradoxon konfrontiert, dass auf niedrigster Ebene die Materie als Teilchen sowie auch als Wellenfeld erscheinen kann. Diese Erkenntnisse angewendet auf den menschlichen Körpers bedeutet nach Abehsera, dass dementsprechend jeder Bereich des menschlichen Organismus eine Ansammlung kleinster Teilchen wie auch komplexer Wellenformen, z. B. als wellenartige Leber darstellt.

Diese komplexen Wellenformen sind nicht direkt über die Hände palpierbar, deshalb ist die Handposition auch nicht ausschlaggebend. Um Kontakt zu diesen herzustellen, stellt der Osteopath ein holographisches Bild der betreffenden Struktur (Sutur, Ligament, Gelenk, Organ) des Patienten her. Der Osteopath projiziert dieses Bild, das sozusagen aus reinen Gedankenwellen entstanden ist, zwischen seine Hände. Über dieses holographische Bild kann der Osteopath Rhythmen, abnorme dysfunktionale Muster der betreffenden Struktur wahrnehmen und – entsprechend der bereits beschriebenen therapeutischen Prinzipien (PBT, direkte, indirekte Technik usw.) angewendet auf das holographische Bild – korrigieren. Abehsera konnte feststellen, dass die Ergebnisse um so effektiver waren, desto präziser die Erstellung des Hologramms stattfand. Auf dieser Ebene der Wahrnehmung ist es leichter die Interaktion des Organs mit anderen Bereichen des Organismus zu registrieren und zu beeinflussen. Der große Vorteil dieser Herangehensweise ist, dass so direkt der Informationsfluss zwischen den Organen beeinflusst werden kann.

Behandlung der Felder nicht physikalischer Energie

(Morphogenetische Felder, Intention und Bewusstsein, Synchronizität)

Handposition	Diese ist nicht ausschlaggebend. Es ist möglich, dass der Therapeut seine Hand auf die zu behandelnde Struktur legt, um die Wahrnehmung für diese Struktur zu erleichtern. Es ist auch möglich ohne Handkontakt zu arbeiten.
Ausführung	– Die sanfte Aufmerksamkeit des Therapeuten ist auf die betreffende Struktur gerichtet. Es ist sehr wichtig, dass sich der Therapeut dabei nicht verkrampft oder mit starker invasiver Intention vorgeht. Es ist eher ein sich Öffnen für bzw. sich Einstimmen und Einklingen auf die zu behandelnde Struktur. Erscheint kein Bild der Struktur oder ist der Vorgang mit sehr viel Anstrengung verbunden, sollte die Technik nicht ausgeführt werden! – Wenn sich die betroffene Struktur im Bewusstsein des Behandlers zeigt, sollte der Behandler möglichst viele Einzelheiten davon wahrnehmen. – Der Therapeut stellt innerlich Fragen an die betreffende Struktur: Bist du damit einverstanden, dass ich Kontakt zu dir herstelle? Wenn der

- Therapeut eine abweisende Reaktion wahrnimmt, sollte die Technik zu diesem Zeitpunkt nicht ausgeführt werden.
- Nimmt der Therapeut eine bejahende Reaktion wahr, bittet er die zu behandelnde Struktur innerlich, alles loszulassen und auszudrücken, was sie daran hindert zu einem besseren Gleichgewichtszustand zu gelangen.
- Während der Therapeut Kontakt zu dieser Struktur hält, lässt er alle Bilder, Wörter oder sonstigen Erscheinungen geschehen, die sich in seinem Bewusstsein zeigen. Er versucht nicht, diese festzuhalten, zu bewerten oder zu interpretieren.
- Der Therapeut lässt dies so lange geschehen, bis die Bilder und Erscheinungen zur Ruhe kommen bzw. bis die Bilder und Erscheinungen Ausgeglichenheit und Harmonie widerspiegeln.
- Am Ende richtet der Therapeut die nonverbale Frage an die Struktur, ob sie noch etwas benötigt, um heil und glücklich zu werden.
- Treten während des Prozesses Anstrengung und Verkrampfung auf, sollte der Therapeut die Technik beenden. Ebenso wenn seine Hände eine abweisende/abstoßende Kraft wahrnehmen.
- Es kann vorkommen, dass die Technik in darauffolgenden Sitzungen weitergeführt wird.
- Wiederholen sich bestimmte stressbeladene Erscheinungen, kann der Therapeut direkt mit diesen in Dialog treten. Er bittet auch sie zunächst darum, mit Ihnen in Kontakt treten zu dürfen. Wird dies bejaht kann er damit beginnen Fragen zu stellen, nach ihrer Entstehung, ihren Beweggründen sowie nach ihrem Verhältnis zur betroffenen Struktur oder zum Patienten.

Anmerkung

Die Intention des Behandlers ist ein sehr wichtiger Faktor in jeder therapeutischen Annäherung und ist in der Lage alle anderen Ebenen zu durchdringen. Der Therapeut sollte sich seiner Intention bei jeder Art von Kontaktaufnahme und Palpation bewusst machen.

Erspüren der Gesundheit des Patienten I

Der Therapeut folgt den Bewegungen im Gewebe. Diese sind Ausdruck des vitalen Potenzials im Patienten. Sie sind der Zipfel seiner Gesundheit, die sichtbar an der Oberfläche liegen. Der Therapeut hat nur die Aufgabe, ihnen durch die Schichten der Adaptationen an innere und äußere Einflüsse bis zu ihrem Entstehungsort zu folgen.

Ausführung

Der Therapeut nähert seine Hände sanft dem Körper an. Diese werden an einer Körperstelle abgelegt, zum Beispiel als Schädeldachhaltung.
Der Therapeut folgt den Gewebebewegungen stets in ihre freie Bewegungsrichtung. Er lässt sich nicht von den Bewegungseinschränkungen aufhalten. Wenn der Therapeut eine Bewegungseinschränkung wahrnimmt, welcher Art diese auch sein mag, richtet er seine entspannte Aufmerksamkeit wieder auf die Bewegung, die wahrnehmbar ist. Vielleicht erspürt er auch in der Bewegungseinschränkung selbst eine plötzlich wahrnehmbare Bewegung. Sehr wichtig ist, dass der Therapeut nichts tut, nicht aktiv wird und die Bewegung nicht zu lenken versucht oder ihr vorauseilt. Er ruht in einer rezeptiven, offenen, entspannten Wahrnehmung und folgt mit seinen Händen durch die Gewebestrukturen im Patienten dem Strom der Gesundheit bis zu ihrer Ursprungsquelle, zu dem mesenchymalen Urmeer, dem Potenzial und dem SINN. Ist der Therapeut den Gewebebewegungen bis zu ihrem Endpunkt, zu ihrer Ursprungsquelle, dem vitalen Potenzial des Patienten gefolgt, wird eine qualitative Veränderung der Gewebepalpation in Erscheinung treten. Die Bewegung wird sich

nicht mehr in eine bestimmte Richtung ausdrücken, sondern als eine rhythmische Expansion und Retraktion wahrnehmbar werden.

Hier kann sich der Organismus in einem unmittelbaren Erleben neu orientieren und vom Fulcrum der Krankheit zum Fulcrum der Gesundheit hinüberbewegen.

Erspüren der Gesundheit des Patienten II

Grundvoraussetzung ist, dass der Therapeut in Kontakt mit seinem eigenen Fließen, mit seiner eigenen Quelle der Vitalität ist. Erst wenn dieses eigene Fließen, dieses „im Fluss sein" wahrgenommen wird, beginnt der Therapeut seine liebevolle, nicht invasive Achtsamkeit auf den Patienten zu richten, ohne jedoch den Kontakt zu seinem eigenen Fließen zu verlieren.

Ausführung

a) Der Therapeut lässt seine Hände über den Körper des Patienten gleiten. Er richtet seine Aufmerksamkeit – nicht nur mithilfe seiner Hände, sondern mit all seinen Sinnen – auf die Bereiche im Körper, die besonders lebendig sind. Wo ist Bewegung? Wo ist Lebendigkeit? Wo ist Pulsation?

Die Aufmerksamkeit des Therapeuten ist nicht daraufgerichtet, was starr, unlebendig, unbeweglich, verkrampft, dysfunktionell, blockiert und stagniert ist, sondern auf das was weich/elastisch, lebendig, beweglich, entspannt, funktionell und frei ist und fließt.

Hat der Therapeut diesen Bereich gefunden, bzw. sich dorthin führen lassen, beginnt er in diesem Bereich Kontakt zum Patienten aufzunehmen. Er legt seine Hände auf diesen Bereich und schenkt ihm Aufmerksamkeit und Anteilnahme. Allein dadurch wird das Lebendige und das Fließen im Patienten verstärkt. Was immer auch dieser Bereich höchster Gesundheit ausdrückt – sei es über das Gewebe oder darüber hinaus – lässt der Therapeut geschehen. Der Therapeut lässt sich „berühren" von der Lebendigkeit und Ursprünglichkeit des Patienten und gibt diese Berührung über seine Hände zum Ausdruck.

b) Anschließend nimmt der Therapeut den Bereich im Körper wahr, an dem der freie Fluss auf Widerstände, Bewegungseinschränkungen und Kontraktionen trifft. Es ist wichtig, genau diese Stelle zu erspüren. Nicht die Stelle größter Bewegungslosigkeit, sondern die Stelle, an der noch relativ viel Fließen, Rhythmizität und Pulsation vorhanden ist, sozusagen die Grenzlinie zwischen Weichheit und Erstarrung. Die Erstarrung bzw. Bewegungslosigkeit ist hier noch nicht ausgereift. Genau an dieser Stelle unterstützt der Therapeut die inhärente Rhythmizität und das Fließen, denn hier kann sich die Gesundheit relativ leicht ausbreiten und die verminderte Beweglichkeit und die Widerstände aufweichen. Nur im Bereich des größten rhythmischen Fließens und höchster Lebendigkeit zu verbleiben, wäre sinnlos, denn in diesem Bereich ist der freie Fluss schon vorhanden. Auf der anderen Seite, wäre es invasiv und eher gewalttätig an der Stelle eine Veränderung herbeiführen zu wollen, wo die Bewegungslosigkeit am ausgeprägtesten wäre. Hier würde der Therapeut „machen", anstatt den Organismus des Patienten „machen zu lassen".

Durch das natürliche Bestreben der Lebendigkeit im Körper sich auszuweiten, werden Bewegungseinschränkungen und Blockierungen aufgeweicht. Der Therapeut könnte ein Leben lang Blockierungen finden und diese lösen und doch der Gesundheit dadurch kaum näher kommen, ebenso wie man sich ein Leben lang mit den Widrigkeiten seines Lebens psychoanalytisch auseinandersetzen könnte und nur immer weitere Störungen aufdecken würde. Hier geschieht die Heilung von innen nach außen. Der Patient bekommt ein unmittelbares Erleben seiner Gesundheit, seines Fließens. Er erhält zunehmend die Bewusstheit und damit auch die Verantwortung, wie er mit seinem Leben bzw. seinem Organismus umgeht, um dieses Fließen zu unterstützen, anstatt es zu blockieren. Es ist nicht der Therapeut, der handelt. Diese Berührung spiegelt unmittelbar den Ausdruck *Still's* wieder, dass unser vorrangiges Ziel sein sollte Gesundheit zu finden – Krankheiten kann jeder finden.

Dabei ist eine wichtige Voraussetzung, dass der Therapeut in sich nachempfinden kann, was im Körper des anderen passiert. Das Erspüren der Gesundheit ist weniger als eine Art Technik oder Manipulation im herkömmlichen Sinne zu verstehen. Hier ist es vielmehr essenziell, dass der Therapeut Kontakt zu seinem Fließen und zu seiner eigenen Ursprünglichkeit hat und Bewusstheit für das eigene unmittelbare Empfinden entwickelt sowie die Fähigkeit Intimität und Nähe zuzulassen, geschehen zu lassen ohne intervenieren zu müssen. In dem Maße wie er selbst Kontakt zu dieser Ursprünglichkeit, zu seinem eigenen Fließen besitzt, wird er in der Lage sein, diesen Kontakt zum Patienten herzustellen.

Ist dieser Kontakt zum Patienten hergestellt und das Fließen im Patienten gefunden, begrüßt und gewürdigt worden, kann der Therapeut je nach Eigenart des Patienten den Körper darin unterstützen, Dysfunktionen bzw. Bewegungseinschränkungen und Blockierungen zu lösen, die dem freien Fluss und der Homöostase entgegenstehen.

Zusätzliche Behandlungshinweise

1. Jede Erst- wie Folgebehandlung sollte stets zuerst mit der **Untersuchung** und Palpation des Gesamtorganismus und der zu behandelnden Strukturen begonnen werden.
2. Die Ellenbogen liegen, wann immer es möglich ist, auf dem Behandlungstisch als Fixpunkt. Beide Füße sind auf dem Boden aufgestellt, sodass diese zusammen mit den Sitzhöckern auf dem Behandlungsstuhl ein Fulcrum darstellen. Der Therapeut sitzt aufgerichtet und stützt sich weder physisch noch psychisch auf den Patienten.
   Sollte es nötig sein im Stehen zu arbeiten, kann sich der Therapeut zusätzlich mit seinem Körper an der Behandlungsliege abstützen. (s. auch S. 328 ff.)
3. Alle bilateralen Handkontakte sollten – wann immer möglich – über ein Fulcrum verbunden sein (in der Regel über den Kontakt der Daumen miteinander).
4. Von *Robert Fulford* wurde in den letzten Jahren darauf hingewiesen, dass es für die Behandlung wichtig sein kann, dass der Behandler mit seiner rechten Hand die linke Körperhälfte des Patienten und mit seiner linken Hand die rechte Körperhälfte berührt. In der Beschreibung der Techniken wurde dieser energetische Polaritätsaspekt nicht berücksichtigt. Gegebenenfalls können die Techniken so geändert werden, dass der Therapeut stehend und zum Patienten gerichtet seinen Handkontakt ausführt.
5. Der Therapeut sollte besondere Aufmerksamkeit auf die Bedürfnisse und die Reaktionen des Patienten in jedem Moment der Behandlung richten. Hinweise, die stattfindende Berührung zu beenden, geben folgende Wahrnehmungen:
   - qualitatives Härterwerden der Haut des Patienten, ähnlich wie eine Art Rüstung/Panzerung und ein Gefühl des Abgestoßenwerdens
   - eine Empfindung, den Kontakt zum Patienten als Ganzes zu verlieren. In dieser Situation ist es hilfreich, in die eigene Stille hineinzuhorchen und innerlich oder verbal zu erfragen, was gerade passiert und was der Patient in diesem Moment braucht.

Plötzlich auftretende schnelle laterale hin- und her schwingende Pulsationen deuten meist auf eine zu invasive Palpation des Therapeuten hin. Der Therapeut sollte seinen physischen Palpationsdruck vermindern und seine Intention und Konzentration sich entspannen lassen. Hilfreich ist es außerdem, die Palpationsstelle zu wechseln.

Anzeichen für Gewebeentspannung sind auf S. 483 f. beschrieben.

6. Es ist wichtig, das kraniosakrale System stets im Kontext mit dem gesamten Organismus zu betrachten. Eine kraniosakrale Dysfunktion kann primärer oder sekundärer Natur sein. Falls eine kraniosakrale Dysfunktion durch eine andere Dysfunktion im Organismus verursacht wird, ist es notwendig diese andere Struktur zu behandeln, da ansonsten die alleinige Behandlung kraniosakraler Strukturen nur palliative zeitweilige Erfolge bringt. Das beinhaltet die Korrektur anderer struktureller Dysfunktionen (ossär, muskulär, ligamentär, faszial, viszeral), wie z. B. Beckenfixation oder Magenptose, die Auflösung psychischer Belastungen, die Regulierung der Ernährung oder die Behandlung von lokalen oder generalisierten Infektionen und Entzündungen.

7. Morphogenetische Einflüsse, Geburtstraumata oder Unfälle in früher Kindheit können die Körperstruktur unter Umständen **irreparabel** verändert haben, sodass der Körper des Patienten seit langem bestehende Kompensationsmuster entwickelt hat. Häufig sind diese Veränderungen symptomlos, bis sich ein akutes Trauma dazugesellt.

Die Behandlung in diesen Fällen verlangt aufmerksame Palpation und Diagnose der beeinträchtigten Strukturen. Sie sollte sich nur mit den strukturellen Veränderungen des akuten Traumas beschäftigen und die alten Kompensationsmuster des Patienten nicht durcheinander bringen.

8. Nach einer Behandlung sollte der Patient die Möglichkeit bekommen, noch einen Moment auf der Behandlungsliege ruhen zu können und darauf hingewiesen werden, auch nachdem er die Praxis verlassen hat, sich noch möglichst Ruhe zu gönnen und stressbeladene Situationen zu vermeiden. Der Organismus ist unmittelbar nach einer Behandlung sensibler und verletzlicher (siehe auch unter „Reaktiver Periodik". Die Integration der Veränderungen während der Therapie oder die noch fortdauernden Prozesse nach der Therapiesitzung und die positiven Auswirkungen können leicht behindert, gemindert und gestört werden. Es benötigt anscheinend einige Zeit, bis diese neuen Erfahrungen im gesamten Organismus physisch wie psychisch integriert und gefestigt sind.

Methodik der Behandlung
▶ Wahrnehmung der Stille
▶ „Neutraler Zustand" nach *Jealous*
▶ Resonanz zwischen Hand, Herz und Geist des Behandlers und der betroffenen Struktur und Ebene des Patienten
▶ Point of balanced tension (PBT): PBMT, PBLT, PBFT, PBET
▶ Methoden zum Erreichen des PBT: Übertreibungstechnik, direkte Technik, entgegengesetzte physiologische Bewegung, Auseinanderziehen (Disengagement) der Gelenkfacetten, Modellieren (Molding)
▶ Unterstützung durch: Fluktuation des LCS und extrazellulärer Fluida, pulmonale Atmung, myofasziales System
▶ Einstellen eines lokalen, regionalen und globalen PBT
▶ Behandlung elektrodynamischer Felder: Unwinding, PBET
▶ Behandlung komplexer Wellenformen
▶ Behandlung der Felder nicht physikalischer Energie
▶ Erspüren der Gesundheit des Patienten

Quellenangaben:

1. Bochurberg, C.: Une aproche ostéopathique de l'angoise. Maloine, Paris 1988, S. 66.
2. Becker, R. E.: Be still and know. A dedication to William G. Sutherland D. O. Cranial Academy Newsletter, 12/1965, S. 7.
3. Still, A. T.: Autobiography of A. T. Still. American Academy of Osteopathy. Indianapolis, 1981, S. 182.
4. Magoun, H. I.: Osteopathy in the cranial field. 3rd ed. Journal Printing Company, Kirksville 1976, S. 98.
5. Donovan, J. B.: Nutrition and cranial problems. (1958) in Keith Swan. (Hrsg.) J. Osteopath. Cranial Assoc, The Cranial Academy, Meridian, Idaho, 1988, S. 47.
6. Donovan, J. B.: Nutrition and cranial problems. (1958) in Keith Swan. (Hrsg.) J. Osteopath. Cranial Assoc, The Cranial Academy, Meridian, Idaho, 198, S. 50.
7. Sutherland, W. G.: Teachings in the science of osteopathy. Sutherland Cranial Teaching Foundation, Rudra Press 1991, S. 119, 120.
8. Magoun, H. I.: Osteopathy in the cranial Field. 3rd ed. Journal Printing Company, Kirksville 1976, S. 99.
9. Sutherland, W. G.: Teachings in the science of osteopathy. Sutherland Cranial Teaching Foundation, Rudra Press 1991, S. 47. Magoun, H. I.: Osteopathy in the Cranial Field. 3rd ed. Journal Printing Company, Kirksville 1976, S. 99–100.
10. Magoun, H. I.: Osteopathy in the cranial field. 3rd ed. Journal Printing Company, Kirksville 1976, S. 101.
11. Sutherland, W. G.: Contributions of Thought. Sutherland Cranial Teaching Foundation 1967, S. 244f.
12. Sutherland, W. G.: Contributions of Thought. Sutherland Cranial Teaching Foundation 1967, S. 166.
13. Sutherland, W. G.: Contributions of Thought. Sutherland Cranial Teaching Foundation 1967, S. 153, 208.
14. Magoun, H. I.: Osteopathy in the cranial field. 1st ed. Journal Printing Company, Kirksville 1951, S. 59.
15. Jealous, J.: Healing and the natural world. Interview by Horrigan B. Alternative Therapies 3(1)(1997) 1–9.
16. Becker, R. E. in Brooks, R. E. (Hrsg.): The stillness of life. Stillness Press. Portland, 2000, S. 66, 67, 69.
17. Becker, R. E. in Brooks, R. E. (Hrsg.): The stillness of life. Stillness Press. Portland, 2000, S. 68, 70.
18. Becker, R. E. in Brooks, R. E. (Hrsg.): The stillness of life. Stillness Press. Portland, 2000, S. 71.
19. Becker, R. E. in Brooks, R. E. (Hrsg.): The stillness of life. Stillness Press. Portland, 2000, S. 68, 70, 72.
20. Becker, R. E. in Brooks, R. E. (Hrsg.): The stillness of life. Stillness Press. Portland, 2000, S. 69.
21. Becker, R. E. in Brooks, R. E. (Hrsg.): The stillness of life. Stillness Press. Portland, 2000, S. 70, 71, 72.
22. Becker, R. E. in Brooks, R. E. (Hrsg.): The stillness of life. Stillness Press. Portland, 2000, S. 72.
23. Wales, A. L.: Osteopathic dynamics. AAO-Yearbook 1946, S. 38–42.
24. Miller, A.: Pandura and Endura: The core-link twins. Oakland, California. 30 pages.
25. Jealous, J.: Automatic shifting. 2/1989.
26. Heede, V. D.: Der natürliche Geburtsvorgang. Osteopath. Med. 4 (2001) 10–12.
27. Chauffour, P, Prat, E.: Mechanical Link. North Atlantic Books, Florida, 2002, S. 46–52.
28. Sutherland, W. G.: The Cranial Bowl. Free Press Company, USA 1939, S. 95.
29. Arbuckle, B.: The selected writings of Beryl Arbuckle. American Academy of Osteopathy, Indianapolis 1994, S. 171f
30. Jealous, J.: The Patient's Neutral No. 1. (audio CD series) 2001..

Weitere Literaturhinweise:

Beal, M. C.: Stress and the muskulosketal System. Osteopath. ann. 5 (10) 1977, 11–15.

Gordon, R. B.: Cranial treatment. AAO Yearbook 44 (1943) 21–23.

Kimberley, P. E.: The application of the respiratory principle to osteopathic manipulative procedures. JAOA 48 (1949) 331–334.

Lippincott, H. A.: The Osteopathie technique of W. G. Sutherland. AAO Yearbook (1949).

Lippincott, R. C.: Types of cranial treatment and their application. J. Osteopath. Cranial Assoc, Cranial Academy, Meridian, Idaho (1949) 55–73.

Mitchell, F. L., Pruzzo, N. A.: Investigation of voluntary and primary respiratory mechanisms. JAOA 70 (1971) 1109–1113.

Struswh, O. M.: Entrapments of fluid flow. In: Brookes, D.: Lectures on cranial osteopathy. A manual for practitioners and students. Thorsons Publishers Limited, Wellingborough Northhamptonshire (1981) 135–141.

Weiss, P. A., Taylor, A. C.: Nerve has fluid drive. Medical World News. (1962) 58.

„Osteopathische Medizin:
The science of medicine
The art of caring
The power of touch"
M. L. Kuchera D.O.

Behandlungssequenz und Behandlungsreaktionen

Sequenz der Behandlung

Bei der Abfolge von Techniken und der zu behandelnden Strukturen gibt es keine unumstößlichen Regeln. Es gehört zur hohen Kunst des Osteopathen, zu entscheiden, in welchen Regionen mit der Behandlung begonnen wird bzw. zu welchen Regionen er sich leiten lässt. Eine einfühlsame, nichtinvasive Kontaktaufnahme mit dem Gewebe und Anamnese sowie eine Inspektion sind dabei unentbehrlich.

Weniger die Manipulation eines Gewebes, sondern ein verständnisvolles „Zuhören" in die Organisation des Organismus und die Synchronisation mit inhärent wirkenden homöodynamischen Kräften steht an erster Stelle und bestimmt die therapeutische Interaktion.

Bei der Entscheidung, welche Struktur zuerst behandelt wird, sollte deshalb stets der gesamte Körper miteinbezogen werden. Der Organismus stellt eine funktionelle Einheit dar. Eine Unterteilung der Osteopathie in verschiedene Teilbereiche hat rein didaktische Gründe.

Verschiedene Modelle finden Anwendung. Es ist nicht das Ziel dieser Ausführung, die gesamten Modelle in der Osteopathie zu beschreiben, das heißt nicht, dass nicht auch andere Ansätze erfolgreich angewendet werden können.

Im Folgenden wird ein möglicher Behandlungsablauf vorgestellt:

1. a) Die erste Kontaktaufnahme ist auf die Gesundheit im Patienten gerichtet. Gemeint ist die Art von Gesundheit, die immer da ist, selbst bei einem noch so kranken Menschen.
   b) Für *Jealous* steht die Etablierung eines „neutralen Zustandes" an erster Stelle, vor jeder spezifischeren Diagnostik und Behandlung, da die inhärenten Bewegungen im Patienten ansonsten nur Ausdruck der Reaktion auf nachwirkende äußere Stimulanzien und Anforderungen sind. Erst im neutralen Zustand soll eine relativ konstante rhythmische Äußerung der primären Respiration erscheinen. Der Osteopath synchronisiert sich mit den homöodynamischen Kräften im Organismus, die wir die primäre Respiration nennen.

2. Anschließend sind mehrere Vorgehensweisen möglich, z.B.:
   a) Befundung der Regionen guter Vitalität: Die Palpation beginnt mit der Kontaktaufnahme der homöodynamischen Kräfte und der Regionen und Ebenen im Organismus, in denen eine gute Vitalität und ein guter Fluss wahrnehmbar ist! Diesen Regionen wird besondere Aufmerksamkeit geschenkt. Durch palpable Kontaktaufnahme wird ihre Präsenz im Organismus gestärkt.
   b) Befundung, in welchen Regionen oder Systemen im Organismus sich die homöodynamischen Kräfte bzw. die primäre Respiration mit krankmachenden Kräften (= biokinetischer Energie) auseinandersetzt. Wo findet im Organismus bereits eine Behandlung statt?

Der Osteopath lässt sich über seine Hände von der primären Respiration zur Region ihrer größten Aktivität leiten. Er wohnt der dynamischen Interaktion unwillkürlicher Bewegungen in dieser Region bei, ohne einzugreifen. Diesen homöodynamischen Kräften wird in der kranialen Osteopathie eine zielgerichtete Aktivität zugesprochen, die der Osteopath zu respektieren und durch Synchronisation zu assistieren hat. In dieser Region wird der Osteopath den Prozessen mit seinen Händen und seinem ganzen Wesen zuhören und gegebenenfalls durch sanfte Verstärkung der inhärenten Bewegung während der Inspirationsphase die Homöodynamik unterstützen.

c) Eine weitere Möglichkeit besteht darin, die Behandlung in den Regionen und Ebenen zu beginnen, wo der freie Fluss von Energie und Vitalität behindert ist, aber noch stark genug ist, um diese Behinderung aufzuweichen. Die Hände werden auf diese Regionen gelegt und synchronisieren sich mit den dort wirkenden homöodynamischen Kräften.

3. Eine weitere für die therapeutische Interaktion wichtige Frage: Ist der Energiefluss im Organismus stärker nach innen oder nach außen gerichtet? Nimmt der Organismus mehr Energie auf, als er abgibt? Entstehen dadurch Stauungserscheinungen im Organismus?
Oder gibt der Organismus kontinuierlich zuviel Energie ab? Erschöpft sich der Organismus durch dominierende katabole Vorgänge?
Das vorherrschende Muster ist in der Behandlung zu berücksichtigen. Ein völlig erschöpfter Organismus wird anders behandelt als ein energetisch gestauter. Der Therapeut hat außerdem die Aufgabe zu erkennen, ob der Organismus in der Lage ist, die therapeutischen Interaktionen zu integrieren.

4. Das weitere therapeutische Vorgehen ist auf die Suche nach dem primären Dysfunktionskomplex gerichtet. So kann z. B. die Behandlung an der Stelle der stärksten bzw. deutlichsten Bewegungs-/Beweglichkeitseinschränkung Dichte-Elastizitäts-Energieveränderung bzw. den Schlüsselstellen/primären Dysfunktionskomplexen fortgesetzt werden. Diese Stellen müssen nicht mit dem Beschwerdebereich bzw. dem Ort der Symptome übereinstimmen. Im Gegenteil – häufig wird die Lokalisation der Beschwerden nicht mit dem Ort der deutlichsten Bewegungseinschränkung übereinstimmen.

a) Anwendung bei der Suche der primären Dysfunktion findet dabei etwa der allgemeine Listening-Test nach *Barral* (zur Befundung der deutlichsten Dysfunktion). Daran schließt sich eine regionale Untersuchung an (z. B. des Gesichtsschädels) und eine lokale bzw. segmentale (z. B. der Sutura frontozygomatica). Ausführlichere Darstellungen dieser Vorgehensweise werden in der osteopathischen Literatur beschrieben.

b) Oder die primäre Dysfunktion wird aus allen gefundenen Dysfunktionen, die im inhibitorischen Balancetest nach *Chauffour* oder durch andere palpatorische Differenzialdiagnostiken auftreten, eruiert.

c) Auch sind die verschiedenen Bereiche der Dysfunktionen zu differenzieren, z. B. die didaktische Unterteilung in knöchrig, membranös/ligamentär, fluide, viszeral und elektromagnetisch. Bedeutsam ist auch die Wahrnehmung emotionaler Komponenten und ihres Anteils an Dysfunktionsmustern.

d) Ist der Dysfunktionskomplex durch dysfunktionelle Zunahme oder durch Verminderung seiner relativen Autonomie gegenüber seiner Umgebung und des Gesamtorganismus gekennzeichnet?

e) Traditionell wurde in der kranialen Osteopathie die Aufmerksamkeit zunächst besonders auf Kompressionen an der Schädelbasis, am Atlanto-Okzipitalgelenk und am Lendenwirbel-/Kreuzbeingelenk gerichtet. Dabei wurde allerdings Wert darauf gelegt, dass bei schweren, lange bestehenden Kompressionen zuvor vorbereitende Techniken durchgeführt (z. B. die Sinus venosus-Technik) und spezifische periphere abnorme Spannungsmuster befreit werden. Es gibt bei der Abfolge der zu behandelnden Strukturen allerdings keine festen Regeln. Es ist vielmehr eine der hohen Künste der Osteopathie, zu entscheiden, wo und auf welche Weise behandelt wird.

Je nach Ausbildung des jeweiligen Osteopathen kann das Modell der primären Dysfunktion auch auf psychische, soziale, hygienische, spirituelle Aspekte usw. ausgeweitet werden. In der Wechselwirkung dieser Aspekte mit dem Gewebe wird sich die eigentliche therapeutische Information enthüllen.
Sicherlich ist das Modell der primären Dysfunktion nicht uneingeschränkt praktikabel. Vielleicht kommen andere Modelle von Dysfunktionsmustern und Dysfunktionskomplexen der Realität näher.
Unbegrenzte Möglichkeiten von Dysfunktionsketten (viszerosomatische, somatoviszerale, viszeroviszerale, somatosomatische, fasziale, artikuläre, fluide, psychoneuroimmunologische, endokrinoneurovegetative, endokrinoviszerale usw.) resultieren aus der funktionell-strukturellen Wechselbeziehung und der funktionellen Einheit des Organismus. Diese Wechselwirkungen drücken sich in unterschiedlichen Gewebeeigenschaften aus. Palpable osteopathische Befunde dieser Gewebeeigenschaften bestimmen die weitere Abfolge der zu behandelnden Strukturen. Die Wahl der Behandlungsabfolge hängt vom Verständnis der zugrunde liegenden Dysfunktionsmuster ab. Selbstverständlich sind auch soziale, ernährungsbedingte und andere Faktoren zu berücksichtigen.

Natürlicher Endpunkt einer Behandlung

An erster Stelle steht dabei eine nichtinvasive Grundhaltung, die den Organismus nicht in eine bestimmte Richtung forcieren möchte, sondern sich dadurch auszeichnet, sich mit den homöodynamischen Kräften im Organismus zu synchronisieren. *Jealous* formuliert folgende Punkte, um den Endpunkt einer Behandlung am besten wahrnehmen zu können[1]:
- Die Etablierung eines „neutralen Zustandes"; dieser hat neben vielen anderen auch den Vorzug, Nebenwirkungen zu vermeiden
- Die Fähigkeit und Geduld, das „automatic shifting" im Organismus wahrzunehmen und so den natürlichen Endpunkt in der Behandlung entstehen zu lassen
- Die Fähigkeit, zu behandeln, ohne dabei an die Bewegungsgrenze der Gewebe zu gehen
- Eine in der Gegenwart ruhende Bewusstheit
- Synchronisation mit der Gesundheit im Patienten, den freien inhärenten Bewegungen und der dynamischen Stille im Patienten
- Die Fähigkeit am Ende der Behandlung wahrzunehmen, ob der Patient „rebalanced" ist
- Ein Hinweis für den Endpunkt einer Behandlung ist das Auftreten einer longitudinalen Fluktuation mit einer gleichmäßig guten Amplitude und Frequenz über mindestens drei Zyklen.

Behandlungsreaktionen

Der therapeutische Prozess geht auch nach der Behandlung weiter. Einige Osteopathen sind sogar der Ansicht, dass er erst am Ende der Behandlung beginnt. Nach der Behandlung findet ein Prozess der Integration statt. Veränderungen, die während der Behandlung stattgefunden haben, werden im Gesamtorganismus integriert, verschiedene Anteile ändern auf vielfachen Ebenen (z. B. endokrin, vaskulär, neurovegetativ, faszial, postural) ihre Beziehung zueinander, bzw. geänderte Beziehungen finden ihren Ausdruck im täglichen Leben oder lassen weitere dysfunktionelle gebundene Energien entwirren. Veränderungen in der Zeit nach der Behandlung sind deshalb besonders aufschlussreich für den Osteopathen. Ihre Deutung ist wichtig für die weitere Behandlung und für die Prognose.

Behandlungskomplikationen

Es existieren keinerlei methodologische Untersuchung über Komplikationen nach kranialen Behandlungen. Nur vereinzelt wurde von folgenden Komplikationen berichtet, die meist nur kurzfristig auftreten und durch Ruhe oder die Anwendung der CV-4 Technik aufgelöst werden können[2]:
- Übelkeit[2,3]
- Schwindel[2,4]
- Verwirrtheitszustände[2,4]
- Kopfschmerz
- Appetitverlust
- Schlafstörungen
- Ein Fall von Hypophysenfunktionsstörung wurde nach Behandlung durch einen nichtprofessionellen Therapeuten beschrieben, der mit weiterer kranialer und hormoneller Behandlung wieder aufgelöst wurde[2]
- Ein Fall von Verschlimmerung bei Schädelhirntrauma
- Erbrechen
- Diarrhea
- Herzpalpitationen
- psychische Störungen[3]
- Fälle von Depression
- Diplopia
- Bewusstseinsverlust
- Trigeminusnervensymptome
- Hirnstammdysfunktionen
- Opisthotonus
- tonisch-klonische Krämpfe
- mögliche Fehlgeburt eines 12 Wochen alten Embryos[4]
- Kopfschmerzen nach kranialer Behandlung sollen auch auf eine nichtkorrigierte Dysfunktion des Atlas oder der Axis zurückgeführt werden können[5]
- Auch eine Vielzahl weiterer Nebenwirkungen wurden beschrieben, vor allem in Beziehung zu Hirnnervenfunktionen[1]

Mögliche Ursachen für Behandlungskomplikationen

- Kontakt und Intention zu kraftvoll, forciert, invasiv oder anders inadäquat
- falsch gerichtete manuelle Zuganwendungen
- falsch positionierte Hände seitens des Therapeuten
- Nichtbehandlung beteiligter Spannungsmuster in anderen Regionen
- Überforderung der Integrationsfähigkeit des Organismus, z. B. weil der natürliche Endpunkt einer Behandlung nicht respektiert wurde, weil Dysfunktionen gelöst wurden, ohne in Resonanz zum gesamten Organismus zu treten, bei Überbehandlung
- Destabilisierung durch Wegnahme kompensativer Funktionsbereiche
- Desynchronisation des Patienten
- die Gewebe zu stark an die Bewegungsgrenze geführt bzw. Manipulationen in Richtung Bewegungsbarriere[1] ausgeführt
- Potency/Lebenskraft während therapeutischer Prozesse in der Midline fixiert gehalten[1]

Deutliche Besserung oder Auflösung der Beschwerden

Kommt es zu einer deutlichen Besserung oder Auflösung der Beschwerden bei Behandlung am Ort der Beschwerden oder deren segmentaler Zuordnung, stimmt in diesem Fall die primäre Dysfunktion mit dem Ort der Beschwerden überein.

Beschwerdefreies oder beschwerdeärmeres Intervall

Solange dieses mit jeder weiteren Behandlung zunimmt, ist dies meist ein Indiz für einen positiven Heilungsverlauf, umso mehr, wenn dieses mit einem verbesserten Allgemeinbefinden und einem Gefühl von Klärung und Sinnhaftigkeit im Patienten einhergeht.

Passagere Verschlimmerung

Der Patient kann in seltenen Fällen unter Müdigkeit oder leichten Spannungen im Kopf, sowie unter leichtem diffusem Wundheitsgefühl ein bis zwei Tage nach der Behandlung klagen[6].
Kopfschmerzen nach der kranialer Behandlung sollen auch auf eine nichtkorrigierte Dysfunktion des Atlas oder der Axis zurückgeführt werden können[5]. Es ist wichtig, dass der Therapeut den Patienten darauf hinweist, dass die Möglichkeit einer leichten Verschlimmerung besteht und dass, wenn möglich, keine Medikamente ohne vorherige Absprache eingenommen werden sollten.

Passagere Verschlimmerung ohne Besserung

Tritt nach der Behandlung eine zeitweilige Verschlimmerung auf, die nach einigen Tagen wieder zum Ausgangszustand zurückkehrt, wurde der primäre Dysfunktionskomplex meist nicht lokalisiert und aufgelöst.
Verschlimmerung oder weitere Symptome wie Kopfschmerzen, Schwindel und Übelkeit können auch durch zu kraftvollen, forcierten, invasiven oder anders inadäquaten Kontakt und inadäquate Intention, falsch gerichtete Zuganwendungen, eine falsch positionierte Hand seitens des Therapeuten oder durch Nichtbehandlung beteiligter Spannungsmuster in anderen Regionen zu Stande kommen. Auch Manipulationen in Richtung Bewegungsbarriere können diese Art der Verschlimmerung hervorrufen (siehe auch Ursachen von Behandlungskomplikationen).

Passagere Verschlimmerung und Regressionsphänomene mit Besserung

Nach einer Behandlung können sich ehemalige Störungen, Schmerzen oder Emotionen wieder bemerkbar machen, bestehende leicht verstärken oder kurzfristig neue Symptome auftreten.
So kann es etwa nach Behandlung des Os temporale und des OA-Gelenks in seltenen Fällen für einige Tage zu Schwindel und Übelkeit kommen, etwa bei Funktionsstörungen des Vestibulärorgans oder des N. vagus nach einem Trauma. Besonders wenn der Schwindel Folge eines Traumas ist, kann während des Anpassungsprozesses des Vestibularorgans an den normalen Zustand vor dem Unfall eine leichte kurzfristige Verschlimmerung auftreten[6]. *Wales* beschreibt, dass bei der Behandlung akuter Krankheiten bei Kindern, oft zunächst eine Verstärkung der Symptome eintritt, die bald mit einer Veränderung zur Normalität und einem tiefen Schlaf einhergeht[7]. Nicht richtig ausgeheilte oder (medikamentös/manualtherapeutisch) unterdrückte Krankheiten und emotionale Traumata können in vermindertem Maße erneut auftreten, chronische Beschwerdebilder können sich in akute zurückentwickeln. Das sanfte Auftreten regressiver Symptomatiken, insbesondere bei chronischen Beschwerdebildern, wird z. B. auch bei einer homöopathischen Behandlung festgestellt.
Möglich wäre auch, dass diese Symptomatiken ein Teil der Instabilitätsphase sind, die nötig ist, damit sich alte und nicht mehr adäquate Ord-

nungsmuster desintegrieren können und sich eine neue Struktur bzw. Ordnung entwickelt. Oberflächlich kann dieser Prozess manchmal wie eine Desintegration des Patienten erscheinen.

Auch innerhalb einer Behandlungssitzung können solche Schmerzen, Sensationen oder Emotionen temporär auftreten, um dann wieder zu verschwinden. Sie können dem Therapeuten wertvolle Informationen über die Organisierung der Dysfunktionen des Patienten geben. Der Patient sollte ermuntert werden, diese Wahrnehmungen mitzuteilen. Außerdem sollte er auf mögliche leichte Erstverschlimmerungen hingewiesen werden.

Diese Vorgänge sind positiv zu bewerten und Teil des Heilungsprozesses. Sie zeigen an, dass das Gewebe und der Organismus reagieren. Lösen sich diese Symptome nach einigen Tagen auf und tritt anschließend eine Besserung des Allgemeinbefindens oder Besserung oder Auflösung der Symptomatik auf, die für mindestens einen Tag anhält, ist dies meist ein Hinweis darauf, dass ein primärer Dysfunktionskomplex behandelt wurde.

Wiederum sollte darauf geachtet werden, die Behandlungsabfolgen der Reaktion des Organismus anzupassen, ihm die nötige Zeit zur Integration der Behandlungsimpulse zu geben und nicht zu übertherapieren.

Distanzreaktion Treten nach Behandlung Symptome an einer entfernten Stelle auf, dann ist dies möglicherweise ein Hinweis auf den Ort einer primären Dysfunktion ode rein Hinweis auf einen interagierenden Dysfunktionskomplex.

Sofortige Beschwerdefreiheit

Tritt nach Behandlung eine sofortige Beschwerdefreiheit auf, die mindestens einen Tag anhält, dann ist es u. U. sinnvoll, die Behandlung an gleicher Stelle zu wiederholen. Dabei sollte das beschwerdefreie Intervall zunehmen.

Sofortige Beschwerdefreiheit mit unmittelbarer Rückkehr der Symptomatik

Hält die Beschwerdefreiheit nur einige Stunden an, dann wurde in der Regel nur symptomatisch behandelt. Es kann sein, dass eine lokale oder regionale Behandlung am Ort der Beschwerden oder deren segmentale Zuordnung durchgeführt wurde und diese nicht dem Ort der primären Dysfunktion entspricht. Möglich ist auch, dass in Nähe einer primären Dysfunktion behandelt wurde oder zeitweilig eine sekundäre Dysfunktion gelöst wurde. Weitere Möglichkeiten sind die positive Einflussnahme durch Übertragung des Therapeuten, die zeitweilig die Beschwerden überlagert oder eine gewisse Reaktionsstarre des Patienten aufgrund weiterer Faktoren (Ernährung, Drogenkonsum, Psyche, Lebensumstände usw.)

Spätreaktion Tritt unmittelbar nach der Behandlung keine Veränderung auf, sondern erst einen Tag bis drei Wochen später, die mindestens mehrere Tage anhält, ist dies meist ein Hinweis dafür, dass eine primäre Dysfunktion behandelt wurde.

Merkmale eines Prozesses in Richtung Gesundheit sind:

- eine Verbesserung des Gesundheitszustandes im Allgemeinen, des subjektiven Allgemeinbefindens und der Grundstimmung (trotz des Auftretens eventuell möglicher temporärer Symptome, wie Entgiftungszeichen oder Wiedererscheinen alter unterdrückter Symptome und Emotionen usw.)
- Verbesserung des psychoemotionalen/seelischen Grundempfindens (z. B. die Tendenz einer Entwicklung, die im Patienten ein Gefühl von mehr Klärung, Sinnhaftigkeit und Sicherheit entstehen lässt)
- Verbesserung des energetischen Befindens (z. B. schwungvoller, ruhiger und gelassener, energievoller, glücklicher)

- Verminderung der Einschränkung des täglichen Lebens durch die Beschwerdebilder oder positivere subjektive Interpretation der Einschränkung
- Verbesserung der klinischen Beschwerdebilder im täglichen Leben (z. B. schmerzfreier)

(siehe auch den generischen Fragebogen „SF-36" für Lebensqualität)

Dauer und Häufigkeit der Behandlungen

Chronische Dysfunktionen erfordern meist eine längere Behandlungsdauer als akute. Das betrifft vor allem die Fälle, in denen mehrere traumatische Ereignisse und kompensatorische Veränderungen übereinander geschichtet oder miteinander verwoben sind. Vor allem in diesen Fällen sollen niemals Veränderungen forciert werden, weil dies die Auflösung von Restriktionen nur behindern würde! Geben Sie dem Gewebe die nötige Zeit, sich aus diesen alten Spannungsmustern in seinem ihm eigenen Tempo zu lösen.

Bei chronischen Dysfunktionen genügt meist eine Behandlung alle zwei Wochen oder seltener, da das Gewebe Zeit braucht, um die neuen Behandlungsimpulse zu integrieren. Bei akuten Geschehen kann einmal pro Woche bis täglich behandelt werden.

Diese Zeitangaben sind allerdings variabel und die Häufigkeit der Behandlung ist abhängig von der Reaktion des einzelnen Patienten. Auf welche Art der Organismus auf den therapeutischen Impuls reagiert und wie sich dieser Impuls in den verschiedenen Regelsystemen des Organismus auswirkt, ist nie ganz genau vorhersehbar, da jeder Organismus anders auf einen Impuls reagiert, ebenso wie der gleiche Organismus zu einem anderen Zeitpunkt den gleichen therapeutischen Impuls auf unterschiedliche Weise verarbeiten und integrieren wird.

Reharmonisierende Griffe

Eine Reharmonisierung des Patienten kann am Ende der Behandlung durchgeführt werden, um sicherzustellen, dass der Patient keine Nebenwirkungen bekommt. Nach *Jealous* ist ein „Rebalancing" besonders sinnvoll, wenn bei der Behandlung Bewegungsgrenzen konfrontiert wurden oder wenn eine Überbehandlung stattgefunden hat.

An verschiedenen zentralen Regionen im Körper (z. B. C0/C1, Schädelbasis, L5/S1, Chorda dorsalis) kann ein sanftes Disengagement ausgeführt werden. Wichtig ist es dabei, *keine* Bewegungsgrenzen zu konfrontieren.

Quellenangaben:

1. Jealous, J.: The Biodynamics of Osteopathy. Rebalancing. N°1 + N°2 (audio CD series) 2001. Marnee Jealous Long, 6501 Blackfin Way, Apollo Beach, FL 33572, mjlong@tampabay.rr.com
2. DiGiovanna, E. L., Kuchera, M. L., Greenman, P. E.: Efficacy and complications. In Ward R.C. (Hrsg.): Foundations for Osteopathic Medicine. Williams and Wilkins, Baltimore, 1997, S. 1021.
3. Greenman, P. E., McPartland, J. M.: Cranial findings and iatrogenesis from craniosacral manipulation in persons with traumatic brain injury. JAOA 95 (1995) 182–191.
4. McPartland J. M.: 1996. Side effects from cranial-sacral treatment: case reports and commentary. J Bodywork & Movement Therapies 1(1):2–5.
5. Jackson, H. E.: Introduction to cranial technique. 1–52.
6. Brooks, R. E.: Osteopathy in the cranial field: The approach of W. G. Sutherland, D.O.. In Tomski, M.A.: Physical Medicine and Rehabilitation: State of the Art Reviews. (14) 1 (2000) 117f.
7. Wales, A. L.: The work of William Garner Sutherland D.O., D.Sc.(Hons.). JAOA, 71 (1972) 788–793.

„Ich wollte, dass ich mich von allem entwöhnen könnte, dass ich von neuem sehen, von neuem hören, von neuem fühlen könnte."
Lichtenberg

Allgemeine Kopf- und Sakrumpalpation

Wann immer möglich, sitzen Sie aufrecht auf Ihren beiden Sitzbeinhöckern, mit den Knien 90° flektiert. Mit beiden Füßen sollten Sie guten Kontakt zum Boden haben. Im folgenden wird meist anstelle des Begriffs „Bewegung" der Begriff „Spannungsadapation" oder „Spannungsvariation" benutzt, da die „Bewegungen" in der kranialen Sphäre im Vergleich mit Bewegungen echter Gelenke äußerst gering ist. Die folgenden „Bewegungsbeschreibungen" sind hypothetisch. Ein deutlicher Unterschied in der Beweglichkeit besteht in der Palpation des Schädels und der Schädelbasis von Kleinkindern gegenüber Erwachsenen.

Schädeldachhaltung nach *Sutherland* (Abb. 15.1)

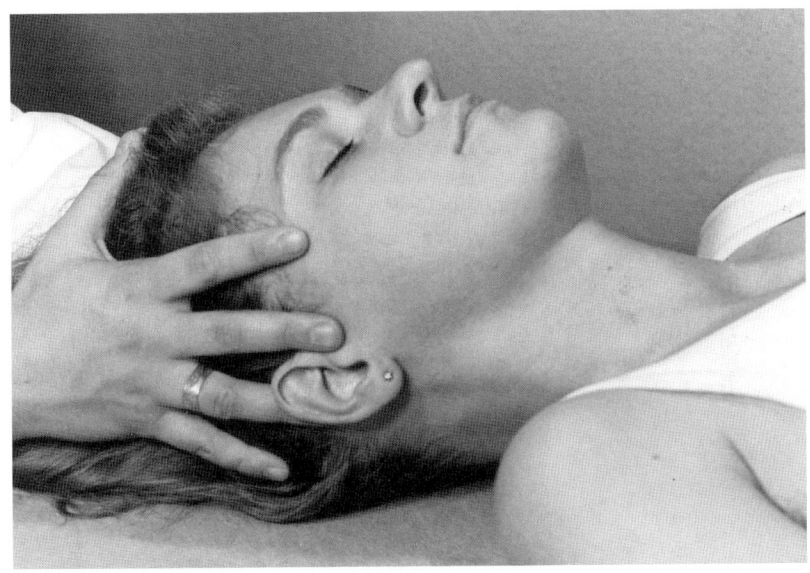

15.1
Schädeldachpalpation nach W. G. Sutherland

Therapeut:
- Am Kopfende des Patienten
- Ellenbogen auf dem Behandlungstisch aufliegend

Handposition: Hände beidseitig am Schädel
- Zeigefinger auf Höhe der großen Keilbeinflügel, hinter dem lateralen Augenwinkel
- Mittelfinger an den Schläfenbeinen, vor den Ohren
- Ringfinger an den Schläfenbeinen, hinter den Ohren
- Kleine Finger seitlich auf Höhe des Hinterhaupts
- Daumen berühren sich nach Möglichkeit oberhalb des Schädels. Sie dienen als äußerer Fixpunkt.

Gehen Sie entsprechend der Palpation inhärenter rhythmischer adaptiver Spannungsvariation vor (siehe S. 356). Befunden Sie die Symmetrie, Frequenz, Amplitude, das Endgefühl, das natürliche Disengagement, die natürliche Kompression, die Leichtigkeit und Kraft der Bewegung, aberrante Bewegungen und Zugspannungen. Verschiedene inhärente Rhythmen können berücksichtigt werden (siehe S. 9, 30ff., 358 f.).

Nehmen Sie z.B. das rhythmische An- und Abschwellen des Schädels wahr. In welchen Bereichen findet diese Bewegung/Spannungsadaptation gut statt? Gibt es Bereiche, in denen diese eingeschränkt oder modifiziert ist? Wenn Sie nicht sicher sind, ob die wahrgenommene „Bewegung"/Spannungsvariation am Patienten seinem Atemrhythmus oder anderen inhärenten Rhythmen entspricht, lassen Sie ihn für einen Augenblick den Atem anhalten. Die jetzt wahrgenommene rhythmische und sanfte Bewegung, die den Schädel in seinem transversalen Durchmesser erweitert und annähert, wird von anderen inhärenten Rhythmen hervorgerufen. Um die inhärenten unwillkürlichen Rhythmen des Patienten von eigenen zu unterscheiden, ist es möglich, die Hände für einen Moment auf den eigenen Schädel zu legen und die eigene Schädelbewegungen/Spannungsvariationen mit denen des Patienten zu vergleichen.

Sobald Sie gut vertraut mit dem allgemeinen An- und Abschwellen des Schädels sind, erspüren Sie die Inspirations- und Exspirationsphase in der Region der Schädelbasis (Synchondrosis/Synostosis sphenooccipitalis (SSB).
Für die Inspirationsphase wurden folgende „Bewegungen"/Spannungsadaptationen (SA) beschrieben:
Alae majores nach inferior, anterior und lateral
Laterale Teilen des Os occipitale nach inferior und anterior
(Kranialer Teil der Squama occipitalis nach inferior posterior)
In der Exspirationsphase:
Alae majores und Os occipale nach superior und posterior
(Kranialer Teil der Squama occipitalis nach superior-anterior)

Occipito-sphenoidale Palpation nach *Becker* (Abb. 15.2)

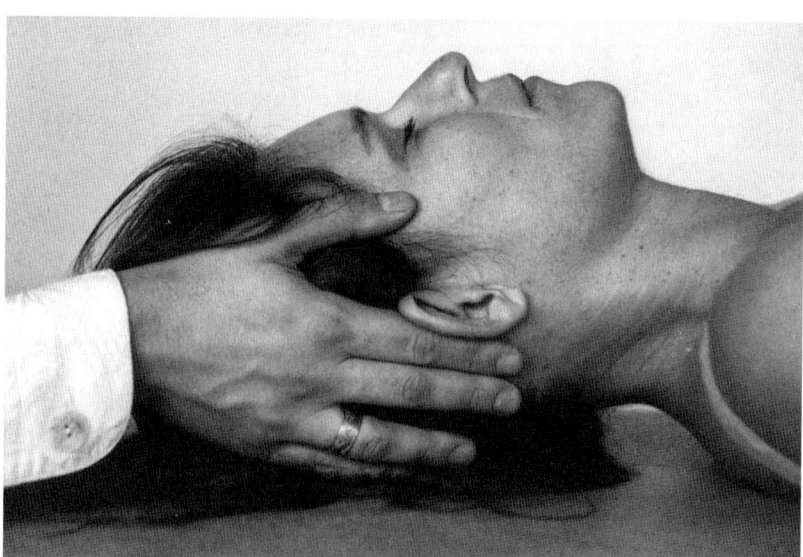

15.2
Occipito-sphenoidale Palpation nach R. E. Becker

Therapeut:
▶ Am Kopfende des Patienten
▶ Ellenbogen auf dem Behandlungstisch aufliegend

Handposition:
- Daumen beidseitig an den großen Keilbeinflügeln
- Zeigefinger hinter den Ohren, auf den Processus mastoidei
- Mittelfinger hinter den Ohren, auf den Partes mastoideae
- Ringfinger hinter den Suturae occipitomastoideae auf dem Hinterhaupt
- Kleiner Finger auf der Hinterhauptschuppe

Für die Inspirationsphase wurden folgende Spannungsadaptationen (SA) beschrieben:
Alae majores nach unten-vorne-außen
Processus mastoidei nach posterior-medial.
Partes mastoideae nach anterior-lateral
Os occipitale nach vorne-unten.

Occipito-sphenoidale Palpation nach *Upledger* (Abb. 15.3)

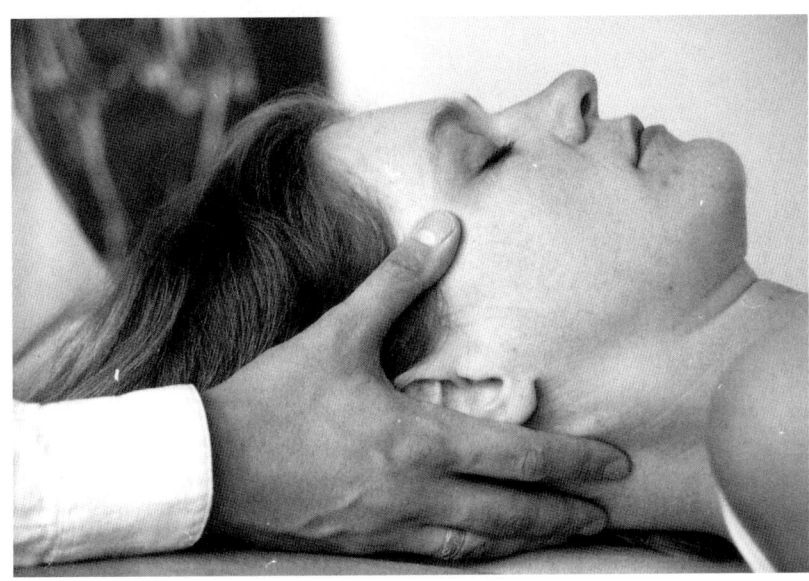

15.3
Occipito-sphenoidale
Palpation nach
J. E. Upledger

Sie ist eine etwas abgewandelte Form der okzipito-sphenoidalen Palpation nach *Becker*.

Therapeut:
- Am Kopfende des Patienten
- Ellenbogen auf dem Behandlungstisch aufliegend

Handposition:
- Daumen beidseitig an den großen Keilbeinflügeln
- Kleine Finger und Ringfinger beidseitig am Hinterhaupt

Für die Inspirationsphase wurden folgende Spannungsadaptationen (SA) beschrieben:
Alae majores nach unten-vorne-außen.
Os occipitale nach vorne-unten.

Sphenookzipitale Palpation nach *Magoun* (Abb. 15.4)

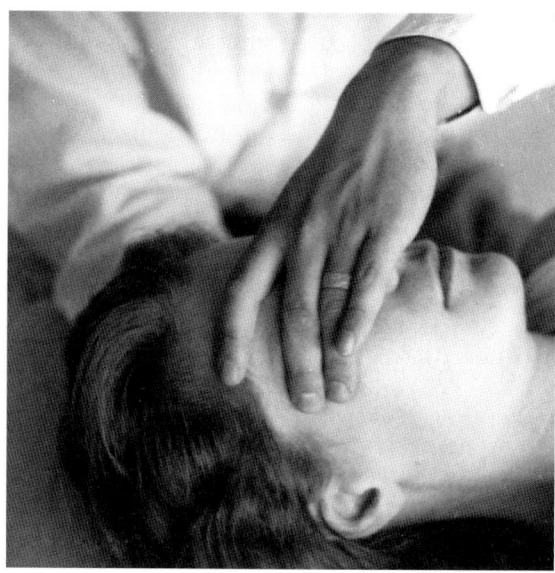

15.4
Sphenookzipitale
Palpation

Therapeut: Am Kopfende schräg seitlich zum Patienten

Handposition:
- Daumen und Mittelfinger (oder Zeigefinger) der oberen Hand umgreifen von lateral die großen Keilbeinflügel
- Die untere Hand nimmt das Hinterhaupt in seine Handinnenfläche, die Finger zeigen nach lateral

Für die Inspirationsphase wurden folgende Spannungsadaptationen (SA) beschrieben:
Alae majores nach inferior und anterior.
Kranialer Teil der Squama occipitalis nach inferior und posterior.
In der Exspirationsphase:
Alae majores nach superior und posterior, Squama occipitalis nach superior und anterior.

Frontookzipitale Palpation nach *Sutherland* (Abb. 15.5)

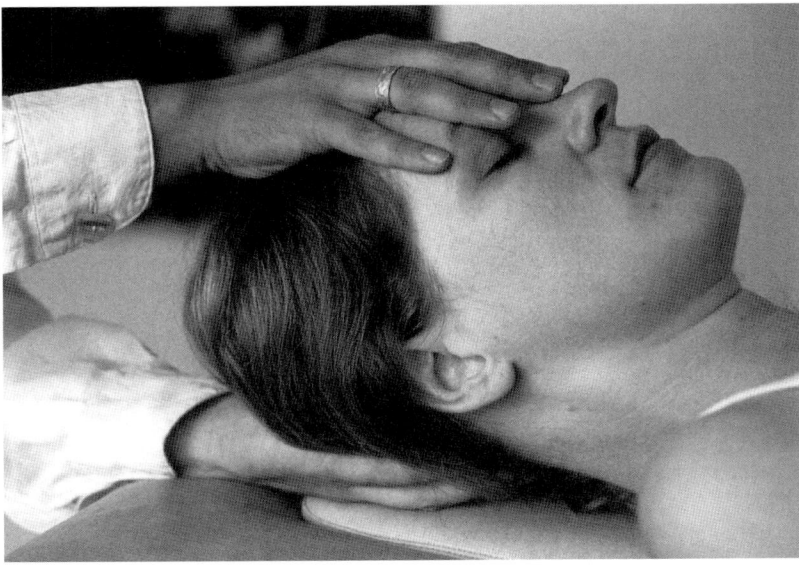

15.5 Frontookzipitale Palpation

Therapeut:	Am Kopfende des Patienten
Handposition:	▸ Obere Hand liegt auf dem Stirnbein, Finger zeigen nach caudal ▸ Mittelfinger auf der S. metopica oberhalb des Nasion ▸ Die übrigen Finger liegen lateral daneben ▸ Untere Hand umgreift das Hinterhaupt mit seiner Handinnenfläche, Finger zeigen nach kaudal
Alternative Möglichkeit:	▸ Therapeut seitlich am Kopfende des Patienten ▸ Obere Hand von der Seite her auf dem Stirnbein liegend, Finger zeigen nach lateral ▸ Untere Hand unter dem Hinterhaupt, Finger zeigen nach lateral

Während der Inspirationsphase:
Die Augenbrauenbögen bewegen sich nach anterior-inferior und die seitlichen Teile der Augenbrauenbögen nach außen (Außenrotation). Der kraniale Teil der Hinterhauptschuppe bewegt sich nach inferior und posterior. In der Exspirationsphase bewegen sich die Augenbrauenbögen nach posterior inferior und die lateralen Teile der Augenbrauenbögen nach innen (Innenrotation). Die Squama des Hinterhaupts bewegt sich nach superior und anterior.

Gleichzeitige Palpation am Schädel und am Sakrum *(Abb. 15.6)*

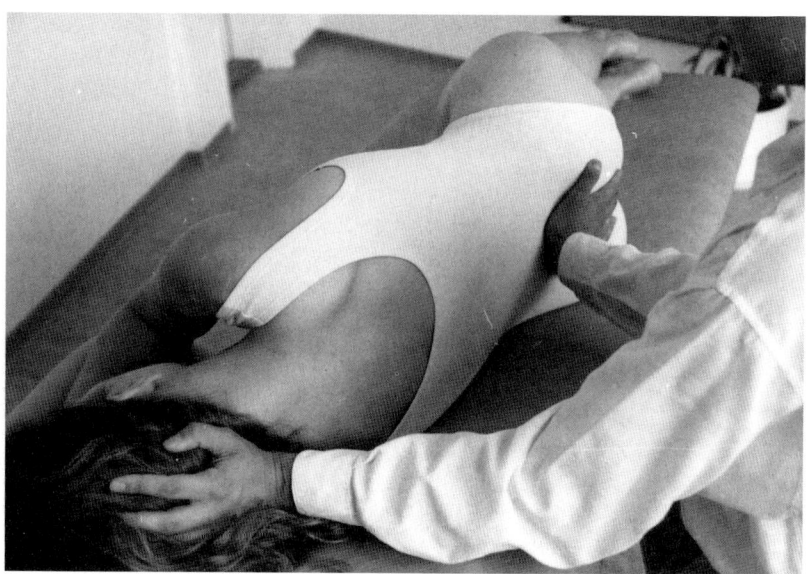

15.6
Okziput-Sakrum-Palpation in Seitenlage

Patient: Er befindet sich in Seitenlage.

Therapeut: An der dorsalen Seite des Patienten zwischen Hinterhaupt und Kreuzbein sitzend

Handposition:
- Eine Hand befindet sich auf der Hinterhauptschuppe, die Finger zeigen nach kranial
- Die andere Hand liegt am Sakrum, die Finger zeigen nach kaudal
- Die Dornfortsätze des Sakrums befinden sich zwischen Mittel- und Ringfinger

Für die Inspirationsphase wurden folgende Spannungsadaptationen (SA) beschrieben:
Augenbrauenbögen nach anterior-inferior
Seitliche Teile der Augenbrauenbögen nach außen (Außenrotation).
Kranialer Teil der Squama occipitalis nach inferior und posterior
In der Exspirationsphase:
Augenbrauenbögen nach posterior inferior, laterale Teile der Augenbrauenbögen nach innen (Innenrotation), Squama occipitalis nach superior und anterior

Mit etwas Übung können das Os occipitale und das Kreuzbein auch in Rückenlage palpiert werden. Der Therapeut sitzt seitlich am Patienten und schiebt seine Hand unter das Os occipitale und das Sakrum.

Für die Inspirationsphase wurden folgende Bewegungen/Spannungsadaptationen (SA) beschrieben:
Lambda nach inferior posterior, Basis sacri nach superior posterior

Palpation am Kreuzbein *(Abb. 15.7)*

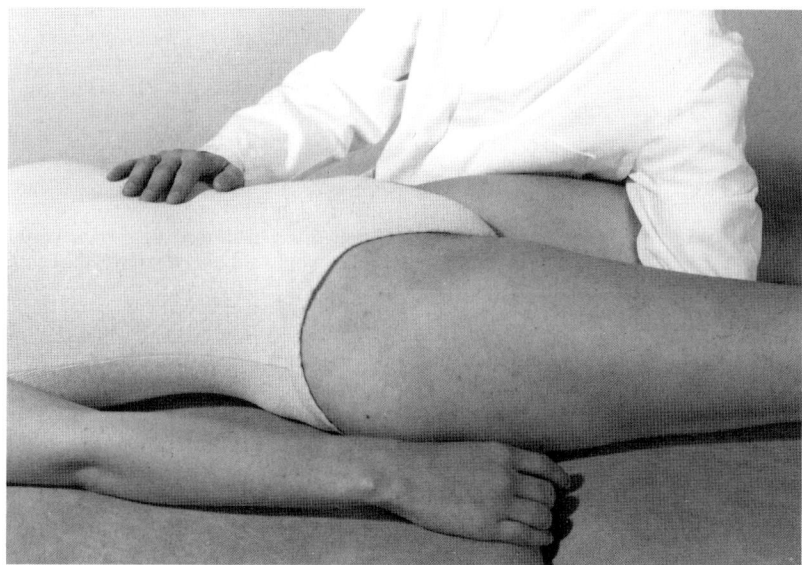

15.7
Kreuzbeinpalpation in Rückenlage

Therapeut:	Seitlich neben dem Patienten, auf Höhe des Sakrums
Handposition:	▸ Flache Hand unter das Sakrum ▸ Finger nach kranial gerichtet ▸ Sakrumspitze liegt in der Handfläche ▸ Dornfortsätze des Sakrums zwischen Mittel- und Ringfinger ▸ Ellenbogen auf der Liege aufgestützt

Für die Inspirationsphase wurden folgende Spannungsadaptationen (SA) beschrieben:
Spitze des Sakrums nach anterior, Basis nach posterior

Alternative Möglichkeit: Patient in Bauch- oder Seitenlage *(Abb. 15.8)*

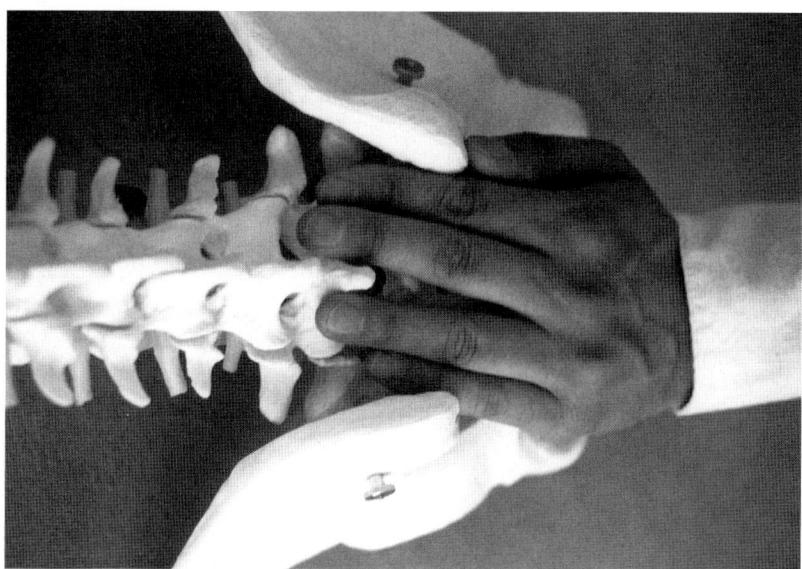

15.8
Kreuzbeinpalpation in Bauchlage

Die Positionierung der Finger am Sakrum entspricht der Fingerposition in Rückenlage

Quellenangaben:

1. Woods, J. M., Woods, R. H.: A physical finding releated to psychiatric disorders. JAOA 60 (1961) 988.
2. Upledger, J. E., Vredevoogd, J. D.: Craniosacral therapy. Eastland Press, Seattle 1983, S. 280.
3. Upledger, J. E., Vredevoogd, J. D.: Craniosacral therapy. Eastland Press, Seattle 1983, S. 13, 38, 280.
4. Greenman, P. E., McPartland, J. M.: Cranial findings and iatrogenesis from craniosacral manipulation in patients with traumatic brain syndrom. JAOA, 95 (1995) 182–192.
5. Frymann, V. M.: Relation of disturbances of craniosacral mechanisms to symptomatology of the newborn, Study of 1250 Infants. JAOA 65 (1966) 1059–1075.
6. Frymann V. M., Carney, R. E., Springall, P.: Effect of Osteopathie management on neurologic development in children. JAOA 92 (1992) 729–744.

Weitere Literaturhinweise:

Gehin, A.: Atlas of manipulative techniques for the cranium and face. Eastland, Seattle 1981.

Magoun, H. I.: Osteopathy in the cranial field, 3rd. ed. Journal Printing Company, Kirksville 1976.

„Indem wir ein Gleichgewicht in den Geweben und fluiden Elementen in jedem Teil des gesamten Körpers suchen..., lernen wir die Strömung in einen Gleichgewichtspunkt oder ein Fulcrum zu bringen, in welchem ein Umwandlungsprozess stattfinden kann, um mechanische Läsionen zu vermindern, Pathologien zu korrigieren und Gesundheit wiederzuerlangen."

Rollin E. Becker[1]

Fluider Körper

Jeder Organismus und jedes seiner Organe wird während seiner Entwicklung ein flüssiges Stadium durchlaufen. Intrauterin bildet der Embryo - von einer schützenden sphärischen Wasserhülle umhüllt - seine noch fast flüssige Gestalt aus, die sich allmählich verdichtet[21]. Regionen schnelleren Wachstums treten hervor, Regionen langsameren Wachstums treten zurück oder bilden sich sogar bei Wachstumsstillstand unter Umständen ganz zurück. So äußert sich das befruchtete Ei in einer quellenden Ausweitung und die Gastrulation in einer Art saugenden Einstülpung[22]. Aus dem komplexen Zusammenwirken flüssiger Bewegungen erlangen die stofflichen Verdichtungen schließlich ihre sichtbare Gestalt.

Nach der Geburt tritt das Kind mit den gerichteten Gravitationskräften der Erde direkt in Kontakt. In der Interaktion mit diesen Kräften findet eine weitere Verdichtung und Verfestigung seiner Strukturen statt. Die gewundenen Formen der Knochen und Muskeln insbesondere der Extremitäten sind Ausdruck der Interaktion des flüssigen Ursprungs mit gerichteten Gravitationskräften und der Beherrschung des Festen.

So sind Gliedmaßenknochen von einer Art Spaltliniensysteme durchzogen, die die Gesetzmäßigkeiten fließenden Wassers widerspiegeln und auf die strömende Bewegung, aus der die Knochen entstanden sind, hinweist. Diese Stromsysteme setzen sich bis ins Innere der Knochen, in der Bildung der Spongiosabälkchen fort. Die Bälkchenstrukturen verlaufen sodann auf die Gelenkflächen zu und setzen sich im angrenzenden Knochen kontinuierlich fort.

Den Spaltliniensystemen der Knochen lehnen sich auch die Muskeln und Gefäße an. So läuft diese schraubenförmige strömende Bewegung über Sehnen in die Muskeln ein. Knochen, Muskeln, Sehnen, Bänder und Gefäße sind allesamt Ausdruck derselben zugrunde liegenden fluiden Strombewegung.

Überlagerung von Strömungen und Rhythmen – Kennzeichen von Gewässern – sind auch im Blutkreislauf zu erkennen.

Bei überschlagenden Wellenformen entstehen Hohlräume, in die z.B. Luft eingeschlossen wird. Genauso können diese Hohlräume zweier anderer Medien entstehen, wie zum Beispiel kaltes und warmes Wasser. Auch dieses Formprinzip findet sich im Lebenden wieder. So ist die Hohlraumbildung die Urgeste aller Organentstehung, wie zum Beispiel in den Einstülpungsvorgängen der Gastrulationsphase[23]. Dabei entsprechen die Geschwindigkeitsdifferenzen der Strömung Wachstumsdifferenzen, d.h. langsameres und schnelleres Wachstum sich berührender Gewebeschichten.

Wirbelförmige Gestaltungsdynamiken treten als bestimmte rhythmische Bewegungen in Erscheinung, die im Verlauf der Organentwicklung eigene innere Oberflächen bilden, die einen Bereich von einem anderen abgrenzen. Wie Wasserwirbel zeigen Organe ein Eigenleben und eine Autonomität, grenzen sich ab und stehen gleichzeitig in strömender Verbindung mit dem Gesamtorganismus![24] In diesem Sinne können Grenzflächen als die Ursprünge für dynamische Prozesse angesehen werden, wie zum Beispiel die zwischen Zytoplasma und extrazellulärer Substanz bestehende Zellmembrane.

In der Entstehung paariger Organe finden sich das Prinzip der paarigen Anordnung von Wirbelstraßen wider.

Die Bewegungsmöglichkeiten lebendiger Gestaltung sind bereits im fluiden Muster angelegt. Das fertig ausgebildete Organ, wie zum Beispiel das Hörorgan des Menschen, erscheint als eine zur Ruhe gekommene Bewegung, in dem das noch unsichtbare fluide dynamische Muster im ausgereiften Organ als Muster sichtbar wird.

Fluider Körper nach *Jealous*[17]

Der fluide Körper ist durch bestimmte Dynamiken gekennzeichnet. Es wird angenommen, dass während der Inspirations- und Exspirationsphase der primären Respiration eine Dynamik in der Fluida ausgelöst wird, die diese potenziert. Allerdings ist dieser Vorgang nicht mit der Bildung von hydraulischen Wellen gleichzusetzen, sondern soll sich eher als eine Art metabole Dynamik ausdrücken. Über die primäre Respiration findet in der Fluida eine rhythmische Transmutation, ein inhärentes Disengagement und eine Synchronisation statt. Dieser fluide Körper ist nicht begrenzt durch Gewebebarrieren. Vor allem während der embryonalen Entwicklung wird deutlich, wie fluide Dynamiken ihre Umgebung formen.

Nach *Jealous* agiert der fluide Körper nicht als Flüssigkeit, sondern als ein lebendes Kontinuum, mit eigener Intelligenz, dessen interne Kräfte sich gezielt an therapeutischen Interaktionen beteiligen. Dabei sind seine therapeutischen Interaktionen spezifisch an die jeweiligen Zustände, Bedürfnisse und Notwendigkeiten des Organismus angepasst.

Teile der Wirkungen des fluiden Körpers können in Dysfunktion gehen. In diesem Falle entstehen unterschiedliche und unregelmäßige laterale Fluktuationen.

Im fluiden Körper können sich nach *Jealous* wie in einem Fußabdruck Dysfunktionen und dysfunktionelle Kräfte widerspiegeln.

Um die Präsenz des fluiden Körpers palpieren und beurteilen zu können, ist es erforderlich abzuwarten, bis der Organismus seinen „point of balance" findet und in den neutralen Zustand eintritt. Nur im neutralen Zustand soll wahrnehmbar sein, wie der fluide Körper mit einem konstanten Rhythmus von etwa 2,5 mal pro Minute (oder langsamer) einheitlich – das heißt simultan in allen seinen Ausdehnungen – auf die primäre Respiration reagiert. Ist kein neutraler Zustand vorhanden, ist es nach *Jealous* kaum möglich eine Diagnose über den fluiden Körper auszuführen.

Fluidadynamiken können in allen Regionen des Körpers palpiert werden. Eine sanfte Berührung ist die Voraussetzung, um die Qualität dieser Dynamiken bewerten und einschätzen zu können. Es ist wichtig zu beachten, dass keine hydraulischen Kräfte im fluiden Körper erzeugt, gelenkt oder verstärkt werden, sondern im Gegenteil dem „automatic shifting" und dem von der primären Respiration erzeugten Fluid-Drive zu folgen. Die Aktivität der primären Respiration sollte durch die Palpation nicht beeinträchtigt und die sanften Fluidadynamiken nicht behindert werden.

Palpation	– Etablierung des neutralen Zustands
	– Bedeutsam ist für *Jealous*, die palpatorische Wahrnehmung direkt auf den fluiden Körper zu richten und die Wahrnehmung des fluiden Kör-

pers nicht mit den Übergangszonen zum Gewebe oder mit den Wechselwirkungen des fluiden Körpers zu verwechseln
- Wahrnehmung der Gegenwart der primären Respiration im fluiden Körper
- Wahrnehmung des „automatic shifting" im fluiden Körper im neutralen Zustand
- Es ist möglich, dass der fluide Körper in eine stärkere fluide Funktion transmutiert, die weniger von Bedingungen und Konditionierungen beeinflusst wird
- Im „automatic shifting" ist eine Diagnose möglich
- Außerdem ist der fluide Körper bzw. der Ausdruck der primären Respiration im fluiden Körper dann am besten in der Lage, das Muster der Gesundheit zu reflektieren und Heilungsreaktionen in Gang zu setzen

Tabelle 16.1:
Diagnostische Fragen bei der Palpation des fluiden Körpers

> Wie ist die Frequenz und die Amplitude der rhythmischen Äußerung? Sind Frequenz und Amplitude konstant?
> Wie ist das Endgefühl der Amplituden in der In- und Exspirationsphase?
> Sind die rhythmischen Erscheinungen symmetrisch?
> Wie ist die Leichtigkeit der rhythmischen Äußerung?
> Ist ein natürliches Disengagement am Ende der Inspirationsphase wahrnehmbar?
> Wie ist der Fluid-Drive und woher kommt seine Kraft?
> Ist der Fluid-Drive gerichtet, und wohin?
> Wo befindet sich das Fulcrum des fluiden Körpers und des Fluid-Drive?
> Treten zusätzliche asymmetrische, unregelmäßige Fluktuationen auf?
> Tritt die Rhythmizität simultan in allen Ausdehnungen des fluiden Körpers auf?
> Wie deutlich ist die Gegenwart der primären Respiration wahrnehmbar?
> Ist eine longitudinale Fluktuation anwesend und welche Qualitäten zeichnet diese aus?
> Sind laterale Fluktuationen anwesend? (Arten, Stärke, Regelmäßigkeit)
> Sind Dysfunktionen wahrnehmbar?

Eine kurze Zeitreise der Elritze („Timetour of the Minnow") in die fluide Entstehungsdynamik des Augapfels

Sutherland hielt bei verschiedenen Gelegenheiten zum Ende eines Kurses über das kraniale Konzept einen Vortrag mit dem Titel „Die Reise der Elritze"[25]. (Die Elritze ist eine kleine Fischart.) Die Hauptidee bestand in der Veranschaulichung der Einsichten in und über das lebende Gehirn. Wir greifen Sutherlands Idee auf, begleiten hier die Elritze allerdings auf eine Zeitreise in die Zeit der Entstehung des Auges. Diese Beschreibung dient als Beispiel für fluide Entwicklungsdynamiken. Ein behutsamer und „meaningful" Handkontakt kann in seiner Palpation versuchen, diese Entwicklungsdynamiken zu umfassen.

- Die kleine Elritze findet sich im primären Vorderhirn.
- Sie sieht wie die Augenanlage am 25./26. Tag (zu einem Zeitpunkt, an dem das Neuralrohr noch nicht geschlossen ist) als eine kleine Rinne (Sulcus opticus) am Vorderhirn entsteht.
- Sie begleitet diese Entwicklung weiter und bemerkt wie diese Rinne sich rasch vertieft und nach Schluss des Neuralrohres als Ausstülpung des primären Vorderhirns das kleine Augenbläschen entsteht.

- Die Elritze verfolgt aufmerksam wie das Augenbläschen etwa am 32. Tag in seiner weiteren Wachstumsdynamik der äußeren Körperbegrenzung entgegen wächst und diese schließlich berührt.
- An der Stelle dieser Berührung wiederum nimmt sie wahr, wie die äußere Körperbegrenzung der Augenblase entgegen quillt und sich zur Linse verdichtet.
- Schließlich wird die Elritze Zeuge, wie das Augenbläschen von der Linse eingedrückt wird und um sie herum weicht.
- Sie begleitet die Linse auf ihrer Wanderung nach innen bis diese sich schließlich von der Hautoberfläche abschnürt und etwa am 40. Tag vom entstandenen Augenbecher umschlossen wird.
- Nun lässt sich die kleine Elritze in eine Abflussstelle einer Wasserströmung (Senke) treiben, der Austrittsstelle des N. opticus.
- Anschließend tritt die Elritze in der Fovea centralis wie in einer Quelle hervor.

Fluktuation des LCS

Untersuchungen zur Hydrodynamik des LCS siehe S. 279 ff.

Eine Annahme der kraniosakralen Osteopathie bestand darin, dass die Fluktuation des Liquor cerebrospinalis (LCS) im Kopf in Form von konzentrischen Wellen in Erscheinung tritt. So sollte sich die Inspirations-Expansionsphase in Form von zentrifugalen Wellen, die Exspirations-Retraktionsphase in Form von zentripedalen Wellen äußern. Gegenwärtige Untersuchungen zur Hydrodynamik des LCS lassen diese Betrachtungen jedoch eher als fragwürdig und zu simplifizierend erscheinen.

Abbildung 16.1 zeigt die vermutete Fluktuation des LCS in der Inspirations- und Exspirationsphase

Am geeignetsten zur Beurteilung der Fluktuationen im Kopf ist die Schädeldachhaltung nach *Sutherland*. Nachdem die Fluktuationen wahrgenommen wurden, können sich die Hände mit den minimalen Bewegungen dieser Fluktuationen synchronisieren.

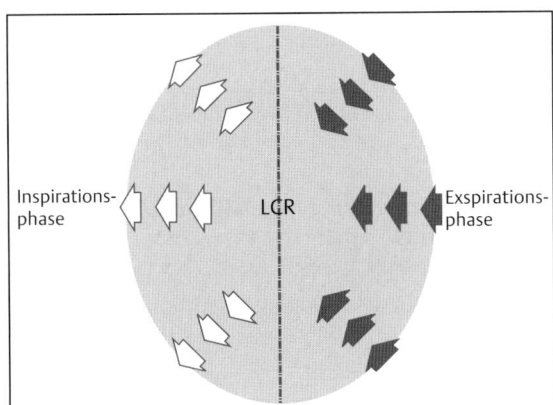

16.1
Fluktuation des LCS in der Inspirations- und Exspirationsphase (Ansicht von oben)

Longitudinale Fluktuation nach *Jealous*[17]

Nach *Jealous* ist die longitudinale Fluktuation nicht durch den den LCS umgebenden Raum begrenzt, auch wenn sie fast vollständig mit dem Kompartiment des LCS übereinstimmt. Die longitudinale Fluktuation findet im fluiden Körper statt, als Bewegung in der axialen Mittellinie. Sie ist allerdings in jedem Teil des Körpers präsent, auch in den Extremitäten.

Sie ist keine hydraulische Welle und auch nicht begrenzt durch Gewebebarrieren. Nach *Jealous* erscheint sie eher ale eine Art im Fluss befindliches, bioelektrisches oder elektromagnetisches Feld, als Gezeitenkraft, „potency" oder Lebenskraft, die im Körper gebildet wird und vektoriell ausgerichtet entlang der langen Körperachsen verläuft[18].

Voraussetzung für ihr Auftreten bzw. ihre Wahrnehmung ist nach *Jealous* der neutrale Zustand. Solange sich im fluiden Körper noch keine konstante Frequenz von 2,5 Zyklen pro Minute etabliert hat, bleibt die Gegenwart einer longitudinalen Fluktuation nur eine vage Vermutung. Auch bei der „long tide" ist keine longitudinale Fluktuation wahrnehmbar[19]. Vielleicht stellt die longitudinale Fluktuation eine direkte und die laterale Fluktuation eine alternierende Strömung der so genannten Gezeitenbewegungen im Körper dar.

Dynamik während der Inspirationsphase

Zu Beginn der Inspirationsphase beginnt die longitudinale Fluktuation im Os coccygis und soll in der Region der ehemaligen Chorda dorsalis nach kranial bis zum Foramen magnum aufsteigen. Von dort soll sie ihre Form verändern und sich in den Fossae craniales kaskadenartig bis in die Region des Post- und Präsphenoids und der Lamina terminalis ausbreiten und anschließend sanft verschwinden. Dieser Verlauf hält sich gewissermaßen an die entwicklungsdynamische Mittellinie der Chorda dorsalis.

Dynamik während der Exspirationsphase

Zu Beginn der Exspirationsphase soll eine Art „potency" etwa in der Region der Glabella aus dem Körper austreten, den Körper bogenförmig umgeben (im Idealfall etwa 25–40 cm um den Körper herum, mit einer Form ähnlich der embryonalen Platte) und am Ende der Exspirationsphase wieder das Os coccygis erreichen.

Diese Bewegung soll völlig anders in seiner Form und seiner Art sein als die Bewegung in der Inspirationsphase. Sie orientiert sich auch nicht um die gleiche Mittellinie.

Die Wahrnehmung dieser Dynamik während der Exspirationsphase ist schwieriger, da sie davon abhängig sein soll, ob eine Verschiebung von einer selbstzentrierten Wahrnehmung zu einer Wahrnehmung möglich ist, die in der Gegenwart der Stille gründet.

Nach *Jealous* Erfahrung entfaltet sich diese Dynamik in der Exspirationsphase erst voll, wenn sich Körper, Seele und Geist um ein einziges Fulcrum zu orientieren beginnen und die longitudinale Fluktuation dadurch während der Inspirationsphase ihre vollständige Kraft erreicht. Ansonsten soll nur ein kleiner Bogen an der Glabella wahrnehmbar sein. Ist die Dynamik während der Exspirationsphase voll entfaltet, soll es auch zu einer deutlichen Verlangsamung der Gezeitenbewegung kommen in Richtung „long tide".

Die longitudinale Fluktuation soll nach *Jealous* an folgenden Funktionen beteiligt sein:
- Entwicklung einer langaxialen Bewegung in Wachstum und Heilung
- Entwicklung der räumlichen Organisation im undifferenzierten Mesenchym
- Orientierung lokaler und systemischer Mittellinien zur embryonalen bzw. ursprünglichen Achse
- Wiederinstandsetzung einer normalen Beziehung der Funktion zur Mittellinie während des Heilungsprozesses
- Organisation der Kräfte der Transmutation
- Verbindung von Psyche und Geist
- Anregung des Nervensystems

Tabelle 16.2:
Diagnostische Fragen bei der Palpation der longitudinalen Fluktuation

> Ist eine longitudinale Fluktuation im neutralen Zustand anwesend?
> Wie verläuft die longitudinale Fluktuation während der Inspirationsphase?
> Ist der Anstieg und der Übertritt in das Kranium normal?
> Wie sind die Qualitäten der longitudinalen Fluktuation (Kraft, Fluiddrive usw.)?
> Ist eine zentrifugale Komponente während der Inspiration wahrnehmbar?
> Sind laterale Fluktuationen anwesend? Wie sind deren Art, Stärke und Regelmäßigkeit?
> Gibt es zusätzliche asymmetrische unregelmäßige laterale Fluktuationen?
> Welche Dynamik ist während der Exspirationsphase wahrnehmbar?

Anmerkung: Eine normal agierende longitudinale Fluktuation bei Neugeborenen ist ein Hinweis dafür, dass diese keine osteopathische Behandlung bedürfen.

Dysfunktionelle Muster des fluiden Körpers nach *Jealous*

- Amplitudenminderung am Os coccygis bei: allgemeiner Müdigkeit, akuter Krankheit, Übermedikation, zuviel Alkoholkonsum, Kompression der langen Achse im Geburtsprozess
- Stoppung der longitudinalen Fluktuation im Verlauf ihres Anstiegs (z. B. auf Höhe des Zwerchfells oder des zervikothorakalen Übergangs): bei Langzeitkrankheiten, Kummer, rigiden psychischen Grundhaltungen
- Abwesenheit einer longitudinale Fluktuation, aber Wahrnehmung eines energiereichen Zustands auf Höhe des Os coccygis bei: sexueller oder emotionaler Vergewaltigung, dissoziierter Psyche
- Abwesenheit einer longitudinalen Fluktuation und Wahrnehmung eines energielosen Zustands auf Höhe des Os coccygis bei: Kokainkonsum, Chemo- oder Strahlentherapie, Langzeiteinnahme von Steroiden und verleugnetem Suchtverhalten
- Übermäßige laterale Fluktuation bei: Burning-out-Syndrom, als Kompensation bei nicht mehr anwesender longitudinaler Fluktuation

Die Entscheidung, welche der folgenden Techniken Anwendung findet, ist abhängig von den im Organismus agierenden homöodynamischen Kräften im Organismus. Die Erfahrung des Therapeuten sowie seine Fähigkeit sich mit den homöodynamischen Kräften im Organismus und vor allem im fluiden Körper zu synchronisieren, beeinflusst nicht nur die Art und Weise der Technikausführung, sondern sehr wahrscheinlich auch die zu erzielende Wirkung.

Stillpunktinduktion

Ein Stillpunkt unterstützt den Organismus dabei, in Kontakt mit seinen homöostatischen Kräften und der „potency" zu kommen. So kann er bei geschwächten Patienten mit niedrigem Energieniveau körpereigene Ressourcen freilegen. In der Körperperipherie ausgeführt, kann eine Stillpunktinduktion zu einem Ausgleich der Spannungsverhältnisse der dort befindlichen Gewebe und Faszien führen. Im Stillpunkt kann „potency" für den Organismus wieder verfügbar werden. Dies ist etwa angezeigt, wenn ein PBT – aufgrund einer übermäßigen Enge und Dichte der vorhandenen Kräfte – nicht in der Lage ist, Dysfunktionen aufzulösen. Mithilfe einer

Stillpunktinduktion ist es aber auch möglich, die gesamte Fluktuation des primär respiratorischen Mechanismus zum Stillstand zu bringen, sodass im gesamten kraniosakralen System keinerlei Bewegung mehr wahrnehmbar wäre. Aufgrund der vielfältigen faszialen Spannungsverhältnisse im Körper ist man allerdings nicht immer in der Lage, von der Peripherie einen Stillstand der gesamten Fluktuationen im primär respiratorischen Mechanismus auszulösen.

Während eines Stillpunktes kommt es auch zu einer zunehmenden Stille im Patienten und im interpersonellen Kontakt zwischen Therapeut und Patient. Daraus kann eine tiefere generalisierte Stille erwachsen und für den Therapeuten und den Patienten wahrnehmbar werden, die sich als tieferes Sein des Organismus offenbart. Diese Stille ist es, die nach *Becker* die Quelle aller Energie darstellt sowie den gesamten Organismus und jedes seiner Moleküle zentriert. Eine dynamische Wechselbeziehung zwischen „potency" und Stille sowie ein aufs gesamte System bezogener ausgeglichener rhythmischer und dynamischer Auswechselprozess zwischen der Physiologie und der Stille wird unmittelbar erfahrbar.

Der Stillpunkt kann von jeder Stelle im Körper induziert werden. Nachdem der Therapeut dem kraniosakralen Rhythmus passiv gefolgt ist und seine Qualitäten studiert hat, kann er diesen durch verschiedene Techniken modifizieren, normalisieren und dadurch ausgleichend auf die lokalen Spannungsverhältnisse, auf das kraniosakrale System wie auch auf den gesamten Körper einwirken. Die Techniken sind äußerst sanft, der Therapeut verhindert nur, dass sich die kraniosakrale Bewegung aus der extremen Flexions-/Außenrotationsposition oder Extensions-/Innenrotationsposition wieder herausbewegt. Die Qualität der Ausführung kann, je nach Patient und zu behandelnder Ebene, einen eher physischen Widerstand oder eine eher reine Intention erforderlich machen.

Beachte:
Dieser Vorgang ist eine Art Einladung an das Gewebe und Teil eines Dialoges mit dem Gewebe.
Abgesehen von der Einladung des Stillpunktes sollte das Gewebe nicht in eine bestimmte Richtung bewegt oder gelöst werden, sondern inhärenten Bewegungen bzw. Spannungen ermöglicht werden sich auszudrücken. Die Geschwindigkeit dieser Spannungsäußerungen wird nicht verändert, sondern findet in ihrem eigenen Tempo statt.

Tabelle 16.3: Allgemeine Indikationen und Wirkungen

- Ausgleich von lokalen und globalen Gewebespannungen
- Aktivierung der Auswechselprozesse zwischen Fluida und Gewebe
- Kontakt zu körpereigenen Ressourcen und Aktivierung von Heilungsreaktionen
- Zugang zu globaler Stille
- Wahrnehmung der Wechselbeziehung zwischen Stille und Physiologie
- Unterstützung eines PBT
- Reorientierung von Fulcrum zur Midline

Stillpunktinduktion an den Füßen *(Abb. 16.2)*

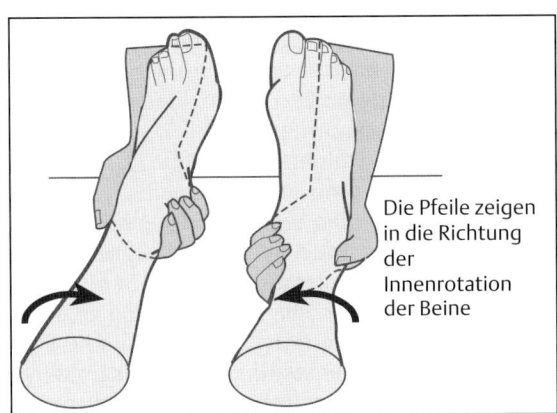

16.2
Stillpunktinduktion an den Füßen

Therapeut	Er befindet sich am Fußende des Patienten.
Handposition	Seine Hände umfassen die Fersen.
Ausführung	▶ Zunächst nimmt der Therapeut Frequenz, Amplitude, Symmetrie und Stärke des kraniosakralen Rhythmus wahr
	▶ Die Amplitude der Außenrotation/Inspirationsphase und der Innenrotation/Exspirationsphase wird miteinander verglichen
	▶ Die Bewegung mit dem größeren Bewegungsausschlag gibt dem Therapeuten die Richtung an, der er folgt, während er der verminderten Bewegungsrichtung Widerstand leisten wird
	▶ Angenommen, die Beine bewegen sich stärker in die Innenrotation, dann folgt der Therapeut den Beinen in die Innenrotation und verhindert durch sanften Krafteinsatz, dass sich die Beine in der Inspirationsphase nach außen bewegen
	▶ In jeder neuen Exspirationsphase folgen die Hände des Therapeuten dem Bein weiter in die Innenrotation, in die neue Bewegungsgrenze. In jeder erneuten Inspirationsphase widersteht der Therapeut der Rückkehr der Beine in die Neutralposition bzw. Außenrotation
	▶ Das kann sich einige Zyklen wiederholen, wobei der Therapeut stets den neuen Bewegungsspielraum auffängt und der Außenrotation Widerstand leistet
	▶ Nach ungefähr 5 bis 15 Zyklen kommt es zum so genannten Stillpunkt, das heißt, die kraniosakrale Bewegung ist zum Stillstand gekommen, und die Beine versuchen nicht mehr, in die Außenrotation bzw. in den neutralen Bereich zu gelangen
	▶ Kurz vor dem Eintreten in den Stillpunkt kann sich dieser durch leichte Schwankungen, durch Beben oder Pulsieren im kraniosakralen System ankündigen. Auch können frühere Schmerzen kurz wieder auftreten, bestehende Schmerzen verstärkt werden oder die Atmung des Patienten sich vertiefen
	▶ Beim Eintritt in den Stillpunkt entspannen sich die Gewebe und die Atmung. Schmerzen verringern sich oder verschwinden völlig, Selbstheilungskräfte werden mobilisiert. Das kraniosakrale System nutzt die Ruhepause und sammelt Kräfte, um anschließend leichte Dysfunktionen aufzulösen, sodass der Therapeut hinterher meist eine stärkere Symmetrie in der kraniosakralen Bewegung wahrnehmen kann

- Der Zeitraum, in dem die kraniosakrale Bewegung nicht mehr wahrnehmbar ist, variiert stark, von einigen Sekunden bis zu mehreren Minuten
- Nachdem die Bewegung wieder einsetzt, vergleicht der Therapeut die verschiedenen Qualitäten dieser Bewegung vor und nach dem Stillpunkt. Bei Bedarf kann die Stillpunktinduktion wiederholt werden, da jeder erneute Stillpunkt das System stärker harmonisiert
- Zu viele Stillpunkte können das System und den Patienten allerdings ermüden, denn was wir bei einer Stillpunktinduktion tun, ist nichts anderes, als eine künstliche Restriktion zu setzen, gegen die das kraniosakrale System zunächst anarbeitet, bevor es in den Stillpunkt fällt
- Grundsätzlich ist es leichter und wirkungsvoller, einen Stillpunkt in der Exspirationsphase zu induzieren und in der Inspirationsphase Widerstand zu geben
- Bei sehr schwachen, kranken oder alten Personen kann es aber passieren, dass es sie zu sehr ermüdet und schwächt, sich aus einem Stillpunkt in der Exspirationsphase/Entleerungsphase wieder zu lösen. In diesem Fall sollte man den Stillpunkt eher in der Inspirationsphase induzieren

Der Stillpunkt kann, wie eingangs erwähnt, an jeder Stelle im Körper ausgelöst werden. Die Vorgehensweise entspricht der Beschreibung für die Stillpunktinduktion an den Beinen. Vor allem bei Kleinkindern oder autistischen Kindern hat es sich bewährt, von dem Körperteil, der gerade zur Verfügung steht, einen Stillpunkt auszulösen. Kleinkinder halten selten still, und autistische Kinder reagieren zunächst sehr zurückhaltend und ablehnend auf Berührungen. Erstere werden durch den Stillpunkt beruhigt und letztere spüren, wie angenehm die Berührung sich auf ihren gesamten Körper auswirkt und entwickeln dadurch dem Therapeuten gegenüber Vertrauen.

Stillpunktinduktion am Kreuzbein *(Abb. 16.3 und 16.4)*

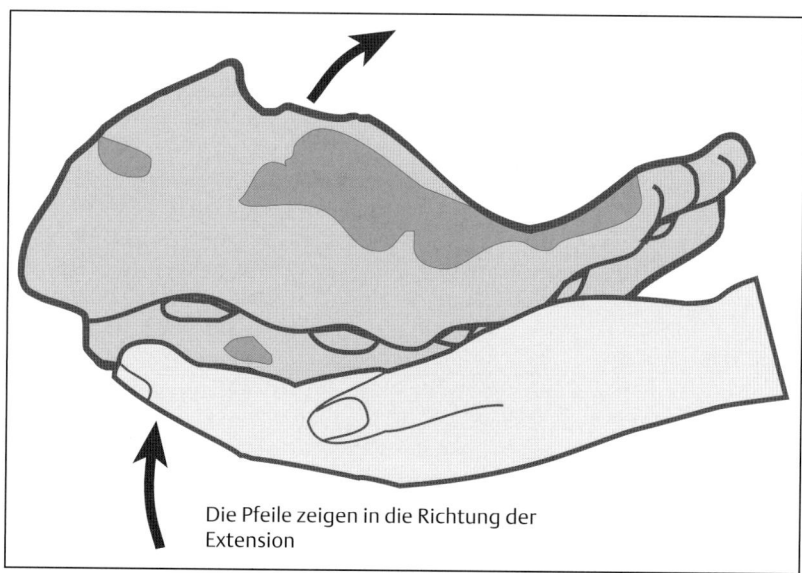

16.3
Stillpunktinduktion am Sakrum

Die Pfeile zeigen in die Richtung der Extension

Therapeut   Er befindet sich seitlich am Körper, auf Höhe des Sakrums.

Handposition
- Die Handfläche liegt unterhalb des Sakrums, die Fingerspitzen zeigen nach kranial

16.4
Fingerpositionierung am Sakrum

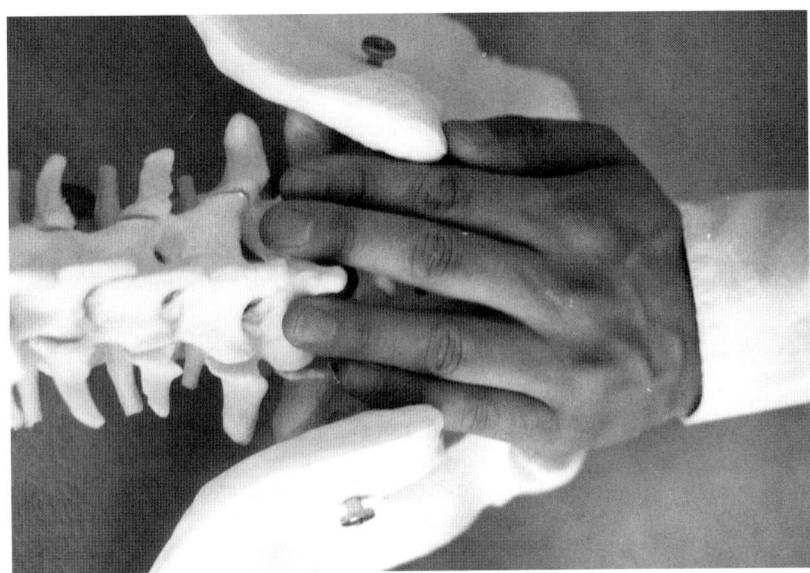

▶ Die Dornfortsätze des Sakrums liegen zwischen dem Mittel- und dem Zeigefinger, Ellenbogen aufgestützt auf der Liege

Ausführung

Der Therapeut wird den Stillpunkt eher in der Phase ausüben, die bei dem Patienten an der palpierten Struktur stärker ausgeprägt ist. Zum Beispiel wird bei einer stärkeren Extensionsbewegung des Sakrums der Stillpunkt in der Extensionsposition des Sakrums ausgeübt.
▶ Der Therapeut folgt der Extensionsbewegung, indem er die Sakrumbasis nach anterior und die Sakrumspitze nach posterior begleitet
▶ In der Inspirationsphase leistet er der Flexionsbewegung der Sakrumbasis nach posterior Widerstand
▶ Weiteres Vorgehen wie bei der Stillpunktinduktion an den Füßen (S. ((353?)))

Fluktuationstechniken

> „Point of balance" des ZNS
> 1. **Longitudinale Fluktuation:**
>   Die Induktion der longitudinalen Fluktuation ist eine physiologische Fluktuation des Körpers. Durch die Induktion der longitudinalen Fluktuation wird vor allem die Frequenz des kraniosakralen Rhythmus beeinflusst.
>   1.1 Homöostatische Wirkung:
>   a) CV-4-Technik
>   b) EV-4-Technik
>   c) CV-3-Technik
>   1.2 Verlangsamende Wirkung:
>   a) Rotationstechnik der Schläfenbeine
>   b) Verlangsamung über das Kreuzbein
>   1.3 Beschleunigende Wirkung:
>   a) Rotationstechnik der Schläfenbeine
>   b) Beschleunigung über das Kreuzbein
>   1.4 Wiederbelebungstechnik: „Vater-Tom"-Technik
> 2. **Transversale Fluktuation:**
>   Beeinflussung vor allem der Amplitude des kraniosakralen Rhythmus. Anwendung auch bei chronischer Seitneigungs-Rotationsdysfunktion des Okziput-Keilbeingelenks.
>   2.1 „Pussy-foot"-Technik
>   2.2 Dynamisierende „Pussy-foot"-Technik
>   2.3 Beruhigende „Pussy-foot"-Technik
> 3. Kombination longitudinaler und transversaler Fluktuationsinduktion
>
> Ergänzung:
> 4. **Schräge Fluktuation:** Schläfenbeinschaukel
>   Die Induktion der schrägen Fluktuation ist eine aphysiologische Fluktuation des Körpers. Sie kann auch bei Torsionsdysfunktionen des Okziput-Keilbeingelenks angewendet werden.

Ausführung

- ▶ Die Aufmerksamkeit auf das Auf- und Entrollen der Großhirnhemisphären und auf das Füllen und Entleeren der Hirnventrikel (Seitenventrikel, 3. und 4. Ventrikel) richten
- ▶ Feststellen restringierter Strukturen
- ▶ Anschließend: Finden der balanced tension (s. S. 371 ff.)
- ▶ Diese so lange beibehalten, bis eine Gewebsentspannung wahrnehmbar wird und ein neuer Impuls des kraniosakralen Rhythmus auftritt

Longitudinale Fluktuation

Kompression des 4. Ventrikels (CV-4-Technik) *(Abb. 16.5–16.8)*

Ursprünglich eine Technik zur Verlangsamung des Rhythmus. In neuerer Zeit geht man davon aus, dass sie einen homöostatischen Einfluss auf den gesamten kraniosakralen Rhythmus ausübt.

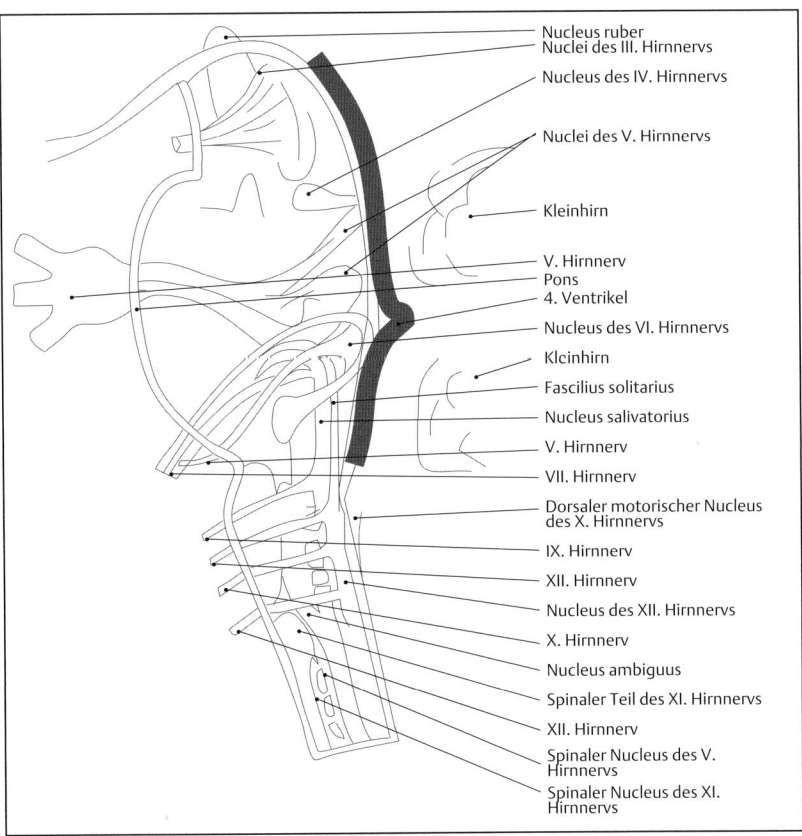

16.5
Vierter Ventrikel und Umgebung

In *Abbildung 15.5* sind die Strukturen in der Umgebung des 4. Ventrikels dargestellt.
Ziel der Kompression des 4. Ventrikels (CV-4) ist die Normalisierung des kraniosakralen Rhythmus:
– Verlangsamung, z.B. bei fiebrigen Erkrankungen
– Beschleunigung bei schweren Depressionen
Sutherland entwickelte diese Technik zur Beeinflussung der lebenswichtigen Nervenzentren.

Wirkungsweise des CV-4 aus biomechanischer Sicht

Zur Kompression an den seitlichen Teilen des Os occipitale und den Auswirkungen am Tentorium cerebelli wurde angenommen, dass ein Druck auf den vierten Ventrikel ausgeübt wird und die intrakranialen Druckverhältnisse sich verändern. Der intrakraniale Druck erhöht sich mit der Folge eines Anstiegs der Flüssigkeitsbewegung und des Flüssigkeitsaustauschs[6]. Der LCS wird so nicht nur über die großen Öffnungen, sondern bis in die kleinsten Verteilungswege abfließen, in die Umhüllungen der Nerven und der Gefäße, in die Mikrotubuli der Faszien bis in die extrazellulären und intrazellulären Flüssigkeitsräume. Dies führt allgemein zu einer verbesserten Versorgung der Zellen, zu einer verbesserten Lymphbewegung und zu einer Regeneration der Gewebe sowie zu einer Stimulation der Hirnnervenzentren am 4. Ventrikel. Über die biodynamischen, bioelektrischen und biochemischen Eigenschaften des LCS werden die gesamten Austauschvorgänge des Körpers angeregt[6, 7, 8]. CV-4 wirkt eher zentripedal, ein EV-4 eher zentrifugal.

Nach Ferguson sind die Wirkungen eines CV-4 weniger über eine Kompression auf den vierten Ventrikel als über die Entspannung subokzipitaler Muskeln zu erklären[20].

Wirkungsweise des CV-4 aus biodynamischer Sicht[7]

Die „potency" wird in das Fulcrum in die Fluida bzw. zurück zur Mittellinie begleitet, bis schließlich ein Gleichgewichtszustand entsteht. Der fluide Körper unterstützt eine normale Funktion, das bedeutet vor allem, eine normale longitudinale Fluktuation zu erreichen. Dieser Vorgang ähnelt der Funktion der Reset-Taste am Computer. Dadurch kann sich der Organismus in Richtung Gesundheit orientieren. Der Organismus wird sozusagen zu einem Gleichgewichtspunkt begleitet, wo der Teil, der den Gesundheitsprozess organisiert, frei wird. Nach *Jealous* wird die Ganzheit des Organismus durch den CV-4 wieder in eine Beziehung mit dem Leben, mit dem Heilpotenzial und mit sich selbst gebracht.

Wirkung und Indikation

- Tonussenkung des sympathischen Nervensystems, dadurch positiver Einfluss bei Stresssymptomen, Angstzuständen, Schlaflosigkeit[8,9]
- Tonussenkung des gesamten Bindegewebes, deshalb angezeigt bei akuten und chronischen Muskelstörungen, degenerativen Gelenkstörungen, Menstruationsschmerzen
- Fiebersenkung, bis zu 2° Celsius innerhalb 30–60 min[9]
- Bei Bluthochdruck
- Tachycardie[10]
- Bei Ödemen aufgrund venöser[11] Stauungen und bei anderen Stauungsproblematiken von Flüssigkeiten
- Bei Entzündungen und Infektionen[11]
- Bei schlechter Kalzifizierung der Knochen (unterstützt die Ossifikation)[12]
- Bei Depressionen
- Bei neuroendokrinen Störungen[12]
- Bei Schilddrüsenüberfunktion
- Epilepsie (allerdings muss berücksichtigt werden, dass ein Anfall ausgelöst werden kann)
- Unterstützt die uterinen Kontraktionen und somit den Geburtsvorgang und die Weheneinleitung
- Arthritische Beschwerden[9, 11]
- Sekundäre leichte Dysfunktionen der Wirbelsäule können sich lösen[2]
- Wirkt als lymphatische Pumpe[13]
  - Bei Kopfschmerzen aufgrund venöser Abflussstörungen[13]
  - Bei Spannungskopfschmerzen[14]
- Einfluss auf den peripheren Blutfluss und die Atmung wurden registriert[15, 16]
- Primäre Dysfunktionen des Körpers können sich durch diese Technik bemerkbar machen und so erkannt werden[12]
- Universaltechnik: Nach *Sutherland*[3] kann die Technik immer dann angewendet werden, wenn der therapeutische Prozess in eine Sackgasse geraten ist und der Therapeut nicht mehr weiter weiß, was zu tun ist. Ebenso kann die CV-4 angewandt werden, um die negativen Effekte einer Technik zu beheben („Vergebungstechnik")
- Untersuchungen von *Magoun*[4] belegen eindeutig die blutzuckersenkende Wirkung der CV-4-Technik, weiterhin eine Reduktion der Leukozytenzahlen sowie eine Verminderung der Schweißdrüsenaktivität

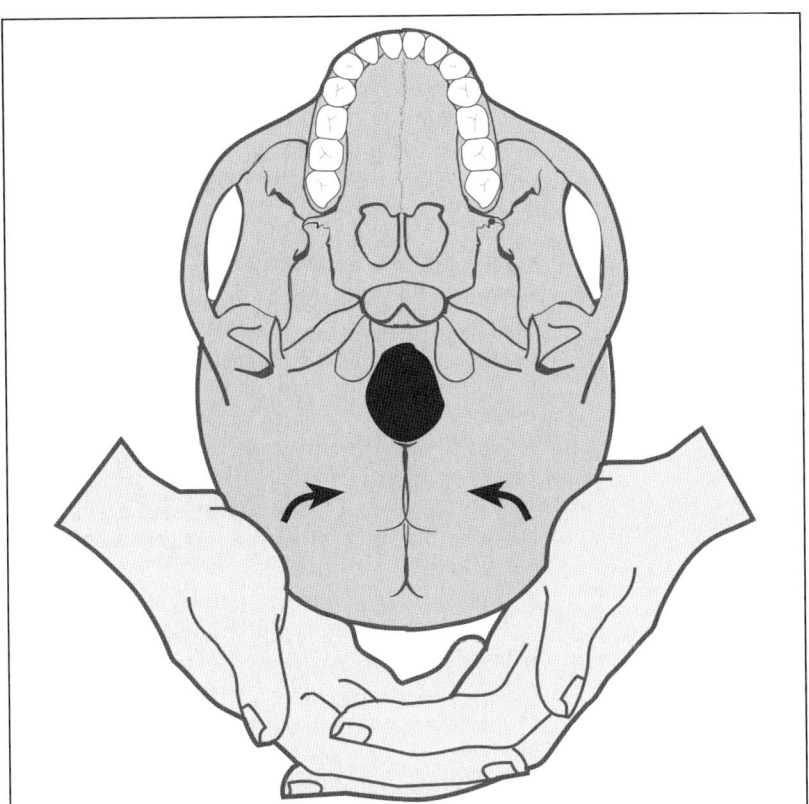

16.6
CV-4-Technik. Die Pfeile geben die Richtung der Extension/Innenrotation an

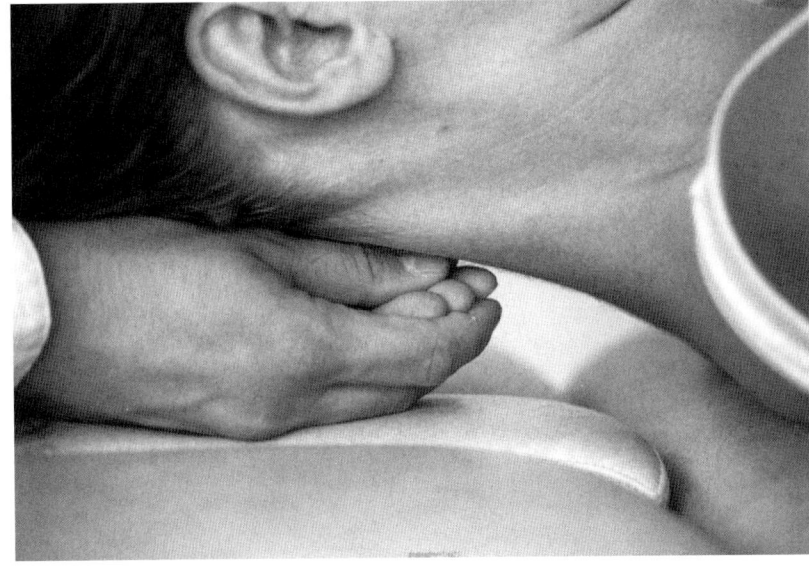

16.7
CV-4-Technik (Seitenansicht)

Kontraindikationen
- Gefahr von Hirnblutungen, akuter Schlaganfall, Aneurysmen, maligner Hochdruck (aufgrund der Zunahme des intrakranialen Druckes)
- Schädelbasisfrakturen, Kopfverletzungen, insbesondere Frakturen des Os occipitale
- Schwangerschaften ab dem 7. Monat, da unter Umständen die Wehen ausgelöst werden können (*Dr. Frymann,* führende Kapazität für Neugeborene, ist allerdings der Ansicht, dass CV-4 nur homöostatisch auf die Geburt einwirkt)

Longitudinale Fluktuation 427

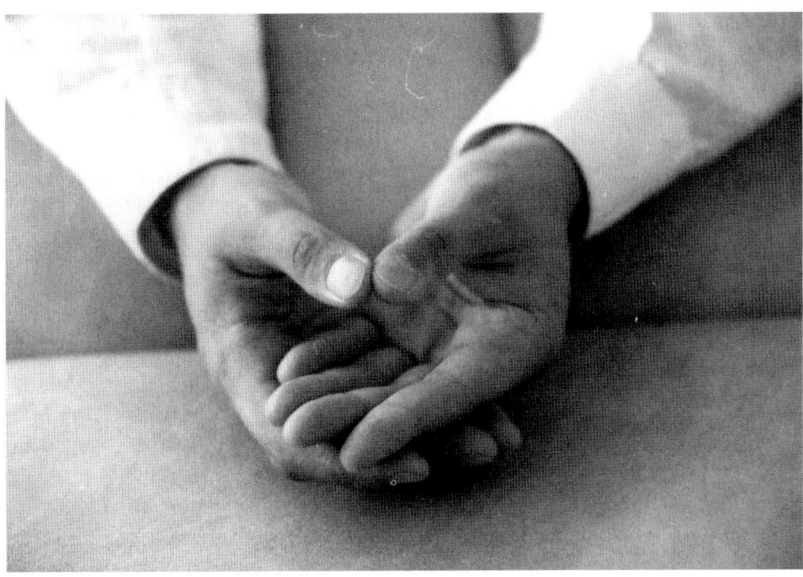

16.8
CV-4-Technik. Handhaltung

Therapeut	Er befindet sich am Kopfende des Patienten.
Handposition	▶ Die Hände muschelförmig ineinanderlegen, die Daumenspitzen berühren sich und bilden ein V ▶ Daumenspitzen zeigen nach distal und liegen ungefähr auf Höhe des 2. oder 3. Halswirbeldornfortsatzes ▶ Daumenballen liegen medial an der Hinterhauptschuppe
Vorsicht	Nicht über die Sutura occipitomastoidea legen: Es könnte sonst evtl. ein Brechreiz auftreten!
Strukturell-funktionelle Ausführung	▶ Während der Exspirationsphase folgt der Therapeut mit seinen Daumenballen der Verschmälerung der Hinterhauptschuppe ▶ In der Inspirationsphase verhindern die Daumenballen die Außenrotation bzw. das sich Ausbreiten der Hinterhauptschuppe ▶ In der erneuten Exspirationsphase begleiten die Hände das Hinterhaupt noch weiter in die Innenrotation und widerstehen in der Inspirationsphase seiner Verbreiterung ▶ Nach einigen Zyklen lässt der Druck gegen die Daumenballen in der Inspirationsphase nach. Die Flexions-/Extensionsbewegung ist zum Stillstand gekommen: Stillpunkt ▶ Die Hände bleiben während des Stillpunktes am Hinterhaupt, folgen eventuell auftretenden Mikrobewegungen der Nackenmuskulatur. Diese stellen eine Art Entwirrung und Entspannung der Faszien, Muskeln und Knochen dar ▶ Dauer des Stillpunktes: Einige Sekunden bis mehrere Minuten ▶ Zeichen für einen erfolgreichen Stillpunkt: Vertiefung der Atmung, leichte Schweißbildung auf der Stirn, Senkung des Muskeltonus, Patient schläft ein ▶ Ende des Stillpunktes: Der Therapeut spürt einen kräftigen, gleichmäßigen Druck, beidseits des Hinterhaupts in Richtung Außenrotation. Der Therapeut folgt diesem Impuls passiv und richtet seine Aufmerksamkeit auf die Qualität des Rhythmus ▶ Nach Auswertung der Qualitäten des kraniosakralen Rhythmus kann der Therapeut sich entscheiden, ob er evtl. einen neuen Stillpunkt induziert

Anmerkung:	*Sutherland* selbst hat die Ausführung dieser Technik im Laufe seines Lebens von einer mehr biomechanisch geprägten Ausführung zu einer mehr funktionellen geändert. Verschiedene Arten der Ausführung sind möglich:

1. Der Osteopath übt über den Knochen mittels der Dura einen Einfluss auf den vierten Ventrikel aus. Dabei spürt der Osteopath die Elastizitätsveränderungen des Knochens während der Inspirations- und Exspirationsphase und die Auswirkungen seines Handelns auf die Dura, genauer das Tentorium cerebelli und in der Folge auf den vierten Ventrikel und das Cerebellum.
2. Der Osteopath richtet seine Aufmerksamkeit direkt auf die intrakraniale Fluida. Der Schädel und der vierte Ventrikel werden wie ein mit Wasser gefüllter Ballon wahrgenommen und der CV-4 ist direkt auf die Fluida gerichtet.
3. Der Osteopath richtet seine Aufmerksamkeit auf die Region um den vierten Ventrikel, erfährt jedoch die synchrone Wirkung auf allen Dichteebenen. Der Osteopath unterstützt die Exspiration und Retraktion leicht, ohne das Tempo der „Bewegung" zu ändern. Die Inspiration bzw. Expansion verhindert er nicht, sondern folgt dieser passiv. Dieser Vorgang wird solange fortgesetzt bis ein Stillpunkt einsetzt.
4. Auch beim CV-4 gilt wie bei jeder anderen therapeutischen Interaktion, dass zunächst ein neutraler Zustand vorliegen sollte. Die Ausübung des CV-4 oder EV-4 erfolgt im neutralen Zustand bei einer Frequenz von 2–3 Zyklen pro Minute. Der fluide Körper wird in einen Stillpunkt begleitet. Bei der Ausübung des CV-4 wird nicht mit hydraulischen Kräften gearbeitet, sondern mit der Vitalität und der „potency", der vitalen Kraft im fluiden Körper. Weder Gewebe noch Gewebekräfte, „potency" usw. werden in eine bestimmte Richtung manipuliert, dirigiert oder fixiert. Der Osteopath folgt nur den vorhandenen Gewebequalitäten, und es ist die Entscheidung des inhärenten Regulationssystems bzw. der primären Respiration, ob sich ein CV-4 oder ein EV-4 einstellt. Der Osteopath fungiert „nur" als Fulcrum, um diese Prozesse zu begleiten.

Vorgehen:
- Zunächst wird ein neutraler Zustand etabliert
- Die inhärenten Kräfte entscheiden über die Ausführung eines CV-4 oder EV-4
- Die Wahrnehmung ruht in der Fluida des 4. Ventrikels
- Die „potency" wird zu ihrem Fulcrum begleitet
- Eine eintretende palpatorische Ruhe/Stille kennzeichnet die Annäherung an den Gleichgewichtszustand im Fulcrum der „potency"
- Die therapeutische Interaktion besteht darin, einen palpatorischen Kontakt zu diesem Fulcrum aufrechtzuerhalten
- Dieser wird aufrechterhalten, bis eine Veränderung wahrnehmbar wird, die den gesamten Organismus, den fluiden Körper und die Region um den Patienten herum miteinschließt
- Es wird eine longitudinale Fluktuation wahrnehmbar, die vom Os coccygis aufsteigt und sich im Schädelinneren kaskadenartig ausbreitet
- Eine für mindestens drei Zyklen konstant verlaufende longitudinale Fluktuation deutet den Endpunkt der Behandlung an

Anmerkung: Der Osteopath sollte in keinem Falle die Geschwindigkeit der rhythmischen Erscheinung ändern[18].

Tabelle 16.4:
Fragen zur Befundung beim CV-4 und EV-4

Sind die therapeutischen Kräfte bzw. die Lebenskräfte des Patienten in Richtung Mittellinie oder von ihr weg ausgerichtet?
Welche intraossalen und interossalen Dynamiken sind am Os occipitale während der In- und Exspiration wahrnehmbar?
Welche Dynamiken sind an der reziproken Spannungsmembran während der In- und Exspiration wahrnehmbar?
Welche Dynamiken sind an den Ventrikeln, besonders am vierten, während der In- und Exspiration wahrnehmbar?
Welche Dynamiken sind an der longitudinalen Fluktuation während der In- und Exspiration wahrnehmbar?
Welche Dynamiken sind am Cerebellum während der In- und Exspiration wahrnehmbar?
Welche Dynamiken sind an der „potency" in der In- und Exspiration wahrnehmbar?
Wie ist der neurovegetative Aktivitätszustand?
Ist der Patient zu erschöpft, als dass ein CV-4 angewendet werden könnte?*

* Dann sind andere Ansätze nötig, die weniger die eigene Energie des Patienten benötigen und mehr die Energie der primären Respiration benutzen.

Fragen zur therapeutischen Interaktion beim CV-4 und EV-4

Was passiert am Os occipitale, an der reziproken Spannungsmembran (v. a. Tentorium cerebelli), am vierten Ventrikel, mit der longitudinalen Fluktuation, am Cerebellum, mit der Ausrichtung der „potency" und der Region um den Körper während der Ausführung des CV-4?

Erweiterung des 4. Ventrikels (EV-4-Technik nach Jealous) *(Abb. 16.9)*

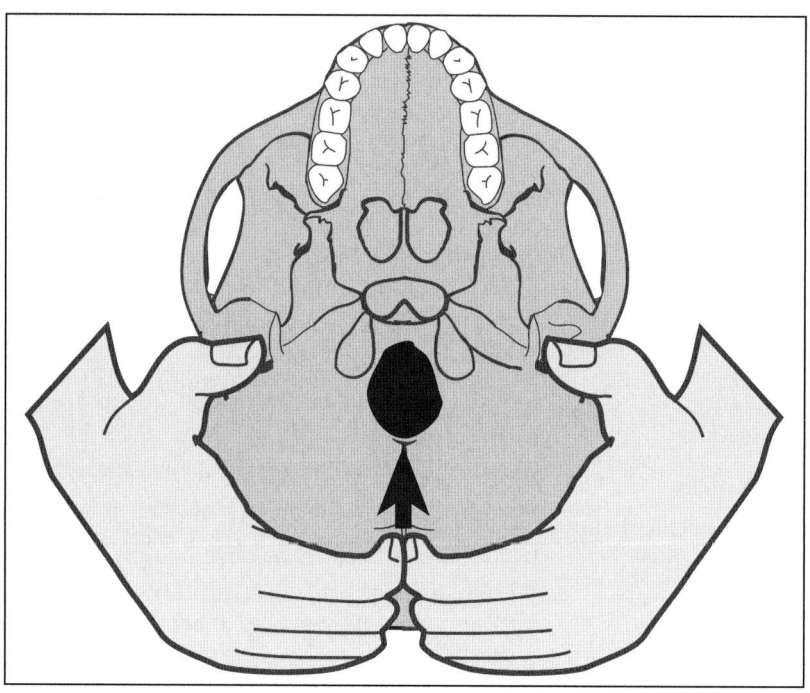

16.9
EV-4-Technik

Wirkung und Indikation	Der EV-4 wirkt zentrifugal. Siehe auch unter CV-4.
Kontraindikationen	Siehe CV-4-Technik
Therapeut	Er befindet sich am Kopfende des Patienten.
Handposition	▸ Das Okziput befindet sich in den Handflächen ▸ Die Fingerspitzen treffen sich in der Mitte und sind nach anterior gerichtet
Strukturell-funktionelle Ausführung	▸ Während der Inspirationsphase begleitet der Therapeut die Hinterhauptsschuppe in die Außenrotation ▸ In der Exspirationsphase verhindert er die Extension und Innenrotation der Hinterhauptschuppe, indem er mit seinen Fingerspitzen in der Mittellinie des Okziputs einen sanften Druck nach anterior ausübt ▸ In der erneuten Inspirationsphase begleiten die Hände die Hinterhauptschuppe noch weiter in die Außenrotation ▸ Weiter entsprechend der Beschreibung der CV-4-Technik
Anmerkung:	▸ Der Osteopath sollte in keinem Falle die Geschwindigkeit der rhythmischen Erscheinung ändern[18].

Ignition-System und Kompression des 3. Ventrikels (CV-3 nach *Jealous*)[18,19] *(Abb. 16.9)*

Das vorliegende Konzept beruht auf palpatorischen Erfahrungen von *Jealous* und seinen Reflexionen über *Sutherlands* Ausführungen zu den Begriffen „ignition", „spark" (Funke) und Atem des Lebens.

„Ignition" heißt Zündung. Das Ignition-System soll transmutierende und metabole Dynamiken im Organismus erzeugen. Es entspricht der Qualität des Feuers. In seinem Modell ist der Atem des Lebens verantwortlich für die Erscheinung der primären Respiration. Der Atem des Lebens dringt in den Organismus ein. Indem ein so genannter Funke (spark) die Mittellinie berührt, werden Dynamiken entfacht, die wiederum „potency" im Organismus erzeugen. Diese Energie erzeugt Fluidfluktuationen, Stoffwechseldynamiken, Gewebebewegungen und das „automatic shifting", sodass die primäre Respiration in jedem Gewebe, in der Fluida und in elektromagnetischen Feldern während der In- und Exspirationsphase wahrgenommen werden kann. Diese Dynamiken stehen in Beziehung mit dem „suspended automatic shifting fulcrum" und mit den inhärenten Kräften, die sich durch die Fulcren entfalten können.

Das Zentrum des „Ignition-Systems" befindet sich im Fulkrum des dritten Ventrikels. Diese Stelle ist verbunden mit der ursprünglichen Mittellinie (nicht zu verwechseln mit der Chorda dorsalis). Diese verläuft durch die Cisterna chyli bis zur Spitze des Os coccygis und gibt Seitenäste ab, nach links zum Herzen und nach anterior zum Nabel.

Kompression des 3. Ventrikels (CV-3) *(Abb. 16.10)*

Hinweis:	Dieses Behandlungsprinzip sollte dem erfahrenen Praktiker vorbehalten bleiben. Der dritte Ventrikel stellt während der embryonalen Entwicklung ein wichtiges Fulkrum dar. Er beeinflusst die Entwicklung der Hirnhemisphären, der Augen, der Epi- und Hypophyse, des Hypothalamus, des Herzens, der Lunge, des Zwerchfells, des Vorderdarms und auch die neuroendokrinoimmunitäre Entwicklung.
Wirkung und Indikation	- zur Aktivierung des Ignition-Systems - bei Restriktionen im 3. Ventrikel - bei Asymmetrien der rhythmischen Auf- und Entrollung der Großhirnhemisphären - bei Dysfunktionen des Hypothalamus, der Hypophyse und der Epiphyse - bei Dysfunktion der Lamina terminalis
Therapeut	Er befindet sich am Kopfende des Patienten.
Handposition	- Zeige- und/oder Mittelfinger auf den großen Keilbeinflügeln - Daumen auf der Sutura coronalis liegend
Ausführung	- Zunächst die Bewegung oder Restriktion am Boden (Hypothalamus und Hypophysenstiel), am Dach (Epiphyse) und an der anterioren Begrenzung des dritten Ventrikels erspüren und differenzieren. - Der Therapeut synchronisiert sich mit der primären Respiration. - Ein neutraler Zustand wird etabliert. - Der CV-3 wird unmittelbar in dem Augenblick ausgeführt, wenn die „long tide" auf die Mittellinie trifft. - Und nur in diesem Augenblick wird der Funke (spark) der „tide" in das Fulkrum des dritten Ventrikels gelenkt.

16.10
CV-3-Technik

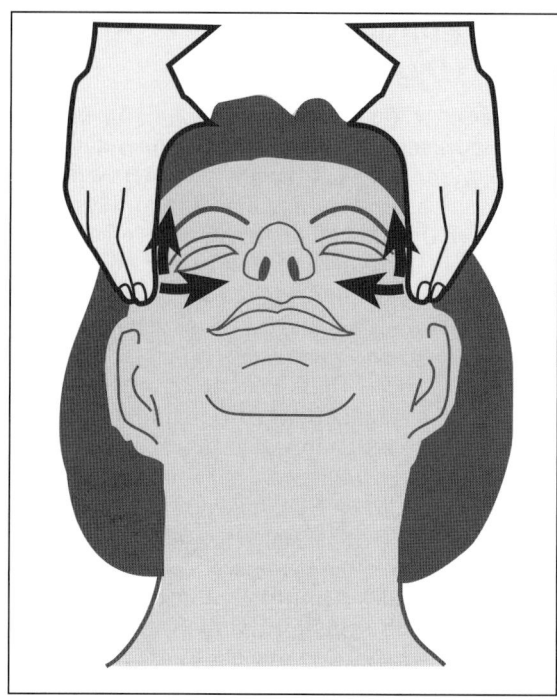

- Es ist besonders darauf zu achten, nicht die „tide" oder „potency" im Fulkrum des dritten Ventrikels oder in der Mittellinie fest oder fixiert zu halten. Dadurch würde das Ignition-System behindert.
- Der Therapeut nimmt wahr, wie sich unmittelbar danach die Inspirationsphase entfaltet.
- Wenn der Funke (spark) auf das Fulcrum im dritten Ventrikel trifft, wird das Ignition-System entfacht und kann sich wieder aufladen.
- Der Therapeut nimmt wahr, wie sich die „tide" vom dritten Ventrikel durch die Mittellinie zum Os coccygis fortsetzt.
- Er beurteilt im Folgenden die weiteren Auswirkungen in der Fluida, in der longitudinalen Fluktuation und im Gewebe.
- Achtung: Im CV-3 werden keine hydraulischen Kräfte angewendet bzw. manipuliert und keine Fluida wird in den dritten Ventrikel oder in die Mittellinie gedrängt.

Hinweis: Die Entfaltung des Ignition-Systems kann auch an jeder anderen Stelle der Mittellinie ausgeübt werden.

> Wie sind die Qualitäten des dritten Ventrikels und der umgebenden Regionen?
> Wie ist die Interaktion zwischen der Mittellinie und der Dynamik der „potency"?
> Wie ist die Kraft im Ignition-System?
> Wie ist die Dynamik des Ignition-Systems während der In- und Exspiration?
> Kann sich das Fulkrum im dritten Ventrikel in Resonanz zur primären Respiration frei bewegen?
> Sind die verschiedenen Regionen der Mittellinie miteinander synchronisiert?
> Wie ist die Qualität der primären Respiration im Organismus und in der Region um den Körper?
> Besteht eine palpatorische Erfahrung von der „long tide", wie sie auf die Mittellinie trifft?

Tabelle 16.5:
Fragen zur Befundung und therapeutischen Interaktion bei einem CV-3

Kompression der Seitenventrikel

Wirkung und Indikation	Restriktionen in den Seitenventrikeln
	Asymmetrien der rhythmischen Auf- und Entrollung der Großhirnhemisphären
Therapeut	Er befindet sich am Kopfende des Patienten.
Handposition	▶ Handwurzel auf dem Behandlungstisch aufgestützt ▶ Finger nach anterior gerichtet ▶ Ringfinger und kleiner Finger oberhalb der Processus zygomatici an der Squama temporalis (Cornu temporalis) ▶ Mittel- und Zeigefinger oberhalb der Sutura squamosa auf dem Os parietale (Cornu frontalis und Pars centralis) ▶ Handfläche etwa auf Höhe von Asterion (Cornu occipitalis)
Strukturell-funktionelle Ausführung	▶ Während der Exspirationsphase begleitet der Therapeut den Schädel in die Innenrotation ▶ Während der Inspirationsphase verhindert er die Außenrotation des Schädels, indem er einen sanften Druck nach medial beidseitig ausübt ▶ Die Aufmerksamkeit sollte stets auf die Seitenventrikel gerichtet sein ▶ Nach einigen Zyklen lässt der Druck gegen die Finger in der Inspirationsphase nach. Die AR-/IR-, Flexions-/Extensionsbewegung ist zum Stillstand gekommen ▶ Wenn die Spannungen sich abgebaut haben und der Therapeut einen kräftigen, gleichmäßigen Druck in Richtung Außenrotation spürt, folgt er diesem Impuls
Anmerkung:	Verschiedene Arten der Ausführung sind möglich:

1. Der Osteopath übt über den Knochen und die Dura einen Einfluss auf die Seitenventrikel aus. Dabei spürt der Osteopath die Elastizitätsveränderungen des Knochens während der Inspirations- und Exspirationsphase und die Auswirkungen seines Handelns auf die Dura.
2. Der Osteopath richtet seine Aufmerksamkeit direkt auf die intrakraniale Fluida. Der Schädel und die Seitenventrikel werden wie ein mit Wasser gefüllter Ballon wahrgenommen, und die Technik ist direkt auf die Fluida gerichtet.
3. Der Osteopath richtet seine Aufmerksamkeit auf die Region um die Seitenventrikel, erfährt jedoch die synchrone Wirkung auf allen Dichteebenen. Der Osteopath unterstützt die Exspiration und Retraktion leicht, ohne das Tempo der „Bewegung" zu ändern. Die Inspiration bzw. Expansion verhindert er nicht, sondern folgt dieser passiv. Dieser Vorgang wird solange fortgesetzt bis ein Stillpunkt einsetzt.
4. Der Osteopath folgt nur den vorhandenen Gewebequalitäten, und es ist die Entscheidung des inhärenten Regulationssystems bzw. der primären Respiration, ob sich eine Kompression der Seitenventrikel einstellt. Der Osteopath fungiert „nur" als Fulcrum, um diese Prozesse zu begleiten.

16. Fluider Körper

Verlangsamung des PRM-Rhythmus

Wirkung — Verminderung der Frequenz des CRI, z. B. bei Hyperaktivität oder Fieber.

Rotationstechnik der Schläfenbeine *(Abb. 16.11 und Abb. 16.12)*

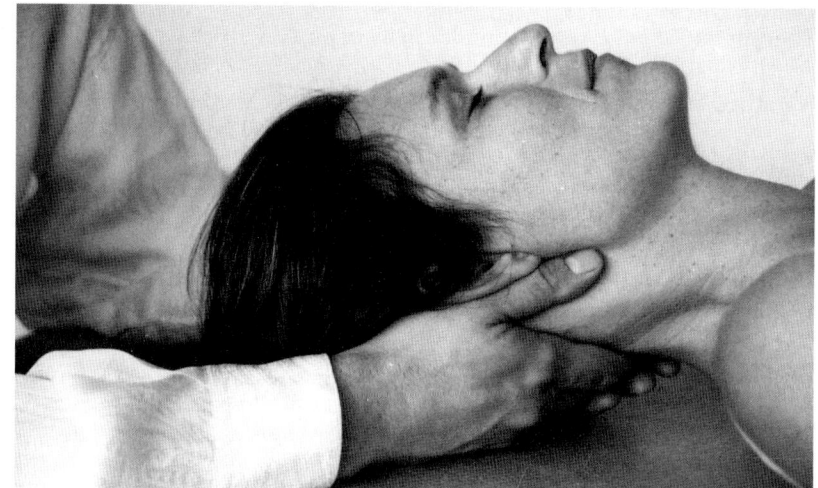

16.11
Rotation der Schläfenbeine (AR/IR): Handposition

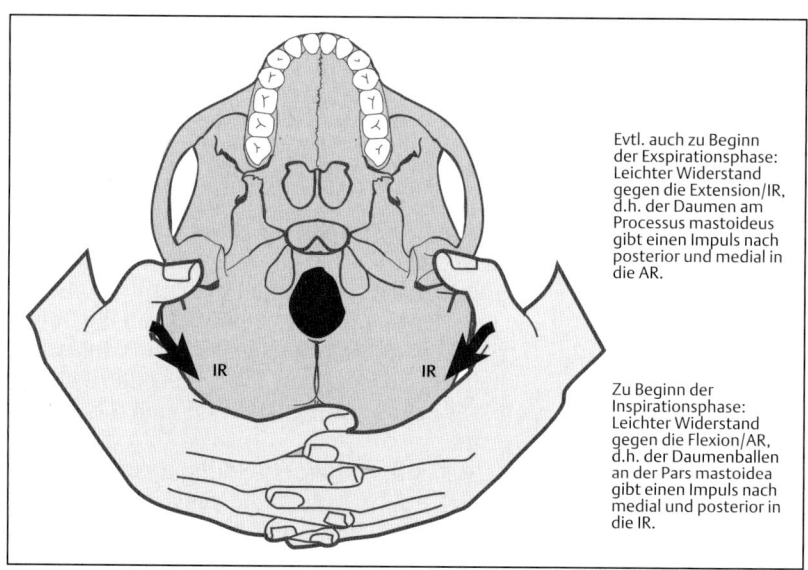

16.12
Rotation der Schläfenbeine (AR/IR): Verlangsamung

Evtl. auch zu Beginn der Exspirationsphase: Leichter Widerstand gegen die Extension/IR, d.h. der Daumen am Processus mastoideus gibt einen Impuls nach posterior und medial in die AR.

Zu Beginn der Inspirationsphase: Leichter Widerstand gegen die Flexion/AR, d.h. der Daumenballen an der Pars mastoidea gibt einen Impuls nach medial und posterior in die IR.

Therapeut — Er befindet sich am Kopfende des Patienten.

Handposition
- ▶ Die Daumenballen liegen beidseitig auf den Partes mastoideae der Schläfenbeine
- ▶ Die Daumen liegen auf den vorderen Spitzen der Processus mastoidei der Schläfenbeine

Ausführung
- ▶ Die Außenrotationsbewegung der Schläfenbeine wird abgebremst, indem die Daumenballen an den Partes mastoideae zu Beginn jeder Inspirationsphase einen sanften Druck nach posterior und medial ausüben
- ▶ Wichtig ist, darauf zu achten, dass der angewendete Druck die Außenrotationsbewegung nicht verhindert, sondern nur verlangsamt

- Ansonsten folgt der Therapeut nur passiv den Knochenbewegungen
- Es ist zusätzlich möglich, zu Beginn jeder Innenrotation an den Mastoidspitzen einen sanften Widerstand mit den Daumen nach posterior und medial auszuüben

Verlangsamung über das Kreuzbein *(Abb. 16.13)*

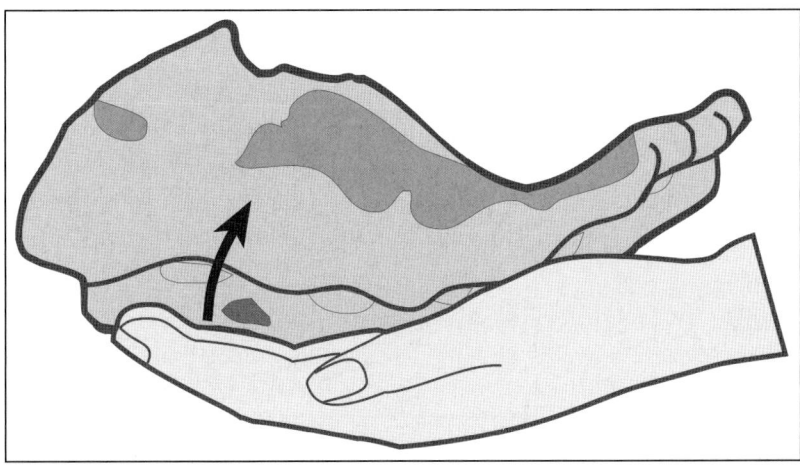

16.13
Verlangsamung des CRI mithilfe des Kreuzbeins

Therapeut	Er befindet sich seitlich des Patienten, auf Höhe des Kreuzbeins.
Handposition	▶ Die distale Hand liegt so unter dem Kreuzbein, dass sich die Dornfortsätze zwischen dem Mittel- und dem Ringfinger befinden ▶ Die Fingerspitzen berühren den 5. Lendenwirbel
Ausführung	▶ Der Therapeut verlangsamt die Flexionsbewegung, indem seine Hand zu Beginn jeder Inspirationsphase an der Sakrumbasis einen leichten Druck nach anterior ausübt ▶ Der Druck sollte die Inspirationsbewegung nicht verhindern, sondern nur leicht abbremsen

Beschleunigung des PRM-Rhythmus

Wirkung	Besonders die Frequenz des CRI wird beschleunigt, aber auch die Amplitude vergrößert sich. Dadurch wird eine Dynamisierung des kraniosakralen Rhythmus und der gesamten Körperfunktionen erreicht.

Rotationstechnik der Schläfenbeine *(Abb. 16.14)*

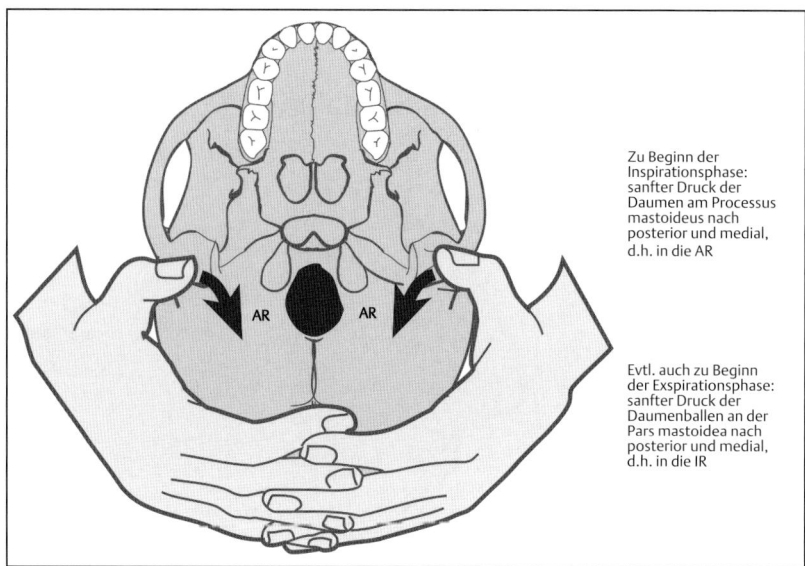

16.14
Rotation der Schläfenbeine (AR/IR): Beschleunigung

Zu Beginn der Inspirationsphase: sanfter Druck der Daumen am Processus mastoideus nach posterior und medial, d.h. in die AR

Evtl. auch zu Beginn der Exspirationsphase: sanfter Druck der Daumenballen an der Pars mastoidea nach posterior und medial, d.h. in die IR

Therapeut	Er befindet sich am Kopfende des Patienten.
Handposition	▶ Die Daumenballen liegen beidseitig auf den Partes mastoideae der Schläfenbeine ▶ Die Daumen liegen auf den vorderen Spitzen der Processus mastoidei der Schläfenbeine ▶ Ellenbogen beider Arme sind auf der Liege aufgelegt
Ausführung	▶ Der Therapeut gibt einen feinen Impuls in die Außenrotation zu Beginn jeder Inspirationsphase des Schläfenbeins. Der Impuls wird durch eine beidseitige Bewegung der Daumen an den Mastoidspitzen nach posterior und medial induziert ▶ Dieser Impuls wird zu Beginn jeder neuen Außenrotation gegeben. Ansonsten folgt der Therapeut nur passiv den Bewegungen des Knochens ▶ Ähnlich wie man das Schwingen einer Schaukel beschleunigt, unterstützt der Therapeut die Bewegung der Schläfenbeine ▶ Zusätzlich ist es möglich, zu Beginn jeder Exspirationsphase einen Impuls mit den Daumenballen an den Partes mastoideae nach posterior und medial zu geben Diese Dynamisierung des kraniosakralen Systems kann von jedem anderen Schädelknochen wie auch am Kreuzbein vorgenommen werden.

Beschleunigung über das Kreuzbein *(Abb. 16.15)*

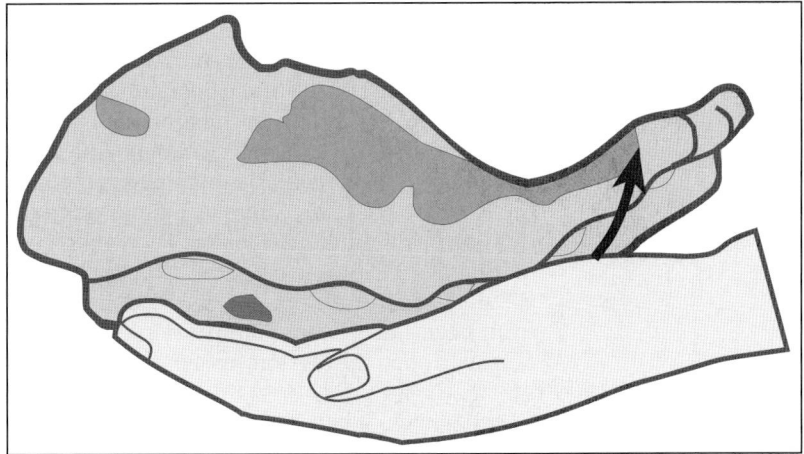

16.15
Beschleunigung des CRI mithilfe des Kreuzbeins

Therapeut	Er befindet sich seitlich des Patienten auf Höhe des Kreuzbeins.
Handposition	▸ Die distale Hand liegt so unter dem Kreuzbein, dass sich die Dornfortsätze zwischen dem Mittel- und dem Ringfinger befinden ▸ Die Fingerspitzen berühren den 5. Lendenwirbel
Ausführung	Zu Beginn jeder Inspirationsphase gibt die Hand an der Sakrumspitze einen Impuls nach anterior.

Wiederbelebungstechnik, „Vater-Tom"-Technik *(Abb. 16.16)*

In seinem Buch „The Cranial Bowl" berichtet *Sutherland*[5], wie er einen klinisch toten Menschen am Eriesee mithilfe dieser Technik zurück ins Leben holte. „Ich griff die Schläfenbeine und rotierte die Felsenbeine in Außenrotation, das Hinterhaupt in die Flexion.... Nachdem ich diese Knochen bewegt hatte, trat ein Wärmegefühl in meinen Händen auf, und der Mann begann zu atmen. Ich löste meine Hände, und die Atmung hörte auf... Ich

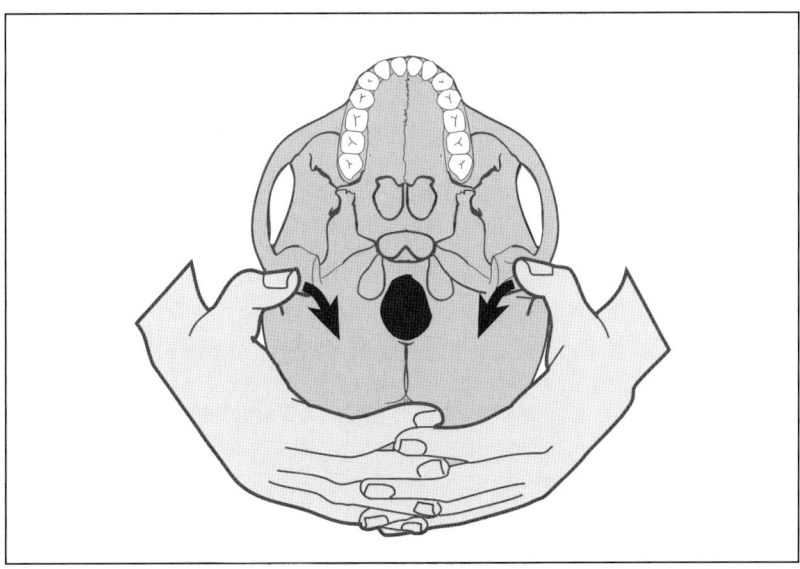

16.16
„Vater-Tom"-Technik

16. Fluider Körper

begann das Experiment von neuem, und dasselbe Wärmegefühl kam wieder. Es gab eine plötzliche Zuckung in seinem Schädel, und dann begann er zu seiner Schwester zu sprechen..."

Wirkung	Beim Ableben kommt das kraniosakrale System in der Exspirationsphase zum Stillstand. Die reziproke Spannungsmembran fixiert die Schädelbasis in der Extension und die peripheren Knochen in Innenrotation. In dieser Technik werden die Schläfenbeine mit großer Kraftanwendung in Außenrotation gebracht. Dadurch bewegt sich das Hinterhaupt in Flexion. Die Folge ist, dass die reziproke Spannungsmembran, vor allem das Tentorium cerebelli, in die Flexionsposition gebracht wird, wodurch eine Fluktuation des LCS ausgelöst wird. Unterhalb des Tentoriums befinden sich LCS und der Hirnstamm mit der Medulla oblongata, worin das Atemzentrum liegt. Das gesamte kraniosakrale System und der gesamte Organismus wird so in die Flexion/Außenrotation/Einatemphase gedrängt.
Indikation	▶ Bei Schock, lebensbedrohlichen Zuständen, wenn der CRI so gut wie nicht mehr zu spüren ist ▶ Bei sanfterer Ausführung kann eine tiefere Atmung des Patienten und eine Lösung von Restriktionen an der Sutura occipitomastoidea erzielt werden. Außerdem kann sie am Ende von Behandlungen eingesetzt werden oder um unerwünschte Therapiefolgen auszugleichen
Therapeut	Er befindet sich am Kopfende des Patienten.
Handposition	▶ Die Daumenballen liegen beidseitig auf den Partes mastoideae der Schläfenbeine ▶ Die Daumen liegen auf den vorderen Spitzen der Processus mastoidei der Schläfenbeine
Ausführung	▶ Die Schläfenbeine werden beidseitig in die Außenrotation gebracht, indem die Daumen die Mastoidspitzen nach medial und posterior drücken ▶ Dieser Druck wird einige Sekunden aufrechterhalten und dann gelöst. Mehrmalige Wiederholung, bis der Rhythmus wieder zu spüren ist und die Lungenatmung wieder einsetzt ▶ Das ist die einzige kraniosakrale Technik, die mit sehr starker Kraftanwendung ausgeübt wird! ▶ Gegebenenfalls wird diese Technik mit anderen Reanimationstechniken kombiniert. Dabei werden die Schläfenbeine während der Einatemphase der Lungenatmung in die Außenrotation gebracht ▶ Die sanftere Variante unterscheidet sich von der Wiederbelebungstechnik durch die verminderte Kraftanwendung
Variante: Wiederbelebungstechnik am Kreuzbein	Bei starken Schädelverletzungen, wenn eine starke Kraftanwendung am Schädel kontraindiziert ist, kann man das kraniosakrale System auch am Kreuzbein in die Inspirationsphase bringen: ▶ Der Patient befindet sich in Bauchlage ▶ Die Kreuzbeinspitze wird mit einem kräftigen Druck für einige Sekunden nach anterior bewegt ▶ Ansonsten gleiches Vorgehen wie an den Schläfenbeinen

Transversale Fluktuation

Wirkung, Indikation
- Die Außenrotation eines Schläfenbeins spannt das Tentorium cerebelli auf seiner Seite an. Die Falx cerebri wird zur Seite des nach außen rotierten Schläfenbeins gezogen. Diese Bewegung findet abwechselnd und gegensinnig an den beiden Schläfenbeinen statt
- Dadurch wird eine transversale Fluktuation induziert und eine Seitneigungs-Rotationsbewegung am Hinterhaupt-Keilbeingelenk ausgelöst
- Dynamisierende Technik: Die Amplitude des CRI vergrößert sich, die kranialen Fluktuationen werden angeregt
- Beruhigende Technik: Die Amplitude des CRI vermindert sich und die kranialen Fluktuationen werden sediert, z.B. um erregte, nervöse, ängstliche Patienten sich beruhigen und entspannen zu lassen
- Bei starken Körperdysfunktionen
- Bei Restriktionen der Suturen am Schläfenbein
- Bei chronischen Seitneigungs-Rotationsdysfunktionen am Hinterhaupt-Keilbeingelenk (SSB)
- Eine laterale Bewegung des Liquor cerebrospinalis kann nach *Lippincott* die Fluktuation wieder in einen harmonischen Rhythmus bringen

„Pussy-foot"-Technik *(Abb. 16.17)*

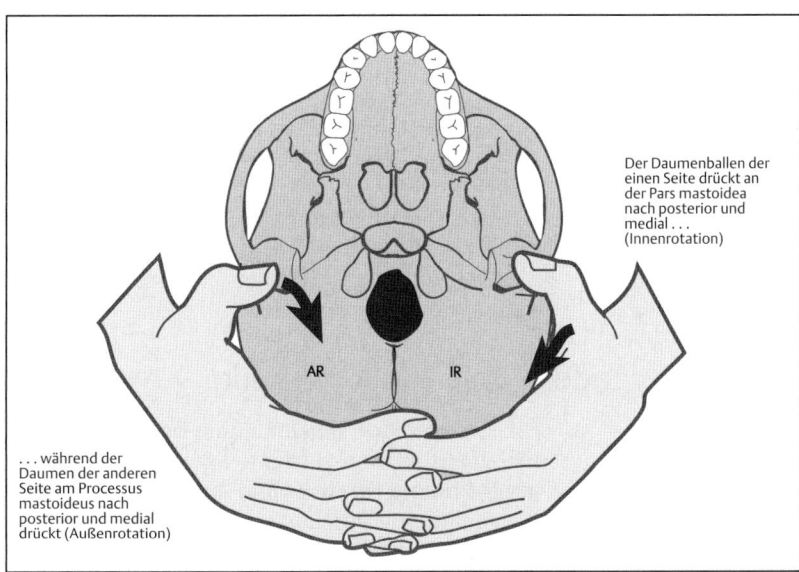

16.17
„Pussy-foot"-Technik

Therapeut
Er befindet sich am Kopfende des Patienten.

Handposition
- Die Daumenballen liegen beidseitig auf den Partes mastoideae
- Die Daumen liegen beidseitig auf den vorderen Spitzen der Processus mastoidei (Warzenfortsatz)
- Ellenbogen beider Arme sind auf der Liege aufgelegt

Ausführung
- Das Schläfenbein der einen Seite wird nach außen rotiert, indem das Gewicht auf den Ellenbogen der gleichen Seite verlagert wird. Dadurch bewegt sich der Daumen am Processus mastoideus nach medial und posterior
- Indem der andere Ellenbogen vom Körpergewicht entlastet wird, wird das andere Schläfenbein in die Innenrotation bewegt. Die Hand bewegt

sich automatisch so, dass der Daumenballen auf der Pars mastoidea nach medial und posterior Druck ausübt
- Innenrotation des rechten Schläfenbeins/Außenrotation des linken Schläfenbeins und Außenrotation des rechten Schläfenbeins/Innenrotation des linken Schläfenbeins
- Im Rhythmus des CRI wird die Richtung gewechselt, sodass die Schläfenbeine abwechselnd und gegensinnig zueinander bewegt werden. Falls der CRI nicht wahrgenommen werden kann, ist es auch möglich, im Rhythmus der Lungenatmung zu wechseln
- Wenn diese gegensinnige Bewegungsinduktion vom primär respiratorischen Mechanismus übernommen wurde, folgt der Behandler nur passiv der Bewegung und wartet, bis diese gegensinnige Bewegung zur Ruhe kommt
- Nach einer kurzen Phase der Ruhe wird sich von selbst wieder eine natürliche symmetrische Bewegung einstellen

Anmerkung Sutherland selbst hat die Ausführung dieser Technik im Laufe seines Lebens von einer mehr biomechanisch geprägten zu einer mehr funktionellen Ausführung geändert. Verschiedene Arten der Ausführung sind möglich:

1. Ossäre durale Annäherung: Der Osteopath übt über den Knochen und die Dura einen Einfluss auf die Fluida des Schädels aus. Dabei richtet er seine Aufmerksamkeit auf die Schläfenbeine und die Dura und stellt eine Resonanz zu diesen Geweben her. Der Osteopath spürt die Elastizitätsveränderungen der Schläfenbeine bei der Ausführung der Technik und die Wirkung dessen auf die Dura und die Fluida.
2. Der Osteopath richtet seine Aufmerksamkeit direkt auf die intrakraniale Fluida. Die Hände fühlen einen mit Wasser gefüllten Ballon und nehmen selbst diese Qualität an. Sie führen dann die Fluida alternierend sanft von einer zur anderen Seite.
3. Der Osteopath folgt nur den vorhandenen Gewebequalitäten und das inhärente Regulationssystem, das Rhythmussystem des PRM, entscheidet, ob diese Ausführung stattfindet. Der Osteopath fungiert „nur" als Fulcrum, um diesen Prozess zu begleiten.

Dynamisierende „Pussy-foot"-Technik

Die Handposition entspricht der bereits beschriebenen „Pussy-foot"-Technik, ebenso die Ausführung, mit dem Unterschied, dass der Rhythmus der gegensinnigen Außen- und Innenrotationsbewegung im Rhythmus der Lungenatmung beschleunigt wird und die Amplitude der Bewegungsausführung verstärkt wird.

Beruhigende „Pussy-foot"-Technik

Die Handposition entspricht der bereits beschriebenen „Pussy-foot"-Technik, ebenso die Ausführung, mit dem Unterschied, dass der Rhythmus der gegensinnigen Außen- und Innenrotationsbewegung ebenso wie die Amplitude der Bewegungsausführung vermindert wird.

Alternative Technik für die laterale Fluktuation

Therapeut Er befindet sich am Kopfende des Patienten.

Handposition – Die Handflächen umfassen das Hinterhauptbein wie eine Suppenschüssel

Ausführung	– Der Therapeut nimmt wahr, auf welcher Seite eine stärkere Außenrotation spürbar ist. – In Richtung dieser Seite beginnen die Hände eine transversale Fluktuation sanft zu stimulieren bzw. folgen der registrierten transversalen Fluktuation von einer Seite zur anderen. – Nachdem ein Höhepunkt der transversalen Fluktuation palpiert wurde, folgen die Hände passiv der Bewegung, bis die transversale Bewegung zur Ruhe kommt. – Nach einer kurzen Phase der Ruhe wird sich von selbst wieder eine natürliche symmetrische Bewegung einstellen.

Kombination longitudinaler und transversaler Fluktuationsinduktion

Indikation	▶ Förderung des Längenwachstums ▶ Harmonisierung der Körperphysiologien
Ausführung	▶ Der Therapeut führt eine „Pussy-foot"-Technik aus: Induktion der transversalen Fluktuation ▶ Der Patient beugt und streckt beide Füße: Induktion der longitudinalen Fluktuation

Schräge Fluktuationstechnik *(Abb. 16.18, 16.19 und 16.20)*

Wirkung/Indikation	▶ Diese Technik verursacht eine Torsion am Keilbein-Hinterhauptgelenk (SSB). Ein nach hinten rotiertes rechtes Schläfenbein führt zu einer Torsion der SSB ▶ Das Tentorium cerebelli verwringt sich mit der Folge einer schrägen Fluktuation ▶ Die Verbindung der Pars petrosa mit den angrenzenden Knochen werden normalisiert ▶ Indiziert bei chronischen Torsionsdysfunktionen an der SSB
Therapeut	Er befindet sich am Kopfende des Patienten.
Handposition	▶ Die Daumen und die Zeigefinger umgreifen die Processus zygomatici ▶ Die Mittelfinger liegen in den äußeren Ohrkanälen ▶ Die Processus mastoidei liegen zwischen den kleinen Fingern und den Ringfingern
Ausführung	▶ Das eine Schläfenbein wird nach anterior rotiert, indem Daumen und Zeigefinger eine Bewegung nach inferior und Ring- und kleiner Finger eine Bewegung nach superior ausführen ▶ Gleichzeitig wird das andere Schläfenbein nach posterior rotiert, indem Daumen und Ringfinger eine Bewegung nach superior und Ring- und kleiner Finger eine Bewegung nach inferior ausführen ▶ Bewegung der Schläfenbeine: Anteriore Rotation rechts/posteriore Rotation links und posteriore Rotation rechts/anteriore Rotation links ▶ Die Schläfenbeine werden abwechselnd und gegensinnig zueinander bewegt ▶ Wenn diese gegensinnige Bewegungsinduktion vom primär respiratorischen Mechanismus übernommen wurde, folgt der Behandler nur passiv der Bewegung und wartet, bis diese gegensinnige Bewegung zur Ruhe kommt ▶ Nach einer kurzen Phase der Ruhe wird sich von selbst wieder eine natürliche symmetrische Bewegung einstellen
Anmerkung:	entsprechend zu S. 439 f.

442 16. Fluider Körper

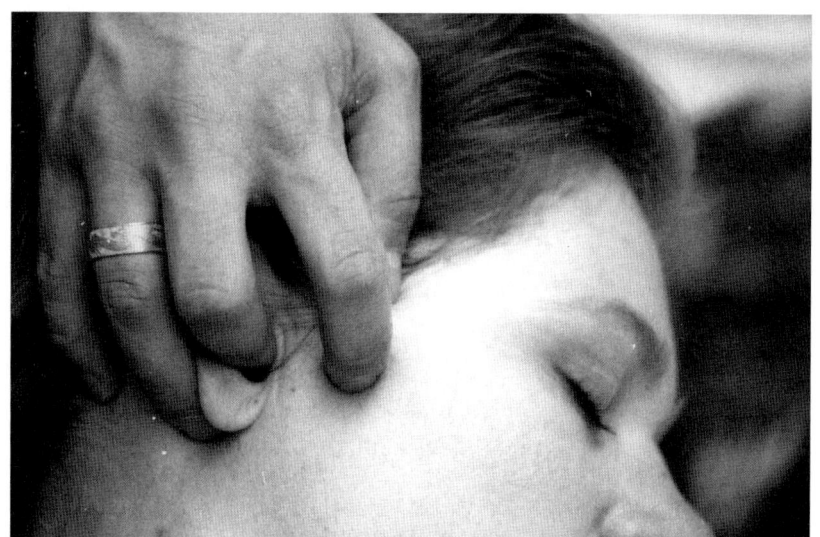

16.18
Ant./post. Rotationstechnik der Schläfen-

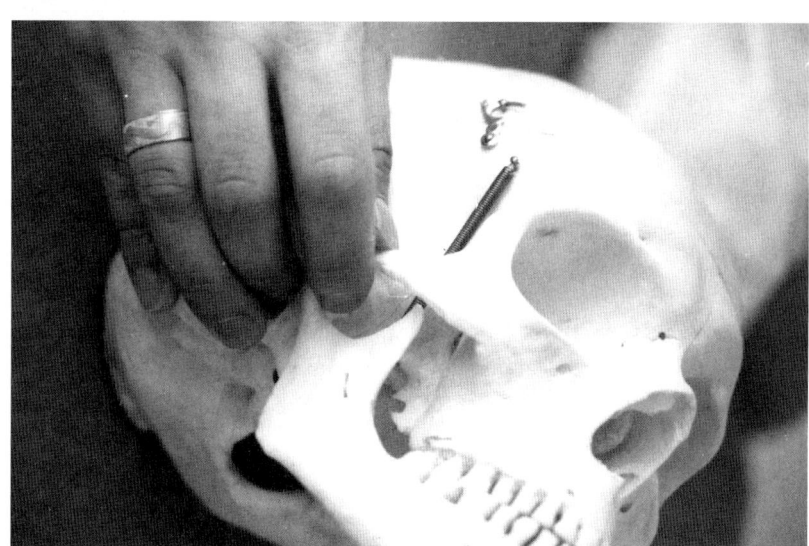

16.19
Ant./post. Rotationstechnik der Schläfen-

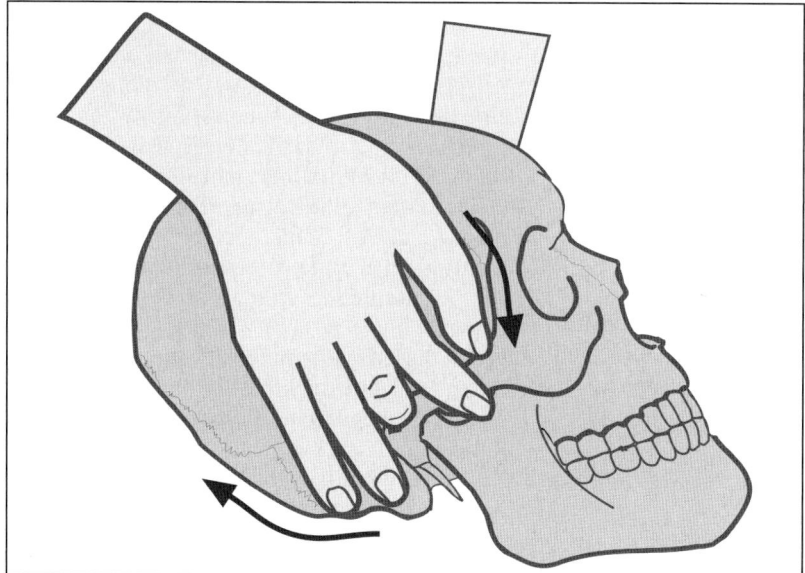

16.20
Ant./post. Rotationstechnik der Schläfenbeine

Selbstbehandlung

Zur allgemeinen Entspannung oder bei Schlaflosigkeit kann der Effekt einer CV-4-Technik auch durch eine Selbstbehandlung herbeigeführt werden. Diese Behandlung wird in Rückenlage ausgeführt. Die Finger werden ineinander verschränkt, und die Hände unter die Squama occipitalis gelegt. Der Knochen wird in die Extension/Innenrotation begleitet, während die Hände der Bewegung in die Flexion/Außenrotation Widerstand leisten. Die sekundäre Atmung kann als Unterstützung eingesetzt werden, indem der Atem am Ende der Ausatemphase angehalten wird.

Falls diese Technik nicht ausgeführt werden kann, ist es auch möglich, zwei Tennisbälle in einem Strumpf zusammenzubinden, sodass sie sich berühren. Während man sich in entspannter Rückenlage befindet, werden die Bälle unter die Squama occipitalis gelegt, etwas oberhalb der Ohröffnung. Das gesamte Gewicht des Kopfes ruht auf den Bällen. Man kann diese Technik für 10 bis 15 Minuten ausführen. Auch in sitzender Position, auf die Ellenbogen gestützt, können die Hände auf die Schläfenbeine gelegt werden und ähnlich den oben beschriebenen Techniken die Fluktuationen beeinflusst werden. Die Indikationen und die Kontraindikationen entsprechen denjenigen der Kompressionstechnik des 4. Ventrikels (CV-4).

Diese Selbsthilfe-Techniken können dem Patienten erklärt und gelehrt werden, wodurch die Behandlungserfolge verbessert werden und der Patient in die Lage versetzt wird, sich ohne großen Aufwand effektiv zu entspannen.

Quellenangaben:

1 Becker, R. E.: Be still and know. A dedication to William G. Sutherland D.O. Cranial Academy Newsletter, 12/1965, S. 6.
2 Sutherland, W. G.: Teachings in the science of osteopathy. Sutherland Cranial Teaching Foundation 1991, S. 204.
3 Sutherland, W. G.: Contributions of thought. Sutherland Cranial Teaching Foundation 1967, 152.
4 Magoun, H. I.: Osteopathy in the cranial field. 3rd ed. Journal Printing Company. Kirksville 1976, S. 112–113.
5 Sutherland, W. G.: The cranial bowl. Free Press Company, Mankato, Minnesota 1939, S. 54.
6 Lippincott, H. A.: Compression of the bulb. J. Osteopath. Cranial Assoc., Cranial Academy, Meridian, Idaho (1948) 51.
7 Bolet, P.: La compression du 4ème ventricule modifie-t-elle le profil ionique chez le patient. Mémoire, St. Etienne, 1993.
8 Magoun, H. I.: Osteopathy in the cranial Field. 3rd ed. Journal Printing Company, Kirksville 1976, S. 112f.
9 Upledger, J. E., Vredevoogd, J. D.: Lehrbuch der Kraniosakral-Therapie. 2. Auflage, Haug 1994, S. 54.
10 Courty, F.: Compression du IVème ventricule et rythme cardiaque. Mémoire, Marseille, 1988.
11 Magoun, H. I.: Osteopathy in the cranial Field. 3rd ed. Journal Printing Company, Kirksville 1976, S. 114.
12 Lippincott, H. A.: Compression of the bulb. J. Osteopath. Cranial Assoc., Cranial Academy, Meridian, Idaho (1948) 56.
13 Magoun, H. I.: Osteopathy in the cranial Field. 3rd ed. Journal Printing Company, Kirksville 1976, S. 110.
14 Hanten, W. P., Olson, S. L., Hodson, J. L., Imler, V. L., Knab, V. M., Magee, J. L.: The Effectiveness of CV-4 and Resting Position Techniques on Subjects with Tension-Type Headaches. J. Manual and Manip. Therap. 2(1999) 64–70.
15. Cooper, G. J.: Compression of the fourth ventricle. Cranial letter 45 (1992).
16. Cooper, G. J., Kilmore, M.: Compression of the fourth ventricle and ist effects on circulation and respiration. Cranial letter 47 (1994).
17 Jealous, J. : The Biodynamics of Osteopathy. Fluid body (audio CD series) 2001..
18 Jealous, J. : The Biodynamics of Osteopathy. CV-4. N° 2 (audio CD series) 2001..
19 Jealous, J. : The Biodynamics of Osteopathy. CV-4. N° 1 (audio CD series) 2001..

20 Ferguson, A.: A review of the physiology of cranial osteopathy. J. Osteop. Medic. 6 (2) (2003) 74–84.
21 Schwenk, T.: Das sensible Chaos. Verlag freies Geistesleben. 10. Aufl., Stuttgart, 2003, S. 22
22 Schwenk, T.: Das sensible Chaos. Verlag freies Geistesleben. 10. Aufl., Stuttgart, 2003, S. 59.
23 Schwenk, T.: Das sensible Chaos. Verlag freies Geistesleben. 10. Aufl., Stuttgart, 2003, S. S. 39.
24 Schwenk, T.: Das sensible Chaos. Verlag freies Geistesleben. 10. Aufl., Stuttgart, 2003, S. S. 45
25 Sutherland, W.G.: Contributions of thought. 2. Aufl., Rudra Press, Portland, 1998, S. 334f.

Weitere Literaturhinweise:

Allain, A.: Le complexe musculo-aponevrotique sous-hyoidien et la circulation veineuse de retour cranien à propos de 10 études échotomographiques. Mémoire, Dijon 1992.

Bolet, P.: La compression du 4ème ventricule modifie-t-elle le profil ionique chez le patient. Mémoire, St. Etienne 1993.

Busquet, L.: L'ostéopathie cranienne. Maloine, Paris 1985.

Gehin, A.: Atlas of manipulative techniques for the cranium and face. Eastland, Seattle 1981.

Ohanian, M.: Father Tom et asthme. Mémoire, Paris 1994.

Die Faszie. „Durch ihre Funktion leben und durch ihr Versagen sterben wir."

Still[1]

„Die Faszie ist der Ort, an dem die Ursache von Krankheiten zu betrachten ist, und sie ist der Ort, der untersucht werden und an dem die Behandlung aller Krankheiten ansetzen sollte"

Still[2]

Anatomie und Behandlung transversaler Diaphragmata

Der Zustand faszialer Strukturen hatte für *Still* eine grundlegende Bedeutung für die Erhaltung der Gesundheit. Dabei setzte er den Begriff „Faszie" nicht mit „Bindegewebe" gleich. Er benutzte den Begriff „Faszie" hingegen im Sinne von membranösem Gewebe. Dies beinhaltete primär die epitheliale Auskleidung des Atem- und Verdauungssystems sowie die peritoneale Serosa. Von großer Bedeutung ist dabei, dass sein Augenmerk nicht so sehr auf Krankheiten des muskuloskelettalen Systems, sondern auf die Behandlung von infektiösen und inneren Erkrankungen gerichtet war[17].

Die faszialen Verbindungen zwischen dem Schädel und dem übrigen Körper sind ein wichtiger Faktor bei der Übermittlung des kraniosakralen Rhythmus auf den Körper und für die einwandfreie Funktion des kraniosakralen Systems im engeren Sinne.

Die Faszie ist eine bindegewebige Struktur, die eine kontinuierlich zusammenhängende Schicht und Umhüllung innerhalb des Körpers darstellt. Hervorragende Verschiebe- und Gleitfähigkeit zeichnet dieses Fasziensystem aus. Die Faszien ermöglichen feine physiologische Bewegungen, wie die des kraniosakralen Rhythmus, des Herzschlages, oder deutlichere Bewegungen, wie die Ausdehnung der Lungen beim Atmen und das Heben eines Armes usw. Jede Veränderung dieser Fazien wie auch des übrigen weichen Bindegewebes vermindert nach *Erlingheuser* die Menge des LCS in den Mikrotubuli des Bindegewebes. Diese Verminderung wiederum habe die Entstehung pathologischer Prozesse auf interzellulärer Ebene zur Folge.

Prof. Dr. A. Pischinger[3], der die Funktion und Anatomie des Bindegewebes untersuchte, stellte in seinem Buch „Das System der Grundregulation" die herausragende Rolle des Bindegewebes und der extrazellulären Flüssigkeit für die Funktion der Organzellen heraus. In diese extrazelluläre Flüssigkeit wirken unmittelbar die Nerven, Kapillaren und Zellen hinein. Während seiner Forschungen kam er zu dem Schluss, dass der extrazelluläre Raum die primäre Steuerung und die Voraussetzung für die Funktion von Organzellen darstellt und nannte dieses System deshalb bezeichnenderweise „vegetatives Grundsystem".

Nie konnte er direkte Kontakte zwischen Gefäßen, Kapillaren und Nerven lokalisieren[4]. Diese müssen stets eine, wenn auch nur minimale, Strecke extrazellulären Raumes überwinden. Es stellte sich sogar heraus, dass je weiter man zur Peripherie untersucht, desto mehr die Nerven und Gefäße auseinanderrücken.

Das Bindegewebe setzt sich aus drei Komponenten zusammen: Zellen, Fasern (kollagene, elastische, retikuläre) und Grundsubstanz. Fasern und

Grundsubstanz werden durch die Zellen gebildet. Die Grundsubstanz besteht aus Mucopolysacchariden, insbesondere der stark wasserbindenden Hyaluronsäure. Die Zusammensetzung der einzelnen Komponenten sowie das Mischungsverhältnis der drei Komponenten macht die Eigenart des jeweiligen Bindegewebes aus.

Entstehung des Bindegewebes

Beim Übergang vom Einzeller zum Mehrzeller hat sich in diesen ersten Phasen der zellulären Evolution auch ein Gewebe zwischen den Zellen entwickelt. Dieses interzelluläre Gewebe sicherte das Zusammenhaften der Zellen, ermöglichte Kontakt und Informationsaustausch zwischen den Zellen und wirkte als Schutz gegen äußere Einflüsse. Während sich die Mehrzeller weiterentwickelten, spezialisierte sich auch das Bindegewebe zunehmend. Dabei ist das Grundgerüst und die Zusammensetzung des Bindegewebes erstaunlicherweise relativ konstant geblieben.

Funktion der Faszien

1. **Stabilisation und Schutz:** Faszien stabilisieren und schützen z. B. Gelenke und Organe durch die Bildung von Kapseln, Bändern, Ligamenten. Sie können traumatische Einflüsse abdämpfen, ausgleichen oder notfalls begrenzen, einkapseln und speichern (s. u.).
2. **Unterteilung:** Faszien unterteilen bestimmte funktionell eng miteinander verbundene Körperbereiche (s. u.). Gleichzeitig stellen sie auch die Verbindung zwischen den einzelnen Unterteilungen dar.
3. **Umhüllung und Verbindung:** Faszien umhüllen jeden Muskel, jede Vene, jeden Nerven und alle Organe des Körpers. Sie bilden auch die durch den Körper ziehenden Verbindungsstrecken für die genannten Strukturen. Das weiche Bindegewebe (Mesoderm) ist das wichtigste Verbindungsmedium zwischen ekto- und entodermalen Strukturen.
4. **Posturale Integrität:** Aufgrund von Propriozeptoren in den Körperfaszien sind diese bei der dynamischen Organisation der Körperhaltung mitbeteiligt.
5. **Übertragung von Bewegungsimpulsen:** Herzschlag, Atmung, Bewegung des PRM usw.
6. **Übertragung, Regulation und Koordination von Spannungen:** Die faszialen Strukturen ermöglichen ein reziprokes Spannungsgleichgewicht der lokal beteiligten Strukturen und des Körpers als Ganzes. Dies gewährleistet dem jeweiligen Gewebe und dem Körper als Ganzes die größtmögliche Flexibilität und bestmögliche Funktion.
7. **Transportmilieu für die Lymphflüssigkeit**
   Dysfunktion der Faszien (Bewegungseinschränkung) führt zur:
   1. Beeinträchtigung des zellulären Stoffwechsels (Zellatmung, Ernährung, Ausscheidung)
   2. Beeinträchtigung des freien Flusses der Interzellularflüssigkeit und der Lymphflüssigkeit
   3. Beeinträchtigung des Immunsystems
   Damit wird der Boden bereitet, auf dem sich lokale und generalisierte Dysfunktionen und Symptome entwickeln können.
8. **Anpassung an mechanische Krafteinwirkungen:** Kollagen, Fibrin, Retikulin lagern sich entsprechend der Richtung der Krafteinwirkung an. Erhöhte Gewebespannung stimuliert die Anlagerung von Kollagen und Fibrin. Die Faszie verändert ihre Elastizität, Plastizität und ihre Viskosität in Anpassung an äußere und innere Krafteinwirkung.
9. **Bioelektrische Eigenschaften:** Die Faszie ist empfänglich für piezoelektrische Impulse. Traumata wie therapeutische Impulse wirken auch über die bioelektrischen Eigenschaften der Faszie.

Beziehungen zwischen Faszien und Körperflüssigkeiten

Ein Schema der Beziehungen zwischen Faszien und Körperflüssigkeiten ist in *Abbildung 17.1* wiedergegeben.

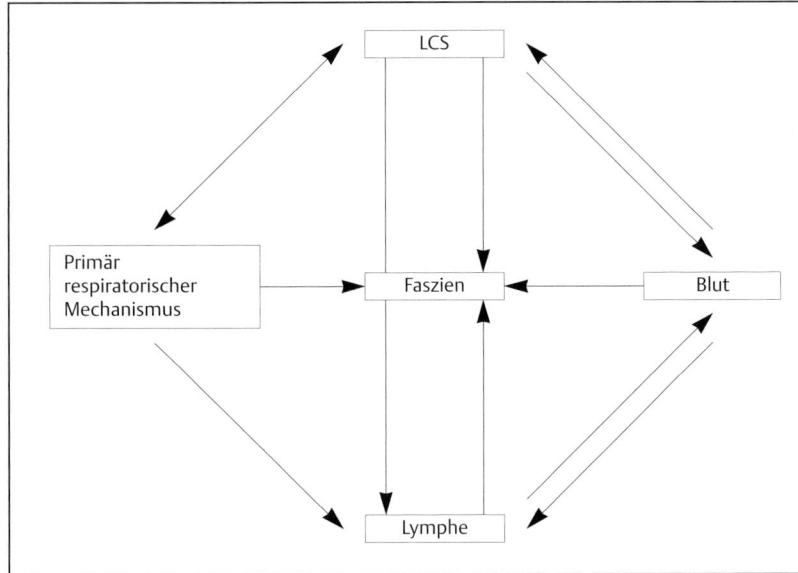

17.1
Schema der Beziehungen zwischen den Faszien und den Körperflüssigkeiten (nach B. Gabarel und M. Roques)

Der Liquor cerebrospinalis	▶ Er gelangt über die Plexi choroidei in das Blutsystem ▶ Über kollagene Hohlfasern (Mikrotubuli) gelangt der LCS in die Faszienstrukturen, von dort auch ins Lymphsystem ▶ Über die Duralscheiden steht der LCS direkt in Kontakt mit der Lymphflüssigkeit
Lymphe	▶ Von der Gewebsflüssigkeit wird die Lymphe in den Lymphwegen zurück in das venöse Blutgefäßsystem transportiert
Blut	▶ Über die Plexi choroidei wird ein Filtrat des Blutes in die Hirnventrikel sezerniert ▶ Das Blut versorgt die Faszien mit Nährstoffen, Sauerstoff und entsorgt seine Metaboliten ▶ Über die Poren der Arteriolen und Kapillaren gelangt Blutplasma in das Fasziensystem, wovon ungefähr 10 % über die Lymphe wieder abtransportiert wird
Faszien	▶ In der Gewebsflüssigkeit der Faszien/des Bindegewebes kommen Blutplasma, die Lymphe und der LCS miteinander in Kontakt

Der **primär respiratorische Mechanismus (PRM)** soll die Drainage der faszialen Gewebe und Zellen beeinflussen. Der Rhythmus des PRM soll zudem über die faszialen Strukturen auf die gesamten Organstrukturen des Körpers übertragen werden.

Das Feder- und Stoßdämpfermodell[5] *(Abb. 17.2)*

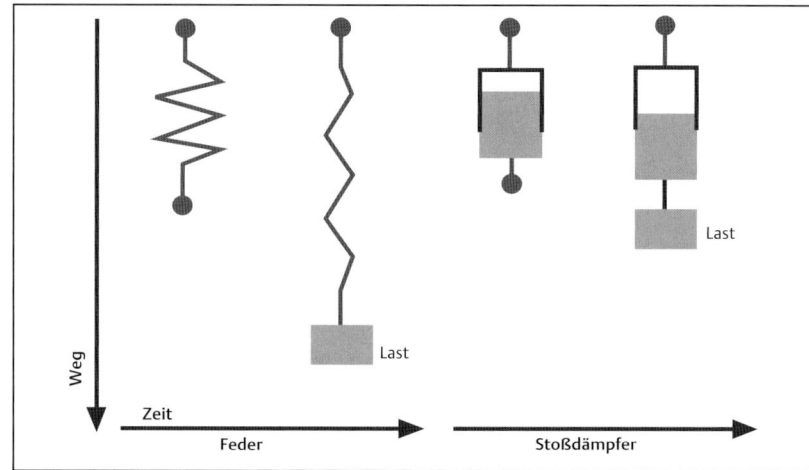

17.2
Feder- und Stoßdämpfermodell nach J. E. Upledger

Um die Organisationen der Dysfunktionen von bindegewebigen Strukturen und ihre Behandlung anschaulicher zu machen, wird an dieser Stelle das von *Little*[5] entwickelte Feder- und Stoßdämpfermodell beschrieben. Es handelt sich hierbei um ein theoretisches Modell. Es basiert auf den Erfahrungen, die Osteopathen bei faszialen Techniken erworben haben. Dieses Modell ist ein Versuch, die Speicherung traumatischer und dysfunktioneller Einflüsse sowie psychischer Traumata im Gewebe besser verständlich zu machen. Ausgangsbasis für dieses Modell sind die überall im Gewebe anzutreffenden elastischen und kollagenen Faserstrukturen. Die elastischen Fasern der Gewebe reagieren entsprechend dem Federmodell. Die Stärke der Verformung steht in unmittelbarem Zusammenhang mit der Stärke der einwirkenden Kraft. Hingegen verhalten sich die kollagenen Fasern entsprechend dem Stoßdämpfermodell. Dabei wird die Verformung durch die Geschwindigkeit der einwirkenden Kraft bestimmt.

Bindegewebige Strukturen verhalten sich wie ein elastokollaginöser Komplex, das heißt, es treten Kombinationen des Feder- und Stoßdämpfermodells auf. Nach *Little* verhalten sich fasziale, ligamentäre und muskuläre Strukturen entsprechend dem Serienmodell und die Knochen entsprechend dem Parallelmodell.

Serienmodell *(Abb. 17.3)*:

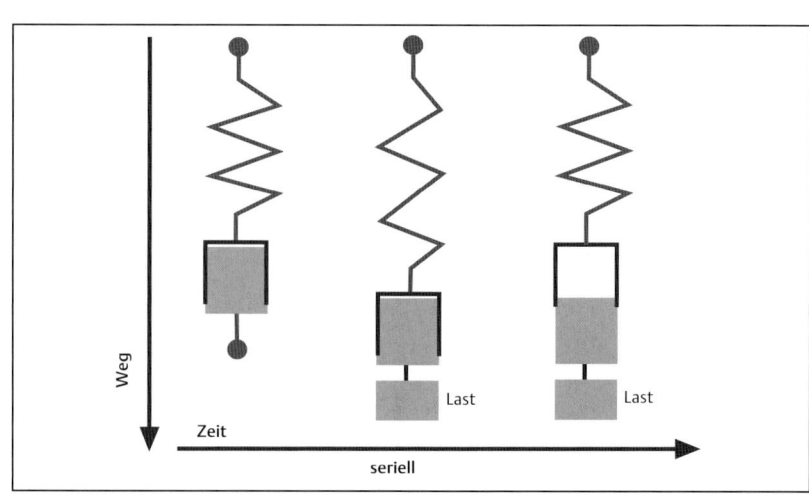

17.3
Feder- und Stoßdämpfermodell nach J. E. Upledger

Nach einiger Zeit der Krafteinwirkung bzw. der Belastung entsteht eine bleibende Verformung der faszialen Gewebe. Diese bleibt auch dann noch bestehen, wenn die Krafteinwirkung längst nicht mehr stattfindet *(Abb. 17.3)*. Erklärung: Bei einer Krafteinwirkung bzw. einer Belastung werden zunächst die elastischen Fasern (Feder) gedehnt. Nach einer gewissen Dauer der Krafteinwirkung bzw. der Belastung wird die viskose Stoßdämpferfunktion der kollagenen Fasern die Zugeinwirkung ausgleichen, sodass die elastischen Fasern (Feder) wieder in ihre ursprüngliche Position zurückkehren. Damit hat eine bleibende Veränderung stattgefunden, denn die elastische Zugkraft der Feder, die das fasziale Gewebe in seine Ausgangsposition hätte zurückbringen können, ist nicht mehr verfügbar.

Parallelmodell *(Abb. 17.4)*:

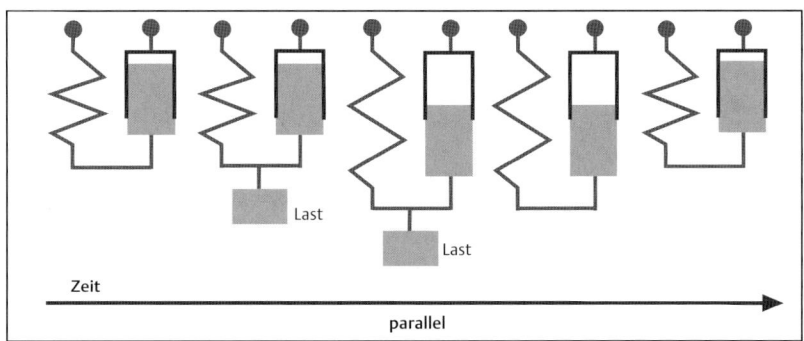

17.4
Feder- und Stoßdämpfermodell nach J. E. Upledger

Nach Beendigung der Krafteinwirkung bzw. der Belastung kehrt das Gewebe wieder in seinen ursprünglichen Zustand zurück *(Abb. 17.4)*.
Erklärung: Die Belastung muss eine bestimmte Zeit einwirken, ehe der Stoßdämpfer sich verformen wird. Findet schließlich eine Verformung des Stoßdämpfers statt, wird sich auch die Feder verformen. Wenn die gesamte Krafteinwirkung auf die Feder übertragen wurde, wird sich diese nach Beendigung der Krafteinwirkung bzw. Belastung aufgrund ihrer elastischen Eigenschaften wieder in ihre Ausgangsposition zurückbewegen.
Nach *Roques* und *Gabarel*[5] wirkt sich eine Deformation unterschiedlich auf die faszialen Strukturen aus, je nachdem, ob das Gewebe sich um mehr oder weniger als 30 % seiner ursprünglichen Länge verändert hat. Bei einer Verformung faszialer Gewebe von weniger als 30 % ihrer ursprünglichen Länge verhält es sich, als wären Feder und Stoßdämpfer seriell miteinander verbunden. Nach einer gewissen Dauer der Krafteinwirkung werden die kollagenen Fasern in diesem veränderten Zustand verbleiben. Bei einer Verformung faszialer Gewebe von mehr als 30 % ihrer ursprünglichen Länge und bei kräftiger Zugeinwirkung verhält es sich entsprechend dem Parallelmodell. Bei einer kurzfristigen Krafteinwirkung kehren die Gewebe aufgrund ihrer elastischen Fasern meist wieder in ihre Ausgangsstellung zurück. Nach *Roques* und *Gabarel* führen langdauernde Krafteinwirkungen jedoch zu Reizungen und Entzündungen mit physiochemischen Veränderungen der Fasern und ihrer umgebenden Grundsubstanz mit der Folge einer bleibenden Veränderung der elastischen ebenso wie der kollagenen Fasern.

In der Therapie ist es von Bedeutung, den unterschiedlichen Eigenschaften der Fasern Beachtung zu schenken. Der Therapeut wird schneller auf die elastischen Fasern einwirken können, während die Veränderung oder Normalisierung der kollagenen Fasern meist eine längere Zeitdauer in Anspruch nimmt. Durch einen sanften kontinuierlichen Zug in Form der indirekten oder der direkten Technik ist der Therapeut imstande, die chemische Struktur der kollagenen Fasern wieder zu normalisieren und dadurch das so genannte zelluläre Gedächtnis von traumatischen Einflüssen zu befreien. Dies gilt gleichermaßen für intra- wie auch für extrakraniale fasziale Strukturen. Nach *Scott*[7] bieten die Faserstrukturen Schutz gegenüber Zugkräften, wohingegen die Grundsubstanz Widerstand gegenüber Kompressionskräften leistet. Dieser eher fluiden Eigenschaft des Bindegewebes muss in der Diagnose und Therapie ebenso Aufmerksamkeit gewidmet werden wie den Faserstrukturen. In diesem Zusammenhang ist eine Hypothese von *Gabarel* und *Roques*[8] zu nennen, die sich mit dem Zusammenspiel der fluiden Komponenten des Bindegewebes und dem primär respiratorischen Mechanismus auseinandersetzt.

Einfluss des PRM auf das Bindegewebe

Gabarel und *Roque*[5] vermuten, dass die rhythmische Inspirations- und Exspirationsphase zu einer phasenweisen Steigerung und Verminderung der Gewebspermeabilität und Viskosität der Grundsubstanz im Bindegewebe führt. Das bedeutet, dass im rhythmischen Wechsel während der Inspirationsphase vermehrt Flüssigkeit und Elektrolyte in die Zellen und ins Lymphsystem einströmen und in der Exspirationsphase Flüssigkeit und gelöste Stoffe die Zelle wieder verlassen.

B. Cabarel und *M. Roques* untersuchten die Beziehung des PRM auf die Faszien und stellten eine Hypothese auf über den Einfluss des PRM und der Flexions- und Extensionsphase auf die Bindegewebe und Faszien des Körpers (s. Anhang 3).

(Forschungsergebnisse zur Behandlung faszialer Gewebe von *Kostopoulos* und *Keramidas* sowie *Hubbard, Sacks* und *Chan* siehe in Kap. 3.

Fasziale Organisation

Die fasziale Organisation des menschlichen Körpers vollzieht sich hauptsächlich in **longitudinaler** Richtung. Innerhalb dieses sich longitudinal organisierenden Fasziensystems gibt es **quer verlaufende** horizontale Faszienebenen. Die quer verlaufenden transversalen Faszienebenen dienen einerseits als Stütze für das longitudinale System, können aber andererseits bei Störungen wie Hypertonus oder Verklebungen sehr leicht die feine Beweglichkeit der longitudinalen Faszien beeinträchtigen.

Auch wenn die transversalen Faszienebenen nicht direkt zum kraniosakralen System zu zählen sind, sollten diese bei allen Funktionsstörungen des kraniosakralen System mit untersucht und gegebenenfalls behandelt werden.

Die wichtigsten transversalen Ebenen sind
- Die Plantaraponeurose
- Das Knie (Fascia poplitea, Kreuzbänder und transversale Bänder des Knies)
- Die Beckendiaphragmata (der Beckenboden) einschließlich der sakralen Gelenkverbindungen
- Das thorakolumbale Diaphragma (Zwerchfell)
- Das zervikothorakale Diaphragma einschließlich Zungenbein
- Das kraniozervikale Diaphragma (Atlanto-Okzipitalgelenk)
- Das intrakraniale horizontale Membransystem (Tentorium cerebelli, Diaphragma sellae) (s. S. 236 f. und S. 541 ff.).

Während sich der Beckenboden und das Zwerchfell aus tendomuskulären Bestandteilen zusammensetzt, bestehen das zervikothorakale Diaphragma zum größten Teil und das kraniale Diaphragma ausschließlich aus membranösen Anteilen.

Funktionelle Dreiecke *(Abb. 17.5)*

Es folgt eine kurze Beschreibung vom Aufbau der funktioneilen Dreiecke, insbesondere im Hinblick auf ihre Beziehung und Verbindung zu den Diaphragmata. Die Einteilung in funktioneile Dreiecke stellt einen Versuch und ein Modell dar, die biomechanischen, arteriovenösen, nervalen, endokrinen und metabolischen Verbindungen und Wechselspiele im Gesamtorganismus nach physiologischen und strukturellen Gesichtspunkten zu unterteilen und zu erklären.

Der Körper kann entsprechend diesem Modell in drei funktioneile Bereiche unterteilt werden, schematisch dargestellt durch drei Dreiecke. Alle Strukturen innerhalb eines Dreiecks sind funktioneil, physiologisch und pathologisch eng miteinander verbunden. Getrennt werden die Dreiecke durch die genannten Diaphragmata. Der Zustand der Diaphragmata ist für ein einwandfreies Funktionieren der unterschiedlichen Dreiecke von größter Bedeutung, da diese über die Diaphragmata miteinander in Verbindung stehen.

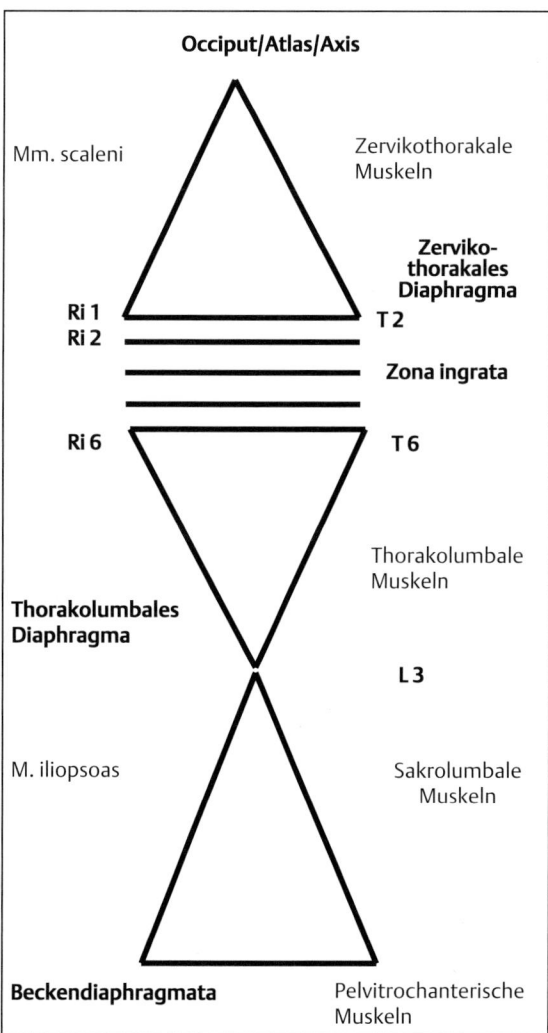

17.5 Funktionelle Dreiecke

17. Anatomie und Behandlung transversaler Diaphragmata

Die funktionellen Dreiecke und ihre diaphragmale Begrenzung

- Beckendiaphragma
  Unteres funktionelles Dreieck
- Thorakolumbales Diaphragma
  Mittleres funktionelles Dreieck
- Zervikothorakales Diaphragma
  Oberes funktionelles Dreieck
- Kraniozervikales Diaphragma

Unteres funktionelles Dreieck

Ecken:
Vorne: Os pubis
Hinten: Articulatio sacro-iliaca
Oben: 3. Lumbalwirbel

Verbindungslinien:
Nach unten: Beckendiaphragmata und pelvitrochanterische Muskeln
Nach vorne: M. iliopsoas und Gewicht der viszeralen Organe
Nach hinten: Sakrolumbale Muskeln

Mittleres funktionelles Dreieck

Ecken:
Oben vorne: Articulatio sternocostalis 6
Oben hinten: 6. Brustwirbel
Unten: 3. Lumbalwirbel

Verbindungslinien:
Vorne: Diaphragma
Hinten: Thorakolumbale Muskeln
Oben: 6. Rippe

Oberes funktionelles Dreieck

Ecken:
Unten vorne: Articulatio sternoclavicularis
Unten hinten: 2. Brustwirbel
Oben: Axis/Atlas/Os occipitale

Verbindungslinien:
Nach unten: 2. Rippe
Vorne: Mm. scaleni
Hinten: Zervikothorakale Muskeln (besonders der M. splenius)

Das obere Dreieck enthält als wichtigste Strukturen die Lunge und das Herz, das mittlere Dreieck die Verdauungsorgane, und das untere funktionelle Dreieck zusätzlich zu einem Teil des Darmes die urogenitalen Organe. So wie der Schädel einen Schutz für das Gehirn darstellt, gewährt der knöcherne Thorax der Lunge und dem Herzen und das knöcherne Becken den Fortpflanzungsorganen einen Schutz.

Zwischen dem 2. und 6. Brustwirbel befindet sich die Zona ingrata (undankbare Zone). Diese besonders rigide Zone liegt zwischen dem oberen und dem mittleren funktionellen Dreieck. Ihre Aufgabe ist es, von oben und unten kommende Belastungen zu absorbieren und die kardialen Nervengeflechte zu schützen.

Der 3. Lendenwirbel nimmt im Modell der funktionellen Dreiecke eine Schlüsselposition ein:

1. Er verbindet das untere mit dem mittleren funktionellen Dreieck.
2. Er stellt den Apex der lumbalen Wirbelsäule und das Zentrum der Schwerkraft dar. Er hat somit das meiste Gewicht zu tragen, obwohl er gleichzeitig als der erste mobile lumbale Wirbel angesehen werden kann.

3. Über seine gelenkigen Verbindungen zum 2. Lendenwirbel und durch den Ansatz des Zwerchfells auch am 3. Lendenwirbel ist er mit dem mittleren funktionellen Dreieck verbunden.
4. Über seine Verbindungen zum 4. Lendenwirbel, der wiederum über das Lig. iliolumbale mit dem Becken verbunden ist, hat der 3. Lendenwirbel auch am unteren Dreieck Anteil.
5. Über den M. iliopsoas, der an den Querfortsätzen des 1.–4. Lendenwirbels seinen Ursprung nimmt, und über nervale Beziehungen zum N. femoris und N. obturatorius hat er Verbindungen zur unteren Extremität.
6. Der 3. Lendenwirbel besitzt einen besonders kräftigen Wirbelbogen, da an ihm auf- und absteigende Muskeln ansetzen. Er stellt den mobilen Punkt für die vom Kreuz- und Darmbein aufsteigenden Muskeln (M. longissimus) dar sowie den Fixpunkt für die kranial herunterziehenden Muskeln.
7. Das Rückenmark läuft außerdem auf Höhe des 2. Lendenwirbels aus und geht in das Filum terminale über.
8. Das Mesocolon (Nerven und Gefäße führendes Gekröse des Dickdarms) ist auf Höhe von L2/L3 fixiert.
9. Die Bifurkation der Aorta abdominalis befindet sich auf Höhe von L3.
10. Ebenso ist die Cisterna chyli nicht selten auf Höhe des 3. Lendenwirbels zu finden, sodass L3 auch auf den Lymphfluss Einfluss ausüben kann.

Anatomie der Diaphragmata

Beckendiaphragma *(Abb. 17.6)*

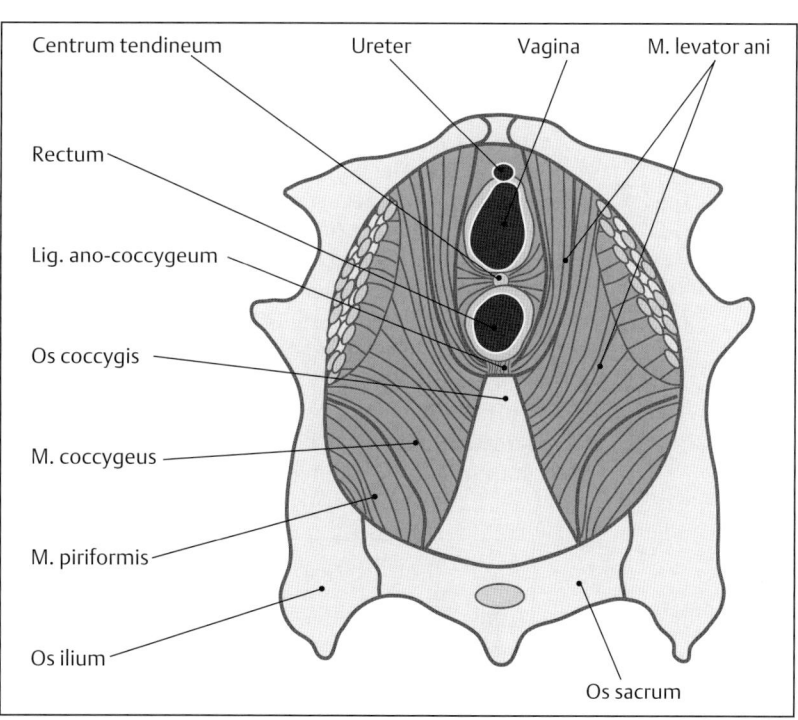

17.6 Diaphragma pelvis (Ansicht von oben)

Die muskulären Beckendiaphragmata werden unwillkürlich und willkürlich kontrolliert. Sie stehen insbesondere mit dem urogenitalen System in enger Verbindung und haben dadurch Einfluss auf die Ausscheidungsprozesse des Körpers, auf die Sexualität und die Fortpflanzung.

17. Anatomie und Behandlung transversaler Diaphragmata

Beteiligte Strukturen
- Knöchern: Os sacrum, Os coccygis, Os coxae (bestehend aus Os ilium, Os ischii und Os pubis)
- Muskulär: M. levator ani, M. coccygeus, M. transversus perinei profundus und M. transversus perinei superficiale
- Viszeral: Anus, Harnröhre, Vagina, Prostata, Blase, Gebärmutter, Eileiter, aufsteigender und absteigender Dickdarm, Mastdarm
- Nerval: Äste der Spinalnerven L4 bis S5, z. B. N. ischiadicus, N. cutaneus femoris posterior, N. glutaeus inferior, N. pudendus; Ganglion impar, 3 bis 4 sakrale Grenzstrangganglien, Plexus hypogastricus, Nn. splanchnici pelvici
- Vaskulär: A. und V. iliaca interna und externa sowie deren Äste und dazugehörige Lymphbahnen

Die Bauchhöhle wird kranial vom Zwerchfell und kaudal vom Diaphragma pelvis begrenzt.

Die Muskulatur des Beckenbodens ist dreischichtig und wird durch Faszien voneinander getrennt. Durchquert werden die Beckendiaphragmata vom Anus, von der Harnröhre und von der Vagina. Anatomisch und funktionell kann das Diaphragma pelvis vom Diaphragma urogenitale unterschieden werden.

Diaphragma pelvis

Es kann als ein Unterstützungssystem der Beckenorgane angesehen werden. Gebildet wird es vom M. levator ani, dem M. coccygeus und deren oberer und unterer Faszienbedeckung, Fascia diaphragmatis pelvis superior und inferior. Das trichterförmige Diaphragma verläuft hinter dem Schambein, schräg nach unten über die Fascia obturatoria, die Spina ischiadica und das Ligamentum sacrospinale zum Kreuzbein. Der M. levator ani besteht aus einem äußeren Sphinkteranteil und einem inneren, den After anhebenden Teil. Er kann in vier Bündel unterteilt werden.

Die Ursprünge dieses Muskels liegen an der Hinterseite des Schambeins, am Ramus ischiopubicus, an der Linea arcuata und an der Spina ischiadica. In die Ursprungssehne strahlen zudem Sehnenzüge aus der Fascia obturatoria ein. Der M. levator ani inseriert an der retroanalen Kreuzung, dem Ligamentum anococcygeum, und seitlich am Steißbein. Außerdem strahlt er in die Faszie der Prostata und in die Vaginalwand ein und kann so den Tonus dieser Strukturen mitbeeinflussen.

Innervation: Äste aus dem (II.,) III. und IV. Sakralsegment Der M. coccygeus entspringt von der Spina ischiadica und setzt lateral am unteren Kreuzbein und am Steißbein an *(Abb. 17.7)*. Innervation: Äste vom IV. und V. Sakralsegment

Durch seine Ansätze am Kreuzbein und am Steißbein kann er diese bei Kontraktion oder starker Verspannung nach vorne ziehen und dadurch das kraniosakrale System in Flexion fixieren bzw. die Extension behindern.

17.7
Hypertonus des M. coccygeus verursacht eine Flexionsbewegung des Sakrums und des Okziputs

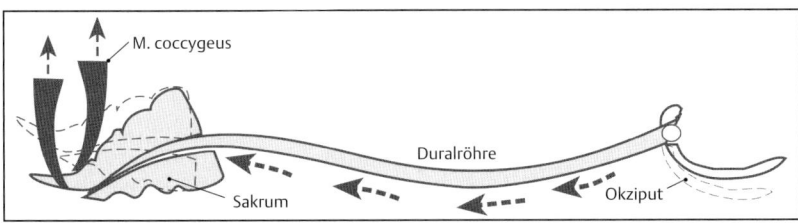

Diaphragma urogenitale

Dieses Diaphragma ist eine bindegewebig-muskuläre, ca. 1 cm dicke Schicht, die zwischen dem linken und dem rechten Ramus inferior ossis pubis ausgespannt ist.

Der M. transversus perinei profundus bildet die Grundlage dieses Diaphragmas.

Der M. transversus perinei profundus sowie der Sphincter urethrae, Nerven und Gefäße werden von der Fascia diaphragmatica urogenitale superior und inferior umhüllt. Sie stützt außerdem die Harnröhre. Am vorderen oberen Rand des M. transversus perinei profundus vereinigen sich die beiden Faszien und bilden das Ligamentum transversum perinei.

Am hinteren Rand des Diaphragma urogenitale verläuft der M. transversus perinei superficiale, eine unregelmäßige Abspaltung des M. transversus perinei profundus. Er verläuft vom Sitzbein zum Centrum tendineum. Beide Muskeln werden vom N. pudendus innerviert.

Weitere Strukturen:
- Sphincter ani externus
- Mm. bulbospongiosi
- Excavatio rectovesicalis beim Mann: Spaltförmige Ausbuchtung der Peritonealhöhle zwischen Harnblase und Rektum
- Excavatio rectouterina bei der Frau: Tiefste Stelle des Peritonealraums zwischen Uterus und Rektum
- Excavatio vesicouterina bei der Frau: Spaltförmiger Peritonealraum zwischen Uterus und Blase

Funktion der Beckendiaphragmata

1. Lagesicherung der Becken- und Bauchorgane
2. Passagefunktion
3. Sexuelle Funktion
4. Endokrine Funktion durch Einfluss auf den Uterus
5. Übertragung von Kräften auf die Beine und Aufrechterhaltung des Ganges. Aufgrund des Einflusses der Beckendiaphragmata auf die Beweglichkeit des Kreuz- und Steißbeins und auf die longitudinalen Faszien sowie aufgrund ihres Einflusses auf den Flüssigkeitsstrom in diesem Bereich ist die Entspannung dieses Diaphragmas für eine physiologische kraniosakrale Bewegung unbedingt erforderlich.

Einflüsse auf die Funktion der Beckendiaphragmata

▶ Position des Os sacrale und des Os coccygis: Wichtig für die ligamentären, nervalen und zirkulatorischen Verbindungen zum Beckenboden
▶ Stellung des Os pubis: Bei veränderter Position des Schambeins (z. B. bei erhöhtem Tonus der vorderen Bauchmuskulatur, Dysfunktion der benachbarten Gelenke) kann es zum Ungleichgewicht und zu einer Insuffizienz dieser Diaphragmata kommen
▶ Position und Funktion der Articulatio coxo-femoralis: Bedeutsam für die muskulären Verbindungen (pelvitrochanterische Muskeln). Zudem kann das Hüftgelenk über den Verlauf der Kraftlinien die Biomechanik des Kreuz-, Steiß- und Schambeins beeinflussen
▶ Viszerale Organe: Die Beckendiaphragmata werden beeinträchtigt aufgrund der Folgen von Entzündungen der Beckenorgane, Vernarbungen oder Entbindungen. Auch eine Ptose der Verdauungsorgane kann zu einer verstärkten Belastung des Beckenbodens führen
▶ Thorakolumbales Diaphragma: Durch Beeinträchtigung der statischen Funktion des Zwerchfells können verstärkt Kräfte auf den Beckenboden einwirken

Thorakolumbales Diaphragma (Zwerchfell) (Abb. 17.8)

Am thorakolumbalen Übergang liegt eine weitere, die wohl bekannteste quer verlaufende Struktur des Körpers. Schon 1899 wies *Still*[9] darauf hin, dass das Diaphragma die Ursache von mehr Krankheiten sein kann als jeder andere Teil des Körpers, falls diese muskulotendinöse Struktur abnorme Spannungen aufweist oder ihre Anheftungen sich nicht an der richtigen Position befinden.

17. Anatomie und Behandlung transversaler Diaphragmata

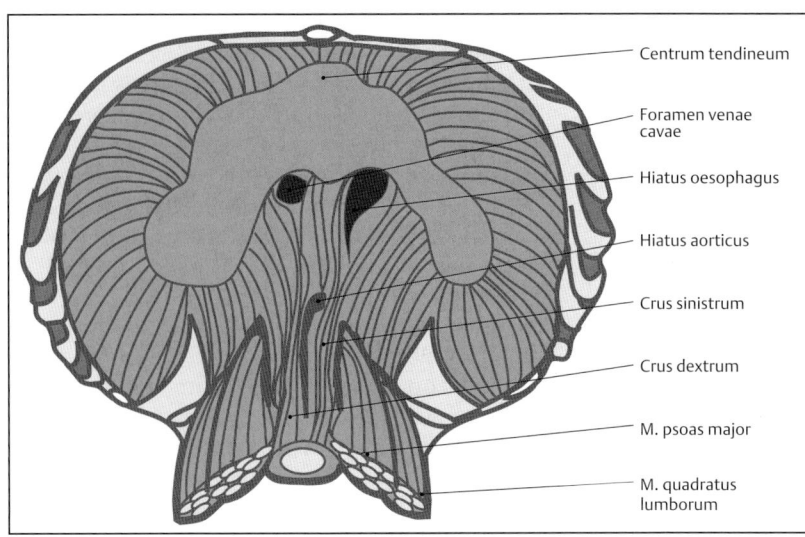

17.8
Zwerchfell (Ansicht von unten)

Das Zwerchfell ist eine kuppelförmige muskulös-sehnige Trennwand zwischen Bauch- und der Brusthöhle. Fast alle Körperstrukturen haben direkt oder indirekt mit dem Zwerchfell Kontakt. Die Zwerchfellmuskeln entspringen ringförmig an der unteren Thoraxapertur und ziehen bogenförmig aufwärts, in eine zentrale Sehnenplatte. Das Zwerchfell ist der einzige quer gestreifte Muskel, der auch in Ruhe aktiv ist. Das muskulär ligamentäre Zwerchfell wird willkürlich und unwillkürlich kontrolliert. Es hat über die Atmung und den Verdauungstrakt Beziehung zu Austauschprozessen und zur Instandhaltung des Körpers.

Beteiligte Strukturen
- Knöchern: Die 6 unteren Rippen, 1. bis 4. Lendenwirbel, Processus xiphoideus des Brustbeins
- Muskulär: M. psoas, M. quadratus lumborum
- Viszeral: Herz, Speiseröhre, Leber, Magen, Dickdarm, Lunge
- Nerval: N. vagus, N. phrenicus, N. splanchnicus major und minor, Grenzstrang des Sympathikus
- Vaskulär: Aorta, A. mammaria interna, A. thoracica interna, Vena cava inferior, V. lumbalis ascendens, Vv. azygos und hemiazygos, Ductus thoracicus

Die muskulären Zwerchfellanteile kann man in die Pars lumbalis, Pars costalis und Pars sternalis unterteilen. Die kräftigen Schenkel der **Pars lumbalis** entspringen am Ligamentum longitudinale anterius der Wirbelsäule, rechts an der Vorderfläche des 1. bis 3. (4.) und links an der Vorderfläche des 1. und 2. (3.) Lendenwirbelkörpers und deren Bandscheiben. Außerdem entspringen sie auch seitlich an den entsprechenden Wirbelkörpern und an einem Sehnenbogen für den Durchlass des M. psoas sowie an einem Sehnenbogen für den Durchgang des M. quadratus lumborum.

Die **Pars costalis** entspringt an der Innenfläche der 6 unteren Wirbel, die **Pars sternalis** an der Hinterseite des Schwertfortsatzes des Brustbeins. Sie setzen alle an einer V-förmigen zentralen Sehnenplatte, dem Centrum tendineum, an. Die rechte Zwerchfellkuppel steht einen V2 bis 1 Zwischenrippenraum höher als die linke. Unter der rechten Kuppel befindet sich die Leber und unter der linken der Magen.

Innervation: Nervus phrenicus aus dem Plexus cervicalis des 3.–05. Zervikalnerven und ventrale Äste der 9.–12. Nervi thoracici.

Das Zwerchfell mit seinem Centrum tendineum entsteht aus dem Septum transversum, das sich oberhalb der Somiten befindet und sich im Laufe der Entwicklung zunehmend absenkt, bis es zu ihrer Endposition im Thoraxbereich gelangt. Dort wird es zwischen den sich annähernden und vergrößernden Organen (Leber und Herz) abgeflacht[10]. Weitere Anlagen des Zwerchfells sind zum kleinsten Teil die pleuroperitoneale Membranen und zum größten Teil das Material der Körperwand.

Durchtrittsstellen

- Hiatus oesophageus: Links vom Hiatus aorticus, auf Höhe von Th 10, von Muskelfasern der Pars lumbalis gebildet. Durch ihn verlaufen der **Oesophagus** und die **Nn. vagi**
- Hiatus aorticus: Etwas links von der Mittellinie auf Höhe von Th 12, vom Lig. arcuatum medianum der Pars lumbalis gebildet.
  Durch ihn treten anterior die **Aorta descendens** und posterior der **Ductus thoracicus**
- Foramen venae cavae: Etwas rechts von der Mittellinie auf Höhe von Th 9, von fibrösen Strukturen des Centrum tendineum gebildet.
  Durch das Foramen treten die **Vena cava inferior** und der rechte **N. phrenicus**
- Zwischen den costalen Anheftungen des Zwerchfells verlaufen die **Intercostalnerven**
- Durch das Trigonum sternocostale verlaufen die **A.** und **V. thoracica interna** sowie einige lymphatische Äste
- Zwischen dem Crus mediale und dem Crus intermedius der Pars lumbalis liegen der **N. splanchnicus minor** und **inferior** sowie der **Grenzstrang des Sympathikus**
- Durch das Trigonum lumbocostalis treten **Lymphbahnen** vom Bauchraum in den Thoraxraum
- Öffnung am lumbalen Zwerchfellursprung an der Psoasarkade für die rechte und linke **V. lumbalis ascendens**

Das bedeutet, dass jede eingenommene Nahrung, der arterielle Blutstrom für den gesamten unteren Körperbereich, der venöse Rückfluss aus dem unteren Körperbereich, die Lymphe aus den unteren Extremitäten und den Verdauungsorganen sowie das autonome Nervensystem mit seinen Nervenfasern das Zwerchfell überqueren müssen und bei Dysfunktionen in diesem Bereich beeinflusst werden können.

Verbindungen

- Zur Leber: Über das Lig. triangulare, das Lig. coronarium hepatis, das Lig. falciforme hepatis, das Lig. teres hepatis
- Zum Duodenum: Über den M. suspensorius duodeni (von *Treitz*)
- Zum Magen: Über das Lig. gastrophrenicum
- Zum Dickdarm: Lig. phrenicocolicum
- Zur Niere: Über die Fascia renalis und Fascia retrorenalis
- Zur Blase: Über das Lig. falciforme hepatis und Lig. teres hepatis zum Bauchnabel und von dort weiter über die Chorda urachi zur Blase
- Zum Schambein: Über die Linea alba abdominalis
- Zum Herzen: Über das Lig. phrenicopericardiaca ist der mediale Teil des Centrum tendineum mit dem Perikard verwachsen
- Zur Lunge: Über das Lig. phrenicopleurale
- Zur Trachea: Über das Lig. pulmonale
- Zur Fascia endothoracica: Über die fasziale Bedeckung des Zwerchfells
- Zum Schädel: Über die faszialen Verbindungen vom Zwerchfell zum Perikard und vom Perikard, z. B. über die Carotisscheide, weiter zum Schläfenbein und Unterkiefer. Über die Anheftung des Zwerchfells am Lig. longitudinale anterius zur Pars basilaris des Hinterhaupts. Über die Fascia phrenicopleuralis an die Pleurakuppel der Lungenspitze und weiter über die Lamina praevertebralis fasciae cervicalis zum Tuberculum pharyngeum des Hinterhaupts.
  Über fasziale Verbindungen zum Ösophagus, weiter zur Fascia buccopharyngea mit Anheftung am Hinterhaupt-, Keil- und Schläfenbein. Die-

se Beispiele erklären, warum bei einem chronischen Zwerchfellhypertonus die Beweglichkeit des kraniosakralen Systems meist eingeschränkt ist.

Eine weitere enge Beziehung zum Schädel wird durch die embryologische Entwicklung des Zwerchfells deutlich. Das Centrum tendineum des Zwerchfells nimmt seinen Ursprung vom Septum transversum an der Region der Schädelbasis und beginnt von dort seinen Abstieg zu seiner späteren Position.

Beeinflussungsmöglichkeiten des Zwerchfells

Das Zwerchfell beeinflusst
- die Atmung
- die Statik
- die Zirkulation
- die Verdauung
- die Lautbildung

Atmung. Bei der sekundär respiratorischen Einatmung stützt sich das Centrum tendineum des Zwerchfells auf die viszeralen Organe. Dadurch kommt es bei einer Kontraktion der Pars costalis zur Rippenhebung. Eine Kontraktion der Pars sternalis führt zur Dorsalbewegung des Xiphoids und eine Kontraktion der Pars lumbalis zur Abnahme der Konvexität der unteren thorakalen Wirbelsäule.

Statik. Das Zwerchfell nimmt in der Statik des Körpers eine Schlüsselposition ein, da es als Hebel zwischen der hinteren und vorderen Schwerkraftslinie des Körpers wirkt. Es ist für das Gleichgewicht in Ruhe wie auch in Bewegung zwischen der hinteren und vorderen Muskelkette sowie zwischen den gekreuzten Muskelketten verantwortlich. Indirekt führt die Kontraktion des Zwerchfells zu einer Abflachung der Wirbelsäulenkrümmung. Außerdem verbindet es die oberen mit den unteren Diaphragmata. Form und Lage des Zwerchfells sind für seine Funktion und die seiner Nachbarorgane von besonderer Bedeutung. Deshalb werden im Folgenden die bestimmenden Faktoren für die Lage des Zwerchfells aufgeführt:

1. Elastizität und Spannung der Zwerchfellmuskulatur und des Centrum tendineum
2. Ligamentäre Verbindungen zu Organen
3. a) Der vom Brustraum auf das Zwerchfell wirkende Druck
   b) Die Form der an das Zwerchfell angelagerten Brustorgane
4. a) Der vom Bauchraum auf das Zwerchfell wirkende Druck
   b) Die Form der an das Zwerchfell angelagerten Bauchorgane
5. Position der 6 unteren Rippen, des Brustbeins und der oberen Lendenwirbel
6. a) Der Einfluss der Schwerkraftslinie der Körperrückseite über die Pars lumbalis
   b) Der Einfluss der Schwerkraftslinie der Körpervorderseite über die Pars sternalis
   c) Der Einfluss der Schwerkraftslinie der lateralen Statik über seine gekreuzten Muskelfasern

Zirkulation: Bei der Inspiration entsteht eine Zunahme des abdominalen und Abnahme des intrathorakalen Druckes. Dadurch kommt es zu einem venösen Rückfluss zum Herzen. Auch der Lymphrückfluss in den Thorax wird so stimuliert.

Verdauung. Die Bewegung des Zwerchfells erleichtert die Passage im Ösophagus, die Vermischung des Mageninhaltes sowie die Peristaltik des Darmes. Durch Anspannung (Pressen) kann das Zwerchfell in Zusammenarbeit mit den Bauchwandmuskeln bei lumbaler Kyphose die Defäkation oder die Entbindung erleichtern.

Lautbildung. Zusammen mit dem M. transversus beeinflusst das Zwerchfell den Luftstrom im Kehlkopf (Vibration der Stimmbänder, Resonanz des Rachenraums usw.)

Beteiligung bei Krankheiten

Bei einer großen Anzahl von Krankheiten kann das Zwerchfell mit betroffen werden. Dabei kann es zu einem Zwerchfellhoch- oder tiefstand oder zu anderen Störungen des Zwerchfells kommen und damit auch das kraniosakrale System und die fasziale Beweglichkeit beeinträchtigt werden, z. B. bei:
- Entzündung oder Erkrankung des Rippenfells, des Herzbeutels, der Gallenblase/-gänge, der Leber
- Entzündungen der Strukturen, die das Zwerchfell durchqueren
- Blähbauch
- Störungen im Verlauf der Nervenversorgung des Zwerchfells, z. B. an der Halswirbelsäule
- Störungen der Ansatzstellen der Zwerchfellmuskulatur
- Störungen des M. psoas und des M. quadratus lumborum
- Störungen der faszialen Verbindungen zum Zwerchfell

Bei erhöhtem abdominalen Druck wird das Zwerchfell nach oben gedrängt und es kommt zu einem spastischen Zwerchfell in Inspirationsposition. Bei erniedrigtem abdominalen Druck mit abdominaler Ptosis fehlt dem Zwerchfell die Stütze der Viszera, und es kommt zu einem Tiefstand des Zwerchfells mit der Folge von Fibrosierungen.

Zervikothorakales Diaphragma *(Abb. 17.9)*

Der zervikothorakale Übergang ist eine weitere Stelle quer verlaufender knöcherner, muskulärer und bindegewebiger Strukturen, die die longitudinale Faszienbeweglichkeit wie auch die feine Beweglichkeit der Schädelknochen beeinträchtigen können. Außerdem kann der venöse Abfluss des Schädels über die Vena jugularis interna und der arterielle Zufluss über die A. carotis interna behindert werden. Die anatomischen Strukturen in diesem Gebiet sind außerordentlich kompliziert.

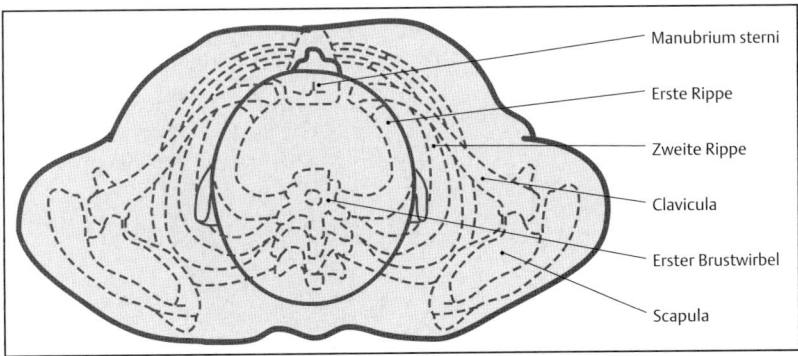

17.9 Thorax-Eingang (Ansicht von oben)

Beteiligte Strukturen:
- Knöchern: Clavicula, Acromion des Schulterblattes, Manubrium und Corpus des Brustbeins, die oberen Rippen, die unteren Hals- und oberen Brustwirbel (C 6 bis Th 2), Synchondroses sternocostales, Art. sternoclavicularis, Art. costovertebrales C7-Th2, Os hyoideum
- Muskulär: Infrahyoidale Muskeln, Platysma, M. sternocleidomastoideus, Mm. scaleni, M. trapezius, M. deltoideus, M. levator scapulae, Spleniusmuskeln, tiefe Nackenmuskeln usw.
- Viszeral: Ösophagus, Trachea, Schilddrüse, Herz, Lunge

- Nerval: N. vagus, N. phrenicus, N. laryngeus recurrens, Truncus sympathicus (Ganglion stellatum)
- Vaskulär: Truncus brachiocephalicus, A. carotis communis, A. subclavia, A. vertebralis, A. thoracica interna, Vena jugularis, (Ductus thoracicus und der Venenwinkel auf Höhe des Schlüsselbeins)

Muskulatur des zervikothorakalen Übergangs
(Abb. 17.10 und 17.11)

Die Muskulatur des zervikothorakalen Übergangs kann schematisch in 4 Seiten unterteilt werden.
- Hintere Seite: Der Raum zwischen dem Hinterhaupt, dem Akromioklavikulargelenk und den oberen Brustwirbeln.
- Vordere Seite: Der Raum zwischen dem Unterkiefer, dem Zungenbein und dem Tuberculum anterior der Halswirbelquerfortsätze bis zur 1. und 2. Rippe, dem Brust- und Schlüsselbein.
- Seitliche Seiten: Die Räume zwischen Hinterhaupt, Warzenfortsatz und dem hinteren Tuberculum der Halswirbelquerfortsätze bis zum Schulterblatt und den Rippen.

Einige Muskeln sind aufgrund ihres Verlaufs in mehreren Seiten anzutreffen. Die Liste der Muskeln ist nicht vollständig; es wurden nur die praxisrelevanten Muskeln aufgeführt *(Tabelle 17.1 bis 3)*.

Aufgrund des Verlaufs der zervikothorakalen Muskulatur ist festzustellen, dass sich die zervikale Wirbelsäule aus struktureller und pathophysiologischer Sicht bis zum 6. Brustwirbel erstreckt.

Besondere Aufmerksamkeit sollte auf die Verbindung der 2. Rippe mit den Mm. scaleni gerichtet werden. Ein Hypertonus der Mm. scaleni kann die Nerven und Gefäßstrukturen zwischen dem Schlüsselbein und der ersten Rippe komprimieren, mit der Folge von Brachialgien.

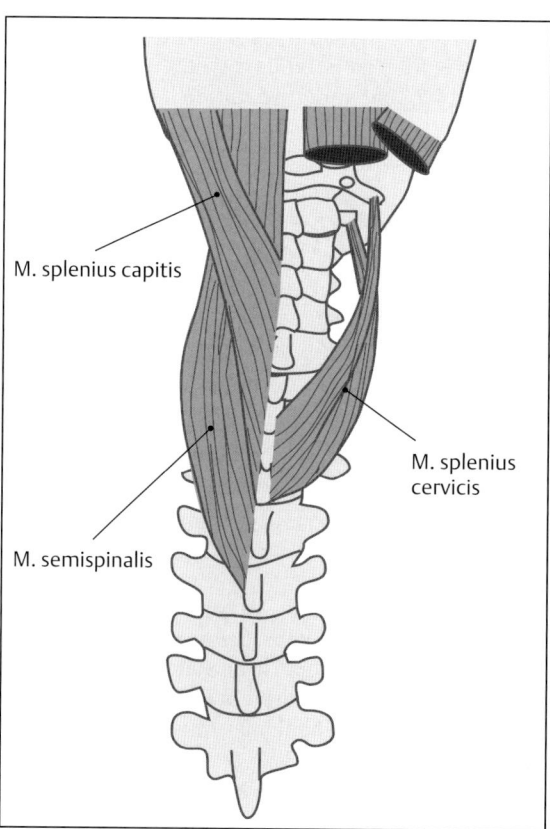

17.10 Muskulatur des zervikothorakalen Übergangs

Anatomie der Diaphragmata **461**

Tabelle 17.1: Hintere Seite

Muskel und Innervation	Ursprung	Ansatz
M. longus capitis I: Rr. ventrales Nn. cervicales I-V	Tuberculum anterior des 3.–6. Halswirbelquerfortsatzes	Unterseite der Hinterhauptsbasis
M. rectus capitis anterior I: R. ventralis n. cerv. I	Atlas	Unterseite der Hinterhauptsbasis
M. rectus capitis posterior major I: Rr. dorsalis Nn. cerv. I + II	Dornfortsatz des Axis	Linea nuchae inferior des Hinterhaupts
M. rectus capitis posterior minor I: R. dors. n. cerv. I	Hinterer Höcker des Atlas	Linea nuchae inferior des Hinterhaupts
M. obliquus capitis superior I: Rr. dors. Nn. cerv. I + II	Atlasquerfortsatz	Oberhalb des M. rectus cap. post. maj.
M. obliquus capitis inferior I: Rr. dors. Nn. cerv. I + II	Dornfortsatz des Axis	Querfortsatz des Atlas
Mm. interspinales und intertransversarii I: Rr. dors. + ventr. Nn. spin.		
M. spinalis I: Rr. dors. Nn. spin.		
M. semispinalis capitis I: Rr. dors. Nn. spin.	4. Hals- bis 6. Brustwirbel	Hinterhaupt zw. Linea nuchae sup. und inf.
M. longissimus capitis I: Rr. dors. Nn. spin.	Querfortsatz des 3. Hals- bis 6. Brustwirbels	Proc. mastoideus des Schläfenbeins
M. longissimus cervicis I: Rr. dors. Nn. spin.	Querfortsatz des 1. bis 6. Brustwirbels	Querfortsatz des 2. bis 7. Halswirbels
M. splenius capitis I: Rr. dors. Nn. cerv.	Dornfortsatz des 4. Hals- bis 3. Brustwirbels	Seitlich an Linea nuchae sup. und Proc. mastoideus
M. splenius cervicis I: Rr. dors. Nn. verc.	Dornfortsatz des 3. bis 5. Brustwirbels	Tuberculum posterior des 1. und 2. Halswirbelquerfortsatzes
M. levator scapulae I: N. dors. scapulae, Rr. ventr. Nn. cerv. III-V	Querfortsatz des 1. bis 4. Halswirbels	Medialer Rand der Scapula
M. trapezius I: N. accessorius	Linea nuchalis superior, Protuberantia occ, Lig. nuchae, Dornfortsatz des 1. bis 12. Brustwirbels	Spina scapulae, Acromion, Clavicula
Mm. rhomboidei I: N. dorsalis scapulae	Dornfortsatz des 6. Hals- bis 4. Brustwirbels	Medialer Rand des Schulterblatts

17. Anatomie und Behandlung transversaler Diaphragmata

Tabelle 17.2: Laterale Seiten

Muskel und Innervation	Ursprung	Ansatz
M. trapezius	Siehe Tabelle 17.1	Siehe Tabelle 17.1
M. scalenus medius I: Rr. ventr. Nn. cerv. III–VIII, z.T. N. dors. scapulae	Querfortsatz des 2. bis 7. Halswirbels	1. Rippe, hinter dem Sulcus a. subclaviae, evtl. + 2. Rippe
M. scalenus posterior I: R. ventr. n. cerv. VII oder VIII	Querfortsatz des 5. und 6. Halswirbels	2. Rippe
M. sternocleidomastoideus I: N. accessorius	Oberrand des Brustbeins, Clavicula	Processus mastoideus, seitlich an Linea nuch. sup.

Tabelle 17.3: Vordere Seite

Muskel und Innervation	Ursprung	Ansatz
M. longus colli I: Rami ventrales der Nervi cervicales II-VI	Körper des 5. Hals- bis 3. Brustwirbels, Querfortsatz des 2. bis 5. Halswirbels	Querfortsatz des 5. bis 7. Halswirbels, Körper des 2. bis 4. Halswirbels, Tuberculum ant. des Atlas
M. scalenus medius	Siehe Tabelle 17.2	Siehe Tabelle 17.2
M. scalenus anterior I: Rr. ventr. Nn. cerv. IV+VIII	Querfortsatz des 3. bis 6. Halswirbels	Tuberculum m. scaleni anterioris der 1. Rippe
M. geniohyoideus I: Rr. ventr. Nn. cerv. I + II über den N. hypoglossus	Spina mentalis des Unterkiefers	Zungenbeinkörper
M. mylohyoideus I: N. mylohyoideus aus N. V/3	Linea mylohyoidea des Unterkiefers	Zungenbeinkörper
M. digastricus I: N. mylohyoideus und facialis	Incisura mastoidea des Schläfenbeins	Fossa digastrica des Unterkiefers; über eine sehnige Schlinge am Zungenbein verlaufend
M. stylohyoideus I: N. facialis	Processus styloideus des Schläfenbeins	Kleines Zungenbeinhorn
M. sternohyoideus I: Plexus cervicalis	Oberes Brustbein, Articulatio sternoclavicularis	Körper des Zungenbeins
M. sternothyroideus	Oberes Brustbein	Schildknorpel
M. thyrohyoideus	Schildknorpel	Körper und großes Horn des Zungenbeins
M. omohyoideus I. der letzten 4 Muskeln: Ansa cervicalis (C. 1–4)	Oberrand des Schulterblattes, medial der Incisura scapulae	Zungenbeinkörper
M. constrictor pharyngeus medius I: Plexus pharyngeus	Zungenbein (Cornu minus und majus)	Raphe pharyngeus
M. subclavius I: N. subclavius	1. Rippenknorpel	Unterfläche des Schlüsselbeins

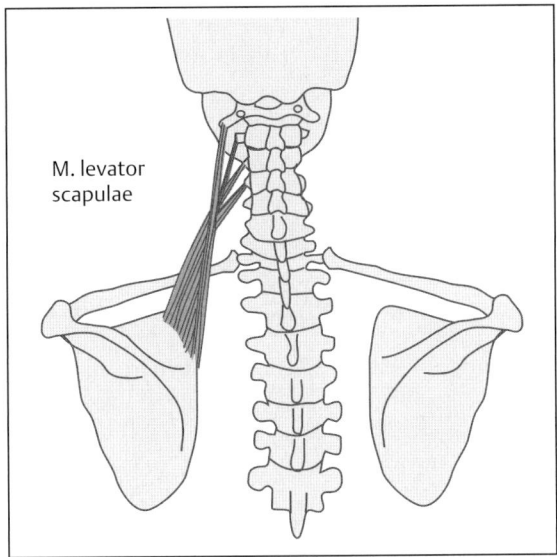

17.11
M. levator scapulae

Faszienverlauf

Die fasziale Kontinuität und der fasziale Verlauf sind für die Diagnose und Therapie des Osteopathen von besonderem Interesse. Deshalb werden sie im Folgenden etwas detaillierter beschrieben. Am zervikothorakalen Übergang können folgende Faszienblätter unterschieden werden *(Abb. 17.12)*:

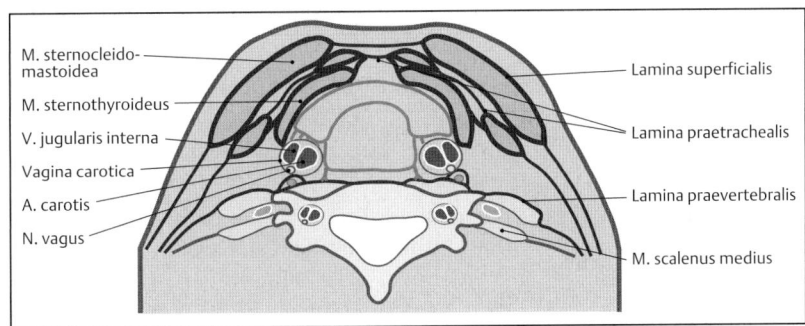

17.12
Halsfaszie auf Höhe von C6 (Ansicht von oben)

Lamina superficialis fasciae cervicalis
(Abb. 17.13)

▶ Ein oberflächliches Blatt, das den M. sternocleidomastoideus sowie den M. trapezius umhüllt
▶ Die Lamina superficialis liegt unter dem Platysma
▶ Sie setzt am Vorderrand des Manubriums, am Schlüsselbein, am Zungenbein und am Unterkiefer an
▶ Kaudal vereinigt sie sich mit der Fascia pectoralis
▶ Kranial geht sie in die Fascia masseterica, parotidea, temporalis und in die Galea aponeurotica über
▶ Dorsal verbindet sie sich mit der Nackenfaszie (Fascia nuchae) und über eine Bindegewebsnaht am Ansatz des Lig. nuchae mit der tiefen Halsfaszie sowie mit dem Gewebe der Nackenmuskulatur
▶ Zudem umhüllt die Lamina superficialis die muskulären und ligamentären Anheftungen am Processus styloideus

Durch den schrägen Verlauf dieser Faszie und der von ihr umhüllten Muskeln können über ihre knöchernen Anheftungen der Flüssigkeitsstrom und die fasziale Beweglichkeit der oberen Thoraxapertur beeinträchtigt werden.

17. Anatomie und Behandlung transversaler Diaphragmata

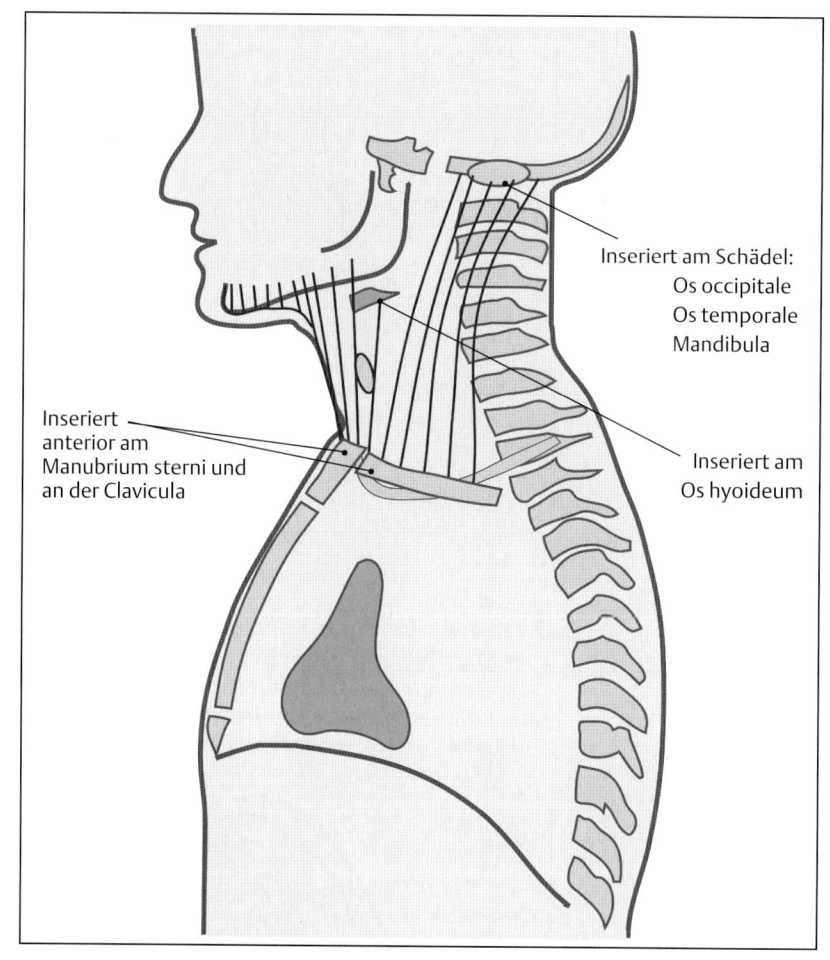

17.13
Lamina cervicalis superficialis

Lamina praetrachealis fasciae cervicalis
(Abb. 17.14)

▶ Ein mittleres Blatt, das die unteren Zungenbeinmuskeln umschließt
▶ Die Lamina praetrachealis breitet sich zwischen den beiden Mm. omohyoidei aus, ist mit ihnen verwachsen und kann von ihnen gespannt werden. Anspannung des M. omohyoideus führt zu einer Erweiterung der V. jugularis interna

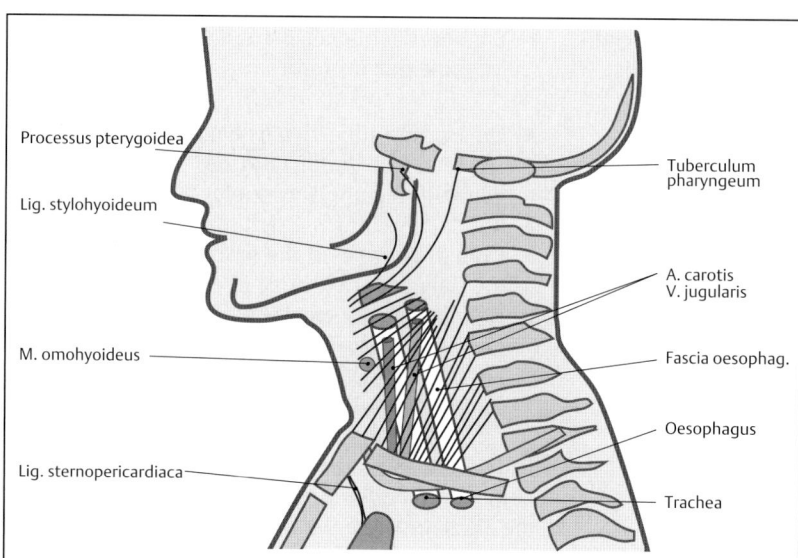

17.14
Lamina cervicalis praetrachealis

Anatomie der Diaphragmata

- Sie liegt vor den Halseingeweiden
- Angeheftet ist sie an der Rückseite der Schlüsselbeine, des Brustbeins und am Zungenbein
- Die mittlere Halsfaszie beteiligt sich auch an der Bildung der Gefäßnervenscheide für V. jugularis, A. carotis und N. vagus. So kann durch einen erhöhten Muskeltonus und eine gesteigerte Faszialspannung in diesem Gebiet der venöse Abfluss aus dem Schädel behindert werden (s. auch *Abb. 17.12*)
- Die Lamina praetrachealis ist in der Medianlinie zwischen Zungenbein und Isthmus der Schilddrüse mit der Lamina superficialis verwachsen
- Weiter unten entfernen sich die beiden Faszienblätter wieder voneinander und bilden die Begrenzung der Suprasternalloge (mit dem Arcus venosus juguli)

Lamina praevertebralis fasciae cervicalis
(Abb. 17.15)

- Ein tief gelegenes Blatt, das den Kopf mit dem Brustkorb verbindet
- Sie verläuft auf der Sutura occipitomastoidea, hinter der Fossa jugularis sowie parallel zur Synchondrosis petrooccipitalis und petrojugularis
- Die Lamina praevertebralis ist nahe dem Tuberculum pharyngeum des Hinterhaupts fixiert und verläuft bis zum 3. Brustwirbel, wo es mit dem Lig. longitudinale anterius der Wirbelsäule verwachsen ist
- Dadurch verläuft sie kontinuierlich vom Schädel weiter über die vorderen Anteile der Wirbelfaszien bis zum Steißbein
- Die Mm. scaleni werden von ihr bedeckt
- Über die Mm. scaleni erreicht sie das Schlüsselbein wie auch die Außenfläche des Brustkorbs und geht in die Achselscheide über
- In der Achselhöhle umhüllt sie die A. subclavia und bedeckt den Plexus brachialis. So entsteht eine fasziale Kontinuität bis zum Oberarm

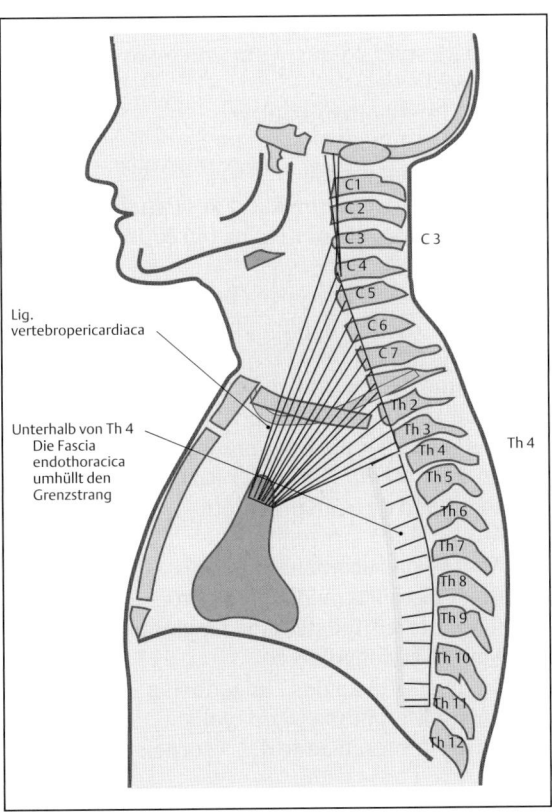

17.15 Lamina cervicalis praevertebralis

- Das tiefe Faszienblatt geht in die Faszie der Thoraxinnenmuskulatur und in die Fascia endothoracica (eine Verschiebeschicht zwischen Rippenfell und Brustkorb) über und bildet faserige Kuppeln über der Lungenspitze
- Die Lamina praevertebralis verbindet sich über die Faszie der Mm. scaleni und die Faszie des M. levator scapulae mit dem oberflächlichen Faszienblatt der Nackenmuskeln (Fascia nuchae)
- So werden auch der M. rectus capitis major und minor, der M. obliquus capitis superior, der M. semispinalis capitis und der M. splenius capitis von ihr umhüllt
- Die tiefe Faszienschicht enthält außerdem den sympathischen Grenzstrang, die drei Halsganglien und den N. phrenicus. Die tiefe (Lamina praevertebralis) Faszienschicht liegt hinter der viszeralen Loge (Ösophagus, Trachea, Schilddrüse), die wiederum am Zwerchfell verankert ist

Therapeutisch ist von Bedeutung, dass der Schädel von den ersten beiden Brustsegmenten des Rückenmarks sympathisch innerviert wird. Präganglionäre Fasern verlassen das Rückenmark und erreichen den Grenzstrang im Brustbereich, von wo sie in den Halsbereich aufsteigen. Dort führen postganglionäre Fasern über synaptische Verbindungen zu Muskeln, Blutgefäßen und Drüsen des Halses und des Schädels.

Alle drei Faszienschichten sind direkt oder indirekt am Tuberculum pharyngeum an der Unterseite der Pars basilaris des Hinterhaupts befestigt!

Weitere fasziale Strukturen (Abb. 17.16–17.18)

„Rideau stylien"

Anheftung von posterior nach anterior:
- Entlang des vorderen Randes des Processus mastoideus
- Am vorderen Rand des M. sternocleidomastoideus
- Am M. digastricus
- Am Processus styloideus
- Am M. styloglossus: Vom Processus styloideus in den seitlichen Teil der Zunge
- Am Lig. stylomandibulare
- Am Lig. stylohyoideum
- Am M. stylohyoideus
- Vorbei am vorderen Rand des Canalis caroticus
- Verbindung mit der Fascia buccopharyngea

Fascia buccopharyngea und viszerale Loge

Die Fascia buccopharyngea bedeckt den M. buccinator und setzt sich nach posterior in die Raphe pterygomandibularis sowie in die Faszie der Schlundschnürer fort.

Anheftung der viszeralen Loge:
- Nach oben als Fascia pharyngobasilaris am Tuberculum pharyngeum des Hinterhaupts fest verankert
- An der unteren Fläche der Pars petrosa des Schläfenbeins bis zum medialen Rand des Canalis caroticus
- Am Foramen lacerum
- Am Lig. pterygomandibularis
- An der Lamina medialis des Processus pterygoideus
- Am hinteren Teil der Linea mylohyoidea
- Am Lig. stylohyoideum
- An den Cornuae des Zungenbeins
- An der Membrana thyrohyoidea
- An der hinteren Seite der Knorpelspangen des Kehlkopfes

Anatomie der Diaphragmata **467**

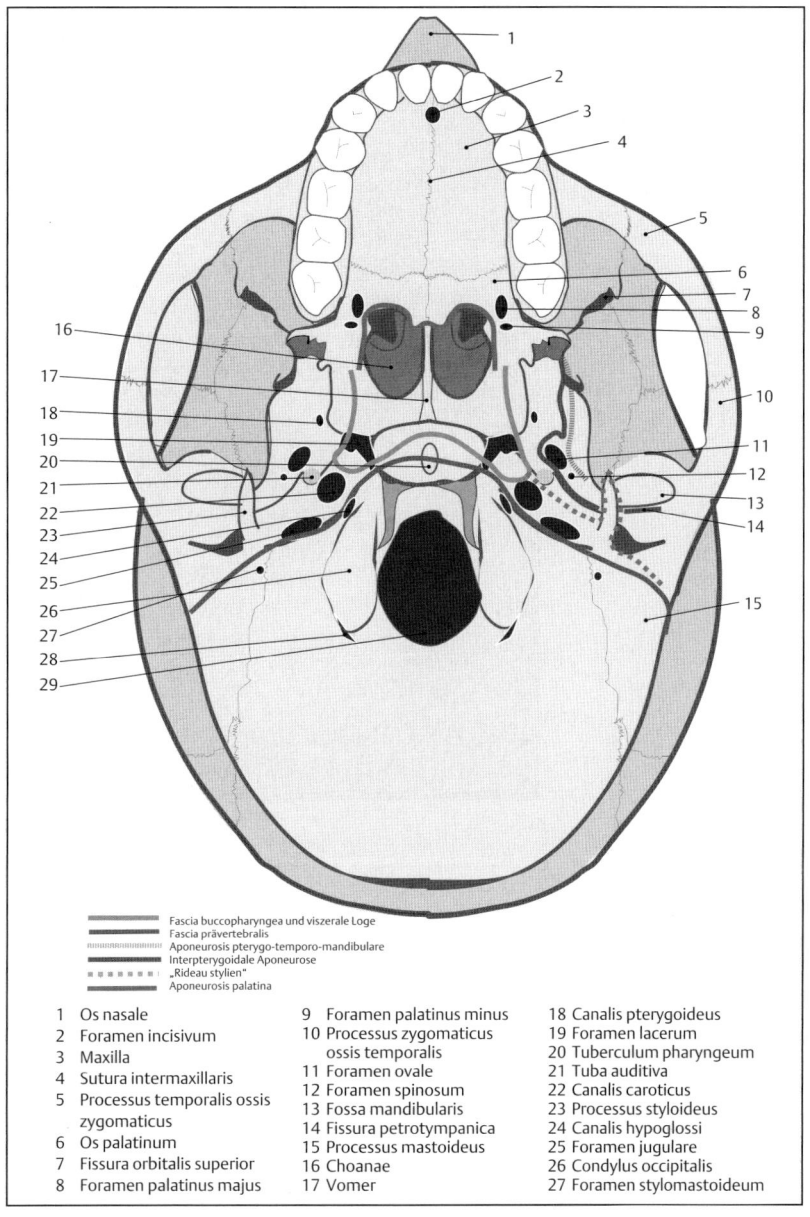

17.16
Faszienanheftung an der Schädelbasis

Fascia buccopharyngea und viszerale Loge
Fascia prävertebralis
Aponeurosis pterygo-temporo-mandibulare
Interpterygoidale Aponeurose
„Rideau stylien"
Aponeurosis palatina

1 Os nasale
2 Foramen incisivum
3 Maxilla
4 Sutura intermaxillaris
5 Processus temporalis ossis zygomaticus
6 Os palatinum
7 Fissura orbitalis superior
8 Foramen palatinus majus
9 Foramen palatinus minus
10 Processus zygomaticus ossis temporalis
11 Foramen ovale
12 Foramen spinosum
13 Fossa mandibularis
14 Fissura petrotympanica
15 Processus mastoideus
16 Choanae
17 Vomer
18 Canalis pterygoideus
19 Foramen lacerum
20 Tuberculum pharyngeum
21 Tuba auditiva
22 Canalis caroticus
23 Processus styloideus
24 Canalis hypoglossi
25 Foramen jugulare
26 Condylus occipitalis
27 Foramen stylomastoideum

Raphe pterygomandibularis

Dieser Sehnenstreifen verläuft zwischen dem Hamulus pterygoideus des Keilbeins und dem Unterkiefer. Er zieht zudem innen über das Temporomandibulargelenk. An seiner Hinterseite entspringt ein Teil der Schlundschnürer, während der M. buccinator an der Vorderseite entspringt.

Interpterygoidale Aponeurosis

Anheftung nach oben:
▶ An der Fissura petrotympanica, die dorsomedial von der Kiefergelenksgrube liegt
▶ An der Spina ossis sphenoidalis
▶ An den medialen Rändern des Foramen spinosum und des Foramen ovale
▶ Am Lig. pterygospinale (das vom Processus medialis des Processus pterygoideus zur Spina des Keilbeins verläuft)
▶ Nach vorne: Am hinteren Rand des Processus pterygoideus (Lamina lateralis) bis zur Raphe pterygomandibularis

468 17. Anatomie und Behandlung transversaler Diaphragmata

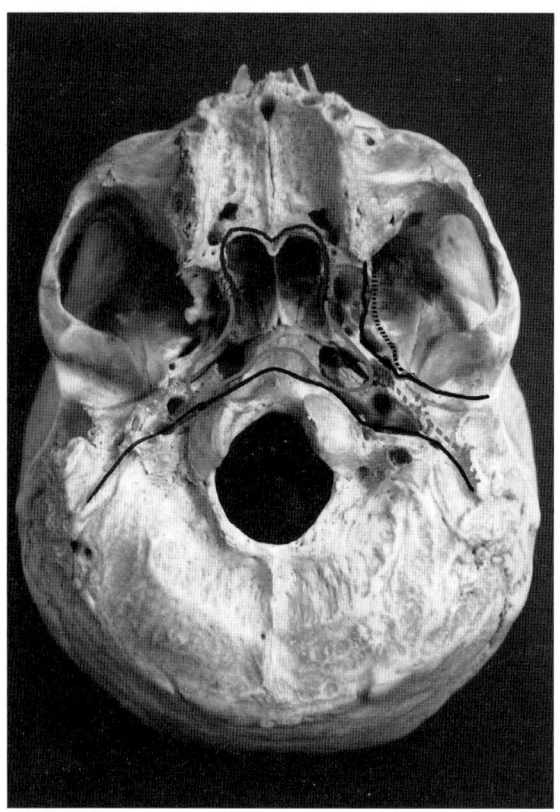

17.17
Faszienanheftung an der Schädelbasis (Foto)

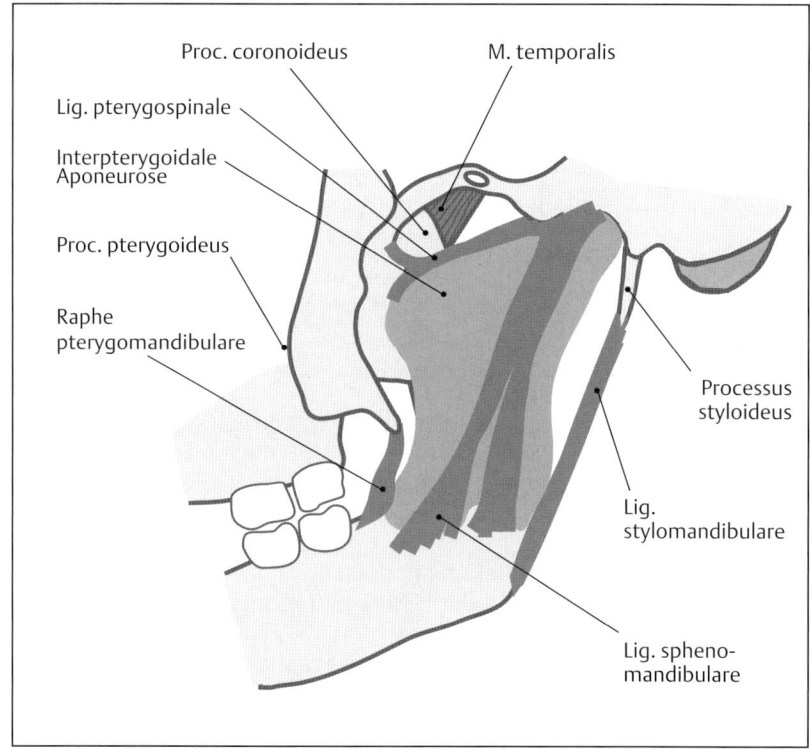

17.18
Fasziale Verbindungen (Ansicht von medial)

▶ Nach unten: Am vorderen Teil des aufsteigenden Unterkieferastes befestigt
▶ Hinten befindet sich der freie Rand der Aponeurose, der sich mit dem Lig. sphenomandibulare verbindet (das Lig. sphenomandibulare verläuft von der Spina des Keilbeins zur Innenseite des Unterkiefers am Foramen mandibulae)

Aponeurosis pterygo-temporo-mandibulare

Anheftung:
▶ Nach hinten: Am vorderen Rand des Collum processus condylaris des Unterkiefers
▶ Nach vorne: An der Lamina lateralis des Processus pterygoideus
▶ Der obere Rand wird durch das Ligament von *Hyrtl* verstärkt
▶ Der untere Rand ist frei. Er läuft auf der medialen Seite des M. pterygoideus lateralis aus

Aponeurosis palatina

Diese Sehnenplatte ist die Fortsetzung der Gaumenmuskeln und der Knochenhaut des harten Gaumens.

Anheftung:
▶ Am hinteren Rand der Lamina horizontalis der Gaumenbeine
▶ An der Lamina medialis des Processus pterygoideus des Keilbeins

Zentrale Sehne

Als zentrale Sehne werden die faszialen und muskulären Strukturen bezeichnet, die eine Verbindung herstellen zwischen dem Centrum tendineum des Beckenbodens und dem Tuberculum pharyngeum der Schädelbasis *(Abb. 17.19–17.21)*.
Die Komplexität dieser Strukturen darf nicht darüber hinwegtäuschen, dass es letztendlich eine Faszienschicht ist, die Umhüllungen, Taschen, Einschübe usw. für die dortigen Strukturen bildet. Für Kraniosakral-Osteopathen ist es vor allem wichtig zu verstehen, dass diese vielfältigen Strukturen eine große Anzahl von Möglichkeiten darstellen, das kraniosakrale System,

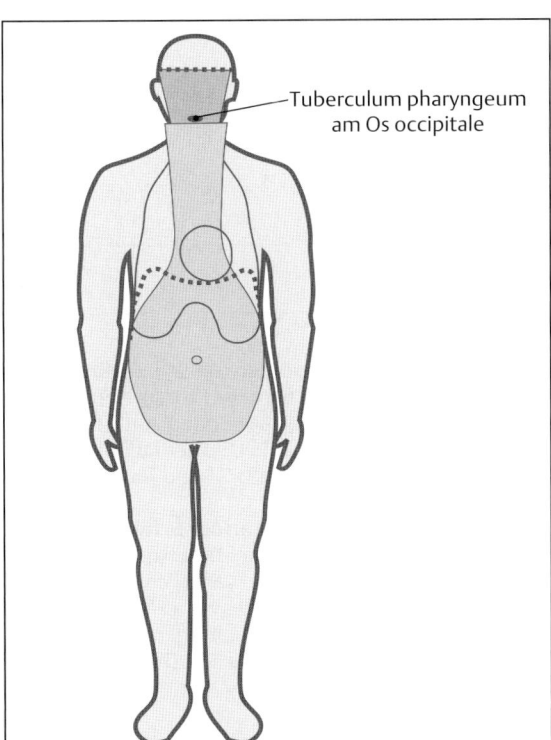

17.19
Die zentrale Sehne und ihre Anheftung am Tuberculum pharyngeum

470 17. Anatomie und Behandlung transversaler Diaphragmata

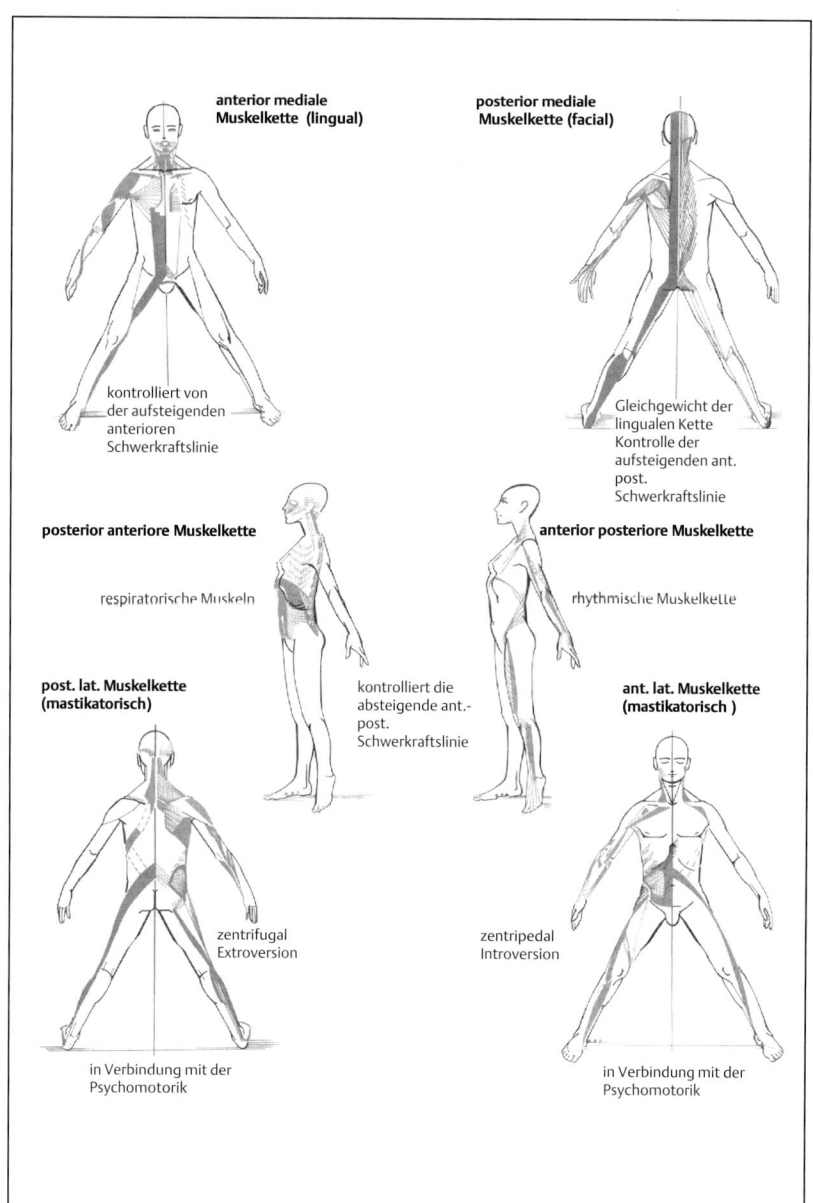

17.20
Muskelkettenschema (aus: G.Struyf-Denys, Les chaînes musculaires et articulaires. 4. Aufl., I.C.T.G.D.S., Brüssel 1991)

Absteigende anterior posteriore Schwerkraftslinie:
Verlauf: Vom anterioren Rand des Foramen magnum durch den Corpus von Th 1 und 2, durch die Gelenkverbindung von L4/L5 bis zur Steißbeinspitze. Funktion: Vereinigt die Wirbelsäule zu einem funktionellen Gelenksystem, dessen Zentrum sich auf Höhe von Th 11 und Th 12 befindet.

Aufsteigende posterior anteriore Schwerkraftlinie:
Verlauf: Sie beginnt beidseitig im Hüftgelenk, durch den Druck des Femurkopfes im Acetabulum. Die Linien verlaufen anterior von L 3, anterior von Th 4 und enden am posterioren Rand des Foramen magnum. Funktion: Verstärkt die Stütze für die Becken- und Bauchorgane. Lenkt die Kräfte am Atlantookzipitalgelenk zu Th 2 und zur 2. Rippe. Die Doppellinie entlastet L 3, indem sie Spannungen zum Femurkopf lenkt.

Anatomie der Diaphragmata

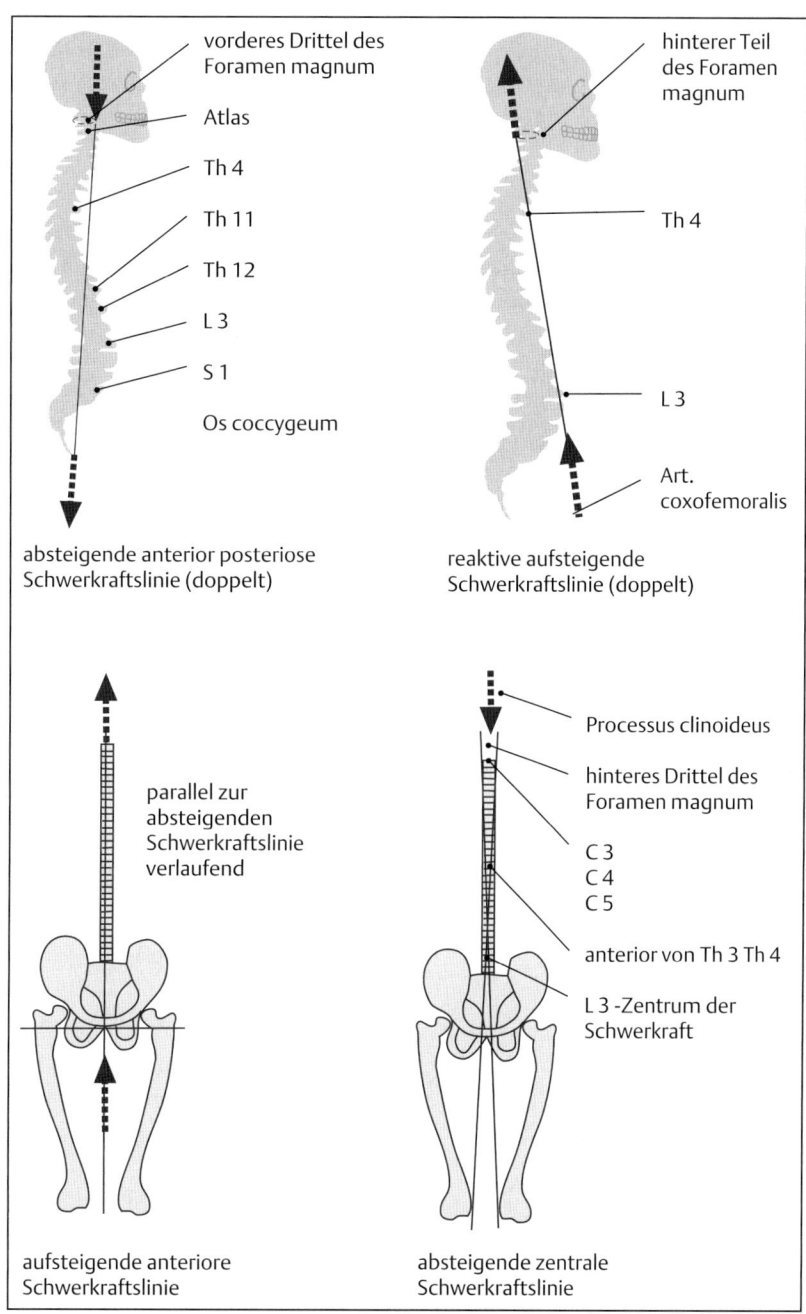

17.21 Schwerkraftslinien nach Littlejohn

Aufsteigende anteriore Schwerkraftslinie:
Verlauf: Parallel zur absteigenden Schwerkraftslinie
Funktion: Verbindet die Symphyse des Unterkiefers mit der Symphysis pubica

Absteigende zentrale Schwerkraftslinie:
Verlauf: Vom Vertex, posterior der Processi clinoidei, hinteres Drittel des Foramen magnum, Querfortsätze von C 3–C 6, anterior von Th 3, Th 4, am unteren Rand der 3. Rippe, Corpus L 1–L 4, Innenseite der Knie bis zu den Füßen. Funktion: L 3 stellt das Zentrum der Schwerkraft im Körper dar.

die freie Faszienbeweglichkeit und die freie Flüssigkeitsbewegung zu beeinträchtigen. Aus diesem Grunde ist es unumgänglich, Restriktionen in diesem Bereich zu lösen, um ein sich frei entfaltendes kraniosakrales System zu gewährleisten.

Os hyoideum *(Abb. 17.22 und 17.23, s. auch S. 158 ff.)*

Dieser hufeisenförmige quer verlaufende Knochen befindet sich an der Knickstelle des Mundboden-Halswinkels auf Höhe des 3. Halswirbels. Verbunden ist das Zungenbein mit anderen Knochen nur über Muskeln, Ligamente und Faszien: Unterkiefer, Schläfenbein, Brustbein, Schlüsselbein, Schulterblatt, Wirbelsäule.

Die Zungenbeinmuskulatur ebenso wie die anderen Verbindungen des Zungenbeins wurden bereits beschrieben (s. S. 159 f. und S. 462), sodass im Folgenden nur die Funktion des Zungenbeins und einige Beziehungen mit besonderer praktischer Bedeutung herausgestellt werden.

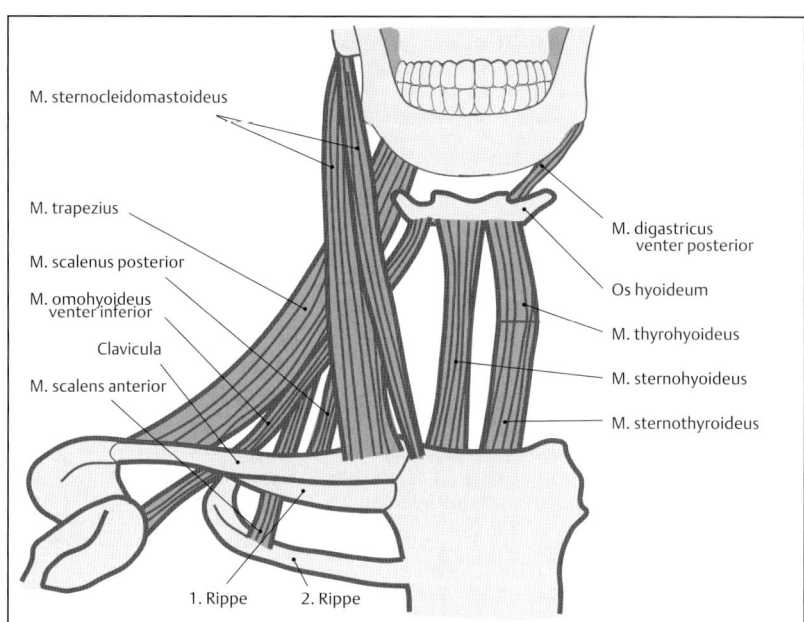

17.22 Muskuläre Verbindungen am Zungenbein

Das Zungenbein schützt den Kehlkopf und den Rachen und besitzt einen gewissen Bewegungsspielraum, der beim Schluckakt wie auch bei der Bewegung der Zunge und der Halswirbelsäule von Bedeutung ist. Das Zungenbein bietet außerdem einen Stützpunkt für die Bewegung des Unterkiefers durch die supra- und infrahyoidalen Muskeln. Obwohl die suprahyoidalen Muskeln am Hals liegen, gehören sie zu den Kopfmuskeln und werden durch Hirnnerven innerviert, während die infrahyoidale Muskulatur die vordere Rumpfwand fortsetzt und durch die Zervikalnerven innerviert wird. Beim Schlucken wird das Zungenbein nach oben und vorne bewegt, während die unteren Zungenbeinmuskeln das Zungenbein und den Schildknorpel nach unten ziehen. Durch die ligamentäre Anheftung an der Schädelbasis, dem Lig. stylohyoideum, kann das Zungenbein nicht tiefer als bis zum 4. Halswirbel gelangen. Bei Abriss dieser Struktur kann das Zungenbein auf den Kehlkopf sinken, wodurch es sich beim Schluckakt nicht mehr mit nach oben und vorne bewegt und die Gefahr des Verschluckens entsteht. Die Position des Zungenbeins ist Ausdruck der an ihm befestigten Muskeln, Ligamente und Faszien. Folglich kann jedes Ungleichgewicht und jede Spannungsänderung der genannten Strukturen sowie der Viszera zu einer Positionsänderung des Zungenbeins führen. *(Abb. 17.23 a und b)*

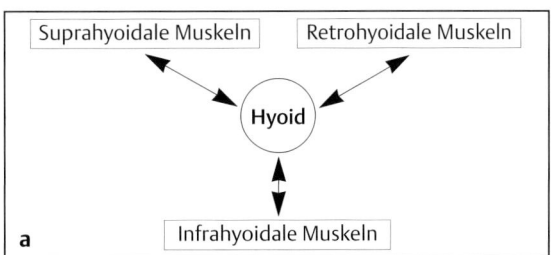

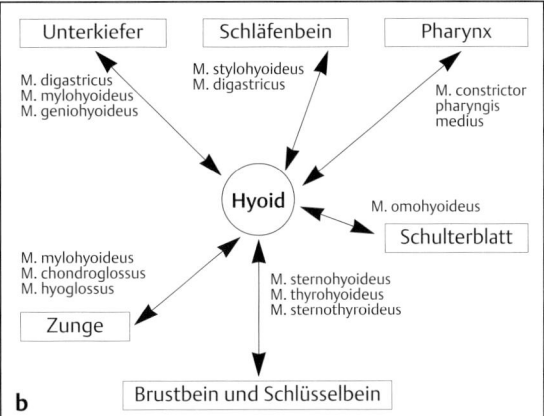

17.23 a und b
Wechselbeziehungen zwischen Zungenbein und inserierender Muskulatur (a) sowie zwischen Zungenbein, benachbarten Knochen, Zunge und Pharynx (b)

Venöse Drainage des Schädels	Bei einem Hypertonus der infrahyoidalen Muskeln kann die Vena jugularis interna eingeengt werden, wodurch die venöse Drainage des Schädels beeinträchtigt wird. Dadurch können zum Beispiel Kopfschmerzen entstehen. Die Zwischensehne des M. omohyoideus ist mit der Lamina praetrachealis verwachsen, kann diese spannen, damit den Bulbus valvularis der V. jugularis interna etwas erweitern und somit den venösen Abfluss aus dem Schädel unterstützen.
Störungen von Seiten des Schulterblattes	Der M. omohyoideus ist durch seinen Ansatz am Schulterblatt abhängig von Spannungsverhältnissen z. B. des M. levator scapularis und der Mm. rhomboidei. Der M. omohyoideus ist nicht selten an Schultergürtelproblematiken beteiligt. Sein unterer Teil kann einen zusätzlichen Ursprung am Schlüsselbein besitzen.
Kompression der Karotisarterie	Die A. carotis communis (in einer Faszienscheide mit der V. jugularis und dem N. vagus) verläuft unter dem M. sternocleidomastoideus. Auf Höhe des Zungenbeins kann durch einen Hypertonus der sich dort befindenden Muskeln eine Kompression der Arterie verursacht werden. Die Karotisscheide wird dort von einem muskulären Dreieck umgeben, das gebildet wird vom M. omohyoideus, dem M. sternocleidomastoideus und dem hinteren Teil des M. digastricus. Der Boden dieses Dreiecks wird von den Mm. scaleni anteriores und mediales gebildet. Bedeckt wird die Karotisscheide von der Lamina superficialis. Auf Höhe der Abzweigung der A. carotis interna und externa befindet sich die Karotisdrüse (Glomus caroticum), ein parasympathisches Ganglion, das über Chemorezeptoren an der Steuerung des Blutdruckes und der Atmung beteiligt ist.

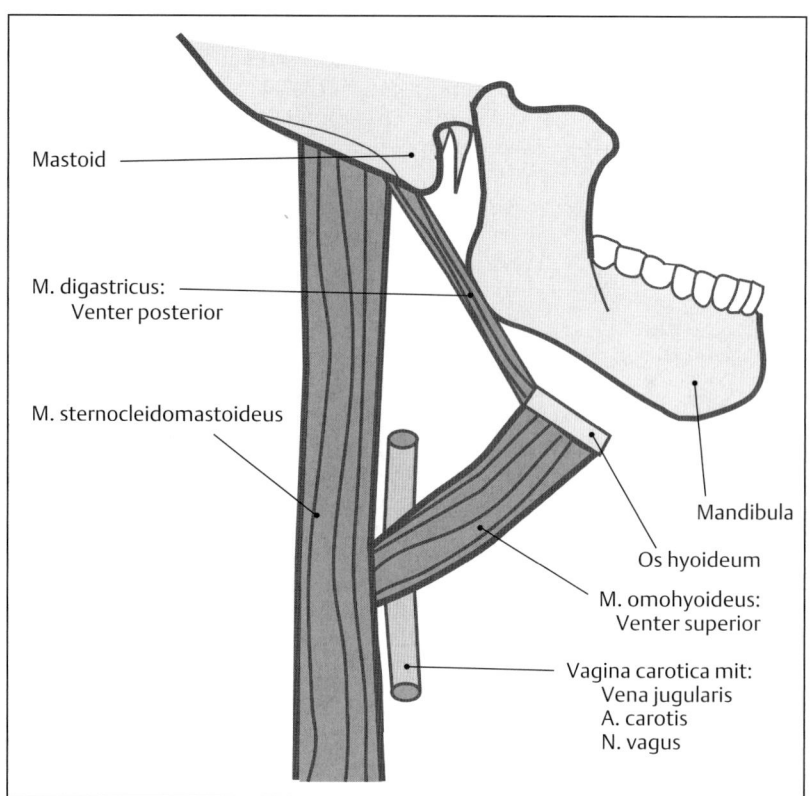

17.24
Topographie von Muskeln, Nerven und Gefäßen am Zungenbein

Am Beginn der A. carotis interna befindet sich zudem der Sinus caroticus, an dessen Wände Pressorezeptoren für die Regulation des Blutdruckes lokalisiert sind. Beide werden vom R. sinus carotici (N. IX) innerviert, der auch mit dem N. X und den sympathischen Halsganglien verbunden ist. Kompression der Karotisgabel kann zu sofortiger Bewusstlosigkeit führen.

Tentorium cerebelli

Das Ligamentum stylohyoideum, das vom Cornu minus zum Processus styloideus des Schläfenbeins verläuft, bietet einen Mechanismus zur Herstellung eines Gleichgewichtes zwischen beiden Knochen. Über diese Verbindung übt das Zungenbein auch einen regulativen Einfluss auf Spannungen am Tentorium cerebelli aus.

Gefühl des Zusammenschnürens am Kehlkopf

Auf einen Hypertonus der suprahyoidalen Muskeln oder Ligamente können die infrahyoidalen Muskeln mit einer sekundären Spannungserhöhung reagieren, um erstere auszugleichen. Die Folge ist, dass an der Kehle ein Gefühl des Zusammenschnürens entsteht. Dieses Zusammenschnüren kann primär strukturellen oder emotionellen Ursprungs sein.

So kann ein kontinuierlicher Hypertonus des M. geniohyoideus nach *Upledger*[1] entweder durch emotionale Probleme verursacht werden oder durch Probleme des ersten Halswirbels über die Innervation des Muskels durch den ersten Zervikalnerven (und N. XII).

Auch der M. mylohyoideus kann nach *Upledger* bei einem Hypertonus indirekt zu einem Zusammenschnüren der Kehle führen, das mit Angst- und Hysteriezuständen in Verbindung steht. Auch hier ist die Genese entweder emotional oder die Folge von Störungen des N. mandibularis (N. V/3).

Schilddrüsenfunktion

Die hyoidalen Muskeln können durch ihren Tonus auch die Schilddrüsenfunktion beeinflussen. Gelegentlich strahlt sogar ein Muskelbündel vom M. thyrohyoideus in die Schilddrüsenkapsel ein (M. levator glandulae thyroideae).

Anatomie der Diaphragmata

Schluckstörung Heiserkeit	Beim Schlucken verkürzen sich die infrahyoidalen Muskeln und ziehen den Kehlkopf wieder nach unten. Insbesondere der M. thyrohyoideus ist in der Lage, den Kehlkopf an das Zungenbein heranzuziehen und die Stellung des Kehldeckels (Schluckakt) und des Stellknorpels (Stimmbildung) zu verändern. Dysfunktionelle Spannungserhöhung dieser Muskeln können zu Heiserkeit oder Schluckstörungen führen.
Zungensymptomatiken	Über den M. hyoglossus und den M. chondroglossus werden die Zungenbewegung und somit die Nahrungsweiterleitung, der Saugakt und die Stimm- und Lautbildung beeinflusst.
Störungen der Stimm- und Lautbildung	Aufgrund ligamentärer, faszialer und muskulärer Verbindungen zum Kehlkopf, insbesondere zum Schildknorpel kann eine Bewegungseinschränkung des Zungenbeins sich unmittelbar auf die Phonation auswirken. Bereits erwähnt wurden die Einflüsse des Zungenbeins über die Zungenmuskeln.
Wirbelsäule	Es bestehen Wechselwirkungen zwischen dem Zungenbein und der Wirbelsäule. Schon *Littlejohn* erwähnte, dass das Zungenbein das Hinterhauptbein und den vierten Brustwirbel beeinflussen kann *(Abb. 17.25 und 17.26)* Bereits erwähnt wurde die nervale Verbindung des M. geniohyoideus zur Wirbelsäule. Weiterhin ist das Zungenbein über die Anheftung des M. omohyoideus am Schulterblatt mit der Brustwirbelsäule indirekt verbunden. Die suprahyoidalen Muskeln können den Unterkiefer nach posterior bewegen, wenn das Zungenbein durch die infrahyoidalen, aber auch insbeson-

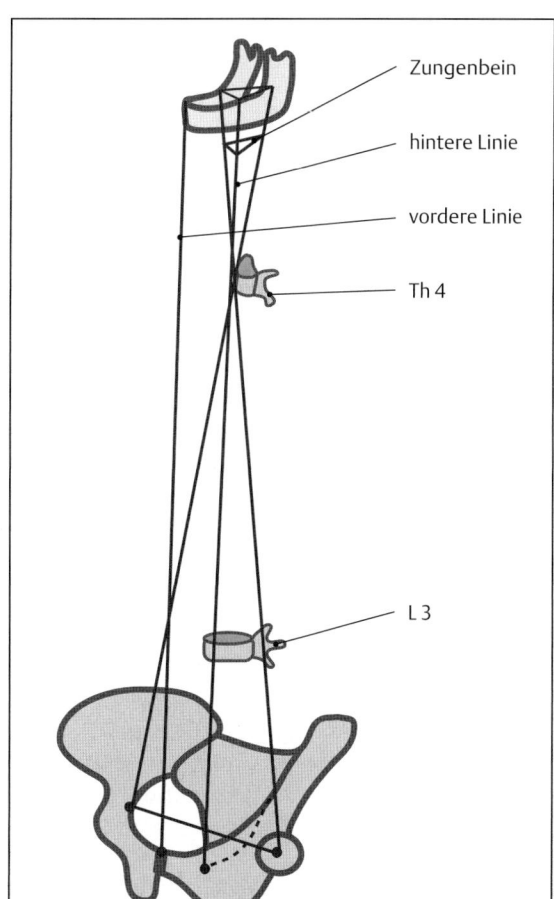

17.25

Das Vieleck der Kräfte, die an der Wirbelsäule wirken, nach Littlejohn

Eine Linie vom Vorderrand des Foramen magnum zum Steißbein. Diese steht im Gleichgewicht mit zwei Linien, die vom Hinterrand des Foramen magnum zum Acetabulum verlaufen und kreuzt diese auf Höhe von Th 4. Dadurch bilden sich ober- und unterhalb von der 3. Rippe und Th 4 (Zentrum der Schwerkraft) jeweils ein Dreieck. Funktionelle Verbindungslinie zwischen Symphysis des Unterkiefers und der Symphysis pubica.
Funktion: Die Dreiecke unterstützen die Wirbelsäule und die Organe. Oberes Dreieck beinhaltet die gelenkigen Strukturen, die in Verbindung mit dem Foramen magnum stehen. Sie stellt die Basis für den Schädel dar, der auf Th 4 balanciert wird. Rotationen des Schädels wirken bis zu Th 4. Ein Ungleichgewicht des Zungenbeins und seiner Muskeln beeinflusst die Funktion des oberen Dreiecks. Unteres Dreieck sichert die Bauchfunktion durch die rhythmische Aktivität des Thorax. Eine normale Beckenstatik (Basis des Dreiecks) ist die Voraussetzung für die Unterstützung der Bauchspannung.

17.26

Die Integration des Zungenbeins in die Mechanik von Littlejohn

Oberes Dreieck: gebildet durch die beiden Schläfenbeine, das Zungenbein und den M. digastricus. Unteres Dreieck: gebildet durch das Zungenbein, die beiden Schulterblätter, Th 4, den M. omohyoideus und den M. rhomboideus major

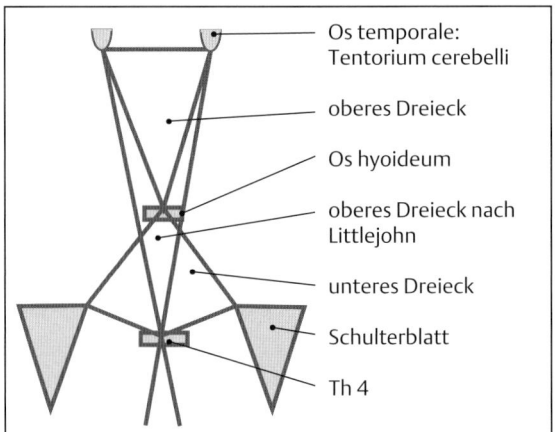

dere durch den M. constrictor pharyngis medius fixiert wird. Der letztgenannte Muskel verläuft um den Hals herum und setzt an der Raphe pharyngis an, die wiederum am Tuberculum pharyngeum der Schädelbasis befestigt und über straffes Bindegewebe mit den Halswirbeln verbunden ist. Chronische Anspannung des M. constrictor pharyngis medius kann so zu einer Dysfunktion der oberen Halswirbel führen.

Einen großen Einfluss üben auch die Halsfaszien auf die Beweglichkeit des Zungenbeins aus: Lamina cervicale superficiale, Lamina cervicale praetrachealis, Lamina suprahyoidea (vom oberen Rand des Zungenbeins zu beiden Seiten des Unterkiefers) und indirekt die Lamina praevertebralis.

Jede kleinste Spannungsänderung seiner vielfältigen muskulären, ligamentären und faszialen Verbindungen können zu einer Positionsänderung und Bewegungseinschränkung des Zungenbeins führen, sodass es bei viszeralen oder somatischen Dysfunktionen häufig mitbetroffen ist.

Kraniozervikales Diaphragma (Atlanto-Okzipitalgelenk)

Das Atlanto-Okzipitalgelenk, zusammen mit dem Atlanto-Axialgelenk und mit ihren zahlreichen muskulären Befestigungen, verbindet die Halswirbelsäule mit der Schädelbasis und stellt eine wichtige Integrationsregion im Organismus dar. Alle Muskeln und Faszien, die am Hinterhaupt ansetzen, können bei hypertoner Spannung das kraniosakrale System mehr oder minder behindern oder blockieren. In dieser Region, auf Höhe des 4. Ventrikels, liegen die meisten Hirnnervenkerne sowie die Medulla oblongata, die das Atem- und Kreislaufzentrum und andere lebenswichtige Zentren beinhaltet. Zudem kreuzen sich ungefähr auf dieser Höhe die Pyramidenbahnen, sodass diese Stelle auch für die motorische Koordination von Bewegungen besondere Bedeutung erlangt. Auch für die Haltung und die neuroendokrine Funktion ist diese Region von Bedeutung.

Die Entwicklung des zerviko-okzipitalen Übergangs weist auf die besondere Bedeutung dieser Struktur hin. Dieses Gelenk ist der am frühesten angelegte Teil des Axialskeletts.

Beim Neugeborenen ist das Atlanto-Okzipitalgelenk die einzige knöcherne Verbindung am Schädel.

Muskuläre Verbindungen *(Abb. 17.27)*

- ▶ M. longus capitis und M. rectus capitis anterior *(Abb. 17.28 und 17.29)*
  Dysfunktion: Ein beidseitiger Hypertonus des M. rectus capitis oder des M. longus capitis hat eine Extensionsdysfunktion des Schädels zur Folge, ein einseitiger Hypertonus eine Torsionsdysfunktion
- ▶ M. rectus capitis lateralis *(Abb. 17.30)*
  Dysfunktion: Ein einseitiger Hypertonus neigt das Hinterhaupt zur Seite

Anatomie der Diaphragmata **477**

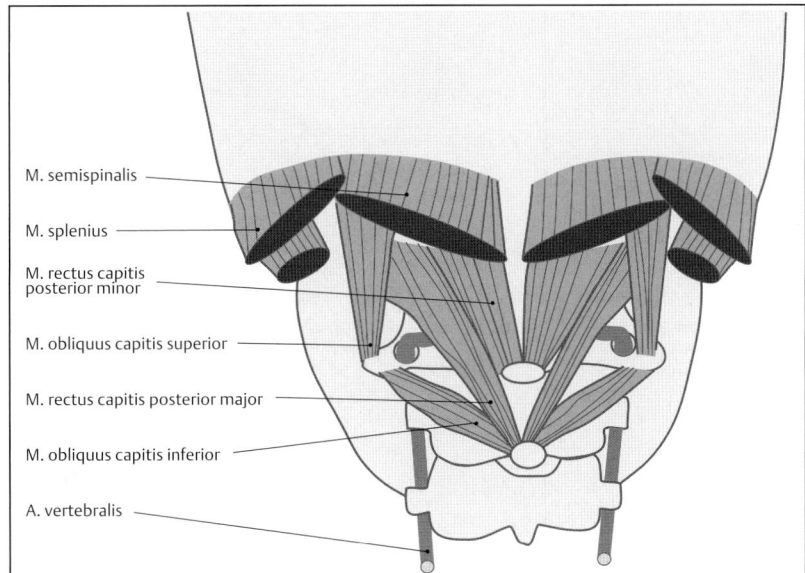

17.27
Muskulatur am Atlanto-Okzipitalgelenk

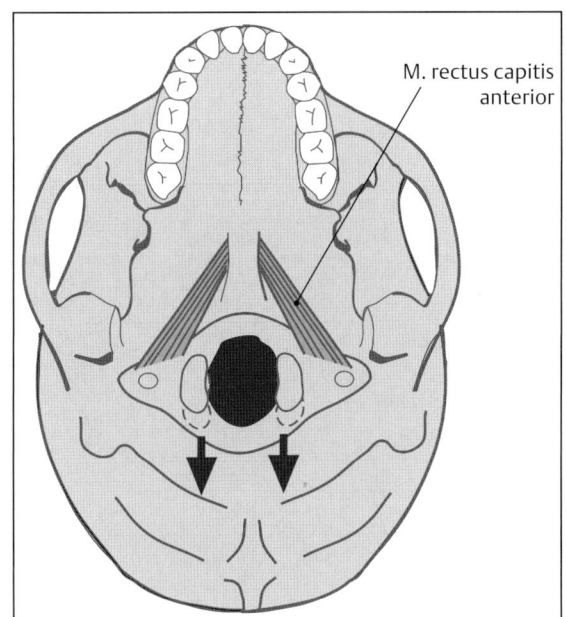

17.28
Extensionsdysfunktion der SSB durch Hypertonus des M. rectus capitis anterior

und verursacht so eine Torsionsdysfunktion der Schädelbasis. Durch seine Nähe zum Foramen jugulare kann er bei einer Verengung dieser Öffnung beteiligt sein, mit den Folgen des venösen Rückstaus ins Schädelinnere und Störungen des IX., X., und XI. Hirnnerven.

▶ M. rectus capitis posterior minor und major *(Abb. 17.31)*
Dysfunktion: Ein Hypertonus des M. rectus capitis posterior major oder minor führt zu einer Flexionsdysfunktion der Schädelbasis. Ein einseitiger Hypertonus des M. rectus capitis posterior major verursacht eine Torsion. Ein atrophischer M. rectus capitis posterior minor kann bei Nacken und Kopfextension zu einer Faltung der hinteren Dura mater spinalis in Richtung Rückenmark führen mit eventueller komprimierender Wirkung.

478 17. Anatomie und Behandlung transversaler Diaphragmata

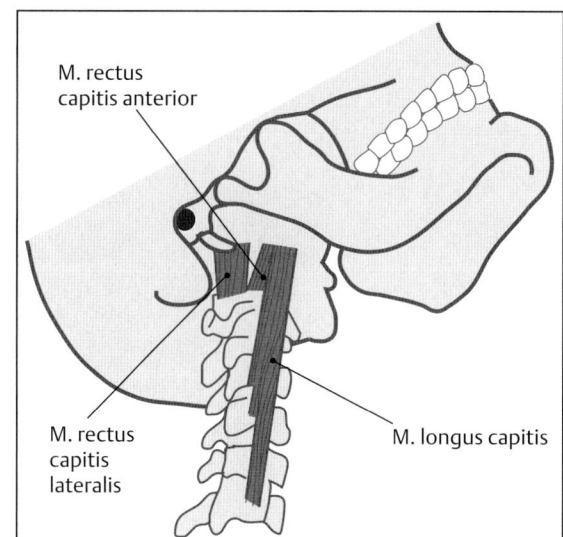

17.29
M. longus capitis, M. rectus capitis ante-

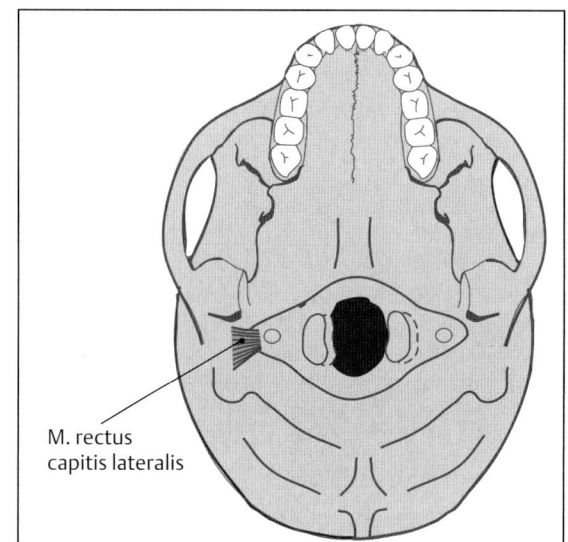

17.30
Torsion rechts der SSB durch Hypertonus des rechten M. rectus capitis lateralis

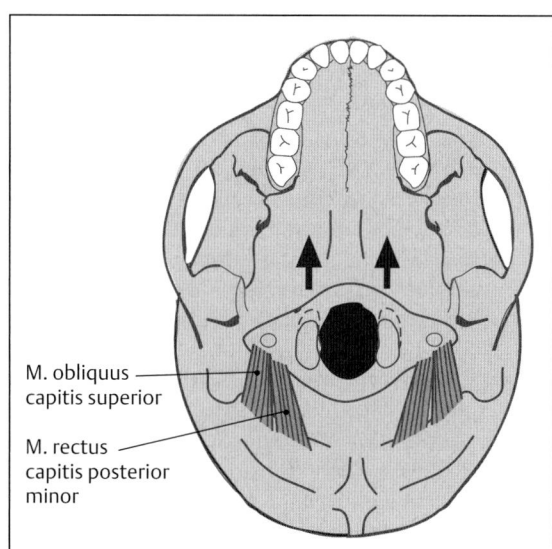

17.31
Flexionsdysfunktion der SSB durch Hypertonus des M. obliquus capitis superior und des M. rectus capitis posterior minor

▶ M. obliquus capitis superior *(Abb. 17.32)*
Dysfunktion: Ein beidseitiger Hypertonus des Muskels führt zu einer Flexionsdysfunktion der Schädelbasis. Ein einseitiger Hypertonus kann zu einer Seitneigungs-Rotations-Dysfunktion führen.

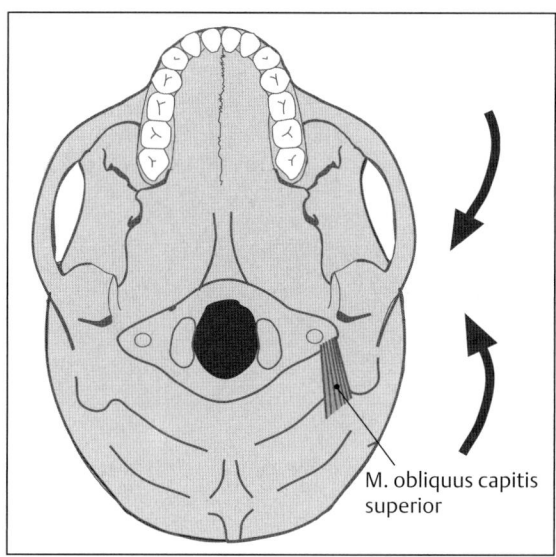

17.32
Seitneigung-Rotation rechts der SSB durch Hypertonus des M. obliquus capitis superior

▶ M. obliquus capitis inferior
Dysfunktion: Er setzt nicht direkt an der Schädelbasis an, beeinflusst aber, über Atlas und Axis, das Hinterhaupt in seiner feinen Beweglichkeit. Nicht zu vergessen sind dabei die Befestigung der Dura mater am Hinterhaupt und am 2. und 3. Halswirbel.
Die beiden letztgenannten Muskeln bilden zusammen mit dem M. rectus capitis posterior major das so genannte subokzipitale Dreieck, in deren Tiefe die A. vertebralis und der N. suboccipitalis verlaufen.
Bei einem Hypertonus einer dieser Muskeln kann über den N. suboccipitalis unter Umständen auch der Tonus der anderen Muskeln erhöht werden, mit der Folge einer Funktionsstörung der Schädelbasis.
▶ M. semispinalis capitis
Dysfunktion: Ein beidseitiger Hypertonus kann eine Flexionsdysfunktion, einseitiger Hypertonus eine Torsionsdysfunktion an der Schädelbasis auslösen.
Der M. constrictor pharyngis superior besitzt vier Anteile, die von den Processi pterygoidei des Keilbeins, der Raphe pterygomandibularis, dem Unterkiefer und der Zungenmuskulatur zur Raphe pharyngis ziehen. Die Raphe pharyngis ist eine Bindegewebsnaht, die am Tuberculum pharyngeum der Schädelbasis angeheftet ist und zwischen der Pharynxmuskulatur verläuft.
Innervation: Plexus pharyngeus
Dysfunktion. Ein Hypertonus dieses Muskels kann zu Flexions- und Extensionsdysfunktionen der Schädelbasis führen.
▶ M. trapezius *(Abb. 17.33)*
Dysfunktion: Beidseitiger Hypertonus dieses Muskels kann eine Flexionsdysfunktion der Schädelbasis auslösen.
▶ M. sternocleidomastoideus
Dysfunktion: Da der M. sternocleidomastoideus quer über die Sutura occipitomastoidea verläuft, wird bei Hypertonus des Muskels die Beweglichkeit in dieser Schädelnaht vermindert, was zu schwerwiegenden Störungen führen kann.

480 17. Anatomie und Behandlung transversaler Diaphragmata

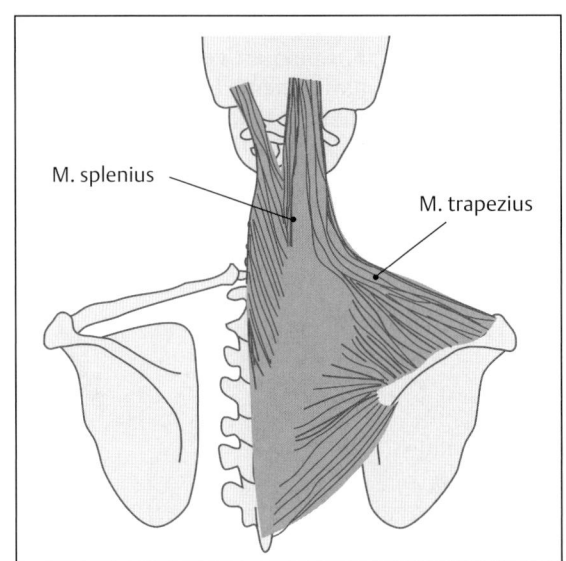

17.33
Flexionsdysfunktion der SSB durch Hypertonus des M. trapezius

Der XI. Hirnnerv verläuft durch das Foramen jugulare, das durch einen Hypertonus des M. sternocleidomastoideus oder des M. trapezius beeinträchtigt werden kann. Das wiederum kann über den XI. Hirnnerven zu zusätzlicher Erhöhung der Muskelspannung dieser beiden Muskeln führen.
▶ Der M. occipitofrontalis verläuft mit seinem okzipitalen Teil von der Linea nuchae suprema in die Kopfschwarte. Nach *Upledger*[u] kann auch dieser Muskel an Bewegungsstörungen des Hinterhaupts beteiligt sein. Innervation: Venter occipitalis: Äste des Ramus auricularis posterior des N. facialis
▶ Venter frontalis: Äste des N. facialis
Mm. scaleni: Diese verbinden die Halswirbelsäule mit der ersten und zweiten Rippe. Ein Hypertonus dieser Muskelgruppe kann die Mobilität der 1. und 2. Rippe sowie der Halswirbelsäule beeinträchtigen. Zudem können die arteriovenösen Gefäße und Nervenstrukturen, die zwischen dem Schlüsselbein und der ersten Rippe hindurchlaufen, komprimiert werden.

Ligamentäre, membranöse und fasziale Verbindungen

Siehe S. 93

Durale Verbindungen

▶ Dura mater spinalis: Befestigt am Foramen occipitale, am 1. bis 3. Halswirbel
▶ Falx cerebri, Falx cerebelli, Tentorium cerebelli

Nervale Verbindungen

▶ N. vagus (X): Am Foramen jugulare für die parasympathische Innervation des Körpers und somit für den Stoffwechsel verantwortlich (auch N. glossopharyngeus [IX] und N. accessorius [XI])
▶ Afferenzen aus dem N. IX (z. B. Rr. tonsillares) und N. X (aus dem Plexus pharyngeus) führen zum Nucleus dorsalis n. vagi zum Nucleus tractus solitarii bis ins Halsmark. Verbindungen bestehen zum Nucleus tractus spinalis (V)
▶ Motorische Wurzelzellen von N. IX befinden sich zusammen mit N. X und N. XI im Nucleus ambiguus, der in das Halsmark hinabreicht
▶ N. accessorius (XI): Verbindungen zu zervikalen Spinalnerven; Spinalwurzeln des N. XI am Foramen magnum

- N. trigeminus (V): Vagale Afferenzen aus den Organen zu trigeminalen Kerngebieten; das spinale Kerngebiet des N. trigeminus (Nucleus tractus spinalis) reicht bis zur oberen Zervikalregion (C 2/C 3) mit Verbindungen zu Vorderhornzellen dieser Region. Dadurch kann über den N. trigeminus (und indirekt über den N. vagus) der Spannungszustand der Halsmuskulatur beeinflusst werden
- N. hypoglossus (XII): Am Canalis nervi hypoglossi
- Medulla oblongata, Decussatio pyramidalis am Foramen magnum
- Sympathikus:
  - Ganglion cervicale superius
  - Zwar ist im Halsbereich kein Ramus communicans albus vorhanden, aber sympathische Ganglien stehen über einen Ramus communicans griseus mit zervikalen Spinalnerven in Verbindung. Dadurch kann über den Sympathikus der Spannungszustand der Halsmuskulatur beeinflusst werden.
  - Afferenzen über den N. trigeminus
- Fasciculus longitudinalis medialis: Verbindet Augenmuskelkerne mit motorischen Kernen im oberen zervikalen Rückenmark (bis C 3)
- Siehe auch S. 94

Gefäßverbindungen
- A. vertebralis: Durch die Foramina vertebralia verlaufend
- Canalis condylaris: V. emissaria, meningealer Ast der A. pharyngea ascendens
- Aa. spinalis anteriores und posteriores
- V. jugularis

Endokrine Verbindungen
- Hypophyse: Indirekt über die Synchondrosis sphenoidalis
- Glandula thyroidea: Indirekte Verbindung über die Halsfaszien
- Glandula parathyoidea: Indirekte Verbindungen über die Halsfaszien (Die Schilddrüse reguliert den gesamten Metabolismus des Körpers, die Nebenschilddrüse den Kalzium-Haushalt.)

Dysfunktionen des Atlanto-Okzipitalgelenkes

Das Hinterhaupt ist während des Geburtsvorgangs unterschiedlich starken Einflüssen unterworfen, die unter Umständen zu atlanto-okzipitalen Gelenksveränderungen und zu Dysfunktionen des Okziput-Keilbeingelenks führen können.

Die Dysfunktionen des Hinterhaupts und die sphenobasilaren Dysfunktionen wiederum beeinflussen die Entwicklung des lumbosakralen Übergangs und des Iliosakralgelenks.

Das Okziput und der Atlas bestehen zum Zeitpunkt der Geburt aus jeweils **vier Teilen,** die erst zwischen dem 4. bis 8. Lebensjahr verknöchern. Verbindungslinien dieser unterschiedlichen Knochenteile verlaufen durch ihre jeweiligen Gelenkfacetten. Während des Geburtsvorgangs können die Anteile des Hinterhaupts in eine abnorme Lagebeziehung zueinander gezwungen werden, wodurch sich an den Gelenkflächen abnorme Winkelstellungen der Facetten entwickeln können:

- Die **Hinterhauptschuppe** (Squama) kann sich von den beiden Seitenteilen des Hinterhaupts (Partes laterales) entfernen, sich über oder unter ihnen verschieben und dadurch unter Umständen das Rückenmark ernsthaft gefährden.
- Die **Partes laterales** mit den Hinterhauptkondylen können sich annähern, wodurch zusätzlich das Foramen magnum eingeengt und das Rückenmark zusammengedrückt wird.

Im Verlauf der Geburt treten Rotationen auf, die den Winkel zwischen Schädel und Wirbelsäule verändern können.

- Ein **Kondylus** des Hinterhaupts kann im Verhältnis zum anderen mehr nach kranial und anterior verschoben werden, sodass die Lage der Pars basilaris des Hinterhaupts sich verändert.
- Die **Basis des Hinterhaupts** kann rotieren, sich zur Seite neigen, nach oben oder unten kippen und dadurch sphenobasilare Dysfunktionen verursachen, die wiederum den Grundstein für das Muster der gesamten Schädelentwicklung bilden.

Durch diese Veränderungen im Atlanto-Okzipitalgelenk können entsprechende Dysfunktionen an den lumbosakralen Gelenkflächen auftreten. Die Ursache einer Skoliose ist in 90% der Fälle unbekannt. Könnten nicht die Dysfunktionen an der Schädelbasis die Ursache sein für den Beginn eines großen Teils dieser Wirbelsäulenveränderungen, ebenso wie für Dysfunktionen am lumbosakralen Übergang und am Iliosakralgelenk?

Geburtstraumata oder frühkindliche Traumata, die zu asymmetrischen Spannungsverhältnissen im Bereich des Hinterhaupts, des Keilbein-Hinterhauptgelenks, des Atlanto-Okzipitalgelenks und in der Wirbelsäule führen und zu diesem Zeitpunkt noch so gut wie nicht sichtbar sind, werden sich immer deutlicher zeigen, je weiter das Wachstum voranschreitet. Schon *Pope* schrieb, dass der Baum sich so biegt, wie man den Zweig biegt.

Weitere transversal verlaufende Strukturen

Fast alle Gelenke des Körpers können durch ihre quere Strukturierung zu einer Behinderung der Beweglichkeit der longitudinalen Faszien führen. Nach eingehender Untersuchung und Diagnostik der primären und sekundären Dysfunktionen sollten auch diese Restriktionen gegebenenfalls behandelt werden. Die Restriktionen der Gelenke können durch kraniosakrale Techniken ebenso wie durch eine Vielzahl anderer Techniken gelöst werden.

Behandlung der Diaphragmata

Behandlungsprinzipien

Bei der Behandlung wird nicht nur die feine Beweglichkeit der longitudinalen Faszien wiederhergestellt, sondern indirekt werden auch die mit den Diaphragmata in Beziehung stehenden Organe behandelt. *Jean Pierre Banal* erwähnt, dass viszerale Organe ähnlich wie der Schädel als Kugel anzusehen sind. Sie könnten demnach ähnlich wie der Schädel behandelt werden. Die Techniken für die Behandlung der ersten drei Diaphragmata sind sehr ähnlich. Der Therapeut folgt der Gewebespannung/-bewegung bis zu der Stelle, an der eine Barriere oder ein Widerstand wahrnehmbar sind. Dort hält der Therapeut das Gewebe in der Barriere. Es wird weder in eine Bewegungsrichtung forciert noch das Gewebe bedrängt, sich weiter in die blockierte Richtung hineinzubewegen. Der Therapeut verhindert nur, dass es sich in die gleiche Richtung zurückbewegt, aus der es gekommen ist, so lange, bis sich die Barriere auflöst und entspannt. Dadurch können sich alte dysfunktionelle Bewegungs-/Spannungsmuster des Gewebes auflösen. Das Gewebe erlangt wieder eine größere Bewegungsfreiheit und setzt seinen Weg fort zu einer neuen Barriere. Diese Technik nennt sich Gewebe- oder Faszien-Unwinding (= Gewebe-Lösung).

„Unwinding"-Technik

Der Therapeut beginnt die „Unwinding"-Technik damit, sanften Druck auf das Gewebe auszuüben. Dieser Druck wird langsam gesteigert, bis sich das Gewebe zu bewegen beginnt. Es wird gerade soviel Druck angewendet, wie notwendig ist, um diese Eigenbewegung auszulösen und aufrechtzuerhalten. Um Gewebedysfunktionen erfolgreich beheben zu können, muss der Therapeut als erstes lernen, die Lokalisation der Barrieren genau wahrzunehmen. An der Stelle der Barriere verhindert der Therapeut, dass sich das Gewebe von ihr wieder entfernt und unterstützt es, sich mit dieser Barriere auseinanderzusetzen. Der Körper besitzt nicht nur starke Selbstheilungskräfte, sondern es können auch starke dysfunktionelle Verteidigungsmechanismen vorhanden sein, die versuchen, Auflösungen von Spannungen zu verhindern, die unangenehme Empfindungen, Erinnerungen oder Gefühle zur Folge haben könnten.

Wenn man nur den Spannungen des Gewebes folgt, wird es sich regelmäßig von den Barrieren wegbewegen und seine Kreise ziehen, ohne dass die tiefer liegenden Barrieren jemals aufgelöst werden.

Zwei häufig anzutreffende Fehler beim Erlernen des „Unwinding" bestehen darin, nur den oberflächlichen Gewebespannungen in ihren endlosen Bewegungskreisen zu folgen oder im Gegenteil dem Gewebe Bewegungen aufzudrängen, es zu forcieren und damit noch mehr zu verspannen. Die Kunst bei der „Unwinding-Technik" besteht darin, das Gewebe weder mit Gewalt in die Barriere zu bringen, noch es sich von der Barriere einfach zurückziehen zu lassen.

Folgender weiterer wichtiger Aspekt ist beim „Unwinding" zu beachten: Sobald der Kontakt zum faszialen Gewebe aufgenommen wurde, darf er nicht wieder verloren gehen, sondern muss stetig beibehalten werden. So kann gewährleistet werden, dass man in immer tiefer gelegene dysfunktionelle Mechanismen eindringt und sich die Folgen traumatischer Einflüsse Schicht für Schicht lösen können. Wird der Kontakt nach kleineren Gewebeentspannungen immer wieder gelöst, vermindert sich der Behandlungserfolg, und der Zugang zu den wichtigeren, in der Tiefe gelegenen Dysfunktionen erschwert sich. Den Kontakt beizubehalten, bedeutet in diesem Zusammenhang eine feine Spannung aufrechtzuerhalten, während man den Gewebebewegungen folgt, ähnlich dem Versuch, eine Hundeleine sanft gespannt zu halten, während dem Hund erlaubt wird, umherzuspringen und sich zu bewegen. Es erfordert kontinuierliche Aufmerksamkeit, die Faszie immer wieder zu begleiten, ohne die Verbindung zu ihr zu verlieren oder „schlaff" werden zu lassen. Die Lösung von Spannungen in den Faszien kann mit dem Entrollen eines verdrehten Telefonkabels, wenn man den Hörer nach unten baumeln lässt, verglichen werden. Die Windungen, die der Hörer ausführt, während sich das verdrehte Telefonkabel entwirrt, ist vergleichbar mit den Windungen, die bei der Lösung intrakranialer oder extrakranialer Faszienspannungen auftreten.

Dieser Kontakt kann aufrechterhalten werden, indem der Therapeut eine leichte Traktion oder Kompression ausführt. Die Traktion wird vor allem an den Extremitäten, die Kompression vor allem am Körperstamm angewendet. Es wird dabei nur soviel Traktion oder Kompression ausgeübt, dass das Gewebe beginnt, sich zu bewegen. Es kann allerdings auch vorkommen, dass das Gewebe ohne diese so genannten Initialzündung beginnt, sich zu entwirren.

Mögliche Zeichen einer Gewebe-Entspannung

- ▶ Eine wahrnehmbare Verstärkung von Flüssigkeitsbewegung im Gewebe
- ▶ Eine größere Wärmeausstrahlung des Gewebes
- ▶ Ein Kühlerwerden des Gewebes
- ▶ Feuchtigkeitsbildung auf der Haut

- Ein verstärkter Energiefluss im Gewebe
- Eine wahrnehmbare Entspannung und ein Weicherwerden des Gewebes
- Eine Veränderung im Atemrhythmus des Patienten, z.B. eine tiefere Atmung, Gähnen oder Seufzen
- Ein plötzlicher Stopp des kraniosakralen Rhythmus
- Eine schaukelnde Bewegung (Wackeln) des Gewebes (s. S. 31)
- Vom Patienten wahrgenommene Schmerzen oder andere unangenehme Empfindungen, die sich während der Therapie wieder auflösen
- Aufsteigende Erinnerungen oder Gefühlsausbrüche des Patienten kurz vor der Gewebe-Entspannung oder in ihrem Verlauf. Diese Emotionen scheinen auf noch nicht genau erklärte Weise mit den Spannungen der Körpergewebe verbunden bzw. in diesen gespeichert zu sein. Es handelt sich meist um Erinnerungen, die für das Bewusstsein des Patienten mehr oder weniger unzugänglich waren.
- Eine Art therapeutischer Puls

Der therapeutische Puls[13]

Dieser Puls kann in Momenten der Selbstkorrektur und der Selbstheilung des Körpers auftreten, meist an der gerade behandelten Körperstelle. Seine Frequenz liegt zwischen der des CRI und dem Herzrhythmus. Die Amplitude steigert sich, bis sie für den Therapeuten wahrnehmbar wird. Nachdem sie einen Höhepunkt erreicht hat, nimmt sie wieder ab und verschwindet. *Upledger* hat diesen Puls beschrieben. Solange er auftritt, sollte das, was der Therapeut gerade tut, auf jeden Fall beibehalten und nicht geändert werden.

Anzeichen dafür, dass eine Gewebe-Entspannung nicht nur lokal wirksam ist, sondern dem Gesamtorganismus in seiner psychisch-physischen Einheit zugute kommt, können folgende Merkmale sein:

- Ein Verschwinden der Wahrnehmung des kraniosakralen Rhythmus an der berührten Stelle, ohne dass der Rhythmus gezielt verändert wurde (wie es zum Beispiel bei der CV-4-Technik der Fall ist). Der kraniosakrale Rhythmus dient in diesem Fall als Indikator. Ein Aussetzen des Rhythmus kann als Zeichen gedeutet werden, dass der Gesamtorganismus sich in einem tiefgreifenden Veränderungsprozess befindet
- Keine Abwehrspannung an der berührten Stelle. Eine Abwehrspannung bezeichnet eine Empfindung, als ob die berührten Gewebe des Patienten erstarren, sich zu einer Art Schutzpanzer verändern und als ob sie die Hand des Therapeuten wegdrücken wollten

Eine „Unwinding"-Technik kann beendet werden, wenn keine neuen asymmetrischen Bewegungsmuster mehr im Gewebe wahrzunehmen sind oder wenn die mit der Gewebeentspannung aufsteigenden Empfindungen, Erinnerungen und Gefühle die momentanen Integrationsmöglichkeiten des Patienten übersteigen. Auch eine Abwehrspannung und ein Wiederauftreten des kraniosakralen Rhythmus sind Zeichen für den Therapeuten, zu diesem Zeitpunkt seine Hände zu entfernen.

Sollten sehr starke Dysfunktionen vorhanden sein, ist es eventuell notwendig, diese auch direkt mithilfe spezifischer viszeraler Techniken zu behandeln.

Faszientechnik nach *Becker*

Für den Osteopathen Becker[14], der sich besonders den Faszientechniken widmete, spielen die Fulcrum-Positionen eine besondere Rolle. Der einzige Unterschied zur bereits beschriebenen „Unwinding"-Technik besteht darin, dass *Becker* keinen zusätzlichen Druck auf das Gewebe des Patienten ausübt. Seine am Patienten aufgelegten Hände üben einen gleich bleibenden Druck aus, unabhängig davon, ob er seine Hände an die Oberfläche oder in die Tiefe der Gewebe dirigiert.

Was *Becker* jedoch verändert, ist der Druck, den er über einen Fulcrum- oder Festpunkt mit einem anderen Teil seines Armes auf die Liege ausübt. Dieser Druck auf seinem Fixpunkt ermöglicht ihm, Strukturen in der Tiefe des Körpers wahrzunehmen und zu behandeln bzw. den „Unwinding"-Prozess auszulösen, ohne jemals seinen Druck am Patienten zu verstärken.

Technik für die Beckendiaphragmata *(Abb. 17.34)*

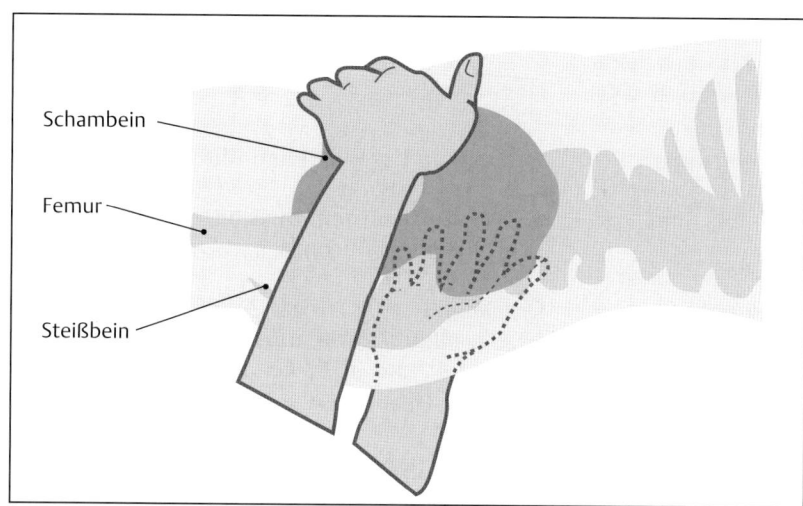

17.34 Beckendiaphragma-Entspannungstechnik

Therapeut	Er befindet sich seitlich am Patienten, auf Höhe des Beckens.
Handposition	▶ Die distale Hand liegt quer unter dem Kreuzbein ▶ Die proximale Hand liegt mit der ulnaren Seite auf dem Schambein, sodass die restliche Handfläche den Unterbauch des Patienten bedeckt
Ausführung	▶ Die oben aufliegende Hand übt leichten Druck von ventral nach dorsal aus, bis das Gewebe reagiert ▶ Die obere Hand folgt dem Gewebe, entsprechend der eingangs beschriebenen „Unwinding"-Technik ▶ Die untere Hand dient als Widerstand gegen den, von ventral nach dorsal ausgeübten Druck
Wirkung	Die Technik wirkt auf das Becken und die Beckenorgane, das Sakrum und seine Gelenkflächen auf L 4, L 5, die unteren Extremitäten sowie die Nebennieren und die Geschlechtsdrüsen.

Technik für das thorakolumbale Diaphragma *(Abb. 17.35)*

Therapeut	Er befindet sich seitlich des Patienten, auf Höhe des Zwerchfells.
Handposition	▶ Die distale Hand liegt quer unter dem thorakolumbalen Übergang, auf Höhe des 12. Brustwirbels und des 1. bis 3. Lendenwirbels ▶ Die proximale Hand liegt auf dem Schwertfortsatz des Brustbeins, den unteren Rippenrändern und dem Epigastrium

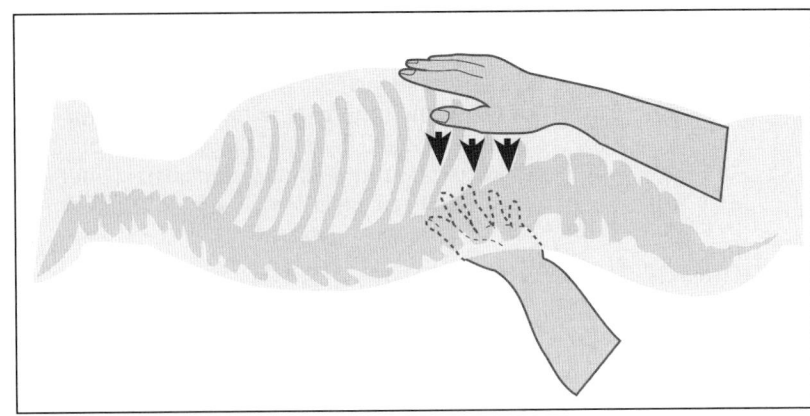

17.35
Technik für den thorakolumbalen Übergang

Ausführung	▶ Die oben liegende Hand übt sanften Druck nach posterior aus, bis das Gewebe reagiert
	▶ Dann folgt sie dem Gewebe, entsprechend der eingangs beschriebenen „Unwinding"-Technik
Wirkung	Die Technik wirkt auf das Zwerchfell und seine angrenzenden Organe, auf L 1, L 2, auf Beschwerden an den unteren Rippen, M. iliopsoas, M. quadratus lumborum, die 3.–5. Zervikalwirbel (über den N. phrenicus) und die Bauchspeicheldrüse.

Alternative Technik für das thorakolumbale Diaphragma und die unteren Rippen

Therapeut	Er befindet sich seitlich neben dem Patienten auf Höhe des thorakolumbalen Diaphragma.
Handposition	▶ Die Hände umgreifen beidseitig die unteren Rippen
Ausführung	▶ Der Therapeut testet die Torsionsbewegung der unteren Rippen und des thorakolumbalen Diaphragmas
	▶ Er folgt in die Richtung, in die sich die Rippen und das Diaphragma leichter bewegen lässt
	▶ Dort wird der „point of balance" gesucht, bis eine Lösung der Spannung wahrnehmbar ist

Technik für das zervikothorakale Diaphragma I *(Abb. 17.36)*

Therapeut	Er befindet sich seitlich am Patienten, auf Höhe des zervikothorakalen Übergangs.
Handposition	▶ Die distale Hand liegt quer unter dem zervikothorakalen Übergang, auf Höhe des Dornfortsatzes des 7. Halswirbels bis zum 2. Brustwirbel
	▶ Die proximale Hand liegt quer auf dem oberen Brustkorb. Sie berührt das Sternoklavikulargelenk, das Manubrium des Brustbeins und die oberen Rippenknorpel
Ausführung	▶ Die oben aufliegende Hand übt sanften Druck nach posterior aus, bis das Gewebe beginnt, sich zu bewegen
	▶ Dann folgt sie dem Gewebe entsprechend der „Unwinding"-Technik

Behandlung der Diaphragmata

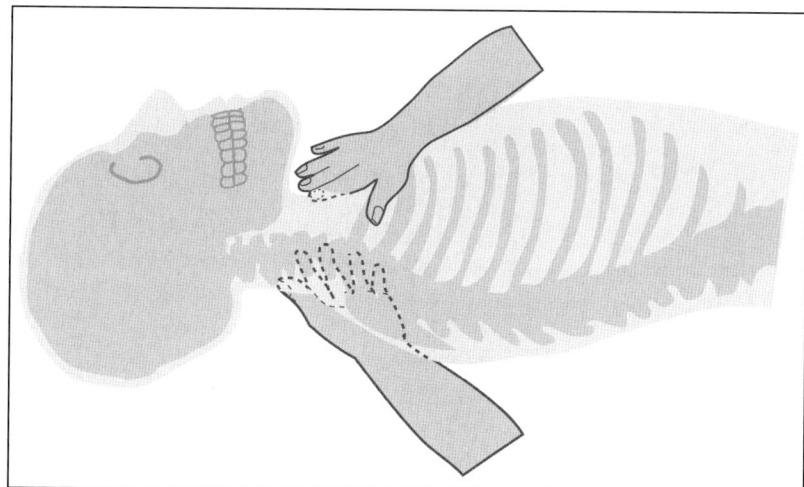

17.36
Technik für das zervikothorakale Diaphragma

- Die untere Hand dient als Widerstand gegen den von ventral nach dorsal ausgeübten Druck. Mit fortschreitender Übung kann auch die unten liegende Hand den faszialen Spannungsmustern folgen

Wirkung
- Auf den Schultergürtel, das Schlüsselbein, die 1. und 2. Rippe, den 7. Zervikal- bis 6. Thorakalwirbel
- Auf die venöse, arterielle und lymphatische Zirkulation zwischen Schädel und Brustraum
- Auf die Belüftung der Lunge und Funktion des Herzens
- Auf die Thymusdrüse
- Auf den lymphatischen Rückfluss in den linken und rechten Venenwinkel

Technik für das zervikothorakale Diaphragma II

Therapeut
Er befindet sich am Kopfende des Patienten.

Handposition
- Die Daumen liegen beidseitig auf den Querfortsätzen des 1. Brustwirbels
- Die Zeigefinger liegen beidseitig auf den ersten Rippen
- Die Mittelfinger liegen beidseitig auf den zweiten Rippen
- Die Handinnenflächen liegen beidseitig auf den Schultern

Ausführung
- Der Therapeut testet die Torsionsbewegung der Rippen und des oberen Brustkorbs
- Er folgt in die Richtung, in die sich die Rippen und der Brustkorb leichter bewegen lassen
- Der Kopf wird dabei leicht in die entgegengesetzte Richtung rotiert (aufgrund der Biomechanik der Wirbelrippengelenke)
- Dort wird der „point of balance" gesucht, bis eine Lösung der Spannung wahrnehmbar ist

Alternative: Recoil-Technik für den oberen Thoraxbereich

(Abb. 17.37 und 17.38)

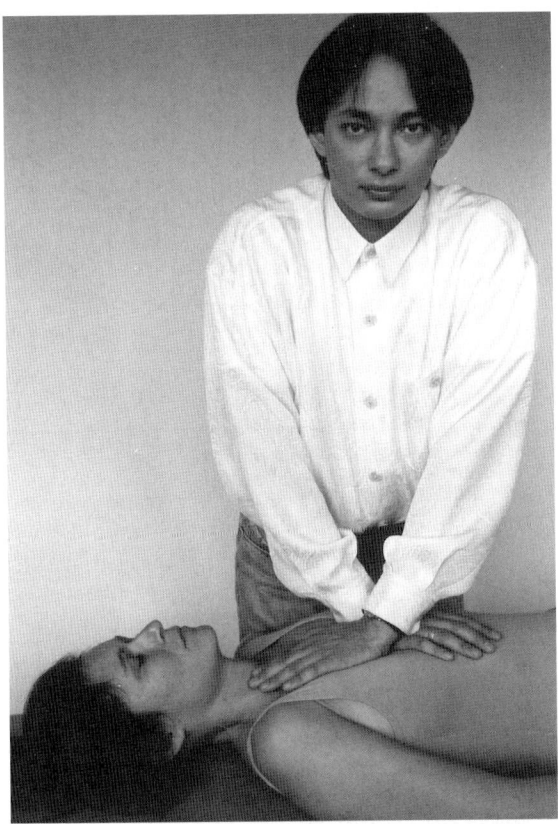

17.37
Recoil-Technik des oberen Brustkorbs

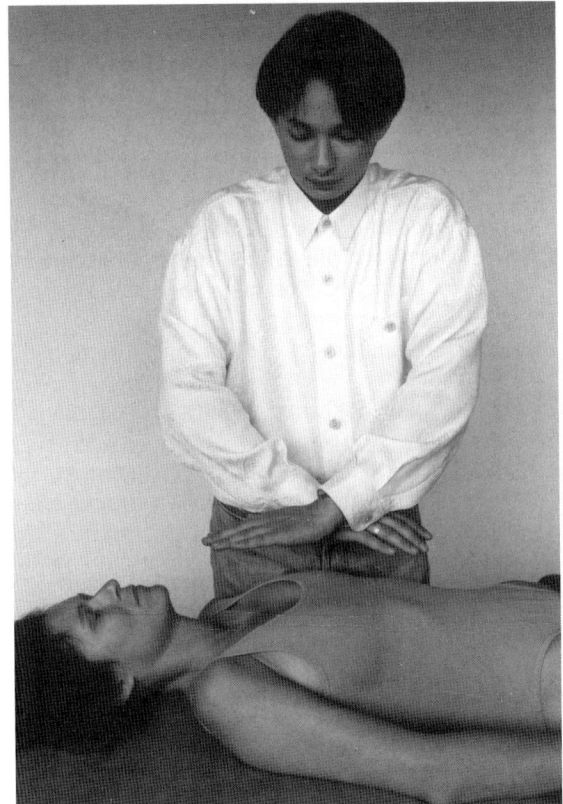

17.38
Recoil-Technik des oberen Brustkorbs

Diese Technik verbessert den Lymphabfluss am thorakalen Eingang und wird deshalb auch als Lymphpumpe bezeichnet.

Therapeut	Er steht seitlich des Patienten, auf Höhe des Brustbeins
Handposition	▸ Hände überkreuzt auf die Mitte des Brustbeins legen ▸ Der Therapeut beugt sich so weit über den Patienten, dass seine Arme sich vertikal über dem Brustbein befinden
Ausführung	▸ Der Therapeut folgt der Ausatmung des Patienten mit seinen Händen ▸ Während der Einatmung gibt der Therapeut am Brustbein Widerstand ▸ Während der Ausatmung folgt er erneut nach posterior ▸ Nach 1–3 Zyklen wird der Kontakt am Brustbein zu Beginn der Einatmung plötzlich und unerwartet gelöst Es können dabei spontanes Pfeifen, Husten oder Lachen auftreten ▸ Den gesamten Vorgang 3- bis 4-mal wiederholen
Kontraindikationen	▸ Fortgeschrittene Osteoporose ▸ Brüche der Rippen oder des Brustbeins ▸ Fortgeschrittene Herzerkrankungen oder Herzschrittmacher

Techniken für die Halsfaszien (siehe auch Zungenbeintechniken)

1. Technik *(Abb. 17.39)*

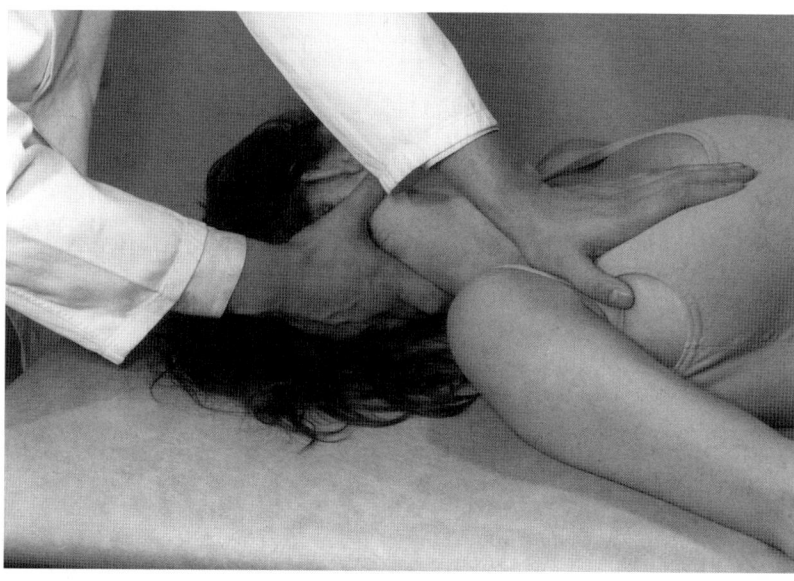

17.39 Technik für die Halsfaszien

Therapeut	Er befindet sich am Kopfende des Patienten.
Handposition	▸ Seine linke Hand befindet sich auf dem Thorax ▸ Seine rechte Hand umfasst das Hinterhauptbein
Ausführung	▸ Die Hand auf dem Brustkorb übt einen leichten Zug nach kaudal aus, während die kraniale Hand den Kopf nach links rotiert ▸ Alle Gewebebewegungen werden zugelassen, ohne dass der sanfte Zug vermindert wird

- Bei jeder Entspannung der Gewebe, wird die neue Bewegungsgrenze durch weitere Kopfrotation oder Seitneigung aufgesucht
- Anschließend die andere Seite behandeln

2. Technik zur Spannungslösung des Platysma *(Abb. 17.40)*

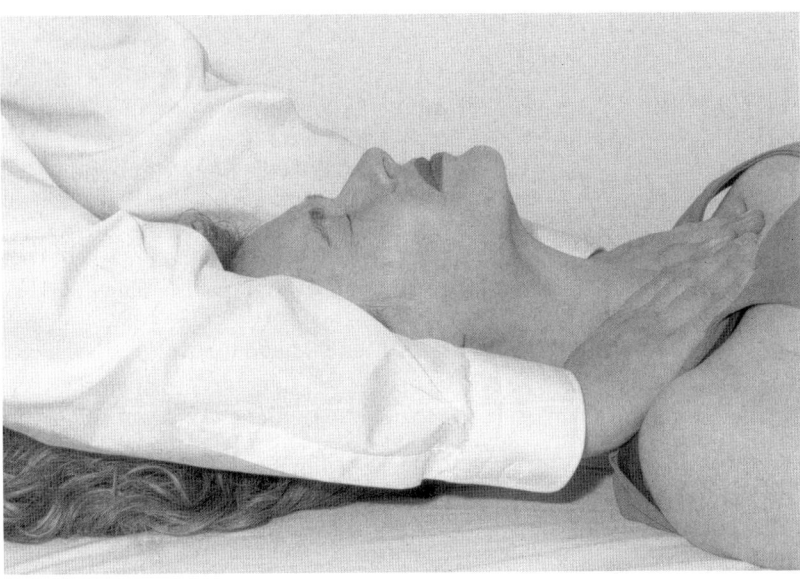

17.40
Technik zur Spannungslösung des Platysma

Patient	Der Kopf befindet sich in leichter Extension.
Therapeut	Er befindet sich am Kopfende des Patienten.
Handposition	Beide Hände liegen auf dem oberen Bereich des Thorax bzw. am Übergang zwischen Hals und Thorax. (Test: Der Patient atmet tief ein und hält den Atem an. Während der Apnoe wird mit den Händen ein kaudaler Zug ausgeübt und Restriktionen auf Höhe des Platysma werden befundet.)
Ausführung	Der Patient spannt seinen Mund an bzw. schneidet Grimassen, während die Hände einen sanften kaudalen Zug am oberen Thorax ausüben, um das Platysma nach kaudal zu fixieren.

2. Technik zur Spannungslösung des Platysma, Variante

Therapeut	Er befindet sich am Kopfende des Patienten.
Handposition	Die Hände werden beidseitig auf den Halsbereich gelegt. Die Finger sind nach kaudal gerichtet.
Ausführung	▶ Die oben aufliegenden Hände üben einen sanften Druck nach posterior aus, bis das Platysma unter der Haut beginnt, sich zu bewegen ▶ Die Hände folgen den Platysmabewegungen entsprechend der eingangs beschriebenen „Unwinding"-Technik

Techniken für die Halsfaszien **491**

3. Technik zur Spannungslösung der Lamina superficialis nach F. Buset *(Abb. 17.41–1)*

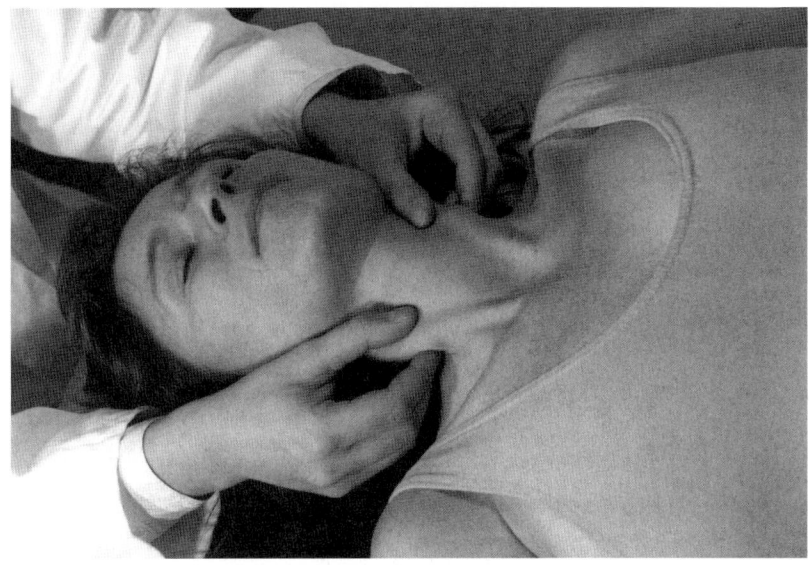

17.41–1
Technik zur Spannungslösung der Lamina superficialis

Therapeut	Er befindet sich am Kopfende des Patienten.
Handposition	Beidseitig wird der M. sternocleidomastoideus umgriffen.
Ausführung	▶ Der M. sternocleidomastoideus wird mitsamt der Lamina superficialis nach lateral und medial bewegt und gegenüber der Lamina praetrachealis und den Zungenbeinmuskeln mobilisiert

4. Technik für die Lösung der vorderen Halsmuskulatur und der viszeralen Loge gegenüber der Lamina praevertebralis nach F. Buset *(Abb. 17.41–2)*

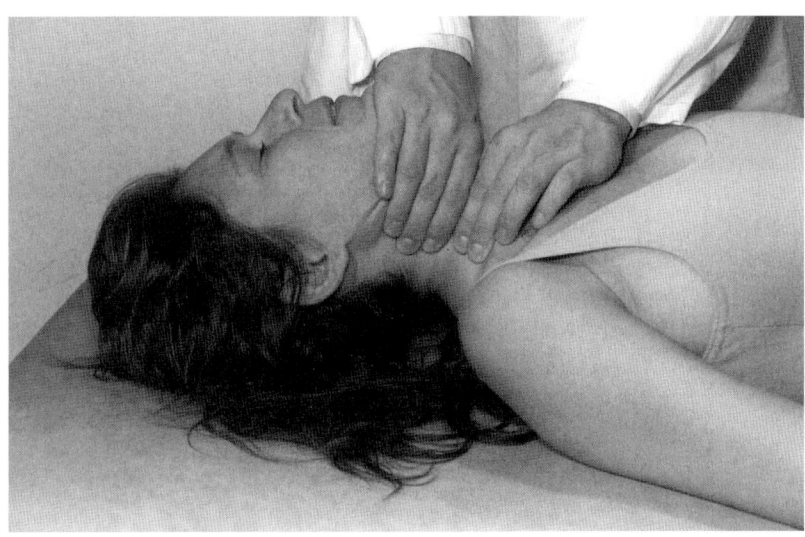

17.41–2
Technik für die Lösung der vorderen Halsmuskulatur und der viszeralen Lage gegenüber der Lamina praevertebralis

Therapeut	Er befindet sich seitlich am Kopf des Patienten.

17. Anatomie und Behandlung transversaler Diaphragmata

Handposition	▶ Die Daumen befinden sich auf der einen Seite und die übrigen Finger auf der anderen Seite des Halses, so kranial wie möglich ▶ Auf diese Weise wird mit beiden Händen die hyoidale Muskulatur mitsamt der viszeralen Loge umgriffen ▶ Vorsicht: Nicht die Carotisarterie komprimieren
Ausführung	▶ Beide Hände üben einen sanften nach anterior gerichteten Zug aus ▶ Zusätzlich wird die vordere Halsmuskulatur und die viszerale Loge transversal gegenüber der Nackenmuskulatur (Lamina praevertebralis) mobilisiert ▶ Anschließend die Hände etwas nach kaudal versetzen und den übrigen Halsbereich behandeln ▶ Diese Technik nur für ca. 30 Sekunden ausführen

Techniken für das Zungenbein

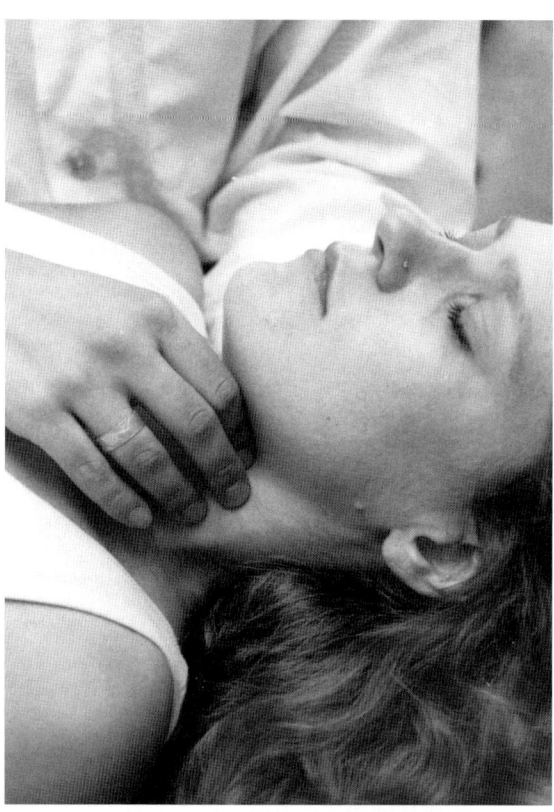

17.42
Hyoid-Technik

Aufgrund der Empfindlichkeit dieser Strukturen sollte man bei der Ausführung besonders vorsichtig sein. Dies gilt umso mehr bei direkten Techniken in diesem Bereich.

Therapeut	Er befindet sich seitlich am Patienten, auf Höhe des Zungenbeins.
Handposition	▶ Eine Hand liegt dorsal an der Halswirbelsäule ▶ Die andere Hand umgreift das Zungenbein mit Zeigefinger und Daumen

1. Strukturelle Manipulation *(Abb. 17.42)*

Das Zungenbein wird nach kaudal fixiert, während der Patient aufgefordert wird, langsam zu schlucken. Der durch den Schluckvorgang ausgelöste Aufwärtsbewegung des Zungenbeins wird Widerstand geleistet und so eine Dehnung der suprahyoidalen Strukturen hervorgerufen. Dieser Vorgang wird nur ein- bis zweimal ausgeführt.

2. Funktionelle Ausführung *(Abb. 17.42)*

Befunderhebung
- Der Osteopath palpiert die Position des Zungenbeins
- Der Osteopath beurteilt die Qualitäten während der In- und Exspirationsphase am Zungenbein: Symmetrie, Amplitude, Endgefühl, das natürliche Disengagement am Ende der Inspirationsphase und die Nähe am Ende der Exspirationsphase, das Vorhandensein aberranter Bewegungen usw.
- Zugspannungen am Zungenbein werden wahrgenommen, z. B.:
  Zug nach kranial posterior: M. digastricus (venter posterius), M. stylohyoideus
  Zug nach kranial anterior medial: M. digastricus (venter anterius), M. geniohyoideus
  Zug nach kranial anterior in den Innenrand der Mandibula: M. mylohyoideus
  Zug nach kranial Richtung Zunge: M. hyoglossus, M. chondroglossus
  Zug nach posterior: M. constrictor pharyngis medius
  Zug nach kaudal Richtung Cartilago thyroidea: M. thyrohyoideus
  Zug nach kaudal Richtung Sternum: M. sternohyoideus
  Zug Richtung Schulterblatt: M. omohyoideus
- Die Beweglichkeit kann auch aktiv getestet werden, ohne Bewegungsgrenzen zu konfrontieren. Dabei wird ein sanfter Druck in die transversale und kraniokaudale Richtung gegeben und der weiteren Bewegung passiv gefolgt

Ausführung
- Das Zungenbein wird nur leicht aus der Spannung herausbewegt, ohne eine Bewegungsgrenze anzugehen, entweder indirekt oder direkt
- Den dabei auftretenden inhärenten Gewebedynamiken wird gefolgt Diese führen die Korrektur aus.
- Eine Art funktioneller Stillpunkt entsteht („something happens")

3. Biomechanische Ausführung *(Abb. 17.42)*: Indirekte und direkte Technik

Im biomechanischen Modell wird im Gegensatz zur funktionellen Ausführung, die seitliche Beweglichkeit bis an die Bewegungsgrenze getestet und indirekt und direkt behandelt.

Ausführung
- Der Therapeut palpiert die Position des Zungenbeins (transversale oder kraniokaudale Verschiebung)
- Der Therapeut testet sanft die seitliche Beweglichkeit des Zungenbeins und bewegt es dann in die Richtung der leichteren Verschieblichkeit bis zu seiner Bewegungsgrenze (indirekte Technik)
- Bei einer Entspannung der Gewebe sucht der Therapeut die neue Bewegungsgrenze auf
- Dieser Vorgang wiederholt sich so lange, bis keine erneute Gewebeentspannung mehr wahrnehmbar ist
- Dann wird das Zungenbein in die neutrale Position zurückgebracht

- ▶ Um letzte Asymmetrien aufzulösen, kann jetzt eine direkte Technik ausgeführt werden; das heißt, das Zungenbein wird in die Richtung der Blockade bewegt
- ▶ Die Hand unter der Halswirbelsäule wird herausgenommen. Sie fixiert den Schädel lateral, auf der Seite der Bewegungseinschränkung
- ▶ Mit großer Wahrscheinlichkeit hat sich die Bewegungsamplitude in dieser Richtung schon stark vergrößert und ausgeglichen
- ▶ Ein sanftes Vorgehen ist äußerst wichtig. Immer unterhalb der Schwelle bleiben, an der das Gewebe sich gegenkontrahiert!
- ▶ Zum Abschluss können die Hände ober- und unterhalb des Halses aufgelegt, und das Gewebe auf die gleiche Weise wie bei den bereits beschriebenen Diaphragmen entspannt werden

Wirkung auf das Zungenbein und dessen Muskulatur, den 1. bis 7. Halswirbel, den Schluckvorgang und die Schilddrüse.

4. Suprahyoidale Muskulatur *(Abb. 17.43)*

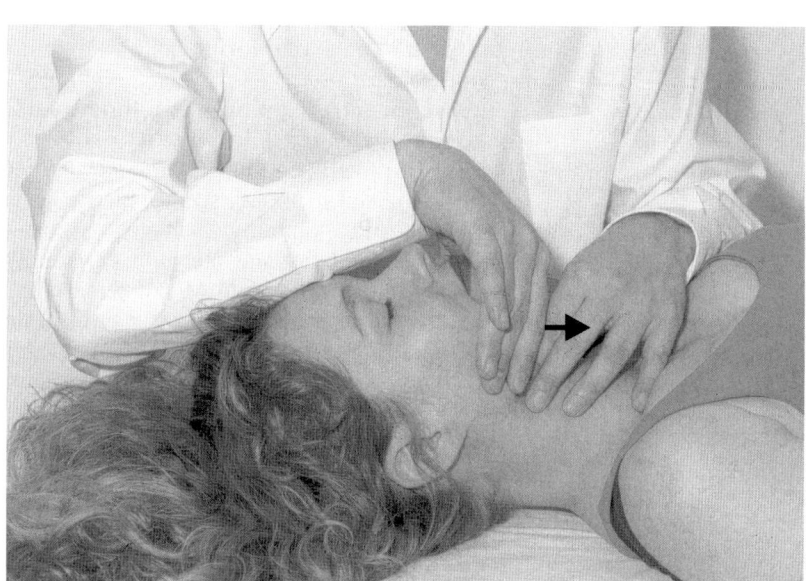

17.43
Suprahyoidale Muskulatur

Therapeut	Er befindet sich seitlich am Kopfende des Patienten
Handposition	▶ Die kraniale Hand umfasst die Mandibula ▶ Die kaudale Hand umfasst das Zungenbein
Ausführung	Am Zungenbein wird ein Zug nach kaudal ausgeführt

Techniken für das Zungenbein   495

5. M. mylohyoideus *(Abb. 17.44)*

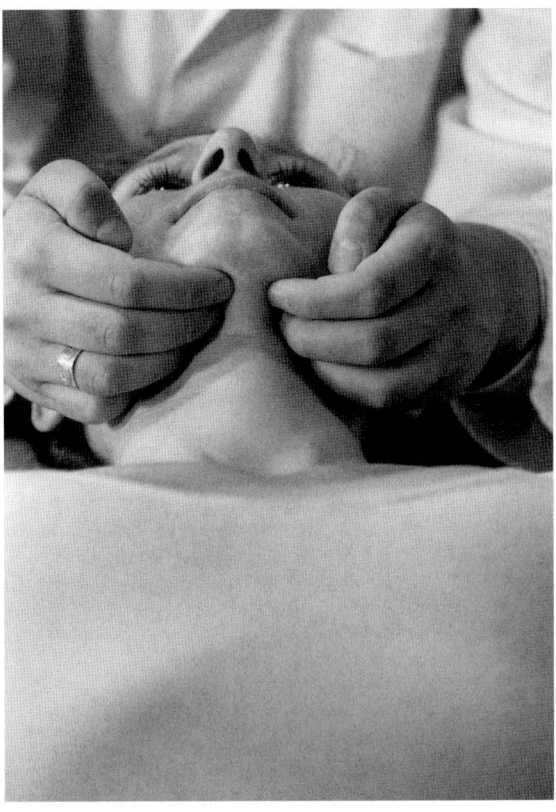

17.44
Technik für die suprahyoidale Muskulatur

Therapeut	Er befindet sich am Kopfende des Patienten.
Handposition	▶ Die Hände liegen beidseits des Unterkiefers ▶ Die Fingerspitzen beider Hände liegen von unten auf der Muskulatur des M. mylohyoideus
Ausführung	▶ Die Finger üben einen Zug nach kranial und medial aus ▶ Der Zug wird so lange aufrechterhalten, bis eine Lösung der Spannung wahrnehmbar ist

6. M. digastricus (venter anterius) *(Abb. 17.45)*

Patient	Kopf in leichter Extension
Therapeut	Er befindet sich seitlich am Kopf des Patienten, kontralateral zur Seite der Dysfunktion
Handhaltung	▶ Der Zeigefinger der kranialen Hand hakt sich nahe dem Ursprung des M. digastricus (venter anterius) an den Muskelbauch und zieht in leicht nach kranial ▶ Die Cornu minores werden mit Zeigefinger und Daumen der kaudalen Hand beidseitig umgriffen
Ausführung	▶ Beidseitig wird das Hyoid über die Cornu minores sanft nach posterior bewegt

496   17. Anatomie und Behandlung transversaler Diaphragmata

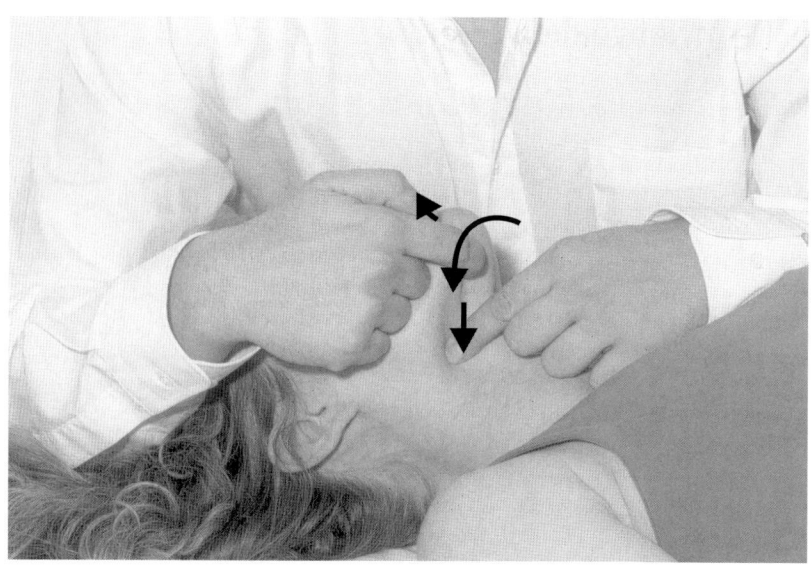

17.45
M. digastenicus (venter anterius)

▶ Zusätzlich wird eine homolaterale Rotation am Os hyoideum (Rotation zur Seite der Dysfunktion) ausgeführt

7. M. digastricus (venter posterius) *(Abb. 17.46)*

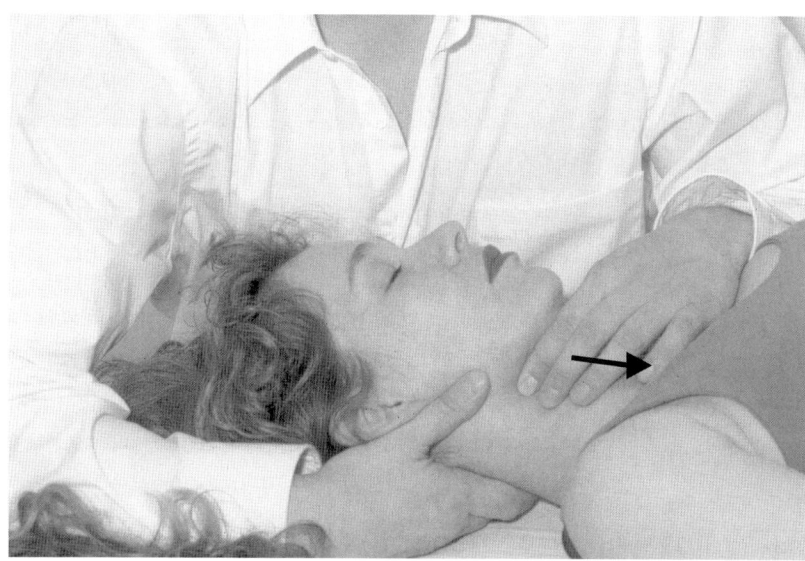

17.46
M. digastricus (venter posterius)

Therapeut	Er befindet sich seitlich am Kopf des Patienten, kontralateral zur Seite der Dysfunktion
Handhaltung	▶ Kraniale Hand: Der Daumenballen auf der Pars mastoidea. Der Daumen auf der Spitze des Processus mastoideus. Die Nacken liegt in der Handfläche ▶ Die kaudale Hand umfasst das Zungenbein
Ausführung	Am Zungenbein wird ein Zug nach kaudal ausgeführt

8. M. stylohyoideum/Lig. stylohyoideum

Therapeut	Er befindet sich seitlich am Kopf des Patienten, kontralateral zur Seite der Dysfunktion
Handhaltung	▶ Der Zeigefinger der kranialen Hand umgreift anterior den Processus mastoideus und versucht den M. stylohyoideus an seinem Ursprung am Processus styloideus zu umfassen ▶ Zeigefinger und Daumen der kaudalen Hand umfassen das Zungenbein zwischen Cornu majus und minor
Ausführung	Die kaudale Hand übt eine homolaterale Lateralflexion (auf der Dysfunktionsseite) und kontralaterale globale Rotation am Zungenbein aus

9. Technik für den M. omohyoideus *(Abb. 17.47)*

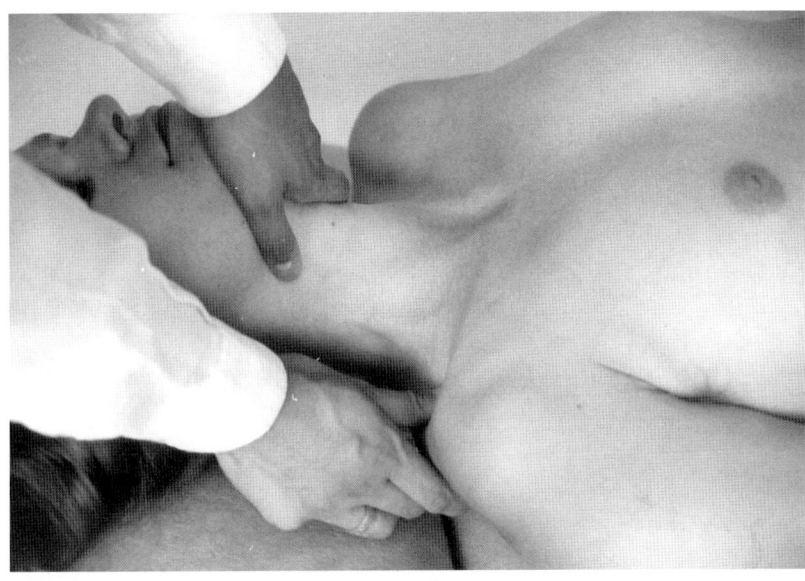

17.47 Entspannung des M. omohyoideus

Therapeut	Er befindet sich am Kopfende des Patienten.
Handposition	▶ Der Daumen der einen Hand befindet sich an der posterioren Anheftung des Muskels am Schulterblatt ▶ Die andere Hand liegt an der Unterseite des Unterkiefers
Ausführung	▶ Die hintere untere Anheftung des M. omohyoideus kann nicht direkt behandelt werden. Der Daumen schiebt zunächst den M. trapezius nach posterior ▶ Er platziert sich im Verlauf des M. omohyoideus ▶ Die Muskeln, die den hinteren Rand dieses Muskels bedecken, können durch sanfte Anspannung gegen den Widerstand vom Therapeuten den Druck auf die V. jugularis mindern

10. Zungenbein – Skapula (Abb. 17.48)

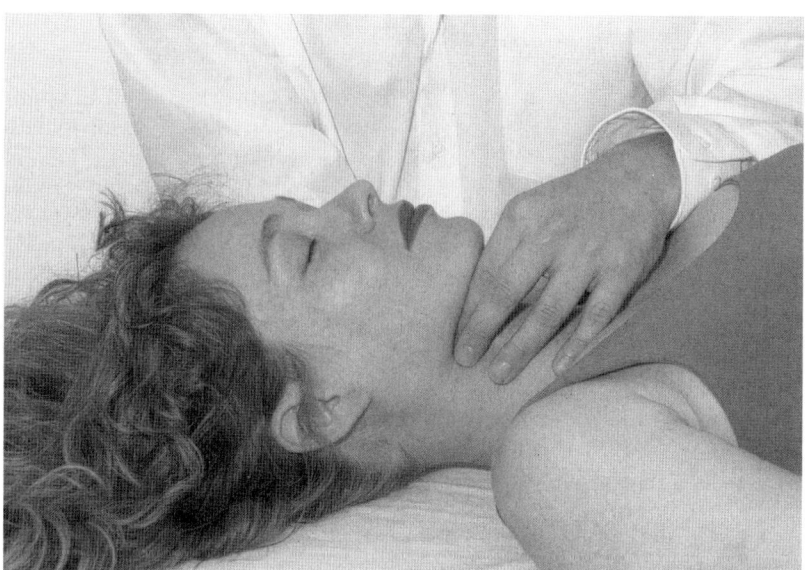

17.48
Zungenbein – Skapula

Therapeut	Er befindet sich seitlich am Patienten
Handhaltung	▶ Die kraniale Hand befindet sich auf der Skapula
	▶ Die kaudale Hand umfasst das Zungenbein

11. Zungenbein – Cartilago thyroidea (Abb. 17.49)

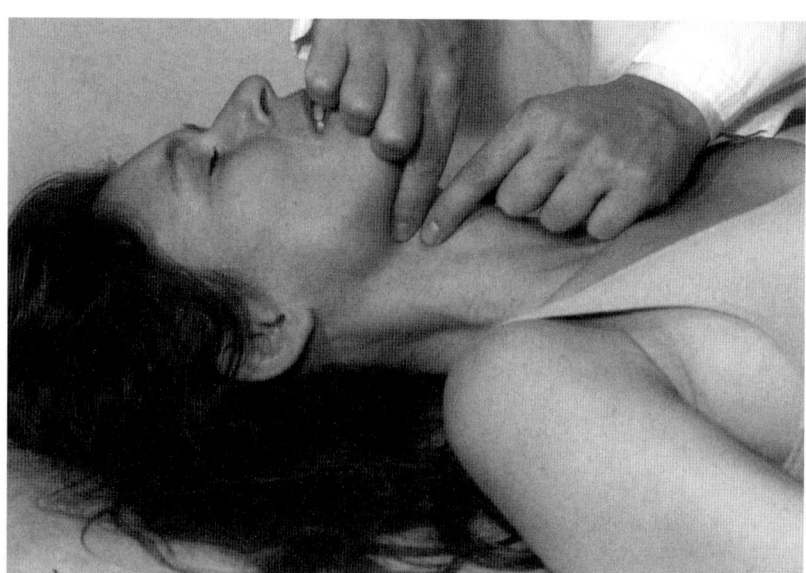

17.49
Technik für die Lösung des Hyoids gegenüber dem Schildknorpel

Handhaltung	▶ Die kraniale Hand umfasst das Zungenbein
	▶ Die kaudale Hand umfasst mit Zeigefinger und Daumen die Cartilago thyroidea

12. Zungenbein – Sternum (Herz) *(Abb. 17.50)*

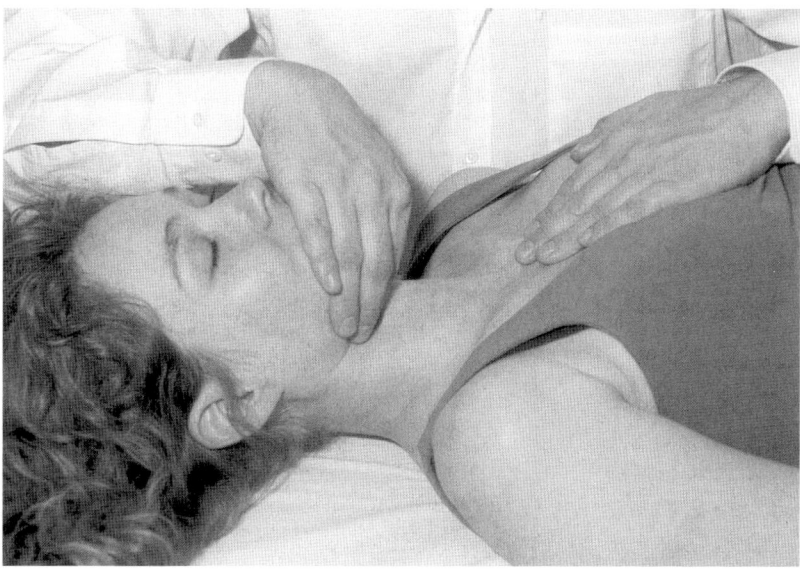

17.50
Zungen bein –
Sternum

Handhaltung
- Die kraniale Hand umfasst das Zungenbein
- Die kaudale Hand befindet sich auf dem Sternum, die Finger berühren die Artt. sternoclaviculares
- Für die Verbindung zum Herz über die Lamina thyropericardiaca (in Kontinuität mit der Lamina cervicalis media) wird die kaudale Hand etwas nach links verlagert, auf und neben das Sternum gelegt und in Kontakt mit dem Perikard getreten

Technik für das Atlanto-Okzipitalgelenk *(Abb. 17.51–17.53)*

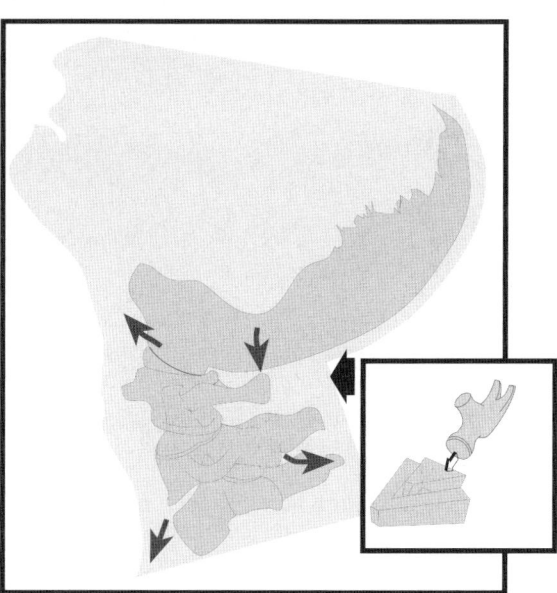

17.51
„Verkeilen" der Okziputkondylen in den Gelenkfacetten des Atlas

Therapeut   Er befindet sich am Kopfende des Patienten.

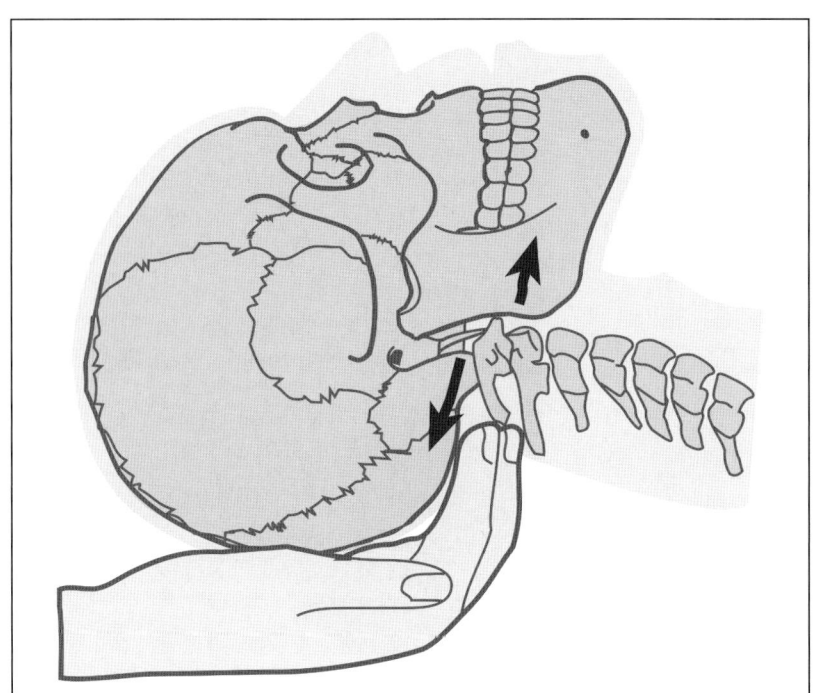

17.52
Technik für das Atlanto-Okzipitalgelenk

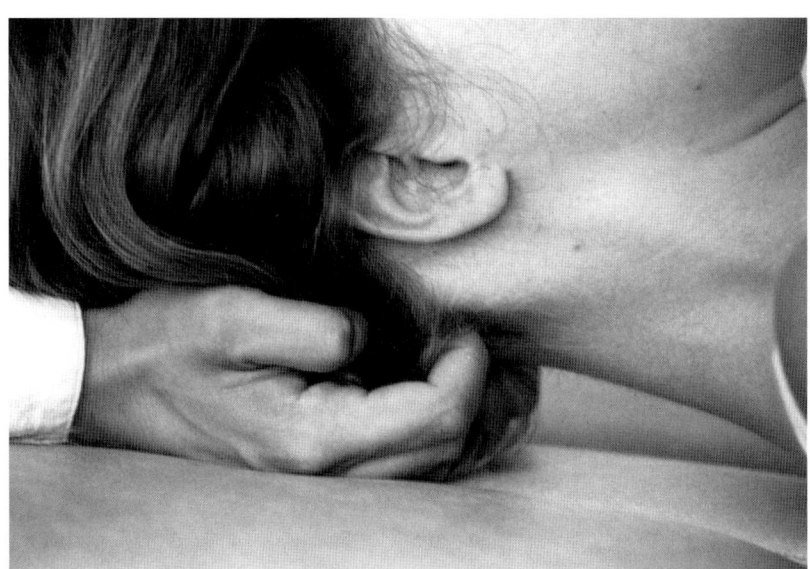

17.53
Technik für das Atlanto-Okzipitalgelenk

Handposition
- Beide Hände liegen unter dem Okziput, mit den Handflächen nach anterior gerichtet
- Das Hinterhaupt liegt zunächst in den Handflächen
- Die Finger sind rechtwinklig aufgestellt, sodass sie streng nach anterior gerichtet sind
- Die Fingerbeeren berühren den unteren Rand des Hinterhaupts

Ausführung
- Die Finger üben keinen zusätzlichen Druck aus. Nur durch das Eigengewicht des Schädels, mit den Fingern als Hebel, werden sich die Nackenmuskeln entspannen
- Die Finger immer wieder rechtwinklig aufstellen, falls sie sich durch die Entspannung der Nackenmuskeln abschrägen

- Mit zunehmender Entspannung der Nackenmuskeln kann der knöcherne Bogen des Atlas gespürt werden
- Zum Ende der Behandlung liegt der Schädel nicht mehr in der Handfläche, sondern wird nur noch durch die Finger am Atlas gestützt
- Nach Entspannung der Nackenmuskulatur können die Hinterhauptkondylen zusätzlich vom Atlas gelöst werden, indem die Mittelfinger den Atlasbogen fixieren, während die Ringfinger und die kleinen Finger das Hinterhaupt sanft nach kranial ziehen
- Danach werden die Hinterhauptkondylen transversal dekomprimiert. Die Finger werden auf das Hinterhaupt gelegt, so nahe wie möglich an den Hinterhauptkondylen. Sie sind in Richtung Foramen magnum in einem 45°-Winkel, entsprechend der Anordnung der Hinterhauptkondylen gerichtet

  Auch wenn der Behandler die Kondylen nicht direkt erreichen kann, richtet er bei der Ausführung der Technik seine Aufmerksamkeit auf die Hinterhauptkondylen. Um diese zu dekomprimieren, lässt der Therapeut seine Ellenbogen sich annähern, mit der Folge, dass die Hinterhauptkondylen auseinanderbewegt werden. Dies sollte so lange fortgesetzt werden, bis eine Erweichung und eine inhärente Bewegung der Gewebe wahrgenommen wird.

Kontraindikationen
- Densfraktur des Axis, z. B. bei einem Schleudertrauma
- Gefahr intrakranialer Blutungen, z. B. beim akuten Schlaganfall oder Aneurysma
- Schädelbasisfraktur

Wirkung
Befreiung des Atlanto-Okzipitalgelenks, Spannungslösung im Bereich der Foramina jugularia, dadurch Verbesserung des venösen Abflusses und der Funktion des IX., X. und XI. Hirnnerven.

Alternative Technik I *(Abb. 17.54)*

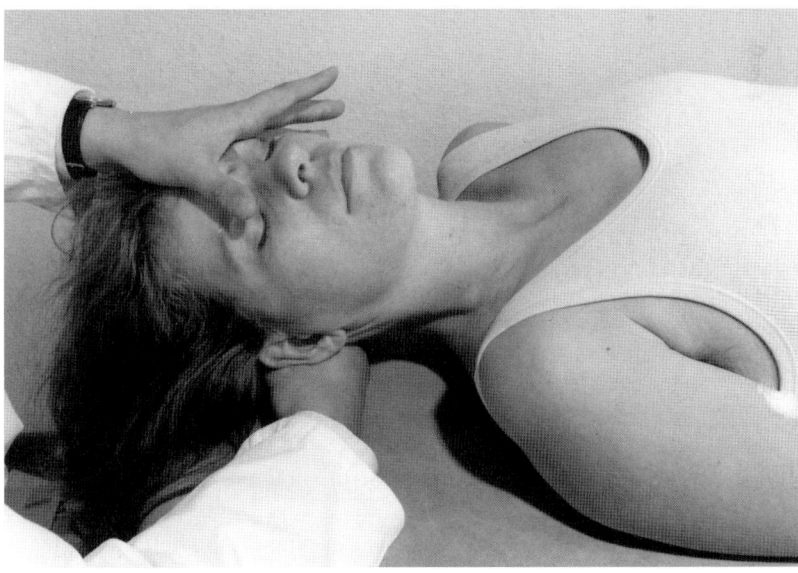

17.54 Alternative Technik I für das Atlanto-Okzipitalgelenk

Wenn ein Kondylus sich nicht mit der beschriebenen Technik lösen lässt, kann er spezifisch behandelt werden.

502 17. Anatomie und Behandlung transversaler Diaphragmata

Patient	Er befindet sich in Rückenlage. Sein Schädel ist 45 Grad zur Seite des blockierten Kondylus gedreht.
Therapeut	Er befindet sich am Kopfende des Patienten.
Handposition	▶ Die Hand auf der Seite des blockierten Kondylus befindet sich unter dem Atlas und wird mit der Kleinfingerseite auf die Behandlungsbank aufgestellt ▶ Das Grundgelenk des Zeigefingers ist in Kontakt vor allem mit der Gelenkfläche des Atlas, die blockiert ist. Der Daumen liegt seitlich am Hals, ohne Druck auf ihn auszuüben ▶ Die andere Hand wird auf die Stirn gelegt
Ausführung	▶ Der Schädel hat keinen Kontakt mit der Behandlungsbank, sondern wird nur durch die Hand unter dem Atlas gestützt ▶ Es wird ein sanfter posteriorer Druck mit der Hand auf dem Stirnbein, von der kontralateralen Seite des blockierten Gelenks, in Richtung dieses Gelenks ausgeübt ▶ Dieser Druck wird so lange aufrechterhalten, bis sich das Hinterhaupt auf den Gelenkflächen des Atlas nach posterior bewegt, sodass sich das blockierte Gelenk öffnet

Alternative Technik II *(Abb. 17.55)*

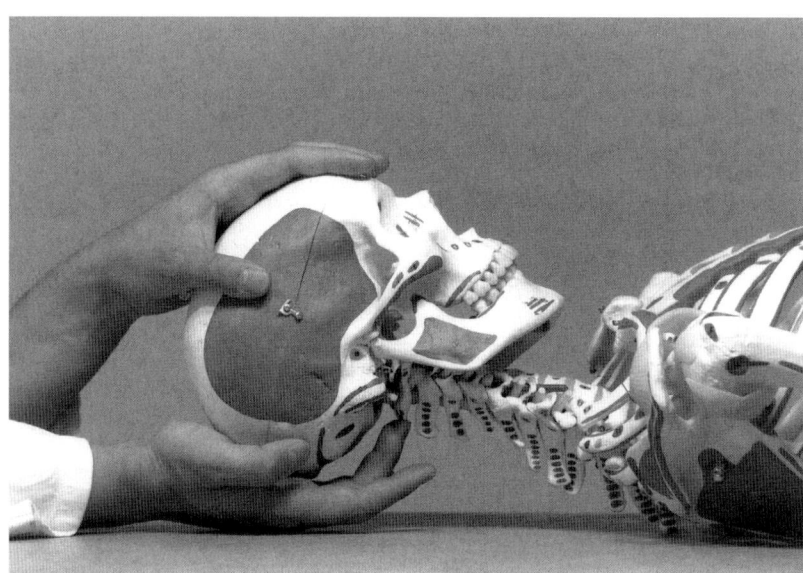

17.55 Alternative Technik II für das Atlanto-Okzipitalgelenk

Patient	Er befindet sich in Rückenlage.
Therapeut	Er befindet sich am Kopfende des Patienten.
Handposition	Der Mittelfinger der einen Hand befindet sich auf dem ersten Halswirbel. Die andere Hand befindet sich auf dem Stirnbein.
Ausführung	▶ Der Patient wird aufgefordert, den Kopf in Richtung Kehle leicht zu flektieren, um eine Auseinandersetzung am OA-Gelenk hervorzurufen ▶ Gleichzeitig wird ein ligamentäres und membranöses Spannungsgleichgewicht (point of balance) am OA-Gelenk eingestellt

- ▶ Bei jeder Entspannung am OA-Gelenk wird der Patient erneut aufgefordert, den Kopf noch etwas mehr Richtung Kehle zu flektieren, um den Bewegungsspielraum aufzuholen
- ▶ Die Hand am Stirnbein dient als Beobachter und unterstützt die leichte Flexionsbewegung des Kopfes. Sie kann bei Bedarf einen Fluid-drive Impuls (V-Spread) in Richtung OA-Gelenk senden

Allgemeine Technik zum Ausgleich der Schädel-, Thorax-, Bauch- und Beckenaktivität *(Abb. 17.56)*

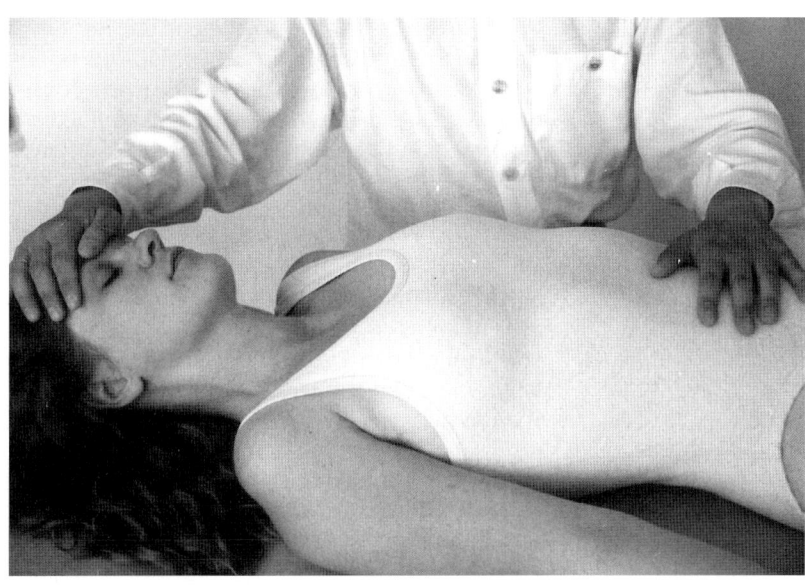

17.56
Ausgleich der Bauch-Schädelaktivität

Diese Technik wird eher zu den viszeralen Techniken gezählt, stellt aber dennoch eine gute Möglichkeit dar, eine kraniosakrale Behandlung ausklingen zu lassen.
Allgemein funktionelle Bedeutung des Schädel-, Thorax-, Bauch- und Beckenraums:
- ▶ Schädel (und die Wirbelsäule): Ausdruck der Neurosensorik
- ▶ Thorax, mit dem Herz und der Lunge: Ausdruck der Rhythmizität
- ▶ Bauchraum, mit dem Verdauungssystem: Ausdruck des Metabolismus
- ▶ Becken mit dem urogenitalen System: U. a. für die Fortpflanzung verantwortlich

Patient	Er befindet sich in Rückenlage.
Therapeut	Er befindet sich neben dem Patienten, in der Mitte zwischen dem Kreuzbein und dem Schädel.
Test	▶ Indem der Therapeut seine Hände nacheinander auf die vier Bereiche legt, kann er Temperatur, Aktivität und Vitalität dieser vier Systeme miteinander vergleichen
Ausführung	▶ Eine Hand auf den Schädel, die andere Hand auf den Bauch (oder das Becken) legen und die Aktivität dieser beiden Bereiche in den Brustbereich leiten

▶ Dadurch können Dysbalancen zwischen der Neurosensorik (katabole Aktivität) und dem Metabolismus (anabole Aktivität) ausgeglichen werden
▶ Diese Technik kann gut eine Behandlung abschließen

Technik zur Harmonisierung des Beckenbodens, des Zwerchfells und des intrakranialen Diaphragmas

(nach *Frymann*[15] und *Richard*)[16]

Das membranöse kraniale Diaphragma hat Beziehungen zum Groß- und Kleinhirn und somit zur Intelligenz und zur Gefühlswelt.
Das muskulär-ligamentäre Zwerchfell beeinflusst über die Atmung und den Verdauungstrakt vor allem Austauschprozesse und die Instandhaltung des Körpers. Das muskuläre Beckendiaphragma hängt mit Ausscheidungsprozessen, mit der Sexualität und der Fortpflanzung zusammen.
Diese Diaphragmata sind über die Dura mater spinalis und über die zentrale Sehne miteinander verbunden.
Befindet sich eines dieser Diaphragmata in Dysfunktion, so wird sich dies auch auf die anderen Diaphragmata auswirken, sodass über kurz oder lang auch ihre Funktion eingeschränkt sein wird. Deshalb ist die Behandlung aller Diaphragmata für die Heilung und Gesunderhaltung von größter Bedeutung. Nach *Viola Fryman* bewegen sich bei der primären ebenso wie bei der sekundären Atmung die drei Diaphragmata synchron zueinander. Weil Aktivitäten der Diaphragmata physiologisch, strukturell und biomechanisch miteinander verknüpft sind, müssen sich diese Gewebe synchron bewegen, weil sonst das einwandfreie Zusammenspiel nicht mehr funktioniert. In diesem Fall ist es therapeutisch sinnvoll, dieses harmonische Zusammenspiel wiederherzustellen.

Test für das intrakraniale Diaphragma *(Abb. 17.57)*

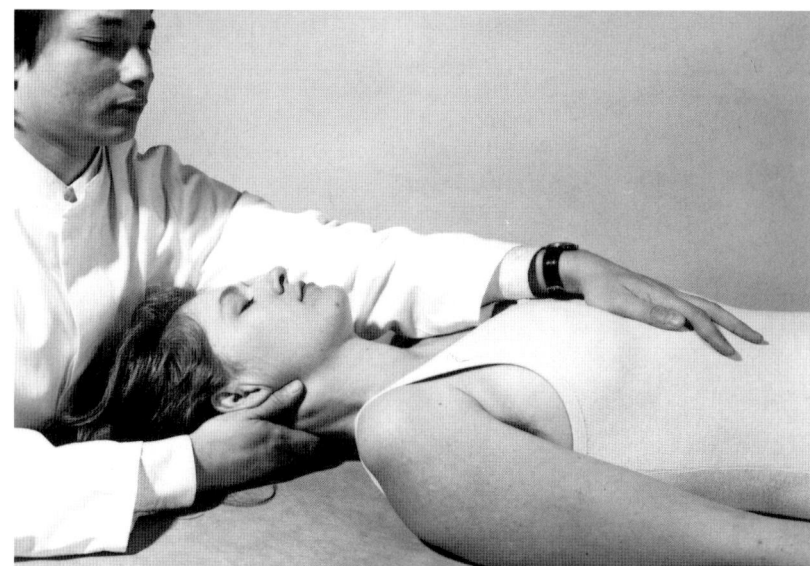

17.57
Test der Beweglichkeit des intrakranialen Diaphragma

Therapeut   Er befindet sich am Kopfende des Patienten.

Allgemeine Technik zum Ausgleich der Schädel-, Thorax-, Bauch-/Beckenaktivität   505

Handposition
- Die Daumenballen der einen Hand liegen beidseitig auf der Pars mastoidea der Schläfenbeine
- Die Daumen der gleichen Hand liegen auf der vorderen Spitze des Processus mastoideus der Schläfenbeine
- Die andere Hand wird auf den unteren Rand des Rippenbogens auf derselben Seite wie die Kopfhand gelegt

Ausführung
- Der Patient führt eine tiefe Einatmung aus: Dabei sollte sich das Zwerchfell senken und das Schläfenbein sich in Außenrotation bewegen. Das Tentorium ist gesenkt
  Falls das Schläfenbein sich stattdessen in die Innenrotation bewegt, sollte es mit dem Zwerchfell harmonisiert werden
- Der Patient führt eine tiefe Ausatmung aus: Dabei sollte sich das Zwerchfell heben und das Schläfenbein in Innenrotation bewegen. Falls das Schläfenbein sich stattdessen in die Außenrotation bewegt, sollte es mit dem Zwerchfell harmonisiert werden

Technik für das intrakraniale Diaphragma (Abb. 17.58)

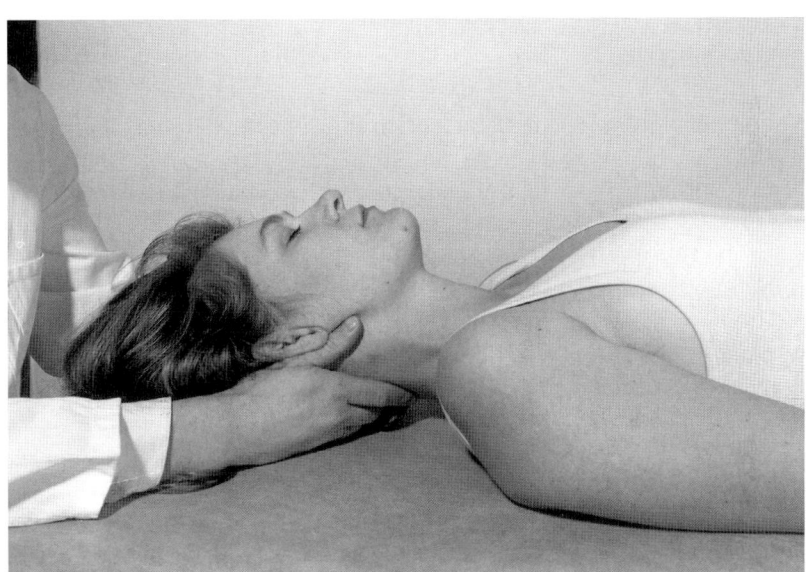

17.58
Behandlung des intrakranialen Diaphragma

Handposition
- Beide Hände befinden sich am Schädel wie oben beschrieben
- Die Technik kann ein- oder beidseitig ausgeführt werden

Ausführung
- Der Therapeut bringt die Schläfenbeine in die Außenrotation, wodurch sich das Tentorium cerebelli senkt
- Der Patient atmet gleichzeitig tief ein und hält den Atem am Ende der Einatemphase so lange wie möglich an. Das Zwerchfell und das Schläfenbein werden so beide in Einatemposition gebracht
- Der Therapeut sucht jetzt den „point of balance" zwischen Zwerchfell und Tentorium cerebelli
- In dem Moment, in dem der Atem nicht mehr länger angehalten werden kann und eine spontane Ausatmung einsetzt, senkt sich das Zwerchfell und bewegt sich das Schläfenbein automatisch mit in die Innenrotation
- Nach der Ausführung nochmals die Bewegung von Zwerchfell und Schläfenbein testen und gegebenenfalls die Technik wiederholen

Beckenboden-Test *(Abb. 17.59)*

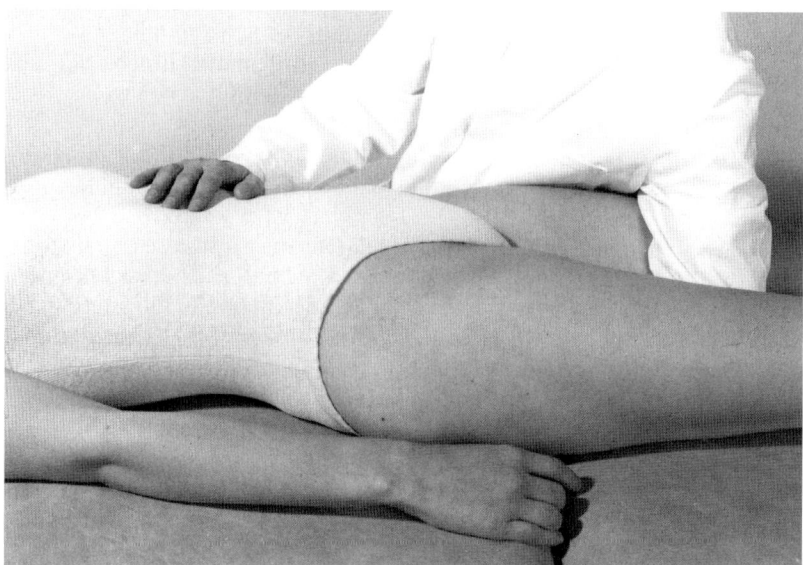

17.59
Test der Beweglichkeit des Beckenbodens

Therapeut	Er befindet sich auf Höhe des Beckens, seitlich am Patienten.
Handposition	▶ Entweder liegt die Hand unter dem Kreuzbein oder die Mittel- und Zeigefinger der einen Hand liegen medial vom Sitzbeinhöcker in der Fossa ischiorectalis
	▶ Die andere Hand wird auf den unteren Rand des Rippenbogens auf derselben Seite wie die Hand am Beckenboden gelegt
	▶ Der Patient führt eine tiefe Einatmung aus: Dabei sollte sich das Zwerchfell senken und der Beckenboden nach inferior ausdehnen. Das Tentorium ist gesenkt. Das Kreuzbein bewegt sich in die Flexionsposition
	▶ Falls der Beckenboden sich nicht senkt, sollte er mit dem Zwerchfell harmonisiert werden.
	▶ Der Patient führt eine tiefe Ausatmung aus: Dabei sollte sich das Zwerchfell heben und der Beckenboden nach superior ausdehnen. Falls der Beckenboden sich nicht hebt, sollte er mit dem Zwerchfell harmonisiert werden

Beckenboden-Technik *(Abb. 17.60)*

Handposition	▶ Für die Therapie wird die eine Hand unter das Kreuzbein gelegt oder die Mittel- und Zeigefinger befinden sich medial vom Sitzbeinhöcker in der Fossa ischiorectalis. Die andere Hand wird entspannt oberhalb der Symphysenfuge aufgelegt. Diese ist nur Beobachter während der Ausführung
Ausführung	▶ Der Therapeut bringt das Kreuzbein in Flexionsposition, wodurch sich das Beckendiaphragma senkt
	▶ Der Patient atmet gleichzeitig tief ein und hält den Atem so lange wie möglich an. Das Zwerchfell und der Beckenboden werden so gleichzeitig in Einatemposition gebracht
	▶ Der Therapeut sucht jetzt den „point of balance" zwischen Zwerchfell und Beckenboden

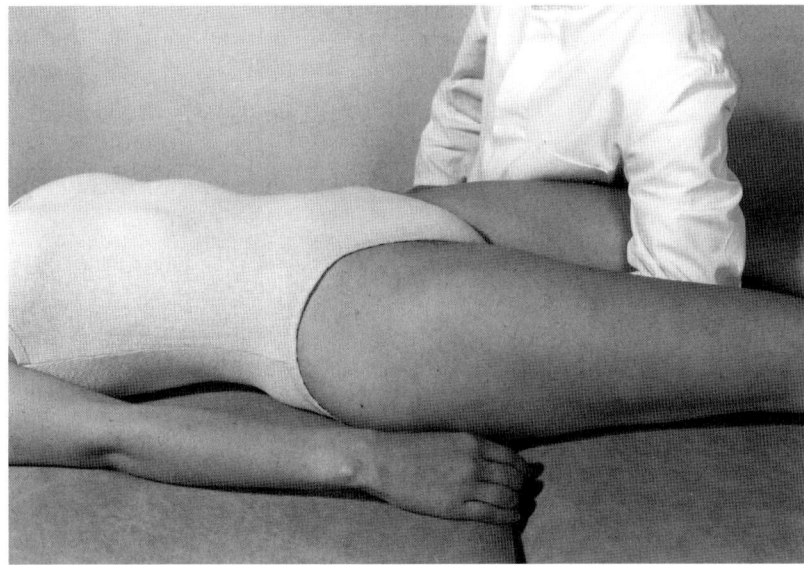

17.60 Behandlung des Beckenbodens

- In dem Moment, in dem der Atem nicht mehr länger angehalten werden kann und eine spontane Ausatmung einsetzt, folgt das Beckendiaphragma mit dem Kreuzbein der Ausatemphase und bewegt sich nach superior
- Nach der Ausführung nochmals die Bewegung von Zwerchfell und Beckendiaphragma testen und gegebenenfalls die Technik wiederholen
- Falls zwei Behandler anwesend sind, können alle drei Diaphragmata auch gleichzeitig harmonisiert werden. Dabei befindet sich ein Therapeut am Schädel, während der andere Kontakt zum Beckenboden aufnimmt

Quellenangaben:

1. Still, A. T.: Philosophy and Mechanical Principles of Osteopathy. Hudson Kimberly, Kansas 1902. Peprinted 1986 by Osteopathie Enterprise, Kirksville, S. 60.
2. Still, A. T. zitiert von Truhlar, R. E.: Doctor A. T. Still in the living. Privately published, Ohio 1950, S. 104.
3. Pischinger, A.: Das System der Grundregulation. Haug, Heidelberg 1975.
4. Pischinger, A.: Das System der Grundregulation. Haug, Heidelberg 1975, S. 142.
5. Upledger, J. E., Vredevoogd, J. D.: Craniosacral Therapy. Eastland Press, Seattle 1983, S. 128–130.
6. Gabarel, B., Roques, M.: Les fasciae. Tome I, Maloine, Paris 1985, S. 129.
7. Scott, J.: Molecules that keep you in shape. New. Scient. (24) (1986) 49–53.
8. Gabarel, B., Roques, M.: Les fasciae. Tome I, Maloine, Paris 1985, S. 136–143.
9. Still, A. T.: Philosophy of Osteopathy. Kirksville. 6th Reprint. American Academy of Osteopathy, Ohio 1986, S. 122.
10. Blechschmidt, E.: Die pränatalen Organsysteme des Menschen. Hippokrates Verlag, Stuttgart 1973, S. 39, 98, 141, 160.
11. Upledger, J. E., Vredevoogd, J. D.: Craniosacral Therapy. Eastland Press, Seattle 1983, S. 228–229.
12. Upledger, J. E., Vredevoogd, J. D.: Craniosacral Therapy. Eastland Press, Seattle 1983, S. 210.
13. Upledger, J. E., Vredevoogd, J. D.: Craniosacral Therapy. Eastland Press, Seattle 1983, S. 287.
14. Becker, R. E.: Diagnostic Touch: Its Principles an Application, Part III, AAO Yearbook (162) 162, Part IV. AAO Yearbook (1965) 165.
15. Frymann, V. M.: The core-link and the three diaphragms. JAOA (1968) 13–19.
16. Richard, R.: Lesions Osteopathiques du Sacrum. Maloine, Paris 1978, S. 199–205.
17. Stark, J.: Stills Fascia: a quantitative investigation to enrich the meaning behind Andrew Taylor Still's concepts of fascia. D.O. Thesis, CCO, Kanada, 2003.

Weitere Literaturhinweise:

Alcolado, R., Weller, R. O., Parrish, E. P., Garrod, D.: The cranial arachnoid and Pia mater in man: Anatomical and Ultrastructural Observations. Neuropath. Appl. Neurobiol. 14 (1988) 1–17.

Allain, A.: Le complexe musculo-aponevrotique sous-hyoidien et al circulation veineuse de retour cranien, à propos de 10 études échotomographiques. Mémoire, Dijon, 1992.

Arbuckle, B. E.: Effects of the uterine forceps upon the fetus. JAOA 53 (1954) 499–508.

Arbuckle, B. E.: Scoliosis capitis. JAOA 70 (1971) 559–564.

Arbuckle B. E.: Selected writings. American Academy of Osteopathy, Indianapolis 1994.

Arbuckle, B. E.: The craniocervical area. JAOA 52 (1952) 415–422.

Becker, R. E.: The Meaning of fascia and fascial continuity. Osteopath. Ann. 3 (1975) 8–32.

Bochurberg, C.: Traitement ostéopathique des rhinites et des sinusites chroniques. Maloine, Paris 1986. Buchet, A., Cuilleret, J.: Anatomie, topographique descriptive et fonctionelle. I: Le système nerveux central, la face, la tête et les organes des sens. II: Le cou, le thorax. IV: L'abdomen, la région, rétro-péritonéale, le petit bassin, le périnée. Simep, Paris 1991.

Cathie, A.: Fascia of head and neck as it applies to dental lesions. JAOA 51 (1952) 260–261.

Cathie, A.: The fascia of the body in relation to function and manipulative therapy. AAO Yearbook (1974) 81–84.

Desforges, G. et al.: Traumatic rupture of the diaphragm – Clinical manifestations and surgical treatment. J. Theracic Surg. 34 (6) (1957). Frymann, V. M.: Kursaufzeichnungen.

Greenman, P. E.: Fascial considerations in treatment of the head and neck. Osteopath. Ann. 2 (1975) 34–42.

Heini. H.: Körpertherapie in der Praxis. In: Lindauer Texte. Buchheim, P., Cierpka, M. & Seifert, Th. (Hrsg.). Springer, Berlin (1992) 146–159.

Kapandji, I. A.: Funktionelle Anatomie der Gelenke. Band 3, Rumpf und Wirbelsäule. Enke, Stuttgart 1992.

Kuchera, W. A. und M. L.: Osteopathie Principles in Practice. 2. Auflage, Greyden Press, Columbus Ohio, 1993.

Lang. J.: Klinische Anatomie der Halswirbelsäule. Thieme, 1991.

Magoun, H. L.: The craniocervical junction. D.O. Magazine 5 (1) (1964) 101–103.

Northup, George W.: Osteopathie research: Growth and development. Am. Osteopath. Assoc. 1987.

Page, E.: The role of the fasciae in the maintainance of structural integrity. AAO Yearbook (1952) 70–73.

Pernkopf, E.: Topographische Anatomie des Menschen. Bd. III. Urban und Schwarzenberg, München, Berlin, Wien 1952.

Schmitt, F. O., Hall, C. E., Jakus, M. A.: Electron microscope investigations of the strueture of Collagen. J. Cell Comp. Physiol. 20 (1942) 11–33.

Sruyff-Denys, G.: Les chaines musculaires et articulaires. Institut des Chaines musculaires et des Techniques G. D. S. Brüssel 1991.

Sutherland, W. G.: Teachings in the science of osteopathy. Sutherland Cranial Teaching Foundation, Rudra Press 1991.

Wales, A. L.: Cranial diagnosis. J. Osteopath. Cranial Assoc, Cranial Academy, Meridian, Idaho (1948) 14–23.

Wernham, J.: Lectures on osteopathy. Maidstone College of Osteopathy. Maidstone. Wyckhoff, R. W. G.: The fine strueture of connective tissues. Josiah Macy, Jr. Foundation. No. 3 (1952) 38–91.

Younoszi, R. Frymann, V. M., Nordeil, B. E.: Effects of temporal manipulation of respiration. JAOA 80 (1981) 751.

„Das Kreuzbein ist in der Tat eine wichtige Körperstruktur, die direkt und indirekt das gesamte autonome Nervensystem beeinflusst und die ihre bedeutende Stellung in den osteopathischen Betrachtungen verdient"

Beryl E. Arbuckle[1]

Anatomie und Behandlung der Sakralgelenke

Anatomie und Dysfunktion

Die Kreuzbeinbasis befindet sich in gleicher Ebene wie der vordere Teil der Okziputbasis und ist über eine Bandscheibe mit dem 5. Lendenwirbelkörper verbunden.

Während der embryonalen Entwicklung verändert sich die Kreuzbeinregion kaum in ihrem prozentualen Anteil an der Gesamtlänge der Wirbelsäule, im Gegensatz zur zervikalen, thorakalen, lumbalen und kokzygealen Region. Somit ist die Kreuzbeinregion ebenso wie die Schädelbasis eine Art Fulcrum.

Das Iliosakralgelenk

Das Kreuzbein besitzt seitlich gelegene Gelenkflächen zum Becken. Sie sind L-förmig und setzen sich zusammen aus einem oberen kurzen und einem unteren langen Arm. Zwischen beiden verläuft, auf Höhe des 2. Sakralwirbels, die Rotationsachse des Kreuzbeins. Außerdem befindet sich dort die Anheftung des Duralschlauches. Oberhalb der Rotationsachse nähern sich die Gelenkflächen nach anterior an, unterhalb dieser Achse entfernen sie sich voneinander.

Die Sutura occipitomastoidea hat einen auffallend ähnlichen Aufbau in ihren entsprechenden suturalen Gelenkfacetten wie die Gelenkflächen des Iliosakralgelenks.

Anatomische und physiologische Ähnlichkeiten zwischen Okziput, Sakrum und angrenzenden Strukturen sind in *Tabelle 18.1* gegenübergestellt.

Tabelle 18.1:
Anatomische und physiologische Entsprechungen zwischen Okziput und Sakrum

Okziput	Sakrum
2 Gelenkflächen für den Atlas	2 Gelenkfortsätze für den 5. Lendenwirbel
1 Gelenkfläche für das Keilbein	1 Gelenkfläche für das Steißbein
2 laterale Anteile mit Gelenkflächen für die Schläfenbeine	2 laterale Anteile mit Gelenkflächen für die Darmbeine
1 Öffnung (Foramen magnum)	1 Öffnung (Canalis sacralis)
Verknöcherung zwischen Pars basilaris und Partes condylares: 7.–8. Lj. (= Anheftung der Duralmembran am Foramen magnum)	Verknöcherung zwischen erstem und zweitem Sakralsegment: 7.–8. Lj. (= Anheftung der Duralmembran)
Okziput: Flexion und Extension Schläfenbeine: Außen- und Innenrotation	Sakrum: Flexion und Extension Darmbeine: Außen- und Innenrotation
Schädelbasis: Fulcrum während intrauteriner Entwicklung Kreuzbeinregion: Fulcrum während intrauteriner Entwicklung	

Das Kreuzbein hat nicht nur nach oben Verbindungen zur Wirbelsäule, sondern auch nach vorne zur Symphysis pubica und nach unten über die Articulatio sacro-iliaca und das Hüftgelenk zu den unteren Extremitäten. Die Iliosakralgelenke werden von oben und von unten durch Kraftlinien durchzogen. Sie stellen sozusagen Kreuzungspunkte dieser Kraftlinien dar und sind somit Integrationsstellen für Einflüsse von oben und unten. Aus diesem Grunde ist das Iliosakralgelenk nicht nur bei primär traumatischen Ursachen betroffen, sondern zudem häufig als Folge anderer Störungen beeinträchtigt.

Verbindungen zwischen Schädel und Sakrum:
Dura mater spinalis
Rückenmark
Faszien der Rückenmuskeln
Lig. longitudinale posterius: Vom Os occipitale zum Sakrum und übergehend in das Lig. sacrococcygeum posterius profundus
Lig. longitudinale anterius: Vom Os occipitale zum Sakrum und auslaufend als Lig. sacrococcygeum anterius
Fascia praevertebralis: Nahe des Tuberculum pharyngeum und an der Sutura occipitomastoidea über die vorderen Anteile der Wirbelfaszien bis zum Sakrum

Ebenso wie am Hirnschädel setzen auch am Sakrum kaum Muskeln an, mit Ausnahme des M. piriformis. Weitere ligamentäre, nervale, arteriovenöse und endokrine Verbindungen sind aus Kapitel 5 S. 164 ff. zu ersehen. Ursachen für Störungen des Os sacrale und Os coccygis sind
▶ Stürze auf das Kreuz- und Steißbein
▶ Sexueller Missbrauch
▶ Starke psychische Traumata
▶ Geburtstraumata
▶ Unter Umständen Schädeltraumata
▶ Dysfunktion der Wirbelsäule und der unteren Extremitäten (Beinlängendifferenz usw.)

In der klassischen kranialen Literatur soll sich die kraniale Bewegung des Os occipitale im speziellen und des Kraniums im allgemeinen über die Dura mater spinalis (DMS) auf das Sakrum übertragen. Jede Positions- und

Bewegungsänderung des einen Knochens soll sich am anderen Ende des Rückenmarkskanals in anderen Knochen widerspiegeln (vorausgesetzt es bestehen keine schwerwiegenden Dysfunktionen im Verlauf der DMS).

In der Inspirationsphase der primären Respiration soll sich das Foramen magnum des Os occipitale nach anterior-superior bewegen und dadurch einen leichten Zug auf die DMS ausüben und das Sakrum flektieren: Die Sakrumbasis soll sich nach posterior superior verschieben, die Spitze nach anterior (entsprechend in der Exspirationsphase umgekehrt).

Nach Upledger wird während der Flexionsphase, der anteriore Teil des Duralschlauches und das Lig. longitudinale anterius nach kranial gespannt. In der Extensionsphase hingegen wird der posteriore Teil des Duralschlauches und das Lig. longitudinale posterior nach kranial gespannt[2].

Beachte: Diese Beschreibungen sind keinesfalls gesichert und werden aufgrund von neueren Studienergebnissen kontrovers diskutiert (z.B. Norton 1996, Sommerfeld 2000, Moran, Gibbons 2001). So wird z. B. angezweifelt, ob überhaupt eine synchrone Bewegung zwischen Sakrum und Okziput existiert (siehe auch S. 250f., 259f.). Royo-Salvador registrierte in seinen Studien wiederum eine über das Rückenmark und nicht über die DMS existierende Kraftübertragung vom Sakrum in das Schädelinnere[3-5].*

Dysfunktionen am Sakrum

- Über neurale (Rückenmark), durale, ligamentäre (Lig. longitudinale anterius und posterius) und myofasziale Verbindungen können sich Dysfunktionen vom Schädel (Synchondrosis/Synostosis sphenobasilaris) und oberer HWS auf lumbosakrale und iliosakrale Gelenkflächen auswirken und umgekehrt sakrale und kokzygeale Dysfunktionen zu kranialen Dysfunktionen führen: insbesondere bei peri- und postnatalem Trauma

Okzipito-sakraler Einfluss

- Wenn ein Hinterhauptskondylus nach kranial und anterior verschoben ist, wird angenommen, dass das Sakrum die Tendenz hat, sich an der gleichen Seite nach kranial und posterior und an der gegenüberliegenden Seite nach kaudal und anterior zu bewegen. Allerdings sind diese und die meisten folgenden Annahmen nicht gesichert.

Sakro-okzipitaler Einfluss

- Sakrum in Extension: Es wird vermutet, dass die Dura mater spinalis durch die Extensionshaltung des Sakrums nach kaudal gezogen und unter Spannung gesetzt werden könnte. Diese Spannung überträgt sich auf die intrakraniale Dura, sowie auf die venösen Blutleiter, z.B. den Sinus rectus. Dadurch wird der venöse Blutfluss der Vena magna verlangsamt. Es kommt zu venösen Stauungen im Gehirn und unter Umständen zu Funktionsstörungen der Hypophyse, mit einer Vielzahl von Auswirkungen auf die peripheren endokrinen Drüsen und den Gesamtorganismus. Auch die Fluktuationen des LCS können beeinträchtigt werden.
- Sakrum in Flexion: Wenn die Sakrumbasis nach posterior forciert wird, zum Beispiel bei der Geburt, ist über durale, ligamentäre, myofasziale Verbindungen zum Hinterhaupt eine beidseitige Dysfunktion der Sutura

---

* Eine abnorme medulläre Traktion führt nach Royo-Salvador u.a. zu einem kaudalen Zug am Truncus cerebralis, Spannungszunahme der - den Truncus cerebralis umgebenden - duralen Meningen und periostalen Anheftung der Meningen (z.B. des Tentoriums cerebelli), zu einem kaudalen Zug und einer Kompression der Tonsillae cerebelli (mit Deformation des vierten Ventrikels), zum Anstieg des basalen Schädelwinkels, Deformierung des Clivus, Annäherung der Pars petrosa und dem Sakrum sowie Eindrückung der zerebellaren Hemisphären in die Fossa cranialis posterior (-> Deformation des Foramen magnum). Auch auf Höhe der Wirbelsäule entstehen zahlreiche Veränderungen: Kompression von Nervengewebe in der HWS, idiopathische Skoliose, Deformation des vertebralen Bogens, Absenken des Conus medullaris und eine Spannungszunahme am Filum terminale.

occipitomastoidea möglich. Es wird vermutet, dass eine einseitige Blockierung des Iliosakralgelenks eine Blockierung der Sutura occipitomastoidea oder der SSB auf der gleichen Seite hervorrufen kann.
- Kopfschmerzen können entstehen bei: Kompression des lumbosakralen Übergangs, z. B. durch einen Sturz auf die Sakrumkokzygealverbindung, Blockierung oder Verkeilung des Os sacrale zwischen den beiden Beckenknochen, z. B. durch Sturz auf die Sitzbeinhöcker sowie anteriore Flektierung der Steißbeinspitze z. B. bei Sturz auf das Os coccygis. Selten treten diese Dysfunktionen symmetrisch auf, und meist spiegeln sich diese Dysfunktionen in der Schädelbasis wider.

Sakrum-Becken-Beziehung

- Das Sakrum nimmt eine zentrale Stellung im Becken ein. Aufgrund seiner gelenkigen Verbindungen zum Becken wird sich auch dieses verschieben und an die veränderten strukturellen Verhältnisse anzupassen versuchen, häufig mit der Folge von Gelenkveränderungen an der Hüfte und eines scheinbar verkürzten oder verlängerten Beines. Umgekehrt wird sich das Sakrum an Veränderungen der unteren Extremitäten oder der Hüfte anpassen, wie zum Beispiel bei einer Verstauchung des Fußes mit einer eventuellen erhöhten Traktion am M. biceps femoris etc.
- Bei einer Fixation des Sakrums in Extensionshaltung verschiebt sich die Basis zwischen den beiden Beckenkammen nach anterior inferior und die Spitze nach posterior. Ursachen dafür können eine Utersussenkung, eine Beckenbodensenkung, eine Nieren- oder Magenptosis sein.
- Aufgrund der Kraftverteilung vom Hüftgelenk, die über trabekuläre Strukturen des Beckens zum Iliosakralgelenk führt[6], können Hüftbeschwerden zu Dysfunktionen im Bereich der Iliosakralgelenke führen.

Zentrale Faszienkette des Körpers

- Faszien vom kleinen Becken und Abdomen verlaufen zum Zwerchfell (Schaltstelle Th11–L2), vom Zwerchfell zum Perikard, Mediastinum und zur Pleura (Schaltstelle C6–Th2) und weiter von der prävertebralen Faszie zur HWS und zum Schädel (Schaltstelle C0–C2)[7].

Sakrum-Thorax-Beziehung

- Bei lumbosakralen und iliosakrale Schmerzen sowie Schmerzen im Leisten- und Hüftbereich kann die Ursache ein thorakolumbales Syndrom sein8.
- Das Sakrum reagiert im Sitzen und Stehen auf Spannungen des Thorax[9].

Intraossale Dysfunktion

- Das Sakrum besteht bei der Geburt aus fünf Segmenten. Die Verknöcherung dieses Knochens ist zwischen dem 25. bis 28 Lebensjahr abgeschlossen. Schwere Traumata oder langanhaltende dysfunktionelle Einflüsse in dieser Zeit können auch zu intraossalen Veränderungen des Sakrums führen.

Muskuläre Dysfunktionen[7]

- Schmerzen im iliosakralen Bereich können durch folgende Muskeln verursacht werden: M. levator ani und M. coccygeus, M. gluteus medius, M. quadratus lumborum, M. glutaeus maximus, M. multifidus, M. rectus abdominis.
- Triggerpunkte bei anterioren Beckenschmerzen: M. coccygeus, M. levator ani, M. obturator internus, M. adductor magnus, M. piriformis.
- Triggerpunkte bei posterioren Beckenschmerzen: M. gluteus medius, M. quadratus lumborum, M. gluteus maximus, M. ilicostalis lumborum, M. piriformis, M. semitendinosus und M. semimembranosus, M. gluteus minimus, M. rectus abdominis, M. longissimus thoracicus.
- Triggerpunkt bei schmerzhaftem Steissbein: M. levator ani[10].
- Die Biomechanik des Beckens wird durch folgende Muskeln beeinflusst: M. psoas und iliacus, M. quadratus lumborum, primäre Außenrotatoren des Hüftgelenks (M. piriformis, M. obturatorius internus, Mm. gemelli,

Anatomie und Dysfunktion

M. obrturatorius externus, M. quadradus femoris), biartikuläre Muskeln des Oberschenkels (regulieren die sagittale Stabilität des Beckens), M. levator ani

- Eine ISG-Dysfunktion kann durch Hypertonus des M. tensor fascia latae[11] und des M. piriformis verursacht werden.
- Eine Dysfunktion L5/S1 kann durch Spasmus des M. iliacus[10] und des M. piriformis über sakrale Torsionen[12] hervorgerufen werden.
- Ein Hypertonus der ischiokruralen Muskulatur kann zu einer Dehnung des Lig. sacrotuberale führen[13].
- Nach Upledger[14] kann ein Hypertonus des M. coccygeus durch seine Anheftung am Sakrum über die Dura mater spinalis die Schädelknochenbewegung beeinflussen. Allerdings ist es fraglich, ob dieser Muskel einen solchen Zug entwickeln kann, da er beim Menschen stark atrophiert ist.

Beziehung zwischen Sakrum und Organen[7]
- Organptosen können die Beckenmechanik beeinträchtigen
- Der Uterus (Lig. sacrouterinum), das Zäkum über die Mesoappendix und das Colon sigmoideum über das Mesosigmoideum können Dysfunktionen im Sakrum hervorrufen.
- Organe des Unterbauches können aus dem Becken entspringende Muskeln und deren Faszien beeinflussen und darüber vor allem die Mechanik der Lenden-Becken-Verbindung und des Hüftgelenks beeinträchtigen: Zäkum und Colon sigmoideum den M. iliacus, Uterus und Rectum den M. piriformis, Blase und Prostata den M. obturatorius internus, sowie die Muskulatur des Diaphragma urogenitale.

Neurologische Beziehungen
- Über den sakralen Parasympathikus (S2–S4) können Organe im kleinen Becken und des Colon descendens Reflexe in diesem Bereich ausgelöst werden.
- Th 10–L2: segmentale Integration des Beckens und der unteren Extremitäten): Umschaltung im Ggl. paravertebrale lumbale und sacrale, Weg in die Peripherie über N. spinalis (L1–S5) und A. femoralis
- N. obturatorius Innervation der Hüftadduktoren

Vaskuläre Verbindungen
- Die Gabelung der A. iliaca interna und externa verläuft auf Höhe des Sakroiliakalgelenks.
- Die A. sacralis mediana zieht aus der Bauchaorta zum Corpus coccygeum.
- Der venöse Rückfluß in der V. iliaca communis sinistra oder die nervale Innervation des Beckens und der unteren Extremitäten könnte durch eine Anteriorisierung des Sakrums beeinträchtigt werden (s. S. 132).

Weitere Einflüsse
Hormonelle Faktoren beeinflussen besonders die ligamentäre Integrität bzw. Stabilität des Iliosakralgelenks und des Beckens.

Kompressionen
An dieser Stelle sind drei Kompressionen zu erwähnen, die nicht selten gemeinsam auftreten. Sie können sich gegenseitig verursachen, und es ist notwendig, alle drei zu lösen, um einen dauerhaften Behandlungserfolg zu erlangen:

1. Kompression der Synchondrosis sphenooccipitalis
2. Kompression des Atlanto-Okzipitalgelenks
3. Kompression des lumbosakralen Übergangs

Stürze auf das Kreuzbein, Steißbein oder die Beckenknochen verursachen nicht nur Spannungen in der Dura mater und abnorme Gelenkspannungen, sondern können auch bereits vorhandene, aber noch symptomlose Verschiebungen im Iliosakralgelenk und im lumbosakralen Übergang verstärken. Außerdem beeinflusst das Kreuzbein direkt oder indirekt über die

Nervenaustrittssteilen das autonome Nervensystem und die Versorgung der unteren Extremität. So besteht der sakrale Teil des Parasympathikus aus den Nn. splanchnici pelvici und den Ganglia pelvica. Die vom sakralen Parasympathikus innervierten Organe sind das Kolon ab dem letzten Teil des Colon transversum, das Rektum, die Harnblase, die männlichen und weiblichen inneren Geschlechtsorgane und die Schwellkörper von Penis und Klitoris.

Auch am Steißbein, auf der Vorderseite des M. coccygeus, liegt ein Nervenplexus, der Plexus coccygeus; seine Nervenfäden ziehen zur Haut zwischen Steißbeinspitze und Anus. Zudem befindet sich vor dem Steißbein das letzte Grenzstrangganglion, das Ggl. impar.

Für die Funktion des kraniosakralen Systems ist es deshalb sehr wichtig, eine normale Beweglichkeit des Os sacrale und des Os coccygis wieder zu gewinnen.

Dysfunktionen des Kreuzbeins und deren Behandlung werden in der osteopathischen Literatur ausführlichst beschrieben.

Die Darstellung der entsprechenden Techniken würde den Rahmen dieses Buches sprengen. An dieser Stelle werden nur einige allgemeine Techniken für die Sakrumbehandlung erläutert, die aber nichtsdestotrotz den größten Teil der vorkommenden Dysfunktion zu beheben imstande sind.

Behandlung des lumbosakralen Gelenks

Dekompression des lumbosakralen Übergangs *(Abb. 18.1)*

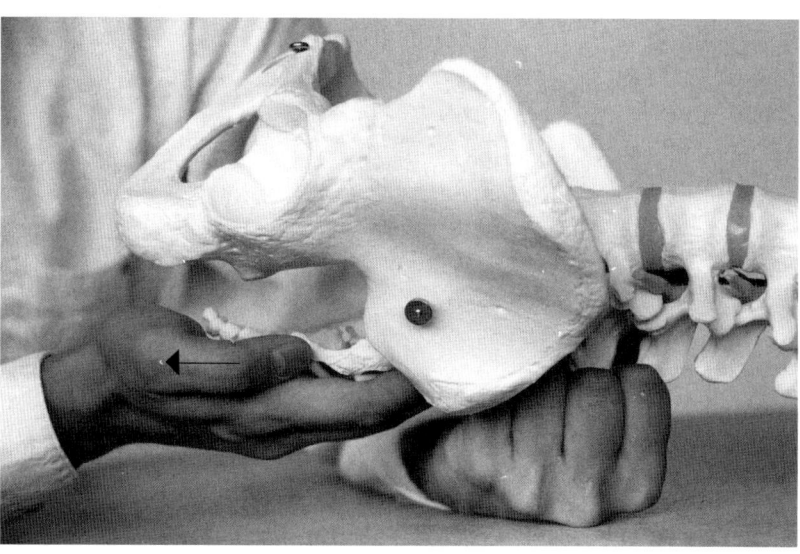

18.1 Dekompression des lumbosakralen Übergangs

Therapeut Er befindet sich neben dem Patienten, auf Höhe von L 5/S 1.

Handposition
- ▶ Die distale Hand liegt mit der Handfläche nach oben, unter dem Kreuzbein. Die Fingerspitzen sind nach kranial gerichtet und berühren den 4. oder 5. Lendenwirbel. Der Ellenbogen ist auf der Liege aufgestützt
- ▶ Die sakralen Dornfortsätze befinden sich zwischen Ring- und Mittelfinger, die Sakrumspitze liegt in der Handfläche des Therapeuten
- ▶ Die proximale Hand wird seitlich unter die Lendenwirbelsäule gelegt
- ▶ Sie bildet eine Faust und fixiert die Dornfortsätze der unteren Lendenwirbelsäule zwischen den quer liegenden Fingern

Behandlung des lumbosakralen Gelenks

Biomechanische Ausführung
- Die proximale Hand fixiert die unteren Lendenwirbel, während die andere Hand einen sanften, nach kaudal gerichteten Zug am Kreuzbein ausübt
- Bei jeder Entspannung der Gewebe, wird die neue Bewegungsgrenze des Kreuzbeins nach kaudal aufgesucht
- Alle Arten von Sakrum-Bewegungen werden zugelassen, ohne den sanften Zug zu vermindern

Vitalistische Ausführung
- Der kaudale Zug wird nur insofern ausgeführt, als dass wir das Kreuzbein aus seinem Spannungsbereich wegführen. Gewebebarrieren werden nicht konfrontiert.
- Einstellung einer balanced tension durch passives Folgen (ohne vorherige Bewegungstestung)
- Inhärente Bewegungen/Spannungsäußerungen werden zugelassen: „ligament goes shopping"
- Wahrnehmung eines Bewusstseinswechsels während der therapeutischen Interaktion
- Es entsteht eine Art funktioneller Stillpunkt, in dem alle Bewegungen scheinbar zur Ruhe kommen und sich eine Änderung vollzieht: „something happens";
- Wahrnehmung eines eines natürlichen „disengagement" auf Höhe von L5/S1 oder eines „automatic shifting"
- Bewegung wird wieder palpierbar: Auflösung der Gewebespannung, neues Spannungsgleichgewicht

Es kann auch eine "dynamic balanced tension" (DBT) oder eine "balanced fluid tension" (BFT) ausgeführt werden.

Alternative Technik für die L 5/S 1-Dekompression I *(Abb. 18.2)*

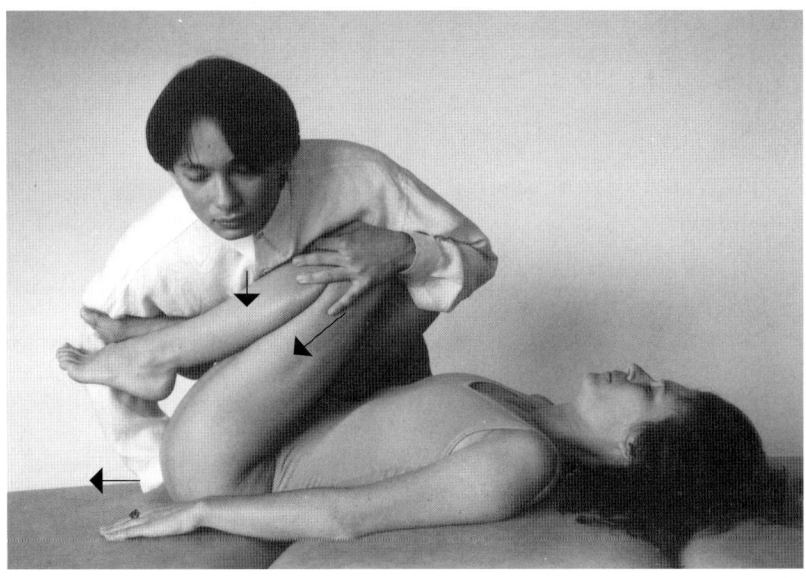

18.2
Alternative Technik für die Dekompression des lumbosakralen Übergangs

Patient	Er befindet sich in Rückenlage. Die Hüfte und das Knie sind flektiert.
Therapeut	Er steht neben dem Patienten auf Höhe von L 5/S 1.
Handposition	▶ Die proximale Hand umgreift die Knie, während sich der Oberkörper auf den Schienbeinen befindet ▶ Die distale Hand liegt unter dem Kreuzbein. Dornfortsätze zwischen Ring-und Mittelfinger
Ausführung	▶ Der Oberkörper übt einen vertikalen Druck auf die Unterschenkel aus. ▶ Die proximale Hand übt einen im Verlauf der Oberschenkel schräg nach unten gerichteten Druck in Richtung Knie aus ▶ Die distale Hand zieht das Sakrum sanft nach kaudal und löst es dadurch vom 5. Lendenwirbel
Kontraindikationen	▶ Starke Hüftgelenksarthrose/-arthritis ▶ Oberschenkelkopfveränderungen

Alternative Technik für die L 5/S 1-Dekompression II
(nach Frymann) (Abb. 18.3)

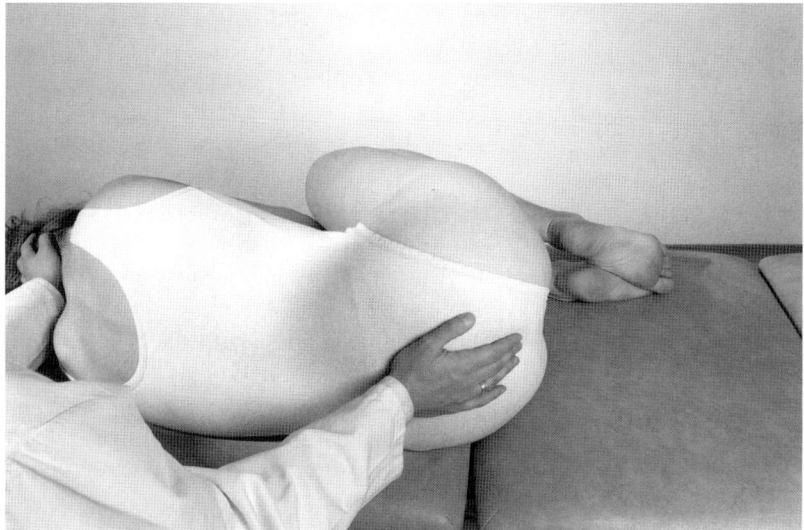

18.3
Zweite alternative Technik für die L 5/S 1 Dekompression, nach Viola Frymann

Patient	Er liegt in Seitenlage, die Hüfte und Knie gebeugt.
Therapeut	Er befindet sich hinter dem Patienten in der Mitte zwischen dem Kreuzbein und dem Schädel.
Handposition	Eine Hand befindet sich am Hinterhaupt, die andere Hand am Kreuzbein.
Ausführung	▶ Der Patient atmet tief ein. Dabei folgt der Therapeut mit seiner Hand der Aufwärtsbewegung des Kreuzbeins
	▶ Anschließend atmet der Patient tief aus und hält den Atem am Ende der Ausatemphase so lange wie möglich an. Dabei folgt der Therapeut mit seiner Hand der Abwärtsbewegung des Kreuzbeins
	▶ Bei der spontan einsetzenden Einatmung verhindert der Therapeut mit seiner Hand die Aufwärtsbewegung des Kreuzbeins
	▶ Dieser Zyklus kann ein- bis dreimal wiederholt werden, je nach Schweregrad der Kompression
In der Ausatemphase folgt der Therapeut mit seiner Hand der Abwärtsbewegung des Kreuzbeines, während er in der spontan einsetzenden Einatmung mit seiner Hand der Aufwärtsbewegung des Kreuzbeins Widerstand leistet
	▶ Ein Indikator für die erfolgreich ausgeführte Dekompression ist eine wahrnehmbare Gewebeerweichung zwischen L 5 und S 1

Alternative Technik für die L 5/S 1-Dekompression III

Patient	Er befindet sich in Bauchlage.
Therapeut	Er steht neben dem Patienten auf Höhe L 5/S 1.
Handposition	▶ Die Hände liegen überkreuzt auf Kreuzbein und Lendenwirbelsäule
	▶ Die kraniale Hand befindet sich auf dem Kreuzbein. Die kaudale Hand befindet sich auf der Lendenwirbelsäule
	▶ Der Therapeut beugt sich so weit über den Patienten, dass seine Arme sich vertikal über dem Kreuzbein befinden

518 18. Anatomie und Behandlung der Sakralgelenke

Ausführung	▶ Während auf dem Kreuzbein eine sanfte Traktion nach kaudal ausgeübt wird, wird auf dem 5. Lendenwirbel ein Zug nach kranial ausgeführt
	In Bauchlage kann auch eine Recoil-Technik ausgeführt werden. Während einiger Atemzyklen wird sanft eine Dekompression an L 5/S 1 ausgeführt. Nach 1–3 Zyklen wird der Kontakt an L 5/S 1 plötzlich und unerwartet zu Beginn der Einatmungsphase gelöst.
Kontraindikation	Prolaps, Schwangerschaft.

Alternative Technik für die L 5/S 1-Dekompression IV

Patient	Er befindet sich in Seitenlage, Hüfte und Knie gebeugt.
Therapeut	Er steht vor dem Patienten auf Höhe L 5/S 1.
Handposition	▶ Die kraniale Hand befindet sich auf der Lendenwirbelsäule, während sich die kaudale Hand auf dem Kreuzbein befindet ▶ Die Knie des Patienten liegen zwischen den Oberschenkeln des Therapeuten
Ausführung	▶ Über die Knie des Patienten kann die Hüfte so weit gebeugt werden, dass eine Dekompression zwischen dem Kreuzbein und dem 5. Lendenwirbel entsteht ▶ Diese Dekompression kann zusätzlich mit den Händen unterstützt werden

Testung und Behandlung des iliosakralen Gelenks

Testung der Iliosakralgelenke (Abb. 18.4)

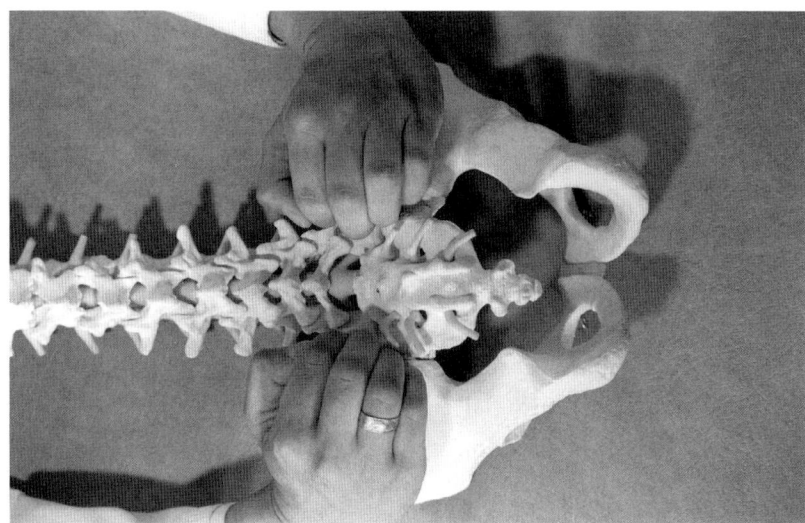

18.4 Testung der Iliosakralgelenke

Patient	Er befindet sich in Rückenlage.
Therapeut	Er befindet sich neben dem Patienten auf Höhe des Kreuzbeins.

Handposition	▶ Die Hände werden jeweils medial an beide hintere obere Darmbeinstachel gelegt
Ausführung	▶ Es wird eine nach lateral gerichtete Traktion an beiden Darmbeinen ausgeübt und ihre Beweglichkeit miteinander verglichen ▶ Die Seite, die sich schwieriger nach lateral bewegen lässt, bezeichnet die Seite des eingeschränkten Iliosakralgelenks

Befreiung des Iliosakralgelenks (Abb. 18.5)

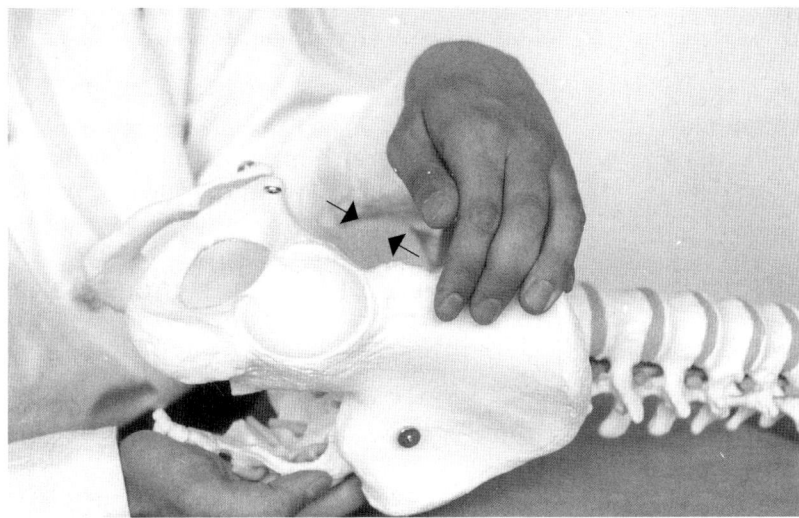

18.5 Befreiung des Iliosakralgelenks

Diese Beschreibung stellt eine Vereinfachung einer Technik dar, die von *Cathie* für die Behandlung eines bilateral flektierten Kreuzbeins beschrieben wurde.

Therapeut	Er befindet sich neben dem Patienten auf Höhe des Kreuzbeins.
Handposition	▶ Die distale Hand liegt unter dem Kreuzbein, genauso wie bei der Lösung von L 5/S 1. Der Ellenbogen ist auf der Liege aufgestützt ▶ Die proximale Hand umgreift mit dem Unterarm/Ellenbogen die vorderen oberen Darmbeinstachel
Biomechanische Ausführung	▶ Die distale Hand palpiert die Form und Spannung des Kreuzbeins. Der Therapeut führt mit seiner Hand und dem Unterarm/Ellenbogen eine mediale Kompression beidseitig der Darmbeinstachel aus. Dadurch öffnet sich das Iliosakralgelenk ▶ Gleichzeitig mobilisiert er das Sakrum, indem er es sanft nach kranial und kaudal bewegt oder indem er sanft die Flexions- und Extensionsbewegung des Kreuzbeins verstärkt ▶ Bei Befreiung des Iliosakralgelenks spürt der Therapeut, wie das Kreuzbein nach posterior in seine Hand zu sinken beginnt und das Kreuzbein sich freier und mit größerer Amplitude in die Flexion und Extension bewegt ▶ Falls die beiden Darmbeinstachel zu weit voneinander entfernt liegen, als dass der Therapeut diese umfassen kann, können als Alternative diese auch vom Patienten mit seinen eigenen Händen umgriffen und beidseitig nach medial zusammengedrückt werden

520 18. Anatomie und Behandlung der Sakralgelenke

Alternative Ausführung
- ▶ Der Therapeut führt mit seiner Hand und dem Unterarm/Ellenbogen eine mediale Kompression beidseitig der Darmbeinstachel aus. Dadurch öffnet sich das Iliosakralgelenk.
- ▶ Das Sakrum wird in seiner Position fixiert. Gleichzeitig wird der Patient aufgefordert tief einzuatmen und den Atem so lange als möglich anzuhalten und dabei eine Dorsalflektion beider Füße auszuführen.
- ▶ Die inhärente Bewegung der Darmbeine wird zugelassen.
- ▶ Anschließend wird der Patient aufgefordert, tief auszuatmen und den Atem so lange als möglich anzuhalten und dabei eine Plantarflektion auszuführen.
- ▶ Wiederum werden die inhärenten Bewegungen der Darmbeine zugelassen.
- ▶ Den Vorgang etwa dreimal wiederholen.

Vitalistische Ausführung
- ▶ Die mediale Kompression wird nur insofern ausgeführt, als dass wir das Sakrum aus seinem Spannungsbereich von den Hüftknochen wegführen. Gewebebarrieren werden nicht konfrontiert.
- ▶ Weiteres Vorgehen entsprechend der Beschreibung der vorhergehenden Technik.

Alternative Technik für die Befreiung des Iliosakralgelenks (Abb. 18.6)

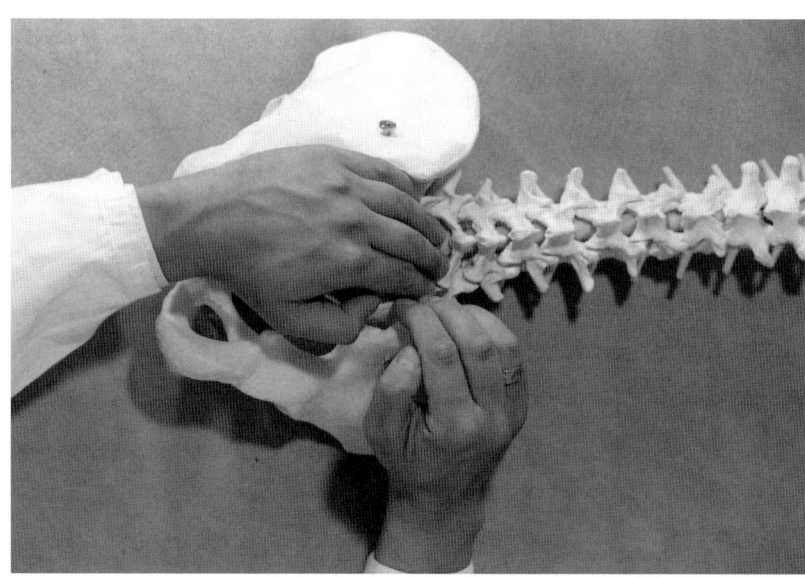

18.6
Alternative Technik für die Befreiung des Iliosakralgelenks

Diese Technik ist bei einem unilateralen stark komprimierten Iliosakralgelenk angezeigt.

Patient
Er befindet sich in Rückenlage.

Therapeut
Er befindet sich auf der Seite der Dysfunktion und sitzt neben dem Patienten auf Höhe des Kreuzbeins.

Handposition
- ▶ Die distale Hand wird unter das Kreuzbein gelegt
- ▶ Die proximale Hand wird medial an den hinteren oberen Darmbeinstachel gelegt

Ausführung	Point of balanced ligamentous tension (PBLT)
▶ Der PBLT kann durch Disengagement (oder auch Annäherung) unterstützt werden: eine lateral gerichtete Traktion am Darmbeinstachel ausüben, während das Kreuzbein leicht nach medial fixiert wird.
▶ Zur Einstellung des PBLT wird entweder das Kreuzbein in Relation zum Darmbein oder das Darmbein in Relation zum Kreuzbein eingestellt. Im folgenden als Beispiel die Einstellung des Kreuzbeins in Relation zum Darmbein.
▶ Das Kreuzbein in die Position begleiten, in die es sich leicht bewegen lässt
▶ Die unterschiedlichen Spannungsmuster der ligamentären Aufhängungen kopieren, indem die Krafteinwirkung der Hände ihnen ähnlich wird
▶ Sind die vorhandenen Spannungen exakt kopiert und die Haltefunktion für die Ligamente und Faszien zwischen Kreuzbein und Darmbein übernommen, wahrnehmen, dass sich ein PBLT einstellt
▶ Ist der PBLT erreicht, beginnen die Ligamente, ein neues Gleichgewicht zu suchen: es entsteht der Eindruck, als würden im faszial/ligamentärem Umfeld des ISG oder auch weiter entfernt minimale Bewegungen stattfinden und der gesamte Körper oder Teile von ihm das durch den Therapeuten entstandene Fulcrum benutzen, um zu einer Neuorganisation zu gelangen
▶ Alle im Körper in irgendeiner Weise mit dem Dysfunktionsmuster involvierten bzw. gebundenen Kräfte und Gewebe können sich im Verlaufe dieses Prozesses zu Wort melden (zum Beispiel in Form von Zugspannungen, aberranten Bewegungen oder durch sonstigen Ausdruck) und eine neue Beziehung zum betroffenen Gewebe und zu ihrer eigenen Umgebung herstellen, sodass sich eine neue Ordnung im Organismus etablieren kann
▶ Nach einer Weile kommen diese Bewegungen zur Ruhe und das Fulcrum des ISG kehrt wieder in seine physiologische Bewegungsamplitude zurück
▶ Im Anschluss daran kann auch ein globaler Stillpunkt entstehen
▶ Wenn die ligamentären und faszialen Verbindungen auf Höhe des ISG ein neues Gleichgewicht gefunden haben und die inhärenten Bewegungen zur Ruhe gekommen sind, das Kreuzbein in die Ausgangslage zurückbringen

Weitere Methoden zur Unterstützung des PBLT:
▶ Körperhaltung des Patienten:
Der Patienten wird in der Regel so positioniert, dass die sakroiliakale Dysfunktion verstärkt wird (indirekt); seltener so positionieren, dass eine Kraft in Richtung der eingeschränkten Beweglichkeit ausgelöst wird (direkte Technik)
▶ Atmung
Bei einer Einschränkung der Beweglichkeit des Organs in der Exspiration (= Inspirationsdysfunktion) den Patienten zusätzlich auffordern, am Ende der Einatmung den Atem so lange wie möglich anzuhalten (umgekehrt bei einer Exspirationsdysfunktion)
In der Regel tritt am Ende der Apnoe am Übergang zur unwillkürlichen Ein- bzw. Ausatmung die Korrektur ein |
| **Vitalistische Ausführung:** | ▶ Lateraler Zug wird nur insofern ausgeführt, als dass wir das Darmbein aus seinem Spannungsbereich von den Hüftknochen wegführen. Gewebebarrieren werden nicht konfrontiert.
▶ Weiteres Vorgehen entsprechend der Technik „Dekompression des lumbosakralen Übergangs" |

Nicht selten wird beobachtet, dass sakrale Dysfunktionen mit einem hypertonen oder verkürzten Piriformismuskel einhergehen. Der M. coccygeus kann bei Verkürzung die Sakrumspitze anteriorisieren und somit die Extensionsphase des kraniosakralen Systems behindern. In diesen Fällen ist es nötig, die genannten Muskeln zu behandeln und zu entspannen.

Behandlung des sakrokokzygealen Gelenks

Befreiung des sakrokokzygealen Gelenks *(Abb. 18.7)*

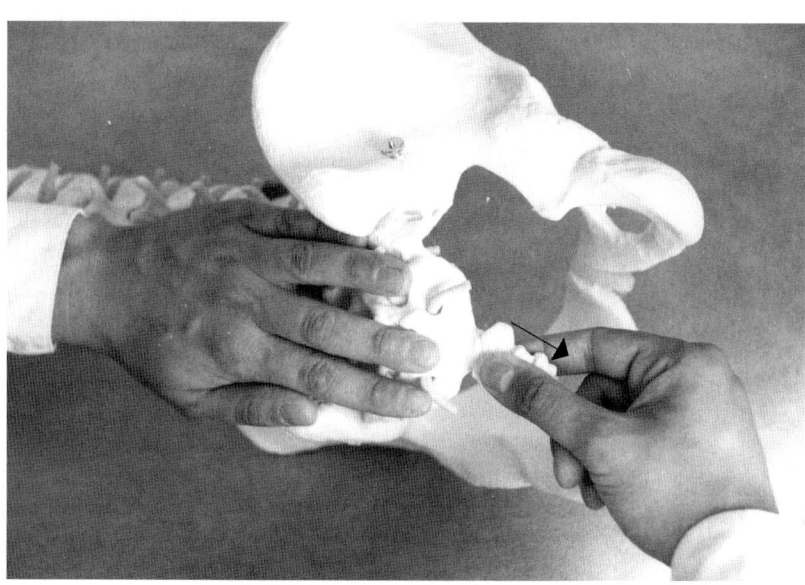

18.7
Befreiung des sakrokokzygealen Gelenks

Patient	Er befindet sich in Seitenlage, Hüfte und Knie leicht gebeugt.
Therapeut	Er sitzt dorsal vom Patienten, auf Höhe des Gelenks.
Handposition	▶ Zeige- oder Mittelfinger sanft in den Anus des Patienten einführen und den Daumen der gleichen Hand von außen auf das Steißbein legen ▶ Das Steißbein wird von beiden Fingern umgriffen ▶ Die kraniale Hand befindet sich auf dem Kreuzbein
Biomechanische Ausführung	▶ Mit einer leichten kaudalen Traktion am Os coccygeale den Eigenbewegungen des Knochens folgen ▶ Entsprechend den Membranentspannungstechniken werden nur sich wiederholende Bewegungen verhindert, um die Gelenkverbindungen von ihren abnormen Spannungsmustern zu befreien ▶ Zusätzlich oder alternativ kann mithilfe einer direkten Technik das Steißbein sanft in die Richtung der eingeschränkten Bewegung gebracht werden
Vitalistische Ausführung	▶ Der kaudale Zug wird nur insofern ausgeführt, als dass wir das Os coccygeale aus seinem Spannungsbereich wegführen. Gewebebarrieren werden nicht konfrontiert. ▶ Das weitere Vorgehen entsprechend der Technik „Dekompression des lumbosakralen Übergangs".

Quellenangabe:

1 Arbuckle, B.: The selected writings of Beryl Arbuckle. American Academy of Osteopathy, Indianapolis 1994, S. 48.
2 Upledger, J. E., Vredevoogd, J. D.: Lehrbuch der Craniosacralen Therapie. 2. Auflage. Haug. Heidelberg, 1994, S. 146.
3 Royo-Salvador, M.B.: Aportación a la etiología de la siringomielia idiopática. Tesis Dortoral. Barcelona, 1992.
4 Royo-Salvador, M.B.: Siringomielia, escoliosis y malformación de Arnaol-Chiari idiopáticas. Etiología común. Rev. Neurolo. 24 (1996) 937-959.
5 Ruiz de Azua, A: La force de traction médullaire. Apostill 11/12 (2002) 7-14.
6 Kapandji, I. A.: Funktionelle Anatomie der Gelenke. Band 3. Enke, Stuttgart, 1992, S. 48.
7 Fossum, C., Sommerfeld, P.: Osteopathische Beziehungen, Leitfaden Osteopathie (Hrsg. Liem, T., Dobler. T.), Urban & Fischer, München 2002.
8 Maigne, R.: Diagnosis and treatment of pain of vertebral origin. Williams & Wilkins, Baltimore, 1996.
9 Bourdillon, J. F., Day, E. A., Bookhout, M. R.: Spinal Manipulation. 5 ed. Butterworth-Heinemann, Oxford, 1992, S. 81.
10 Lewit, K: Manuelle Medizin. 6. Auflage.Barth, Leipzig, 1992, S. 149.
11 Chaitow, L.: Muscle energy techniques. Churchill Livingstone, London, 1996.
12 Yates, H.: Panel debate. Annual Convocation American Academy of Osteopathy, Colorado Springs, 1998.
13 Busquet, L.: Les chaines musculaires. Tome III. Ed. Frison-Roche, Paris, 1993, S. 95.
14 Upledger, J. E., Vredevoogd, J. D.: Lehrbuch der Craniosacralen Therapie. 2. Auflage. Haug. Heidelberg, 1994, S. 63.

Weitere Literaturhinweise:

De Jarnette, M. B.: The philosophy, art and science of Sacro Occipital Technique. Sacro Occipital Research Society Inc., USA 1989.

Dobbing, J. Sands, J.: Vulnerability of developing brain. IX. The effect of nutritional growth retardation on the timing of the brain growth-spurt. Biol.Neonate 19 (1971) 363-378.

Greenman, P. E.: Clinical aspects of sacroiliac function in walking. J. Manual Medicine 5 (1990) 125-136.

Magoun, H. I.: Idiopathic adolescent spinal scoliosis: A reasonable etiology. D.O. Magazine 13 (6) (1973) 151-160.

Magoun, H. I.: As the twig is bent. Sutherland Cranial Teaching Foundation 1959.

Mitchell, F. L.: Roentgenographic measurement of sacroiliac respiratory movement. JAOA 69 (1970) 81-82.

Perronneaud-Ferre, R.: Osteopathie cranio-pelvienne. Editions de Verlaque, Aix-en-Provence 1989.

Richard, R.: Lesions osteopathiques du Sacrum. Maloine, Paris 1978.

Upledger, J. E., Vredevoogd, J. D.: Craniosacral therapy. Eastland Press, Seattle 1983.

„Alle Gefäße, die zum Herzen hin- und vom Herzen wegführen, müssen von allen Behinderungen befreit werden. Kein Nerv kann seine Arbeit verrichten, solange er nicht gut versorgt wird."

A. T. Still[1]

Techniken zur Verbesserung der Zirkulation

Zu den Techniken, die die Zirkulation verbessern, zählen die beschriebenen Fluktuations-Techniken und die nachfolgend beschriebenen Techniken.

Sinus-venosus-Technik

Die venösen Blutleiter des Schädels unterscheiden sich deutlich von den anderen venösen Gefäßen des Körpers. Sie werden von duralen Einstülpungen im Schädelinneren gebildet. Dies hat zur Folge, dass der venöse Abfluss aus dem Kranium zum großen Teil von den Spannungsverhältnissen der intrakranialen Duralmembranen beeinflusst wird, ebenso wie von den duralen und knöchernen Verhältnissen am Foramen jugulare (s. S. 261 ff.).

Zudem liegen die Sinus nicht selten unter den Schädelnähten (z.B. Sinus sigmoideus an der Sutura parietomastoidea) und können deshalb auch durch Bewegungseinschränkungen der Schädelnähte in ihrer Funktion beeinträchtigt werden.

> Zirka 95% des venösen Blutes verlassen den Schädel am Foramen jugulare. Es ist deshalb äußerst wichtig, den freien venösen Abfluss am Foramen jugulare wieder herzustellen. Das heißt, dass das **Atlanto-Okzipitalgelenk** gelöst und die **Okziputkondylen** gespreizt wurden (s. Kap. 499 ff.).

Wirkungsweise

Die venöse Drainage des Schädels und der Augen (Sinus cavernosus) sowie die Mobilität der Schädelknochen können mit den im Folgenden beschriebenen Techniken deutlich verbessert werden. Ein verbesserter venöser Abfluss führt indirekt zu einem verbesserten Austausch zwischen Blut und Hirngewebe ebenso wie zu einer Verbesserung der Resorption des Liquor cerebro-spinalis (LCS), die wiederum den Austausch zwischen LCS und Hirngewebe optimiert. Das vegetative Nervensystem und die nervalen Impulse zu den Organen und den übrigen Körperstrukturen werden dadurch harmonisiert. Direkt werden folgende Blutleiter durch Sinus-venosus-Techniken beeinflusst:

1. Confluens sinuum
2. Sinus occipitalis
3. Sinus transversus und Sinus rectus
4. Sinus sagittalis superior

Indikationen	▶ Sehr restringierter fester Schädel ▶ Schwere Dysfunktionen der Schädelbasis ▶ Zahlreiche suturale Kompressionen ▶ Intrakraniale Stauungserscheinungen aufgrund verminderter venöser Drainage ▶ Intrakranialer Hochdruck ▶ Retroorbitale Schmerzen und intrakraniale Schmerzen ▶ Migräneanfälle ▶ Verhaltensstörungen bei Kindern oder psychomotorische Entwicklungsstörungen ▶ Depressive Stimmungslage
Patient	In Rückenlage
Therapeut	Er befindet sich am Kopfende des Patienten.
Ausführung	Der Kontakt der Finger wird in jeder Position so lange aufrechterhalten, bis der Therapeut eine „Erweichung" des Knochens an seiner Fingerbeere und ein Einsetzen der inhärenten Bewegungen wahrnimmt. Bei sehr festen und komprimierten Schädeln kann es eine längere Zeit erfordern, diese Technik zu beenden. Es sollte aber stets erst zum nächsten Behandlungsschritt weitergegangen werden, wenn eine „Erweichung" und der Beginn inhärenter Bewegungen festgestellt wurde. Der Therapeut nimmt wahr, ob der Knochen oder die Membran oder die Fluida der betroffenen Struktur sich deutlicher in Dysfunktion befindet.

Confluens sinuum *(Abb. 19.1)*

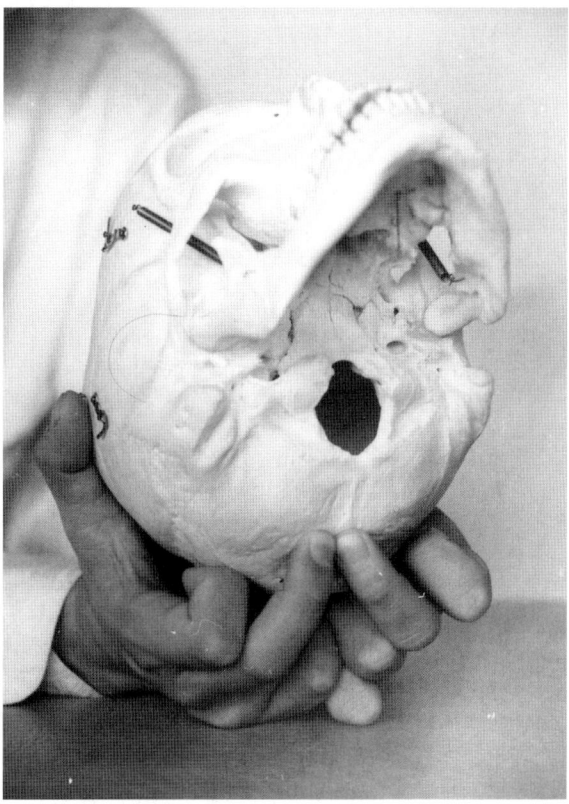

19.1
Technik für den Confluens sinuum

19. Techniken zur Verbesserung der Zirkulation

Handposition
- Die Mittelfinger beider Hände werden mit ihren Fingerbeeren unter die Protuberantia occipitalis externa gelegt
- Die Finger sind vertikal aufgestellt, sodass das gesamte Gewicht des Schädels auf ihnen ruht

Sinus occipitalis

Handposition
- Die Finger werden an der Mittellinie des Hinterhaupts eine Fingerbreite nach kaudal versetzt
- Nach Wahrnehmung der Erweichung auch an dieser Stelle können die beiden Mittelfinger wiederum um eine Fingerbreite im Verlauf des Sinus occipitalis nach kaudal versetzt werden
- Dieser Vorgang setzt sich fort, bis die Finger aufgrund der Nackenmuskulatur nicht weiter in Richtung Foramen magnum angelegt werden können

Sinus transversus und Sinus rectus *(Abb. 19.2)*

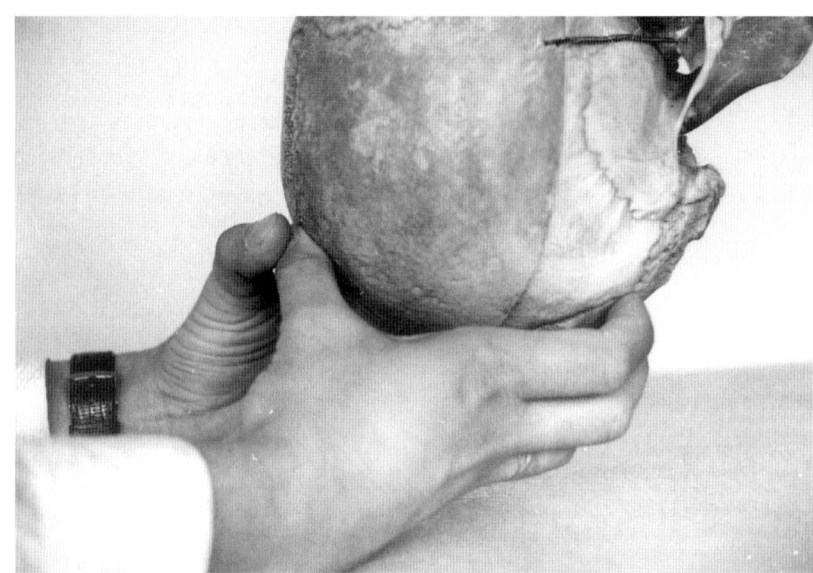

19.2
Technik für den Sinus transversus und Sinus rectus

Handposition
- Die Fingerbeeren der kleinen Finger beider Hände werden an die Protuberantia occipitalis externa gelegt, während die Fingerbeeren der übrigen Finger entlang der Linea nuchalis superior am Hinterhaupt angelegt werden
- Das gesamte Gewicht des Schädels ruht wiederum auf den Fingern
- Die Daumen werden an der Sutura sagittalis übereinandergelegt
- Eine Verbindung von den Daumen zum vorderen Ende des Sinus rectus wird visualisiert
- Der Kontakt der Finger wird so lange aufrechterhalten, bis eine Erweichung der Gewebe wahrnehmbar wurde

Sinus sagittalis superior *(Abb. 19.3 und 19.4)*

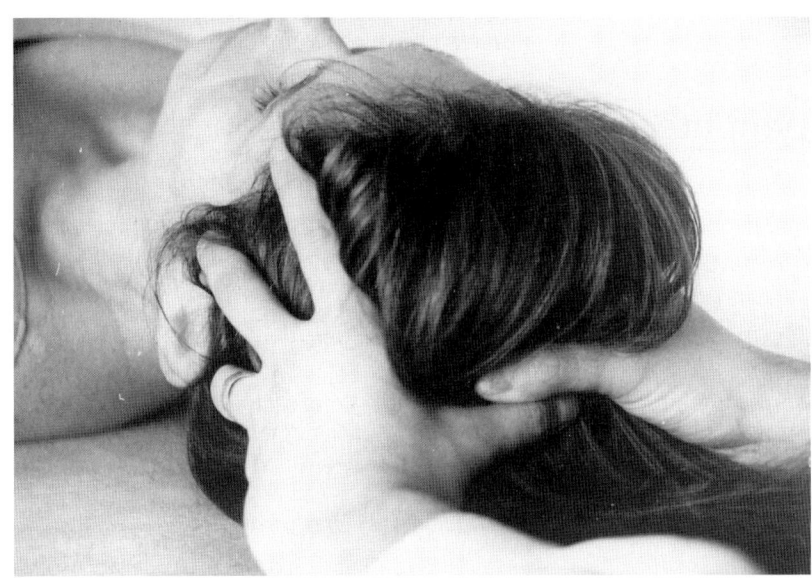

19.3
Technik für den Sinus sagittalis superior

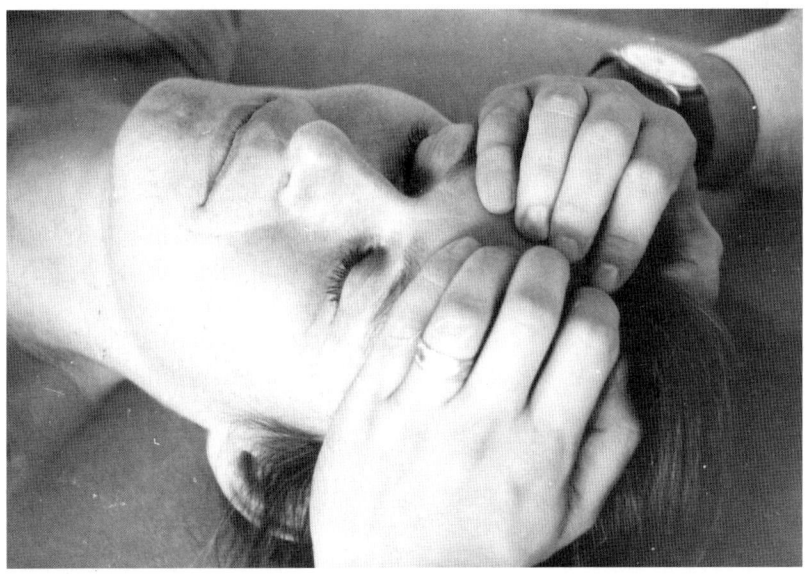

19.4
Technik für den Sinus sagittalis superior

Handposition
- Die Daumen der beiden Hände werden einen Querfinger oberhalb der Protuberantia occipitalis externa aufgelegt
- Sie werden überkreuzt auf die jeweils gegenüberliegende Seite beidseits der Mittellinie positioniert. Die Handflächen liegen währenddessen der Außenfläche des Kraniums auf
- Die Daumen üben eine leichte spreizende Krafteinwirkung auf Höhe des Sinus sagittalis superior aus
- Die Daumen werden nach der Erweichung der Gewebe einen Fingerbreit nach anterior verlegt, der Sutura sagittalis folgend, bis sie an Bregma ankommen
- Zum Abschluss werden die Finger beider Hände entlang der Sutura metopica auf das Stirnbein gelegt
  Die Zeigefinger befinden sich anterior von Bregma, die kleinen Finger oberhalb von Nasion. Die übrigen Finger liegen dazwischen. Die Finger

der rechten Hand befinden sich auf der rechten Seite der Sutur, die Finger der linken Hand an der linken Seite.
▶ Wiederum wird ein leichter Druck und eine spreizende Kraft ausgeübt, bis ein Aufweichen und eine inhärente Bewegung wahrnehmbar sind.

Lymphtechniken

Wenn die Lymphwege blockiert sind, kommt es meist zu einem therapieresistent erscheinendem Symptomenbild. Deshalb ist es sehr wichtig, Hindernisse zu lösen, die den Lymphfluss beeinträchtigen. Von *Measel* im Jahre 1981 durchgeführte Forschungen über die Wirkung osteopathischer Lymph-Pumptechniken kamen zu dem Ergebnis, dass Behandlungen durch diese Techniken die Funktion des Immunsystems deutlich stärkten.

Kontraindikationen für lymphatische Pumptechniken:
1. Nicht behandelter maligner Tumor
2. Akute Entzündungen mit Fieber
3. Thrombosen
4. Dekompensierte Herzinsuffizienz

Spannungs-Lösung im zervikothorakalen Diaphragma

Diese Technik wirkt vor allem auf den Lymphabfluss aus dem Kopf, aber auch die Lymphbewegung im übrigen Körper wird stimuliert, da die Lymphe im linken (und rechten) Venenwinkel hinter der Articulatio sternoclavicularis zurück in das Venensystem abfließt.

Insbesondere müssen der M. sternocleidomastoideus, die Mm. scaleni, die Articulatio sternoclavicularis, die oberen thorakalen Wirbel und die oberen Artt. sternocostales untersucht und gegebenenfalls behandelt werden, z.B. mithilfe der Recoil-Technik für den oberen Thoraxbereich oder indirekter faszialer Techniken (s. S. 486 ff.).

Recoil-Technik am oberen zervikothorakalen Übergang *(Abb. 19.5)*

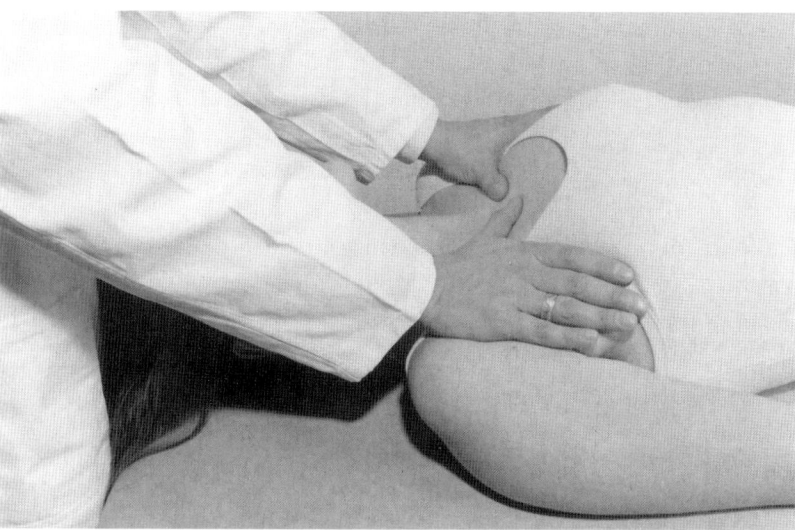

19.5 Recoil-Technik

Diese Technik ähnelt der auf S. 488 f. beschriebenen Recoil-Technik für den oberen Thoraxbereich.

Therapeut	Er steht hinter dem Kopf des Patienten
Handposition	▶ Daumen beidseitig unterhalb der Schlüsselbeine auflegen ▶ Die übrigen Finger liegen seitlich am Brustkorb
Ausführung	▶ Der Therapeut folgt der Ausatmung des Patienten mit seinen Händen ▶ Während der Einatmung gibt der Therapeut am Brustkorb, insbesondere unterhalb des Schlüsselbeins Widerstand ▶ Während der Ausatmung folgt er erneut nach posterior ▶ Nach 1–3 Zyklen wird der Kontakt am Brustkorb zu Beginn der Einatmung plötzlich und unerwartet gelöst Dabei können spontanes Pfeifen, Husten oder Lachen auftreten ▶ Den gesamten Vorgang 3- bis 4-mal wiederholen
Alternative Ausführung	▶ Es ist auch möglich, kontinuierliche rhythmische Stöße nach posterior und kaudal auf den Brustkorb zu geben. Wichtig ist dabei, dass die Krafteinwirkung den Brustkorb sichtbar in Bewegung versetzt ▶ Es sollten ungefähr 30 Stöße in der Minute ausgeführt werden für die Dauer von höchstens 3 Minuten
Kontraindikationen	▶ Fortgeschrittene Osteoporose ▶ Brüche der Rippen oder des Brustbeins ▶ Fortgeschrittene Herzerkrankungen, Herzschrittmacher

Lösen faszialer Spannungen

Jede lokale Behinderung des Lymphflusses durch Muskelhypertonus, Gewebespannung oder Knochenfehlstellungen usw. ist zu lösen.

Lösen von Zwerchfellspannungen (= primäre lymphatische Pumpe)

Die Funktion des Zwerchfells ist zu untersuchen und gegebenenfalls zu behandeln: Eine gute Beweglichkeit und Amplitude der Zwerchfellbewegungen sichern eine gute Drainage des Ductus thoracicus.

Verbesserung des Lymphabflusses in inneren Organen

Milz, Dünndarm und Blinddarmfortsatz sowie Leber und Gallenblase sind zu untersuchen und gegebenenfalls zu behandeln.

Lymphatische Pumpe der Füße *(Abb. 19.6)*

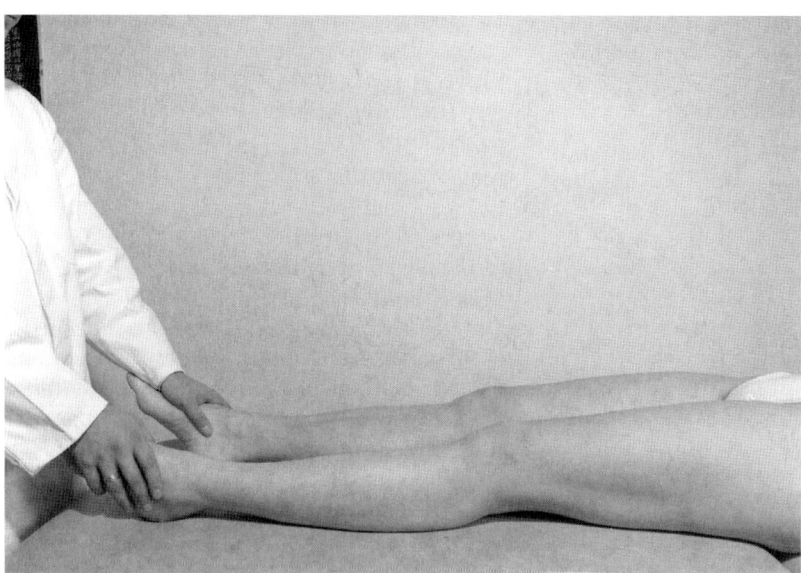

19.6
Lymphatische Pumptechnik an den Füßen

Therapeut	Er befindet sich an den Füßen des Patienten.
Handposition	Die Hände umgreifen beidseitig die Oberseite der Füße.
Ausführung	▶ Der Therapeut übt an den Füßen eine beidseitige rhythmische Kippbewegung in Richtung Plantarflexion aus
	▶ Die Rückbewegung der Füße aus der Plantarflexion erfolgt stets passiv
	▶ Diese rhythmische Bewegung sollte den gesamten Körper ins Schwingen bringen
	▶ Dauer: ca. 5 min

Quellenangaben: 1   Still, A. T.: Philosophy of osteopathy. Kirksville. 6th Reprint. American Academy of Osteopathy, Ohio 1986, S. 99.

Weitere Literaturhinweise:
Frymann, V. M.: Kursaufzeichnungen
Kuchera, W. A. und M. L.: Osteopathic principles in practice, 2. Auflage, Greyden Press, Columbus Ohio 1993.
McCatty, R. R.: Essentials of craniosacral osteopathy. Ashgrove, Bath 1988.

*„Das Allerweichste auf Erden
überholt das Allerhärteste auf Erden.
Das Nichtseiende dringt auch noch ein in das,
was keinen Zwischenraum hat.
Daran erkennt man den Wert des Nicht-Handelns."*
Laotse: Tao Je King[1]

Behandlung der kraniosakralen Dura

Hypertone Spannungsverhältnisse im Duralmembransystem sind eine der Hauptursachen für Störungen im kraniosakralen System. Diese können vor allem durch Geburtstraumata oder Schädeltraumata in frühester Kindheit verursacht werden. Aber auch später können Schädeltraumata, chronische Muskelverspannungen, die sich über fasziale Verbindungen ins Schädelinnere fortsetzen oder chronische emotionale Anspannungen zu hypertonen intrakranialen Membranspannungen führen.

Auch Störungen der Vaskularisation und der sensiblen Versorgung der Duralmembrane über Dysfunktionen der oberen Zervikalwirbel und der Schädelknochen und Schädelnähte sind möglich. Ebenso wie die vertebralen sind auch die kranialen Nerven und Ganglien anfällig für Störungen und können bei der Instandhaltung von komplexen Dysfunktionsmechanismen beteiligt sein.

Spannungen von der Peripherie können auf das kraniale System übertragen werden oder umgekehrt, z. B. über die Kontinuität der Dura in das Epineurium der austretenden Hirn- und Spinalnerven oder über die Vv. emissariae von der Kopfschwarte in die Dura oder vom Rückenmark über den Truncus cerebralis in die kraniale Dura (Tentorium cerebelli und seine knöchernen Anheftungen)[7].

Es können Spannungen von Muskeln auf das durale System übertragen werden. So erwähnt Upledger[8], dass ein Hypertonus des M. coccygeus durch seine Anheftung am Sakrum über die Dura mater spinalis die Schädelknochenbewegung beeinflussen kann. Allerdings ist es fraglich, ob dieser Muskel einen solchen Zug entwickeln kann, da er beim Zweibeiner stark atrophiert ist.

Auch können nach Upledger[9] Zugkräfte im duralen System auf die Anheftungsstellen der Duralmembrane am Knochen auf das Bindegewebe außerhalb des kraniosakralen Systems übertragen werden oder umgekehrt Zugkräfte von außerhalb des kraniosakralen Systems auf das durale System weitergeleitet werden[10].

So wie extrakraniale hypertone Muskelspannungen, z. B. am Hinterhaupt, sich auf die intrakranialen Membranen auswirken, können Funktionsstörungen am Hinterhaupt oder anderen extrakranialen Strukturen durch intrakraniale Fehlspannungen verursacht werden.

Es sei daran erinnert, dass eine osteopathische Dysfunktion immer eine Verminderung der Beweglichkeit darstellt, wie fein diese auch sein mag, mit den jeweiligen Folgewirkungen für das betroffene Gewebe oder den Gesamtorganismus. Unterliegt die Dura abnormen Spannungen, wird der venöse Abfluss des Gehirns ebenso gestört wie die Fluktuation des LCS, der so genannte „Fluss des Lebens", und dadurch der gesamte Organismus geschwächt (s. auch S. 249).

Die kollagenelastischen Fasern der Duralmembran sind miteinander verflochten. Ihre Organisation richtet sich nach den auftretenden Zugspannungen an der Dura. Dabei verlaufen sie parallel zu diesen Zugkräften.

20. Behandlung der kraniosakralen Dura

Die knöchernen Befestigungen der kraniosakralen Membranen an den Schädelknochen, dem Kreuz- und Steißbein können als Hebel benutzt werden, um die Spannungsverhältnisse zu bewerten und zu behandeln. Um diese Techniken zu verstehen und richtig auszuführen, ist es von Nutzen, die Insertionsstellen genau zu kennen (s. S. 230 ff.).

Zum besseren Verständnis könnte man Lösung der hypertonen abnormen Spannung in den Membranen als eine Kombination von indirekter und direkter Technik beschreiben. Zuerst wird der Membranspannung gefolgt, vermindert diese dadurch kompensatorisch und führt anschließend einen sanften Zug aus, in dessen Verlauf sich die Membran entwirrt und von ihrem Spannungsmuster dekonditioniert. Doch es darf nicht vergessen werden, dass nicht der Therapeut, sondern die inhärent agierenden Kräfte es sind, die die Korrektur ausführen.

Vorgang:
- ▶ Der Osteopath richtet die Aufmerksamkeit in der Behandlung konsequent auf die Synchronisation mit den inhärenten korrektiven Kräften des Organismus und vermeidet die Konfrontation mit Bewegungsgrenzen
- ▶ Zunächst synchronisiert sich der Osteopath mit der primären Respiration des jeweiligen ossär-duralen Komplexes
- ▶ Bei der Spread-Technik folgt man der Spannung. Dem Gewebe wird gewissermaßen mit Verständnis und Geborgenheit begegnet und es findet dadurch zunächst eine vorübergehende Entlastung der Spannung statt
- ▶ Ist ein Aufatmen, ein Aufseufzen, ein Gefühl des sich angenommen Fühlens im Gewebe und eine Entspannung im Gewebe wahrnehmbar, wird während eines natürlichen Disengagement fließend in die Hebe-(Lift-)Technik übergegangen
- ▶ Bei der Lift- oder Hebetechnik wird das Gewebe sanft angehoben. Im Gegensatz zum biomechanischen Ansatz wird der Zug allerdings nicht soweit ausgeführt, bis eine Bewegungsgrenze kontaktiert wird
  Lift bedeutet in diesem Sinne nur, dass das Gewebe von seinem Spannungsbereich weggeführt wird (ohne eine Bewegungsgrenze anzugehen)
- ▶ Die in der Inspirationsphase auftretenden Bewegungen werden sanft verstärkt
- ▶ Nicht durch den Therapeuten, sondern durch die Kräfte der primären Respiration wird das Gewebe in einen point of balance geführt; dieser Gleichgewichtszustand kann auch den ganzen Patienten umfassen
- ▶ In diesem Gleichgewichtspunkt oder Punkt der Stille wartet der Osteopath. Er fügt keine externen Kraftvektoren ein
- ▶ Die Aufmerksamkeit des Osteopathen öffnet sich allen fluiden, faszialen, elektromagnetischen Wechselwirkungen
- ▶ Am Ende ist eine longitudinale Fluktuation und eine synchrone Bewegung aller Gewebe in Resonanz zur primären Respiration wahrzunehmen
- ▶ Die Hebe-(Lift-)Technik bietet über das Angebot eines feinen Zuges den Duraduplikaturen die Möglichkeit, anwesende Spannungsmuster auszudrücken, zu entwirren, überschüssige Energie an die Außenwelt abzugeben und sich so von diesen bindenden Kräften und Spannungsmustern zu lösen und zu dekonditionieren
- ▶ Der Prozess kann, muss aber nicht, mit einer kurzfristigen Intensivierung des Kontaktes zwischen Gewebe und anwesenden Spannungen einhergehen
- ▶ Der Therapeut eröffnet nur einen Raum, ein Umfeld für eventuelle Normalisierungen. Ob und wie dieses Angebot genutzt wird, entscheiden die inhärenten Kräfte im Patienten, bzw. der Gesamtorganismus

▶ Ziel ist nicht primär, ein bestimmtes Gewebe in den Zustand der größtmöglichen Entspannung und des bestmöglichen Gleichgewichts zu begleiten, sondern die Gesamthomöostase des Organismus zu unterstützen und den Organismus entscheiden zu lassen, welche Prozesse, Wege und Dynamiken dafür nötig sind

Während der Lösung der Membranspannungen können verschiedene Phasen und Ebenen der Gewebeentspannung wahrgenommen werden:

1. Eine Restriktion in der Sutur zwischen zwei Schädelknochen kann als **„zementartiges"** Gefühl empfunden werden. Löst sich die Restriktion im Verlaufe der Membranentspannungstechnik nicht, müssen die Suturen zwischen den Schädelknochen zuerst spezifisch behandelt werden, bevor man mit der Membranentspannungstechnik fortfährt. Dies kann geschehen durch V-Spread-Techniken, durch Auseinanderziehen der Suturen oder Recoiltechniken.
2. Wird die knöcherne Restriktion an der Sutur gelöst, erreicht man die elastische Gewebespannung der Duralmembran, die häufig als **„gummibandartige"** Spannung wahrgenommen wird.
3. Kommt man auf die viskose Ebene der kollagenen Faserspannungen, ist dies häufig ein Gefühl, als würde man einen **„Kaugummi"** in die Länge ziehen.
4. Bei der Lösung dieser letzten Ebene, in der die chemische Stuktur dieser Fasern verändert wird und die meist etwas länger dauert, wird ein **„schwebendes, fließendes"** Gefühl wahrgenommen. Es ist keine Zugkraft des Knochens und der Membran in die alte Position mehr spürbar.

Es kann sein, dass dieser Zustand nicht gleich bei der ersten Sitzung erreicht wird, abhängig von der Schwere der Dysfunktion und der Dauer ihres Bestehens.

Die Behandlung der kranialen Membran erfordert aufgrund ihrer besonderen Strukturierung Zeit. Bei diesen Techniken wird deutlich, wie die Applikation einer sehr sanften Kraftanwendung über einen längeren Zeitabschnitt selbst jahrelang bestehende, sehr feste Restriktionen zu lösen imstande ist. Voraussetzung für die intrakraniale ebenso wie für die extrakraniale Behandlung der Duralmembran, ist die Lösung von Restriktionen in den transversalen Diaphragmata, insbesondere des Atlanto-Okzipitalgelenks.

Behandlung der intrakranialen Dura

Übersicht

> 1. Vertikales System: Falx cerebri, Falx cerebelli
> 1.1 Entspannung von anterior nach posterior:
> Da die Falx cerebri an der Crista frontalis des Stirnbeins und posterior am Sulcus sinus sagittalis superior und der Protuberantia interna des Hinterhaupts ansetzt, kann das Stirnbein als Hebel benutzt werden, um die Falx zu dehnen und zu entspannen.
> a) Os frontale-Spread-Technik
> b) Os frontale-Hebetechnik (Lift)
> 1.2 Entspannung von kranial nach kaudal:
> Die Falx cerebri setzt kranial an den beiden Scheitelbeinen an, sodass diese als Hebel benutzt werden können, um die Falx zu entspannen. Über die Anheftung des Tentorium cerebelli am unteren hinteren Scheitelbeinwinkel sowie ihre Fortsetzung im unteren Teil der Falx cerebri werden durch die Scheitelbeinhebetechnik auch Spannungsverhältnisse der horizontalen Membran beeinflusst.
> a) Os parietale-Spread-Technik
> b) Os parietale-Hebetechnik (Lift)
> 2. Horizontales System: Tentorium cerebelli
> 2.1 Entspannung von anterior nach posterior:
> Die anteriore Anheftung des Tentoriums an den Processi clinoidei und die posteriore Anheftung am Sulcus transversus und an der Protuberantia interna des Hinterhaupts können genutzt werden, um das Tentorium cerebelli von anterior nach posterior zu dehnen und zu entspannen. Durch die Anheftung des Tentoriums am oberen Felsenbeinkamm wird die Membran auch zwischen diesen beiden Strukturen gestreckt.
> a) SSB (Synchondrosis sphenooccipitalis) Kompression
> b) SSB (Synchondrosis sphenooccipitalis) Dekompression
> 2.2 Transversale Entspannung:
> Das Tentorium cerebelli setzt lateral an den beiden oberen Felsenbeinkämmen und an den Warzenfortsätzen der Schläfenbeine an. Über diese Anheftung kann das Tentorium mithilfe der Schläfenbeine als Hebel entspannt werden.
> a) Innenrotation des Os temporale
> b) Ohrzug-Technik
> 2.3 Kombination der anterior posterioren und transversalen Entspannung.
> Diese Technik bewirkt die Lösung von Restriktionen am Kiefergelenk und an der Sutura squamosa und von Spannungen der intrakranialen Membran.

Bei allen intrakranialen Membrantechniken befindet sich der Therapeut am Kopfende des Patienten.

Os frontale-Spread-Technik (Abb. 20.1)

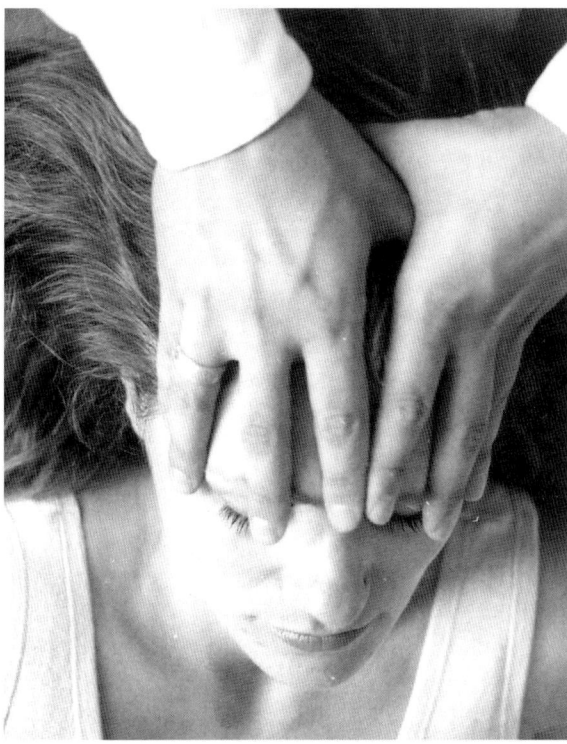

20.1
Os frontale-Spread-Technik

Handposition
- ▶ Die Ringfinger haken sich außen an den Processus zygomatici des Stirnbeins fest und benutzen diese als Befestigung
- ▶ Die kleinen Finger unterstützen die Ringfinger
- ▶ Die Mittelfinger und Zeigefinger liegen seitlich neben der Mittellinie des Stirnbeins
- ▶ Die Daumen berühren oder überkreuzen sich nach posterior

Ausführung
- ▶ Die Zeigefinger geben an der Mittellinie des Stirnbeins leichten Druck nach posterior (ohne jedoch Bewegungsgrenzen anzugehen). Dadurch wird die Falx in ihrem anterior-posterioren Durchmesser verringert und ihre Membranspannung vermindert
- ▶ Einhergehend mit einer Entspannung wird ein Aufatmen, eine Art Aufseufzen und ein Gefühl des sich angenommen Fühlens in der Falx cerebri spürbar
- ▶ Die Spread-Technik wird beendet, wenn keine weitere Entspannung mehr wahrnehmbar ist oder wenn die LCS-Fluktuation zum Stillstand gekommen ist und das Stirnbein sich in die Innenrotation bewegen möchte

Os frontale-Hebetechnik *(Abb. 20.2)*

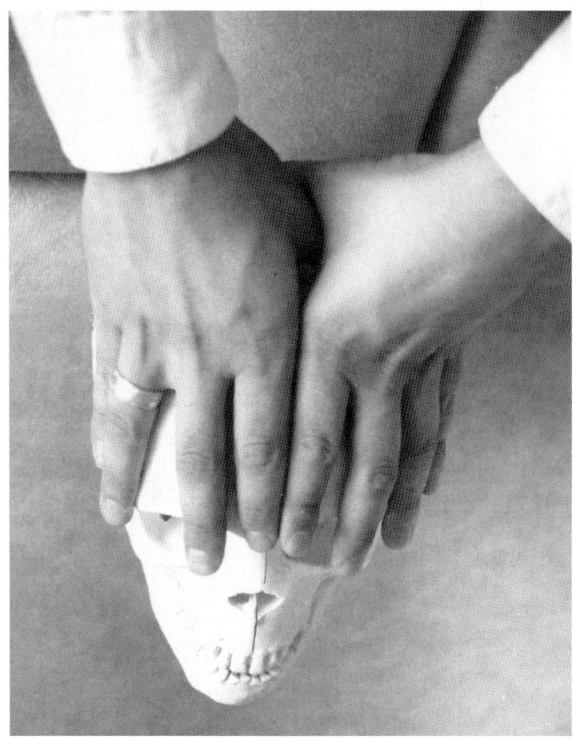

20.2
Os frontale-Hebetechnik

Handposition	Gleiche Stellung wie in der Spread-Technik
Ausführung	▶ Die Hände am Stirnbein synchronisieren sich mit der primären Respiration
	▶ Die Ringfinger üben an den seitlichen Kanten des Stirnbeins (Processus frontales) einen sanften Druck nach medial aus, ohne Bewegungsgrenzen anzugehen. Das innenrotierte Stirnbein löst sich dadurch sanft vom Keil- und Scheitelbein.
	▶ Sobald sich das Stirnbein während eines natürlich auftretenden Disengagement nach anterior zu bewegen beginnt, kann der medial ausgeübte Druck der Finger nachlassen und mit den Fingern ein sanfter anteriorer Zug eingeleitet werden. Auch dabei werden keine Bewegungsgrenzen kontaktiert. Der Os frontale-Falx cerebri-Komplex wird nur sanft aus seinem Spannungsbereich herausgeführt.
	▶ Die in der Inspirationsphase auftretenden Bewegungen des Os frontale-Falx cerebri-Komplexes werden sanft verstärkt (auch alle anderen auftretenden Bewegungen und Beziehungsmuster werden integriert)
	▶ Es kann passieren, dass sich das Stirnbein während des Zuges windet und alle Arten von Bewegungen ausführt: Torsion, Rotationen, Flexionen, Extensionen, Seitneigungen, Gleitbewegungen. Diese werden zugelassen, ohne den sanften Zug zu vermindern
	▶ Durch die inhärent wirkenden Kräfte der primären Respiration wird das Gewebe und der gesamte Patient in einen point of balance geführt
	▶ In diesem Gleichgewichtspunkt oder Punkt der Stille wartet der Osteopath
	▶ Die Aufmerksamkeit des Osteopathen öffnet sich allen fluiden, faszialen, elektromagnetischen Wechselwirkungen

Behandlung der intrakranialen Dura

- Am Ende ist eine longitudinale Fluktuation und eine synchrone Bewegung aller Gewebe in Resonanz zur primären Respiration wahrzunehmen
- Nachdem die verschiedenen Phasen der Gewebeentspannung wahrgenommen wurden und sich die Falx von ihren Spannungsmustern befreit hat, kann der nach anterior gerichtete Zug langsam nachgelassen werden.
- Die Hände folgen anschließend noch passiv ein oder zwei Zyklen der primären Respiration und können dann während der Inspirationsphase entfernt werden.
- Wichtig: Bei der Entspannungstechnik niemals plötzlich die Hände vom Knochen entfernen! Es können sonst Dysfunktionen verursacht werden

Alternative Handhaltung für die Hebetechnik des Stirnbeins I *(Abb. 20.3)*

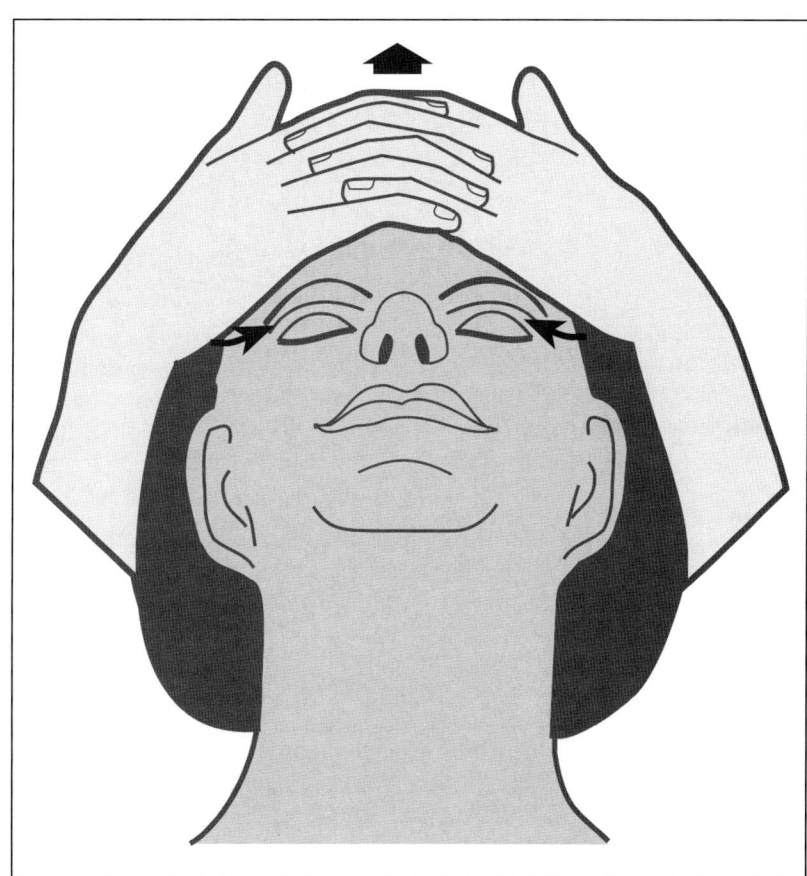

20.3 Os frontale-Hebetechnik (alternative Handhaltung I)

Handposition
- Die Kleinfingerballen werden hinter die Ränder der Lineae temporales des Stirnbeins befestigt
- Die Finger werden ineinandergehakt und die Ellenbogen etwas kaudal der Hände und seitlich von ihnen auf die Liege gestützt

Ausführung
- Die Handballen seitlich am Stirnbein üben einen nach medial gerichteten sanften Druck aus. *Viola Frymann* verfeinerte diese Ausführung, indem sie die leichte mediale Kompression durch ein laterales Auseinanderziehen der Fingerspitzen auslöste. Diese Innenrotation des Stirn-

beins führt zu einer Loslösung der suturalen Verbindungen zum Keilbein
▶ Die Schädelknochen haben sich voneinander gelöst, wenn das Stirnbein sich leicht nach anterior zu bewegen beginnt
▶ Anschließend wird eine Traktion am Stirnbein und somit auch an der Falx cerebri nach anterior ausgeführt. Diese Traktion kann auch durch eine sanfte Streckung der Finger nach anterior ausgeübt werden

Alternative Haltetechnik für die Hebetechnik des Stirnbeins II Fronto-okzipitale Schädelhaltung *(Abb. 20.4)*

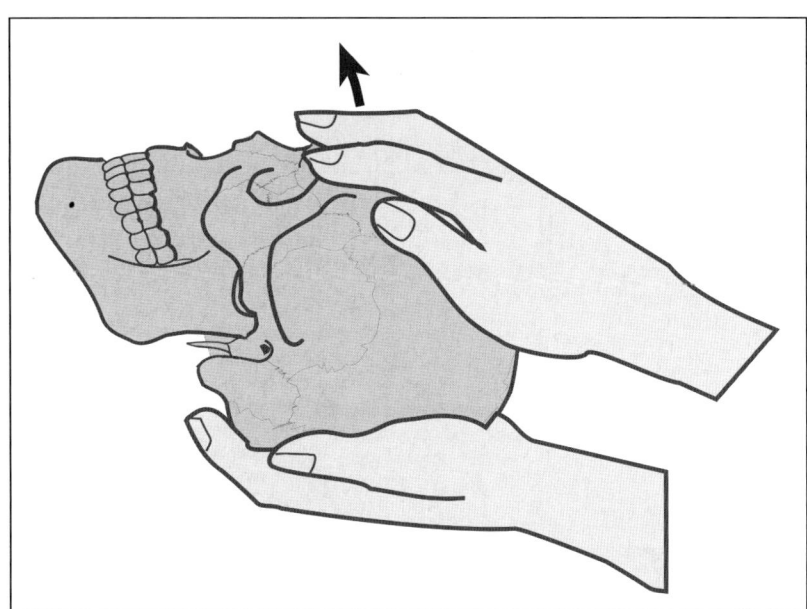

20.4

Os frontale-Hebetechnik (alternative Handhaltung II)

Eine Hand umfasst das Stirnbein, die andere Hand befindet sich am Hinterhaupt. Beide Ellenbogen befinden sich, wenn möglich, auf der Liege. Indem Druck auf den Ellenbogen ausgeübt wird, beginnt die obere Hand das Stirnbein sanft zu heben.

Vorteil dieser Handhaltung ist, dass gleichzeitig die Nackenmuskulatur und der gesamte Schädel mit kontrolliert werden können. Der Nachteil, insbesondere für kleinere Hände, besteht erstens darin, dass das Stirnbein nicht ausreichend umgriffen werden kann und zweitens, dass die am Stirnbein nach anterior ausgeführte Zugkraft für den Therapeuten meist beschwerlich ist und mit mehr Verspannungen der Hände und Schultern einhergeht.

Behandlung der intrakranialen Dura **539**

Os parietale-Spread-Technik *(Abb. 20.5 und 20.6)*

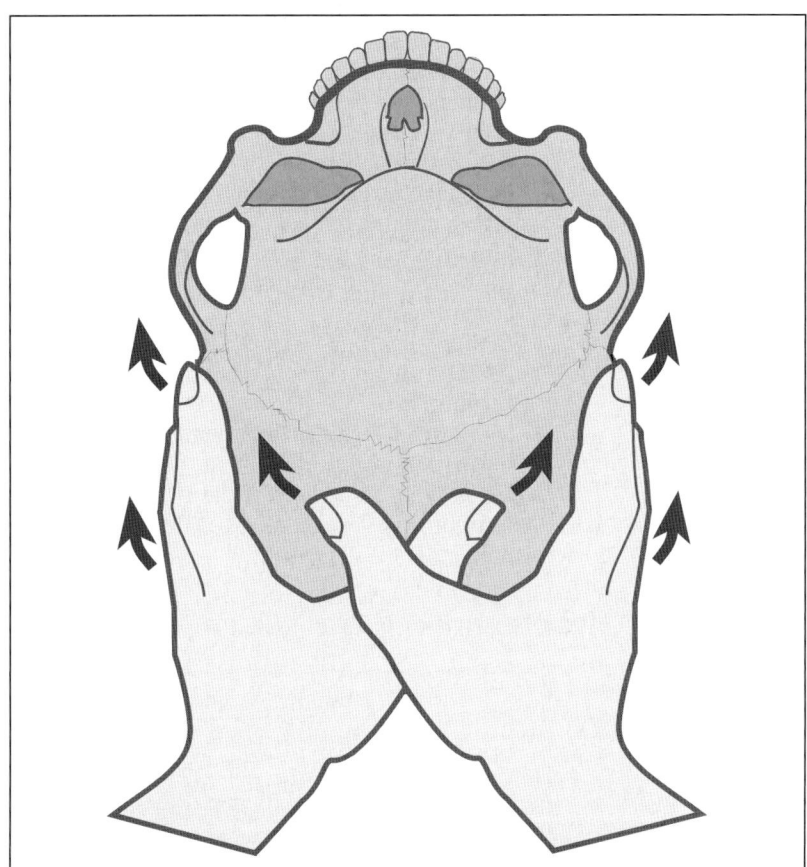

20.5
Os parietale-Spread-Technik

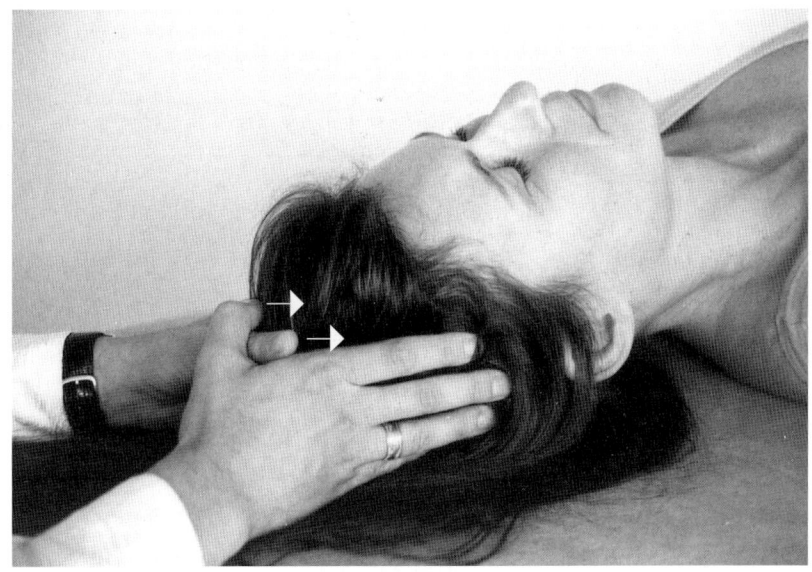

20.6
Os parietale-Spread-Technik

540 20. Behandlung der kraniosakralen Dura

Handposition
- Die Zeige-, Mittel-, Ringfinger und die kleinen Finger liegen oberhalb der Suturae parietosquamosae bzw. parietomastoideae auf den Scheitelbeinen. Die kleinen Finger liegen anterior von Asterion und den Suturae lambdoideae
- Die Daumen sind überkreuzt und liegen auf der jeweils gegenüberliegenden Seite des Os parietale

Ausführung
- Die Daumenbeeren üben an den Scheitelbeinen einen sanften Druck nach kaudal aus, sodass sich die Sutura sagittalis absenkt und die Membranspannung der Falx in ihrem kranial-kaudalen Verlauf vermindert
- Einhergehend mit einer Entspannung wird ein Aufatmen, eine Art Aufseufzen und ein Gefühl des sich angenommen Fühlens in der Falx cerebri spürbar
- Einhergehend mit einer Entspannung wird ein Aufatmen, eine Art Aufseufzen und ein Gefühl des sich angenommen Fühlens in der Falx cerebri spürbar
- Die Spread-Technik kann beendet werden, wenn keine neue Entspannung mehr wahrnehmbar ist
- Diese Technik verbessert die Drainage im Sinus sagittalis superior und inferior und verbessert die Zirkulation im Subarachnoidalraum und in den lateralen Ventrikeln

Os parietale-Hebetechnik *(Abb. 20.7 und 20.8)*

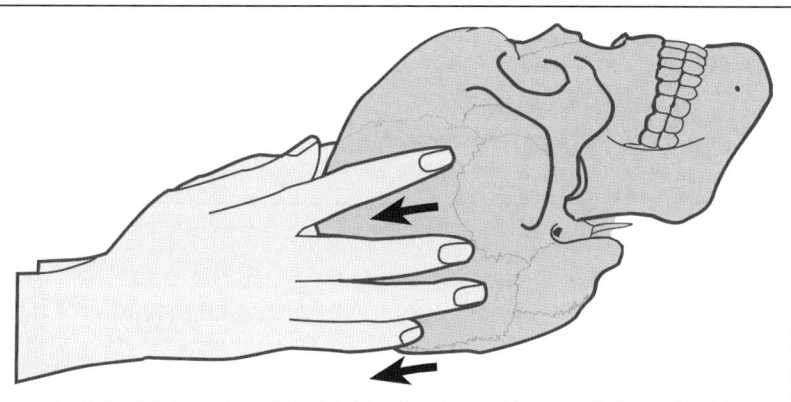

20.7

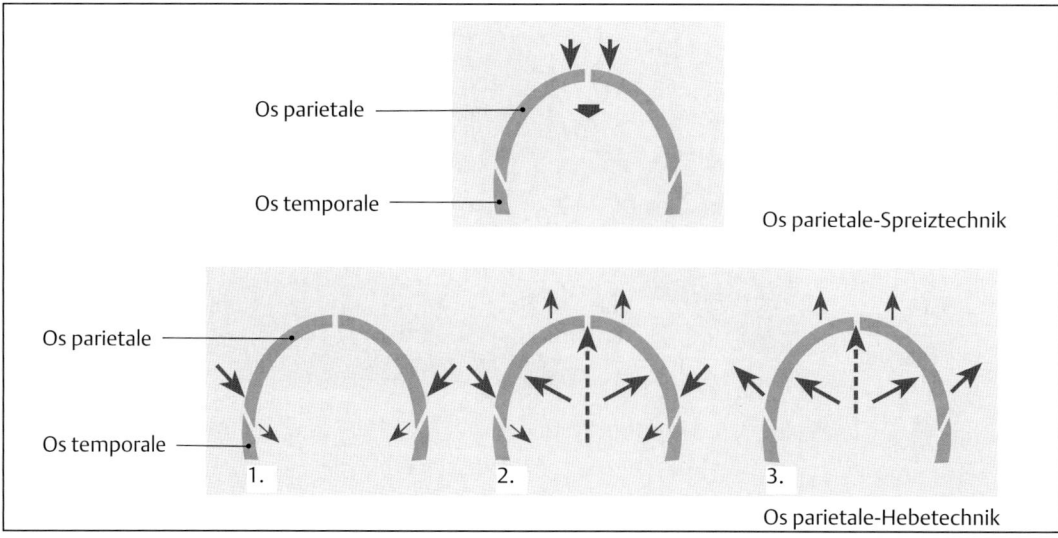

20.8 Schematische Darstellung der Os parietale-Spreiz- und -Hebetechnik

Behandlung der intrakranialen Dura

Handposition	Gleiche Stellung wie in der Spread-Technik, mit dem Unterschied, dass die Daumen sich nicht mehr überkreuzen, sondern oberhalb der Sutura sagittalis berühren.
Ausführung	▶ Die Hände an den Scheitelbeinen synchronisieren sich mit der primären Respiration ▶ Die Zeige-, Mittel-, Ringfinger und die kleinen Finger üben am unteren Rand der Scheitelbeine einen sanften Druck nach medial aus, ohne Bewegungsgrenzen anzugehen. Dadurch können sich die Scheitelbeine von den Schläfenbeinen lösen. ▶ Sobald sich die Scheitelbeine von den Schläfenbeinen gelöst haben, nimmt man ihr sanftes kraniales Aufsteigen wahr. Dies ist der Zeitpunkt, an dem der Therapeut beginnt, einen sanften nach kranial (und leicht posterior) gerichteten Zug an den Scheitelbeinen auszuüben. Auch dabei werden keine Bewegungsgrenzen kontaktiert. Dieser sanfte Zug wird vorzugsweise während eines natürlich auftretenden Disengagements eingeleitet. ▶ Entsprechend der Beschreibung für die Stirnbeinhebetechnik wird weiter vorgegangen; die verschiedenen Phasen der Gewebeentspannung werden wahrgenommen
Wichtig	Niemals die Hände plötzlich entfernen! Außerdem immer auf exakte Positionierung achten und die duralen Anheftungen an den Schädelknochen wahrnehmen, sonst wäre die Technik bestenfalls unwirksam und schlimmstenfalls, insbesondere wenn die Finger auf den Suturen liegen, könnten sich Symptome verschlimmern oder ausgelöst werden.

SSB-Kompression *(Abb. 20.9)*

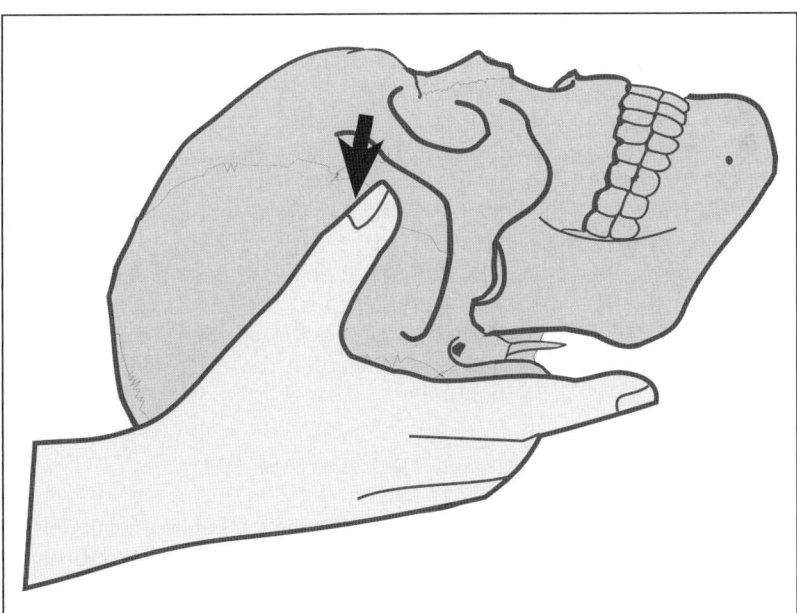

20.9 SSB-Kompression

Alle suturalen Kompressionstechniken haben den Vorteil, dass sie die Beziehung zwischen den Suturen und den Plexi choroidei stimulieren, sodass die Liquorproduktion gesteigert wird und das primär respiratorische System gestärkt wird.

20. Behandlung der kraniosakralen Dura

Handposition	▶ Die Daumen liegen an den großen Keilbeinflügeln, posterior des lateralen Augenrandes ▶ Die Ring- und kleinen Finger berühren die seitlichen Flächen des Hinterhaupts
Ausführung	▶ Die Hände am Keilbein synchronisieren sich mit der primären Respiration ▶ Die Daumen üben einen nach posterior gerichteten Zug aus, ohne dabei Bewegungsgrenzen anzugehen. Über die äußere Haut wird dieser Zug auf das Keilbein übertragen, sodass es nach posterior bewegt wird und das Gelenk zum Hinterhaupt eine Kompression erfährt

SSB-Dekompression (Abb. 20.10)

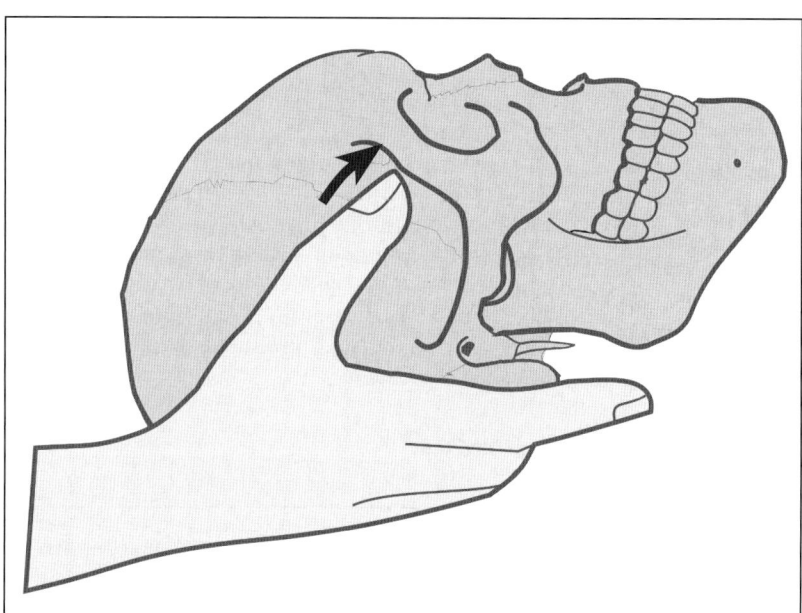

20.10 SSB-Dekompression

Handposition	Gleiche Position wie in der Kompressionstechnik (s. o.).
Ausführung	▶ Die Daumen üben einen nach anterior gerichteten Zug an den großen Keilbeinflügeln aus ▶ Weiter vorgehen wie bei der Stirnbeinhebetechnik beschrieben (s. S. 536). Dabei werden die verschiedenen Entspannungsphasen wahrgenommen

Innenrotation des Os temporale (Abb. 20.11)

Handposition	▶ Die Daumenballen liegen beidseitig auf den Partes mastoideae ▶ Die Daumen liegen beidseitig auf den vorderen Spitzen der Warzenfortsätze (Processis mastoidei) der Schläfenbeine
Ausführung	▶ Die Daumenballen üben an den Partes mastoideae beidseitig einen Druck nach posterior und medial aus Auf diese Weise werden die Schläfenbeine nach innen rotiert und die Spannung des Tentorium cerebelli vermindert.

Behandlung der intrakranialen Dura 543

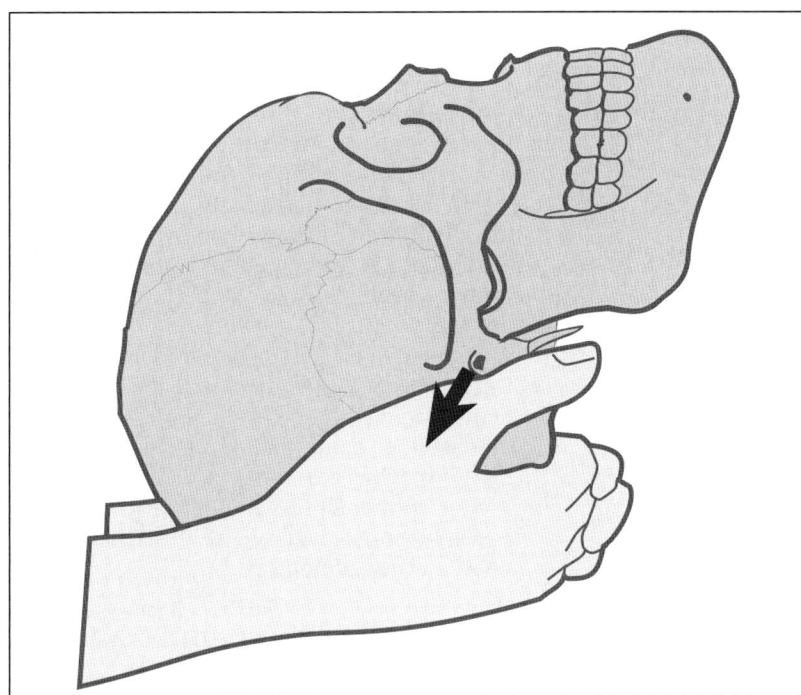

20.11
Innenrotation des
Os temporale

▶ Einhergehend mit einer Entspannung wird ein Aufatmen, eine Art Aufseufzen und ein Gefühl des Sich-angenommen-Fühlens im Tentorium cerebelli spürbar

Ohrzugtechnik *(Abb. 20.12)*

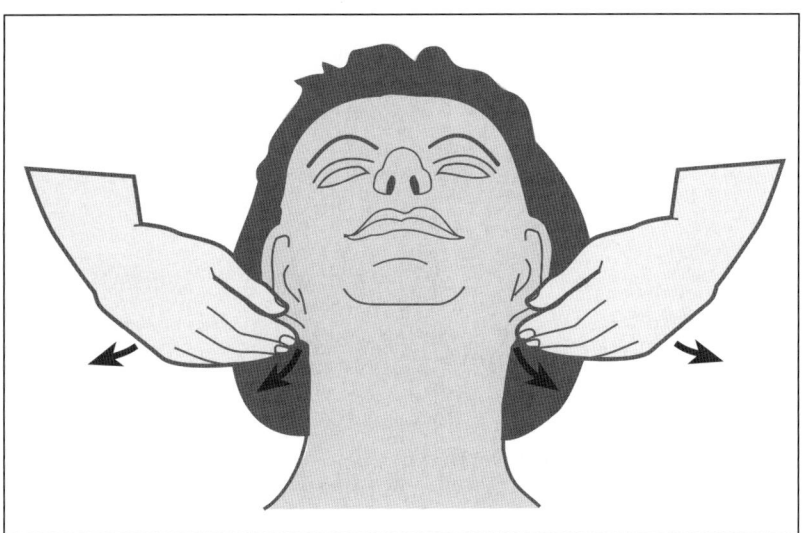

20.12
Ohrzugtechnik

Handposition
▶ Die Daumen liegen in den äußeren Gehörgängen
▶ Die Zeige- und Mittelfinger liegen hinter den Ohrläppchen, möglichst dicht an den Schläfenbeinen
▶ Die Daumen und die Finger umgreifen die Antitragis und die Ohrläppchen

544   20. Behandlung der kraniosakralen Dura

Ausführung
- Die Hände an den Schläfenbeinen synchronisieren sich mit der primären Respiration
- Es wird ein Zug ungefähr im Verlauf der Felsenbeine schräg nach lateral, posterior und kranial ausgeübt, ohne Bewegungsgrenzen anzugehen
- Der Os-temporale-Tentorium-cerebelli-Komplex wird nur sanft aus seinem Spannungsbereich herausgeführt
- Die in der Inspirationsphase auftretenden Bewegungen des Os-temporale-Tentorium-cerebelli-Komplexes werden sanft verstärkt
- Während die Traktion ausgeführt wird, kann sich die Zugrichtung immer wieder leicht verändern, entsprechend der Spannungsmuster des Tentoriums und der Suturen
- Alle feinen Bewegungen dieser Membran werden zugelassen
- Durch diesen Zug werden erst die suturalen Gelenkflächen zwischen dem Felsenbein und den entsprechenden Gelenkflächen des Keilbeins befreit und dann die unterschiedlichen Membranspannungen des Kleinhirnzeltes gelöst
- Weiter wird entsprechend der Beschreibung der Stirnbeinhebetechnik (s. S. 536) vorgegangen, dabei werden die verschiedenen Entspannungsphasen wahrgenommen

Kombination der anterior-posterioren und transversalen Entspannung *(Abb. 20.13)*

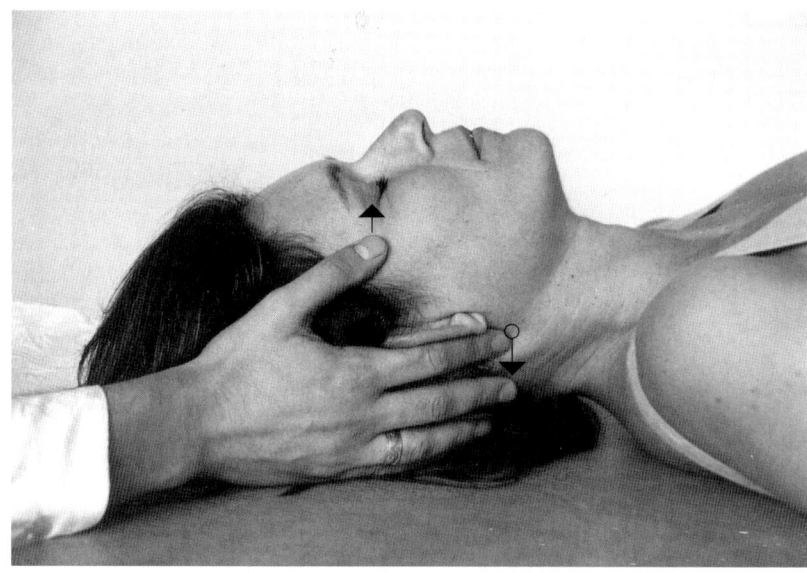

20.13
Kombination der anterior-posterioren und transversalen Entspannungstechnik

Handposition
- Die Daumen liegen beidseitig auf den großen Keilbeinflügeln, hinter den lateralen Augenrändern
- Die Zeigefinger liegen beidseitig entlang den anterioren Rändern der Warzenfortsätze der Schläfenbeine

Ausführung
- Die Daumen üben einen Zug nach anterior aus und dehnen dadurch das Tentorium cerebelli nach anterior
- Die Zeigefinger bringen das Schläfenbein in die Außenrotation
- Durch diese Technik wird das Tentorium cerebelli nach anterior und nach lateral gedehnt, sodass sich seine Spannungsmuster auflösen können

Behandlung der extrakranialen Dura

1. Duralschlauchzug
2. Duralröhrenschaukel
3. Behandlung der Dura über den N. ischiadicus
4. Behandlung der Dura über den Plexus brachialis

Duralschlauchzug

Diese Technik dient sowohl der Diagnose als auch der Therapie von Störungen der Dura spinalis. Die intrakranialen Membranen setzen sich über die Falx cerebelli, die den fibrösen Ring am Foramen magnum bildet, in das extrakraniale Duralsystem fort. Dieses ist außer an seiner Befestigung am Foramen magnum, am zweiten und dritten Wirbelkörper, am zweiten Kreuzbeinsegment und am Steißbein im Wirbelkanal relativ frei beweglich. Diese relativ freie longitudinale Gleitfähigkeit des Duralschlauches kann zur Lokalisation von Bewegungseinschränkungen in der Dura mater ebenso wie zum Auffinden von Dysfunktionen am Hinterhaupt, den oberen Halswirbeln, dem Kreuz- und Steißbein und an den Foramina intervertebralia benutzt werden. Außer der Diaphragmabehandlung ist es häufig auch notwendig, Dysfunktionen der Wirbelsäule und hypertone paravertebrale Muskelspannungen zu korrigieren, bevor die Spannungsmuster des Duralschlauchs erfolgreich behandelt werden können. Bei kranialem Zug vom Hinterhaupt müssen insbesondere das Atlanto-Okzipitalgelenk und bei Traktion vom Kreuzbein der lumbosakrale Übergang und das Iliosakralgelenk befreit werden, da ansonsten keine weitere Evaluation des Duralschlauches möglich ist.

Magoun[2] erwähnt ein Symposium an der Universität von Kalifornien, das sich mit der Pathologie der Halswirbelsäule und der Schulter auseinander setzte. Es wurden lumbale Diskusadhäsionen als Ursache für Hals- und Schädelsymptomatiken untersucht. Mehrere Untersucher übten Zug an der Duralröhre aus und beobachteten die Auswirkung in den distalen Segmenten. Wenn die Dura auf einem Niveau fixiert war, nahm die Bewegungseinschränkung der Duralröhre deutlich zu. Kam es zu einer Lösung der lumbalen Diskusproblematik, verschwanden die Schädel- und Nacken-Symptomatiken. Bei der Lösung der zervikalen Diskusproblematik verschwanden gleichermaßen die Symptomatik der Lumbalregion.

Duralschlauchzug von kranial (Abb. 20.14)

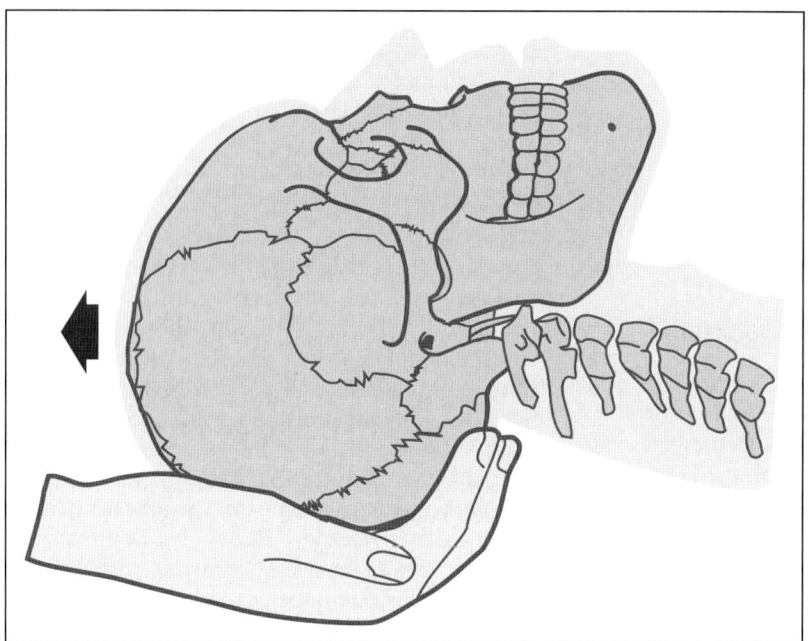

20.14
Duralschlauchzug von kranial

Therapeut	Er sitzt am Kopfende des Patienten.
Handposition	▸ Das Hinterhaupt liegt in den Handflächen beider Hände
Ausführung	▸ Der Kopf wird zunächst leicht in Extension gebracht, um das Foramen magnum zu horizontalisieren und den posterioren muskuloligamentären Apparat des Nackens zu entspannen
	▸ Am Hinterhaupt wird ein sanfter nach kranial gerichteter Zug ausgeübt
	▸ Der Zug darf nur so stark sein, dass keine Verspannung im Gewebe erzeugt wird
Diagnose	▸ Durch den kranialen Zug bewegt sich der Schädel und mit ihm der durale Schlauch in die Richtung des Therapeuten
	▸ Die Traktion am Duralschlauch wird langsam verstärkt, während der Therapeut die Segmente, auf die der Zug wirkt, zu erspüren versucht. Er folgt mit seiner Aufmerksamkeit der durch die Traktion ausgelösten feinen Bewegungen des Duralschlauches im Rückenmarkskanal Segment für Segment
	▸ Wenn die Bewegung des Duralschlauches stoppt, versucht der Therapeut zu ertasten, wie weit die Zugkraft an der Dura spinalis hinunterreicht, ohne auf Hindernisse zu stoßen, bzw. auf welcher Höhe im Rückenmarkskanal ein Widerstand wahrnehmbar ist. So können Restriktionen im Duralschlauch lokalisiert werden
	▸ Diese können ihre Ursache in duralen Fibrosierungen, Wirbelblockaden, Organstörungen oder Muskelverspannungen haben
Therapie	▸ Durch Beibehaltung des sanften Zuges kann sich diese Restriktion auflösen
	▸ Es kann eine V-Spread-Technik auf Höhe der Restriktion ausgeführt werden

- Alternativ kann eine Diaphragma-Entspannungstechnik auf Höhe der Restriktion ausgeübt werden
- Auch eine CV-4-Technik kann die Restriktion auflösen
- Anwendung der Duralröhrenschaukel (s. u.)
- Bei einer Wirbelblockade kann auch ein „point of balance" an den Wirbelgelenken, eine so genannte „Thrust-Technik", das ist eine kurze schnelle Gelenkkorrektur, oder eine Muskelenergie-Technik angewendet werden

Duralschlauchzug von kaudal

Therapeut Er sitzt auf Höhe des Kreuzbeins, seitlich vom Patienten.

Handposition
- Die Handfläche liegt unterhalb des Sakrums, die Fingerspitzen zeigen nach kranial
- Die Dornfortsätze liegen zwischen dem Mittel- und Zeigefinger, Ellenbogen auf der Liege aufgestützt

Ausführung
- Es wird ein sanfter kaudaler Zug am Sakrum ausgeübt
- Die Diagnose und Behandlung wird entsprechend der Beschreibung des kranialen Duralschlauchzuges fortgesetzt

Übung
- Ein Übungspartner befindet sich am Sakrum, der andere am Schädel einer dritten Person. Während einer von beiden einen sanften Zug an der Duralröhre der Testperson ausübt und eine Evaluation des Duralschlauches ausführt, bleibt der andere passiv und versucht zu verfolgen, auf welcher Höhe im Rückenmarkskanal sich der jeweils ausgeübte Zug befindet
- Jetzt blockiert einer der beiden Übungspartner die Bewegung des Kreuzbeins oder des Schädels, während der andere Therapeut versucht, diese Blockierung am anderen Ende der Duralröhre zu erspüren Anschließend wird der beobachtende Partner aktiv und hemmt die feine Beweglichkeit der Knochen, während der andere die Reaktion im Duralsystem wahrzunehmen versucht.

Duralröhrenschaukel nach *Sutherland* (Abb. 20.15)

Das Hinterhaupt ist mit dem Kreuzbein über die Duralmembran verbunden. Jede Bewegung des Kreuzbeins kann über diese Verbindung auch am Hinterhaupt wahrgenommen werden. Gleichermaßen kann jede Bewe-

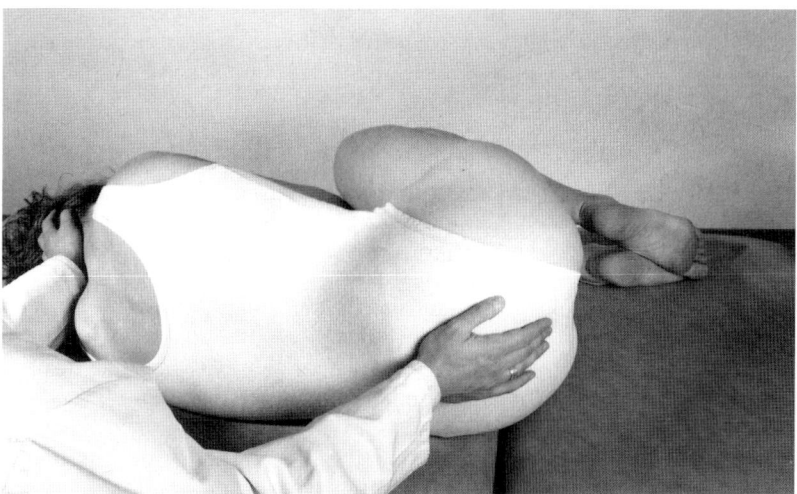

20.15 Duralröhrenschaukel nach Sutherland

Patient	Er befindet sich in gebeugter („fetaler") Seitenlage. Die Hüfte und Knie gebeugt.
Therapeut	Er befindet sich hinter dem Patienten, in der Mitte zwischen dem Kreuzbein und dem Schädel.
Handposition	Eine Hand befindet sich am Hinterhaupt, die andere Hand am Kreuzbein.
Ausführung	▶ Es wird ein sanfter gleichmäßiger divergierender Zug am Hinterhauptbein und am Kreuzbein ausgeübt. Das Hinterhaupt wird nach kranial, das Kreuzbein nach kaudal gezogen. Dieser Zug wird eher durch Körperverlagerung des Therapeuten als durch die Kraft der Arme erzeugt. Dabei verlagert der Therapeut sein Körpergewicht minimal nach vorne ▶ Der Spannungsaufbau bleibt unterhalb der Schwelle, an der das Gewebe beginnt sich als Reaktion auf die Traktion gegenzukontrahieren ▶ Ohne den Zug zu vermindern, werden alle auftretenden „Entwirrungen" zugelassen ▶ Der Therapeut behält den divergierenden Zug so lange aufrecht, bis eine Entspannung in der Duralröhre spürbar wird ▶ Anschließend folgt der Therapeut dem Hinterhaupt und dem Kreuzbein in ihrer Flexions- und Extensionsbewegung mit einer Art Schaukelbewegung der beiden Knochen ▶ Es ist auch möglich, diese Schaukelbewegung im Rhythmus des kraniosakralen Systems sanft zu stimulieren, indem am Anfang der Flexions- und Extensionsbewegung ein sanfter Impuls in die jeweilige Bewegungsrichtung gegeben wird ▶ Je länger die Schaukelbewegung ausgeführt wird, desto harmonischer und stärker wird die kraniosakrale Bewegung. Leichte Asymmetrien der Bewegung können durch die Stimulation der Schaukelbewegung korrigiert werden ▶ Gleichzeitig wird durch diese Technik auch eine longitudinale Fluktuation induziert.

Alternative Technik (Abb. 20.16)

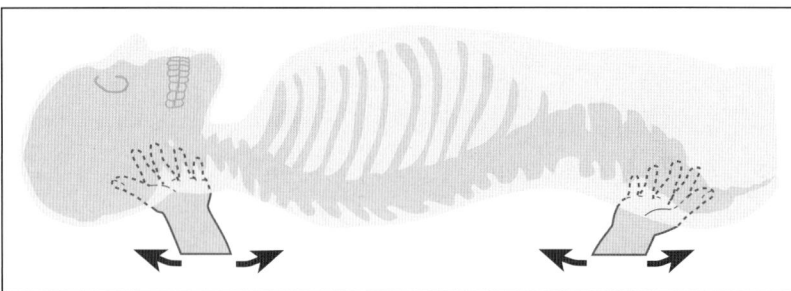

20.16 Duralröhrenschaukel in Rückenlage

Patient	Er befindet sich in Rückenlage.
Therapeut	Er befindet sich neben dem Patienten, in der Mitte zwischen dem Kreuzbein und dem Schädel.
Handposition	▶ Eine Hand liegt seitlich unter dem Hinterhaupt, die andere Hand seitlich unter dem Kreuzbein

Ausführung	▸ Die Bewegung von Hinterhaupt und Kreuzbein wird synchronisiert
	▸ Zusätzlich wird eine leichte Schaukelbewegung im Rhythmus des kraniosakralen Systems stimuliert, indem am Anfang der Flexions- und Extensionsphase ein sanfter Impuls in die jeweilige Bewegungsrichtung gegeben wird
	▸ Auch hier gilt: Je länger die Schaukelbewegung ausgeführt wird, desto harmonischer und stärker wird die kraniosakrale Bewegung. Leichte Asymmetrien der Bewegung können durch die Stimulation der Schaukelbewegung korrigiert werden

Dynamik balanced tension (DBT) der Dura mater spinalis

- ▸ Gleiche Ausgangsposition wie in Abb. 20.15 oder 20.16
- ▸ Synchronisation mit der primären Respiration
- ▸ Unter Umständen ist es nötig, einen sanften divergierenden Zug am Hinterhauptsbein und Kreuzbein auszuführen, um beide Knochen aus einem Spannungsfeld zu bewegen (dabei keine Gewebebarrieren angehen)
- ▸ Ab einem bestimmten Moment der therapeutischen Interaktion tritt ein Bewusstseinswechsel im Therapeuten auf
- ▸ Während der Inspirationsphase werden die anwesenden Gewebedynamiken sanft verstärkt (ohne die Geschwindigkeit der primären Respiration zu verändern)
- ▸ Während der Exspirationsphase wird den Gewebespannungen nur passiv gefolgt
- ▸ Dieser Vorgang wird wiederholt bis am Ende einer Inspirationsphase ein spontanes, nicht vom Therapeuten ausgelöstes, deutlich wahrnehmbares Disengagement auftritt. (Dieses Disengagement ist deutlicher und größer als das am Ende jeder Inspirationsphase)
- ▸ In der Regel geht dieses einher mit einem „automatic shifting"
- ▸ Es kann auch eine BFT oder eine BET ausgeführt werden

Behandlung der Duralmembran über den N. ischiadicus nach J. P. Barral *(Abb. 20.17)*

Durch die durale Kontinuität in das Epineurium der Rückenmarksnerven ist es möglich, dass Spannungen am gewaltigen N. ischiadicus in das Duralsystem weitergeleitet werden können. Mithilfe der folgenden Technik können über den N. ischiadicus Spannungen im Duralsystem gelöst werden. Dies um so mehr, wenn diese ursächlich durch Fixation des N. ischiadicus hervorgerufen wurden.

Patient	Er befindet sich in Rückenlage.
Therapeut	Er befindet sich neben dem Patienten, auf Höhe des Kreuzbeins.
Handposition	▸ Der Mittelfinger der kranialen Hand wird auf den N. ischiadicus gelegt, unmittelbar an der Stelle, wo dieser am M. piriformis hervortritt. Diese Stelle befindet sich in einer Rinne, ungefähr in der Mitte zwischen dem Trochanter major und dem Tuber ischiadicum. Der Therapeut folgt dieser Rinne nach kranial, bis er an den unteren Rand des M. piriformis trifft
	▸ Die kaudale Hand befindet sich auf dem Knie der gleichen Seite
Ausführung	▸ Der Behandler führt über die Hand am Knie des Patienten eine Hüft- und Knieflexion mit einer minimalen Adduktion im Hüftgelenk aus

550   20. Behandlung der kraniosakralen Dura

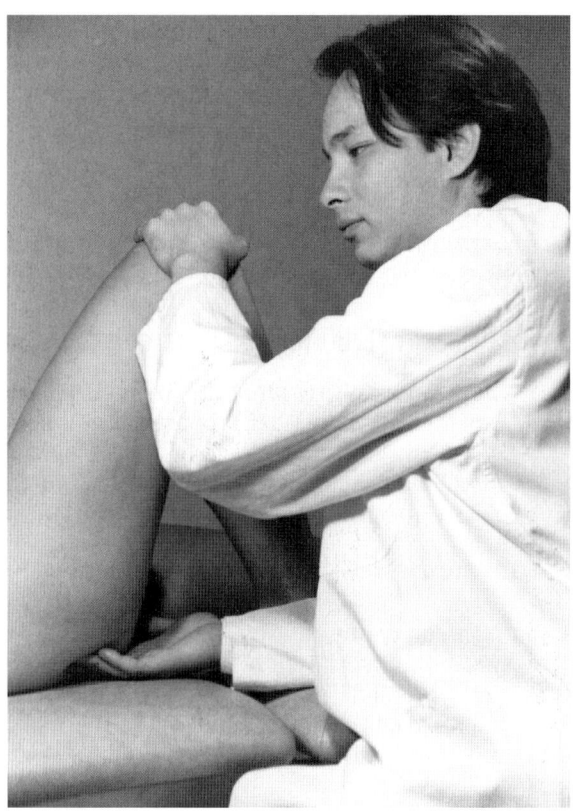

20.17
Traktion am N. ischiadicus

- Die Hand auf dem N. ischiadicus übt eine leichte nach kaudal gerichtete Traktion am Nerven aus, während alle Bewegungsimpulse des Nerven im Verlauf dieser Traktion zugelassen werden. Die Aufmerksamkeit ist nicht nur auf das Epineurium des Nerven, sondern auch auf die Duralmembran gerichtet
- Bei starker Fixation des Nerven ist es zusätzlich möglich, Hüfte und Knie zunehmend zu strecken und eine Abduktion am Hüftgelenk auszuführen, während die andere Hand eine kaudale Traktion am Nerven ausübt. Diesen Vorgang sollte man 5- bis 6-mal wiederholen
- Am Ende der Behandlung kann am N. ischiadicus ein „point of balance" im Epineurium des Nerven etabliert werden

Behandlung der Duralmembran über den Plexus brachialis nach J. P. Barral *(Abb. 20.18)*

Patient Er befindet sich in Rückenlage.

Therapeut Er befindet sich neben dem Patienten, auf Höhe des zervikothorakalen Überganges.

Handposition
- Der Mittelfinger der kaudalen Hand wird oberhalb des Schlüsselbeins an der Vorderkante des M. trapezius auf den Plexus brachialis gelegt, wo dieser zwischen dem M. scalenus medius und anterior hervortritt
- Die kraniale Hand befindet sich an den Gelenkfortsätzen von C 5 und Th l, möglichst nahe am Zwischenwirbelloch

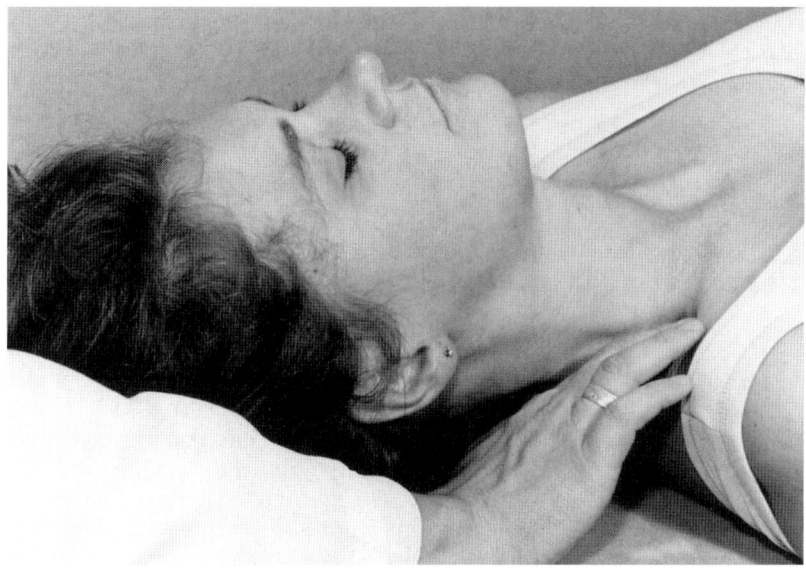

20.18
Traktion am Plexus brachialis

Ausführung
- Die Hand auf dem Plexus brachialis übt eine leichte nach lateral gerichtete Traktion aus, während alle Bewegungsimpulse des Plexus im Verlauf dieser Traktion zugelassen werden.
Die Aufmerksamkeit ist nicht nur auf den Plexus, sondern auch auf die Duralmembran gerichtet
- Am Ende der Behandlung kann ein „point of balance" im Epineurium des Plexus etabliert werden

Quellenangaben:
1 Laotse: Tao Te King. Diederichs, Köln 1996, S. 86.
2 Magoun, H. I.: Whiplash injury: A greater lesion complex. JAOA, 63,1964, S. 531. Siehl, D.: Letter to the editor. The D.O. 3 (1963) 6.
3 Ruiz de Azua, A: La force de traction médullaire. Apostill 11/12 (2002) 7–14.
4 Upledger, J. E., Vredevoogd, J. D.: Lehrbuch der Kraniosakral-Therapie. 2. Auflage. Haug. Heidelberg, 1994, S. 63).
5 Upledger, J. E., Vredevoogd, J. D.: Lehrbuch der Kraniosakral-Therapie. 2. Auflage. Haug. Heidelberg, 1994, S. 26).
6 Liem, T.: Dura mater spinalis: Bedeutung in der Osteopathie, Untersuchung der Bewegungs- und Spannungsübertragung. Osteopath. Med. 4 (2001) 14–19.
7 Ruiz de Azua, A: La force de traction médullaire. Apostill 11/12 (2002) 7–14.
8 Upledger, J. E., Vredevoogd, J. D.: Lehrbuch der Craniosacralen Therapie. 2. Auflage. Haug. Heidelberg, 1994, S. 63).
9 Upledger, J. E., Vredevoogd, J. D.: Lehrbuch der Craniosacralen Therapie. 2. Auflage. Haug. Heidelberg, 1994, S. 26).
10 Liem, T.: Dura mater spinalis: Bedeutung in der Osteopathie, Untersuchung der Bewegungs- und Spannungsübertragung. Osteopath. Med. 4 (2001) 14–19.

Weitere Literaturhinweise:
Busquet, L.: L'Osteopathie cranienne. Maloine, Paris 1985.
Gehin, A.: Atlas of manipulative techniques for the cranium and face. Eastland, Seattle 1981.
Go, G., Houthoff, H. J., Hartsuiker, J., Blaauw, E. H., Havinga, P.: Fluid secretion in arachnoid cysts as a clue to cerebrospinal fluid absorption at the arachnoid granulation. J. Neurosurg. 65(1986)642–648. Magoun, H. I.: Osteopathy in the cranial field, 3rd ed. Journal Printing Company, Kirksville 1976.
Sutherland, W. G.: The cranial bowl. Free Press Company, Mankato, Minnesota 1939. Sutherland, W. G.: Teachings in the science of osteopathy. Sutherland Cranial Teaching Foundation, Rudra Press 1991. Upledger, J. E., Vredevoogd, J. D.: Craniosacral therapy. Eastland Press, Seattle 1983.

„In der Palpation sollten wir darauf achten, nur das zu finden, was wirklich präsent ist und nicht, was wir denken oder wünschen, was anwesend sein sollte."

Harrison H. Fryette[1]

Funktionsstörungen der Schädelbasis

Die gelenkige Verbindung zwischen Hinterhaupt und Keilbein, die **Synchondrosis sphenooccipitalis (SSB)**, beginnt ungefähr ab dem 6. (13. bzw. 16.) Lebensjahr[7–10] zu verknöchern. Ossifiziert ist sie zwischen dem 13. bis 17. Lebensjahr[7–9]. Wie bereits von *Magoun* angenommen, ist es unwahrscheinlich, dass die ossifizierte SSB beim Erwachsenen artikuläre Bewegungen bzw. Beweglichkeiten aufweist[11]. Eine Vielzahl von Hinweisen zur Beweglichkeit in den Suturen des Schädeldaches sind hingegen vorhanden. Ab der Jugend ist die Schädelbasis allerdings nicht mehr als knöcherner durchgebauter Balken anzusehen, sondern stellt einen mehr oder weniger durchgehend pneumatisierten Raum dar, der sich vom Os ethmoidale bis in die Pars basilaris ossis occipitalis erstrecken kann[12]. Nach *Latkowski* besitzen die Nasennebenhöhlen aufgrund ihres vielwandigen Baus, den elastischen Qualitäten des knöchernen Nasennebenhöhlensystems und ihrem Luftgehalt eine energieabsorbierende, gewaltaufnehmende bzw. dämpfende Funktion bei traumatischer Krafteinwirkung[13]. Einwirkende Kräfte könnten so verteilt werden. Während reine anguläre Bewegungen im Sinne einer Flexion/Extension in der Synchondrosis/Synostosis sphenobasilaris unwahrscheinlich erscheinen, wäre nach *Eser-Bindl* eine Mobilität im Sinne von Elastizität und Flexibilität einer globalen mehr oder weniger stark pneumatisierten Schädelbasis vorstellbar[12]. Es scheint nicht ausgeschlossen, dass diese Region als zentrale Stelle in der Medianlinie des Schädels und Anheftungspunkt einer Vielzahl faszialer Strukturen auch in späteren Jahren als Fulcrum wirken könnte.

Folgende Beschreibungen für mechanische Wechselwirkungen in der Region der SSB beim Erwachsenen erscheinen sinnvoll und müssen weiter auf ihre palpatorische diagnostische Validität hin untersucht werden: Elastizität, Flexibilität, Dichte und Adaptationsfähigkeit an gegebene Krafteinflüsse.

Inwieweit rhythmische Elastizitäts- oder Dichtevariationen in dieser Region als Reaktion auf die so genannte primäre Respiration auftreten, bzw. Teil dieser rhythmischen Äußerungen sind, bedarf weiterer Klärung, ebenso die Frage, welche klinische Bedeutung die SSB im Erwachsenenalter besitzt.

Eine weitere Frage ist, was fühlen wir und was können wir wahrnehmen, wenn wir mit indirekter Palpation die Region der SSB zu palpieren versuchen? Sind die klassischen Beschreibungen noch adäquat oder bedürfen diese einer Übersetzung in angemessenere Modelle oder sollten sie sogar aufgegeben werden?

Die knorpelige Anlage der Schädelbasis entsteht ungefähr um den 40. Tag intrauterin. Sie ist der Boden, auf dem sich das Gehirn entwickelt. Dadurch, dass der zentral gelegene Hirnstamm und das zu ihm in Beziehung stehende Keilbein-Hinterhauptgelenk relativ langsam wachsen, bleibt die Schädelbasis im Vergleich zum Schädeldach und zum Gesicht relativ stabil.

Um diese stabile Schädelbasis herum kommt es aufgrund der enormen Vergrößerung des Stirn- und Schläfenlappens vom Großhirn sowie der Vergrößerung des Kleinhirns zu einem sehr starken Wachstum der vorderen, mittleren und hinteren Schädelgrube. Die Schädelbasis mit der Synchondrosis sphenooccipitalis stellt also eine Art Fulcrum in der Entwicklung des Schädels dar.

Schädelbasiswinkel

Der untere Winkel setzt sich aus der Verbindung der Linie von Nasion zur Sella turcica und der Linie von der Sella zum Basion zusammen. Oberhalb der Sella turcica ist der Schädelbasiswinkel leicht konvex, nach unten ist er leicht konkav. Nach *Lanz* und *Wachsmuth*[2] beträgt der nach unten offene Schädelbasiswinkel eines Erwachsenen durchschnittlich 117,7°.

Die rhythmische kraniosakrale Bewegung der SSB wurde als so genannte Flexions- und Extensionsbewegung beschrieben. In der Inspirationsphase oder in der Flexionsdysfunktion bewegt sich die SSB nach kranial und verringert sich der untere Winkel, während sich der obere Winkel vergrößert. In der Exspirationsphase oder in der Extensionsdysfunktion geschieht das Umgekehrte. Die Deckknochen sind elastischer als die Knochen der Schädelbasis und können sich dadurch zumindest in der Kindheit an die feinen Bewegungen der SSB anpassen. Die SSB und die intrakranialen Membranen sind der Schlüssel zum Verständnis der gesamten kranialen Organisation. Störungen im Bereich der Schädelbasis wirken sich auf die übrigen Schädelknochen und die gesamte Schädelmobilität aus. Sie vermindern die kraniosakrale Beweglichkeit, blockieren mehr oder weniger stark das gesamte kraniosakrale System und vermindern den therapeutischen Erfolg bei der Behandlung anderer kraniosakraler Dysfunktionen. Andererseits können auch periphere extra- oder intrakraniale Störungen der erfolgreichen Behandlung der SSB im Wege stehen.

Im Gegensatz zu traditionellen Annahmen, die einen Bewegungsverlust der ossifizierten SSB beim Erwachsenen annehmen, scheint eine Art intraossaler Elastizitätsverlust der SSB wahrscheinlicher zu sein. Deshalb sollte man weniger von Bewegungen als von intraossalen elastizitären Spannungen auf Höhe der SSB sprechen.

Scoliosis capitis[14]

Arbuckle (1971) benutzte diesen Begriff zur Beschreibung eines Kopfes mit einer einseitigen Abflachung am Hinterkopf sowie einer Abflachung auf der gegenüberliegenden Seite am Gesicht, die in der Regel auf eine fetale Fehlposition in den letzten Schwangerschaftsmonaten zurückzuführen war[15].

Auch abnorme Geburtskräfte oder postnatale Traumata können an der Entstehung einer Scoliosis capitis beteiligt sein. Ihre Entstehung steht in Zusammenhang mit asymmetrischen Spannungen auf Höhe der knorpelig angelegten Schädelbasis und den in der frühen Kindheit zahlreich vorhandenen intraossalen knorpelhaften Verbindungen. Folgen einer Scoliosis capitis können nach *Arbuckle* und *Schooley* außer Nerven- und Gefäßsymptomatiken, Kopfschmerzen, mentale Beeinträchtigung, Störungen des Seh-, Atem-, Hör- und Gleichgewichtssystems sowie die Entstehung von Skoliose und Schulter- und Beckenasymmetrien sein[16].

Diese Zeichen werden in der Regel erst Jahre später sichtbar. Oder es treten Jahre oder Jahrzehnte nach einem Trauma (Sturz, Unfall usw.) unverhältnismäßig stärkere neurologische Symptome auf, als durch das Trauma oder den Unfall zu erwarten gewesen wären.

Mögliche Ursachen für Störungen an der Schädelbasis

Schädeltraumata

Vor allem während der Geburt ist der Schädel starken Kompressions- und Zugkräften ausgesetzt, die unter Umständen zu bleibenden Veränderungen, insbesondere an der Schädelbasis, führen können. Schuld daran sind meist beschleunigte oder verlangsamte Geburten, veränderte Zivilisationsgewohnheiten, wie zu wenig Bewegung und schlechte Ernährung, sowie Stürze der Mutter auf das Becken.

Stürze und Schläge auf den Schädel können, vor allem, so lange die Schädelknochen noch nicht verwachsen sind, aber auch in späteren Jahren Dysfunktionen an der Schädelbasis verursachen. Die Stärke und die Richtung der Krafteinwirkung sowie der begleitende psychische Zustand bestimmen das Ausmaß der Störungen.

Hypertone Spannungen der Nackenmuskeln	Muskeln, die am Hinterhaupt ansetzen, und fasziale Spannungen können die Beweglichkeit dieser Knochen behindern. Diese Muskelspannungen können wiederum auch durch psychische Störungen hervorgerufen werden.
Intrakranlale Spannungen der Dura	Diese sind über ihre Ansatzstellen am Keil- und Hinterhauptbein verantwortlich für eine eingeschränkte Beweglichkeit der SSB.
Suturale Restriktion der Schädelknochen	Sie können die Bewegung der SSB blockieren. Zum Beispiel kann die Beweglichkeit des Keilbeins durch Krafteinwirkungen auf das Joch- oder Stirnbein eingeschränkt werden, verbunden mit Restriktionen der suturalen Verbindungen zu diesen Knochen. Die Beweglichkeit des Hinterhaupts kann durch Traumata des Schläfenbeins oder des Atlas beeinträchtigt werden.
Unfälle und Stürze auf das Kreuz- oder Steißbein	Diese können über die Dura mater spinalis ihre Dysfunktion auf die SSB übertragen.
Viszerale Dysfunktion	Viszerale Störungen, z. B. eine Magenptose, können sich über fasziale Verbindungen bis in die SSB auswirken.
Muskuloskelettale Dysfunktion	Diese können über myofasziale Verbindungen zur Schädelbasis die Beweglichkeit der SSB beeinträchtigen.

Letztendlich kann sich an der SSB eine Vielzahl von Störungen des Organismus widerspiegeln. In diesem Falle werden die Dysfunktionen an der SSB so lange immer wieder auftreten, bis die ihnen zugrunde liegende Störung behoben wird.

Insbesondere aufgrund muskulärer Verbindungen und der faszialen Anheftungen an der Schädelbasis (siehe S. 457 und 463 ff.) sind die Verhältnisse an der SSB Abbild der übrigen körperlichen Organisation. Zusammenfassend ist also festzustellen, dass sich die Organisationsmuster des Organismus an der SSB abbilden. Theoretisch würde ein völlig symmetrisches und harmonisches Spannungsverhältnis in der SSB voraussetzen, dass im untersuchten Organismus keinerlei dysfunktionelle Spannungen bestehen. Auf der anderen Seite bedeutet dieser Zusammenhang, dass mit zunehmendem Feingefühl und Verständnis der strukturellen Verbindungen im Organismus der Therapeut über die Palpation an der SSB in der Lage ist, nicht nur dysfunktionelle Spannungen im übrigen Körper zu lokalisieren, sondern auch die räumliche Organisation des Organismus über die SSB wahrzunehmen. Die Bedeutung der SSB in der Diagnose und Therapie geht weit über die folgende mechanische Beschreibung der SSB-Dysfunktionen hinaus. Zudem ist anzumerken, dass die SSB-Dysfunktionen selten isoliert vorkommen, sondern in der Praxis meist kombiniert auftreten, das heißt, dass verschiedene Dysfunktionen übereinandergelagert sind. Auch können die so genannten traumatischen Dysfunktionen sekundäre Folgeerscheinungen sein und die so genannten sekundären Dysfunktionen traumatischen Ursprung haben.

Dysfunktionen der Synchondrosis sphenooccipitalis (SSB)

Beachte: Die Dysfunktionen der SSB scheinen vor allem in der Kindheit aufgrund bestehender Beweglichkeit klinisch bedeutsam zu sein. Die Rolle der SSB bei zunehmender Verknöcherung ist noch zu klären. Die im Folgenden dargestellten diagnostischen Merkmale beziehen sich insbesondere auf die frühe Kindheit, unter Umständen auch auf die Zeit bis vor der Ossifikation der SSB. Die folgenden Darstellungen sind angelehnt an die klassischen biomechanischen Beschreibungen der SSB-Dysfunktionen nach *Magoun* und *Sutherland*. Wie bei allen schematischen Modellen ist auch ihre Aussagekraft beschränkt und keinesfalls sind diese dogmatisch umzusetzen. Ihr Sinn besteht vor allem darin, den Praktiker für die mannigfaltigen Möglichkeiten dysfunktionaler Muster auf Höhe der Schädelbasis zu sensibilisieren. Es sind alle Kombinationen der dargestellten Dysfunktionen vorstellbar. Keinerlei Hinweise gibt es, dass die Lateralflexion-Rotation immer als Kombination auftritt. Im Gegenteil ist davon auszugehen, dass eine Lateralflexion getrennt von einer Rotation auftreten kann, wie dies z.B. von Upledger gelehrt wurde. Vor allem die Strains als dysfunktionelle Muster haben nach Lalauze-Pol klinische Bedeutung[17].

Übersicht

1. Flexion
2. Extension
3. Torsion
4. Lateralflexion-Rotation (Lat. Flex. Rot.)
5. Superiorer und inferiorer „Vertical Strain"
6. „Lateral strain"
7. Kompression

Die ersten vier Dysfunktionen einschließlich der Lateralflexion/Rotation entstehen meist sekundär, als Kompensation anderer Dysfunktionen inner- oder außerhalb des kraniosakralen Systems, während die drei nachfolgenden Dysfunktionen in der Regel eine Folge traumatischer Krafteinwirkung sind, mit entsprechend schwerwiegender Symptomatik. Nicht selten treten mehrere Dysfunktionen der SSB gleichzeitig auf und überlagern sich gegenseitig.

Die ersten vier genannten Dysfunktionen beeinflussen das Allgemeinbefinden des Patienten in geringerem Ausmaß und erfordern auch seltener eine direkte Behandlung. Vielmehr lösen sie sich häufig von selbst, wenn die ursächlichen Störungen bzw. die primären Dysfunktionen gefunden und behandelt wurden. Überhaupt ist das Bewerten und Erkennen von wirklich störenden Spannungsmustern und primären Dysfunktionen die vielleicht am schwierigsten zu erlernende Kunst der kraniosakralen Osteopathie.

Die Dysfunktion bezeichnet die Richtung, in die die Synchondrosis sphenooccipitalis (SSB) leichter zu bewegen ist. Demnach würde sich die SSB bei einer Flexionsdysfunktion leichter in die Flexion/Außenrotation bewegen, während die Extensionsbewegung vermindert wäre.

Bestimmte Symptome wurden in der Klinik wiederholt mit bestimmten Dysfunktionen der SSB in Verbindung gebracht, sodass diese Symptome bei den jeweiligen Dysfunktionen angeführt werden. Allerdings sind diese Symptomatiken eher als Hinweise für mögliche Störungen der Schädelbasis zu bewerten.

Ausschlaggebend für die Behandlung sind die palpatorischen Untersuchungen der SSB. Strukturelle Störungen können aufgrund einer Vielzahl von Wechselbeziehungen sehr vielfältige Symptome erzeugen, sodass in der Osteopathie selten von feststehenden Symptomen der jeweiligen Dysfunktion gesprochen wird. Vielmehr versucht man, die möglichen physio-

logischen und pathologischen Wechselwirkungen der unterschiedlichen Strukturen zu verstehen. Dadurch ist es möglich, eine Vorstellung von den vielfältigen Äußerungen und zum Teil widersprüchlichen Symptomen der Dysfunktionen und von der Organisation eines Menschen zu bekommen. Für das Verständnis der SSB-Dysfunktionen ist es wichtig, den Einfluss des Hinterhaupts und des Keilbeins auf die jeweiligen anderen Schädelknochen zu kennen. In der physiologischen ebenso wie in der dysfunktionellen rhythmischen Bewegung des Kraniums beeinflusst das Keilbein die vorderen Schädel- und Gesichtsknochen, während das Hinterhaupt Einfluss auf das Schläfen- und Scheitelbein, den Unterkiefer und das Kreuzbein ausübt.
Greenman, Professor für Biomechanik, versuchte anhand röntgenologischer Untersuchungen des Schädels Flexions-, Extensions-, Torsions- und Lateralflexionsdysfunktionen der SSB aufzuzeigen. „Lateral-strain" und „Vertical-strain"-Dysfunktionen konnten dabei nur teilweise röntgenologisch dargestellt werden.

Flexionsdysfunktion *(Abb. 21.1)*

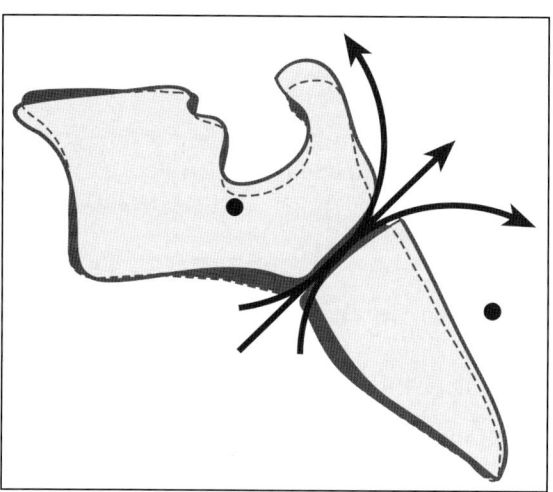

21.1
Flexion der SSB

- Die Bewegungsachsen: zwei transversale Achsen. Eine Achse verläuft durch das Keilbein, anterior von der Sella turcica, und die andere durch das Hinterhaupt, oberhalb des Foramen magnum, auf Höhe des Processus jugularis
- Das Keilbein bewegt sich leichter und mit größerer Bewegungsamplitude in die Flexion als in die Extension, d.h. der hintere Teil des Keilbeinkörpers bewegt sich nach superior. Der vordere Teil der Pars basilaris des Hinterhaupts bewegt sich leichter nach superior

Diagnostische Merkmale *(Abb. 21.2–21.4)*

- Die großen Keilbeinflügel bewegen sich leichter nach anterior, inferior und lateral
- Der transversale Durchmesser des Schädels wird größer
- Die Stirn ist abgeflacht und breit
- Die lateralen Ränder der Processus zygomatici des Stirnbeins sind nach anterior verschoben
- Die Augen treten hervor, da der anterior-posteriore Durchmesser der Orbita sich vermindert hat
- Die schrägen Durchmesser der Orbitae von superior medial nach inferior-lateral vergrößern sich
- Die Nasolabialfalten sind tief aufgrund der Außenrotation der Oberkiefer

Dysfunktionen der Synchondrosis sphenooccipitalis (SSB)

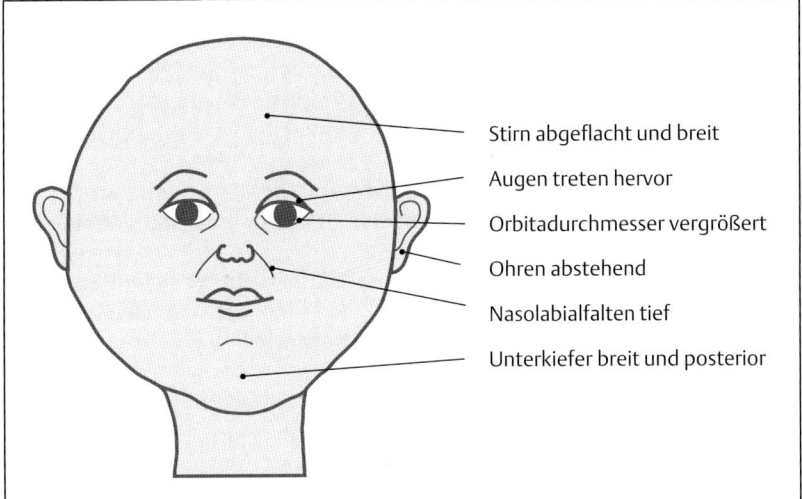

21.2 Diagnostische Merkmale einer Flexion der SSB

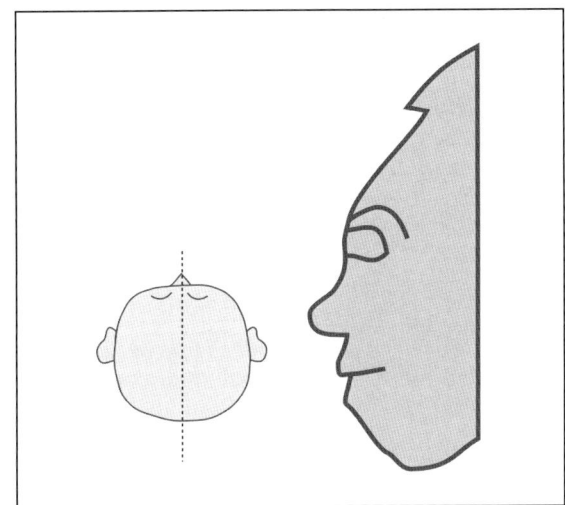

21.3 Diagnostische Merkmale einer Flexion der SSB

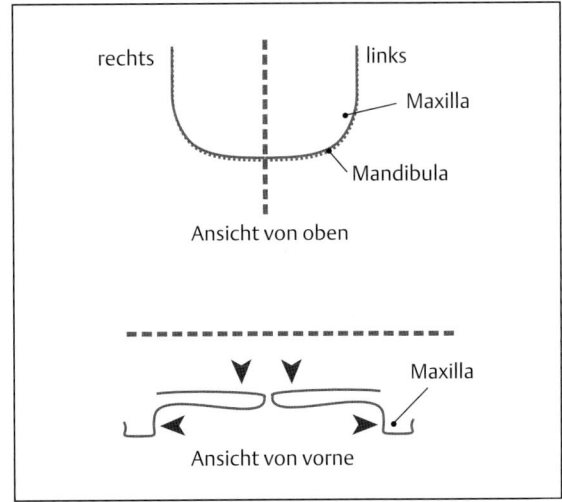

21.4 Diagnostische Merkmale einer Flexion der SSB

- Das Gaumendach ist flach, breit und nach posterior verschoben
- Die horizontalen Teile der Mandibula sind verbreitert und nach posterior verschoben, da sich die Schläfenbeine in Außenrotation und die Fossae mandibulares posterior-medial befinden
- Die lateralen Winkel der Hinterhauptschuppe bewegen sich nach inferior-lateral
- Die Squama occipitalis ist angewinkelt
- Die Ohren stehen ab, da die Schläfenbeine sich in Außenrotation befinden
- Der gesamte Schädel befindet sich in Außenrotation
- Die Kreuzbeinbasis bewegt sich nach posterior und superior, die Kreuzbeinspitze nach anterior

Ursachen
- Meist adaptiv, kompensatorisch bei viszeralen oder anderen Störungen
- Geburtstraumata, z. B. Krafteinwirkung vom Schambein der Mutter auf das Hinterhaupt
- Drüsenfunktionsstörungen: Überfunktion der Nebennieren oder der Schilddrüsen, mit der Folge einer verstärkten Außenrotation des kraniosakralen Systems
- Hydrozephalus
- Hypertonus des M. coccygens (Fixierung des Sakrums in Flexion)

Symptome

Die Patienten werden meist nur über leichte Beschwerden klagen. Es treten einzelne der folgenden Symptome auf:
- Geringgradige, dumpfe Kopfschmerzen
- Endokrine Störungen, z. B. der Hypophyse
- Weitsichtigkeit (Orbita verkürzt in ihrem anterior-posterioren Durchmesser)
- Sinusitis, Rhinitis
- Maskierte Allergien
- Schwäche des Beckenbodens und des Lumbosakralbereichs
- Es sind meist extrovertierte Menschen, die sehr kommunikationsfreudig sind. Unter Umständen befindet sich ihr gesamter Körper in Außenrotation, und es ist ein etwas nach außen gerichteter watschelnder Gang feststellbar

Extensionsdysfunktion *(Abb. 21.5)*

- Die Bewegungsachsen: zwei transversale Achsen, die durch das Keilbein und das Hinterhaupt verlaufen

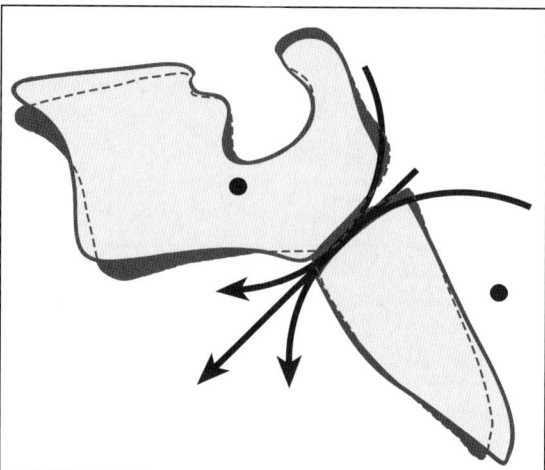

21.5 Extension der SSB

Dysfunktionen der Synchondrosis sphenooccipitalis (SSB)

▸ Das Keilbein bewegt sich leichter und mit größerer Bewegungsamplitude in die Extension. Der hintere Teil des Keilbeinkörpers bewegt sich nach inferior. Der vordere Teil der Pars basilaris des Hinterhaupts bewegt sich nach inferior

Diagnostische Merkmale
(Abb. 21.6–21.8)

▸ Die großen Keilbeinflügel bewegen sich leichter nach posterior superior
▸ Der transversale Durchmesser ist vermindert und der anterior-posteriore Durchmesser vergrößert
▸ Die Stirn ist hoch, wölbt sich nach anterior und ist schmal
▸ Die lateralen Ränder der Processus zygomatici des Stirnbeins sind nach posterior verschoben
▸ Die Augen treten zurück, da sich der anterior-posteriore Durchmesser der Orbita vergrößert hat
▸ Die schrägen Durchmesser der Orbitae verkleinern sich
▸ Die Nasolabialfalten sind weniger ausgeprägt aufgrund der Innenrotation der Oberkiefer
▸ Das Gaumendach ist hoch, schmal und nach anterior verschoben
▸ Die horizontalen Teile der Mandibula sind verschmälert und nach anterior verschoben, da die Schläfenbeine sich in Innenrotation und die Fossae mandibulares sich anterior lateral befinden
▸ Die lateralen Winkel der Hinterhauptschuppe bewegen sich nach superior medial
▸ Die Squama occipitalis ist abgeflacht
▸ Die Ohren liegen eng an, da sich die Schläfenbeine in Innenrotation befinden
▸ Der gesamte Schädel befindet sich in Innenrotation
▸ Bewegung des Kreuzbeins: Die Kreuzbeinbasis bewegt sich nach anterior, inferior die Kreuzbeinspitze nach posterior

Ursachen

▸ Meist adaptiv, kompensatorisch bei viszeralen oder anderen Störungen
▸ Traumata während des Geburtsvorganges oder durch intrauterine Kontraktionen
▸ Drüsenstörungen, v. a. Hypophysenstörungen
▸ Mikroenzephalie

Symptome

▸ Schwerwiegende Kopfschmerzen und Migräneanfälle
▸ Asthma und Sinusitis

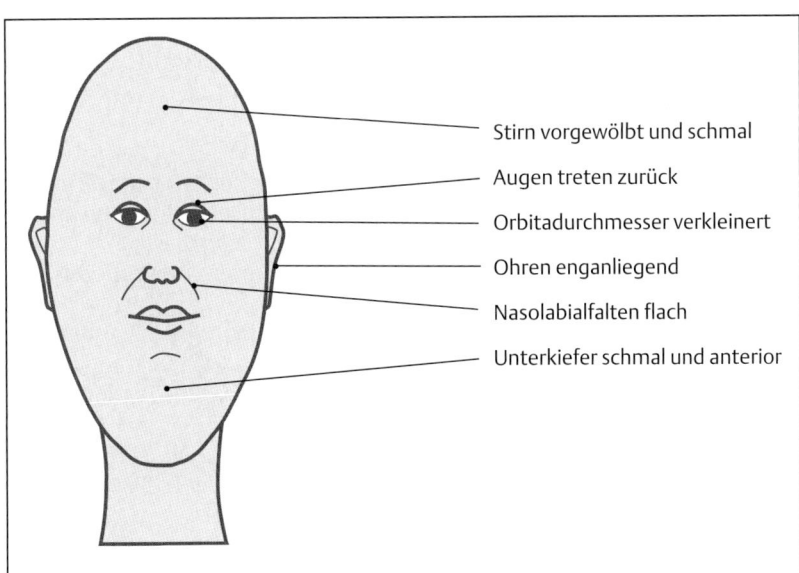

21.6 Diagnostische Merkmale einer Extension der SSB

560 21. Funktionsstörungen der Schädelbasis

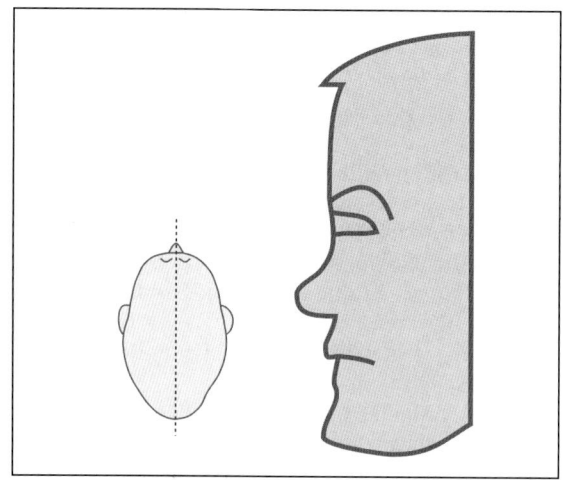

21.7
Diagnostische Merkmale einer Extension der SSB

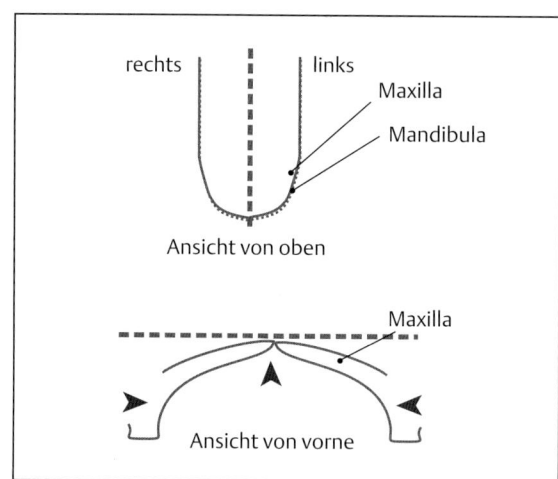

21.8
Diagnostische Merkmale einer Extension der SSB

- Kurzsichtigkeit (Orbita verlängert in ihrem anterior-posterioren Durchmesser)
- Tendenz zu Launenhaftigkeit
- Einzelgängertum
- Unter Umständen befindet sich der gesamte Körper in Innenrotation mit einem nach innen gedrehten Gang

Torsionsdysfunktion *(Abb. 21.9)*

- Bewegungsachsen: Eine anterior-posteriore Achse, die durch die Mitte der SSB verläuft. Die Achse verläuft von anterior superior (Nasion) nach posterior inferior (Opisthion)
- Das Keilbein und das Hinterhaupt rotieren in entgegengesetzte Richtungen
- Die Seite der Dysfunktion wird nach der Seite bezeichnet, an der der große Keilbeinflügel sich weiter kranial befindet, d. h. „rechter großer Keilbeinflügel kranial" bedeutet Torsion rechts

Diagnostische Merkmale

(Beispiel einer Torsion rechts) *(Abb. 21.10–21.12)*
- Der rechte große Keilbeinflügel bewegt sich mehr nach kranial, der linke mehr nach kaudal
- Die rechte Stirnbeinhälfte ist abgeflacht und breit. Die linke Stirnbeinhälfte ist hoch, vorgewölbt und schmal

Dysfunktionen der Synchondrosis sphenooccipitalis (SSB)   561

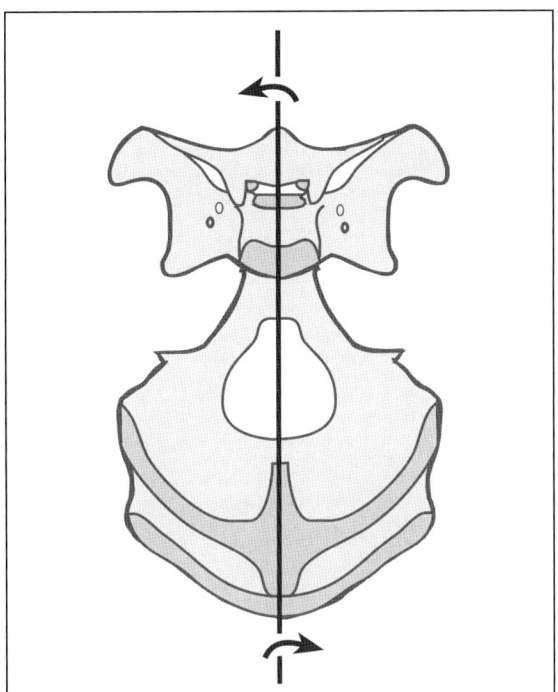

21.9
Torsion rechts der SSB

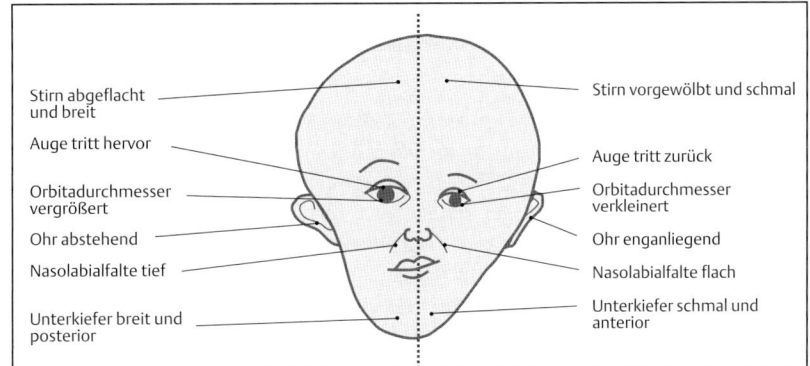

21.10
Diagnostische Merkmale einer Torsion rechts der SSB

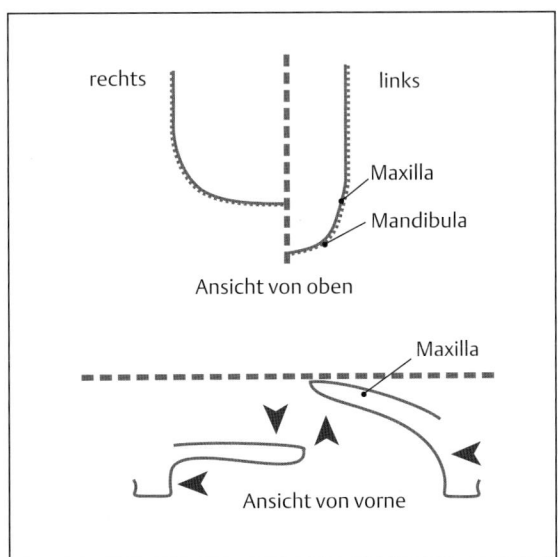

21.11
Diagnostische Merkmale einer Torsion rechts der SSB

562   21. Funktionsstörungen der Schädelbasis

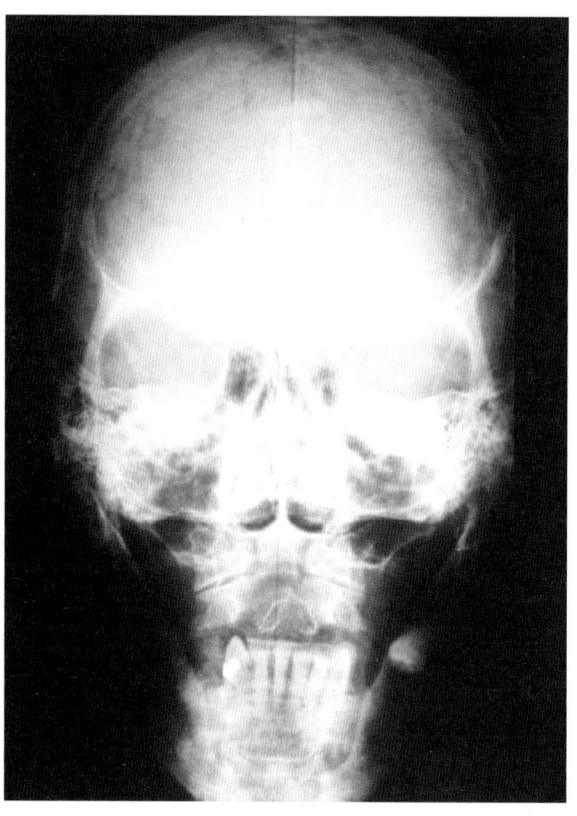

21.12
Röntgenaufnahme einer Torsion rechts der SSB. Von P. E. Greenman.

▸ Der rechte äußere Rand des Processus zygomatici des Stirnbeins ist nach anterior verschoben, der linke nach posterior
▸ Das rechte Auge tritt hervor, da sich der anterior-posteriore Durchmesser der Orbita verringert hat. Das linke Auge tritt zurück, da sich der anterior-posteriore Durchmesser der Orbita vergrößert hat
▸ Der schräge Durchmesser der Orbita von superior-medial nach inferior-lateral vergrößert sich rechts und verkleinert sich links
▸ Die rechte Nasolabialfalte ist tiefer als die linke
▸ Das rechte Gaumendach wird breiter, flacht sich ab und ist nach posterior verschoben. Das linke Gaumendach wird schmaler, steht höher und ist nach anterior verschoben
▸ Der rechte horizontale Teil der Mandibula ist breit, flach und nach posterior, der linke ist schmal, hoch und nach anterior verschoben
▸ Die Kinnspitze ist nach rechts verschoben
▸ Der Biss bleibt folglich harmonisch
▸ Der rechte laterale Winkel der Hinterhauptschuppe bewegt sich nach inferior lateral, der linke nach superior medial
▸ Rechtes Ohr abstehend, linkes Ohr anliegend, da sich das rechte Schläfenbein in Außenrotation und das linke Schläfenbein in Innenrotation befindet
▸ Der rechte Processus mastoideus ist nach posterior-medial, der linke nach anterior-lateral verschoben
▸ Der vordere und der hintere rechte Quadrant befinden sich in Außenrotation. Der vordere und der hintere linke Quadrant befinden sich in Innenrotation. Bei der Einteilung der Quadranten orientiert man sich an dem posterioren Teil des Keilbeinkörpers und an dem posterioren Teil des Hinterhauptes

▶ Bewegung des Kreuzbeins. Das Kreuzbein bewegt sich weitgehend um eine vertikale Achse. Die rechte Kreuzbeinseite bewegt sich nach kaudal und anteriorisiert sich

Ursachen
(Abb. 21.13)

▶ Meist adaptiv, kompensatorisch bei Störungen des Muskelfaszienskelettsystems, bei viszeralen oder anderen Störungen
▶ Seltener primär traumatisch

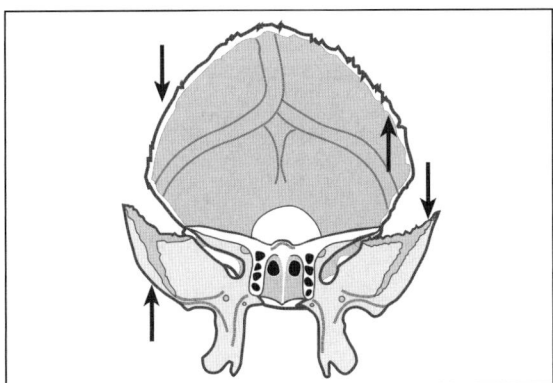

21.13
Mögliche Krafteinwirkung bei einer Torsion rechts

Symptome

▶ Stärkere Kopfschmerzen
▶ Schmerzsyndrome des Nervenmuskelskelettsystems
▶ Skoliosen
▶ Endokrine Störungen
▶ Augenstörungen
▶ Sinusitis, Allergien
▶ Legasthenie
▶ Gefühle von Zerrissenheit
▶ Gleichgewichtsstörungen

Lateralflexion-Rotation (LFR) *(Abb. 21.14–21.15)*

▶ Bewegungsachsen: Die Lateralflexion (Seitneigung) ist eine Bewegung um zwei vertikale Achsen. Die eine Achse führt durch die Mitte der Sella turcica, die andere durch die Mitte des Foramen magnum.
Die Rotation findet um eine anterior-posteriore Achse statt, die mitten durch die SSB verläuft
▶ Die Lateralflexion führt aufgrund der spezifischen Beweglichkeit der Synchondrose zu einer Rotation der SSB
▶ Die Seite der Dysfunktion wird nach der Seite der Rotation bezeichnet, an der der große Keilbeinflügel und die Hinterhauptschuppe beide nach kaudal rotieren

Beachte: Es gibt keinerlei Hinweise, dass die Lateralflexion-Rotation auf Höhe des SSB immer als Kombination auftritt. Im Gegenteil ist davon auszugehen, dass eine Lateralflexion getrennt von einer Rotation auftreten kann.

564 21. Funktionsstörungen der Schädelbasis

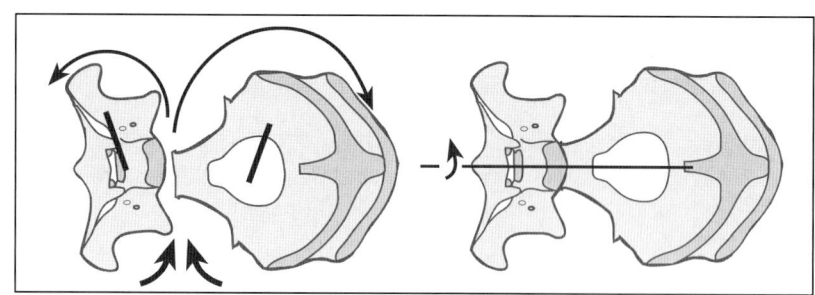

21.14 Seitneigung-Rotation rechts

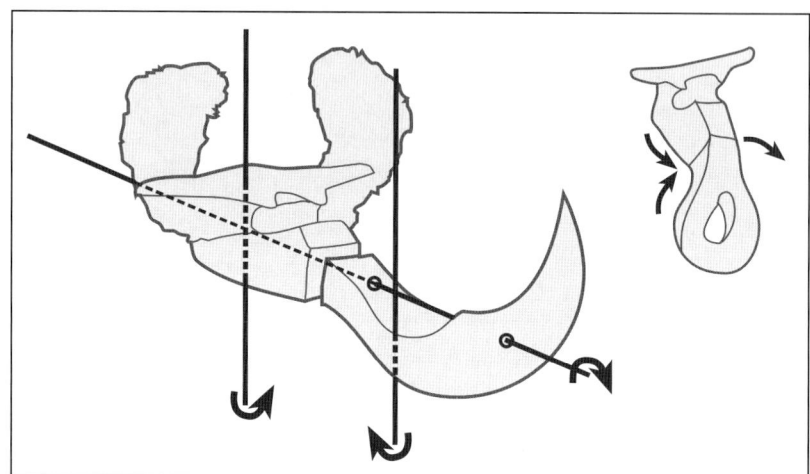

21.15 Seitneigung-Rotation rechts

Diagnostische Merkmale

(Beispiel einer LFR rechts) *(Abb. 21.16–21.20)*
- ▶ Diese Dysfunktion bezeichnet eine Lateralflexion links der SSB. Diese Lateralflexion lässt die SSB auf der rechten Seite nach kaudal rotieren
- ▶ Der rechte große Keilbeinflügel und die rechte Hinterhauptschuppe entfernen sich voneinander. Der linke große Keilbeinflügel und die linke Hinterhauptschuppe nähern sich an
- ▶ Der rechte große Keilbeinflügel und die rechte Hinterhauptschuppe rotieren nach kaudal. Der linke große Keilbeinflügel und die linke Hinterhauptsschuppe rotieren nach kranial
- ▶ Rechts des Schädels besteht eine Konvexität, links des Schädels eine Konkavität
- ▶ Die rechte Stirnbeinhälfte ist hoch, vorgewölbt und schmal. Die linke Stirnbeinhälfte ist abgeflacht und breit

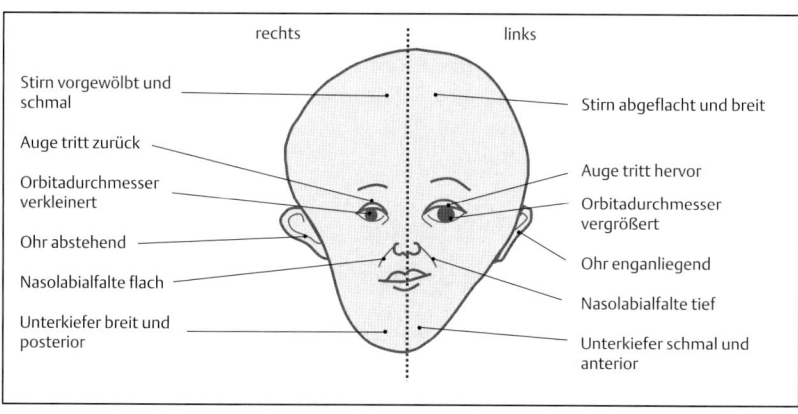

21.16 Diagnostische Merkmale einer Seitneigung-Rotation rechts

Dysfunktionen der Synchondrosis sphenooccipitalis (SSB)

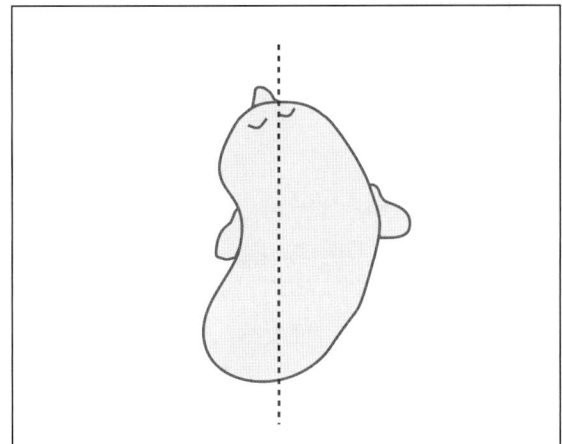

21.17
Diagnostische Merkmale einer Seitneigung-Rotation rechts

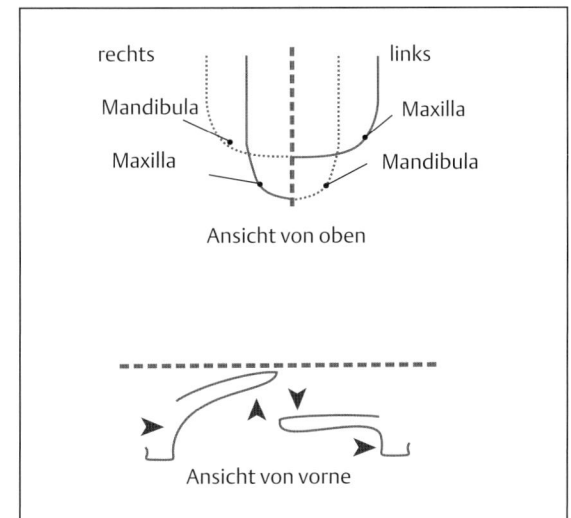

21.18
Diagnostische Merkmale einer Seitneigung-Rotation rechts

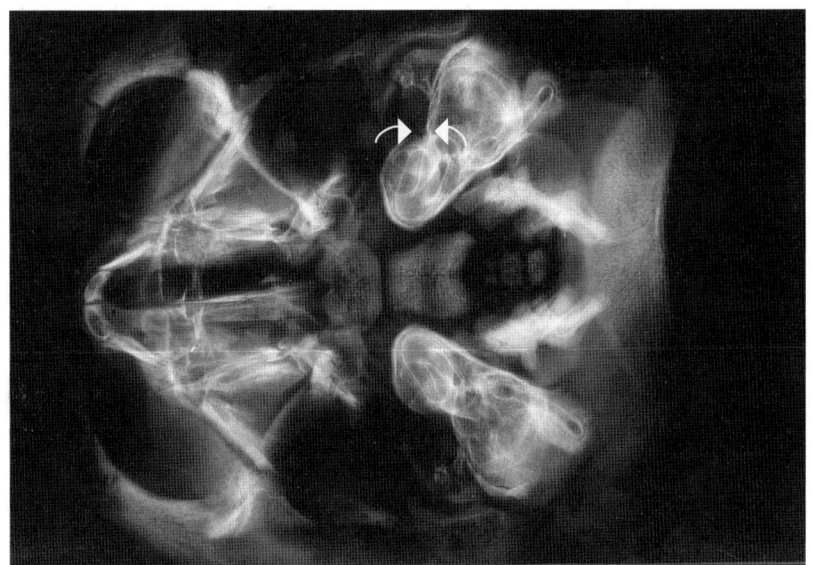

21.19
Röntgenaufnahme einer Seitneigung-Rotation rechts.
Von L. P. Dombard

21. Funktionsstörungen der Schädelbasis

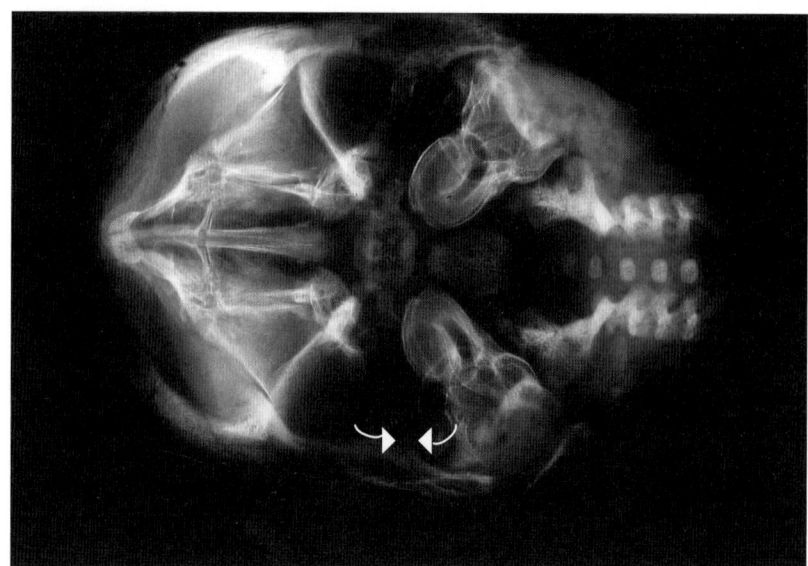

21.20
Röntgenaufnahme einer Seitneigung-Rotation links.
Von L. P. Dombard

- Der rechte äußere Rand des Processus zygomatici des Stirnbeins ist nach posterior verschoben, der linke nach anterior
- Das rechte Auge tritt zurück. Das linke Auge steht hervor
- Der schräge Durchmesser der Orbita von superior-medial nach inferior-lateral verkleinert sich rechts und vergrößert sich links
- Die linke Nasolabialfalte ist tiefer als die rechte
- Das rechte Gaumendach wird schmaler, steht höher und ist nach anterior verschoben. Das linke Gaumendach wird breiter, flacht sich ab und ist nach posterior verschoben
- Der rechte horizontale Teil der Mandibula ist breit, flach und nach posterior verschoben. Die linke Mandibula ist schmal und hoch und nach anterior verschoben
- Die Kinnspitze ist nach rechts verschoben
- Der Biss ist folglich asymmetrisch!
- Der rechte laterale Winkel der Hinterhauptschuppe bewegt sich nach inferior lateral, der linke nach superior medial
- Rechtes Ohr abstehend, linkes Ohr anliegend, da sich das rechte Schläfenbein in Außenrotation und das linke Schläfenbein in Innenrotation befindet
- Der rechte Processus mastoideus ist nach posterior-medial, der linke nach anterior lateral verschoben
- Der vordere linke und der hintere rechte Quadrant befinden sich in Außenrotation, der vordere rechte und der hintere linke Quadrant in Innenrotation
- Bewegung des Kreuzbeins: Die Dura mater spinalis bewegt sich rechts mit der erniedrigten Hinterhauptseite nach kaudal. Die Folge ist eine Verschiebung der rechten Kreuzbeinbasis nach kaudal und nach posterior

Ursachen
(Abb 21.21)

- Meist adaptiv, kompensatorisch bei Störungen des Muskelfaszienskelett-Systems, bei viszeralen oder anderen Störungen
- Seltener primär traumatisch

Symptome

Die Symptome sind schwerwiegender als bei Torsionsdysfunktionen. Zusätzlich zu den bisher genannten Symptomen:
- Bissstörungen und Dysfunktionen des Kiefergelenks

Dysfunktionen der Synchondrosis sphenooccipitalis (SSB)

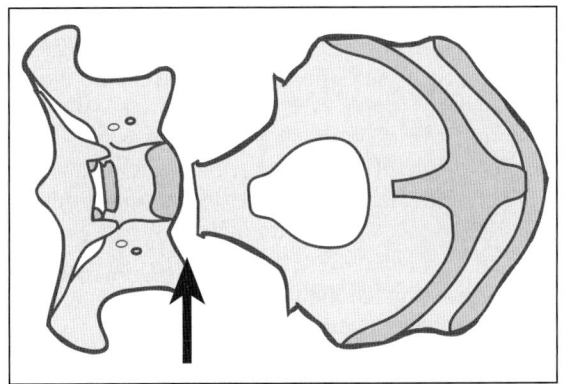

21.21
Mögliche Krafteinwirkung bei einer Seitneigung-Rotation rechts

- Hypermobilität des 1. bis 3. Zervikalwirbels
- Leichte psychische Störungen

Superiorer vertical strain *(Abb. 21.22 und 21.23)*

- Bewegungsachse: zwei transversale Achsen. Eine Achse verläuft durch das Keilbein, anterior von der Sella turcica. Die andere Achse führt durch das Hinterhaupt, oberhalb des Foramen magnum, auf Höhe des Processus jugularis
- Das Keilbein führt eine Flexion, das Hinterhaupt eine Extension aus
- Die Dysfunktion wird nach der sich kranial befindenden hinteren Fläche des Keilbeinkörpers bezeichnet. Die großen Keilbeinflügel sind nach (anterior) inferior und die Hinterhauptschuppe nach (posterior) superior verschoben

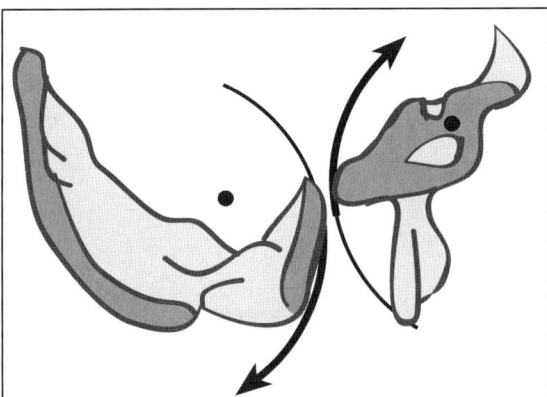

21.22
„Superior vertical strain"

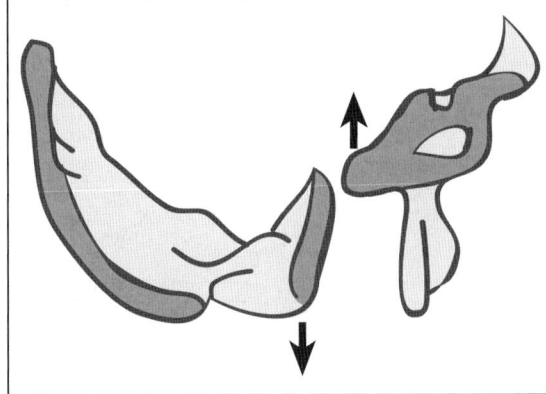

21.23
„Superior vertical strain"

Diagnostische Merkmale
(Abb. 21.24 und 21.25)

▶ Bei bestimmten traumatischen Krafteinwirkungen kann es auch vorkommen, dass die hintere Fläche des Keilbeins in Beziehung zum Hinterhaupt eine reine kraniale Verschiebung erfährt ohne Rotationskomponente (s. *Abb. 21.23*)

▶ Die großen Keilbeinflügel bewegen sich mit größerer Amplitude nach anterior inferior und die Hinterhauptschuppe nach posterior-superior.
▶ Die Stirn ist abgeflacht und breit
▶ Die äußeren Ränder der Processus zygomatici des Stirnbeins sind nach anterior verschoben
▶ Die Augen stehen hervor
▶ Die schrägen Durchmesser der Orbitae von superior-medial nach inferior-lateral vergrößern sich
▶ Die Nasolabialfalten sind tief aufgrund der Außenrotation der Oberkiefer
▶ Das Gaumendach ist flach, breit und nach posterior verschoben
▶ Die transversalen Teile der Mandibula sind hoch, schmal und nach anterior verschoben, da die Schläfenbeine sich in Innenrotation befinden
▶ Der Biss ist folglich asymmetrisch!
▶ Die Squama occipitalis ist abgeflacht
▶ Die Ohren liegen an, da beide Schläfenbeine innenrotiert sind, aufgrund der Extension des Hinterhaupts
▶ Die vorderen Quadranten befinden sich in Außenrotation, die hinteren in Innenrotation
▶ Die Kreuzbeinbasis bewegt sich nach anterior, die Kreuzbeinspitze nach posterior (Extension des Kreuzbeins entsprechend dem Hinterhaupt)

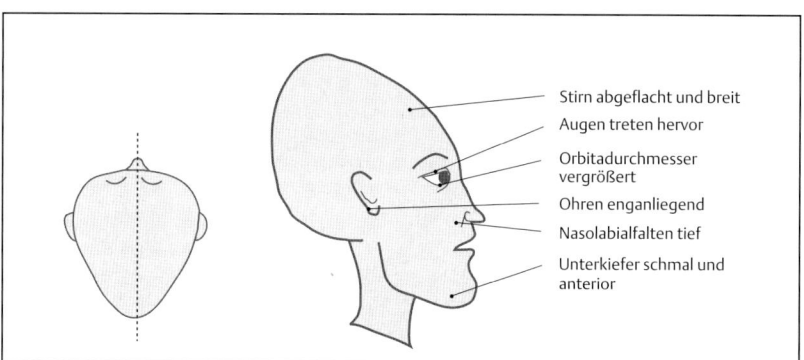

21.24
Diagnostische Merkmale eines „superior vertical strain" mit Sphenoid in Flexion

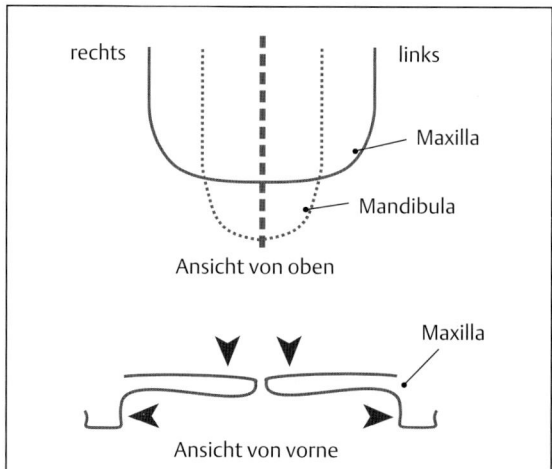

21.25
Diagnostische Merkmale eines „superior vertical strain" mit Sphenoid in Flexion

Dysfunktionen der Synchondrosis sphenooccipitalis (SSB)

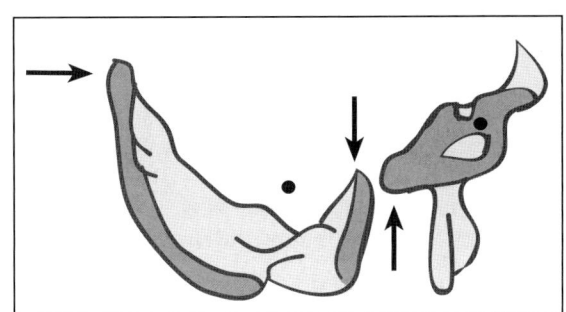

21.26
Mögliche Krafteinwirkung bei einem „superior vertical strain"

Ursachen
(Abb. 21.26)
- ▶ Krafteinwirkung von oben auf die Pars basilaris des Hinterhaupts
- ▶ Krafteinwirkung von posterior auf das Hinterhaupt
- ▶ Viszerale Störungen, z. B. des Rachens

Symptome S. „vertical strain", S. 494.

Inferiorer vertical strain *(Abb. 21.27 und 21.28)*

- ▶ Bewegungsachse: zwei transversale Achsen. Eine Achse verläuft durch das Keilbein, anterior von der Sella turcica. Die andere Achse führt durch das Hinterhaupt, oberhalb des Foramen magnum, auf Höhe des Processus jugularis
- ▶ Das Keilbein führt eine Extension, das Hinterhaupt eine Flexion aus
- ▶ Die Dysfunktion wird nach der sich kaudal befindenden hinteren Fläche des Keilbeinkörpers bezeichnet

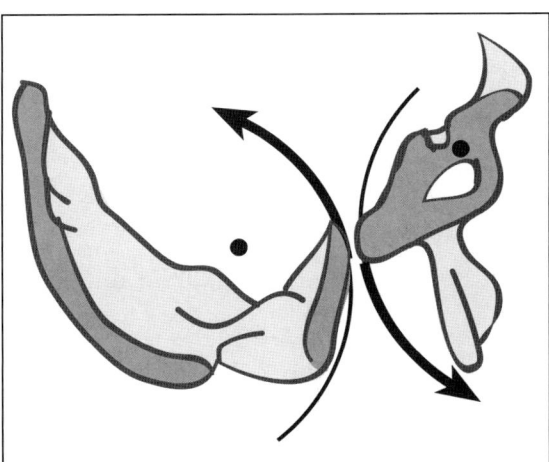

21.27
„Inferior vertical strain"

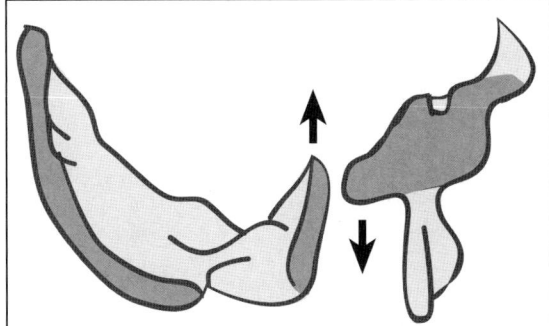

21.28
„Inferior vertical strain"

570 21. Funktionsstörungen der Schädelbasis

Die großen Keilbeinflügel sind nach posterior-superior und die Hinterhauptsschuppe nach anterior-inferior verschoben
- Bei bestimmten traumatischen Krafteinwirkungen kann die hintere Fläche des Keilbeins, in Beziehung zum Hinterhaupt, eine reine kaudale Verschiebung erfahren, ohne eine Rotationskomponente (s. *Abb. 21.28*)

Diagnostische Merkmale
(Abb. 21.29–21.31)

- Die großen Keilbeinflügel bewegen sich mit größerer Amplitude nach (posterior) superior und die Hinterhauptschuppe nach (anterior) inferior.
- Die Stirn ist hoch und schmal
- Die äußeren Ränder der Processus zygomatici sind nach posterior verschoben
- Die Augen treten zurück
- Die schrägen Durchmesser der Orbitae von superior-medial nach lateral-inferior verkleinern sich
- Die Nasolabialfalten sind weniger ausgeprägt, aufgrund der Innenrotation der Oberkiefer
- Das Gaumendach ist hoch, schmal und nach anterior verschoben
- Die transversalen Teile der Mandibula sind flach, breit und nach posterior verschoben, da die Schläfenbeine sich in Innenrotation befinden
- Der Biss ist folglich asymmetrisch!
- Die Squama occipitalis ist angewinkelt
- Die Ohren stehen ab, da beide Schläfenbeine außenrotiert sind, aufgrund der Flexion des Hinterhaupts

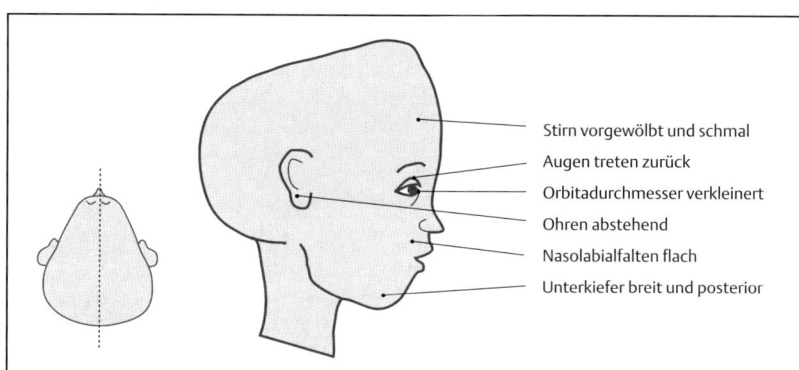

21.29
Diagnostische Merkmale eines „inferior vertical strain" mit Sphenoid in Extension

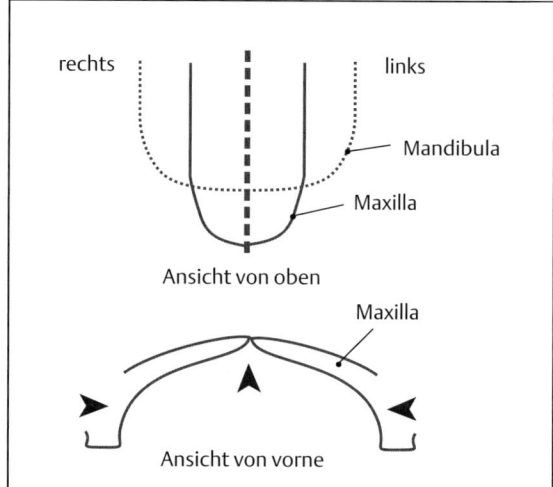

21.30
Diagnostische Merkmale eines „inferior vertical strain" mit Sphenoid in Extension

Dysfunktionen der Synchondrosis sphenooccipitalis (SSB)

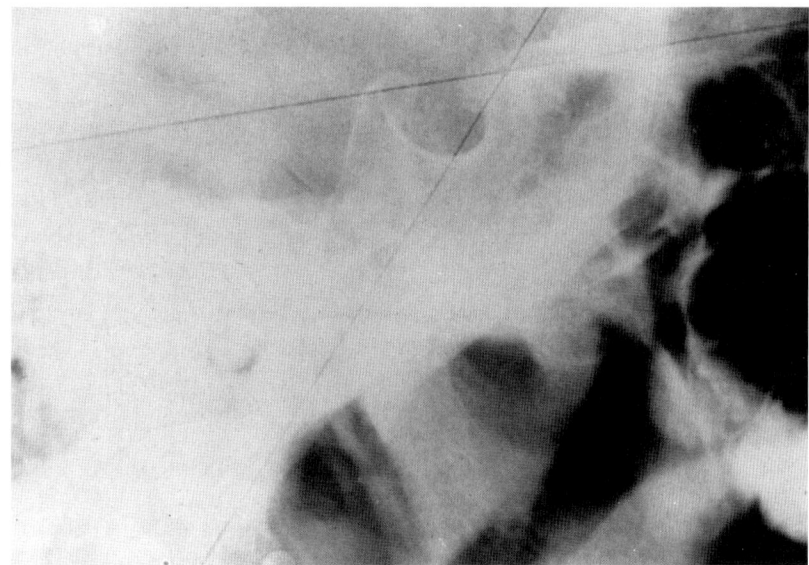

21.31
Röntgenaufnahme eines „inferior vertical strain" (P. E. Greenman)

- ▶ Die vorderen Quadranten befinden sich in Innenrotation, die hinteren Quadranten in Außenrotation
- ▶ Die Kreuzbeinbasis bewegt sich nach posterior, die Kreuzbeinspitze nach anterior (Flexion des Kreuzbeins entsprechend dem Hinterhaupt)

Ursachen
(Abb. 21.32)

- ▶ Krafteinwirkung von oben auf die Keilbeinbasis
- ▶ Krafteinwirkung von anterior auf das Stirnbein
- ▶ Sturz auf das Becken oder die Fersen
- ▶ Viszerale Störungen
- ▶ Störungen der embryonalen Entwicklung der Zunge

Symptome des vertical strain

Die Symptomatik des „vertical strain" ist schwerwiegender als bei den vorher genannten Dysfunktionen. Sie führen häufiger zu Arbeitsunfähigkeit, ebenso wie die folgenden Dysfunktionen. Symptome sind
- ▶ Endokrine Störungen
- ▶ Bissstörungen und Kiefergelenksdysfunktionen
- ▶ Augen-/Sehstörungen
- ▶ Periodisch auftretende Kopfschmerzen und Migräne
- ▶ Depressive oder schizoide Zustände
- ▶ Beim inferioren „vertical strain" kommt es eher zu Sinusitis, Rhinitis, Allergien (Os sphenoidale in Extension)

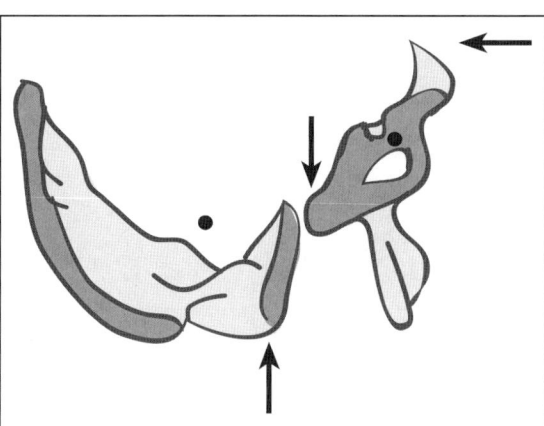

21.32
Mögliche Krafteinwirkung bei einem „inferior vertical strain"

572 21. Funktionsstörungen der Schädelbasis

▶ Beim superioren „vertical strain" kommt es eher zu Störungen des Gehörvorgangs (Os temporale in Innenrotation)

Lateral strain *(Abb. 21.33 und 21.34)*

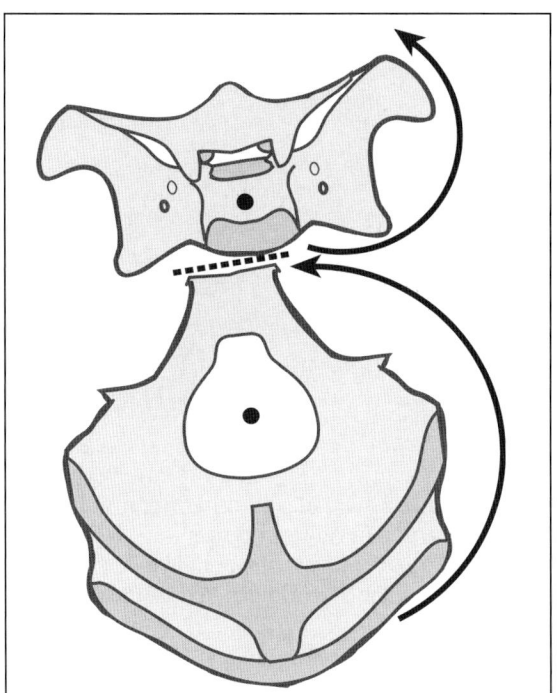

21.33
„Lateral strain" rechts

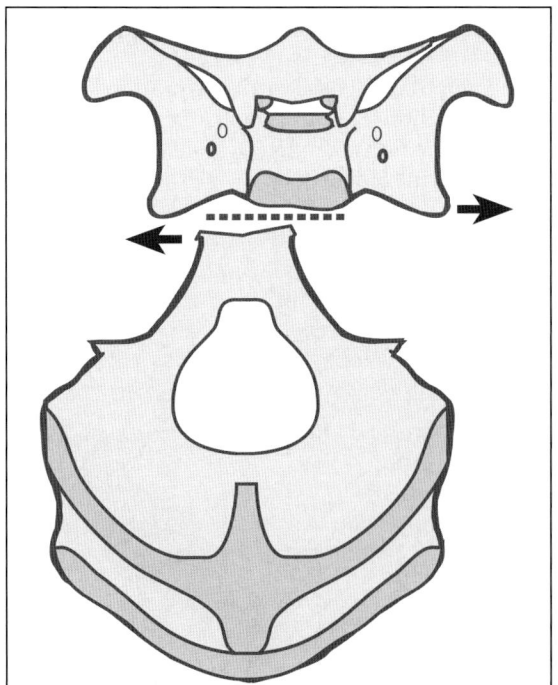

21.34
„Lateral strain" rechts

▶ Bewegungsachse: Die Dysfunktion des „lateral strain" kann man sich vorstellen als eine Bewegung des Keilbeins und des Hinterhaupts um zwei vertikale hypothetische Achsen. Die eine Achse führt durch die

Dysfunktionen der Synchondrosis sphenooccipitalis (SSB)

Mitte der Sella turcica, die andere durch die Mitte des Foramen magnum
Bei sehr starken traumatischen Krafteinwirkungen seitlich auf die großen Keilbeinflügel bewegt sich die SSB nicht um zwei vertikale Achsen, sondern das Keilbein wird rein seitlich verschoben relativ zur Gelenkfläche des Hinterhaupts
- Das Keilbein und das Hinterhaupt rotieren in die gleiche Richtung um diese beiden hypothetischen Achsen
- Die Seite des „lateral strain" wird nach der Seite bezeichnet, an der der hintere Teil des Keilbeinkörpers in Beziehung zum Hinterhaupt nach lateral verschoben ist

Diagnostische Merkmale

(Beispiel eines „lateral strain" rechts) *(Abb. 21.35 und 21.36)*
- Linker großer Keilbeinflügel bewegt sich nach posterior
- Rechter großer Keilbeinflügel bewegt sich nach anterior
- Linke Seite des Hinterhaupts nach posterior verschoben
- Rechte Seite des Hinterhaupts nach anterior verschoben
- Der Keilbeinkörper ist gegenüber der Hinterhauptbasis nach rechts verschoben
- Die Quadranten des Schädels sind nicht im Sinne einer Außen- oder Innenrotation verändert. Der rechte Teil der Stirn und die gesamte rechte Schädelhälfte wölben sich im Verhältnis zur linken Schädelhälfte nach anterior
- Von kranial betrachtet entsteht am Schädel der Eindruck eines Parallelogramms, er ist sozusagen rhombusartig verschoben
- Bewegung des Kreuzbeins: Das Kreuzbein folgt der Richtung des „lateral strain" nach rechts
- Im Falle extremer Krafteinwirkung, wenn die Dysfunktion sich nicht um zwei Achsen organisiert, könnte der rechte Keilbeinflügel auch nach rechts verschoben sein)

Ursachen
(Abb. 21.37)

Ein „lateral strain" wird meist traumatisch verursacht, selten kann er sich auch kompensatorisch entwickeln.
- Laterale Krafteinwirkung auf einen der beiden großen Keilbeinflügel, vor oder hinter seiner vertikalen Bewegungsachse
- Laterale Krafteinwirkung auf das Hinterhaupt, vor oder hinter seiner vertikalen Bewegungsachse

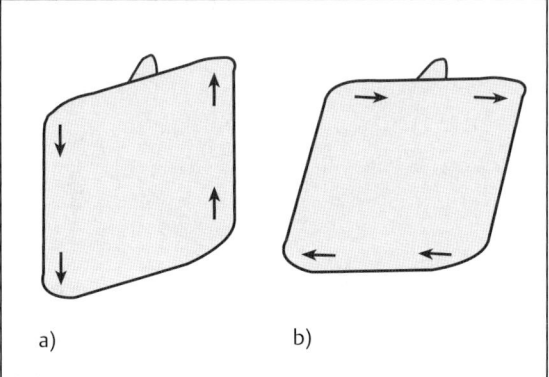

21.35
Diagnostische Merkmale eines „lateral strain" rechts

a) Diese rhombusartige Organisation ist meist anzutreffen. Je nach Krafteinwirkung können die großen Keilbeinflügel auch geringfügig nach rechts verschoben sein
b) Bei sehr starken Krafteinwirkungen direkt seitlich auf die großen Keilbeinflügel entsteht eine Rhombusform, wobei die seitliche Verschiebung nach rechts in den Vordergrund tritt

574 21. Funktionsstörungen der Schädelbasis

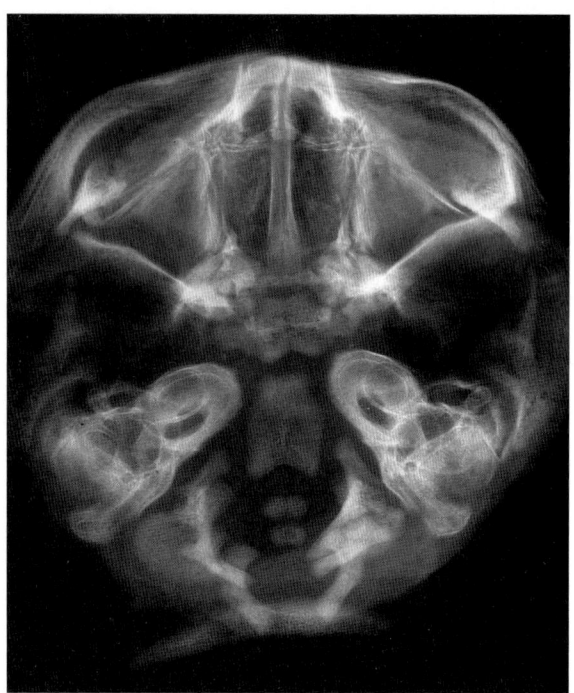

21.36
Röntgenaufnahme eines „lateral strain" links. Von L. P. Dombard

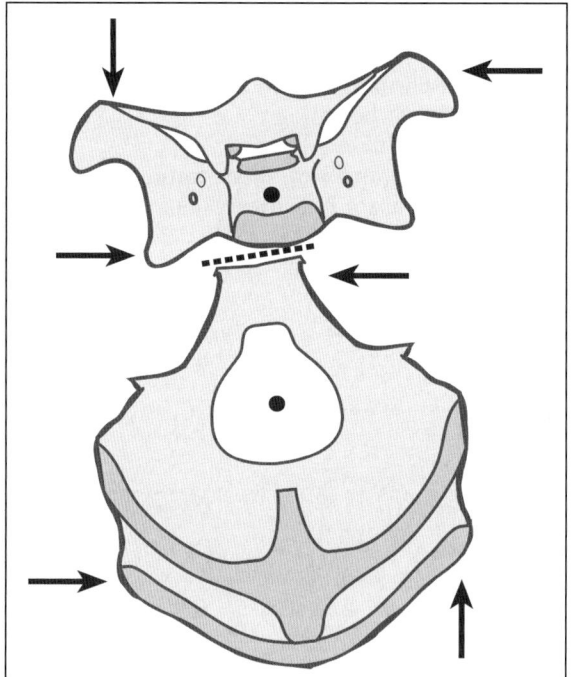

21.37
Mögliche Krafteinwirkung bei einem „lateral strain" rechts

- Krafteinwirkungen von vorne einseitig auf das Stirnbein oder von hinten einseitig auf das Hinterhaupt
- Uteruskontraktionen oder Krafteinwirkungen während des Geburtsvorgangs
- Die lateralen Krafteinwirkungen können vor oder nach der Verknöcherung beider Knochen auftreten
- Membranöse Restriktionen

Dysfunktionen der Synchondrosis sphenooccipitalis (SSB)

- Traumata des Schläfenbeins oder des Hinterhaupts
- Zahn- oder kieferorthopädische Eingriffe

Symptome
- Augen- und/oder Sehstörungen
- Starke Kopfschmerzen und/oder Migräne
- Endokrine Störungen
- Gleichgewichtsstörungen
- Lernstörungen
- Stärkere psychische Störungen

Kompression der SSB *(Abb. 21.38–21.40)*

- Die Rückseite des Keilbeinkörpers und die Basis des Hinterhaupts sind komprimiert mit der Folge, dass die rhythmische Flexions- und Extensionsbeweglichkeit der SSB eingeschränkt oder fast ganz blockiert wird

Diagnostische Merkmale
- Verminderte Flexions- und Extensionsbewegungen der SSB
- Eventuell verminderte Frequenz des CRI (insbesondere bei psychischer Genese)
- Meist scheinbar stärkere Bewegung des Schädeldaches im Verhältnis zur Schädelbasis

Ursachen

Verkeilung des Keilbeins mit dem Hinterhaupt, Restriktionen der Duralmembranen oder der Schädelnähte, verursacht durch:
- Starke uterine Kontraktionen sowie Geburtstraumata im Geburtskanal und Zangeneinsatz
- Starke Schädeltraumata durch Schläge auf den Schädel oder Sturz auf das Okziput/Gesicht
- Folge mehrerer Läsionen an der SSB oder das Resultat mehrerer Restriktionen an den Schädelnähten
- Entzündungen und Verwachsungen an der Duralmembran
- Kompression des lumbosakralen Übergangs

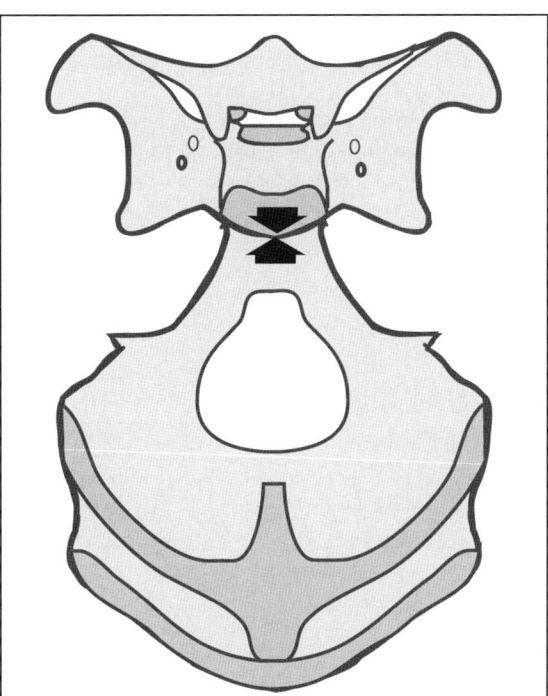

21.38 Kompression der SSB

576   21. Funktionsstörungen der Schädelbasis

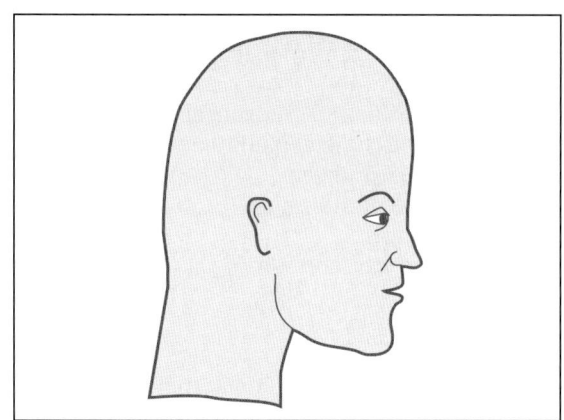

21.39
Anterior-posteriore
Kompression der SSB

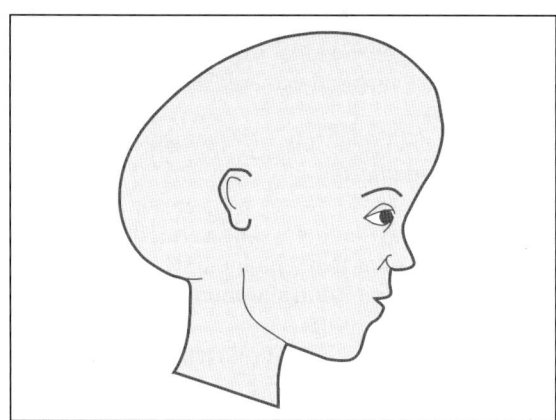

21.40
Laterale Kompression
der SSB

- Anteriorisierung des Steißbeins
- Kompression der Hinterhauptkondylen zwischen dem Atlas
- Psychische Störungen

Symptome   Alle bisher genannten Symptome können in noch schwerwiegenderem Ausmaße auftreten, zusätzlich:
- Schwere Stoffwechselstörungen
- Neuropsychiatrische Störungen: Schwere Depressionen, Selbstmordtendenzen, Autismus usw.

Dysfunktion der Synchondrosis sphenooccipitalis (SSB)

Tabelle 21.1: Dysfunktion der SSB

Dysfunktion	Achsen	Ursachen	Klinik	Schweregrad
Flexion	Transversal 2	Kompensatorisch	▶ Kopfschmerzen ▶ Endokrine Störung ▶ Weitsichtigkeit ▶ Sinusitis, Rhinitis ▶ Maskierte Allergie ▶ Schwäche in LWS und Sakrum ▶ Extrovertiert	1
Extension	Transversal 2	Kompensatorisch	▶ Stärkere Migräne ▶ Asthma und Sinusitis ▶ Kurzsichtigkeit ▶ Launenhaftigkeit ▶ Einzelgängertum	1–2
Torsion	Longitudinal 1	Kompensatorisch	▶ Stärkere Migräne ▶ Schmerzsyndrome ▶ Skoliosen ▶ Endokrine Störung ▶ Sehstörungen ▶ Sinusitis, Allergie ▶ Legasthenie ▶ Zerissenheitsgefühl ▶ Gleichgewichtsstörungen	2
Lat. Flexion-Rotation	Vertikal 2 Longitudinal 1	Kompensatorisch	Zusätzlich: ▶ Bissstörungen und TMG-Syndrom ▶ Hypermobilität der oberen HWS ▶ Leichte psychische Störungen	2–3
Vertical strain	Transversal 2	Primär traumatisch	▶ Endokrine Störung ▶ Bissstörungen ▶ TMG-Syndrom ▶ Sehstörungen ▶ Kopfschmerzen und Migräne ▶ Depression ▶ Schizoide Zustände ▶ Inf. „vert. strain": Sinusitis, Allergie ▶ Sup. „vertical strain": Gehörstörungen	3

Tabelle 21.1: Dysfunktion der SSB – Fortsetzung

Dysfunktion	Achsen	Ursachen	Klinik	Schweregrad
Lateral strain	Vertikal 2	Primär traumatisch	▶ Sehstörungen ▶ Starke Migräne und ▶ Endokrine Störung ▶ Gleichgewichtsstörungen ▶ Lernstörungen ▶ Starke psychische Störungen	4
Kompression		Kompression von: L 5–S 1, Atlanto-Okzipitalgelenk, Suturen, Membranen, emotionaler Stress	Zusätzlich: ▶ Schwere Störung des Stoffwechsels ▶ Neuropsychiatrische Störungen: Depression Selbstmordtendenz, Autismus usw.	5

Mögliche Folgen von Dysfunktionen an der SSB

Gefäße und Nerven am Foramen jugulare können behindert werden. **Störung der willkürlichen Kontrolle** des muskulären Systems: Das Zentrum dieser Steuerung im Gebiet des Frontallappens wird durch die A. cerebri media versorgt, ein Endast der A. carotis interna. Die A. carotis interna verläuft durch den Canalis caroticus und kann vor allem bei Torsion und Lateralflexion der SSB gestört werden.
Störung der Fluktuation des LCS im Subarachnoidalraum: V. a. bei Torsion oder Lateralflexion der SSB.
Hirnnerven. Jeder Hirnnerv kann gestört werden, mit den entsprechenden Folgen und Symptomen:
▶ Der N. olfactorius (I) bei seiner Überquerung des kleinen Keilbeinflügels
▶ Der N. opticus (II) im Foramen opticum oder am Keilbeinkörper
Die motorischen Sehnerven, wie der N. oculomotorius (III), der N. trochlearis (IV) und der N. abducens (VI), ebenso wie der N. ophthalmicus (V/1) können betroffen sein bei Spannungen am Lig. petrosphenoidale, am Tentorium oder in der Fissura orbitalis superior; häufig beim „vertical strain" anzutreffen
▶ Der N. maxillaris (V/2) am Foramen rotundum
▶ Der N. mandibularis (V/3) am Foramen ovale
▶ Das Ganglion trigeminale (V) an der Kante des Felsenbeins
▶ Der N. facialis (VII) und der N. vestibulocochlearis (VIII) bei ihrem Weg durch den Meatus acusticus internus
▶ Der N. glossopharyngeus (IX), der N. vagus (X) und der N. accessorius (XI) am Foramen jugulare
▶ Der N. hypoglossus (XII) am Canalis nervi hypoglossi

Der N. petrosus major kann beeinträchtigt werden: Er zieht im Sulcus n. petrosi majoris zum Foramen lacerum, einer Öffnung in der Synchondrosis sphenopetrosa. Insbesondere beim „vertical strain" kann dieser Nerv, ein parasympathischer Ast des Fazialisnerven, abnormen Spannungen ausgesetzt sein. Nach *Upledger* kann eine Störung des N. petrosus superficialis major an diesem Foramen die Durchblutung im Lobus occipalis beeinträchtigen.

Bewegungsstörungen und Zittern: Diese können durch Störung der Versorgung und der Drainage der Basalganglien verursacht werden. Die Basalganglien werden durch den Sinus cavernosus und den Sinus rectus drainiert, Strukturen, die direkt mit dem Keilbein, dem Hinterhaupt und dem Tentorium verbunden sind.

Das Mittelhirn und jede Verbindung zwischen Rückenmark und Hirnrinde müssen durch die Öffnung des Tentoriums oberhalb der SSB verlaufen. Bei Torsionen und Seitneigungsdysfunktionen können diese Strukturen gestört werden.

Der Aquaeduct kann bei Torsion verdreht und bei Seitneigungsdysfunktion geknickt werden mit der Folge eines Hydrocephalus.

Das Foramen interventriculare kann blockiert werden, mit der Folge eines Hydrocephalus.

Der Hypothalamus kann bei Seitneigungsdysfunktion der SSB gestört werden.

Die Funktion der **Hypophyse** kann gestört werden: Sie hat ihren Sitz in der Sella turcica des Keilbeins und ist die Zentralstelle der humoralen Regelung. Veränderung der feinen Beweglichkeit des Keilbeins beeinflusst die Funktion der Hypophyse. Die Öffnung im Diaphragma sellae für den Hypophysenstiel vergrößert sich in der Inspirationsphase der SSB und verkleinert sich in der Exspirationsphase, sodass bei abnormen Spannungszuständen des Diaphragma sellae die Hypophyse gestört werden kann. Außerdem kann die Hypophyse über die Spannung an den Wänden des Sinus cavernosus beeinträchtigt werden.

Die Hirnrindenzentren können beeinträchtigt werden: Der große Keilbeinflügel kann den Geschmack, Geruchs- und Gehörsinn, der kleine Keilbeinflügel das Sprachzentrum beeinträchtigen.

Die Orbita kann sich in ihrer Größe leicht verändern, und durch Restriktion der feinen Beweglichkeit und Lage des Keilbeins können die Augenmuskeln beeinträchtigt werden.

Venöser Abfluss des Gehirns. Er kann gestört werden durch abnorme Spannungen in den Duralmembranen und durch Veränderungen am Foramen jugulare, an dem 95 % des gesamten venösen Blutes den Schädel verlassen. Die Folge sind Fluktuationsstörungen des LCS.

Alle Strukturen, die mit dem Hinterhaupt verbunden sind, können gestört werden.

Tabelle 21.2: Dysfunktion der SSB und Blutfluss

Dysfunktion der SSB	**Blutfluss**
Torsion und Seitneigung	▶ Zunahme auf der Seite der Konvexität
	▶ Gegenüberliegend: Abnahme um 15–20 % (wahrscheinlich durch Spannung der A. carotis und A. vertebralis)
Flexion	▶ Verminderung im vertebrobasilaren Bereich (A. basilaris)
Seitneigung, Rotation und Torsion	▶ Kompression der Kondylen mit Verminderung auf Seite der Seitneigung
	▶ Torsionen: Verminderung entlang der A. carotis interna
	▶ auf Seite der Dysfunktion
	▶ Bei reiner Seitneigung ohne Rotation keine Blutflussminderung
Extension	▶ Zunahme in Aa. vertebrales
Superior und inferior vertical strain	▶ Verminderung in Aa. supratrochleares und im Circulus arteriosus cerebri

Torsionen führen zu einer Verdrehung der Falx cerebri aufgrund ihrer Anheftung anterior am Stirn- und posterior am Hinterhauptbein. Anterior entfernt sich die Falx vom kranialen großen Keilbeinflügel, posterior nähert sie sich der Seite dieses Keilbeinflügels bzw. dem erniedrigten Hinterhaupt an. Das Tentorium cerebelli bewegt sich nach kaudal auf der Seite des erniedrigten Hinterhaupts und nach kranial auf der gegenüberliegenden Seite. Die Dura mater spinalis bewegt sich nach kaudal auf der Seite des erniedrigten Hinterhaupts.

Seitneigungs-Rotationsdysfunktionen führen zu einer Neigung der Falx cerebri zur konvexen Seite, d. h. zur Seite der Dysfunktion. Das Tentorium neigt sich ebenfalls zur konvexen Seite. Die Dura mater spinalis bewegt sich nach kaudal auf der Seite des kaudalen Hinterhaupts.

Diese abnormen Spannungen der intrakranialen und extrakranialen Duralmembranen verursachen Störungen in der Drainage der venösen Abflüsse und der Plexi choroidei sowie in den durch die Dura umhüllten und begleiteten Hirnnerven.

Anzumerken ist, dass sich nach kranialer und zervikaler Behandlung die Hämodynamik anhand Doppler-Sonographie in 75 % der Fälle normalisiert. Veränderung der Hämodynamik anhand palpatorischer, Doppler-Sonographie, Röntgen- und CT-Untersuchungen bei Kindern mit kranialen Dysfunktionen nach *Andrianov* und *Bespala*[6].

Quadranteneinteilung *(Abb. 21.41)*

Zur besseren Übersicht der Auswirkungen von Dysfunktionen der SSB auf das Kranium kann der Schädel in Quadranten eingeteilt werden. Die vorderen zwei Quadranten entsprechen den linken und rechten vorderen Schädel- und Gesichtsknochen. Diese werden vom Keilbein beeinflusst.

Die hinteren beiden Quadranten entsprechen den linken und rechten hinteren Schädel- und Unterkieferknochen. Diese Knochen werden vom Hinterhaupt beeinflusst.

Als Anhaltspunkt für die Einteilung in Außen- oder Innenrotation kann man sich an der relativen Position des hinteren Sphenoids und des hinteren Teils des Okziput-Anteils orientieren.

In Flexion befindet sich das Hinterteil des Sphenoids superior und das Hinterteil des Okziputs inferior; die peripheren Schädelknochen/Knochenteile sind in Außenrotation.

In Extension befindet sich das Hinterteil des Sphenoids inferior und das Hinterteil des Okziputs superior, so sind die peripheren Schädelknochen/Knochenteile in Innenrotation.

In Torsion rechts befinden sich das rechte Hinterteil des Sphenoids in Superiorität und das rechte Hinterteil des Okziputs inferior.

Auf der linken Seite verhalten sich die Knochen genau umgekehrt. Folglich sind die rechten Schädelquadranten in Außenrotation und die linken in Innenrotation.

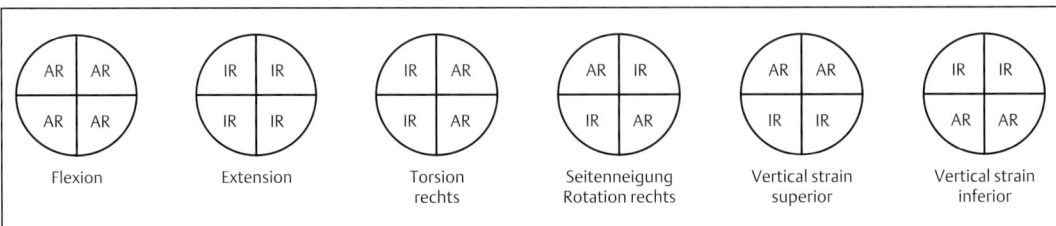

21.41 Quadranteneinteilung bei den SSB-Dysfunktionen nach Magoun

In der Seitneigung-Rotation rechts befindet sich der rechte hintere Teil des Sphenoids inferior und der rechte hintere Teil des Okziputs inferior. Folglich ist der rechte vordere Quadrant in Innenrotation und der rechte hintere Quadrant in Außenrotation.

Auf der linken Seite befindet sich der vordere Quadrant in Außenrotation und der hintere Quadrant in Innenrotation.

Im superioren „vertical strain" mit dem Sphenoid in Flexion befindet sich der hintere Teil des Sphenoids und der hintere Teil des Okziputs in Superiorität. Folglich sind die vorderen Quadranten in Außenrotation und die hinteren Quadranten in Innenrotation.

Entsprechend umgekehrt verhält es sich im inferioren „vertical strain" mit dem Sphenoid in Extension. Im „lateral strain", ebenso wie bei der Kompression, sind die Quadranten nicht im Sinne einer Außen- oder Innenrotation verändert.

Die Betrachtung der Dysfunktionen der Schädelbasis entsprechend der Quadranteneinteilung ist nur eine mechanische Annäherung an die wirklichen Veränderungen. Am ehesten entspricht diese bei der reinen Flexions- und Extensionsdysfunktion der Wirklichkeit.

Zudem ist es ohne weiteres möglich, dass die Quadranteneinteilung nicht in der beschriebenen Weise anzutreffen ist. Ein Beispiel: Normalerweise organisiert sich bei einer Torsion rechts der hintere rechte Quadrant in Außenrotation. Sind allerdings zudem Fixationen im Bereich der rechten Sutura occipitomastoidea oder der Sutura petrojugularis vorhanden, sodass das Schläfenbein sich nicht mehr gegenüber dem Hinterhauptbein bewegen kann, wird sich der hintere rechte Quadrant in Innenrotation fixieren.

Ein anderes Beispiel: Die rechte Ala major bewegt sich bei einer Seitneigung-Rotation rechts nicht in einer reinen Innenrotation, sondern passt sich an das Schläfenbein an. Dieses Schläfenbein wiederum befindet sich auch nicht in einer reinen Außenrotation, sondern vermittelt zwischen dem sich in relativer Außenrotation befindenden rechten Hinterhaupt und der sich in relativer Innenrotation befindenden rechten Ala major. Der Schädel mit all seinen Strukturen zeigt ein typisches Spannungsmuster einer Seitneigung-Rotation-rechts-Dysfunktion.

Auch gibt es einige Differenzen bei der Beurteilung der Torsion und Seitneigungs-Rotationsdysfunktion in Bezug auf die Quadranteneinteilung. *Busquet*[4] kam aufgrund der Betrachtung der osteoartikulären Kinematik der Schädelknochen ebenso wie *Chauffour*[5] aufgrund der Betrachtung der faszialen Kinematik in Bezug auf die Schädelbasis zu einer umgekehrten Beurteilung der Quadranteneinteilung in der Torsions- und Seitneigungs-Rotationsdysfunktion. Nach ihnen verhalten sich die homolateralen Quadranten in der Torsion entgegengesetzt zueinander, während sich in der SeitneigungsRotationsdysfunktion die rechten und die linken Quadranten voneinander unterscheiden.

Fasziale und muskuläre Einflüsse bei SSB-Dysfunktionen

(s. auch S. 463 ff. und S. 476 ff.)

Die folgende Darstellung soll nur einen Eindruck geben von den vielfältigen faszialen Einflussmöglichkeiten auf die SSB. Sie ist weder vollständig noch werden die Einflüsse aus anderen Körperbereichen wie den unteren Extremitäten, des Beckenbodens, der Viszera oder des Zwerchfells beschrieben.

Flexionsdysfunktion

Bilaterale Zugspannung der anterioren superficialen Halsfaszien

▶ Erhöhte Spannung des vorderen Teils der Lamina cervicalis superficialis, der Fascia masseterica, parotidea und temporalis
▶ Diese Tonuserhöhung führt zur Vorwärtsneigung des Schädels/Okziputs auf dem Atlas
▶ Die Fasern der genannten Faszien haben ihren Ansatz an den Schläfen-, Scheitel- und Jochbeinen sowie an Stirnbein und Unterkiefer
Durch den kaudalwärts gerichteten Zug werden diese Schädelknochen in die Außenrotation geführt
▶ Das Keilbein und die übrigen unpaarigen Schädelknochen werden durch die genannten Knochen in die Flexion fixiert. (Das Hinterhauptbein wird über die Außenrotation des Scheitel- und Schläfenbeins in die Flexion geführt.)

Bilaterale Zugspannung der posterioren superficialen Halsfaszien

▶ Erhöhte Spannung des hinteren Teils der Lamina cervicalis superficialis, insbesondere der Faszie des M. trapezius
▶ Diese Tonuserhöhung führt zur Rückwärtsneigung des Schädels/Okziputs auf dem Atlas. Das entspricht der kraniosakralen Flexion des Okziputs.
▶ Die Flexion des Okziputs bringt die Schläfen- und Scheitelbeine in die Außenrotation
▶ Das Keilbein wird über die Außenrotation der paarigen Schädelknochen in die Flexion geführt

Bilateraler Hypertonus der folgenden Muskeln

▶ M. rectus capitis posterior minor und major
▶ M. obliquus capitis superior
▶ M. semispinalis capitis
▶ M. trapezius

Extensionsdysfunktion

▶ Hypertonus der Fascia buccopharyngea und der viszeralen Loge sowie der Lamina praevertebralis fasciae cervicalis führt zu einem kaudalwärts gerichteten Zug am Tuberculum pharyngeum. Dadurch wird die SSB in die Extension gebracht, die wiederum die peripheren Schädelknochen in die Innenrotation führt
▶ Bilateraler Hypertonus des M. longus capitis und des M. rectus capitis anterior

Torsion *(z. B. rechts)*

Unilaterale Zugspannung der anterioren superficialen Halsfaszien links und der posterioren superficialen Halsfaszien rechts

▶ Links: Erhöhte Spannung des unilateralen vorderen Teils der Lamina cervicalis superficialis, der Fascia masseterica, parotidea und temporalis
▶ Rechts: Unilaterale Zugspannung der Faszie des M. trapezius

Unilateraler Hypertonus der folgenden Muskeln

▶ M. longus capitis
▶ M. rectus capitis anterior
▶ M. rectus capitis lateralis
▶ M. rectus capitis posterior major
▶ M. semispinalis capitis
▶ M. trapezius

Lateralflexion-Rotation (LFR)

Unilaterale Zugspannung der anterioren und posterioren superficialen Halsfaszien der gleichen Seite:

> ▶ Erhöhte Spannung des vorderen Teils der Lamina cervicalis superficialis, der Fascia masseterica, parotidea, temporalis und der Faszie des M. trapezius

Unilateraler Hypertonus der folgenden Muskeln:

> ▶ M. obliquus capitis superior

„Superior vertical strain", Os sphenoidale in Flexion

Sehr starke bilaterale Zugspannung der anterioren superficialen Halsfaszien

> ▶ Stark erhöhte Spannung des vorderen Teils der Lamina cervicalis superficialis, der Fascia masseterica und parotidea
> ▶ Diese Tonuserhöhung führt zu einer verstärkten Außenrotation der Scheitel- und Jochbeine sowie des Stirnbeins und des Unterkiefers
> ▶ Das wiederum führt zu einer verstärkten Flexion des Keilbeins
> ▶ Auch die Vorwärtsneigung des Okziputs auf dem Atlas wird so stark erhöht, dass das Okziput auf dem Atlas in dieser Stellung fixiert wird. Diese Stellung des Okziputs auf dem Atlas entspricht einer kraniosakralen Extension des Okziputs
> ▶ Während sich das Keilbein in Flexion befindet, ist das Okziput relativ dazu in Extension: „Superior vertical strain"

„Inferior vertical strain", Os sphenoidale in Extension

Sehr starke bilaterale Zugspannung der posterioren superficialen Halsfaszien

> ▶ Eine stark erhöhte Spannung des hinteren Teils der Lamina cervicalis superficialis, insbesondere der Faszie des M. trapezius
> ▶ Diese kann zu einer Fixierung des Okziputs in Rückwärtsneigung auf dem Atlas führen. Das entspricht einer kraniosakralen Flexion des Okziputs

Tabellen zu Flexion, Torsion und Lateralflexion – Rotation der SSB

Tabelle 21.3: Flexion der Synchondrosis sphenooccipitalis (SSB)

Struktur	Bewegungsrichtung	Bemerkungen
Achse	Zwei transversale Achsen a) Durch das Corpus sphenoidalis vor der Sella turcica b) Oberhalb des Foramen magnum auf Höhe des Processus jugularis	
SSB	▶ Nach superior	
Os occipitale • Pars basilaris • Foramen magnum • Pars condylaris • Oberer Winkel, Lambda • Lateraler Winkel, Asterion • Margo mastoidea	 ▶ Nach anterior-superior ▶ Erhöht, anterior mehr als ▶ posterior ▶ Nach anterior ▶ Nach posterior-inferior ▶ Nach inferior-lateral ▶ Nach anterior und lateral	Das Os occipitale bewegt das Os temporale und das Os parietale
Os sphenoidale • Ala major • Margo petrosus • Margo squamosus: Unterhalb der SSP, nach innen gerichteter Rand • Oberhalb des SSP, nach außen gerichteter Rand • Margo parietale, nach innen gerichteter Rand • Margo zygomaticus • Margo frontalis, die L-förmige Gelenkfläche	 ▶ Nach anterior inferior lateral ▶ Nach superior ▶ Nach superior ▶ Nach anterior und leicht nach lateral ▶ Nach anterior und leicht nach lateral ▶ Nach anterior und leicht nach inferior ▶ Nach anterior und leicht nach inferior-lateral	 Der Margo squamosus, unterhalb des sphenosquamösen Pivotpunktes, hat seinen größten Ausschlag am unteren hinteren Teil der Sutura sphenosquamosa. Die langen Arme der Gelenkverbindung divergieren posterior, um die unteren Stirnbeinwinkel nach lateral zu bewegen und so die Incisura ethmoidalis zu weiten.
• Facies orbitalis • Facies temporalis • Facies infratemporalis • Ala minor: Facies orbitalis	▶ Nach anterior und leicht nach inferior ▶ Nach lateral; Fossa temporalis verkleinert ▶ Nach posterior ▶ Nach anterior	Die Orbita verkürzt sich und der Bulbus wölbt sich nach anterior vor. Die Facies orbitalis bewegt das Foramen opticum und die Fissura orbitalis nach superior und überträgt Spannungen an den Wänden des Sinus cavernosus.

SSP = Sphenosquamöser Pivotpunkt (Wechsel der Suturenränder)

Struktur	Bewegungsrichtung	Bemerkungen
Anterior-mediale Fläche, Verbindung zum Os frontale mit nach oben gerichtetem Rand Laterale Fläche der Ala minor ● Corpus, hinterer Teil ● Sella turcica Corpus, vorderer Teil Spina ethmoidalis mit Lamina cribrosa	▶ Nach anterior-inferior und lateral ▶ Nach anterior und relativ nach lateral ▶ Nach superior ▶ Nach anterior-superior ▶ Nach inferior ▶ Nach inferior	Die anterior-mediale Fläche der Ala minor gleitet unter dem Os frontale.
Crista sphenoidalis mit Lamina perpendicularis Rostrum Fissura orbitalis superior Foramen opticum Fissura orbitalis inferior Processus pterygoideus	▶ Nach inferior ▶ Posterior-inferior ▶ Vergrößert ▶ Vergrößert ▶ Vergrößert ▶ Nach inferior-lateral und posterior	Der „Cranio Rhythmic Impulse" (CRI) hat eine Pumpwirkung auf die Augen Der Processus pterygoideus führt eine Gleitbewegung mit dem Processus pyramidalis des Os palatinum aus.
Os ethmoidale ● Spitze der Crista galli ● Lamina cribrosa: Vorderer Teil Hinterer Teil ● Lamina perpendicularis Vorderer Teil Hinterer Teil	▶ Nach posterior-superior mit der Falx ▶ Nach superior ▶ Nach posterior-inferior ▶ Nach superior ▶ Nach inferior	Der vordere Teil der Lamina perpendicularis bewegt sich mit der Spina nasalis des Os frontale, der hintere Teil folgt dem vorderen Os sphenoidale.
● Labyrinthus ethmoidalis (lateral)	▶ Außenrotation	Die lateralen Teile des Labyrinths öffnen durch ihre Außenrotation die Nasenhöhlen.
Vomer	a) Hinten: Nach posterior-inferior b) Vorne: Erhöht sich leicht	Der Vomer fördert die Zirkulation des sphenoidalen Sinus und ermöglicht die Ausdehnung des Corpus ossis sphenoidalis.
Os frontale ● Incisura ethmoidalis ● Winkel der Sutura frontozygomatica Sutura coronalis **Orbita**	▶ Verbreitet sich posterior und senkt sich ▶ Vergrößert sich ▶ Erniedrigt an Bregma, anterior-medial an Pterion ▶ Vergrößert	Die Glabella bewegt sich mit der Crista galli nach posterior-superior und wird durch die Falx und das Os sphenoidale beeinflusst.

Struktur	Bewegungsrichtung	Bemerkungen
Os temporale • Margo superior partis • petrosae • Petrobasilare Zone • Spitze des Processus mastoideus	▶ Nach anterior-lateral ▶ Nach superior ▶ Nach posterior medial	Die petrobasilare Zone erhöht sich zusammen mit der Apex partis petrosae, rotiert nach außen und entfernt sich von der ansteigenden Pars basilaris des Os occipitalis (s. auch S. 157, S. 268). Die Margo parietalis der Squama bewegt sich nach anterior lateral.
• Pars mastoidea	▶ Nach anterior-lateral	Während das Os temporale nach außen rotiert, bewegt sich der konvexe hintere Rand der Pars mastoidea nach posterior-superior. Während das Os occipitale sich in die Flexion bewegt, rotiert der konkave Margo mastoideus des Hinterhaupts nach anterior-inferior. Die beiden Gelenkflächen gleiten also in genau entgegengesetzter Richtung. Die Sutura occipitomastoidea schließt sich. Die umgekehrte Bewegung geschieht am Processus jugularis des Hinterhaupts und der jugulären Gelenkfläche des Schläfenbeins.
• Fossa mandibularis	▶ Nach posterior-medial	Durch die Bewegung der Fossa mandibularis nach posterior wird die Mandibula nach posterior verschoben. Der Processus zygomatici mit nach außen gerichteter Gelenkfläche bewegt sich mit dem Processus temporalis des Jochbeins nach anterior-lateral.
Os parietale • Angulus mastoideus • Margo squamosus • Margo frontalis • Margo sagittalis • Margo occipitalis	▶ Nach anterior-lateral ▶ Nach anterior-lateral a) Außen: Nach anterior-lateral b) Innen: nach inferior ▶ Flacht sich ab ▶ Gleitet leicht auseinander	Das Os parietale wird vom Os occipitale und Os temporale bewegt. Die Sutura sagittalis spreizt sich posterior stärker als anterior, da hinten die Zähne der Gelenkflächen größer werden als vorne.
Maxilla • Processus frontalis, posterior	▶ Nach lateral (schräg)	Die Maxilla wird über die Ossa palatina vom Os sphenoidale kontrolliert, nach Busquet auch vom Vomer und den Ossa temporalia. Die Sutura intermaxillaris, eine mediane Naht, anterior zwischen linkem und rechtem Oberkieferknochen, bewegt sich nach posterior.
• Processus palatinus • Processus alveolaris	▶ Nach inferior ▶ Verbreitet sich nach lateral (hinten stärker als vorne)	Die Sutura palatina mediana bewegt sich nach posterior-inferior. Der Processus palatinus horizontalisiert sich. Die Maxilla senkt zusammen mit dem Os palatinum und dem Vomer das Gaumendach.

Struktur	Bewegungsrichtung	Bemerkungen
• Processus zygomatici	▶ Nach anterior-superior	Der Processus zygomatici an der Sutura zygomaticomaxillaris torquiert leicht. Ein Teil von ihm folgt dem Os zygomaticum, der andere Teil dem übrigen Oberkieferknochen.
Os palatinum		Das Os palatinum wird vom Os sphenoidale kontrolliert.
• Processus orbitalis • Lamina horizontalis	▶ Nach inferior ▶ Nach posterior-inferior	Der Processus orbitalis reguliert die Spannung des N. infraorbitalis während der Flexions- und Extensionsbewegungen und übt einen Drainageeffekt auf diesen Nerven aus.
• Processus pyramidalis, posteriorer Rand	▶ Nach lateral	Der Processus pyramidalis wirkt als Bremse bei der Übertragung der Bewegung des Os sphenoidale auf die Maxilla. In der Gelenkfläche des Processus pterygoideus bewegt er sich in einer pendelartigen Gleitbewegung, die es ihm ermöglicht, sich weniger als das Os sphenoidale zu bewegen.
Os zygomaticum		Das Os zygomaticum wird vom Os sphenoidale bewegt. Es wirkt als Puffer zwischen den Bewegungen des Os sphenoidale, des Os temporale und der Maxilla. Die pumpende Einwirkung des Os zygomaticus auf die Maxilla fördert die Drainage des Sinus maxillaris.
• Facies orbitalis	▶ Nach anterior und leicht nach inferior	Durch die anterior-inferiore Bewegung der Facies orbitalis wird der Durchmesser der Orbita vergrößert.
• Processus frontalis • Processus temporalis	▶ Nach anterior ▶ Nach inferior, lateral und leicht nach anterior	Die Facies orbitalis wird unter dem Einfluss der Ala major bewegt. Der Processus temporalis passt sich an die anterior-laterale Bewegung des Processus zygomatici des Os temporale an. Der Processus maxillaris des Jochbeins bewegt sich nach oben in den Orbitaboden und ist dadurch mit an der Erweiterung der Orbita beteiligt.

Reziproke Spannungsmembran
• Falx
   An der Crista galli
 	
• Tentorium cerebelli
   An Processi clinoidei posteriores
   An Margo superior Pars petrosae
• Sinus rectus
• Dura mater spinalis
	▶ Senkt sich
	▶ Nach posterior und leicht nach superior
	▶ Senkt sich
	▶ Steigen an
	
	▶ Nach superior-anterior-lateral
	▶ Leicht nach anterior
	▶ Nach superior, vorne stärker als hinten	

Tabelle 21.4: Torsion der SSB (Beschreibung der Seite, an der die Ala major erhöht ist; auf der Seite der erniedrigten Ala major finden sich genau entgegengesetzte Zeichen!)

Struktur	Bewegungsrichtung	Bemerkungen
Achse	▸ Anterior-posteriore Achse, durch die Mitte der SSB	
SSB	▸ Sphenoid. superior ▸ Okziput: inferior	Torsion bezeichnet eine gegensinnige Rotation des Os occipitale und des Os sphenoidale.
Os occipitale • Pars basilaris • Foramen magnum • Pars condylaris • Oberer Winkel, Lambda • Lateraler Winkel, Asterion • Margo mastoidea	 ▸ Nach inferior ▸ Nach inferior ▸ Nach inferior ▸ Nach inferior, lateral ▸ Nach inferior-lateral ▸ Nach inferior-anterior	

Os sphenoidale
• Ala major
• Margo petrosus
• Margo squamosus
  Unterhalb der SSP, nach innen gerichteter Rand
  Oberhalb der SSP, nach außen gerichteter Rand
• Margo parietalis, nach innen gerichteter Rand
• Margo zygomaticus
	
	▸ Nach superior, Außenrotation
	▸ Außenrotation
	
	▸ Annäherung an das Os temporale
	▸ Entfernung vom Os temporale
	▸ Annäherung an das Os parietale
	▸ Nach superior
		Dadurch wird die Sutura sphenoparietale komprimiert.
		
		Indem sich der Margo zygomaticus nach oben bewegt, rotiert das Os zygomaticum nach außen, mit der Folge einer vergrößerten Orbita auf dieser Seite.

• Margo frontalis, L-förmige Gelenkfläche	▸ Nach superior und leicht nach medial	Aufgrund der Außenrotation der Ala major befindet sich die Gelenkfläche in Beziehung zum Corpus ossis sphenoidalis leicht in Anteriorität.

• Facies orbitalis
• Facies temporalis
• Facies infratemporalis
• Ala minor
  Facies orbitalis
  Anterior-mediale Fläche, Verbindung zum Os frontale mit nach oben gerichtetem Rand
  Laterale Fläche der Ala minor
  Corpus, hinterer Teil
  Sella turcica
  Corpus, vorderer Teil
  Spina ethmoidalis mit Lamina cribrosa
  Crista sphenoidalis mit Lamina perpendicularis
	▸ Nach superior
	▸ Nach superior
	▸ Nach superior
	▸ Nach superior
	▸ Nach superior
	
	▸ Nach superior
	
	▸ Nach superior
	▸ Nach superior
	▸ Nach superior
	▸ Nach superior
	
	▸ Nach superior
	
	▸ Zur erniedrigten Ala major geneigt	

Struktur	Bewegungsrichtung	Bemerkungen
Rostrum Fissura orbitalis superior Foramen opticum Fissura orbitalis inferior Processus pterygoideus	▶ Zur erniedr. Ala major geneigt ▶ Vergrößert sich ▶ Vergrößert sich ▶ Vergrößert sich ▶ Nach superior und lateral	Die Fissura orbitalis inferior vergrößert sich auf der Seite der erhöhten Ala major, da die Ala major sich durch die superiore Bewegung von der Maxilla entfernt.

Os ethmoidale
● Spitze der Crista galli
● Lamina cribrosa
   Vorderer Teil
   Hinterer Teil
● Lamina perpendicularis
   Vorderer Teil
   Hinterer Teil
● Labyrinthus ethmoidalis (lateral)
	
	▶ Zur erniedr. Ala major geneigt
	
	▶ Nach superior
	▶ Nach superior
	
	▶ Zur erniedr. Ala major geneigt
	▶ Zur erniedr. Ala major geneigt
	▶ Nach superior	

Vomer	▶ Zur erniedr. Ala major geneigt	Das erhöhte Os ethmoidale auf der Seite der erhöhten Ala major erleichtert die Nasenatmung dieser Seite.
Os frontale ● Incisura ethmoidalis ● Winkel der Sutura frontozygomatica ● Sutura coronalis	 ▶ Vergrößert sich ▶ Vergrößert sich ▶ Nach anterior	Durch die Außenrotation des Os parietale wird die Sutura coronalis nach anterior verschoben.
Orbita	▶ Vergrößert	
Os temporale ● Margo superior partis petrosae ● Petrobasilare Zone ● Spitze des Processus mastoideus ● Pars mastoidea ● Fossa mandibularis	 ▶ Nach anterior lateral ▶ Nach inferior ▶ Nach posterior-medial ▶ Nach anterior-lateral ▶ Nach posterior-medial	Die Synchondrosis petrooccipitalis senkt sich mit der Pars basilaris des Os occipitale (im Gegensatz zur Flexion). ... sodass sich die Mandibula auf der Seite der erhöhten Ala major nach posterior verschiebt.
Os parietale ● Angulus mastoideus ● Margo squamosus ● Margo frontalis ● Margo sagittalis ● Margo occipitalis	 ▶ Vorwölbung ▶ Vorwölbung ▶ Nach anterior ▶ Anteriorer Teil zur Gegenseite, posteriorer Teil zur Seite der erhöhten Ala major ▶ Vorwölbung	Durch die Außenrotation des Os parietale.
Maxilla ● Processus frontalis, posterior ● Processus palatinus ● Processus alveolaris ● Processus zygomatici	 ▶ Schräg nach lateral ▶ Nach inferior ▶ Verbreitet sich nach lateral ▶ Nach superior	Die Maxilla wird über die Ossa palatina vom Os sphenoidale kontrolliert, nach Busquet auch vom Vomer und den Ossa temporalia.

Struktur	Bewegungsrichtung	Bemerkungen
Os palatinum • Processus orbitalis • Lamina horizontalis • Processus pyramidalis, post. Rand	▶ Nach superior ▶ Nach posterior-inferior ▶ Nach lateral-superior	Das Os palatinum wird vom Os sphenoidale kontrolliert. Der Processus pyramidalis bewegt sich zusammen mit dem Processus pterygoideus nach lateral-superior.
Os zygomaticum • Facies orbitalis • Processus frontalis • Processus temporalis	▶ Außenrotation	Das Os zygomaticum rotiert nach außen, da sich die Sutura sphenozygomatica hinter der Rotationsachse befindet. Dadurch weitet sich die Orbita.

Reziproke Spannungsmembran
• Falx
  An der Crista galli
 	
• Tentorium cerebelli
  An Processi clinoidei posteriores
  An Margo superior pars petrosae
• Sinus rectus
 	
• Dura mater spinalis
	▶ Neigung zur erniedrigten Ala major
	
	▶ Nach superior
	
	▶ Nach inferior
	
	▶ Nach inferior
		Posterior neigt sie sich, aufgrund ihrer Anheftung am Os occipitale und Os temporale, zur Seite der hochstehenden Ala major. Die Folge ist eine Torsion der Falx.
		
		Das Tentorium neigt sich hinten zur Seite des erniedrigten Os occipitale.
		
		Die Dura mater spinalis senkt sich leicht auf der Seite der erniedrigten Os occipitale (= Ala major superior). Die Folge kann eine leichte Inferiorität des Os sacrale auf der Seite des erniedrigten Os occipitale sein.

Tabelle 21.5: Lateralflexion-Rotation (LFR) der SSB (Beschreibung der Zeichen auf der konvexen Seite [Ala major und Okziput erniedrigt]. Auf der entgegengesetzten Seite sind die Zeichen genau umgekehrt).

Struktur	Bewegungsrichtung	Bemerkungen
Achse	a) Eine anterior-posteriore Achse (Nasion-Opisthion) b) Zwei vertikale Achsen durch Os sphenoidale und Os occipitale	An den zwei vertikalen Achsen vollzieht sich die Lateralflexion der Synchondrosis sphenooccipitalis (SSB). An der anterior-posterioren Achse vollzieht sich die Rotation der SSB. Auf der erniedrigten Seite entsteht eine Konvexität, auf der erhöhten Seite eine Konkavität. Lateralflexion-Rotation rechts (LFR re.) = Seitneigung links und Rotation rechts mit Konvexität rechts. Lateralflexion-Rotation links (LFR li.) = Seitneigung rechts und Rotation links mit Konvexität links.
SSB	▶ Divergent und nach inferior	

Struktur	Bewegungsrichtung	Bemerkungen
Os occipitale • Pars basilaris • Foramen magnum • Pars condylaris • Oberer Winkel, Lambda • Lateraler Winkel, Asterion • Margo mastoidea	▶ Nach posterior und inferior ▶ Nach posterior und inferior ▶ Nach posterior und inferior ▶ Hervorwölbung ▶ Hervorwölbung ▶ Nach posterior-inferior	
Os sphenoidale • Ala major • Margo petrosus	▶ Nach anterior-inferior ▶ Nach inferior, Suturenspreizung	
• Margo squamosus, Unterhalb der SSP, nach innen gerichteter Rand Oberhalb der SSP, nach außen gerichteter Rand	▶ Nach inferior ▶ Nach lateral und relativ nach posterior	
• Margo parietalis, nach innen gerichteter Rand	▶ Nach lateral und relativ posterior	Der Margo parietale nähert sich dem Os parietale an.
• Margo zygomaticus • Margo frontalis, L-förmige Gelenkfläche • Facies orbitalis	▶ Nach inferior und lateral ▶ Nach inferior und posterior ▶ Nach inferior und posterior	Die inferior-posteriore Bewegung des Margo frontalis ist in Relation zum Corpus ossis sphenoidalis und des Os frontale zu sehen. Ebenso sind die Bewegungen des Margo squamosus und des Margo parietalis in Relation zum Corpus ossis sphenoidalis zu verstehen.
• Facies temporalis • Facies infratemporalis	▶ Nach inferior und leicht nach posterior ▶ Nach inferior-medial und anterior	Durch die inferior-posteriore Bewegung der Facies temporalis ist die Einbuchtung der Fossa temporalis vermindert.
• Ala minor Facies orbitalis Anterior mediale Fläche, Verbindung zum Os frontale mit nach oben gerichtetem Rand Laterale Fläche der Ala minor	▶ Nach inferior-medial ▶ Nach medial ▶ Nach posterior	Die Facies orbitalis der Ala minor bewegt sich nach inferior-medial. Sie folgt dem hinteren Rand der Facies orbitalis des Stirnbeins. Das Foramen opticum ist nach medial verschoben. Etwas lateraler wird die vordere Oberfläche nach anterior verschoben. Die nicht mehr artikulierende laterale Extremität der Ala minor wird durch das am Processus clinoideus anterior anheftende Tentorium leicht nach posterior gezogen. Das kann zu einer Störung der A. cerebri media führen.
Corpus, hinterer Teil Sella turcica Corpus, vorderer Teil Spina ethmoidalis mit Lamina cribrosa	▶ Nach inferior und anterior ▶ Nach inferior und anterior ▶ Nach anterior und inferior	Der hintere Teil des Corpus sphenoidalis senkt sich mit dem Os occipitale auf der konvexen Seite. Die Folge ist ein Zug auf den Sinus cavernosus, auf die III., V. und VI. Hirnnerven und die A. carotis interna dieser Seite.

Struktur	Bewegungsrichtung	Bemerkungen
Crista sphenoidalis mit Lamina perpendicularis Rostrum: Fissura orbitalis superior Foramen opticum	▶ Vergrößert ▶ Verengung	Während die Ala minor sich nach inferior medial bewegt, bewegt sich die Ala major nach posterior-inferior, sodass sich die Fissura orbitalis superior weitet.
Fissura orbitalis inferior Processus pterygoideus	▶ Verengung ▶ Nach inferior-medial	Der maxilläre Rand der Ala major bewegt sich nach anterior, sodass sich die Fissura orbitalis inferior verengt. Die Folge ist eine verminderte okuläre Drainage.

Os ethmoidale
● Spitze der Crista galli
● Lamina cribrosa
   Vorderer Teil
   Hinterer Teil
● Lamina perpendicularis
   Vorderer Teil
   Hinterer Teil
● Labyrinthus ethmoidalis (lateral)
	▶ Seitneigung
	▶ Komprimiert auf dieser Seite
	
	▶ Bewegt sich zur gegenüberliegenden Seite	

Vomer	▶ Bewegt sich zur gegenüberliegenden Seite	
Os frontale		Das Os frontale bewegt sich relativ nach anterior. Dies führt zu einer Verlängerung des Schädels auf dieser Seite.
● Incisura ethmoidalis	▶ Nach medial	Die Incisura ethmoidalis bewegt sich in die Richtung der gegenüberliegenden Seite und verengt sich auf der konvexen Seite (= Ala major tief). Auf dieser Seite ist die Nasenatmung eingeschränkt.
● Winkel der Sutura frontozygomatica ● Sutura coronalis	▶ Vermindert sich ▶ Nach anterior, lateral ausgebuchtet	Der Winkel der Sutura sphenozygomatica vermindert sich durch die Innenrotation dieses Knochens.
Orbita	▶ Verkleinert	
Os temporale Margo superior partis petrosae	▶ Nach anterior-lateral	Der Margo superior partis petrosae rotiert nach anterior-lateral. Die Spitze bewegt sich nach kaudal und entfernt sich vom Os sphenoidale.

Struktur	Bewegungsrichtung	Bemerkungen
● Petrobasilare Zone ● Spitze des Processus mastoideus ● Pars mastoidea ● Fossa mandibularis	▶ Nach inferior-lateral ▶ Nach posterior-medial ▶ Nach anterior-lateral ▶ Nach posterior-medial	Die Pars basilaris des Hinterhaupts bewegt sich an der Sutur stärker nach posterior. Der Processus zygomatici bewegt sich nach inferior-lateral.
Os parietale ● Angulus mastoideus ● Margo squamosus ● Margo frontalis ● Margo sagittalis ● Margo occipitalis	▶ Wölbung nach lateral ▶ Wölbung nach lateral ▶ Nach superior und anterior-lateral (gering) ▶ Verschoben zur konvexen Seite ▶ An Lambda: Hervorstehend	
Maxilla ● Processus frontalis, ● posterior Processus palatinus ● Processus alveolaris ● Processus zygomatici	▶ Sagittalisiert sich ▶ Nach superior ▶ Vertikalisiert sich ▶ Nach inferior-medial	Die Organisation der Maxilla in Innenrotation wird insbesondere durch das halbseitige Os ethmoidale und das Os frontale verursacht. Die Sutura intermaxillaris neigt sich zur gegenüberliegenden Seite. Das Gaumendach steigt.
Os palatinum ● Processus orbitalis ● Lamina horizontalis ● Processus pyramidalis, ● posteriorer Rand	▶ Nach superior ▶ Nach inferior medial und leicht nach anterior	Der Processus pyramidalis folgt dem Processus pterygoideus des Keilbeins.
Os zygomaticum ● Facies orbitalis ● Processus frontalis ● Processus temporalis	▶ Innenrotation ▶ Nach medial, prominenter	Das Os zygomaticum rotiert nach innen. Die Orbita verengt sich.

Reziproke Spannungsmembran
● Falx
  An der Crista galli
● Tentorium cerebelli
  An Processi clinoidei posteriores
  An Margo superior pars petrosae
● Sinus rectus
● Dura mater spinalis
	▶ Neigung zur konvexen Seite
	
	▶ Neigung zur konvexen Seite
	
	▶ Neigung zur konvexen Seite
	▶ Neigung zur konvexen Seite
	▶ Nach inferior	

Quellenangaben:

1 Fryette, H. H.: Principles of Osteopathie technic. Academy of applied Osteopathy, California 954, S. 46.
2 Lanz, T., Wachsmuth, W.: Praktische Anatomie, Bd. 1, Teil A. Springer, Berlin 1985, S. 48.
3 Upledger, J. E., Vredevoogd, J. D.: Craniosacral therapy. Eastland Press, Seattle 1983, S. 92.
4 Busquet, L.: L'osteopathie cranienne. Maloine, Paris 1985, S. 59–70, 75–78.
5 Chauffour, P., Guillot, J. M.: Le lien mecanique osteopathique. Maloine, Paris 1985, S. 102 ff.
6 Persönliche Korrespondenz mit Andrianov, V., Bespala, N.: Research. Academy of Child's development. St. Petersburg, 1999, S. 2.
7 Schalkhaußer, A.: Schließung und Mobilität der Synchondrosis sphenooccipitalis. C.O.E., München (2000) 26–27.
8 Madeline, L. A., Elster, A. D.: Suture closure in the human chondroeranium. CT assessment. Radiolog. 196 (1995 b) 747–756.
9 Okamoto, K., Ito, J., Tokiguchi, S., Furusawa, T.: High resolution CT findings in the development of the sphenooccipital synchondrosis. AJNR AM J. Neuroradiol., 17 (1996) 117–120.
10 Ingervall, B., Thilander, B.: The human spheno-occipital synchondrosis. The time of closure appraised ameroscopieally. Acat. Odont. Scand. 30 (1972) 349–356.
11 Magoun, H. I.: Osteopathy in the Cranial Field. 3rd ed. Journal Printing Company, Kirksville 1976, S. 45.
12 Eser-Bindl, U.: Os sphenoidale und Os ethmoidale-Entwicklung, Verknöcherung und Frage nach der Möglichkeit einer Mobilität. Diplomarbeit 2002, COE.
13 Latkowski, B.: Die Rolle der Nasennebenhöhlen bei der Verteilung und Dämpfung einwirkender Gewalten. Monatsschr. Ohrenheilkd. Laryngorhinol. 101 (5)(1967) 218–222.
14 Liem, T.: Skoliosis capitis und frühkindliche Traumata. Stillpoint, 1999
15 Arbuckle, B. E.: Scoliosis capitis. JAOA 70 (1971) 559–564.
16 Schooley, T.: Fetal distortion: Origins of adult dysfunction. Osteopathic Annals 7(1)(1979) 45–48.
17 Persönliche Mitteilung Lalauze-Pol, R., Osteopathie Schule Deutschland, Hamburg, 4/2005.

Weitere Literaturhinweise:

Arbuckle, B.: Selected writings. American Academy of Osteopathy, Indianapolis 1994.
Arbuckle, B. E.: Through the cranial base. JAOA 48 (1949) 458–460.
Austin, J. J. M., Gooding, C. A.: Roentgenographic measurement of skull size in children. Radiology 99 (1971) 641–646.
Coffin, G. S.: Asymmetry of the human head: Clinical observations. Clin. Pediatr. 25 (1986) 230–232.
Greenman, P. E.: Roentgen findings in the craniosacral Mechanism. JAOA 70 (1970) 24.
Magoun, H. I.: Osteopathy in the cranial field. 3rd. ed. Journal Printing Company, Kirksville 1976.
Richard, R.: Lesions osteopathiques du Sacrum. Maloine, Paris 1978.
Sperber, G. H.: Embryologie des Kopfes. Quintessenz, Berlin 1992.
Sutherland, W. G.: Teachings in the science of osteopathy. Rudra Press 1991.
Wales, A. L.: Cranial diagnosis. J. Osteopath. Cranial Assoc, Cranial Academy, Meridian, Idaho (1948) 14–23.

„Es kann nicht genug betont werden, dass in der Palpation der Position und der Bewegung, ebenso wie in der Behandlung eine leichte Berührung und ein sanftes Umgehen grundlegend sind."
Harold I. Magoun

Palpation und Behandlung der Synchondrosis sphenooccipitalis (SSB)

Palpation der Inspirations- und Exspirationsphase

Die inhärenten Spannungen/Elastizitätseinschränkungen/Dysfunktionen an der SSB führen dazu, dass sich die Inspirations- und Exspirationsbewegungen an der SSB und eventuell am gesamten Schädel auf eine ganz bestimmte Art und Weise ausdrücken. Diese rhythmische Bewegung der primären Respiration wird je nach vorhandener Dysfunktion mehr oder weniger stark verändert und spiegelt die zu Grunde liegenden Gewebespannungen bzw. Elastizitäts-/Bewegungsverluste wieder.

- ▶ Der Therapeut folgt der In- und Exspirationsbewegung/-adaptation der SSB passiv, mit einer der beschriebenen Schädelhaltungen (siehe S. 405 ff.)
- ▶ Während der Inspirationsphase sollen sich die großen Keilbeinflügel und der untere Teil der Hinterhauptschuppe nach inferior-anterior bewegen
- ▶ Während der Exspirationsphase sollem sich die großen Keilbeinflügel und der untere Teil der Hinterhauptschuppe nach superior-posterior bewegen
- ▶ Die Amplitude der Flexions- und der Extensionsbewegung werden miteinander verglichen
- ▶ Eine ungleiche Amplitude oder andere wahrgenommene Bewegungen der beiden Knochen (Torsionen, Seitneigung-Rotationen, „vertical strain" usw.) während der Inspirations- und Exspirationsphase weisen auf eventuelle Dysfunktionen der SSB hin

Anmerkung: Durch eine leichte globale Kompression des Schädels wird das zu Grunde liegende Muster deutlicher erscheinen. Allerdings ist zu beachten, dass je mehr Druck und Kraft aufgewendet werden, desto eher der Untersucher die Reaktion des Organismus auf diese Kräfte testen wird. Diese Tests können im Einzelfall zur Verdeutlichung und Klärung des Befundes benutzt werden. Dem sollte stets ein nichtinvasives Zuhören vorausgehen, um das Wirken von innen heraus zu verstehen.

Bewegungstestung der SSB

- ▶ Die Bezeichnung der Dysfunktion richtet sich nach der Seite oder Richtung mit der größeren Bewegungsamplitude und Beweglichkeit
- ▶ Zwischen der Flexions- und Extensionsbewegung gibt es einen neutralen Punkt (= kurze Pause am Übergang von der Flexions- in die Extensionsbewegung)

Ausgehend vom neutralen Punkt gibt der Therapeut einen kurzen Impuls in die zu testende Richtung und begleitet das Gelenk anschließend passiv und aufmerksam in die jeweils zu testende Richtung:
in die Flexion und Extension
in die linke und rechte Torsion
in die linke und rechte Seitneigung

in die superiore und inferiore vertikale Bewegungsrichtung
in die linke und rechte Rotation
in die linke und rechte laterale Bewegungsrichtung
- ▶ Anschließend vergleicht er die Leichtigkeit der Bewegungen und die beiden jeweiligen Bewegungsausschläge miteinander. So kann er Asymmetrien feststellen und bewerten, in welche Richtung die Bewegung eingeschränkt ist bzw. in welche Richtung sie leichter und mit größerer Amplitude auszuführen ist
- ▶ Bei den ersten vier eher kompensatorisch auftretenden SSB-Dysfunktionen sollten die Bewegungstests und Normalisierungen im Einklang mit der primären Respiration begonnen werden, also zu Beginn der Inspirations- und Exspirationsphase
- ▶ Die Kompressionsdysfunktion lässt sich nicht mit einer reziproken Bewegungsrichtung vergleichen, sie vermindert die Beweglichkeit in allen Testungen an der SSB. Indem der Therapeut die Kompressions-Dekompressionsbewegung bei normal beweglicher SSB testet, diese Bewegung aufmerksam verfolgt und speichert, ist er später imstande, zu erkennen, wenn eine echte Kompression vorliegt

Während bei starken Kompressionen keinerlei Bewegung in der SSB wahrnehmbar ist, ist bei leichterer Kompression die Amplitude und Stärke der SSB-Bewegung mehr oder weniger deutlich vermindert. Bei Kompressionen aufgrund psychischer Genese soll zudem auch die Frequenz des CRL verändert sein.

Korrektur der SSB-Dysfunktion (siehe auch S. 371ff.)

Beschreibung der Palpationserfahrungen auf Höhe der SSB

Je genauer sich die palpatorische Erfahrung mit dem bestehenden Dysfunktionsmuster synchronisiert und sich seinen Qualitäten anpasst, desto weniger therapeutischer Krafteinsatz ist nötig und desto gezielter kann die Korrektur stattfinden. Im Folgenden wird am Beispiel einer superioren „vertical strain"-Dysfunktion eine phänomenologische Darstellung von qualitativen Palpationseindrücken beschrieben. **Beachte**: Die folgende Beschreibung bezieht sich besonders auf die Zeit vor der Ossifikation der SSB. Entsprechend lassen sich diese auch auf die Adaptionsfähigkeit einer ossifizierten Synchondrosis/Synostosis sphenobasilaris sowie weitere Körpergewebe übertragen.

Zunächst kann eine Phasenabhängigkeit der Dysfunktion bewertet werden. Das Muster eines superioren „vertical strain" kann palpatorisch deutlicher während der In- oder der Exspirationsphase oder in beiden Phasen auftreten. Die Bewegungseinschränkung bzw. das abnorme Spannungsmuster kann sich deutlicher am Os sphenoidale oder am Os occipitale oder an beiden Knochen bemerkbar machen.

So ergeben sich verschiedene Möglichkeiten eines superioren „vertical strain":
- in Inspirationsphase mit deutlicherem Befund am Os occipitale (Os occipitale verharrt deutlicher in Extension)
- in Exspirationsphase mit deutlicherem Befund am Os sphenoidale (Os sphenoidale verharrt deutlicher in Flexion)
- In In- und Exspirationsphase mit gleichmäßigem Befund beider Knochen (Os sphenoidale verharrt in Flexion, das Os occipitale verharrt in Extension)

Bei der palpatorischen Beurteilung der Bewegung sollte auch berücksichtigt werden, dass die abnorme Bewegungseinschränkung bzw. eingeschränkte Adaptionsfähigkeit auch von den klassisch dargestellten achsenorientierten Bewegungen abweichen kann. Dann können auch weitere Möglichkeiten auftreten:

- in Inspirationsphase mit deutlicherem Befund am Os sphenoidale
- in Inspirationsphase mit gleichmäßigem Befund beider Knochen
- in Exspirationsphase mit deutlicherem Befund am Os occipitale
- in Exspirationsphase mit gleichmäßigem Befund beider Knochen
- in In- und Exspirationsphase mit deutlicherem Befund am Os sphenoidale
- in In- und Exspirationsphase mit deutlicherem Befund am Os occipitale

Es kann auch beurteilt werden, ob eine Frequenzänderung stattfindet. Bei einem Erstpatienten ist es allerdings schwer zu beurteilen, ob sich die Frequenz der primären Respiration als Folge eines Trauma geändert hat.

Die palpatorische Wahrnehmung kann exemplarisch an einer superior „vertical strain"-Dysfunktion in Inspiration, die sich ähnlich einer Bewegung um die Flexions-Extensionsachse organisiert und einen deutlicheren Befund am Os occipitale zeigt, weiter differenziert werden:

Während der Inspiration bewegt sich das Os sphenoidale in Richtung Flexion. Auch das Os occipitale bewegt sich zunächst in die Flexionsrichtung, aber stoppt dann in seiner Bewegung früher als das Os sphenoidale. Das Os occipitale befindet sich dadurch in Relation zum Os sphenoidale in einer Extensionsposition. Der Moment, in dem eine Bewegungseinschränkung im Verlauf der Inspirationsphase des Os occipitale auftritt, ist wahrzunehmen. Auch die Wahrnehmung der Qualität dieses Stopps des Os occipitale im Verlauf der Flexionsbewegung ist von großer Bedeutung.

Tabelle 22.1: Fragen an das Gewebe

> Wie ist die Frequenz?
> Ist es vorwiegend eine knöcherne, membranöse oder fluide Dysfunktion?
> Ist eine der beteiligten Strukturen deutlicher betroffen?
> Wie verläuft die Bewegung bzw. die Adaptationsfähigkeit an eine gegebene Krafteinwirkung?
> In welcher Phase und zu welchem Zeitpunkt der Phase tritt die Dysfunktion in Erscheinung?
> (In diesem Beispiel: Zu welchem Zeitpunkt im Verlauf der Inspirationsphase findet dieser Stopp statt?)
> Ist es ein plötzlicher abrupter Stopp oder eine langsam zunehmende Bewegungshemmung?
> Wie ist die Art dieser Bewegungshemmung, ist es z.B. ein hartes oder ein weiches, ein metallisches oder eher ein hölzernes Gefühl?
> Wie ist die Amplitude der Bewegung?
> Finden weitere asymmetrische Bewegungen in der SSB während der Inspirations- oder Exspirationsphase statt? Und welche?
> Ist die Bewegungshemmung von anderer Stelle im Körper bzw. einer anderen Dysfunktion in Stand gehalten?
> Über welches Medium wirkt sich diese Dysfunktion auf die SSB aus? Muskulär, ligamentär, membranös, fluide...?
> Existiert ein gleichzeitig bestehendes Dysfunktionsmuster, das mehrere Strukturen miteinbezieht?
> Sind Kraftvektoren von ursprünglichen traumatischen Einflüssen wahrnehmbar?
> Ist es ein lokales, regionales oder globales Dysfunktionsmuster?

Diese Darstellung ist nicht abschließend. Sie dient als Inspiration dazu, in Kontakt, in Resonanz und in Synchronisation mit den anwesenden reaktiven und homöodynamischen spontanen Kräften und Geweben zu treten, unter Berücksichtigung von Frequenzänderungen und Phasenabhängigkeit und mit dem Ziel, Heilungsreaktionen im Gewebe zu unterstützen.

Im Folgenden werden die klassischen Behandlungsprinzipien für die Behandlung der SSB beschrieben. Die Behandlung der SSB wird in der Regel entsprechend des Prinzips der balanced tension, z. B. als „point of balance" ausgeführt, insbesondere bei länger bestehenden Dysfunktionen. Evtl. kann diese mit der Übertreibungstechnik kombiniert werden. Klassisch wird erwähnt, dass bei akuten Traumata oder bei Kindern unter dem 4. Lebensjahr die direkte Technik indiziert ist. Allerdings existieren keine Untersuchungen. Im Gegenteil, eine Vielzahl von Osteopathen behandeln mit gutem Erfolg auch mit indirekten Techniken.

a) Point of balance:
- Synchronisation mit inhärenten Rhythmen: Zunächst palpiert der Therapeut die Extensions- und Flexionsbewegung der SSB passiv, mit einer der beschriebenen Schädelhaltungen
- Bei einer Flexions- oder Extensionsdysfunktion wird die Technik im Einklang mit den inhärenten Rhythmen ausgeführt. Bei allen anderen SSB-Dysfunktionen erspüren die Hände zunächst den Mittelwert/Mesor der Schwingungen (siehe S. 26). Ausgehend von dem Mittelwert/Mesor begleiten die Hände die Synchondrosis Synostesis sphenooccipitalis in die Richtung der Dysfunktion, das heißt in die Richtung der größeren Beweglichkeit. Beispielsweise wird bei einer Torsion rechts die SSB in die Torsion rechts begleitet.
- Es wird versucht die Position zu finden, in der sich die membranösen Gelenkfehlspannungen im bestmöglichen Gleichgewicht zueinander befinden (point of balance). Sie liegt zwischen dem normalen Bewegungsspielraum der einen Richtung und der blockierten Bewegung der anderen Richtung
- Ein Hinweis für das Erreichen eines „point of balance" besteht, wenn sich inhärente Bewegungen bemerkbar machen („ligaments go shopping"). Diese werden zugelassen
- Der „point of balance" der membranösen und ligamentären Strukturen wird anschließend in Einklang mit dem fluiden „point of balance" gebracht. Dort wird die SSB gehalten
- Durch diese Position, in der sich die reziproke Spannungsmembran und die fluiden Komponenten im Gleichgewicht befinden, können die Selbstheilungskräfte des Organismus die Korrektur ausführen
- Die SSB wird so lange im „point of balance" gehalten, bis eine Lösung der Bewegungseinschränkung bzw. der restringierten Gewebe wahrgenommen wird. Ein Übergang in einen Stillpunkt ist möglich
- Mit zunehmender Übung wird der Therapeut in der Lage sein, den lokalen „point of balance" an der SSB auszuweiten und einen „point of balance" der SSB in Beziehung zum kraniozervikalen Bereich und schließlich zu den gesamten übrigen Körperstrukturen sich einstellen zu lassen. Die Grundlage dafür besteht in der faszialen und fluiden Kontinuität des kraniosakralen Systems mit dem übrigen Körper

b) Point of balanced membranous tension (PBMT) I, in Anlehnung an *Jealous*
- Synchronisation der Hände des Therapeuten mit dem PRM-Rhythmus/CRI des Patienten.
- 90% der Aufmerksamkeit des Therapeuten verbleibt während der gesamten Ausführungen in den Rhythmizitäten des PRM, während 10% der Aufmerksamkeit der vorhandenen Bewegung/Spannung im Gewebe folgen
- Während der Inspirationsphase wird eine minimale Verstärkung der vorhandenen Bewegung/Spannung in der SSB ausgeführt, ohne Änderung der Geschwindigkeit dieser Bewegungen
- Während der Exspirationsphase folgt der Therapeut der SSB nur passiv

- Am Ende der Inspirationsphase tritt ein spontanes, *nicht* vom Therapeuten ausgelöstes Disengagement auf
- Nicht vom Therapeuten induzierte Kräfte beginnen zu wirken. Während der folgenden Exspirationsphase führen diese Kräfte das betroffene Gewebe aus der Dysfunktion heraus
- Eine laterale Fluktuation kann sich einstellen und ein Übergang in den Stillpunkt kann auftreten.

c) Point of balanced fluid tension nach *Jealous*
- Resonanz zum fluiden Muster in der Dysfunktion: Es werden keine Geweberestriktionen oder Gewebebarrieren in der SSB angegangen. Die Hände folgen und verbleiben in der physiologischen „Bewegung" der Fluida
- Synchronisation der Hände des Therapeuten mit der Bewegung der Fluida und seiner Geschwindigkeit und dem inhärenten disengagement
- Ein „balance point" der Fluida stellt sich ein
- Wechselwirkung des lokalen fluiden Musters mit dem gesamten fluiden Körper. Die Aufmerksamkeit erweitert sich auch auf das Feld um den Körper herum

d) Übertreibung (exaggeration)
Diese stellt eine alternative Möglichkeit der Korrektur dar. Sie kann vor allem bei fibrotisierten Veränderungen der Gewebe angewendet werden
- Zunächst wird die SSB in den „point of balance" begleitet
- Biomechanischer Ansatz: Ausgehend vom „point of balance" wird eine Bewegung der SSB noch weiter in die Richtung der Dysfunktion bis an seine physiologische Bewegungsgrenze induziert. Beispielsweise wird bei einer Torsion rechts die SSB in die Torsion rechts geführt
- Dort angekommen wird nur verhindert, dass sich das Gelenk zurück in die neutrale Lage bewegt
- Alle anderen wahrnehmbaren Bewegungen des Keilbeins oder des Hinterhaupts, wie Flexionen/Extensionen, Torsionen, Seitneigungen usw., werden zugelassen. Sie stellen „Entwirrungen" der membranösen Spannungen des Sphenoid-Okziputsgelenks dar (und geben unter Umständen einen Hinweis auf weitere Dysfunktionen der SSB)
- Jeder neue Bewegungsspielraum in Richtung der Dysfunktion wird aufgefangen und das Gelenk in seine neue Bewegungsgrenze geführt
- Nachdem ein Weicherwerden oder Loslassen des Gewebes erreicht ist und wenn sich keine neue Bewegungsgrenze in Richtung der Dysfunktion mehr einstellt, wird das Gelenk in die neutrale Lage zurückbegleitet
- Vitalistischer Ansatz: Die SSB wird sanft in indirekter Richtung aus ihrem Spannungsbereich herausbewegt, ohne dabei Bewegungsgrenzen zu konfrontieren.

e) Direkte Technik
Die zusätzliche Anwendung direkter Techniken wird häufiger bei traumatischen Dysfunktionen der SSB, wie beim „vertical oder lateral strain" oder Kompression notwendig. Wenn nach der Anwendung der indirekten Techniken keine zufrieden stellende Verbesserung der SSB-Bewegung wahrgenommen wird, kann im Anschluss daran eine direkte Technik ausgeführt werden. Bei Kindern unter dem 4. Lebensjahr wurden SSB Dysfunktionen eher mithilfe direkter Techniken behandelt.
- Zunächst palpiert der Therapeut die Extensions- und Flexionsbewegung der SSB passiv, mit einer der beschriebenen Schädelhaltungen
- Bei einer Flexions- oder Extensionsdysfunktion wird die Technik im Einklang mit den inhärenten Rhythmen ausgeführt
  Bei allen anderen SSB-Dysfunktionen erspüren die Hände zunächst den neutralen Punkt

- Vom neutralen Punkt wird die SSB zunächst in den „point of balance" begleitet
- Ausgehend vom „point of balance" wird eine Bewegung der SSB in Richtung der Bewegungseinschränkung induziert, das heißt in die Richtung der verminderten Beweglichkeit. Beispielsweise wird bei einer Torsion rechts die SSB in die Torsion links geführt
- Biomechanischer Ansatz: Die SSB wird bis an die Bewegungsgrenze geführt. Anschließend lässt man die SSB sich minimal zurückbewegen damit sich die Duralmembrane entspannen können und sich der Kraftanwendung nicht widersetzen. Dort wird die SSB gehalten
- Durch diese Position können die Selbstheilungskräfte des Organismus die Korrektur ausführen
- Die SSB wird so lange in dieser Position gehalten, bis eine Lösung der Bewegungseinschränkung bzw. der restringierten Gewebe oder ein Stillpunkt wahrgenommen wird
- Vitalistischer Ansatz: Die SSB wird sanft in direkter Richtung aus ihrem Spannungsbereich herausbewegt, ohne dabei Bewegungsgrenzen zu konfrontieren.

Wiederholte Testung

- Nach einem Zyklus der Extension/Innenrotation und Flexion/Außenrotation kann die Amplitude der jeweiligen SSB Bewegungen erneut getestet werden. Eine 50%ige Verbesserung der Symmetrie der Bewegungsamplituden kann als therapeutischer Erfolg bewertet werden

Unterstützung der Selbstheilungskräfte

- Wann immer der Therapeut es für nötig ansieht, kann er mithilfe von Fluid-Impuls-Techniken (V-Spread-Techniken) oder der Patient durch Atemtechniken die Behandlung unterstützen

Weitere Hinweise

Falls die SSB-Dysfunktionen durch Bewegungseinschränkung des Kreuzbeins, durch periphere Störungen der übrigen Schädelknochen, der viszeralen Gewebe usw. hervorgerufen oder aufrechterhalten werden, sollte der Therapeut immer auch die primären peripheren Dysfunktionen behandeln. Es bestehen enge Beziehungen zwischen Kompressionen an der Schädelbasis, am atlanto-okzipitalen Gelenk und am lumbosakralen und sakroiliakalen Übergang. Diese können sich gegenseitig verursachen und nicht selten treten sie gemeinsam auf. Es ist deshalb außerordentlich wichtig, auch die übrigen Kompressionen zu lösen, um einen dauerhaften Therapieerfolg zu gewährleisten.

Es sind unterschiedliche Schädelhaltungen möglich, um die Mobilität der SSB zu testen und um die SSB zu behandeln. Jeder Student der kraniosakralen Osteopathie sollte zunächst alle beschriebenen Schädelhaltungen (S. 405 ff.) üben, ihre jeweiligen Vor- und Nachteile kennen lernen und fähig werden, mit jeder von ihnen die SSB zu testen und zu behandeln. Später kann er sich für die Schädelhaltung entscheiden, die ihm am meisten liegt. Die Beschreibung der Testungen und der Behandlungen der SSB wird sich vorrangig an der Schädeldach- und der okzipito-sphenoidalen Haltung orientieren. Die Testung und Behandlung der SSB mit den anderen Schädelhaltungen entspricht weitgehend der Beschreibung dieser Schädelhaltungen, bis auf die veränderte Handhaltung und die z. T. veränderten Stellen der Bewegungsauslösung.

Verschiedene Autoren widersprechen sich zum Teil bei der Beschreibung der Flexions- und Extensionsbewegung der Hinterhauptschuppe. Die

Palpation und Behandlung der Synchondrosis sphenooccipitalis (SSB)

Erklärung dafür ist, dass sich der kraniale Teil der Hinterhauptschuppe anders verhält als der kaudale Teil. In Flexion bewegt sich der kraniale Teil (Lambda) nach posterior inferior, während sich der kaudale, zum Basio-Okziput weisende Teil nach anterior inferior bewegt.

Wichtig:

Bei der folgenden Beschreibung der Testung und Behandlung von Dysfunktionen wird die Bewegungsrichtung für die Testung, für den „point of balance" sowie für die indirekte Technik angegeben. Die Bewegungsinduktion bei der Behandlung mit der direkten Technik wäre genau entgegengesetzt zu der beschriebenen Bewegungsrichtung.

Palpation und Behandlung der SSB:

	Flexion	
Links	**Ala major**	**Rechts**
Inferior (ant.)		Inferior (ant.)
Inferior (ant.)		Inferior (ant.)
	Squama occipitalis	

	Extension	
Links	**Ala major**	**Rechts**
Superior (post.)		Superior (post.)
Superior (post.)		Superior (post.)
	Squama occipitalis	

	Torsion rechts	
Links	**Ala major**	**Rechts**
Inferior		Superior
Superior		Inferior
	Squama occipitalis	

	Torsion links	
Links	**Ala major**	**Rechts**
Superior		Inferior
Inferior		Superior
	Squama occipitalis	

	Seitneigung Rotation rechts	
Links	**Ala major**	**Rechts**
Superior (post.)		Inferior (ant.)
Superior (ant.)		Inferior (post.)
	Squama occipitalis	

	Seitneigung Rotation links	
Links	**Ala major**	**Rechts**
Inferior (ant.)		Superior (post.)
Inferior (post.)		Superior (ant.)
	Squama occipitalis	

	Superior vertical strain	
Links	**Ala major**	**Rechts**
Inferior (ant.)		Inferior (ant.)
Superior (post.)		Superior (post.)
	Squama occipitalis	

	Superior vertical strain	
Links	**Ala major**	**Rechts**
Superior (post.)		Superior (post.)
Inferior (ant.)		Inferior (ant.)
	Squama occipitalis	

	rechts	
Links	**Ala major**	**Rechts**
Posterior		Anterior
Posterior		Anterior
	Squama occipitalis	

	Lateral strain links	
Links	**Ala major**	**Rechts**
Anterior		Posterior
Anterior		Posterior
	Squama occipitalis	

22. Palpation und Behandlung der Synchondrosis sphenooccipitalis (SSB)

Bei allen Testungen und Behandlungen der SSB befindet sich der Patient in Rückenlage, und der Therapeut sitzt am Kopfende des Patienten.

Schädeldachhaltung

Die Zeigefinger befinden sich beidseitig an den großen Keilbeinflügeln, hinter dem lateralen Augenrand.
Die Mittelfinger liegen vor, die Ringfinger hinter dem Ohr, auf dem Schläfenbein.
Die kleinen Finger befinden sich auf Höhe des Hinterhaupts. Die Daumen berühren sich nach Möglichkeit oberhalb des Schädels. Sie dienen als so genannter „Fulcrum-" oder Fixpunkt.

Flexion *(Abb. 22.1)*

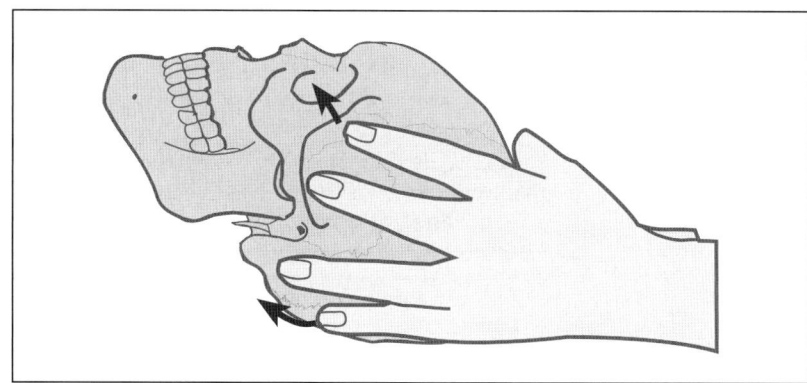

22.1 Flexion der SSB

Flexionsdysfunktion: Die Amplitude der Flexionsbewegung ist größer als die Amplitude der Extensionsbewegung.
Korrektur:
Die Zeigefinger führen die großen Keilbeinflügel nach inferior-anterior.
Die kleinen Finger führen den unteren Teil der Hinterhauptschuppe nach inferior-anterior.
▶ Für die Atemtechnik hält der Patient seinen Atem am Ende der Einatmung so lange wie möglich an, während seine Füße eine Dorsalflexion ausführen. Dies wird für einige Atemzyklen wiederholt

Extension *(Abb. 22.2)*

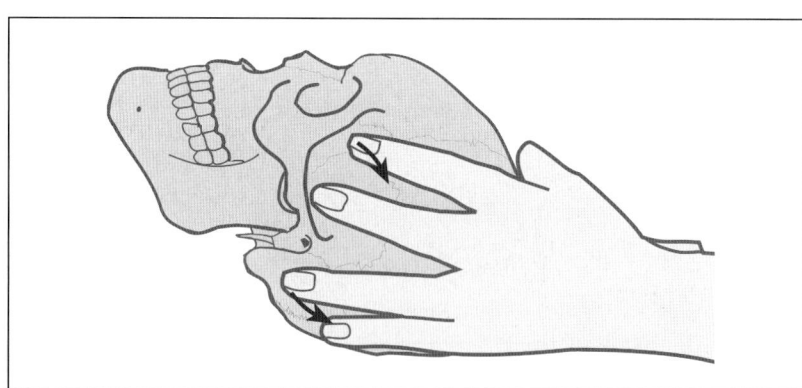

22.2 Extension der SSB

Extensionsdysfunktion: Die Amplitude der Extensionsbewegung ist größer als die Amplitude der Flexionsbewegung.
Korrektur:
▶ Die Zeigefinger führen die großen Keilbeinflügel nach superior-posterior. Die kleinen Finger führen den unteren Teil der Hinterhauptschuppe nach superior-posterior

Palpation und Behandlung der Synchondrosis sphenooccipitalis (SSB) **603**

▶ Für die Atemtechnik hält der Patient seinen Atem am Ende der Ausatmung so lange wie möglich an, während seine Füße eine Plantarflexion ausführen. Dies wird für einige Atemzyklen wiederholt

Torsion rechts
(Abb. 22.3)

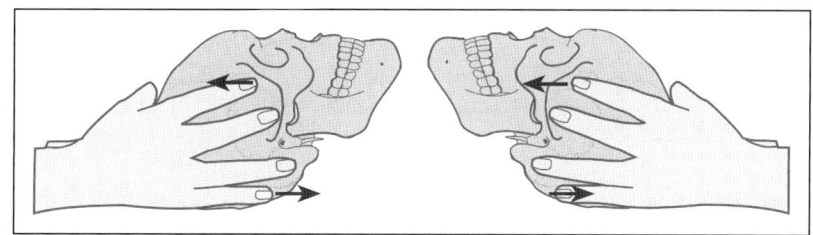

22.3
Torsion rechts der SSB

Torsion rechts: Die Amplitude einer induzierten Torsion rechts ist größer als die einer induzierten Torsion links.
Korrektur:
Rechter Zeigefinger führt den rechten großen Keilbeinflügel nach kranial.
Rechter kleiner Finger führt die rechte Seite des Hinterhaupts nach kaudal.
Linker Zeigefinger führt den linken großen Keilbeinflügel nach kaudal.
Linker kleiner Finger führt die linke Seite des Hinterhaupts nach kranial.

Torsion links
(Abb. 22.4)

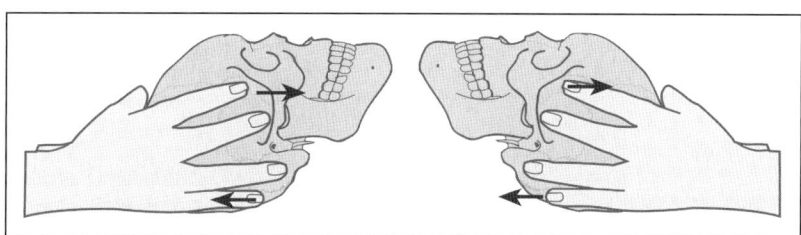

22.4
Torsion links der SSB

Torsion links: Die Amplitude einer induzierten Torsion links ist größer, als die einer induzierten Torsion rechts.
Korrektur:
Linker Zeigefinger führt den linken großen Keilbeinflügel nach kranial.
Linker kleiner Finger führt die linke Seite des Hinterhaupts nach kaudal.
Rechter Zeigefinger führt den rechten großen Keilbeinflügel nach kaudal.
Rechter kleiner Finger führt die rechte Seite des Hinterhaupts nach kranial.

Lateralflexion-Rotation rechts
(Abb. 22.5)

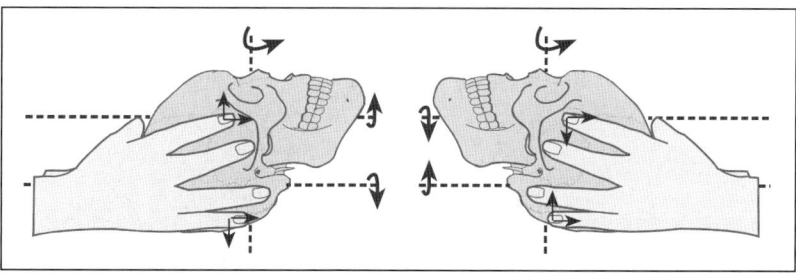

22.5
Seitneigung-Rotation rechts

LFR rechts: Die Amplitude einer induzierten Seitneigung-Rotation rechts ist größer als die einer induzierten Seitneigung-Rotation links.
Korrektur:
Rechte Hand: Der Zeigefinger und der kleine Finger entfernen sich voneinander. Die rechte Hand bewegt sich nach kaudal.
Linke Hand: Der Zeigefinger und der kleine Finger nähern sich an. Die linke Hand bewegt sich nach kranial.
Beachte: Seitneigung und Rotation können auch getrennt voneinander auftreten.

Lateralflexion links
(Abb. 22.6)

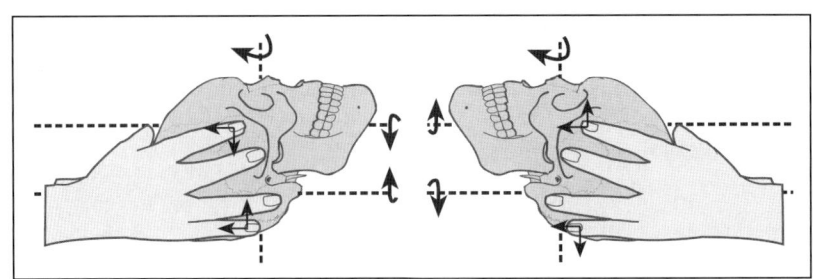

22.6
Seitneigung-Rotation links

LFR links: Die Amplitude einer induzierten Seitneigung-Rotation links ist größer, als die einer induzierten Seitneigung-Rotation rechts.
Korrektur:
Linke Hand: Der Zeigefinger entfernt sich vom kleinen Finger. Die linke Hand bewegt sich nach kaudal.
Rechte Hand: Der Zeigefinger nähert sich dem kleinen Finger an. Die rechte Hand bewegt sich nach kranial.

Superiorer „vertical strain" *(Abb. 22.7)*

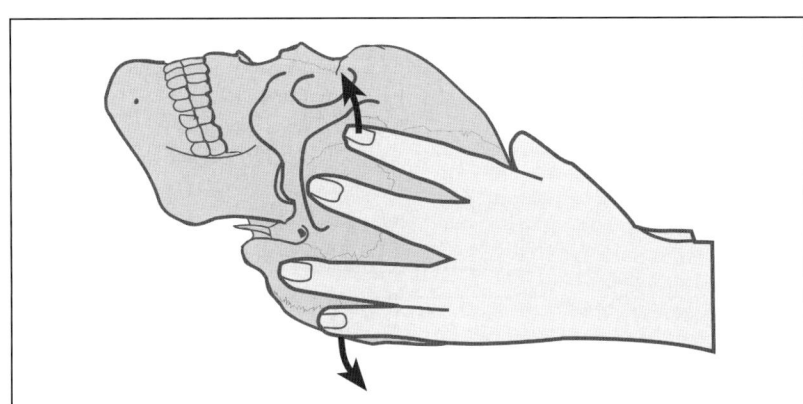

22.7
„Superior vertical strain"

Superiorer „vertical strain": Die Amplitude eines induzierten „superior vertical strain" ist größer als die eines induzierten „inferior vertical strain".
Korrektur:
Die Zeigefinger führen die großen Keilbeinflügel nach inferior-anterior (Flexion).
Die kleinen Finger führen die Hinterhauptschuppe nach superior-posterior (Extension).

Inferiorer „vertical strain" *(Abb. 22.8)*

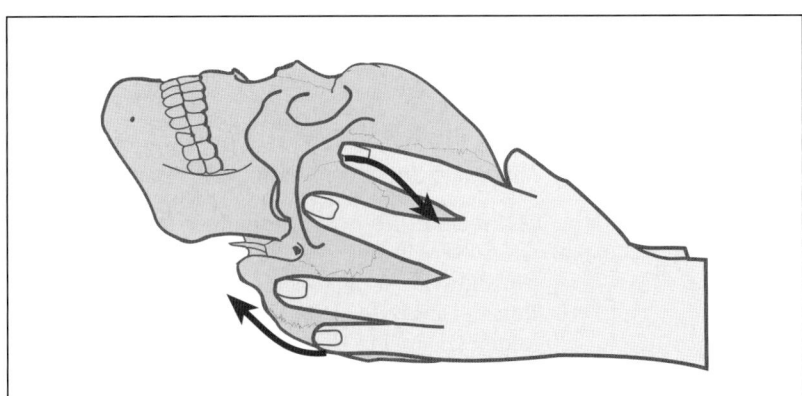

22.8
Inferior „vertical strain"

Palpation und Behandlung der Synchondrosis sphenooccipitalis (SSB)

Inferiorer „vertical strain": Die Amplitude eines induzierten „inferior vertical strain" ist größer als die eines induzierten „superior vertical strain".
Korrektur:
Die Zeigefinger führen die großen Keilbeinflügel nach superior-posterior (Extension).
Die kleinen Finger führen die Hinterhauptschuppe nach inferior-anterior (Flexion).

„Lateral strain" rechts
(Abb. 22.9 und 22.10)

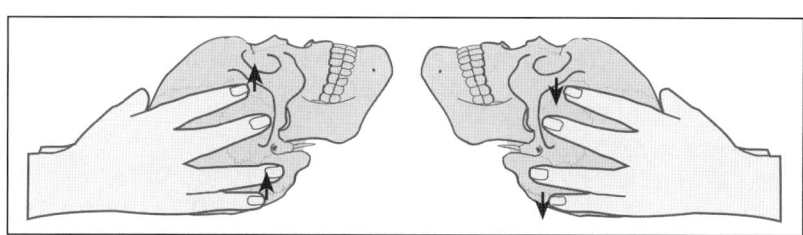

22.9
„Lateral strain" rechts

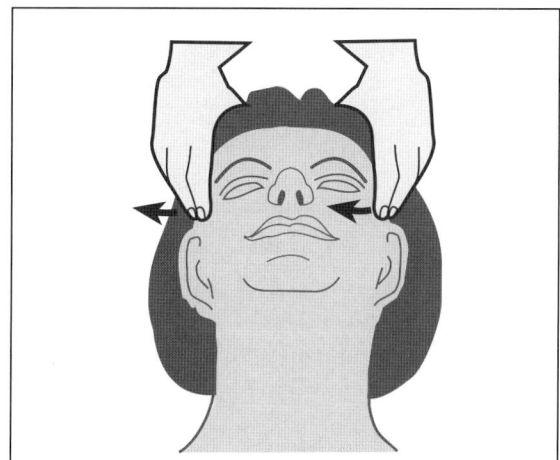

22.10
„Lateral strain" rechts (ohne Dysfunktionsachse)

„Lateral strain" rechts: Die Amplitude eines induzierten „lateral strain" rechts ist größer, als die eines induzierten „lateral strain" links.
Korrektur:
Der rechte Zeigefinger führt den rechten großen Keilbeinflügel nach anterior.
Der rechte kleine Finger führt die rechte Seite des Hinterhaupts nach anterior.
Der linke Zeigefinger führt den linken großen Keilbeinflügel nach posterior.
Der linke kleine Finger führt die linke Seite des Hinterhaupts nach posterior.
(Oder bei extremer Krafteinwirkung ohne Dysfunktionsachsen: Rechter und linker Zeigefinger bewegen sich nach rechts.)

„Lateral strain" links
(Abb. 22.11)

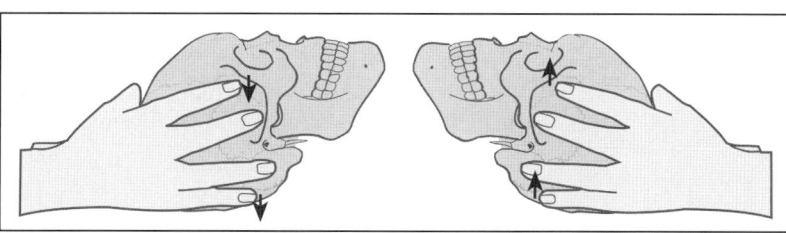

22.11
„Lateral strain" links

„Lateral strain" links: Die Amplitude eines induzierten „lateral strain" links ist größer als die eines induzierten „lateral strain" rechts.
Korrektur:
Der linke Zeigefinger führt den linken großen Keilbeinflügel nach anterior.
Der linke kleine Finger führt die linke Seite des Hinterhaupts nach anterior.
Der rechte Zeigefinger führt den rechten großen Keilbeinflügel nach posterior.
Der rechte kleine Finger führt die rechte Seite des Hinterhaupts nach posterior.
(Oder bei extremer Krafteinwirkung ohne Dysfunktionsachsen: Linker und rechter Zeigefinger bewegen sich nach links.)

Kompression der SSB
(Abb. 22.12 und 22.13)

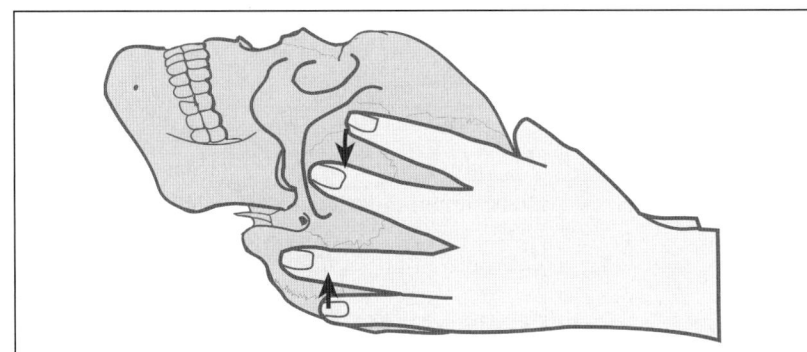

22.12
Kompression der SSB

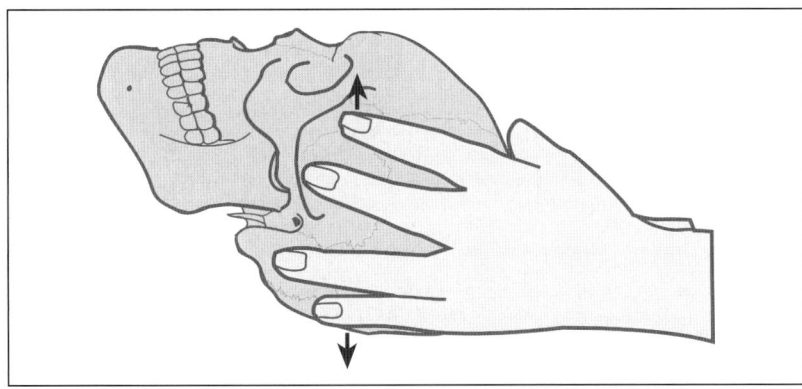

22.13
Dekompression der SSB

Kompressions-Dysfunktion: Das Keilbein bewegt sich nach posterior, aber nicht nach anterior, d. h. es entfernt sich nicht vom Hinterhaupt.
Korrektur:
Kompression: Zuerst bewegen sich die Zeigefinger nach posterior, während die kleinen Finger sich nach anterior bewegen.
Dekompression: Anschließend bewegen sich die Zeigefinger nach anterior, während die kleinen Finger sich nach posterior bewegen.
Dieser Zug wird aufrechterhalten, bis die Membranspannung sich aufgelöst hat.

Okzipito-sphenoidale Schädelhaltung
Ausführung entsprechend der Schädeldachhaltung.
Die Daumen befinden sich beidseitig an den großen Keilbeinflügeln, direkt hinter dem lateralen Augenrand.
Die kleinen Finger und Ringfinger liegen beidseitig am Hinterhaupt.

Palpation und Behandlung der Synchondrosis sphenooccipitalis (SSB)

Flexion *(Abb. 22.14)*

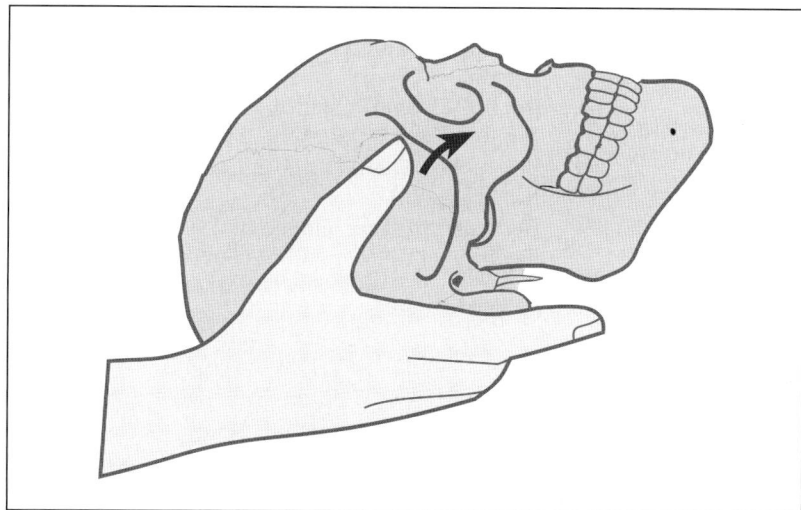

22.14
Flexion der SSB

Korrektur:
Die Daumen führen die großen Keilbeinflügel nach inferior-anterior.
Die Ringfinger und die kleinen Finger führen die großen Keilbeinflügel nach inferior-anterior.

Extension

Korrektur:
Die Daumen führen die großen Keilbeinflügel nach superior-posterior.
Die Ringfinger und die kleinen Finger führen die großen Keilbeinflügel nach superior-posterior.

Torsion rechts *(Abb. 22.15)*

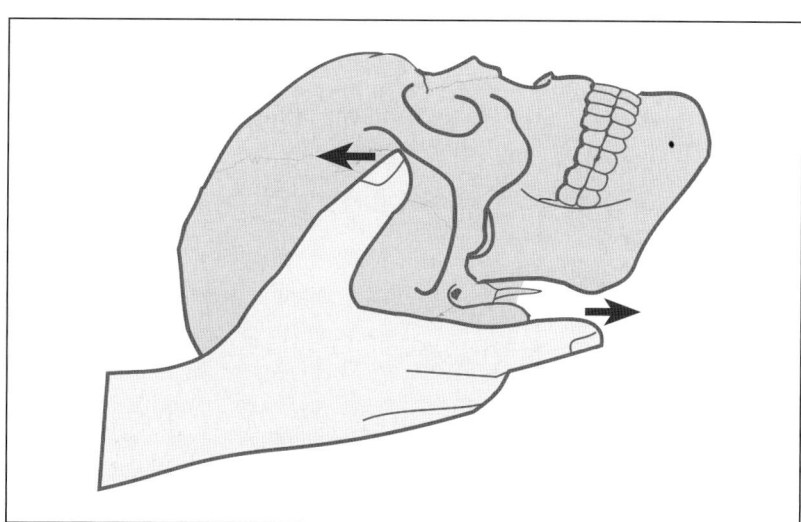

22.15
Torsion rechts der SSB

Korrektur:
Der rechte Daumen bewegt sich mit dem rechten großen Keilbeinflügel nach kranial.
Der rechte kleine Finger und Ringfinger fixieren das Hinterhaupt oder bewegen es auf der rechten Seite nach kaudal.
Der linke Daumen bewegt sich mit dem linken großen Keilbeinflügel nach kaudal.
Der linke kleine Finger und der Ringfinger fixieren das Hinterhaupt oder bewegen es auf der linken Seite nach kranial.

Torsion links

Korrektur:
Der linke Daumen bewegt sich mit dem linken großen Keilbeinflügel nach kranial.
Der linke kleine Finger und Ringfinger fixieren das Hinterhaupt oder bewegen es auf der linken Seite nach kaudal.
Der rechte Daumen bewegt sich mit dem rechten großen Keilbeinflügel nach kaudal.
Der rechte kleine Finger und Ringfinger fixieren das Hinterhaupt oder bewegen es auf der rechten Seite nach kranial.

Lateralflexion rechts (LFR rechts) *(Abb. 22.16)*

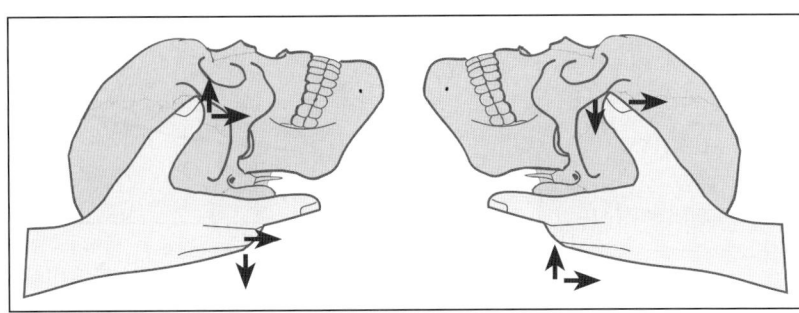

22.16
Seitneigung-Rotation rechts

Korrektur:
Rechte Hand: Die Daumen und die kleinen Finger/Ringfinger entfernen sich voneinander. Die rechte Hand bewegt sich nach kaudal.
Linke Hand: Die Daumen und die kleinen Finger/Ringfinger nähern sich an. Die linke Hand bewegt sich nach kranial.

Lateralflexion-Rotation links (LFR links)

Korrektur:
Linke Hand: Die Daumen und die kleinen Finger/Ringfinger entfernen sich voneinander. Die linke Hand bewegt sich nach kaudal.
Rechte Hand: Die Daumen und die kleinen Finger/Ringfinger nähern sich an.
Die rechte Hand bewegt sich nach kranial.

Superiorer „vertical strain" *(Abb. 22.17)*

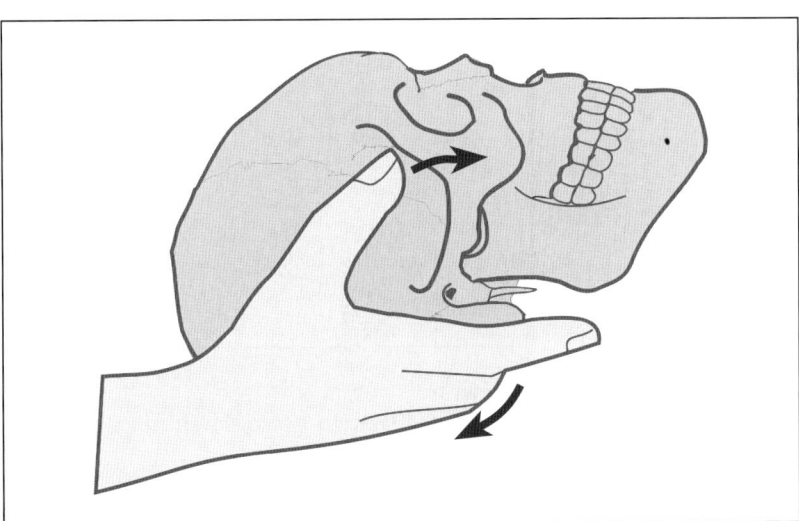

22.17
„Superior vertical strain"

Korrektur:
Die Daumen führen die großen Keilbeinflügel nach inferior (anterior).
Die kleinen Finger und die Ringfinger führen die Hinterhauptschuppe nach superior (posterior).

Palpation und Behandlung der Synchondrosis sphenooccipitalis (SSB)

Inferiorer „vertical strain" *(Abb. 22.18)*

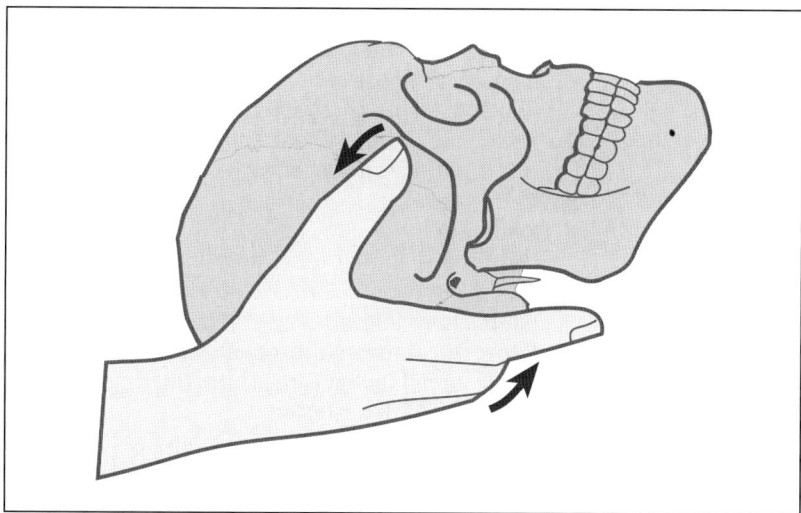

22.18
„Inferior vertical strain"

Die Daumen führen die großen Keilbeinflügel nach superior (posterior). Die kleinen Finger und die Ringfinger führen die Hinterhauptschuppe nach inferior (anterior).

„Lateral strain" rechts
(Abb. 22.19 und 22.20)

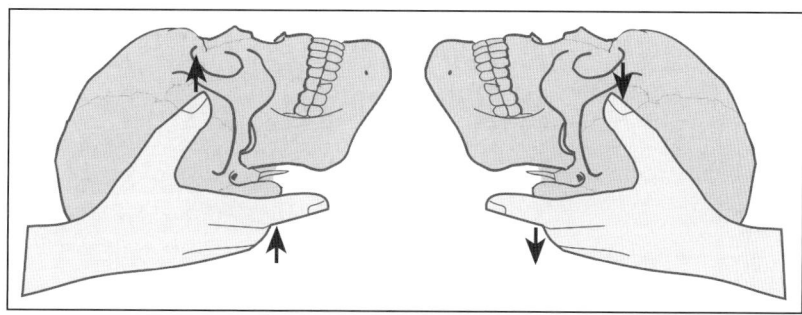

22.19
„Lateral strain" rechts

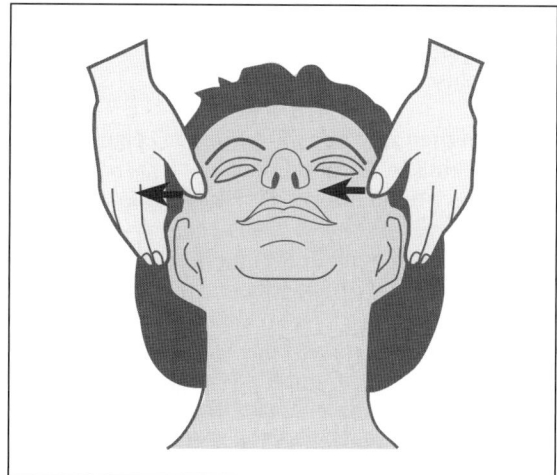

22.20
„Lateral strain" rechts

Korrektur:
Der rechte Daumen führt den rechten großen Keilbeinflügel nach anterior. Die rechten kleinen Finger und Ringfinger führen den rechten Teil des Hinterhaupts nach anterior.

Der linke Daumen führt den linken großen Keilbeinflügel nach posterior.
Die linken kleinen Finger und Ringfinger führen den linken Teil des Hinterhaupts nach posterior.
(Bei extremer Krafteinwirkung auf das Keilbein ohne Dysfunktionsachsen: Rechter und linker Daumen bewegen sich nach rechts. Die kleinen Finger und Ringfinger bewegen sich nach links.)

"Lateral strain" links

Korrektur:
Der linke Daumen führt den linken großen Keilbeinflügel nach anterior.
Die linken kleinen Finger und Ringfinger führen die linke Seite des Hinterhaupts nach anterior.
Der rechte Daumen führt den rechten großen Keilbeinflügel nach posterior.
Die rechten kleinen Finger und Ringfinger führen die rechte Seite des Hinterhaupts nach posterior.
(Bei extremer Krafteinwirkung auf das Keilbein ohne Dysfunktionsachsen: Rechter und linker Daumen bewegen sich nach links. Die kleinen Finger und Ringfinger bewegen sich nach rechts.)

Kompression der SSB *(Abb. 22.21)*

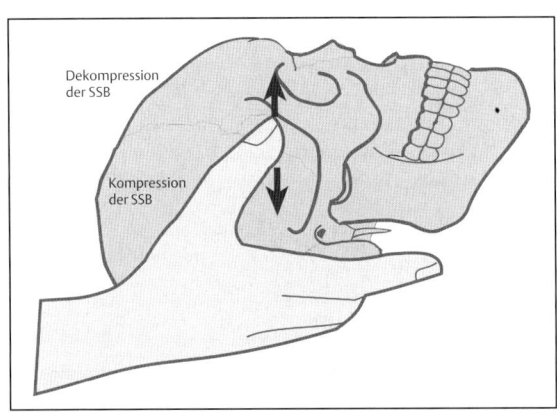

22.21
Kompression und Dekompression der SSB

Korrektur:
Zuerst führen die Daumen das Keilbein nach posterior und dekomprimieren es anschließend nach anterior.

Spheno-okzipitale Schädelhaltung

Der Daumen und der Mittelfinger (Zeigefinger) der oberen Hand umgreifen die großen Keilbeinflügel.
Die untere Hand nimmt das Hinterhaupt in seine Handfläche, Finger zeigen nach lateral.
Die Ausführung der Tests und der Techniken entspricht den Beschreibungen der okzipito-sphenoidalen Haltung.

Fronto-okzipitale Schädelhaltung

Die obere Hand umfasst das Stirnbein, die Finger zeigen nach kaudal.
Die untere Hand umgreift das Hinterhaupt, Finger zeigen nach kaudal.
Die fronto-okzipitale Schädelhaltung ist besonders zur Palpation der Torsionsdysfunktion der SSB geeignet. Nach arthrokinematischen Beschreibungen soll sich das Os frontale in der Flexion, Extension und im "vertical strain" entgegengesetzt zum Os sphenoidale bewegen. Es bestehen auch (osteokinematische) Beschreibungen, wonach am Os frontale die gleiche Bewegung wie am Os sphenoidale palpiert werden kann.
Dies ist für die Testung und Behandlung der SSB mit dieser Schädelhaltung zu berücksichtigen. Im Folgenden wird der arthrokinematischen Bewegungsbeschreibung des Os frontale gefolgt. Ansonsten entsprechen die Bewegungsimpulse den bereits beschriebenen Ausführungen.

Palpation und Behandlung der Synchondrosis sphenooccipitalis (SSB) 611

Flexion
(Abb. 22.22)

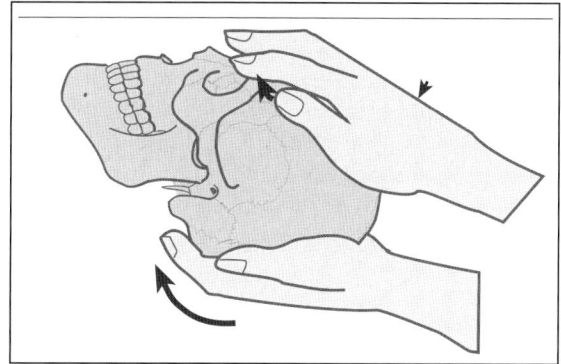

22.22
Flexion der SSB

Der kraniale hintere Teil der Stirnbeinschuppe wird nach kaudal geführt. Der untere Teil der Hinterhauptschuppe wird nach inferior-anterior bewegt.

Extension
(Abb. 22.23)

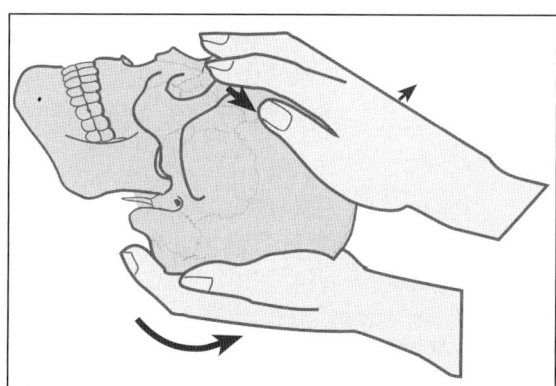

22.23
Extension der SSB

Der kraniale hintere Teil der Stirnbeinschuppe wird nach kranial geführt. Der untere Teil der Hinterhauptschuppe wird nach superior-posterior bewegt.

Superiorer „vertical strain" *(Abb. 22.24)*

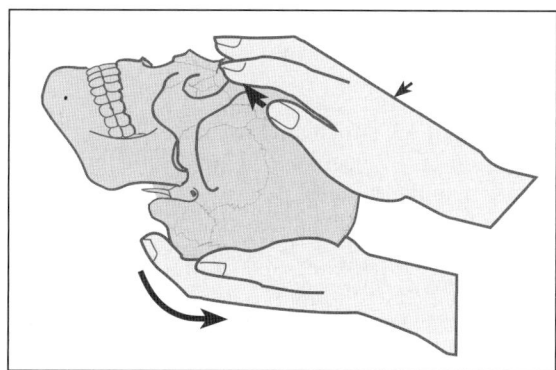

22.24
„Superior vertical strain"

Der kraniale hintere Teil der Stirnbeinschuppe wird nach kaudal geführt (Flexion). Der untere Teil der Hinterhauptschuppe wird nach superior-posterior geführt (Extension).

612 22. Palpation und Behandlung der Synchondrosis sphenooccipitalis (SSB)

Inferiorer „vertical strain" *(Abb. 22.25)*

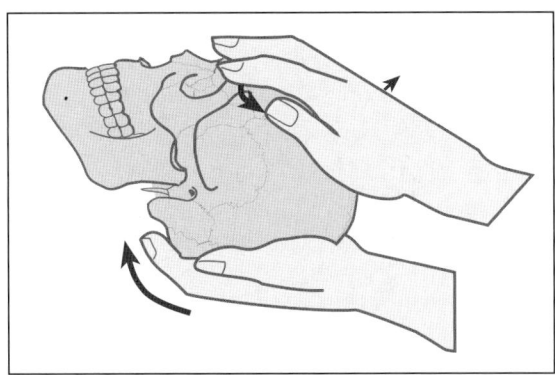

22.25
„Inferior vertical strain"

Der kraniale Teil der Stirnbeinschuppe wird nach kranial geführt (Extension). Der untere Teil der Hinterhauptschuppe wird nach inferior-anterior geführt (Flexion).

Viele-Hände-Technik („multiple hand technique") *(Abb. 22.26)*

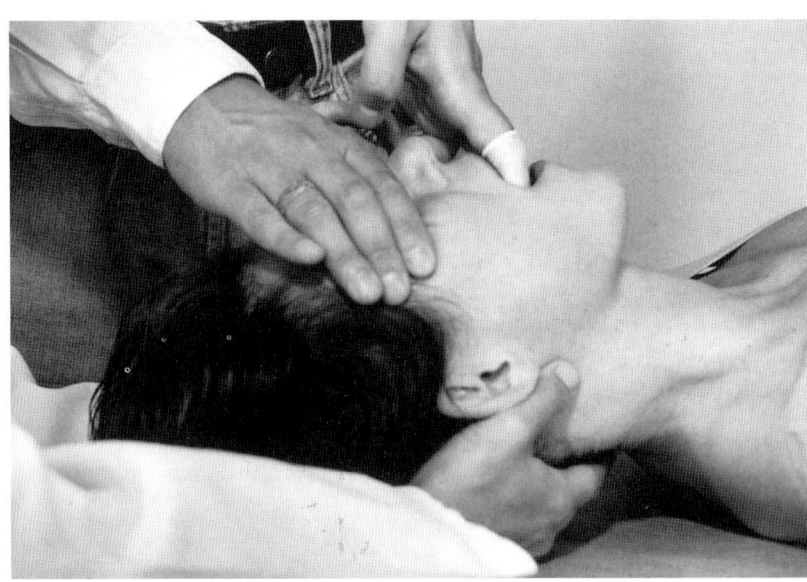

22.26
Viele-Hände-Technik

Kompression der SSB:
Therapeut 1: Seitlich am Kopf
Daumen und Zeigefinger seiner kranialen Hand umfassen beidseitig die großen Keilbeinflügel.
Zeige- und Mittelfinger der kaudalen Hand befinden sich intraoral.
Sie haken sich hinter die letzten Molare ein.
Therapeut 2: Am Kopfende
Das Hinterhaupt liegt in den Handflächen.
Die Daumen haken sich beidseitig an den vorderen Spitzen der Processus mastoidei der Schläfenbeine ein.
Korrektur:
▶ Therapeut 2 fixiert das Hinterhauptbein über die Schläfenbeine, indem die Daumen einen sanften nach posterior gerichteten Zug auf die Processus mastoidei ausüben.
▶ Therapeut 1 übt einen nach anterior gerichteten Zug auf die Maxillae und die großen Keilbeinflügel aus.

Quellenangaben: 1 Magoun, H. I.: Osteopathy in the cranial field. 3rd ed. Journal Printing Company, Kirksville 1976, S. 83.

Weitere Literaturhinweise: Busquet, L.: L'Osteopathie cranienne. Maloine, Paris 1985.
Gehin, A.: Atlas of manipulative techniques for the cranium and face. Eastland, Seattle 1981.

„Gekantet wie die Kiemen eines Fisches als Zeichen einer Gelenkbeweglichkeit für einen respiratorischen Mechanismus."

Sutherland[1]

Behandlung der Schädelnähte

Ursachen für suturale Restriktionen können traumatischer Natur sein, wie Stürze, zahnchirurgische Eingriffe oder Geburtstraumata, ebenso wie sie durch chronische Muskelanspannungen, des Temporalismuskels oder seelische Anspannungen hervorgerufen werden können.

Eine sorgfältige Anamnese bringt häufig die Erklärung für besonders schwere suturale Restriktionen primär traumatischer Genese.

Die Schädelnähte können vor allem durch zwei Techniken spezifisch behandelt werden: Durch die V-Spread-Technik und durch Auseinanderziehen der Suturen (Disengagement) (siehe auch S. 382 ff., S. 389).

Bei der V-Spread-Technik werden mithilfe der Fluktuationen der Fluida die Suturen gelöst. Das Auseinanderziehen (Disengagement) wirkt direkt an den Nähten und ist insbesondere bei traumatischen Dysfunktionen der Suturen und bei starken chronischen suturalen Restriktionen indiziert. Die intrasuturalen Gewebestrukturen der Nähte werden gedehnt und entspannt. Anschließend können gegebenenfalls mithilfe einer indirekten Technik die noch vorhandenen feinen Spannungsmuster in den Suturen gelöst werden. Beide Techniken kommen zur Anwendung, wenn sich suturale Restriktionen während der Ausführung anderer Techniken, wie zum Beispiel bei den Entspannungstechniken der intrakranialen Membranen, nicht lösen und die suturalen Dysfunktionen eine gezieltere Behandlung erforderlich machen.

Die Art der Ausführung der V-Spread-Technik hängt von der Fähigkeit des Therapeuten ab, sich mit den homöodynamischen Kräften im Körper zu synchronisieren. Zu Beginn kann es sinnvoll sein, die Nutzung hydraulischer Kräfte zur Lösung z. B. suturaler oder intraossaler Dysfunktionen zu erlernen. Mit Zunahme der Kenntnisse und der palpatorischen Fähigkeiten zur Wahrnehmung inhärenter Regulationskräfte im Organismus werden jedoch andere Vorgehensweisen bevorzugt. So arbeitete *Sutherland* in seinen späteren Lebensjahren eher mit dem Konzept, „potency" in der Fluida zu übertragen und weniger hydraulische Kräfte anzuwenden. Und schließlich wird der Therapeut sich so mit der primären Respiration synchronisieren können, dass er ihr in ihren zielgerichteten homöodynamischen Aktivitäten folgt und dies den Mittelpunkt seiner Behandlung ausmachen wird.

V-Spread-Technik

Sutherland nannte diese Technik auch „Directing the potency of the cerebrospinal fluid." Er verwendete den Begriff "transference of energy" (Übertragung von Energie)[4]. Er verglich die Fluktuationen des LCS gerne als Gezeitenbewegungen der Meere[2]. Diese inhärente Kraft im Menschen kann mithilfe der V-Spread Technik genutzt werden, um selbst stärkste Restriktionen auf sanfteste Weise zu lösen. Wie bereits beschrieben, besitzt der Körper kolloidale Eigenschaften, d. h. er zeigt Sol- und Geleigenschaften. Je stärker Traumen-Einwirkungen oder Kräfte auf das Gewebe einwirken, desto mehr reagieren diese Gewebe wie ein fester Körper. Sanfte langsame therapeutische Fluid-Impulse führen hingegen zu fließenden

Behandlung der Schädelnähte **615**

Reaktionen des Kolloids. Indem der Osteopath einen sanften Druck auf den Schädel ausübt, wird eine fluktuierende Bewegung oder Energieübertragung innerhalb des Schädels mittels des Liquor initiiert[4].

Lokalisierung der exakten Fingerposition *(Abb. 23.1 und 23.2)*

Mittel- und Zeigefinger werden V-förmig an die restringierte oder zu testende Schädelnaht gelegt. Genau an der **diametral gegenüberliegenden** Stelle mit dem weitesten Durchmesser wird eine sanfte Pulsation ertastet, dort, wo der Vektor der V-förmig angelegten Finger den Schädel verlässt. Dies ist die optimale Stelle, von der aus ein Impuls in Richtung der restringierten Sutur gegeben werden kann.

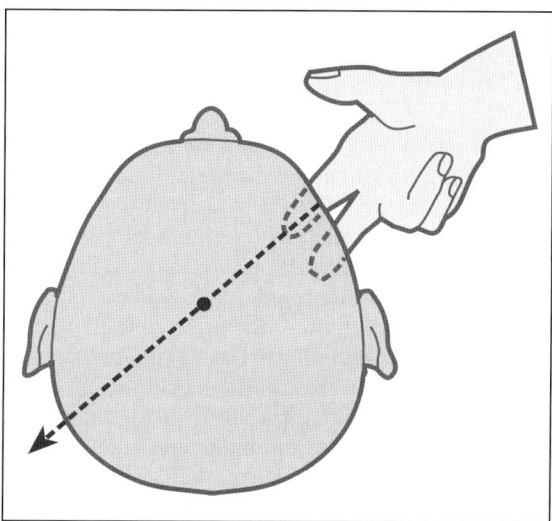

23.1
V-Spread: Finger V-förmig an restringierter Sutur

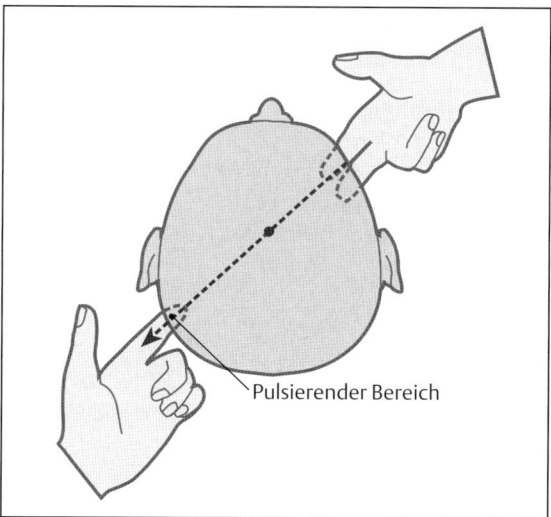

23.2
V-Spread: Palpation der Pulsation

Testung einer Sutur *(Abb. 23.3)*

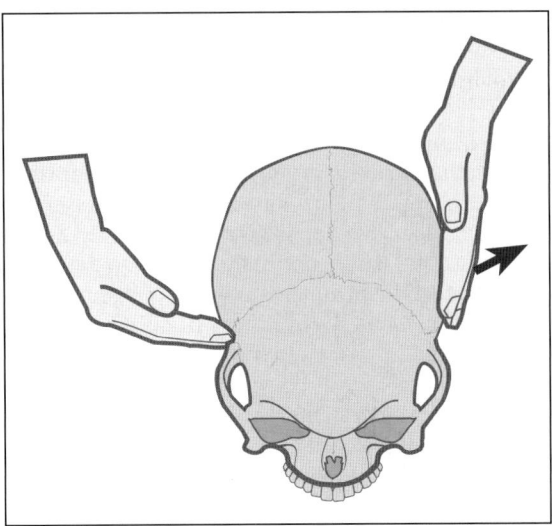

23.3
V-Spread: Suturentestung

Die Mittel- und Zeigefinger bilden ein V und platzieren sich über die zu testende Schädelnaht. Die andere Hand wird an der diametral gegenüberliegenden Stelle angelegt. Die V-förmig angelegten Finger spüren die rhythmische Fluktuation der Fluida. Am Beginn der Inspirationsphase sendet die gegenüberliegende Hand durch einen feinen Impuls eine Welle in der Fluida gegen die zu prüfende Schädelnaht.
Entweder nehmen die V-förmig angelegten Finger eine Öffnung der Sutur wahr, vergleichbar mit der Empfindung einer an den Sandstrand angespülten Welle: Die Sutur ist offen.
Oder die V-förmig angelegten Finger nehmen keine Öffnung der Sutur wahr. Ähnlich der Empfindung einer auf einen Felsen anschlagenden Welle stößt die durch die Fluida geleitete Welle gegen die restringierte Sutur: Die Sutur ist blockiert.

Befreiung der Schädelnaht *(Abb. 23.4)*

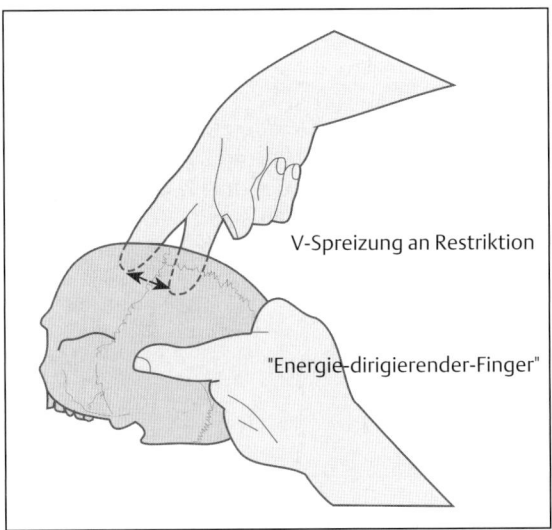

23.4
V-Spread: Energiedirektion

Während jeder Inspirationsphase der primären Respiration sendet die der restringierten Sutur gegenüberliegende Hand durch einen sanften Impuls einer Fluid-Welle an diese Sutur. Indem der Therapeut die natürlichen Expansionskräfte während der Inspirationsphase auf die betroffene Sutur richtet bzw. fokussiert, entsteht eine Bündelung und Potenzierung dieser Kräfte. Nicht der Therapeut verrichtet die Arbeit, sondern die inhärenten Expansionskräfte. Häufig fühlt es sich allerdings angenehmer und natürlicher an, der Fluida während der Exspirationsphase einen Impuls in Richtung der Sutur zu geben.

Zusätzlich spreizen die V-förmig angelegten Finger mit minimaler Kraftanwendung die Schädelnaht, um deren Befreiung zu unterstützen. Dieser Vorgang stellt eine Einladung an das Gewebe dar, Raum zwischen den Knochen entstehen zu lassen. Die Spannungen im betroffenen Bereich werden auf diese Weise sozusagen weggeschmolzen.

Es kann auch während der In- und Exspirationsphase ein kontinuierlicher Impuls in Richtung der restringierten Naht gesendet werden. Für einige Therapeuten scheint es hilfreicher und wirkungsvoller zu sein, sich vorzustellen, sie würden Energie in die restringierte Naht schicken.

Weiterführende Techniken

Magoun[3] beschrieb, dass man einen Flüssigkeitsimpuls auch vom Kreuzbein oder von den Füßen zur gegenüberliegenden Schädelnaht senden könne.

▶ Man kann diese Flüssigkeitswelle, zur Lösung von intrakranialen Membranrestriktionen, entlang dieser Membran oder an eine spezifische Stelle in diesen Membranen schicken. z. B. vom Sakrum zur Falx cerebri
▶ Man kann nicht nur mit der Hand, sondern letztlich mit jedem Körperteil Fluktuationswellen durch den Körper schicken, z. B. mit dem Bauch, dem Fuß, dem Kopf
▶ Diese so genannte Fluktuationswelle kann auch in jeden anderen Teil des Körpers geschickt, dirigiert oder gelenkt werden, mit dem Ziel, jede Art von Dysfunktion und Fehlspannung im Organismus zu lösen; meist in Kombination mit anderen Techniken
▶ Diese Fluktuationswellen können unter Umständen sogar von außerhalb des Körpers gelenkt werden. So erwähnt schon Sutherland, dass die Willenskraft fähig ist, auf die Körperflüssigkeiten einzuwirken. Es ist möglich mit gezielter mentaler Konzentration die Körperstruktur zu beeinflussen, wie zum Beispiel *Larry Dossey* in seinem Buch „Heilende Worte" an vielen Versuchen belegte
▶ *Upledger* experimentierte damit, dass zwei, drei, vier oder noch mehr Personen, die hintereinander stehen und sich gegenseitig berühren, gemeinsam eine gebündelte Fluktuationswelle aussenden

Es hat sich herausgestellt, dass eine genaue Visualisierung der zu behandelnden Strukturen die Behandlungserfolge verbessert. Auch die innere Haltung des Therapeuten sowie die Fähigkeit, sich zu konzentrieren und sich „leer" zu machen sind von großer Bedeutung für die erfolgreiche Anwendung dieser Techniken.

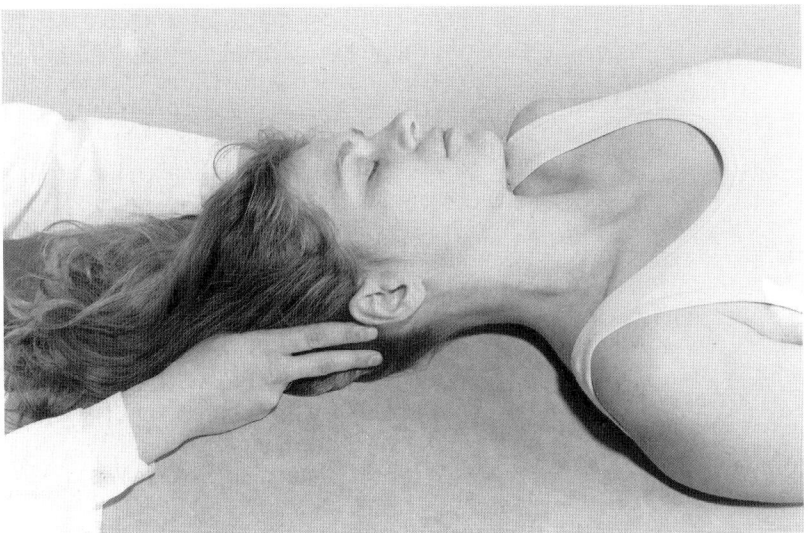

23.5
Sutura lambdoidea:
Energie dirigierender
Finger an Pterion

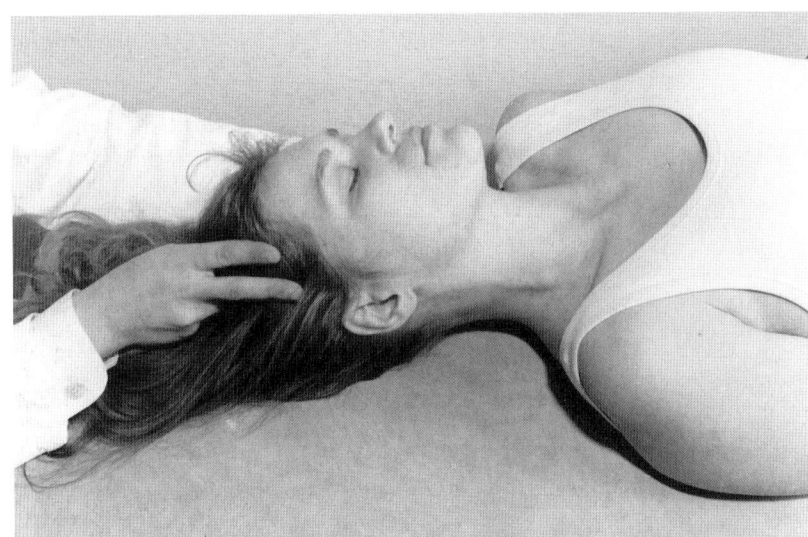

23.6
Sutura coronalis:
Energie dirigierender
Finger an Squama
occipitalis

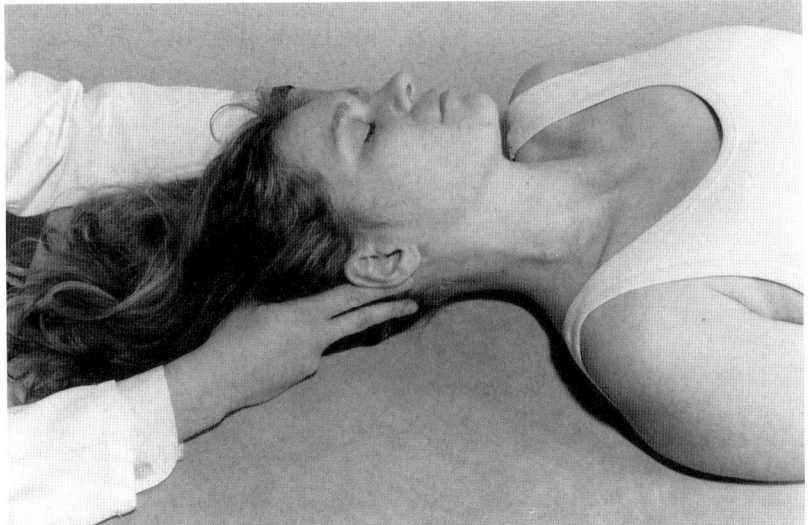

23.7
Sutura occipitomastoidea: Energie dirigierender Finger am
Tuber frontale

V-Spread-Technik **619**

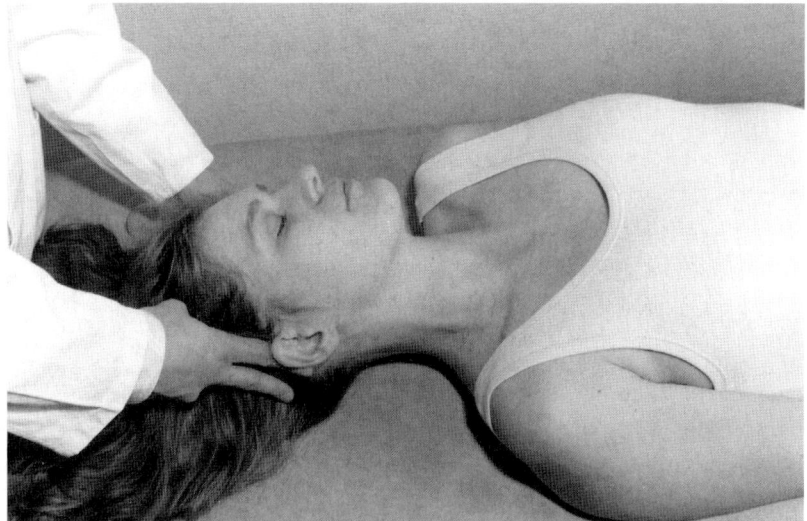

23.8
Sutura parietomasto-idea: Energie dirigierender Finger an Pterion

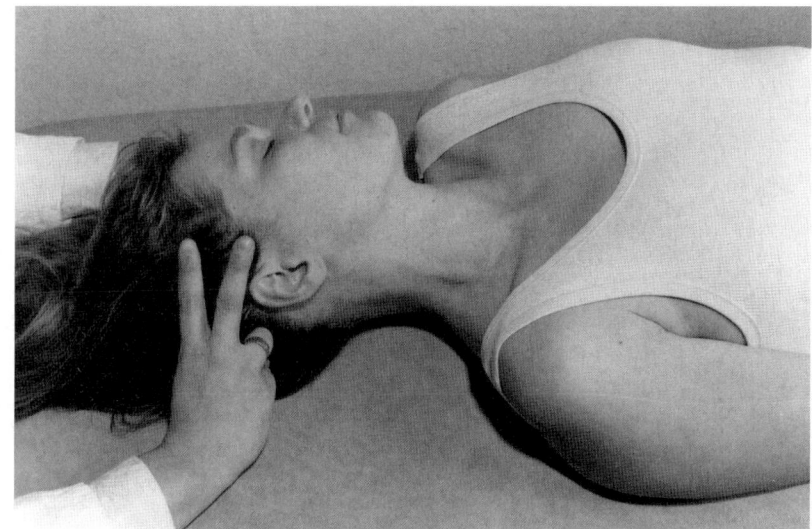

23.9
Sutura squamosa: Energie dirigierender Finger an der Sutura occipitomastoidea oder an der gegenüberliegenden Sutura squamosa

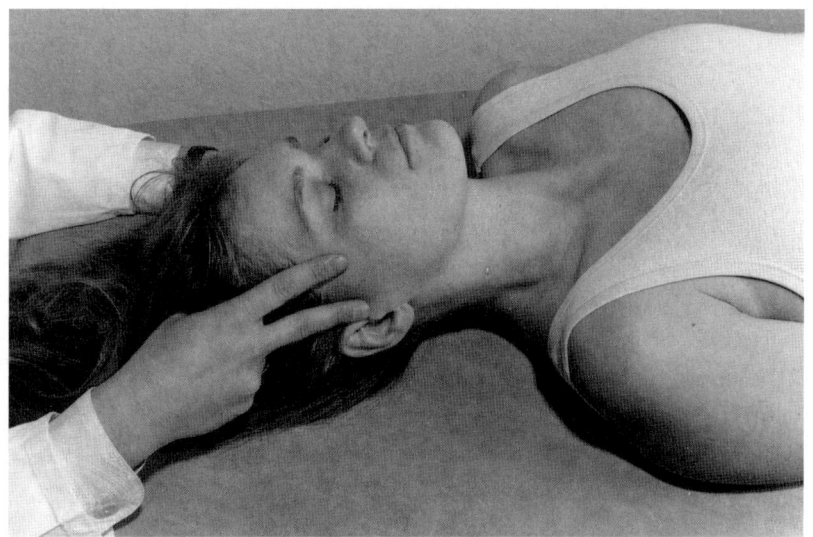

23.10
Sutura sphenosquamosa: Energie dirigierender Finger am Tuber parietale

23.11
Sutura sphenofrontalis: Energie dirigierender Finger an Asterion

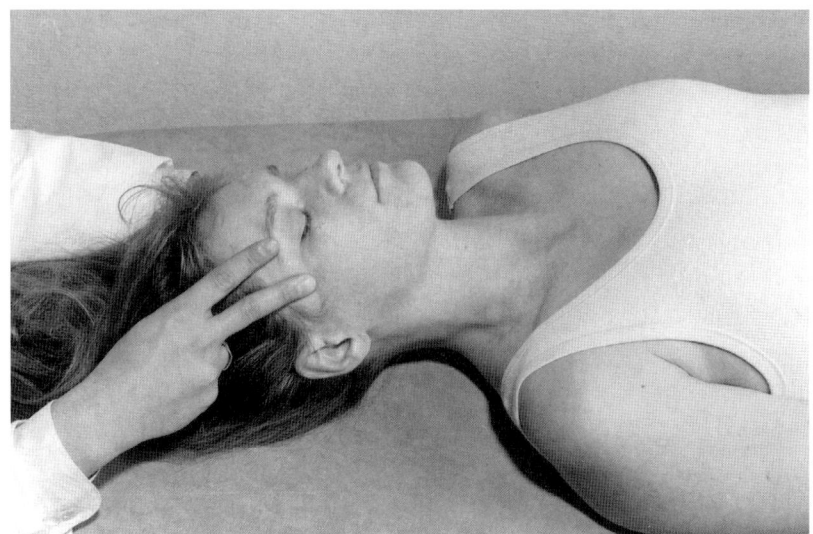

23.12
Sutura temporozygomatica: Energie dirigierender Finger an Asterion

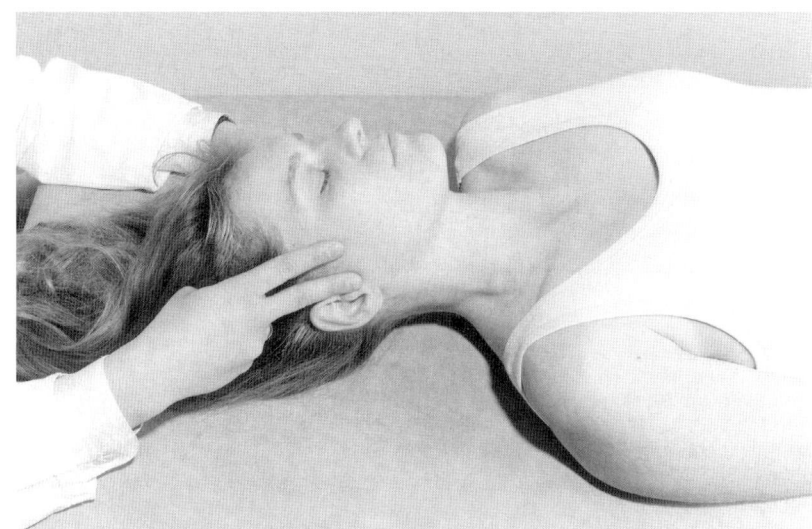

23.13
Sutura frontozygomatica: Energie dirigierender Finger an der Sutura occipitomastoidea

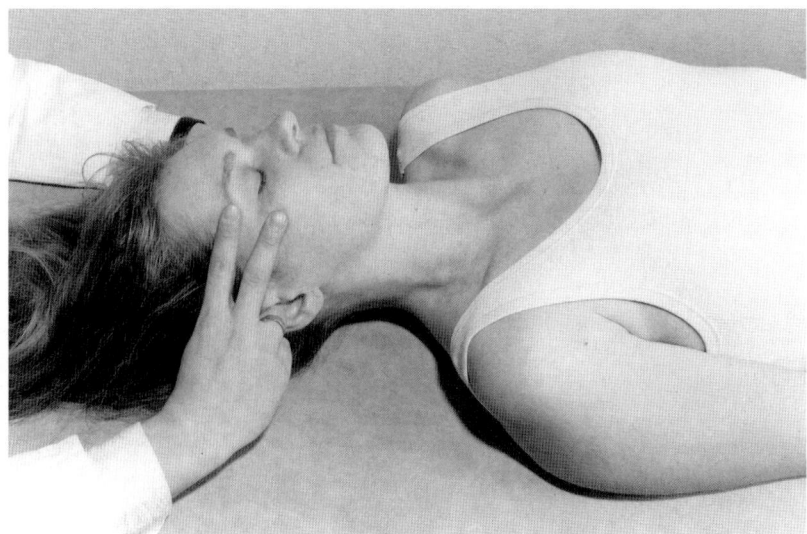

V-Spread-Technik

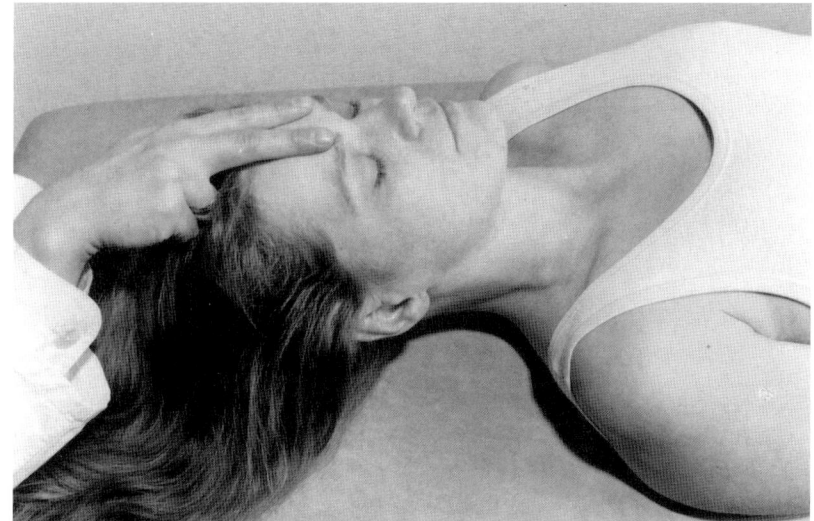

23.14
S. metopica:
Energie dirigierender Finger am Inion

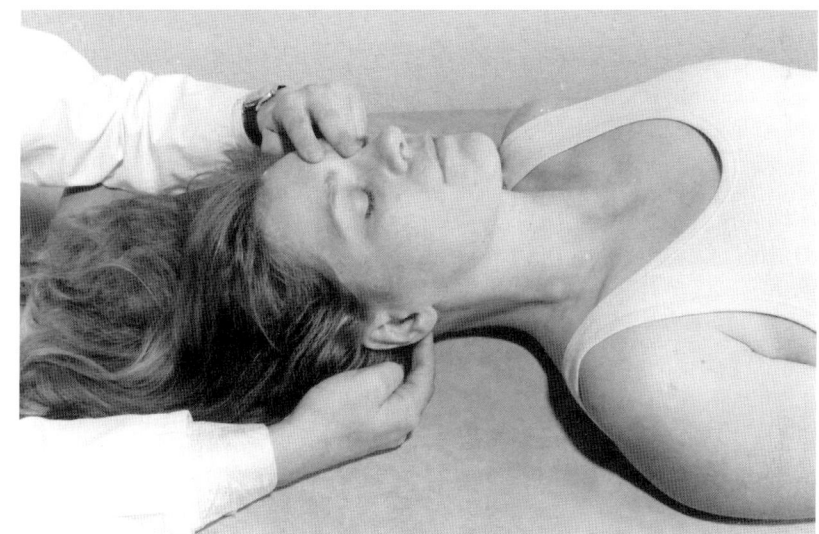

23.15
Sutura frontomaxillaris: Energie dirigierender Finger an der Sutura occipitomastoidea

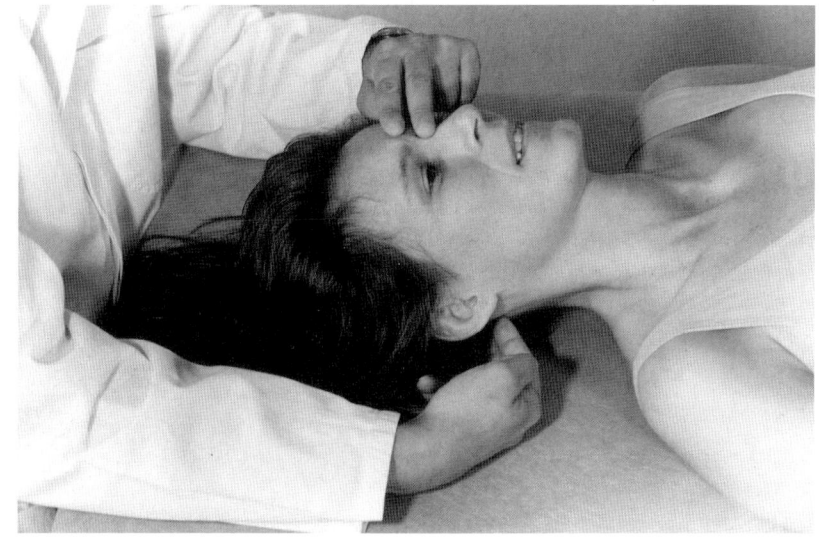

23.16
Sutura frontonasalis: Energie dirigierender Finger medial von der Sutura occipitomastoidea

622   23. Behandlung der Schädelnähte

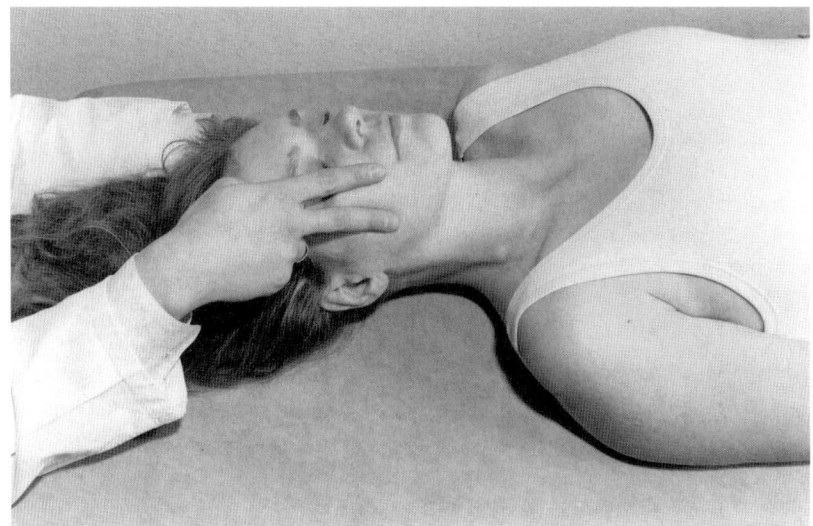

23.17
Sutura zygomaticomaxillaris: Energie dirigierender Finger am Tuber parietale

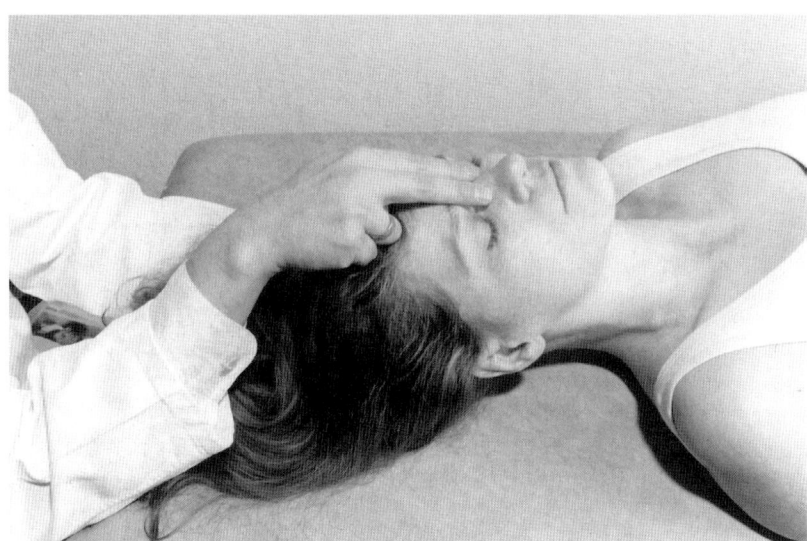

23.18
Sutura internasalis: Energie dirigierender Finger am Inion

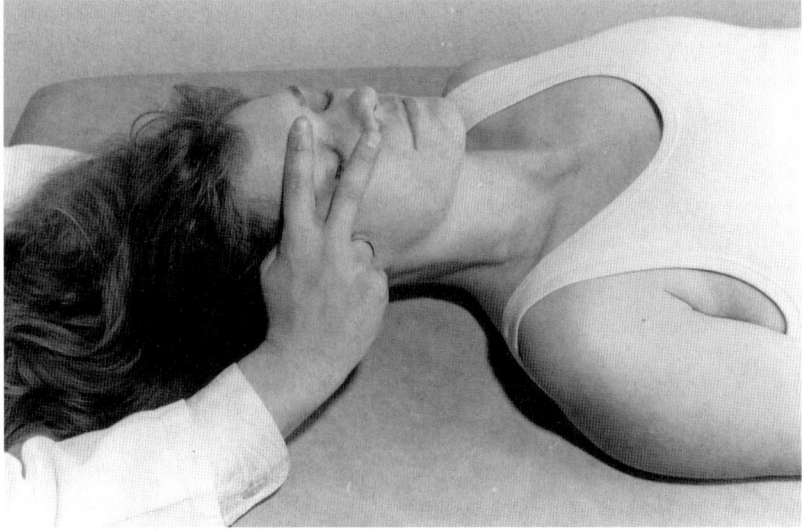

23.19
Auge: Energie dirigierender Finger an Asterion

V-Spread-Technik 623

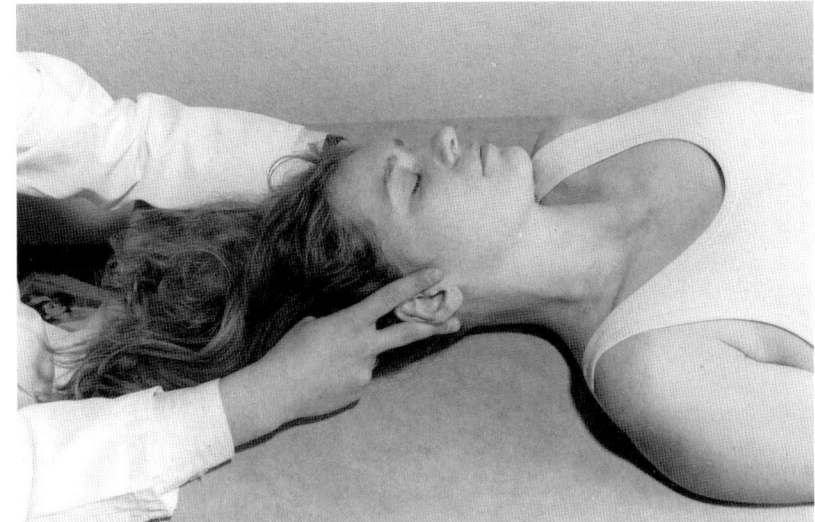

23.20
Ohr: Energie dirigierender Finger an Pterion

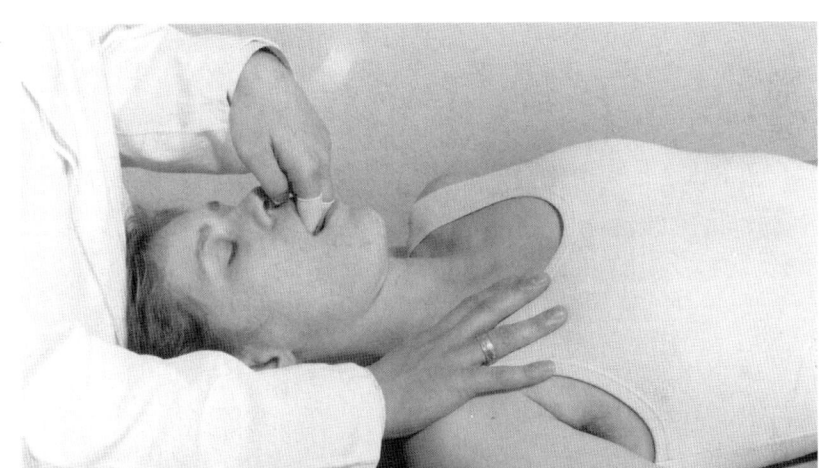

23.21
Sutura palatina mediana: Energie dirigierender Bauch oder Finger an Bregma

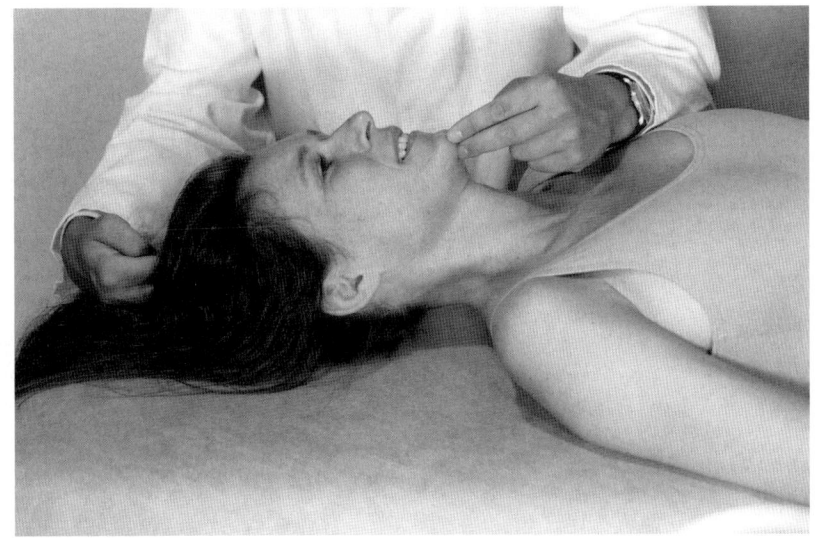

23.22
Synchondrosis sphenooccipitalis: Energie dirigierender Finger an Vertex oder/und an der Symphysis mentalis des Unterkiefers

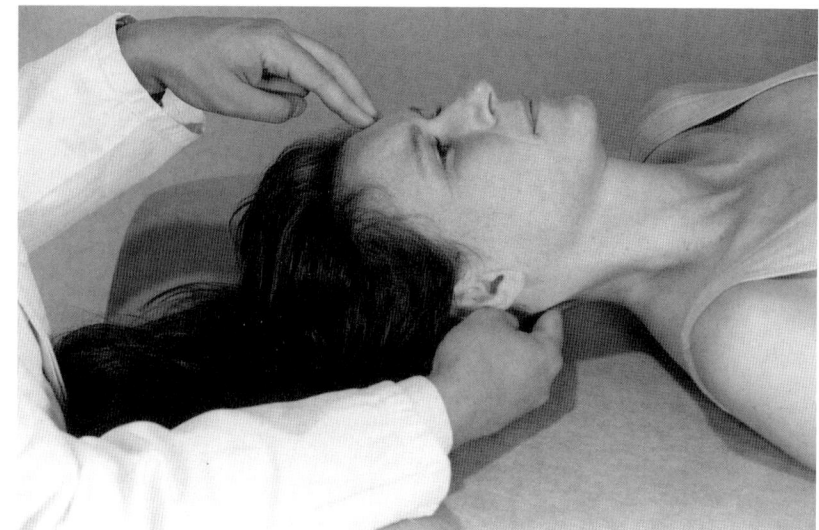

23.23
Unilaterale Kondylenkompression: Energie dirigierender Finger am Tuber frontale

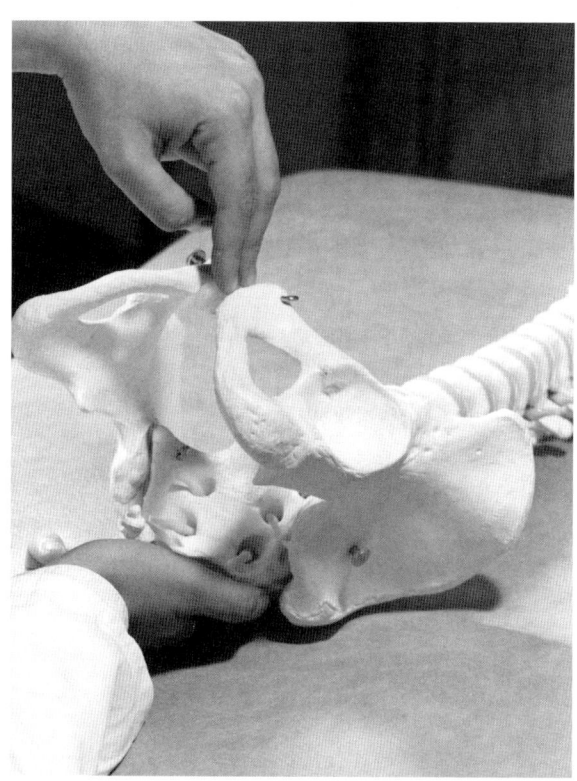

23.24
Articulatio sacroiliaca: Energie dirigierender Finger an der Symphysis pubica

Behandlung weiterer Suturen:
Synchondrosis petrooccipitalis: Energie dirigierender Finger am Tuber parietale. Sutura petrojugularis: Energie dirigierender Finger seitlich vom Vertex. Synchondrosis sphenopetrosa: Energie dirigierender Finger am Tuber frontale. Pterion: Energie dirigierender Finger an Asterion.

Auseinanderziehen/Disengagement

Die Disengagement-Technik setzt genaue anatomische Kenntnisse der einzelnen Verbindungen der Schädelknochen zueinander, der jeweiligen Richtung der so genannten Gelenkflächen der Schädelknochen und der Art dieser Suturen voraus. Diese Kenntnisse sind die Grundlage für die exakte Ausrichtung der therapeutischen Kraftanwendung und somit für die erfolgreiche Lösung der jeweiligen Sutur. Die Suturen werden mithilfe einer direkten Technik gelöst, indem die beiden betroffenen Schädelränder in die entgegengesetzte Richtung auseinander gezogen werden. Es hat sich bewährt, zunächst das Gewebe der beiden beteiligten Dysfunktionspartner, das die geringeren Anzeichen einer Einschränkung zeigt, sanft zu einem Disengagement einzuladen, d. h. es sanft von seinem Gelenkpartner zu lösen. Anschließend kann an dem Dysfunktionspartner mit den deutlicheren Zeichen einer Einschränkung ein „point of balance" in Beziehung zu seinem Gelenkpartner bzw. seiner Umgebung ausgeführt werden. Ein Beispiel: Bei einer Dysfunktion der Sutura occipitomastoidea mit einer deutlicheren Einschränkung des Os temporale wird zunächst das Os occipitale sanft aufgefordert, sich vom Os temporale zu lösen (Disengagement) und anschließend am Os temporale ein „point of balance" ausgeführt. Es ist möglich, die Lösung der Suturen durch Atem- oder Fluktuationstechniken zu unterstützen. Auch die gleichzeitige Wahrnehmung der primären Respiration bei der Ausführung einer Disengagement-Technik kann bei der Entspannung der Schädelnähte behilflich sein. Beachte auch die Ausführungen zum Disengagement auf S. 382 ff.
Anmerkung: Das Disengagement kann auch in Kombination mit einer V-Spread-Technik angewendet werden.
An dieser Stelle sollen die Disengagement-Techniken für die wichtigsten äußeren suturalen Gelenkflächen erläutert werden.
Beachte: Es besteht eine große Variabilität der suturalen Konfigurationen. Die folgenden Beschreibungen der suturalen Überlappungen stellen nur grobe Richtwerte dar. Deshalb ist es notwendig, vor Ausführung des Disengagement die jeweilige suturale Morphologie palpatorisch zu untersuchen.

Übersicht

Techniken für...
1. Bregma
2. Lambda
3. Pterion
4. Asterion
5. Sutura coronalis
6. Sutura sagittalis
7. Sutura lambdoidea
8. Sutura occipitomastoidea
9. Synchondrosis petrooccipitalis und Sutura petrojugularis
10. Sutura parietomastoidea
11. Sutura squamosa
12. Sutura sphenosquamosa
13. Synchondrosis sphenopetrosa
14. Sutura temporozygomatica, sphenosquamosa, parietosquamosa
15. Allgemeine Suturenlösung der Maxilla, des Os zygomaticum, des Os nasale, des Os frontale und des Os ethmoidale

Patient und Therapeut

Der Patient befindet sich in Rückenlage. Falls nicht anders erwähnt, sitzt der Therapeut am Kopfende des Patienten.

Bregma *(Abb. 23.25)*

Suturenrand: Os frontale nach innen gerichteter Rand, Os parietale nach außen gerichteter Rand.

Handposition
- Der Zeigefinger befindet sich auf dem Stirnbein
- Die Daumen liegen überkreuzt neben der Sutura sagittalis auf den gegenüberliegenden Scheitelbeinen
- Die übrigen Finger befinden sich seitlich am Schädel

Ausführung
- Die Zeigefinger bewegen das Stirnbein nach anterior
- Gleichzeitig bewegen die Daumen die Ossa parietalia nach posterior-lateral

Alternative: Drei-Finger-Technik
- Der Zeige- und der Mittelfinger einer Hand werden auf die beiden Ossa parietalia, der Daumen dieser Hand wird auf das Os frontale gelegt
- Während sich der Daumen nach anterior bewegt, bewegen sich der Mittel- und der Zeigefinger nach posterior-lateral und üben einen leichten Druck auf die Scheitelbeine aus
- Einstellung des PBMT und PBFT

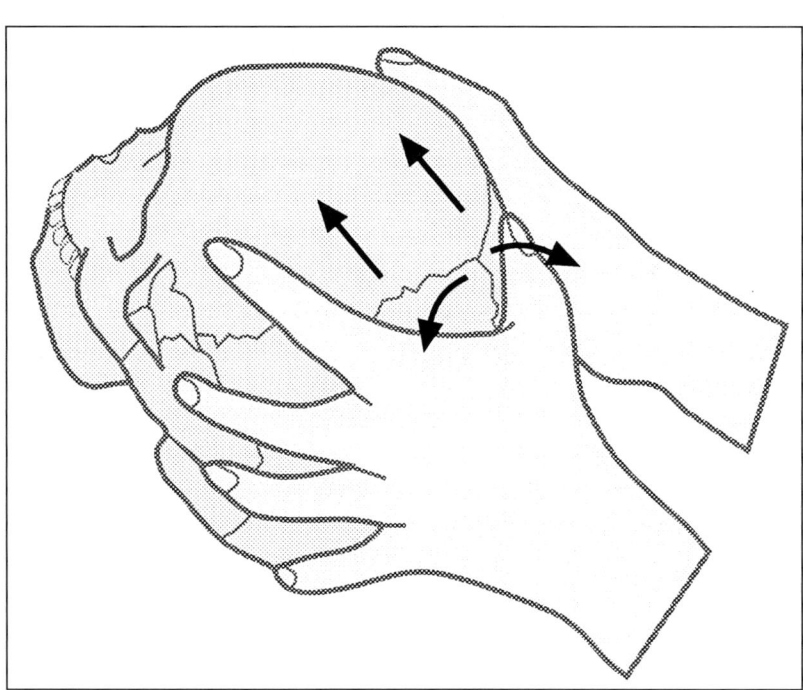

23.25 Bregma

Lambda *(Abb. 23.26 und 23.27)*

Suturenrand: Os occipitale nach innen gerichteter Rand, Os parietale nach außen gerichteter Rand.

Handposition
- Die Daumen sind überkreuzt und liegen neben der Sutura sagittalis an den gegenüberliegenden Scheitelbeinen
- Die kleinen Finger liegen an der Squama occipitalis und berühren sich mit den Fingerspitzen
- Die übrigen Finger liegen beidseitig seitlich am Schädel auf den Scheitelbeinen

Auseinanderziehen/Disengagement 627

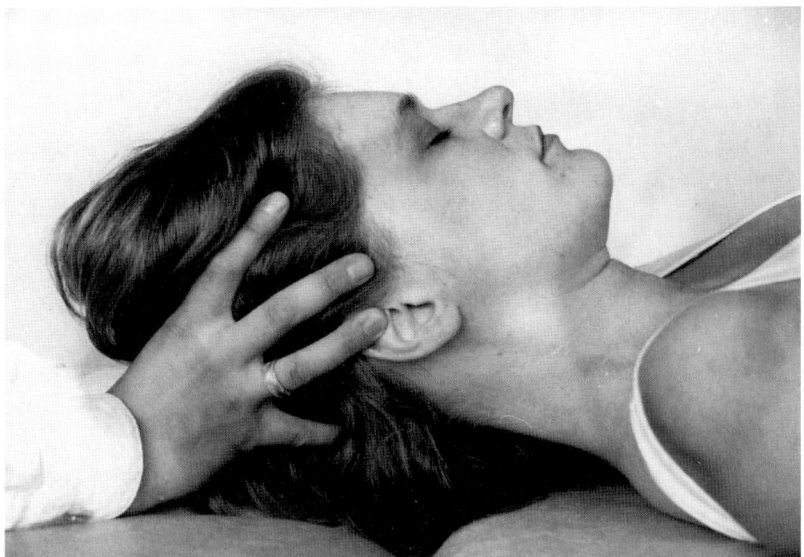

23.26 Lambda

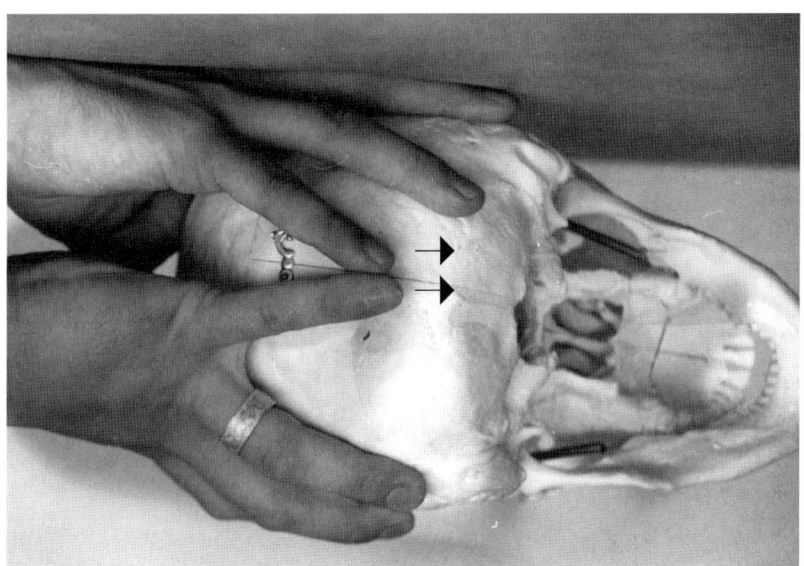

23.27 Lambda

Ausführung
- Während die kleinen Finger das Hinterhauptbein nach kaudal bewegen, führen die Daumen die Scheitelbeine nach lateral-anterior. Die restlichen Finger bleiben passiv.
- Einstellung des PBMT und PBFT

Alternative: Drei-Finger-Technik
- Der Zeige- und der Mittelfinger einer Hand werden auf die beiden Ossa parietalia, der Daumen dieser Hand wird auf das Os occipitale gelegt
- Während sich der Daumen nach kaudal bewegt, bewegen sich der Mittel- und der Zeigefinger nach anterior-lateral und üben einen leichten Druck auf die Scheitelbeine aus

Pterion

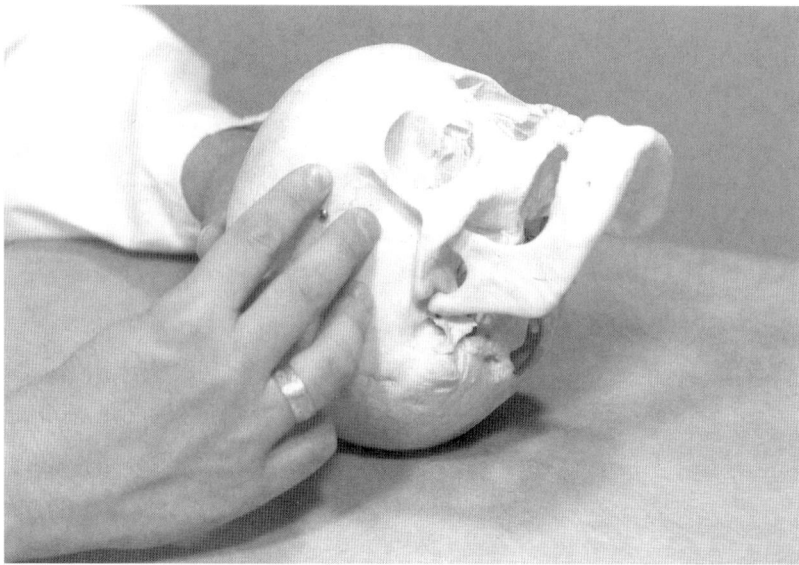

23.28 Pterion

Pterion ist eher eine fixe Zone.
Suturen: Vier Knochen sind an dieser Stelle übereinandergelagert, von innen nach außen:
Os frontale, Os parietale, Os sphenoidale, Os temporale. Als Vorbereitung zur Lösung von Pterion dient die vorangegangene Suturen-Technik.
An Pterion überlagern sich suturale Flächen. Unten liegt das Os frontale, darauf folgen das Os parietale und das Os sphenoidale, am oberflächlichsten liegt das Os temporale. Entsprechend dieser Anordnung der suturalen Flächen findet auch deren Lösung statt, beginnend von dem am tiefsten liegenden Knochen.

Handposition
- Alle Finger befinden sich nahe Pterion
- Der Zeigefinger befindet sich auf dem Stirnbein
- Der Daumen befindet sich auf dem Scheitelbein
- Der Mittelfinger befindet sich auf dem Keilbein
- Der Ringfinger befindet sich auf dem Schläfenbein

Ausführung
- Der Zeigefinger übt einen sanften Druck auf das Stirnbein sowie einen Zug nach anterior-superior aus
- Wenn sich das Stirnbein von den anderen Knochen zu lösen beginnt, übt der Daumen einen sanften Druck sowie einen Zug am Scheitelbein nach superior und etwas nach posterior aus
- Wenn sich das Scheitelbein von den anderen Knochen zu lösen beginnt, übt der Mittelfinger auf das Keilbein einen sanften Druck sowie einen Zug nach anterior und etwas nach kaudal aus
- Wenn sich das Keilbein von den anderen Knochen zu lösen beginnt, übt der Ringfinger am Schläfenbein einen Zug nach kaudal und posterior aus
- Am Ende führen alle Finger einen zentrifugalen Zug an den Knochen aus.
- Einstellung des PBMT und PBFT

Asterion *(Abb. 23.29)*

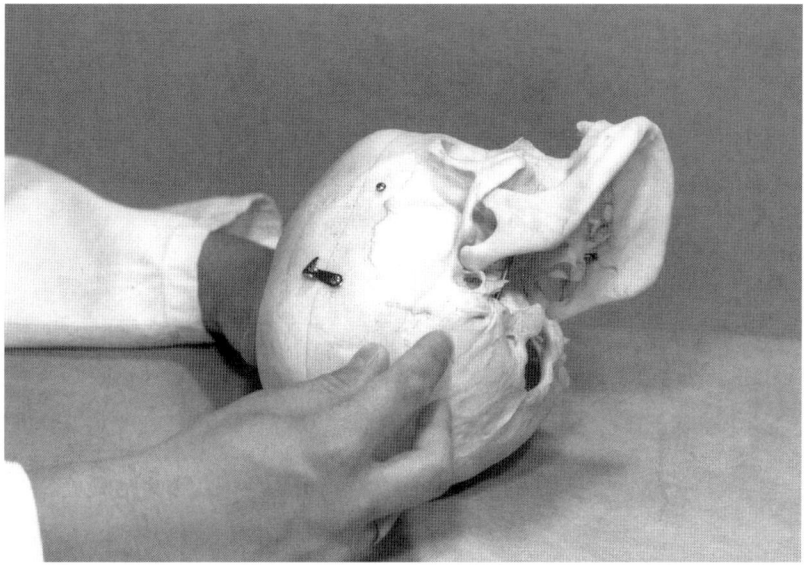

23.29 Asterion

Asterion ist eher eine mobile Zone.
Suturen: Drei Knochen sind an dieser Stelle übereinandergelagert, von innen nach außen: Os occipitale, Os parietale, Os temporale.

Patient	▶ Der Kopf des Patienten ist zur gegenüberliegenden Seite gedreht
Handposition	▶ Alle Finger befinden sich nahe Asterion
	▶ Der Daumen befindet sich auf dem Scheitelbein
	▶ Der Zeigefinger befindet sich auf dem Schläfenbein
	▶ Der Mittelfinger befindet sich auf dem Hinterhauptbein
Ausführung	▶ Der Mittelfinger übt einen sanften Druck auf das Hinterhauptbein sowie einen Zug nach posterior aus
	▶ Der Daumen auf dem Scheitelbein und der Zeigefinger auf dem Schläfenbein üben anschließend zusammen mit dem Mittelfinger einen zentrifugalen Zug an den Knochen aus
	▶ Einstellung des PBMT und PBFT

Nach Heede ist die Region um Asterion häufig ein mechanischer Balancepunkt, der zur Zeit der Geburt Kompressionskräften ausgesetzt war. Wird eine leichte Kompression auf den Schädel ausgeübt, reagiert dieser wieder mit seinem ursprünglichen Rotationsmuster und weist auf diesen Gleichgewichtspunkt, an dem die ursprüngliche Rotation auf eine Reorganisation der Energie „wartet"[5].

Die Behandlung des Gesichts- und kraniomandibulären Schädels wird ausführlich im Band „Praxis der kraniosakralen Osteopathie" dargestellt. An dieser Stelle wird eine allgemeine Technik gezeigt. Selbstverständlich ermöglichen die Kenntnisse der suturalen Flächen und der Gesichtsschädelknochen sowie die palpatorischen Fähigkeiten eine eigenständige Annäherung an den Gesichtsschädel. (Dies entspricht im Übrigen dem Ansatz von Still, den er in seiner Lehre und in seinen Veröffentlichungen konsequent umgesetzt hat.)

Sutura coronalis (links) *(Abb. 23.30)*

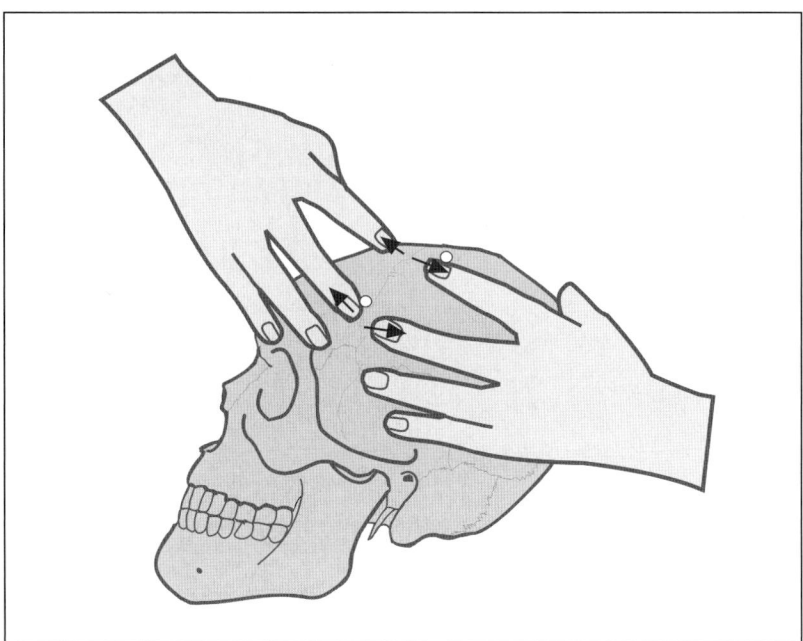

23.30
Sutura coronalis

Suturenrand:
- Medial: Os frontale nach innen gerichteter Rand, Os parietale nach außen gerichteter Rand
- Lateral: Os frontale nach außen gerichteter Rand, Os parietale nach innen gerichteter Rand

Suturenart: Sutura squamoserrata

Patient
- Der Kopf des Patienten ist nach rechts zur gegenüberliegenden Seite gedreht. Der Therapeut befindet sich an der gegenüberliegenden Seite der Dysfunktion

Handposition
- Zeige- und Mittelfinger der rechten Hand liegen auf dem Stirnbein, nahe der Sutura coronalis
- Zeige- und Mittelfinger der linken Hand liegen auf dem Scheitelbein, nahe der Sutura coronalis

Ausführung
- Zeige- und Mittelfinger der rechten Hand üben einen nach anterior gerichteten Zug auf das Stirnbein aus. Der Mittelfinger, der sich unterhalb des Pivotpunktes befindet, übt zusätzlich einen Druck auf den Knochen aus
- Zeige- und Mittelfinger der linken Hand üben einen posterioren Zug auf den Margo frontalis des Scheitelbeins aus. Der Zeigefinger, der sich oberhalb des Pivotpunktes befindet, übt zusätzlich einen Druck auf den Knochen aus
- Einstellung des PBMT und PBFT

Sutura sagittalis *(Abb. 23.31)*

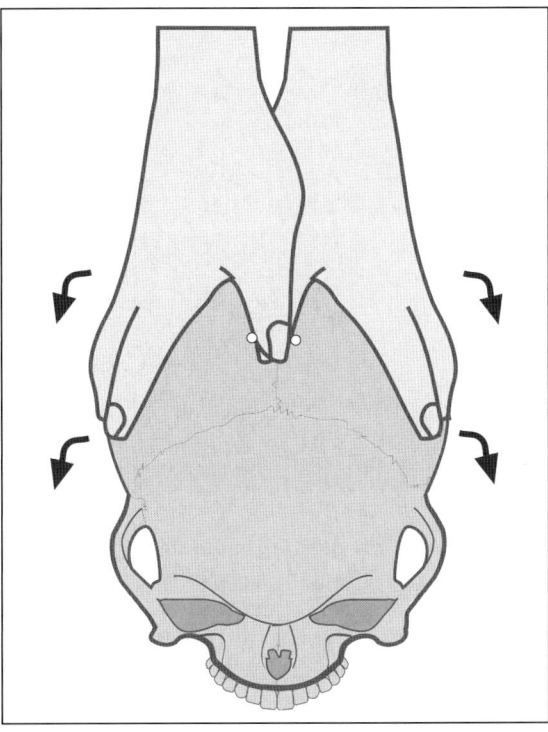

23.31
Sutura sagittalis

Suturenart: Sutura denticulata (laterale Expansion mit Trennung der suturalen Flächen und Kontraktion mit Kompression der suturalen Flächen, Außen-/Innenrotation)
(Entspricht der Os-parietale-Spread-Technik)

Handposition	▶ Die Daumen sind überkreuzt und liegen auf den jeweils gegenüberliegenden Scheitelbeinen. Die übrigen Finger liegen seitlich auf den Scheitelbeinen
Ausführung	▶ Die Daumen üben an den Margo sagittalia der Scheitelbeine einen nach kaudal gerichteten Zug aus ▶ Einstellung des PBMT und PBFT

Sutura lambdoidea (rechts) *(Abb. 23.32)*

Suturenrand: Nahtrand der Os occipitale nach innen gerichtet in der medialen oberen Hälfte, nach außen gerichtet in der lateralen unteren Hälfte.
Suturenart: Sutura squamoserrata.

Therapeut	▶ Er befindet sich links, auf der gegenüberliegenden Seite der zu behandelnden Sutur
Handposition	▶ Die Hände liegen übereinander gelagert an der rechten Seite des Schädels, die Finger zeigen nach posterior ▶ Der Zeige- und Mittelfinger der linken Hand liegen anterior der Sutur, auf dem Scheitelbein ▶ Der Zeige- und Mittelfinger der rechten Hand liegen posterior der Sutur, auf dem Hinterhauptbein

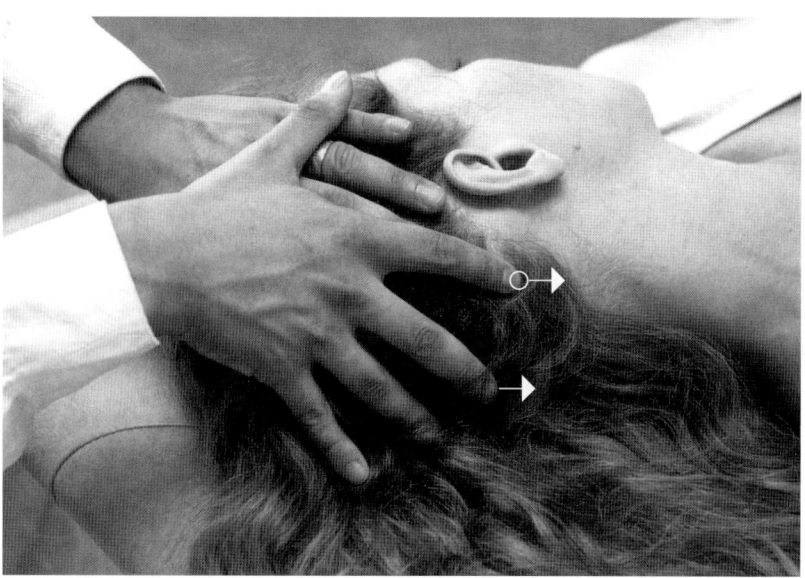

23.32 Sutura lambdoidea

Ausführung
- Die Finger auf dem Os parietale üben einen Zug nach anterior aus. Der Zeigefinger oberhalb des Pivotpunktes übt zusätzlich einen Druck auf den Knochen aus (Margo occipitalis des Scheitelbeins)
- Die Finger auf dem Hinterhauptbein üben einen Zug nach posterior aus. Der Zeigefinger, der sich unterhalb des Pivotpunktes befindet, übt zusätzlich einen Druck auf den Knochen aus (Margo parietalis des Os occipitale)
- Einstellung des PBMT und PBFT

Sutura occipitomastoidea, zum Beispiel rechts (Abb. 23.33)

Suturenrand: Normalerweise ist der Rand des Hinterhauptbeins im superioren Bereich nach außen und im unteren Teil nach innen gerichtet (Wechsel der Suturenränder: kondylo-squamo-mastoider Pivotpunkt (C.S.M.P.)
Suturenart: Unregelmäßige Sutur
- Adaptative Schaukelbewegung in der Sutur, d.h. das Mastoid kann von antero-medial nach postero-lateral gleiten. In Flexion/Außenrotation

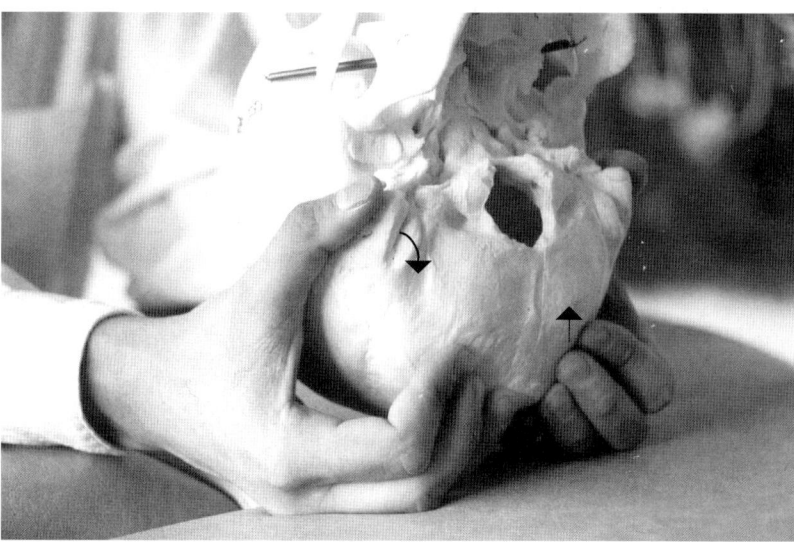

23.33 Sutura occipito-mastoidea

Auseinanderziehen/Disengagement

des Hinterhauptbeins entsteht eine Öffnung des postero-superioren Suturenrandes und eine Schließung des antero-inferioren Randes (in Extension umgekehrt).
▶ Eine Kompression dieser Sutur könnte dazu führen, dass diese Bewegung nicht möglich wäre.

Hinweis:
1. Nicht selten ist eine Dysfunktion an der Sutura occipitomastoidea die Folge von Kompressionen am Atlanto-Okzipitalgelenk. Aus diesem Grunde sollte das Atlanto-Okzipitalgelenk zuerst befreit werden. Oft wird dadurch schon die Dysfunktion an der Sutura occipitomastoidea gelöst.
2. Auch eine Dysfunktion der Synchondrosis sphenopetrosa kann bei einer Fixierung der Sutura occipitomastoidea beteiligt sein.
3. Weitere Ursachen für eine Kompression der Sutur:

Bei einer beidseitigen Kompression: Sturz oder Schlag auf die Squama occipitalis

Handposition
▶ Die Daumen liegen anterior an den Processi mastoidei
▶ Die übrigen Finger befinden sich auf dem Hinterhauptbein

1. Direkte Technik, bei einem Os temporale in Innenrotation *(Abb. 23.33)*

Ausführung
▶ Dysfunktionelle Seite: Die Daumen üben auf den Processus mastoideus einen Druck nach medial und posterior aus (AR)
▶ Die übrigen Finger führen das Hinterhauptbein nach lateral (nach links), weg von der Sutur und nach vorne in die Flexion
▶ Die suturalen Ränder werden so voneinander entfernt und vor allem der posteriore Teil der Sutur dadurch geöffnet
▶ Unterstützung durch die Atmung: Der Patient hält seinen Atem am Ende der Einatmung so lange wie möglich an
▶ Einstellung des PBMT und PBFT

2. Entgegengesetzte physiologische Bewegung nach *Magoun*

Ausführung
a) Indirekte Technik
Wenn sich die Pars petrosa in Innenrotation befindet: *(Abb. 23.34)*

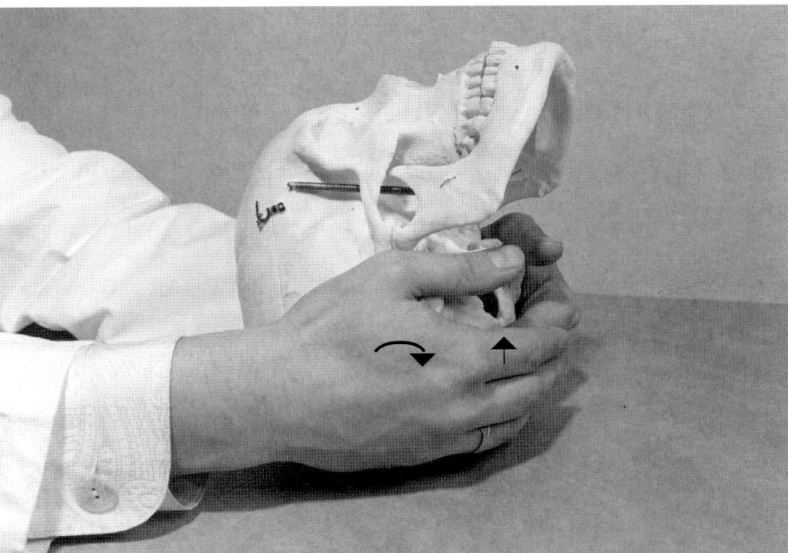

23.34 Sutura occipitomastoidea. Indirekte Technik: Rechtes Os petrosa in Innenrotation

634 23. Behandlung der Schädelnähte

- Mit dem Daumenballen wird ein Druck nach medial und posterior auf die Pars mastoidea ausgeübt (IR)
- Die übrigen Finger bewegen das Hinterhauptbein nach vorne in die Flexion
- Unterstützung durch die Atmung: Der Patient hält seinen Atem am Ende der Ausatmung so lange wie möglich an

Wenn sich die Pars petrosa in Außenrotation befindet:
- Der Daumen der betroffenen Seite übt auf den Processus mastoideus einen Druck nach medial und posterior aus (AR)
- Die übrigen Finger führen das Hinterhauptbein nach hinten in die Extension
- Unterstützung durch die Atmung: Der Patient hält seinen Atem am Ende der Einatmung so lange wie möglich an

b) Anschließend direkte Technik
Wenn sich die Pars petrosa in Innenrotation befindet: *(Abb. 23.35)*

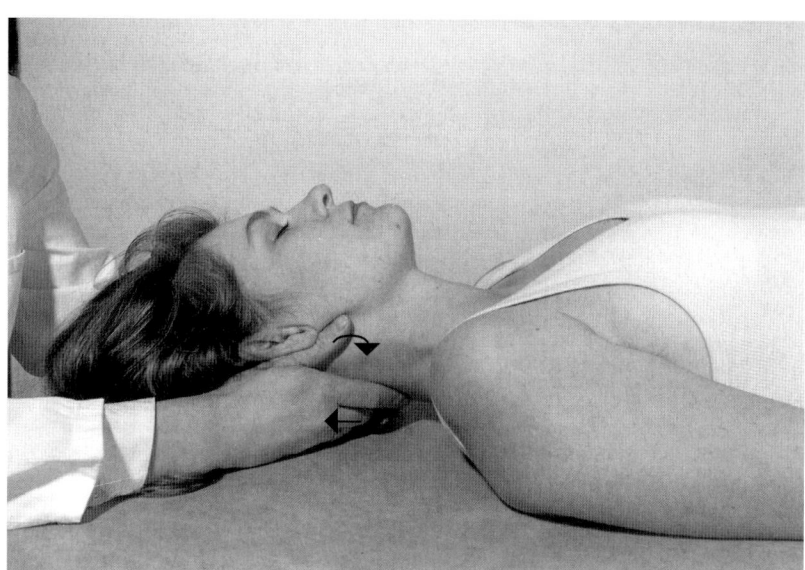

23.35
Sutura occipitomastoidea. Direkte Technik: Rechtes Os petrosa in Innenrotation

- Der Daumen der betroffenen Seite übt einen Druck auf den Processus mastoideus nach medial und posterior aus (AR)
- Die übrigen Finger führen das Hinterhauptbein nach hinten in die Extension
- Unterstützung durch die Atmung: Der Patient hält seinen Atem am Ende der Einatmung so lange wie möglich an

Wenn sich die Pars petrosa in Außenrotation befindet:
- Mit dem Daumenballen der betroffenen Seite wird ein Druck nach medial und posterior auf die Pars mastoidea ausgeübt (IR)
- Die übrigen Finger bewegen das Hinterhauptbein nach vorne in die Flexion
- Unterstützung durch die Atmung: Der Patient hält seinen Atem am Ende der Ausatmung so lange wie möglich an

Synchondrosis petrooccipitalis (Sutura petrooccipitalis) und Sutura petrojugularis (rechts) *(Abb. 23.36)*

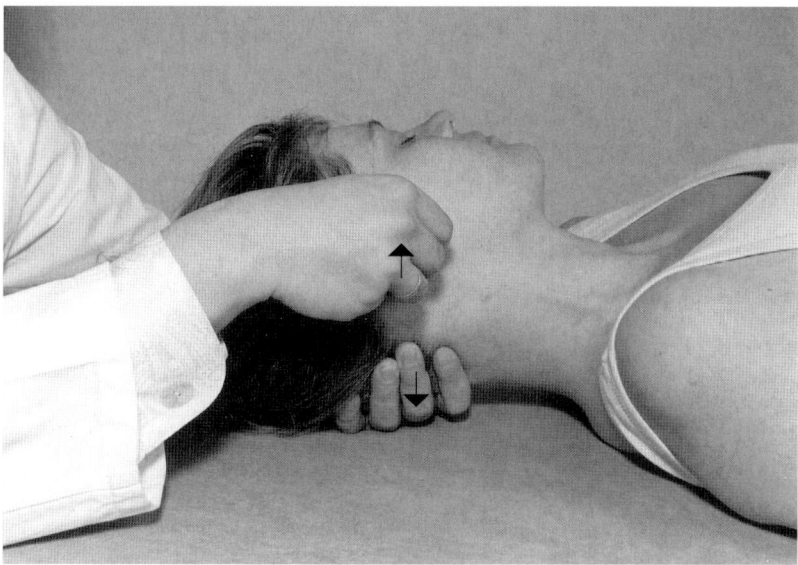

23.36
Synchondrosis petrooccipitalis und petrojugularis. Allgemeine Technik

Synchondrosis petrooccipitalis (Synchondrosis petrooccipitalis):
Suturenrand: Die lateralen Ränder der Basis des Hinterhauptbeins bilden eine Leiste, die mit einer Rinne/Nut am hinteren unteren Teil der Pars petrosa artikuliert (Scharnier- und Gleitbewegung, superior nach inferior pivotartige Rotation)
Suturenart: Synchondrosis
Sutura petrojugularis:
Suturenrand: Der Processus jugularis verbindet sich mit der jugularen Gelenkfläche der Pars petrosa. Pivotpunkt für die Bewegungsübertragung vom Hinterhauptsbein auf das Schläfenbein
Suturenart: Synchondrosis

1. Allgemeine Technik

Handposition

Rechte Hand am Schläfenbein der betroffenen Seite:
- Der Daumen liegt im äußeren Gehörgang
- Der Zeige- und Mittelfinger liegen hinter dem Ohrläppchen, möglichst dicht am Schläfenbein
- Der Daumen und die Finger umgreifen den Antitragus und das Ohrläppchen

Die linke Hand befindet sich auf dem Hinterhaupt.

Ausführung

- Es wird ein Zug auf dem Schläfenbein nach anterior ausgeübt
- Das Hinterhaupt wird in die entgegengesetzte Richtung fixiert
- Ohne den Zug zu vermindern, werden alle anderen feinen Bewegungen der Knochen zugelassen
- Die Finger können diese Suturen nicht direkt palpieren, aber der Therapeut sollte während der gesamten Ausführung seine Aufmerksamkeit auf diese Suturen richten
- Einstellung des PBMT und PBFT

2. Spezifische Technik *(Abb. 23.37 und 23.38)*

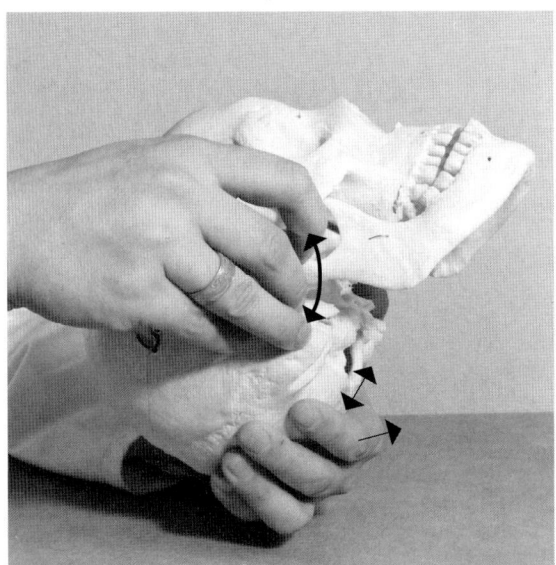

23.37
Synchondrosis petrooccipitalis

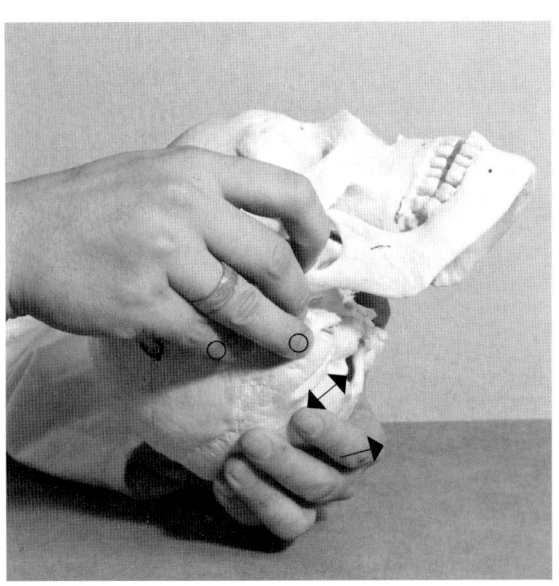

23.38
Sutura petrojugularis

Handposition Rechte Hand am Schläfenbein der betroffenen Seite:
- Der Daumen und der Zeigefinger umgreifen den Processus zygomatici
- Der Mittelfinger liegt im äußeren Ohrkanal
- Der Ringfinger befindet sich auf dem Processus mastoideus
- Der kleine Finger befindet sich auf der Pars mastoidea, die linke Hand befindet sich auf dem Hinterhaupt.

Ausführung
- Mithilfe des Disengagement wird das Schläfenbein vom Hinterhaupt gelöst, sodass mit der indirekten Technik der „point of balance" zwischen dem Hinterhaupt- und Schläfenbein an der Sutur aufgesucht werden kann
- Das Hinterhaupt wird lateral zur entgegengesetzten Seite (nach links) bewegt und dort gehalten

► Das Schläfenbein wird nach anterior oder posterior rotiert, um den PBMT einzustellen
► Zusätzlich wird das Hinterhaupt in die Flexion oder Extension bewegt entsprechend der vorhandenen Spannung, um den PBMT einzustellen

b) Für die Sutura petrojugularis
► Das Hinterhaupt wird lateral zur entgegengesetzten Seite (nach links) bewegt und dort gehalten
► Anschließend aufsuchen des PBMT zwischen der Außenrotation und Innenrotation des Schläfenbeins

Für die Außenrotation übt der Therapeut einen Druck nach medial-posterior mit dem Ringfinger auf den Processus mastoideus aus. Für die Innenrotation übt der Therapeut einen Druck nach medial-posterior mit dem kleinen Finger auf die Pars mastoidea aus.
► Zusätzlich wird das Hinterhaupt in die Flexion oder Extension bewegt entsprechend der vorhandenen Spannungen, um den PBMT einzustellen

Sutura parietomastoidea (links) *(Abb. 23.39)*

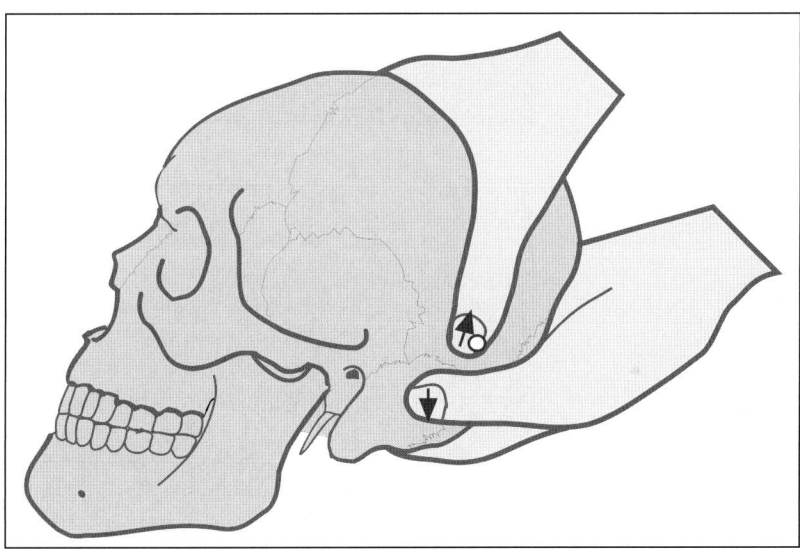

23.39 Sutura parietomastoidea

Suturenrand: Im vorderen Viertel wird das Scheitelbein eingekeilt, im zweiten Viertel nach innen gerichteter Rand des Scheitelbeins, in posteriorer Hälfte nach außen gerichteter Rand des Scheitelbeins
Suturenart: unregelmäßig, mehr squamös als sägeartig
(Außen- und Innenrotation beider Knochen, Adaption an Schaukelbewegungen des Scheitelbeins, Adaption für rotatorische Mobilitäten der Pars petrosa.)
Mögliche Ursache für eine Kompression der Sutur:
Ein Schlag oder ein Sturz von oben auf das Scheitelbein der gleichen Seite.

Patient Der Kopf des Patienten ist nach rechts, zur gegenüberliegenden Seite der Dysfunktion gedreht.

Handposition
► Der Daumen der rechten Hand liegt nahe dem Angulus mastoideus auf dem Os parietale
► Der Daumen der anderen Hand liegt nahe dem Margo parietalis auf dem Mastoid

638 23. Behandlung der Schädelnähte

Ausführung	▶ Der Daumen auf dem Os parietale übt einen Zug nach kranial aus
	▶ Der Daumen auf dem Mastoid übt einen Zug nach kaudal aus

Sutura squamosa (links) *(Abb. 23.40)*

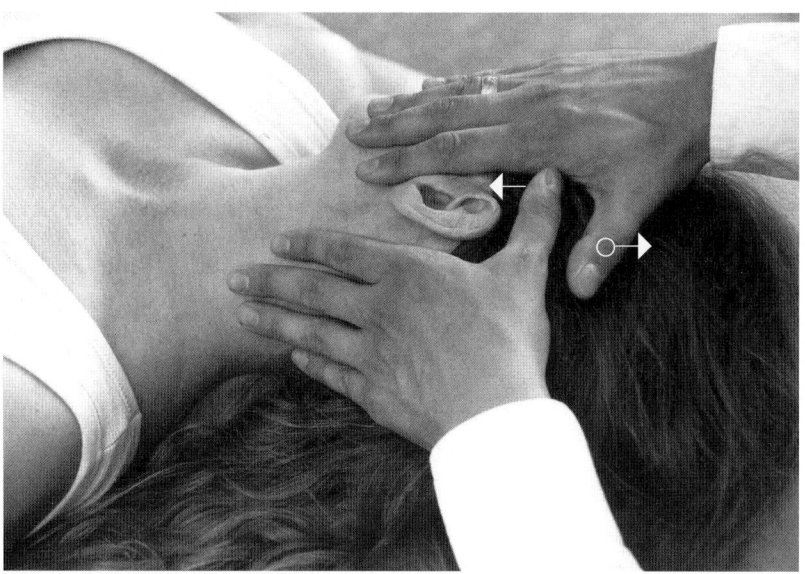

23.40
Sutura squamosa

Suturenrand: Margo squamosus der Pars squamosa des Schläfenbeins nach innen gerichteter Rand, Margo squamosus des Scheitelbeins nach außen gerichteter Rand
Suturenart: Sutura squamosa
(Mediales/laterales Gleiten während Außen-/Innenrotation, postero-superiores und antero-inferiores Gleiten)

Patient	Der Kopf des Patienten ist nach rechts gedreht.
Handposition	▶ Der rechte Daumen befindet sich auf dem Scheitelbein, nahe der Sutura squamosa. Die übrigen Finger der rechten Hand sind nach kaudal gerichtet. Der Daumen bildet mit den übrigen Fingern einen rechten Winkel
	▶ Der linke Daumen befindet sich auf dem Schläfenbein, nahe der Sutura squamosa. Die übrigen Finger der linken Hand liegen auf dem Nacken und sind nach kaudal gerichtet. Der Daumen bildet mit den übrigen Fingern einen rechten Winkel
Ausführung	▶ Der rechte Daumen übt einen nach kranial gerichteten Zug auf das Scheitelbein am Margo squamosus aus. Zusätzlich führt er, entsprechend der Gelenkfläche, auch einen Druck auf den Margo squamosus des Scheitelbeins aus (Innenrotation des Os parietale)
	▶ Der linke Daumen übt einen nach kaudal gerichteten Zug auf das Schläfenbein am Margo parietalis aus
	▶ Einstellung des PBMT und PBFT

Sutura sphenosquamosa – Pivot-Technik

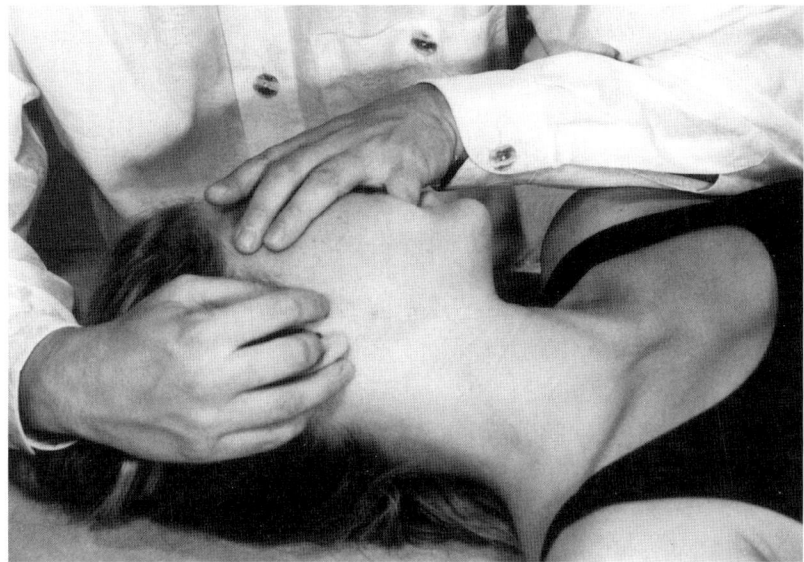

23.41
Sutura sphenosquamosa
– Pivot-Technik

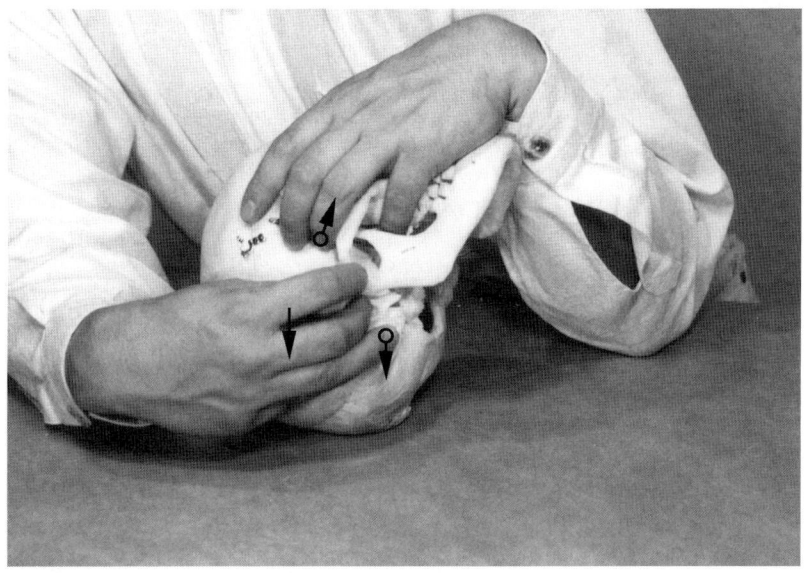

23.42
Sutura sphenosquamosa
– Pivot-Technik

Suturenrand: Der vordere und untere Rand der Pars squamosa des Os temporale verbindet sich mit dem hinteren Rand der Ala major. In der oberen vorderen Hälfte ist die Schläfenbeinnaht nach innen gerichtet, in der unteren Hälfte besitzt sie einen nach außen gerichteten Rand. Das Os sphenoidale besitzt entsprechende Nahtränder. Der Richtungswechselpunkt der Ränder wird sphenosquamöser Pivotpunkt genannt (SSP).
Suturenart: Sutura squamoserrata (Außen- und Innenrotation, vor allem im unteren Bereich, minimale anteroposteriore Rotation).

Patient: Der Kopf des Patienten ist zur gegenüberliegenden Seite der Dysfunktion gedreht

Therapeut: Er befindet sich seitlich am Kopf des Patienten auf der gegenüberliegenden Seite der Dysfunktion

23. Behandlung der Schädelnähte

Handposition
- Hand der Dysfunktionsseite am Os temporale:
  Daumen und Zeigefinger umgreifen den Processus zygomatici
  Der Mittelfinger liegt im äußeren Ohrkanal
  Der Ringfinger befindet sich auf dem Processus mastoideus
  Der kleine Finger befindet sich auf der Pars mastoidea
- Andere Hand am Os sphenoidale:
  Der kleine Finger befindet sich intraoral außen an der Lamina lateralis des Processus pterygoideus
  Mittel- und Ringfinger befinden sich auf der Ala major

Ausführung
a) Disengagement:
Während der Inspirationsphase:
- Daumen und Zeigefinger folgen dem Processus zygomatici nach lateral, anterior und inferior. Der Ringfinger folgt dem Processus mastoideus nach posterior-medial (AR)
- Das Schläfenbein wird in der Außenrotation gehalten
- Zusätzlich wird auf das Schläfenbein ein sanfter Zug nach posterior ausgeübt
- Gleichzeitig üben der Mittel- und Ringfinger auf die Ala major einen Druck nach medial und einen Zug nach anterior aus
- Alle auftretenden Bewegungen/Gewebeentwirrungen werden zugelassen
- Das Disengagement wird ausgeführt, bis eine Entspannung an der Sutur wahrgenommen wird

b) PBT:
- Ohne das Disengagement zu vermindern, wird der PBMT, PBFT eingestellt
- Ein Fluid-Impuls kann vom gegenüberliegenden Tuber parietale ausgeübt werden

Synchondrosis sphenopetrosa

Suturenrand: Hinterrand der Ala major bedeckt ebenes anteromediales Drittel der Pars petrosa (nur z.T. miteinander verbunden). Apex der Pars petrosa ist mit dem Dorsum sellae über das Lig. sphenopetrosum/Lig. von Grüber (Verdickung des Tentorium cerebelli) verbunden (anteromediales-

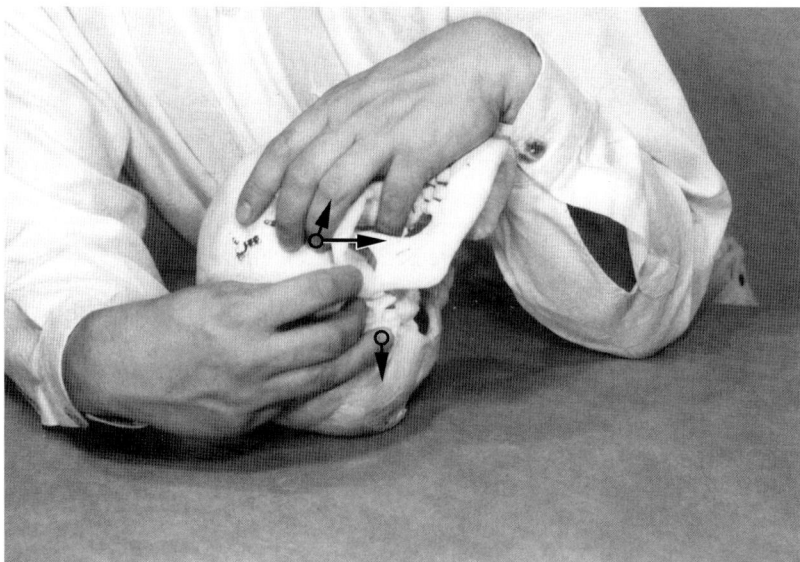

23.43
Synchondrosis sphenopetrosa

posterolaterales Gleiten, Schaukelbewegung am anteromedialen Ende der Apex petrosae).

Handposition	Gleiche Ausgangsstellung wie bei vorheriger Technik
Ausführung	a) Disengagement

- Mittel- und Ringfinger auf der Ala major üben einen Druck nach medial und einen Zug nach anterior aus
- Zusätzlich wird ein Zug nach inferior ausgeübt, um die Synchondrosis sphenopetrosa (unterhalb der SSP) zu lösen
- Daumen und Zeigefinger folgen dem Processus zygomatici nach lateral, anterior und inferior. Der Ringfinger folgt dem Processus mastoideus nach posterior-medial (AR)
- Das Schläfenbein wird in der Außenrotation gehalten

b) PBT
- Ohne das Disengagement zu vermindern, wird der PBMT, PBFT zwischen dem Os sphenoidale und dem Os temporale eingestellt

Sutura temporozygomatica, sphenosquamosa, parietosquamosa (links) *(Abb. 23.44–23.46)*

Eine Blockierung der Sutura temporozygomatica könnte dazu führen, dass während der Inspirationsphase der Processus zygomatici des Schläfenbeins nicht mit dem Processus des Jochbeins nach außen unten gleiten könnte (s. S. 254). Dadurch wäre in der Inspirationsphase das Schläfenbein in Innenrotation fixiert. Zur Erinnerung. Das Jochbein wird vom Keilbein, das Schläfenbein vom Hinterhaupt beeinflusst.

Patient	▶ Der Kopf des Patienten ist zur gegenüberliegenden Seite gedreht
Handposition	▶ Linke Hand: Der kleine Finger liegt hinter dem Processus mastoideus, der Ringfinger vor dem Processus mastoideus

Der Mittelfinger liegt im äußeren Ohrkanal. Daumen und Zeigefinger umgreifen den Processus zygomatici. Der Daumen befindet sich mit seiner seitlichen Fläche zusätzlich auf der Squama des Schläfenbeins.
- Rechte Hand:
Sutura temporozygomatica: Der Daumen und der Zeigefinger umgreifen den Processus temporalis des Jochbeins
Sutura sphenosquamosa: Der rechte Daumen befindet sich auf dem linken großen Keilbeinflügel. Wenn möglich, können beide großen Keilbeinflügel mit dem Daumen und dem Zeigefinger umgriffen werden.
Sutura squamosa: Die Zeige-, Mittel- und Ringfinger liegen auf dem Scheitelbein.

Ausführung	▶ Die jeweiligen Knochen werden voneinander entfernt, indem an den entsprechenden angrenzenden Knochen ein entgegengesetzter Zug ausgeführt wird

- Einstellung des PBMT und PBFT

Die Behandlung des Gesichts- und kraniomandibulären Schädels wird ausführlich im Band „Praxis der kraniosakralen Osteopathie" dargestellt. An dieser Stelle wird eine allgemeine Technik gezeigt. Selbstverständlich ermöglichen die Kenntnisse der suturalen Flächen und der Gesichtsschädelknochen sowie die palpatorischen Fähigkeiten eine eigenständige Annäherung an den Gesichtsschädel. (Dies entspricht im übrigen dem Ansatz von Still, den er in der Lehre wie in seinen Veröffentlichungen konsequent umgesetzt hat.)

642 23. Behandlung der Schädelnähte

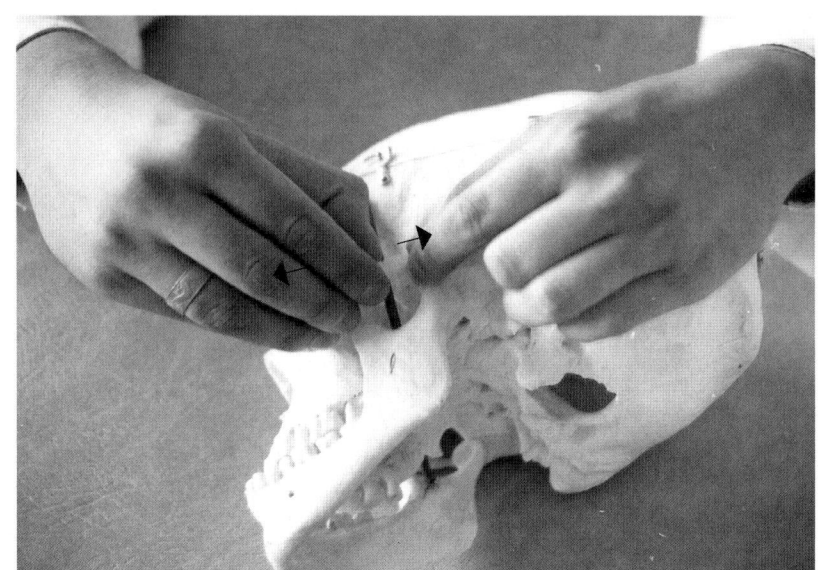

23.44
Sutura temporozygomatica

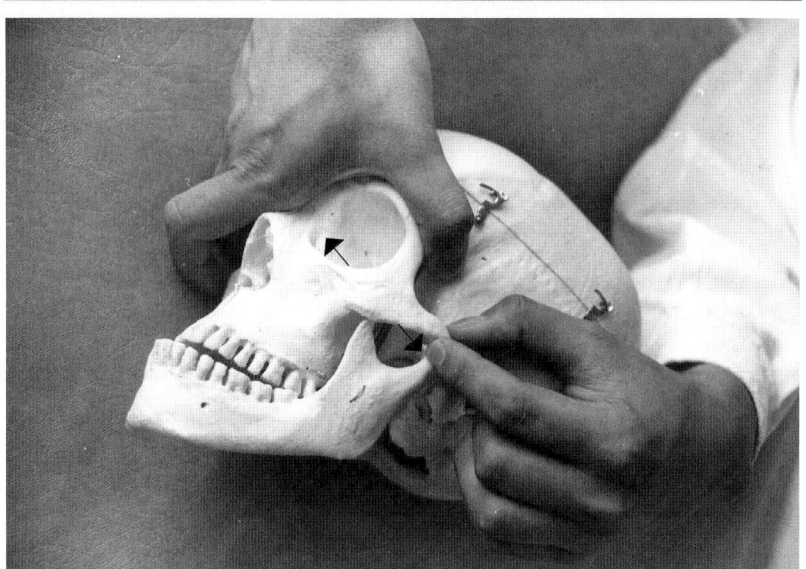

23.45
Sutura sphenosquamosa

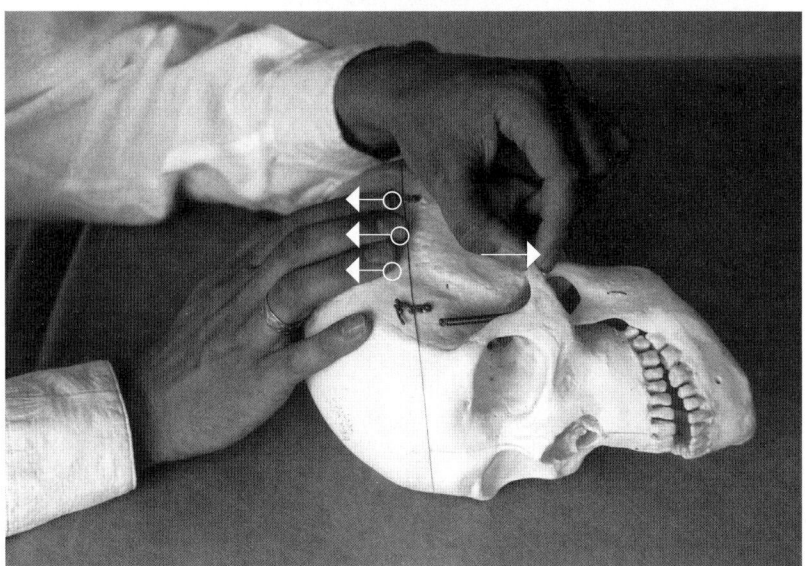

23.46
Sutura squamosa

Allgemeine Lösung der Suturen der Maxilla und der Ossa zygomaticum, nasale, frontale und ethmoidale (links) *(Abb. 23.47)*

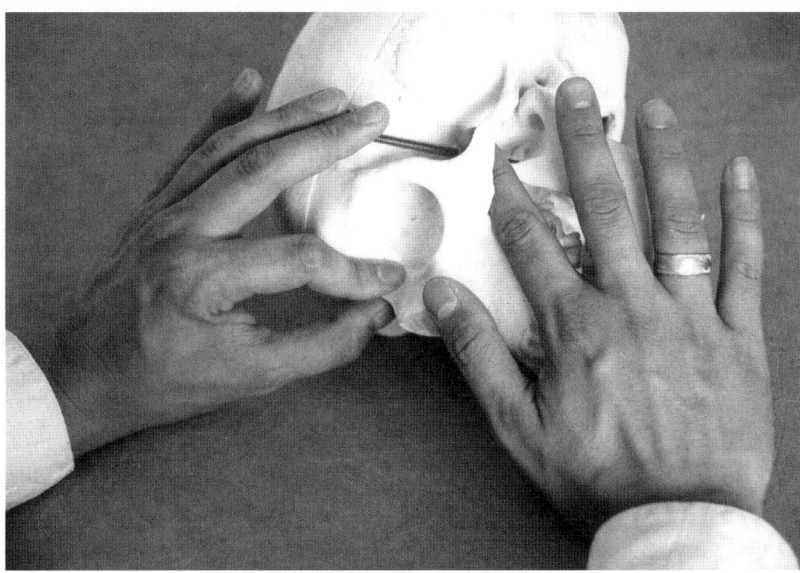

23.47
Suturen des Gesichts

Dies ist keine reine Disengagement-Technik. Sie wird aber dennoch an dieser Stelle angeführt, da sie eine Vielzahl von Suturen des Gesichtsskeletts zu lösen imstande ist.

Patient
Der Kopf des Patienten ist nach rechts, auf die entgegengesetzte Seite der Dysfunktion gedreht.

Handposition
- Der rechte Zeigefinger liegt intraoral auf der Eckzahnkante an der Außenseite des Oberkiefers. Die Fingerspitze liegt innen am Jochbein
- Daumen und Zeigefinger der linken Hand umgreifen die Stirnbeinfortsätze der Oberkieferknochen

Ausführung
- Der Zeigefinger im Mund übt von medial einen nach außen gerichteten Druck auf das Jochbein aus, sodass die Sutura zygomaticomaxillaris gelöst wird
- Zudem wird der Zeigefinger so gedreht, dass die Maxilla nach außen rotiert. Dadurch können sich die Verbindungen zum Nasen-, Stirn- und Siebbein lösen.
- Einstellung des PBMT und PBFT

Diese Technik erfordert viel Übung. Zudem sollten für eine erfolgreiche Ausführung die unterschiedlichen Verbindungsstellen der beteiligten Knochen visualisiert werden.

1929 trug *Sutherland* den Aufsatz „Bedside-Technique" in einer Konferenz der *Minnesota State Osteopathie Association* vor, in dem er auch eine Technik erwähnte, die dazu geeignet ist, die physiologische Beweglichkeit der suturalen Verbindungen in einer Art Selbsthilfetechnik zu unterstützen und zu erhalten, sowie die Hirndurchblutung zu verbessern.
Als erstes empfahl *Sutherland*, dafür an die frische Luft zu gehen.

Ausführung
1. Tiefe und langsame Ausatmung (Diaphragma senkt sich):
   - Dabei den Kopf beugen

- ▶ Gleichzeitig werden die Mastoidfortsätze der Schläfenbeine nach lateral gebracht
- ▶ Am Ende der Ausatmung den Atem für einige Augenblicke anhalten und in dieser Position verweilen

2. Tiefe und langsame Einatmung (Diaphragma hebt sich):
   - ▶ Dabei den Nacken strecken
   - ▶ Gleichzeitig werden die Mastoidfortsätze der Schläfenbeine nach medial gebracht

Quellenangaben:

1 Sutherland, W. G. in Sutherland, A. S.: With thinking fingers. The Cranial Academy, USA 1962, S. 13.
2 Sutherland, W. G.: Teachings in the science of osteopathy. Sutherland Cranial Teaching Foundation 1991, S. 16.
3 Magoun, H. I.: Osteopathy in the cranial field. 3rd ed. Journal Printing Company, Kirksville 1976, S. 102.
4 Lippincott, R. C., Lippincott, H. A.: A manual of cranial technique. Cranial Academy, 1948, S. 2.
5 Heede, V. D.: Der natürliche Geburtsvorgang. Osteopath. Med. 4 (2001) 10–12.

Weitere Literaturhinweise:

Busquet, L.: L'Osteopathie cranienne. Maloine, Paris 1985.
Dossey, L.: Heilende Worte. Bruno Martin, Südergellersen, 1995.
Lippincott, H. A., Lippincott, R. C.: A manual of cranial technique. Cranial Academy, 1995.
Sutherland, W. G.: Contributions of thought. Sutherland Cranial Teaching Foundation, 1967.
Upledger, J. E., Retzlaff, E. W., Vredgevoogd, J. D.: Diagnosis and treatment of temporoparietal suture head pain. Osteopathie medicine 78 (1978) 19–26.

Glossar

Im Folgenden werden einige wichtige Begriffe der kraniosakralen Osteopathie erklärt, die auch einen Einblick in ihre spirituellen Aspekte geben. Die Erklärung orientiert sich zum größten Teil an den Originalschriften von *W. G. Sutherland,* sowie der Erstausgabe von *Magouns* Osteopathy in the cranial field (1951), an der *Sutherland* mitgearbeitet und sie ausdrücklich gutgeheißen hat. Es kann im Einzelnen vorkommen, dass bestimmte Sachverhalte aus heutiger Sicht als überholt gelten. Dennoch ist es für das Verständnis der Entstehung und Bedeutung *Sutherlands* Herangehensweise bzw. der Wurzeln der kraniosakralen Osteopathie nützlich, seine Sichtweise darzustellen. Zudem basieren ein Großteil seines gewählten Vokabulars auf palpatorischer Erfahrung. Es ist anzunehmen, dass *Sutherland* viele Begriffe gewählt hat, um seinen Studenten bestimmte palpatorische Herangehensweisen zu verdeutlichen und sie an bestimmte subtile palpatorische Erfahrungen heranzuführen. Im Weiteren ist es für die Verständigung im kraniosakralen Bereich der Osteopathie und ihrer Weiterentwicklung von Vorteil, wenn ihre Anwender das gleiche Vokabular benutzen.

Automatic shifting suspension fulcrum Sutherland wählte diesen Ausdruck für einen funktionellen Bereich im Verlauf des Sinus rectus: der Vereinigung der Falx cerebri, der Falx cerebelli und des Tentorium cerebelli. Dieser Bereich wird auch Sutherland-Fulcrum genannt. Dieses Fulcrum stellt einen beweglichen Ruhepunkt für die reziproke Spannungsmembran im Schädel und Rückenmarkskanal dar. Um das Gleichgewicht der Membranbewegung und -spannung in allen Richtungen gleichmäßig zu gewährleisten, müssen die Membranen von einem Fulcrum, einem Ruhepunkt aus operieren. Dieser Ruhepunkt muss schwebend aufgehängt (Suspension) sein, um sich automatisch bewegen (automatic shifting) zu können, damit bei Zug oder Druck eine gleichmäßige Spannungsverteilung in den Duralmembranen ermöglicht wird.
Sutherland schreibt, dass bei Beginn der Atmung palpiert werden kann, wie das „automatic shifting suspension fulcrum" seine Position verändert, ebenso wie ein Gefühl von Wärme durch die Fluktuation des Liquor cerebrospinalis entsteht.[1, 2]

Atem des Lebens (Breath of life) Er wird bezeichnet als die Fluid in der Fluida, „liquid light", Potenz (potency), „highest known element" nach *Still,* etwas, das, wenn es angeknipst wird, die Dunkelheit verschwinden lässt[3], der erste Funke, die Auslösung der unwillkürlichen Bewegung, etwas, das die Bewegung auslöst[4], etwas Unsichtbares in der zerebrospinalen Flüssigkeit[5, 6], etwas in den Gezeitenbewegungen, nicht der Atem der Luft[7], vergleichbar dem Wetterleuchten, das durch die Wolke durchscheint ohne diese zu berühren. *Sutherland* sieht ihn auch als Transmutation (siehe Umwandlung) an.[8]
Sutherland erwähnte häufig ein Zitat aus der Bibel, um zu verdeutlichen, dass der Atem des Lebens nicht mit der Luft zu verwechseln ist. Gott... atmete in die Nase des Menschen den Atem des Lebens... und der Mensch wurde eine lebende Seele. (aus Genesis 2 : 7).[9]
Nach *J. Jealous:* Der Atem des Lebens hat einen Rhythmus von 100 Sekunden pro Zyklus. Sein Fulcrum ist eine Art dynamische Stille. Dieser langsame Rhythmus ist am leichtesten außerhalb des Körpers zu erspüren. Er durchdringt den Körper, ist ein Ursprung von Bewegungen in den Körperflüssigkeiten und ist im Stande Dysfunktionen umzuwandeln. Der Funke des Atem des Lebens erzeugt die Form sowie die Funktion in der Form. Dringt dieser Rhythmus in den Körper ein, erzeugt er Bewegung in bioelektrischen, biomolekularen und biomechanischen Strukturen mit einem Rhythmus von 24 Sekunden pro Zyklus.[10]

	Balance/Gleichgewicht Normaler Zustand von Agieren und Reagieren zwischen verschiedenen Teilen im Körper.[11] *Sutherland* schreibt, dass die gesamten Gezeitenbewegungen von einer Balance zwischen zwei Punkten einer bestimmten Skala kommen, einem Punkt, wo der Mechanismus unbeweglich ist, genau im neutralen Punkt.[12]
Balance point	siehe Point of balance
Be still and know	*Sutherland* benutzte dieses Zitat aus der Bibel (Psalm 46 : 10) häufiger, um die Bedeutung einer bestimmten Bewusstseinshaltung während der Palpation zu verdeutlichen sowie um auf ein bestimmtes Fulcrum (Gleichgewichtspunkt) zwischen Inspiration und Exspiration des PRM in den Fluktuationen hinzuweisen.[13]
Bent twigs (gebogener Zweig)	Ein von *Sutherland* häufig gebrauchter Ausdruck, um auf den Ausspruch hinzuweisen: so wie der Zweig gebogen ist wird sich der Baum neigen. Damit soll verdeutlicht werden, dass minimale Spannungen im Schädel oder der Wirbelsäule beim Neugeborenen und Kleinkind sich im weiteren Verlauf des Wachstums, wenn die Strukturen größer werden, zu sichtbaren Asymmetrien entwickeln können.[14]
Biomechanik/ vitalistischer Ansatz/ Biodynamik	Sutherland widmet sich ab 1948 fast ausschließlich einem vitalistischen Ansatz. So beschreibt er z. B. in Tour of the minnow die biomechanischen und vitalistischen Prinzipien des PRM[65]. James Jealous hat sich v.a. dem vitalistischen Ansatz Sutherlands gewidmet und den Begriff „Biodynamik" als Kurstitel dafür gewählt[66]. Auch weitere Osteopathen wie Ruby Day, R. E. Becker u. a. haben ähnliche Modelle gelehrt[67]. Im biodynamischen Modell nach Jealous wird die Rolle der Transmutation in der Bildung des Organismus sowie als therapeutisches Prinzip anerkannt[68]. Die Aufgabe des Osteopathen besteht vor allem darin, zu beobachten, wie der Atem des Lebens versucht dem Patienten zu helfen[69]. Der bedeutende Unterschied zu anderen Modellen in der Osteopathie ist: Beim biomechanischen Modell muss man die Begrenzung der Läsion kennen, im Sinne von Restriktion und die Kraftvektoren. Beim funktionellen Ansatz ist der Grad der Beweglichkeit der Läsion zu eruieren. Beim rein vitalistischen und biodynamischen Ansatz werden die Welle und die Präsenz der Primärrespiration die Diagnose vermitteln und die Behandlung vorschreiben[67]. Im biodynamischen Ansatz nach Jealous beobachtet der Osteopath den Atem des Lebens, während er versucht dem Patienten zu helfen[69]. Die Praxis in der Biodynamik beginnt mit dem Eintreten des Patienten in den „neutralen Zustand" und eines dynamisch agierenden fluiden Körpers[70]. Nach Jealous sind im biodynamischen Modell alle Faktoren des biomechanischen Modells integriert. Biomechanik: – Erste Theorien von *Sutherland* in der Zeit von 1936 bis 1948. – Die SSB wurde als der primäre Sitz von Dysfunktionen angesehen. – Mechanischer Ansatz: Knochen, Suturen, Membranen, Bewegungsachsen (sutural, membranös). – Definition der 5 Strukturen des PRM. – Untersuchung: insbesondere durch aktive Bewegungstestung, aber auch durch passive Wahrnehmung.

– Korrektur: mechanische Ausführung, der Therapeut führt die Korrektur aus.
– Inhärente selbstregulative Kräfte wurden kaum erwähnt und definiert: kein Gebrauch der „potency" oder des Atem des Lebens.

Biodynamik:
– Späte Theorien von *Sutherland* (ab 1948).
– Inhärente selbstregulative und selbstkorrigierende Kräfte werden zur Korrektur benutzt, die eine Intelligenz, Entscheidungsfähigkeit und Zielgerichtetheit besitzen: siehe Atem des Lebens, „potency".
– Untersuchung: insbesondere durch passive Wahrnehmung.
– Korrektur: der Atem des Lebens etc. führt die Korrektur aus und lenkt diese. Der Therapeut fungiert eher als Fulcrum, durch den diese Kräfte wirken; Lenkung der „potency" des LCS.
– Dieser Ansatz ist angelehnt an die persönliche unmittelbare Wahrnehmung von Ordnungsprinzipien in der Natur sowie an spirituelle Erfahrungen.[15]

Cant hook

Ausübung einer Technik über das Prinzip einer Hebelwirkung, wobei über eine seitliche Handhaltung eine Stelle als Fulcrum wirkt, um eine andere Stelle zu bewegen, entsprechend einer Türangel. Zum Beispiel Lösung der Sutura frontosphenoidalis: Eine Hand umfasst das Stirnbein mit Daumen und Zeige- oder Mittelfinger. Während der Daumen auf der einen Seite als Fixpunkt agiert, heben die Finger auf der gegenüberliegenden Seite das Stirnbein an.[16]

Core-Link

Die Verbindung der reziproken duralen Spannungsmembran (Dura mater spinalis als Kontinuität der Dura mater cranialis), die das Hinterhaupt mit dem Kreuzbein und damit den Schädel mit dem Becken strukturell und funktionell verbindet. Beide Pole beeinflussen sich gegenseitig. Über diese Verbindung wird nach *Sutherland*[17] die kraniale inhärente unwillkürliche Bewegung auf das Kreuzbein übertragen.
Siehe auch *Liem, T.:* Kraniosakrale Osteopathie. 2. Auflage. Hippokrates, Stuttgart, 1998, S. 19.

Cranio Rhythmic Impulse

Dieser Begriff wurde erst nach *Sutherlands* Tod eingeführt und sollte unabhängig vom primär respiratorischen Mechanismus nur die physiologische unwillkürliche und rhythmische Fluktuation der zerebrospinalen Flüssigkeit benennen, palpabel als Expansions- und Retraktionsbewegung am Schädel[18, 19] mit einer Frequenz von 10–14-mal pro Minute (s. auch S. 24).

Fluid-Drive

Der PRM hat einen Fluid-Drive durch die Aktivität der zerebrospinalen Flüssigkeit.[20]
Der Begriff wird in der Praxis häufig benutzt, um die hydrodynamische Beziehung zwischen Liquor, der interstitiellen Flüssigkeit und der Lymphflüssigkeit zu verdeutlichen.

Fluktuation der zerebrospinalen Flüssigkeit

(siehe auch S. 279 ff.) Diese Fluktuation ist palpierbar.[21–23]
Diese Fluktuation ist beeinflussbar durch Kompression des vierten Ventrikels[24]. *Sutherland* legt Wert darauf, dass es die Fluid-Fluktuation ist, die in der Therapie die zu behandelnden Strukturen zu einem membranösen „point of balance" führen.[25]

Frequenz des PRM-Rhythmus

Bestimmte Angaben zum Rhythmus wurden von *Sutherland* selbst nie geäußert. Es existieren unterschiedliche Angaben zum Rhythmus des PRM bzw. zum kraniosakralen Rhythmus.

Im Folgenden wird nur eine Auswahl möglicher Rhythmen wiedergegeben:
- 10–14 Zyklen pro Minute: 4–6 Sekunden-Zyklus (*Magoun*, Traube-Hering-Oszillation)[54]
- 6–12 Zyklen pro Minute: 5–10 Sekunden-Zyklus (*Upledger*)[55]
- 8–12 Zyklen pro Minute: 5–7,5 Sekunden-Zyklus (*Becker, Upledger*)[56]
- 2,5 Zyklen pro Minute: 24 Sekunden-Zyklus (*Jealous*)[57]
- 6–10 Zyklen in 10 Minuten: 60–100 Sekunden-Zyklus (*Becker*s slow (large) tide, Mayer-Oszillation)[58]
- 1 Zyklus in 5 Minuten: 300 Sekunden-Zyklus (*Liem*)[59]

Fulcrum

(siehe auch „automatic shifting suspension fulcrum", Stillpunkt und Pivot). Ein Fulcrum ist eine Art Ruhepunkt oder beweglicher Fixpunkt. Ein Fulcrum ist nicht im menschlichen Organismus, sondern auch in der übrigen Natur anzutreffen.

Ein Fulcrum ist ein Stillpunkt, durch den es möglich wird, ein Gewicht zu heben und durch den es seine Kraft gewinnt. Es gibt knöcherne (SSB), membranöse (Sutherland-Fulcrum) oder fluide Fulcrum. *Sutherland* und *Becker* haben auch spirituelle Fulcrum beschrieben.[26]

Gezeitenbewegungen, tide

Die „tide" fluktuiert nicht wie die Wellenbewegungen, sondern wie die Gezeitenbewegungen der Meere, wie der gesamte Ozean. Während der Inspirationsphase flutet sie heran und während der Exspirationsphase ebbt sie ab. Sie besitzt mehr „potency" und Intelligenz, als jede von außen ausgeübte Kraftanwendung. Für *Sutherland* ist es in seinen späten Jahren essenziell, nicht durch externe Krafteinwirkung zu behandeln, sondern die „tide" arbeiten zu lassen.[27] Nach *Sutherland* kann die „tide" sogar von einem Fuß gelenkt werden, auch ohne diesen zu berühren.[28]

Highest known element

(siehe auch Atem des Lebens).

Dieses „highest known element" befindet sich nach *Still* in der zerebrospinalen Flüssigkeit. *Sutherland* weist wiederholt darauf hin. Es ist für ihn aufgrund praktischer Erfahrung der beständige Sitz einer intelligenten Potenz, die in der Lage ist, alles andere im Körper zu transzendieren und er benutzt diese Potenz zur Diagnose und Therapie.[29]

Ligamentäre Gelenkfehlspannung (ligamentous articular strain) siehe membranöse Gelenkfehlspannung.

Long Tide

Rollin A. Becker benutzte diesen Begriff, um einen sehr langsamen Rhythmus zu bezeichnen. Nach *Becker* dringt der Rhythmus von außen in den Körper ein, ein Rhythmus, der von irgendwo herkommt und sich im Körper ausbreitet. Er palpierte einen Rhythmus, der 1,5 Minuten brauchte, um in den Körper einzudringen und der genauso lange brauchte, um wieder abzuebben.[30]

Membranöse Gelenkfehlspannung (membranous articular strain).

Sutherland bezeichnet Fehlspannungen und Dysfunktionen, die die Gelenke der Wirbelsäule und ihre zugehörigen Ligamente betreffen, als ligamentäre Fehlspannungen (ligamentous articular strain). Dysfunktionen, die die Knochen des kraniosakralen Systems und ihre zugehörigen intrakranialen und intraspinalen Duralmembranen (Falx cerebri, Tentorium cerebelli, Falx cerebelli, Dura mater spinalis) betreffen, nennt er membranöse Gelenkfehlspannungen (membranous articular strain). Diese können zu Beeinträchtigung der zerebrospinalen Fluktuation, der kranialen arteriellen und venösen Durchblutung und der lymphatischen Drainage des Kopfes und Nackens führen. Dementsprechend richtet sich seine Behandlung vor allem darauf, diese Spannungsungleichgewichte sich lösen zu lassen. Das

	Behandlungsprinzip für ligamentäre und membranöse Spannungsungleichgewichte ist dabei gleich.[31]
Midline	Die Orientierung auf die Mittellinie als reorganisierendes Fulcrum wurde besonders von *Jealous* betont. Als Orientierung dient zum Beispiel die Stelle, an der sich die Chorda dorsalis in der embryonalen Entwicklung befand.
Mobilität	Fähigkeit beweglich zu sein, bezogen auf das Ausmaß, in dem ein Gelenk oder eine Region bewegt werden kann[60]. Es bezeichnet die Eigenschaft der Positionsänderung eines Teils in Beziehung zu einem anderen. Im Kranialen ist diese zum Beispiel bezogen auf die Hypothese einer feinen artikulären Mobilität der Schädelknochen. Kontrovers diskutiert wird die Frage, ob der Begriff Mobilität nicht durch Begriffe wie *Compliance* und *Elastizität* ersetzt werden sollte[61-64].
Motilität	Im kranialen Bereich bezeichnet diese die Eigenschaft einer Substanz, ihre Form zu verändern.
Neutraler Zustand	(neutral) nach *Jim Jealous*, siehe S. 390 f.
Pivot	(siehe auch Fulcrum, S. 648). Pivotpunkte der Schädelnähte (Stelle, an der sich nach innen und nach außen gerichtete Gelenkränder treffen) stellen ein Fulcrum dar, als Ruhe- bzw. Drehpunkt für die Bewegung der Schädelknochen. Der Pivotpunkt bezeichnet die Stelle, an der sich nach innen und nach außen gerichtete Gelenkränder treffen, bzw. die Stelle, an der die Neigungsrichtung der Gelenkränder wechselt. Diese Stellen stellen ein Fulcrum dar, als Ruhe- bzw. Drehpunkt und mögliche ossäre Achsen für die Bewegung der Schädelknochen. In der Therapie werden dort häufig Disengagement-Techniken angewendet. Beispiel: Der sphenosquamose Pivotpunkt (SSP), kondylo-squamosomastoider Pivotpunkt (CSMP) [32]
Point of balance, membranös, ligamentär	siehe auch S. 373 ff.
Potenz, potency	Der Atem des Lebens, der „potency" besitzt, as the thing that makes it move. Eine intelligente „potency", intelligenter als der menschliche Geist.[36] Die „potency" im LCS wird auch als elektrische Spannung beschrieben, die sich kontinuierlich lädt und entlädt.[37] Es kann als ein fundamentales Prinzip in der Funktion des PRM angesehen werden.[38] Sie produziert nach *Magoun* eine spezifische und selektive fluktuierende Bewegung oder eine Übertragung von Energie im Schädel.[39] Diese Potenz in den Gezeitenbewegungen des LCS kann zur Diagnose und Therapie benutzt werden.[40] Die „potency" in der Fluida kann dirigiert werden (siehe auch unter Fluid-Drive).[41]
Primär respiratorischer Mechanismus (PRM)	s. S. 18
Reziproke Spannungsmembran	(s. S. 247) Sutherland wählte den Begriff, um die mechanische Funktion der inneren Lage der Dura mater zu bezeichnen. Sie stellt eine mechanische Funktionseinheit dar[45].

Rhythmen (siehe auch Atem des Lebens, Frequenz).
Neben dem Herz- und Atemrhythmus scheint auch der Rhythmus des primär respiratorischen Mechanismus ein physiologischer Rhythmus des Körpers zu sein. Allerdings ist sein Entstehen bislang nicht geklärt. Zudem sind eine Vielzahl weiterer Rhythmen im Körper vorhanden, z. B. der Rhythmus des Lymphflusses, Rhythmen in der Ausscheidung von Hormonen etc.

Speedreducer Im Schädel gibt es Knochen, die eine höhere Beweglichkeit besitzen, als Knochen, mit denen sie in Verbindung stehen: Os palatinum, Os zygomaticum.[46]
Zum Beispiel haben nach *Sutherland* das Keilbein eine größere Beweglichkeit als die Gaumenbeine, die wiederum beweglicher als die Oberkieferknochen sind. Ein anderes Beispiel stellen die Jochbeine dar[47]. Ihre Bedeutung scheint darin zu bestehen, die Bewegungen verschiedener Strukturen/Knochen miteinander zu integrieren.

Spiralbewegung der tide Es wurde eine spiralförmige Auswärts- und eine spiralförmige Inwärtsbewegung der „tide" beschrieben.[48]

Stillpunkt Das Sutherland-Fulcrum ist ein Stillpunkt, um den die Spannungsmembranen wirken.[49] Ein Fulcrum ist ein Stillpunkt, durch den es möglich wird, etwas Schweres zu heben.[50] Das Fulcrum der zerebrospinalen Flüssigkeit bzw. der Stillstand der Liquorfluktuation wird Stillpunkt genannt.[51] Die kraniosakrale Bewegung kommt zum Stillstand.[52]

Sutherland-Fulcrum (siehe Fulcrum)

Techniken „Point of balance", Übertreibungstechnik (indirekte Technik), direkte Technik, die entgegengesetzte physiologische Bewegung, das Auseinanderziehen (Disengagement) der Gelenkfacetten, das Modellieren (Molding), Fluktuationstechniken, Fluid-Impuls-Techniken.

tide (siehe Gezeitenbewegungen, S. 648).

Transmutation (Umwandlung) Umwandlung von einer Form, Natur, Substanz in eine andere.[53]

Quellenangaben:
1 Sutherland, W. G.: Teachings in the Science of Osteopathy. Sutherland Cranial Teaching Foundation, 1991, S. 285.
2 Sutherland, W. G.: Contributions of thought. Sutherland Cranial Teaching Foundation 1967, S. 215.
siehe auch Liem, T.: Kraniosakrale Osteopathie. 2. Auflage. Hippokrates, Stuttgart, 1998, S. 277.
3 Sutherland, W. G.: Contributions of thought. 2nd ed. Sutherland Cranial Teaching Foundation 1998, S. 347.
4 Sutherland, W. G.: Contributions of thought. 2nd ed. Sutherland Cranial Teaching Foundation 1998, S. 142 f.
5 Sutherland, W. G.: Contributions of thought. 2nd ed. Sutherland Cranial Teaching Foundation 1998, S. 191.
6 Sutherland, W. G.: Teachings in the Science of Osteopathy. Sutherland Cranial Teaching Foundation, 1991, S. 14.
7 Sutherland, W. G.: Teachings in the Science of Osteopathy. Sutherland Cranial Teaching Foundation, 1991, S. 5.
8 Sutherland, W. G.: Teachings in the Science of Osteopathy. Sutherland Cranial Teaching Foundation, 1991, S. 34.

9 Sutherland, W. G.: Teachings in the Science of Osteopathy. Sutherland Cranial Teaching Foundation, 1991, S. 35, 286.
10 Jealous, J.: Kursaufzeichnung, Biodynamics 1997.
11 Sutherland, W. G.: Teachings in the Science of Osteopathy. Sutherland Cranial Teaching Foundation, 1991, S. 285.
12 Sutherland, W. G.: Contributions of thought. Sutherland Cranial Teaching Foundation 1967, S. 142.
13 Sutherland, W. G.: Teachings in the Science of Osteopathy. Sutherland Cranial Teaching Foundation, 1991, S. 16, 285.
14 Sutherland, W. G.: Teachings in the Science of Osteopathy. Sutherland Cranial Teaching Foundation, 1991, S. 286.
15 Jealous, J.: Kursaufzeichnungen, Biodynamics, 1997.
16 Sutherland, W. G.: Teachings in the Science of Osteopathy. Sutherland Cranial Teaching Foundation, 1991, S. 286.
   Magoun, H. I.: Osteopathy in the cranial field. 1st ed. Journal Printing Company, Kirksville 1951, S. 140.
17 Sutherland, W. G.: Contributions of thought. 2nd ed. Sutherland Cranial Teaching Foundation 1998, S. 224–226, 344 f., 350.
18 Frymann, V. M.: Kursaufzeichnungen, 1995.
   Magoun, H. I.: Osteopathy in the cranial field. 3rd ed. Journal Printing Company, Kirksville 1976, S. 25, 86, 313–123, 340.
19 Magoun, H. I.: Osteopathy in the cranial field. 3rd ed. Journal Printing Company, Kirksville 1976, S. 40.
20 Sutherland, W. G.: Contributions of thought. 2nd ed. Sutherland Cranial Teaching Foundation 1998, S. 298.
21 Sutherland, W. G.: Contributions of thought. 2nd ed. Sutherland Cranial Teaching Foundation 1998, S. 215.
   Sutherland, W. G.: The cranial bowl. Free Press Company, Mankato, Minnesota 1939, S. 56.
   Sutherland, W. G.: Teachings in the Science of Osteopathy. Sutherland Cranial Teaching Foundation, 1991, S. 13 f, 166 f.
22 Sutherland, W. G.: The cranial bowl. Free Press Company, Mankato, Minnesota 1939, S. 56.
23 Magoun, H. I.: Osteopathy in the cranial field. 1st ed. Journal Printing Company, Kirksville 1951, S. 16 f.
24 Sutherland, W. G.: Contributions of thought. 2nd ed. Sutherland Cranial Teaching Foundation 1998, S. 272.
25 Magoun, H. I.: Osteopathy in the cranial field. 1st ed. Journal Printing Company, Kirksville 1951, S. 73.
26 Sutherland, W. G.: Teachings in the Science of Osteopathy. Sutherland Cranial Teaching Foundation, 1991, S. 14, 46.
   Sutherland, W. G.: Contributions of thought. 2nd ed. Sutherland Cranial Teaching Foundation 1998, S. 238.
27 Sutherland, W. G.: Teachings in the Science of Osteopathy. Sutherland Cranial Teaching Foundation, 1991, S. 14 f, 166.
28 Sutherland, W. G.: Teachings in the Science of Osteopathy. Sutherland Cranial Teaching Foundation, 1991, S. 168.
29 Magoun, H. I.: Osteopathy in the cranial field. 1st ed. Journal Printing Company, Kirksville 1951, S. 15.
   Sutherland, W. G.: Teachings in the Science of Osteopathy. Sutherland Cranial Teaching Foundation, 1991, S. 32, 55, 166, 176.
30 The Cranial Letter, Cranial Academy, winter 7 (1994).
31 Sutherland, W. G.: Teachings in the Science of Osteopathy. Sutherland Cranial Teaching Foundation, 1991, S. 119–122.
   Sutherland, W. G.: Contributions of thought. 2nd ed. Sutherland Cranial Teaching Foundation 1998, S. 80 ff.
32 Magoun, H. I.: Osteopathy in the cranial field. 1st ed. Journal Printing Company, Kirksville 1951, S. 118, 123, 70.
   Liem, T.: Kraniosakrale Osteopathie. 2. Auflage. Hippokrates, Stuttgart, 1998, S. 142.
33 Magoun, H. I.: Osteopathy in the cranial field. 1st ed. Journal Printing Company, Kirksville 1951, S. 68.
34 Sutherland, W. G.: Contributions of thought. 2nd ed. Sutherland Cranial Teaching Foundation 1998, S. 349.
35 Sutherland, W. G.: Teachings in the Science of Osteopathy. Sutherland Cranial Teaching Foundation, 1991, S. 14, 16.
36 Sutherland, W. G.: Teachings in the Science of Osteopathy. Sutherland Cranial Teaching Foundation, 1991, S. 14.
37 Magoun, H. I.: Osteopathy in the cranial field. 1st ed. Journal Printing Company, Kirksville 1951, S. 72.

38 Sutherland, W. G.: Contributions of thought. 2nd ed. Sutherland Cranial Teaching Foundation 1998, S. 239.
39 Magoun, H. I.: Osteopathy in the cranial field. 1st ed. Journal Printing Company, Kirksville 1951, S. 59.
40 Sutherland, W. G.: Contributions of thought. 2nd ed. Sutherland Cranial Teaching Foundation 1998, S. 220.
Magoun, H. I.: Osteopathy in the cranial field. 1st ed. Journal Printing Company, Kirksville 1951, S. 59.
41 Magoun, H. I.: Osteopathy in the cranial field. 1st ed. Journal Printing Company, Kirksville 1951, S. 59 f.
42 Sutherland, W. G.: Teachings in the Science of Osteopathy. Sutherland Cranial Teaching Foundation, 1991, 289.
43 Sutherland, W. G.: Contributions of thought. 2nd ed. Sutherland Cranial Teaching Foundation 1998, S. 298.
44 Magoun, H. I.: Osteopathy in the cranial field. 1st ed. Journal Printing Company, Kirksville 1951, S. 16.
Sutherland, W. G.: Contributions of thought. 2nd ed. Sutherland Cranial Teaching Foundation 1998, S. 298.
Sutherland, W. G.: Teachings in the Science of Osteopathy. Sutherland Cranial Teachng Foundation, 1991, S. 289.
45 Sutherland, W. G.: Teachings in the Science of Osteopathy. Sutherland Cranial Teaching Foundation, 1991, S. 289.
Magoun, H. I.: Osteopathy in the cranial field. 3rd ed. Journal Printing Company, Kirksville 1966, S. 343.
46 Magoun, H. I.: Osteopathy in the cranial field. 3rd ed. Journal Printing Company, Kirksville 1966, S. 347.
47 Sutherland, W. G.: Teachings in the Science of Osteopathy. Sutherland Cranial Teaching Foundation, 1991, S. 78.
48 Sutherland, W. G.: Teachings in the Science of Osteopathy. Sutherland Cranial Teaching Foundation, 1991, S. 16.
49 Sutherland, W. G.: Teachings in the Science of Osteopathy. Sutherland Cranial Teaching Foundation, 1991, S. 18.
50 Sutherland, W. G.: Teachings in the Science of Osteopathy. Sutherland Cranial Teaching Foundation, 1991, S. 46.
51 Sutherland, W. G.: Teachings in the Science of Osteopathy. Sutherland Cranial Teaching Foundation, 1991, S. 135.
Sutherland, W. G.: Contributions of thought. 2nd ed. Sutherland Cranial Teaching Foundation 1998, S. 342, 348.
52 Upledger, J. E., Vredevoogd, J. D.: Lehrbuch der Kraniosakral-Therapie. 2. Auflage. Haug. Heidelberg, 1994, S. 52.
53 Sutherland, W. G.: Teachings in the Science of Osteopathy. Sutherland Cranial Teaching Foundation, 1991, S. 290.
54 Woods, J. M., Woods, R. H.: A Physical Finding Related to Psychiatric Disorders. 60 (1961) 988–993.
Magoun, H. I.: Osteopathy in the Cranial Field. 3rd ed. Journal Printing Company, Kirksville 1976, S. 25.
Becker, R. E.: Craniosacral trauma in the adult. Osteopathic Ann. 4 (1976) 43–59.
Lay, E.: Cranial field. In Ward, RC. (Hrsg.): Foundations for Osteopathic Medicine. Williams and Wilkins, Baltimore, 1997, S. 901–913.
Lay, E. M., Cicorda, R. A., Tettambel, M.: Recording of the Cranial Rhythmic Impulse. JAOA, 78 (10/1978) 149.
Wirth-Patullo, V. Hayes, K. W.: Interrater reliability of craniosacral rate measurements and their relationship with subjects and examiners heart and respiratory rate measurements. Phys. Ther. 67 (10/1994) 1526–1532.
Nelson, K. E., Sergueef, N., Lipinski, C. M., Chapman, A. R., Glonek, T.: Cranial rhythmic impulse related to the Traube-Hering-Mayer oscillation: Comparing laser Doppler flowmetry and palpation. J. Am. Osteopath. Assoc. 101 (3/2001) 163–173.
55 Upledger, J. E., Vredevoogd, J. D.: Lehrbuch der Kraniosakral-Therapie. 2. Auflage, Haug 1994, S. 18.
56 Becker, R. E. in Brooks, R. E. (Hrsg.): Life in motion: The osteopathic viscion of Rollin E. Becker. Stillness Press, Portland, 1997. S. 120.
Upledger, J. E., Vredevoogd, J. D.: Lehrbuch der Kraniosakral-Therapie. 2. Auflage, Haug 1994, S. 292.
57 Jealous, J.: Emergence of Originality. Kursskript: 12, 35, 36f.
58 Becker, R. E. in Brooks, R. E. (Hrsg.): Life in motion: The osteopathic vision of Rollin E. Becker. Stillness Press, Portland, 1997. S. 122f.
Nelson, K. E., Sergueef, N., Lipinski, C. M., Chapman, A. R., Glonek, T.: Cranial rhythmic impulse related to the Traube-Hering-Mayer oscillation: Comparing laser Doppler flowmetry and palpation. J. Am. Osteopath. Assoc. 101 (3/2001) 163–173.

59 Liem, T.: Vortrag OFM, 1998 in München.
60 DiGiovanna, E. L.: An Encyclopedia of Osteopathy. AAO, Indianapolis, 2001.
61 Lippmann, C.: Knochen und Suturen im nasomaxillären Bereich des Schädels. Entwicklung, Ossifikation, Wachstum und Mobilität. Diplomarbeit C.O.E., München (2004).
62 Kleemann, E.: Schädelauffälligkeiten bei Säuglingen –Bestandsaufnahme aus der Literatur und Entwicklung einer Messmethode. Diplomarbeit, C.O.E., München (2004).
63 Guillaume J. P.: Entwicklungen und Perspektiven der kraniofaszialen Osteopathie. Osteopath. Med. 2 (2002) 9–12.
64 Schalkhaußer, A.: Schließung und Mobilität der Synchondrosis/Synostosis sphenobasilaris. Diplomarbeit C.O.E., München (2000).
65 Sutherland, W. G.: Contributions of Thought. Sutherland Cranial Teaching Foundation 1967, S. 233.
66 Jealous, J.: Kursskript: Emergence of Originality, A biodynamic view of Osteopathy in the Cranial Field. 1997.
67 Doucoux, B., Liem, T.: Interview mit Jim Jealous. Osteopath. Med. 2 (2002) 26-31.
68 Noelmans, J. P.: Interview de James Jealous. Thinking, 1-7.
69 Jealous, J.: Healing and the natural world. Interview by Horrigan B. Alternative Therapies 3(1)(1997) 1-9.
70 Jealous, J. : The Biodynamics of Osteopathy. Axial fluctuations N°1 (audio CD series) 2001. Marnee Jealous Long, Apollo Beach, FL USA

Weitere Literaturhinweise:

Amiguez, J. P.: L'A.T.M. Une articulation entre l'osteopathe et le dentiste. Editions de Verlaque, Aix en Provence, 1991.
Blechschmidt, E.: Die pränatalen Organsysteme des Menschen. Hippokrates, Stuttgart 1973.
Blechschmidt, E.: Anatomie und Ontogenese des Menschen. Quelle und Meyer, Heidelberg 1978.
Blechschmidt, E.: Humanembryologie, Prinzipien und Grundbegriffe. Hippokrates, Stuttgart 1974.
Brizon, J., Casting, J.: Les feuillets d'anatomie, ostéologie de la te^te, I und II, Maloine, Paris 1953.
Brodie, A. G.: On the growth pattern of the human head from the third month to the eigth year of life. Am. J. Anat. 68 (1941) 209–262.
Buchet, A., Cuilleret, J.: Anatomie, topographique descriptive et fonctionelle. I: Le système nerveux central, la face, la te^te et les organes des sens. II: Le cou, le thorax. Simep, Paris 1991.
Busquet, L., Gabarel, B.: Ophtalmologie et osteopathie. Maloine, Paris 1988.
Caporossi, R. Peyralade F.: Traité pratique d'osteopathie cranienne. Editions de Verlaque, Aix en Provence 1992.
Cathie, A.: Applied anatomy of the skull and its neurovascular contents. JAOA 44 (1945) 267–270.
Cathie, A.. Growth and nutrition of the body with special reference to the head. AAO Yearbook 62 (1962) 149–153.
Clauzade, M. A., Darraillans, B.: Concept osteopathique de l'occlusion. S.E.O.O., Perpignon 1989.
Couly, G.: La dynamique de croissance céphalique. Le principe de conformation organo-fonctionelle. Actualités Odonto Stom. 117 (1977) 63–96.
Enlow, D. H.: Handbuch des Gesichtswachstums. Quintessenz, Berlin, 1989, S. 42.
Feneis, H.: Anatomisches Bildwörterbuch. 6. Aufl. Thieme, Stuttgart – New York 1988.
Heitzmann, C., Zuckerkandl, E.: Atlas der deskriptiven Anatomie des Menschen, Bd. 1, 9. Aufl., Braumüller, Wien, Leipzig, 1902.
Hyrtl, J.: Lehrbuch der Anatomie des Menschen. Braumüller Wien 1889.
Kraus, L. S.: Temporomandibular disorders. 2nd ed. Churchill Livingstone, New York, 1994.
Kuchera M. L., Kuchera, W. A.: Osteopathic considerations in systemic dysfunction. 2nd ed., Greyden Press, Columbus, 1994.
Lang, J.: Klinische Anatomie des Kopfes. Springer, Berlin, 1982.
Langman, J.: Medizinische Embryologie. 8. Aufl. Thieme, Stuttgart – New York 1989.
Lanz, T., Wachsmuth, W.: Praktische Anatomie, Bd. 1, Teil A. Springer, Berlin 1985.
Lanz, T., Wachsmuth, W.: Praktische Anatomie, Bd. 1, Teil B. Springer, Berlin 1979.
Leonhardt, H., Tillmann, B., Töndury, G., Zilles, K. (Hrsg.): Rauber/Kopsch: Anatomie des Menschen. Bd. III. Nervensystem. Thieme, Stuttgart – New York 1987.
Magoun, H. I.: Osteopathy in the cranial field. 1st ed. Journal Printing Company, Kirksville 1951.
Magoun, H. I.: Newer knowledge of the skull. JAOA 73 (1973) 250–252.
Magoun, H. I.: Osteopathy in the cranial field. 3rd ed. Journal Printing Company, Kirksville 1976.
Magoun, H. I.: The temporal bone: Troublemaker in the Head. JAOA 73 (1974).
McCatty, R. R.: Essentials of craniosacral osteopathy. Ashgrove, Bath 1988.
Moore, K. L.: Embryologie, 3. Aufl. Schattauer, Stuttgart 1993.

Naylor, C. L.: Symposium on the plastic basicranium. I. The basicranium. JAOA 37 (1937) 94–97.
Netter, F. H.: Farbatlanten der Medizin, Bd. 5. Thieme, Stuttgart – New York 1987.
Northup, T. L.: The temporal lesion. AAO Yearbook 25–28 (1943–1944).
Perlemuter, L., Waligora, J.: Cahiers d'anatomie 1, système nerveux central. Masson, Paris 1980.
Pernkopf, E.: Topographische Anatomie des Menschen. Bd. III. Urban und Schwarzenberg, München, Berlin Wien, 1952.
Pernkopf, E.: Topographische Anatomie des Menschen. Bd. IV. 1. und 2. Teil, Urban und Schwarzenberg, München, Berlin Wien, 1957 und 1960.
Retzlaff, E. W., Upledger, J. E., Vredevoogd, J.: Cranial suture morphology. Second World Congress on Pain, Int. Assoc. Study Pain 1 (1978) 68.
Retzlaff, E. W., Walsh, J., Mitchell, F. L., Vredevoogd, J.: Histological detail of cranial sutures as seen in plastic embedded specimens. Anat. Rec. 208 (1984) 145 A.
Sanborn, E. E.: Symposium on the plastic basicranium. II: The intracranium. JAOA 37 (1937) 137–141.
Schumacher, G.-H.: Anatomie für Zahnmediziner. Hüthig, Heidelberg 1997.
Spalteholz, W.: Handatlas der Anatomie des Menschen, Bd. 1, Hirzel, Leipzig 1910.
Sperber, G. H.: Embryologie des Kopfes. Quintessenz, Berlin, 1992.
Steenks, M. H., Wijer, A. de (Hrsg.): Kiefergelenkfehlstellungen aus physiotherapeutischer und zahnmedizinischer Sicht: Diagnose und Therapie. Quintessenz, Berlin 1991.
Sutherland, W. G.: Teachings in the Science of Osteopathy. Sutherland Cranial Teaching Foundation. Rudra Press 1991.
Sutherland, W. G.: Teachings in the Science of osteopathy. Sutherland Cranial Teaching Foundation 1991, S. 14.
Sutherland, W. G.: Contributions of thought. 2nd ed. Sutherland Cranial Teaching Foundation 1967.
Ulrich, N. A.: Symposium on the plastic basicranium. Obstet5ical lesioning of the base. JAOA 37 (1938) 248–252.
Upledger, J. E., Vredevoogd, J. D.: Craniosacral therapy. Eastland Press, Seattle 1983.
Upledger, J. E.: Craniosacral therapy II, beyond the Dura. Eastland Press, Seattle 1987.
White, E. C.: Symposium on the plastic basicranium. III. Lesionability of the plastic basicranium. JAOA 37 (1938) 183–189.
White, J. E., White, J. S., Baldt, G.: The relation to the craniofascial bones to specific somatic dysfunctions: A clinical study of the effects of manipulation. JAOA 84–85 (1985) 603–604.
Williams, P. L., Warwick, R., Dyson M., Bannisater, L. M.: Gray's Anatomy. 38th ed. Churchill Livingstone, New York, Edinburgh, London, Melbourne 1995.

Anhang 1
Einige Indikationen für Osteopathie im kraniosakralen Bereich

Es sei ausdrücklich darauf hingewiesen, dass die im Folgenden dargestellten „Indikationen für Osteopathie im kranialen Bereich" nur sehr begrenzten Nutzen haben, da osteopathische Behandlungsansätze in der Regel nicht indikationsspezifisch eingesetzt werden, sondern entsprechend der jeweiligen osteopathischen Befunderhebung und Diagnostik. In diesem Sinne werden in der Osteopathie nicht Techniken für bestimmte Krankheiten gelehrt, sondern es steht die Vermittlung von Funktion und Dysfunktion im Mittelpunkt, um das Verständnis des Studenten für die Faktoren und Prozesse zu wecken, die zu Gesundheit und zu Krankheit führen. Auf diese Weise kann der Therapeut in Kommunikation mit den Körpergeweben und im Verständnis der spezifischen Entstehung von Krankheitssymptomen die geeignete Herangehensweise für den jeweiligen Patienten wählen. So kann bei zwei Patienten mit exakt der gleichen Krankheitsbezeichnung eine ganz unterschiedliche Behandlung erfolgen. Es gilt ausdrücklich: Es werden keine Krankheiten, sondern Menschen behandelt.

Indem die Struktur der unterschiedlichen Körpergewebe auf den verschiedensten Ebenen von Spannungen befreit wird, indem Dysfunktionen behoben und die eigenen Heilkräfte wieder instandgesetzt werden, ist eine Heilung und Besserung bei fast allen Krankheitsäußerungen möglich. Bei irreversiblen Veränderungen kann zumindest eine Verbesserung der Kompensationsmöglichkeiten des Körpers erreicht werden. Bei angeborenen und erworbenen Missbildungen, sowie bei Karzinomen, Geschwüren usw. sind die Behandlungsmöglichkeiten beschränkt und sollten immer in Verbindung mit anderen Therapien und in Absprache mit den jeweiligen Fachärzten durchgeführt werden.

Die erwähnten Behandlungsmöglichkeiten dienen nur als sehr grobe Übersicht – unter Berücksichtigung osteopathischer Literatur – in welchen Bereichen kraniale Ansätze im Rahmen einer osteopathischen Behandlung mit angewendet wurden. Sie beruhen zum allergrößten Teil auf Einzelerfahrungen von Osteopathen. Jeder Behandlung sollte stets eine ausführliche Anamnese und Untersuchung vorangehen, um die jeweiligen zu Grunde liegenden Störungen erkennen und ihre Bedeutung für den Gesamtorganismus und für die Symptomatik einschätzen zu können. Jede Behandlung ist höchst individuell, sie ist angepasst z. B. an die Natur der Störung, an das spezifische Verlangen des Patienten, an sein Alter, seine psychische Verfassung und seinen Lebensstil.

Akute fieberhafte Infektionen	Neben allen anderen notwendigen Maßnahmen kann mithilfe der CV-4-Technik, weiteren Fluktuationstechniken und lymphatischen Pumptechniken der Heilungsprozess beschleunigt und die Körpertemperatur gesenkt werden. Bei chronisch rezidivierenden Infektionen ist es nötig, die jeweils zu Grunde liegenden strukturellen Störungen zu normalisieren, um einen freien Flüssigkeitsstrom und Drainage zu gewährleisten, mit der Folge einer Verbesserung der Versorgung und des Abtransports von Metaboliten der betroffenen Gewebe. Außerdem spielen die Ernährung und die Behandlung des Locus minoris resistentiae sowie die Aktivierung der Ausscheidungsorgane eine große Rolle.

Apoplex	In den ersten Wochen nach einem Apoplex sollte aufgrund der Gefahr erneuter Blutungen keine kraniosakrale Behandlung vorgenommen werden. Später ist eine kraniosakrale Behandlung angezeigt zur Unterstützung der Regeneration wie auch zur Verbesserung der Flüssigkeitszirkulation und Drainage im Gehirn. Techniken: CV-4 und andere Fluktuationstechniken sowie Techniken zur Normalisierung struktureller Restriktionen.
Asthma bronchiale[4]	Asthma ist ein multifaktorielles Geschehen mit genetischen und psychischen Einflüssen. Aus kranial-osteopathischer Sicht können folgende Strukturen beteiligt sein: ▶ Foramen jugulare: Der N. vagus innerviert die Bronchien ▶ 2. bis 6. Brustwirbel und ihre zugehörigen Rippenpaare: Vor den Rippenköpfchen liegen die Sympathikusganglien, die die Bronchien innervieren. Störungen der Schädelbasis und der genannten Brustwirbel und Rippenpaare können die Sekretion der Bronchien und ihre kontraktile Bewegung beeinträchtigen ▶ Os palatinum, Os sphenoidale, Os maxillare mit Einwirkung auf das Ganglion pterygopalatinum: Insbesondere Extensionsdysfunktionen und traumatische Krafteinwirkung von anterior können dieses Ganglion beeinträchtigen. Die Folge ist eine schlechte Funktion der Schleimhäute und somit eine verminderte Anwärmung, Befeuchtung und Säuberung der eingeatmeten Luft ▶ Spannungen des thorakalen Einlasses und des Zwerchfells: Flüssigkeitsbewegungen und insbesondere der Lymphabfluss können durch diese Strukturen beeinträchtigt werden ▶ Bewegungseinschränkung der Gesichtsknochen und des Keilbeins führen zu einer verminderten Drainage in diesem Gebiet mit der Begünstigung von Rhinitis, Sinusitis und Asthma. Behandlung der genannten bzw. betroffenen Strukturen unter Berücksichtigung der psychischen Faktoren sind die Grundlagen für einen Heilungserfolg. Weitergehend sollte gegebenenfalls eine Rauchentwöhnung durchgeführt werden
Bissanomalien und Störungen des Kiefergelenks[5-9]	Eine Vielzahl von Ursachen können zu Kiefergelenks- und Bissstörungen führen: z. B. Veränderungen in der SSB durch Geburtstraumen oder Unfälle (mit der Folge asymmetrischer Kieferstellungen), Störungen des Schläfenbeins, zahnchirurgische Eingriffe, psychische Anspannung mit Hypertonus der Kaumuskulatur. Eine differenzierte Befunderhebung des gesamten Körpers, des Kiefergelenks und der Schädelbasis sind Voraussetzung für eine erfolgreiche Behandlung. Die Behandlung umfasst die Normalisierung der betroffenen Strukturen und der zu Grunde liegenden Ursachen: z. B. SSB, Os temporale, Mandibula, Kaumuskulatur, intraorale Muskulatur, Atlanto-Okzipitalgelenk, Oberkieferkomplex, Iliosakralgelenk, psychische Komponenten, Ernährung (siehe auch Liem, T.: Praxis der kraniosakralen Osteopathie, S. 255–404).
Depressionen	Depressionen gehen meist mit einer starken Kompression der Schädelbasis einher. Durch Aufhebung der SSB-, der Okziput/Atlas-, und der L 5/S 1-Kompression, der Dysfunktionen des Os temporale sowie weiterer primärer Dysfunktionen können die Depressionen häufig erfolgreich gebessert werden.
Glaukom	Unterstützt werden kann die Therapie durch Entlastung und Drainage venöser Stauungen, insbesondere durch die Lösung der Sutura petrosphenoidale, der Sutura occipitomastoidea und die Behandlung des Tränenbeins.

Hypophysäre Störungen	*Magoun* beschrieb mehrere mögliche Ursachen für hypophysäre Störungen (akute oder chronische traumatische Plagiocephalie mit Bewegungseinschränkung in der Region der Hypophyse, Stürze z. B. auf das Becken, gestörte venöse Drainage über den Sinus cavernosus oder neurovegetative Innervation, Stress, Ernährung usw. Mithilfe z. B. eines CV-4 können hypophysäre Störungen nach *Magoun* osteopatisch behandelt werden.
Hyperaktivität des Kindes/Lernstörungen[11]	Die strukturelle Basis für das Entstehen dieser Störung ebenso wie bei Lernschwierigkeiten ist häufig in Geburtstraumata und in früher Kindheit zu suchen. Durch eine kraniosakrale Behandlung der Neugeborenen könnten diese Symptomatiken wahrscheinlich zum großen Teil vermieden werden. Die wichtigsten Techniken: Behandlung der SSB, der suturalen Verbindungen der Schläfenbeine und, wenn nötig, die Lösung der Kompressionen am Atlanto-Okzipitalgelenk und am lumbosakralen Übergang. Die Ernährung ist ein nicht zu vernachlässigender Faktor bei diesem Symptomenbild. Eine rohkostreiche Ernährung mit wenig zuckerhaltigen Speisen und Getränken ist zu empfehlen. Ebenso sollte das psychosoziale Umfeld dieser Kinder mit in die Therapie integriert werden.
Katarakt	Die Entwicklung eines Katarakt kann unter Umständen verlangsamt werden durch Lösung der orbitalen Strukturen, insbesondere der Sutura frontomaxillaris und des atlanto-okzipitalen Gelenks. Die Ernährung spielt ebenfalls eine außerordentlich große Rolle (siehe auch Liem, T.: Praxis der kraniosakralen Osteopathie, S. 495–547).
Kinder und Neugeborene	*Sutherland* unterschied in der Klinik Störungen des PRM vor (bei Kindern und Jugendlichen) und nach (bei Erwachsenen) der kompletten Ausbildung suturaler Strukturen[12]. Besonders in der frühen Kindheit sollen osteopathische Behandlungen in der Lage sein, beeinträchtigende prä-, peri- und postnatale Einflüsse zu minimieren oder sogar ganz aufzulösen.
Migräne und Kopfschmerzen[13, 14]	Migräneartige Kopfschmerzen (siehe Liem, T.: Praxis der kraniosakralen Osteopathie, S. 559 ff.). Ein multifaktorielles Geschehen. An dieser Stelle können die unterschiedlichen Formen von Kopfschmerzen, die vielfältigen Ursachen, die zu Grunde liegenden strukturellen Veränderungen und die entsprechenden Therapiemöglichkeiten nur andeutungsweise und sehr unvollständig behandelt werden. Aus kraniosakraler Sicht können folgende Strukturen beteiligt sein: ▶ Spannungen der Dura, die sich auf die venösen Blutleiter und die arteriellen Blutgefäße auswirken, wie z. B. die Arteria meningea media. Die Folgen sind u. a. zerebrale Ödeme, Entzündungen, reflektorische Muskelspannungen im Nacken usw. ▶ SSB-Dysfunktionen mit Blockierungen der Sutura sphenosquamosa, occipitomastoidea, petrojugularis, petrosphenoidale ▶ Hinterhaupt und Schläfenbein: Am Foramen jugulare kann der Vagusnerv Spannungen der Duralmembran ausgesetzt sein und der venöse Rückfluss behindert werden, mit Folgen von Übelkeit, Schwindel, Erbrechen. An der Vorderwand der Felsenbeinspitze des Schläfenbeins befindet sich eine flache Mulde für das Ganglion trigeminale. Der N. trigeminus versorgt sensibel das Gesicht, die Stirn sowie die intrakraniale Dura ▶ Obere Halswirbelsäule und Spannungen der Nackenmuskulatur: Die sensible Innervation eines Teils des Schädels und der Dura verläuft über die ersten drei zervikalen Nerven ▶ Restriktionen am Sakrum und obere Rippen

- Spannungen der Kaumuskulatur. Vor allem der M. temporalis ist in der Lage, Schmerzen zu verursachen, indem er die Sutura sphenosquamosa komprimiert
- Die hyoidale Muskulatur mit ihrem Einfluss auf die V. jugularis (s. S. 472 ff.)
- Von den Gefäßen sind die Arterien am schmerzempfindlichsten, dann kommen die großen Sinus, und am geringsten sind die kleinen Sinus und die Venen schmerzempfindlich. Die Blutgefäße des Kopfes werden präganglionär von C 8 bis Th 3, vom Ganglion stellatum (über die A. vertebralis) und vom Ganglion cervicale superius (über die A. carotis interna und externa) versorgt. Auch parasympathische Innervationen sind unregelmäßig anzutreffen, z. B. über den N. facialis. Nicht selten ist die Arteria meningea media an der Sutura sphenosquamosa Spannungen ausgesetzt, die zu Kopfschmerzen führen können
- Viszerale Strukturen des Thorax oder des Verdauungsapparats (über die faszialen Verbindungen zum Tuberculum pharyngeum des Hinterhaupts)

Die Behandlung dieser Strukturen und aller anderen zu Grunde liegenden Dysfunktionen können die Migräne und Kopfschmerzen sehr positiv beeinflussen. Selbstverständlich sollten alle weiteren möglichen Ursachen abgeklärt, psychische Anspannungen reguliert, Herde ausgeschaltet und gegebenenfalls eine Ernährungsberatung durchgeführt werden.

Mögliche Techniken: CV-4, Atlanto-okzipitale-Entspannung, Behandlung der SSB, Befreiung der Sutura occipitomastoidea, intrakraniale Duralentspannungstechniken, Lösung von Verspannungen der Nackenmuskulatur und der hyoidalen Muskulatur (siehe auch Liem, T.: Praxis der kraniosakralen Osteopathie, S. 430 ff.).

Chronische Mittelohrentzündungen

Das Mittelohr ist ähnlich wie ein nasaler Sinus gestaltet. Ein Drittel der Tuba auditiva, ihre lateralen knöchernen Anteile, sind meist kontinuierlich geöffnet, während die medialen zwei Drittel sich öffnen und schließen mit jedem Schlucken oder Gähnen. Normalerweise werden über die Tuba auditiva Sekrete aus dem Mittelohr in den Rachenraum befördert. Bei Dysfunktionen kann am knorpeligen Anteil der Tuba auditiva das Lumen verengt sein. Es kommt dann zu einer verminderten Drainage und zur erhöhten Anfälligkeit von Infektionen im Mittelohr. Auch hier sind außer der entsprechenden Ganzheitbehandlung, vor allem das Schläfenbein, die Eustachische Röhre und das Kiefergelenk zu behandeln (siehe auch Liem, T.: Praxis der kraniosakralen Osteopathie, S. 575–602).

Psychosomatische Leiden und viszerale Funktionsstörungen

Diese Störungen können meist sehr gut durch kraniosakrale Behandlungen beeinflusst werden. Der Einfluss des vegetativen Nervensystems ist von großer Bedeutung. Das Foramen jugulare (N. vagus) sollte korrigiert werden. Die CV-4-Technik hilft, das vegetative Nervensystem zu harmonisieren. Auch die faszialen Strukturen der betroffenen Organe sind zu normalisieren. Durch die Normalisierung struktureller Fehlspannungen, Fehlstellungen und faszialer Restriktion sowie durch die Bewusstwerdung und Integration zu Grunde liegender nicht bewusster/verdrängter Emotionen und Erlebnisse (die sich in der Gewebestruktur manifestieren und wiederfinden) ist die Grundlage für eine ganzheitliche Heilung geschaffen.

Ebenso haben die Ernährung, der Alkoholkonsum, der Lebenswandel, die körperliche Aktivität, die Lebens- und Arbeitssituation des Patienten einen großen Einfluss auf die Heilung.

Bei Tumoren und Fehlbildungen kann in Verbindung mit allen anderen notwendigen medizinischen Maßnahmen meist nur das Fortschreiten ver-

	langsamt werden oder eine Begleit- bzw. Nachbehandlung durchgeführt werden.
Pyloruspasmus bei Kleinkindern	Es kann u. U. der N. vagus am Foramen jugulare betroffen sein. Techniken zur Lösung der Spannungen am Foramen jugulare und an der Sutura occipitomastoidea sind in diesen Fällen angezeigt. Auch bei Magenbeschwerden und Zwölffingerdarmgeschwüren in späteren Jahren sollte diese Region auf jeden Fall untersucht werden. Ebenso sollte die embryologische Magen-Zwölffinger-Darmrelation palpiert werden. Seltener ist auch das Zwerchfell und der zervikothorakale Übergang mit ursächlich beteiligt.
Schleudertrauma[16–19]	Schleudertraumata sprechen gut auf kraniosakrale Behandlungen an. Zur Erinnerung: es sollte keine atlanto-okzipitale Entspannungstechnik bis 3 Monate nach einem Schleudertrauma ausgeübt werden, da ein Anbruch des Dens vom 2. Halswirbel nicht ausgeschlossen werden kann. Es ist unbedingt notwendig, außer der Halswirbelsäule auch die Körperstrukturen ober- und unterhalb dieser und die weiter entfernt gelegenen Strukturen zu untersuchen – inkl. fluider Kraftvektoren, denn der ganze Patient war dem Trauma ausgesetzt, nicht nur die Halswirbelsäule. Die Auswirkung auf die Brust- und Lendenwirbelsäule, das Kreuzbein und Becken, die paravertebralen Muskeln, Ligamente, Faszien, Nerven, Gefäße, sowie den Schädel mit den intrakranialen Membranen, zerebralen Gefäße, das Foramen jugulare, den LCS und das Nervensystem usw. sind nicht vorhersehbar. Zur lokalen Behandlung empfiehlt *Magoun*[1] eine sanfte Traktion von zwei bis fünf Kilopond 2- bis 3-mal am Tag für 15 bis 20 Minuten auszuführen. Die Wirkung der Traktion wird nach meiner Erfahrung verbessert, wenn sie mit einem Unwinding der Halswirbelsäule verbunden wird. Bei einem Schleudertrauma wird häufig auch das Sakrum im Becken fixiert und seine feine kraniosakrale Bewegung eingeschränkt. Es können sich dann weitere Dysfunktionen einstellen: Ein- oder beidseitige sakroiliakale oder lumbosakrale Dysfunktionen sowie Dysfunktionen der Symphyse mit der Folge einer Einschränkung der Bein-, Rücken- und Kopfbeweglichkeit. Die Lösung der Blockierungen des Iliosakralgelenks, der lumbosakralen und anderer Wirbelgelenke ist von grundlegender Bedeutung für die Behandlung des Schleudertraumas.
Chronische Schmerzen	Chronische Schmerzen sind eine sehr gute Indikation für kraniosakrale Techniken. CV-4, Energiezuführungstechniken, Gewebeentspannungstechniken (entsprechend den Techniken für die Diaphragmata), „Unwinding" und Mobilisation der betroffenen Partien. Die Lösung der jeweiligen zu Grunde liegenden Dysfunktionen ist Voraussetzung für eine dauerhafte Schmerzbefreiung.
Sehstörungen	Generell sollten stets die folgenden Strukturen untersucht und behandelt werden: ▶ Die knöchernen Verbindungen der Orbita und die Orbita als Ganzes ▶ Das Keilbein und die SSB (aufgrund der Ansatzstellen der Augenmuskeln) und die Öffnungen am Keilbein für den Sehnerven und die Augenmuskelnerven ▶ Die intrakranialen Duralmembranen (insbesondere das Tentorium cerebelli), da die Augenmuskelnerven an ihnen entlangführen. Insbesondere der N. abducens ist anfällig, da er unter dem Lig. sphenopetrosum des Tentorium verläuft und mit diesem faserig verbunden ist ▶ Das Hinterhaupt und der Atlas ▶ Unter Umständen das Schläfenbein, aufgrund der Anheftung des Tentoriums an diesem Knochen Geeignete ophthalmologische Indikationen sind

- Amblyopie
- Astigmatismus, Schielen
- Akkommodationsstörungen und Strabismus bei Kindern
- Entzündungen der Augenstrukturen
- Kurzsichtigkeit: Das Keilbein befindet sich meist in Extension, sodass die Orbita in ihrem longitudinalen Durchmesser vergrößert ist. Die Behandlung zielt darauf hin, die Orbita und den Bulbus in ihrem longitudinalen Durchmesser zu vermindern
- Weitsichtigkeit: Das Keilbein befindet sich meist in Flexion, sodass die Orbita in ihrem longitudinalen Durchmesser verkürzt ist. Die Behandlung zielt daraufhin, die Orbita und den Bulbus in ihrem longitudinalen Durchmesser zu verlängern
  Kraniosakrale Behandlung bei Weit- und Kurzsichtigkeit sollten in jedem Falle gemeinsam mit Augenübungen und einem Sehtraining durchgeführt werden
- Nystagmus: Dieser kann durch eine Vielzahl von Faktoren verursacht werden. *Magoun*[2] erwähnt eine Überreizung des N. vestibulocochlearis, der Verbindungen hat zum III., IV. und VI. Hirnnerven. Er führt dies z. T. auf Störungen im Bereich der Pars condylaris und der Sutura petrosphenoidale zurück. Entspannungen der Dura können oft Besserung verschaffen (siehe auch Liem, T.: Praxis der kraniosakralen Osteopathie, S. ((469–521)))

Chronische Sinusitis[20-21]

Betroffene Strukturen: Stirn-, Sieb-, Keil- und Gaumenbein, Oberkiefer und Vomer (Joch- und Schläfenbein), sowie die beteiligten weichen Gewebe, z. B. die hyoidale Muskulatur und die arteriovenösen (A. carotis communis, V. jugularis interna) und nervalen (Ganglion pterygopalatinum, N. trigeminus) Strukturen. Die Therapie zielt darauf ab, alle beteiligten knöchernen und muskulofaszialen Restriktionen zu lösen und einen freien Flüssigkeitsstrom und Drainage in diesem Bereich zu gewährleisten (siehe auch Liem, T.: Praxis der kraniosakralen Osteopathie, 2. Auflage, S. 457–494)

Skoliosen

Über 90 % aller Skoliosen sind aus medizinischer Sicht idiopathisch. Nicht selten sind Geburtstraumata am atlantookzipitalen Gelenk, am Hinterhaupt und an der SSB die Ursache. Auch primäre oder sekundäre Dysfunktionen am Sakrum und Ilium oder eine echte Beinlängendifferenz sowie traumatische Krafteinwirkungen am Gesicht und Oberkiefer, zahnchirurgische Eingriffe, Zahnklammern, Organstörungen usw. können die zu Grunde liegende Ursache darstellen.

Mögliche Techniken:
- Behandlung der SSB, der atlantookzipitalen Gelenkflächen und aller zu Grunde liegender Strukturen und primären Dysfunktionen.

Tinnitus und Schwerhörigkeit[22-24]

Soweit wie die Sinneszellen im Gehör- und Gleichgewichtsorgan noch intakt sind, bestehen gute Aussichten auf eine Verbesserung bis hin zum Verschwinden der Symptomatik. Anderenfalls kann meist nur ein Fortschreiten der Symptomatik aufgehalten werden. Je früher der Tinnitus behandelt wird, desto größer sind die Erfolgschancen. Tinnitus hat eine Vielzahl von Ursachen. Abgesehen von strukturellen Dysfunktionen, scheint auch Stress bei der Auslösung von Tinnitus häufig mitbeteiligt zu sein. Psychische Anspannungen können über muskuläre Anheftungen am Schläfenbein zu Tinnitus führen.
Eine wichtige Ursache hängt mit dem Zustand der Tuba auditiva[3] zusammen. Eine Dysfunktion des Os temporale in Innenrotation führt zu einem Engerwerden des knorpeligen Teils der Tuba auditiva und erzeugt einen hohen Ton. Eine Dysfunktion des Os temporale in Außenrotation lässt die Tuba offen und erzeugt einen tiefen Ohrton. Dieser Ton wird wahrschein-

lich durch den Blutfluss in der Arteria carotis interna an ihrer Umknickung in der Pars petrosa des Schläfenbeins erzeugt. Sie ist nur durch eine feine Knochenplatte vom Innenohr getrennt, sodass bei strukturellen Veränderungen in diesem Bereich ein Tinnitus entstehen kann. Ebenso kann der vestibuläre Nerv des N. vestibulocochlearis durch Spannungen der Dura im Meatus acusticus internus des Schläfenbeins beeinträchtigt werden, mit der Folge von Hörstörungen.

Die Techniken der Wahl sind alle Schläfenbeintechniken, einschließlich der Behandlung des Kiefergelenks, die Lösung der suturalen Verbindungen des Schläfenbeins und die Technik der Eustachischen Tube (Liem, T.: Praxis der Kraniosakralen Osteopathie. 2. Auflage, S. 575–602).

Torticollis

Bei Neugeborenen können neben weiteren Befunden u. U. schwere Dysfunktionen der SSB bestehen mit Störungen des N. XI bei seiner Passage durch das Foramen jugulare[25]. Neben einer ausführlichen Diagnose sollten in jedem Falle auch die SSB, der atlantooccipitale Übergang, intraossale und intrasuturale Dysfunktionen des Os occipitale und des Os temporale sowie die Klavikula untersucht werden.

Verstauchungen, Verrenkungen und Frakturen

Die wichtigsten Techniken sind CV-4, Fluid Drive-Techniken, lokales „Unwinding" und Gewebeentspannungstechniken, entsprechend den in Kapitel 16 beschriebenen Diaphragmatechniken. An Frakturen müssen selbstverständlich zuerst alle notwendigen medizinischen Untersuchungen und Behandlungen durchgeführt werden. Die Regeneration der betroffenen Gewebe kann später aber durch Fluid Drive-Techniken und CV-4 beschleunigt werden.

Zerebrale ischämische Anfälle

Techniken: Diaphragma-Entspannungstechnik an der oberen Thoraxapertur, Lösung der hyoidalen Muskelspannungen, v. a. des M. omohyoideus, der Nackenmuskulatur und des M. sternocleidomastoideus, Behandlung der SSB und der intrakranialen Membranen (insbesondere die Os-parietale-Hebetechnik) sowie im Weiteren die Lösung aller anderen Dysfunktionen. Je nach zu Grunde liegender Ursache für die Durchblutungsstörung des Gehirns sind Ernährungsberatungen und andere naturheilkundliche Maßnahmen durchzuführen. In jedem Fall ist eine weitere Abklärung von einem Facharzt angezeigt.

Weitere Krankheiten, bei denen möglicherweise u. a. auch die Osteopathie im kranialen Bereich zur Anwendung kommen kann[26]:
- **Atemwegserkrankungen:** Infektiös, viral, allergisch, akut und chronisch, Husten, Atemnot, Emphysem, Tracheitis, Pharyngitis, Rhinopharyngitis, Angina tonsillaris, Laryngitis, funktioneile Heiserkeit, Rhinitis
- **Endokrine Störungen:** Hypophyse, Schilddrüse, Nebennieren, Ovarien Fazialisparese sowie weitere Hirnnervsymptomatiken
- **Epilepsie und epileptiforme Krankheiten:** Aber Vorsicht, es wurde berichtet, dass während der Therapie ein Anfall ausgelöst werden kann
- Facialisparese[27] sowie weitere Hirnnervensymptomatiken
- **Gelenkbeschwerden:** Arthrosen, Arthritis, Rückenschmerzen, Lumbalgie, Ischialgie
- **Gynäkologische Störungen:** Amenorrhö, Dysmenorrhö, Störungen der Menopause, Stauungen im kleinen Becken, Schmerzen beim Sexualakt
- **Herz- und Gefäßstörungen:** Hypertonie, Hypotonie, Arrhythmie, Palpitation, Bradykardie, Tachykardie, Hämorrhoiden
- Nach kraniotomischen Eingriffen[28]
- **Lymphödeme,** Gelenködeme, alle Arten von Stauungserscheinungen
- Neurovegetative Dysbalancen
- Schlafstörungen

- Schwindel, Menière-Krankheit
- Sensomotorische Entwicklungsstörungen
- **Tic douloureux**[29,30]
- **Traumatische Hirnverletzungen** inkl. Hirnnervenstörungen, z. B. des N. III, IV und VI[31–33]
- Verbesserung des **Stimmvolumens** bei professionellen Sängern
- **Verdauungsstörungen:** Übelkeit, Aufstoßen, Leber-, Gallenblasenstörungen, Obstipation, Diarrhö, Kolitis, Enteritis, Gastritis, Hiatushernie

Quellenangaben:

1. Magoun, H. I.: Whiplash injury: A greater lesion complex. JAOA 63 (1964) 524–535.
2. Magoun, H. I.: Osteopathy in the cranial field. 3rd ed. Journal Printing Company, Kirksville 1976, S. 284.
3. Magoun, H. I.: Osteopathy in the cranial field. 3rd ed. Journal Printing Company, Kirksville 1976, S. 300.
4. Magoun, H. I.:Osteopathy in the Cranial Field. 3rd ed. Journal Printing Company, Kirksville 1976, S. 268.
5. Magoun, H. I.: The dental search for a common denominator in cranio-cervical pain and dysfunction. JAOA 78 (1979) 810–815.
6. Magoun, H. I.: Dental equilibration and osteopathy. JAOA 74 (1975) 981–990.
7. Lester, J. R.: Cranial trauma associated with dentistry. British Osteopath. J. 3(5) (1972) 13–19.
8. Liem, T.: Praxis der kraniosakralen Osteopathie. Hippokrates, Stuttgart 2000, S. 255–355.
9. Lay, E. M.: The osteopathic management of temporomandibular joint dysfunction. In: Gelb, H. (Hrsg.): Clinical Management of head, neck, and TMJ pain and dysfunction. W.B. Saunders, Philadelphia, 1985, 500–524.
10. Magoun, H. I.: A pertinent approach to pituitary pathology. D.O. 11(11) (1971).
11. Frymann, V. M.: Learning Difficulties of Children Viewed in the Light of the Osteopathic Concept. JAOA 76 (1976) 46–71.
12. Wales, L. A.: The work of William Garner Sutherland D.O., D.Sc.(Hon.). JAAO, 71 (1972) 788–793.
13. Magoun, H. I.:Osteopathy in the Cranial Field. 3rd ed. Journal Printing Company, Kirksville 1976, S. 282f.
14. Liem, T.: Praxis der kraniosakralen Osteopathie. Hippokrates, Stuttgart 2000, S. 533–548.
15. Kappler, R. E., Ramey, K. A., : Head. In Ward R. C. (Hrsg.): Foundations for Osteopathic Medicine. Williams and Wilkins, Baltimore, 1997, S. 515–540.
16. Becker, R. E. in Brooks, R. E. (Hrsg.): Life in motion: The osteopathic vision of Rollin 17 E. Becker. Stillness Press, Portland, 1997. S. 280ff.,
18. Harakal, J. H.: An osteopathically integrated approach to the whiplash complex. JAOA. 74 (1975) 941–955.
19. Magoun, H. I.: Whiplash injury: A greater lesion complex. JAOA 63 (1964) 524–535.
20. Magoun, H. I.: Osteopathy in the Cranial Field. 3rd ed. Journal Printing Company, Kirksville 1976, S. 289.
21. Liem, T.: Praxis der kraniosakralen Osteopathie. Hippokrates, Stuttgart 2000, S. 431–468.
22. Magoun, H. I.: Entrapment neuropathy of the central nervous system. Part III. JAOA 67 (1968) 889–899.
23. Magoun, H. I.: Osteopathy in the Cranial Field. 3rd ed. Journal Printing Company, Kirksville 1976, S. 281, 300.
24. Liem, T.: Praxis der kraniosakralen Osteopathie. Hippokrates, Stuttgart 2000, S. 550–576.
25. Magoun, H. I.: Entrapment neuropathy of the central nervous system. Part III. JAOA 67 (1968) 889–899.
26. Magoun, H. I.:Osteopathy in the Cranial Field. 3rd ed. Journal Printing Company, Kirksville 1976, S. 114f, 267–306.
27. Magoun, H. I.: Entrapment neuropathy of the central nervous system. Part III. JAOA 67 (1968) 889–899.
28. Brooks, R. E.: Osteopathy in the cranial field: The approach of W.G. Sutherland, D.O.. In Tomski, M. A.: Physical Medicine and Rehabilitation: State of the Art Reviews. (14) 1 (2000) 120
29. Lay, E. M.: The osteopathic management of trigeminal neuralgia. JAOA 74 (((?))) 373–389.

30 Frymann, V. M.: Relation of disturbances of craniosacral mechanisms to symptomatology of the newborn. Study of 1250 infants. JAOA 65 (1966) 1059–1075.
31 Greenman, P. E., McPartland, J.M.: Cranial findings and iatrogenesis from craniosacral manipulation in persons with traumatic brain injury. JAOA 95 (1995) 182–191.
32 Kappler, R. E., Ramey, K. A., : Head. In Ward R. C. (Hrsg.): Foundations for Osteopathic Medicine. Williams and Wilkins, Baltimore, 1997, S. 515–540.
33 Magoun, H. I.: Entrapment neuropathy in the central nervous system. Part II. JAOA 67 (1968) 779–787.

Weitere Literaturhinweise:

Arbuckle, B. E.: The value of occipational and osteopathic manipulative therapy in the rehabilitation of the cerebral palsy victim. JAOA 55 (1955) 227–237.
Baily, K. G.: Head and trauma in children and its effects on pituitary gland. JAOA 54 (1954) 208–211.
Becker, R. E.: Whiplash Injuries. AAO Yearbook of Selected Osteopathie Papers, California (1958) und (1961).
Beckwith, C. G.: Headache. JAOA 48 (1949) 385–390.
Beter, T. R., Cragin, WE. & Drury, M.: The mentally retarded child and his motor behavior. Charles C. Thomas, Springfield 1972.
Billig, H. E. jr.: Traumatic neck, head, eye syndrome. J. Int. Col. Surg. 20 (1953) 558–561.
Blood, H. A.: Infections of the ear, nose and throat. Osteopath. Ann. 6 (1978) 14–18.
Busquet, L., Gabarel, B.: Ophtalmologie et Osteopathie. Maloine, Paris 1988.
Bochurberg, C.: Traitement osteopathique des rhinites et des sinusites chroniques. Maloine, Paris 1986.
Frymann, V. M.: Learning difficulties of children viewed in the light of Osteopathie concept. JAOA 76 (1976) 46–61.
Frymann, V. M.: The Osteopathie approach to cardiac and pulmonary problems. JAOA 77 (1978) 668–673.
Gelb, H. L., Tarte, J.: Two-year clinical dental evaluation of 200 cases of chronic headaches: The Cranioservical-Mandibular Syndrome. J. Am. Dent. Assoc. 91 (1975) 1230–1236.
Gelb, H. L (Ed.): Clinical management of head, nech and TMJ pain and dysfunction. W. B. Saunders Co., Philadelphia 1976.
Harakal, J. H.: An osteopathically integrated approach to the whiplash complex. JAOA 74 (1975)941–955.
Hier, D. R. et al.: Autism: Association with reversed cerebral asymmetry. Neurology 28 (1978) 348–349.
Hussar, C. J., Retzlaff, E. W., Mitchell, F. L. Jr., Kalbfell, J. J., Briner, B. J.: Combined Osteopathie and dental treatment of cephalgia. JAOA 85 (1985) 605–606.
Issartel, L. und M.: L'osteopathie exactement. Robert Laffont, Paris 1983.
Lavitan, S.: The whiplash syndrome in the light of the craniosacral mechanisms. J. Clin. Chiropract. 2 (1977) 28.
Lay, E. M.: The Osteopathie management of trigeminal neuralgia. JAOA 74 (1975) 55–71.
Lay, E. M.: The Osteopathie management of temporomandibular Joint dysfunetion. In: Gelb, H. L. (Ed.): Clinical management of head, neck and TMJ pain and dysfunetion. W. B. Saunders Co., Philadelphia 1976.
Lebowitz, M.: Treating the adrenal glands. Chiro Econ 2 (4) (1986).
Lippincott, R. C.: „Old timer's" osteopathy – an appreciation. AAO Yearbook 44 (1943) 24.
Magoun, H. I.: A pertinent approach to pituitary pathology. D.O. Magazine 11 (11) (1971) 133–141. Magoun, H. I.: Idiopathic adolescent spinal scoliosis: A reasonable etiology. D.O. Magazine 13 (6) (1973) 151–160.
Magoun, H. I.: Osteopathie approach to dental enigmas. JAOA 62 (1962) 110–118.
Magoun, H. L.: The cranial coneept in general practice. Osteopath. Ann. 4 (1976) 32–42.
Magoun, H. I.: The dental search for a common denominator in craniosacral pain and dysfunction. JAOA 78 (1979) 810.
Magoun, H. L.: Trauma – A neglected cause of cephalgia. JAOA 74 (1975) 400–410.
McCatty, R. R.: Esentials of craniosacral osteopathy. Ashgrove, Bath 1988.
Miller, H.: Head pain. JAOA 72 (1972) 135–143.
Mitchell, F. L.: Office management of acute torticollis. Osteopath. Ann. 2 (1974) 22–27.
Ramfjord, S. P.: Bruxism, a clinical and electromyographical study. J. Am. Dent. Assoc. 62 (1961).
Reid, C. C.: Cranial technik as related to eye, nose and throat. JAOA 48 (1948) 47–63.
Roca, P. D.: Ocular manifestations of whiplash injuries. Ann. Ophthalmol. 4 (1972) 63–73.
Rogal, O.: Head, facial and neck pain treatment. Position paper. Am. Acad. Head, Facial, Neck Pain & TMJ Ortho 1986.
Sergueef, N.: Die kraniosakrale Osteopathie bei Kindern. Deutsche Übersetzung von M. Seitschek. Verlag für Osteopathie Dr. Erich Wühr, Kötzing, Bayr. Wald. Shapiro, S. L.: Otologie Symptoms of cervical whiplash injuries. Eye, Ear, Nose & Throat Monthly 51 (1972)259–263.

Sibayan, R. Q.., Begemann, P. C., King, A. I., Gurdjian, E. S., Thomas, L M.: Experimental hydrocephalus: ventricular cerebrospinal fluid pressure and waveform studies. Arch. Neurol. 23 (1970) 165–172.
Smith, S. D.: Head pain and stress from jaw point problems: Diagnosis & treatment in temporomandibular orthopedics. Osteopathie medicine 5 (2) (1980) 35–54.
Stevenson, G. M.: Improvement of traumatic head injuries under Osteopathie care. JAOA 43 (1943) 120.
Struswh, O. M.: The pituitary and the ageing process in relation to the cranial concept. In: Brookes, D.: Lectures on cranial osteopathy. A manual for practitioners and students. Thorsons Publishers Limited, Wellingborough Northhamptomshire (1981) 129–134.
Tersant, C. D. de: Les sinus veineux du crane une cle des migraines. Verlaque, Aix en Provence 1993.
Travell, J. G.: Lecture on Head pain. Convocation of AAO, Colorado Springs 1973.
Upledger, J. E., Vredevoogd, J. D.: Craniosacral therapy. Eastland Press, Seattle 1983.
Upledger, J. E., Vredgevoogd, J. D.: Management of autogenic headache. Osteopath. Ann. 7 (1979) 6.
Wilson, P. T.: Cerebral palsy – A study of ninety-two cases. AAO Yearbook (1953) 157–161.
Wilson, P. T., Muir, W. P.: Tic douloureux. AAO Yearbook (1946) 47–55.
Winchell, C. S.: The hyperkinetic child. Greenwood publishers, Westport CT 1975.
Woods, D.: Treatment of facial sinus dysfunetion – An Osteopathie approach. AAO Yearbook 1973,49–54.
Woods, R. H.: Structural normalization in infants and children with particular reference to disturbances of the central nervous System. JAOA 72 (1973) 903–908.

Anhang 2

B. Cabarel und *M. Roques* untersuchten die Beziehung des PRM auf die Faszien und stellten eine Hypothese auf über den Einfluss des PRM und der Flexion- und Exspirationsphase auf die Bindegewebe und Faszien des Körpers. Dabei spielen die Hyaluronsäure in der Grundsubstanz des Bindegewebes und in der Gelenkflüssigkeit sowie das Enzym Hyaluronidase eine entscheidende Rolle. Die Hyaluronsäure ist ein hochvisköses und stark wasserbindendes Mukopolysaccharid. Ihre Funktion besteht darin, die Zellpermeabilität zu regulieren. Gleitbewegungen zu ermöglichen sowie das Eindringen von Keimen zu verhindern.

Die Hyaluronidase spaltet die Hyaluronsäure und führt auf diese Weise zu einer Strukturauflockerung des Bindegewebes und Erhöhung des Flüssigkeitsaustausches zwischen Gewebe und Gefäßsystem.

Während die Hyaluronidase die Viskosität des Gewebes erhöht und die Permeabilität senkt, senkt die Hyaluronidase die Gewebeviskosität und erhöht die Permeabilität.

Gabarel und *Roques* vermuten, dass die Wirkung dieser zwei Stoffe phasenweise zur Geltung kommt, und zwar im Rhythmus des primär respiratorischen Mechanismus und unter Mitwirkung des LCS und der extrazellulären Flüssigkeit. Dabei wirken der LCS und die extrazelluläre Flüssigkeit als Transportmedium für Elektrolyte in der Grundsubstanz, die wiederum zu einem Anstieg der Hyaluronidase führen.

In der Exspirationsphase des PRM werden nach *Gabarel* und *Roques* der Liquor cerebrospinalis und die extrazelluläre Flüssigkeit aus den extrazellulären Räumen verdrängt, mit der Folge, dass die Elektrolytspiegel in der Grundsubstanz abnehmen.

Bei jeder Inspirationsphase des PRM erhöht sich das Volumen des LCS und der extrazellulären Flüssigkeit in der Grundsubstanz mit der Folge, dass die Elektrolytspiegelung in der Grundsubstanz relativ zunehmen.

Da die Hyaluronidase ansteigt bei einer Zunahme von Elektrolyten in der Grundsubstanz, nehmen *Gabarel* und *Roques* an, dass während der Inspirationsphase des PRM die Konzentration der Hyaluronidase zunimmt. Die Folge ist erhöhte Permeabilität und verminderte Viskosität im Gewebe. Entsprechend nimmt die Konzentration der Hyaluronsäure während der Exspirationsphase zu, mit der Folge von verminderter Permeabilität und erhöhter Viskosität.

Inspirationsphase: Zunahme von Flüssigkeit und LCS in der Grundsubstanz? Elektrolytsteigerung in der Grundsubstanz? Anstieg der Hyaluronidase? Senkung (Depolymerisation) der Hyaluronsäure? Erhöhung der Permeabilität? Wasser und Elektrolyte dringen in die Zelle ein. Wasser und Metaboliten dringen in das Lymphsystem.

Exspirationsphase: Abnahme von Flüssigkeit und LCS in der Grundsubstanz
→ Elektrolytsenkung in der Grundsubstanz? Senkung der Hyaluronidase
→ Anstieg (Polymerisation) der Hyaluronsäure? Senkung der Permeabilität
→ Wasser und gelöste Stoffe verlassen die Zelle.

Literaturhinweis: Gabarel, B., Roques, M.: Les fasciae. Tome I, Maloine, Paris 1985.

Anhang 3
Tabellen

Tabelle 25.1: Sympathische Segmente

Segment	Innervationsgebiet
Th 1–2	Kopf
Th 1–5	Herz
Th 2–5	Atmungstrakt
Th 4–6	Ösophagus
Th 6–12	Verdauungsorgane
Th 10–L2	Dickdarm, Nieren, Nebennieren, Blase, Genitalien
Th 2–9	Blutgefäße (Arteriolen) der oberen Extremitäten
Th 10–L2	Blutgefäße (Arteriolen) der unteren Extremitäten

Tabelle 25.2: Parasympathische Segmente

Begleiteter Hirnnerv/Segment	Innervationsgebiet
N. oculomotorius (III)	Augen
N. facialis (VII)	Gesichtsdrüsen
N. glossopharyngeus (IX)	Gesichtsdrüsen
N. vagus (X)	Bauch- und Brustorgane, erste Colonhälfte (bis nahe der linken Flexur)
S 2/3/4 (Nn. splanchnici pelvici)	Beckenorgane und zweite Colonhälfte
S 1–2	Distales Kolon: Defäkation
S 2	Genitale: Erektion
S 3–4	Blase: Miktion

Tabelle 25.3: Segmentale Integration somatoviszeraler Impulse

Innervationsgebiet	Segment	Umschaltung	Weg in die Peripherie
Gesicht	C 8–Th 3	Ggl. cervicale sup.	A. carotis externa
Haut von Kopf und Hals	C 8–Th 3	Ggl. cervicale sup.	C 1–4
Hirn- und Kopfgefäße	C 8–Th 3	Ggl. cervicale sup. Ggl. cervicale inf.	A. carotis interna/ A. vertebralis
Vertebrale Gefäße	C 8–Th 3	Ggl. cervicale sup. med. inf.	A. carotis interna A. vertebralis
Schulter, obere Extremitäten	Th 2–7	Ggl. cervicale med. und inf. Th1–Th2	N. spinalis C 4–Th 2, A. subclavia
Thorax, Abdomen	Th 1–12	Ggl. paravertebrale	N. spinalis Th 7–L 2
Becken, untere Extremitäten	Th 10–L 2	Ggl. paravertebrale lumbale und sakrale	N. spinalis L 1–S 5, A. femoralis

Tabelle 25.4: Segmentale Integration viszerovegetativer Impulse (Sympathicus)

Organ	Segment	Umschaltung
Auge	C 8–Th	Ggl. cervicale sup.
Herz	Th 1–4	Ggl. cervicale sup., med., inf., Ggl. thoracale 1–4
Lunge	Th 1–5	Ggl. cervicale inf., Ggl. thoracica 1–5
Abdominale Organe	Th 6–12	Ggl. coeliacum, Ggl. mesentericum sup.
Magen	Th 6–9	Ggl. coeliacum
Dünndarm	Th 10–11	Ggl. coeliacum, Ggl. mesentericum sup.
Proximales Kolon	Th 12–L 1	Ggl. mesentericum sup.
Leber	Th 6–9	Ggl. coeliacum
Pankreas	Th 6–10	Ggl. coeliacum
Niere	Th 12–L1	Ggl. renalis, Ggl. coeliacum
Nebennierenmark	Th 10–L4	Chromaffine Zellen
Beckenorgane	L 1–2	Ggl. mesentericum inf., Plexus hypogastricus
Distales Kolon	L 1–L 2	Ggl. mesentericum inf., Plexus hypogastricus sup.
Blase, Genitalien	Th 12–L 2	Plexus hypogastricus sup. und inf.
Prostata, Uterus	Th 12–L 2	Plexus hypogastricus inf.

Tabelle 25.5: Segmentale Integration viszerovegetativer Impulse (Parasympathicus)

Organ	Segment	Umschaltung
Auge	Nucl. N. III rostral der Brücke	Ggl. ciliare
Tränen-Nasen-Gaumendrüse	Nucl. N. VII Kleinhirn-Brücken-winkel	Ggl. pterygopalatinum
Gland. submandibularis Gland. sublingualis	Nucl. N. VII Kleinhirn-Brücken-winkel	Ggl. submandibulare
Gland. parotidea	Nucl. N. IX Medulla oblongata	Ggl. oticum
Herz	Nucl. dors. N. X Medulla oblongata	Plexus cardiacus. superf. + prof.
Lunge	Nucl. dors. N. X Medulla oblongata	Plexus pulmonalis
Magen	Nucl. dors. N. X Medulla oblongata	Plexus myentericus + sub-mucosus
Dünndarm	Nucl. dors. N. X Medulla oblongata	Plexus myentericus + sub-mucosus
Proximales Kolon	Nucl. dors. N. X Medulla oblongata	Ggl. mesentericum inf.
Leber	Nucl. dors. N. X Medulla oblongata	Plexus heapaticus (Ggl. coeliacum)
Pankreas	Nucl. dors. N. X Medulla oblongata	Plexus pancreaticus (Ggl. coeliacum)
Niere	Nucl. dors. N. X Medulla oblongata	Plexus renalis, Ggl. coeliacum
Distales Kolon	S 1–2 Rückenmark	Plexus hypogastricus inf. + intramurale Ggl.
Genitalien	S 1–2 Rückenmark	Plexus hypogastricus inf. + intramurale Ggl.
Blase	S 1–2 Rückenmark	Plexus vesicalis + intramurale Ggl.

Zwei allgemeine Tabellen über Organ-Wirbel-Beziehungen werden im Folgenden dargestellt. Sie erlauben einen schnellen Überblick für die Praxis. Eine Vielzahl weiterer Wirbelzuordnungen wurden und werden veröffentlicht. Der Nachteil dieser Tabellen ist dabei meist, dass nicht zu ersehen ist, auf welcher Grundlage diese Zuordnungen erstellt wurden. Dies ist aber wichtig, um zu verstehen, welche Strukturen beteiligt sind und aufweichen. Welche mögliche Störungen übertragen werden können. Aus diesem Grunde wurden Tabellen über die sympathischen und parasympathischen Segmente, sowie über die segmentale Integration der somatoviszeralen und viszerovegetativen Impulse vorangestellt. Nicht das bloße Lernen von Zuordnungen sollte das Ziel eines Osteopathen werden, sondern das Verstehen, um die Zusammenhänge der verschiedenen Strukturen.

Tabelle 25.6: Wirbel-Organ-Beziehungen

Wirbel	Organe, Strukturen
C1	Zunge, Gesicht, Nacken, Larynx, Pharynx, Nase, Augen, Tonsillen, Ohren, Gehirn
C2	Wie 1 + Magen
C3	Wie 1 + Diaphragma
C4	Diaphragma und Thyroidea
C5	Thyroidea, Pharynx, Tonsillen, Mamma
C6	Wie 5 + Herz
	Wie 6 + Schulter, Ellenbogen, Nebennieren
Th1	Gehirn, Gesicht, Nase, Ohren, Hals, Tonsillen, Ösophagus, Arm, Herz
Th2	Herz, Mamma, Bronchien, Lunge, Thyroidea, Ohren, Augen, Gehirn
Th3	Lunge, Pleura, Gehirn, Ohren
Th4	Allgemeine Zirkulation, Herz, Leber, Magen, Pharynx, Tonsillen, Thyroidea
Th5	Blut, Augen, Magen, Diaphragma, Herz
Th6	Magen, Gehirn, Diaphragma, Leber
Th7	Magen, Leber, Pankreas, Duodenum, Diaphragma
Th8	Milz, Pankreas, Leber, Diaphragma
Th9	Diaphragma, Pankreas, Milz, Leber
Th10	Nieren, Pankreas, Leber, Augen, Schädel
Th11	Dünndarm, Magen, Nieren, Peritoneum, Uterus, Gallenblase
Th12	Peritoneum, Dünndarm, lymphatische Zirkulation, Niere, Prostata
L1	Dickdarm, Blase, Prostata
L2	Blase, Blinddarm, Dickdarm, Prostata
L3	Ovarien/Hoden, Uterus
L4	Uterus, Prostata, Ovarien/Hoden, Penis/Vagina, Ischiasnerv, untere Extremitäten
L5	Rektum, Uterus, Ischiasnerv, untere Extremitäten
Os sacrale/ Os coccygis	Rektum, Anus

Tabelle 25.7:
Organ-Wirbel-Beziehungen

Organ	Wirbel
Augen	C 1–C 4, Th 5, Th 10
Blase	L 1, L 2, L 4
Blinddarm	L 2
Bronchien	Th 1, Th 2
Diaphragma	C 3–C 5, Th 5–Th 9
Dickdarm	L 1,L 2
Dünndarm	Th 11,Th 12
Gehirn	C 1,C 2, C 3, C 4, C 7, Th 2, Th 3
Gesicht	C 1–C 4,Th 1,Th 2, Th 10
Herz	C 1–C 4, Th 2–Th 6
Larynx	C 1–C 4, Th 1, Th 2
Leber	Th 4, Th 6, Th 7, Th 8, Th 9, Th 10
Lunge	C 1–C 4, Th 2, Th 3, Th 7
Magen	C 1–C 4, Th 4–Th 7, Th 11
Mamma	C 6, C 7, Th 2–Th 6
Milz	Th 6–Th 9
Nase	C 1–C 4, Th 1
Nebennieren	Th 9, C 7
Nieren	Th 10, Th 11, Th 12
Ohren	C 1–C 4, Th 1–Th 3
Ovarien/Hoden	Th 12, L 3
Pankreas	Th 8, Th 9
Penis/Vagina	L 4, L 2
Peritoneum	Th 11, Th 12, L 2
Pharynx	C 1,C 2, C 5–C 7, Th 1,Th 4
Prostata	Th 12, L 1–L 4
Rektum	L 4, L 5, Os sacrum/Os coccygis
Schädel	C 1,C 2, C 3, C 4, Th 6, Th 10
Thyroidea	C 6, C 7, Th 2, Th 3, Th 4
Tonsillen	C 1–C 7, Th 1, Th 4
Uterus	L 4, L 5, Os sacrum
Zähne	C 3, C 4, Th 1, Th 2
Zunge	C 1–C 4, Th 1, Th 4

Anhang 4

Hirnnerven

Tabelle 25.8: Funktion der Hirnnerven (Mot = motorisch, sens. = sensibel, sekr. = sekretorisch, sensor. = sensorisch) * = parasympathisch innervierte Strukturen

Hirnnerv	Funktion
N. olfactorius (I)	Riechnerv
N. opticus (II)	Sehnerv
N. oculomotorius (III)	**Mot.:** M. obliquus inferior, M. rectus superior, inferior, medialis; Augenhebung, -Senkung, -medialbewegung, Verengung der Pupille*, Muskeln der Akkomodation* und Oberlidhebung
N. trochlearis (IV)	**Mot.:** M. obliquus superior: Blicksenkung, Abduktion, Einwärtsrollung
N. trigeminus (V)	**Sens.:** Gesicht, Nasennebenhöhlen, Zähne, Dura
N. ophtalmicus (V/1)	**Sens.:** Cornea, Conjunctiva, Iris, Tränendrüsen, Oberlid, Augenbrauen, frontale Kopfhaut, Nasenschleimhaut, Gefäße
N. maxillaris (V/2)	**Sens.:** Oberlid, seitlicher Nasenanteil, Oberlippe, Oberkiefer, Zähne, Teil der Wangenschleimhaut, Nasenhöhle, Nasopharynx, Gefäße, Drüsen
N. mandibularis (V/3)	**Sens.:** Unterkiefer mit Zähnen, Haut und Schleimhaut, Wangenhaut und -Schleimhaut, Ohrmuschel, äußerer Gehörgang, Kiefergelenk, Kaumuskeln, Speicheldrüsen, Gefäße, vordere 2/3 der Zunge, Schläfengebiet **Mot.:** Kaumuskeln, Mm. tensores veli palatini, Trommelfell
N. abducens (VI)	**Mot.:** M. rectus lateralis; Lateralbewegung des Augapfels
N. facialis (VII)	**Mot.:** Gesichtsmuskeln. Muskeln der Kopfhaut und der Ohrmuschel Mm. buccinator, stapedius, stylohyoideus, Venter posterior des M. digastricus; Mimik, zum Teil die Sprech- und Kaubewegung **Sekr.:** Unterzungen-*, Tränendrüse*, Nasen*- und Gaumenschleimhautdrüsen* **Sensor.:** Vordere ⅔ der Zunge, weicher Gaumen
N. vestibulocochlearis (VIII)	**Sensor.:** N. vestibularis: Gleichgewicht, Lage, Hals- und Kopfbewegungen N. cochlearis: Hörnerv
N. glossopharyngeus (IX)	**Mot.:** M. stylopharyngeus **Sekr.:** Parotis* und Schleimdrüsen* **Sens.:** Hintere ⅔ der Zunge, Pharynx, pharyngealer Zungenanteil, Schlund, Tonsillen, Paukenhöhle, Tube, Mastoidzellen, Glomus* caroticum, Sinus caroticus* **Sensor.:** Hintere ⅔ der Zunge
N. vagus (X)	**Mot.:** Rachenmuskeln, Schlundschnürer **Parasympath.:** Trachea, Bronchien, Herz und Herzgefäße, Verdauungstrakt bis fast zur linken Kolonflexur, Niere **Somatosensibel:** Hirnhaut der hinteren Schädelgrube, Teile des Ohrs, des äußeren Gehörgangs und des Trommelfells **Sensor.:** Teil der Geschmacksempfindung aus Epiglottis und Valleculae
N. accessorius (XI)	**Mot.:** R. externus: M. trapezius, M. sternocleidomastoideus R. internus: Weicher Gaumen, außer M. tensor veli palatini
N. hypoglossus (XII)	**Mot.:** Zungenmuskeln

Tabelle 25.9: Allgemeine Klinik der zwölf Hirnnerven (Zusammenfassung)

Hirnnerv	Dysfunktion	Betroffene Strukturen
N. olfactorius (I)	Anosmie, Dysosmie	Os ethmoidale, Corpus ossis sphenoidalis, Ala minor
N. opticus (II)	Gesichtsfeldausfälle Diplopie (Doppeltsehen)	Corpus ossis sphenoidalis, Ala minor Tentorium cerebelli
N. oculomotoricus (III)	Divergenter Strabismus, Ptosis, Mydriasis	Ala major und Ala minor: (Fissura orbitalis superior), Sinus cavernosus, Tentorium cerebelli
N. trochlearis (IV)	Schwierigkeiten, nach außen und unten zu blicken	Tentorium cerebelli an seiner Anheftung am Keilbein, s. N. III
N. trigenimus (V)	Migräne, Trigeminusneuralgien, Sinusitis, Tic douloureux	Os temporale (Pars petrosa), Dura, C 1, C 2
N. ophthalmicus (V/1)	s. N. V	s. N. III und N. V
N. maxillaris (V/2)	s. N. V	Os sphenoidale, Ganglion pterygopalatinum, Sinus cavernosus, s. N. V
N. mandibularis (V/3)	Kiefergelenksschmerzen, s. N. V	Os sphenoidale
N. abducens (VI)	Konvergenter Strabismus, Nystagmus	Os sphenoidale, Ligamentum sphenopetrosum, Os temporale, s. N. III
N. faszialis (VII)	Fazialislähmung: Mundasymmetrie, Stirnrunzeln und Augenschluss nicht möglich Vorher genannte Symptome + Geschmacksstörungen der vorderen ⅔ der Zunge, Speichelflussverminderung, Hyperakusis Vorher genannte Symptome + Retroaurikuläre Schmerzen, Hörstörung Vorher genannte Symptome + Störung weiterer Hirnnerven	Distal des For. stylomastoideum

Canalis facialis, Chorda tympani, Fissura petrotympanica, Articulatio temporomandibularis

Ggl. geniculi

Intrakranial |
N. vestibulocochlearis (VIII)	Schwerhörigkeit, Schwindel	Intraossale Läsionen des Os temporale, Art. temporomandibularis
N. glossopharyngeus (IX)	Schluckstörungen, Geschmacksstörung, hintere V 3 der Zunge, trockener Mund	Os occipitale, Os temporale: Foramen jugulare
N. vagus (X)	Erbrechen, Dyspnoe, Dysphagie, Herzstörung, Sprechstörung	Os occipitale, Os temporale: Foramen jugulare
N. accessorius (XI)	Torticollis (Schiefhals)	Os occipitale, Os temporale: Foramen jugulare
N. hypoglossus (XII)	Saugprobleme	Os occipitale: Canalis hypoglossalis

Anhang 5
Entwicklung und Verknöcherung der kranialen und sakralen Knochen

Tabelle 25.10:

Knochen	Intrauterin	Bei Geburt	1. Jahr
		Alle kranialen Knochen verbunden durch Knorpel 6 Fontanellen	Verdoppelte Schädelgröße Suturen beginnen sich zu formen Alle Fontanellen geschlosssen, bis auf die anteriore (ca. bis 18. Monat)
Os occipitale		4 Teile: ▶ 2 Partes condylares ▶ 1 Pars squamosa ▶ 1 Pars basilaris	
Os sphenoidale	Anteriorer und posteriorer Teil verbinden sich zw. dem 7. und 8. Fetalmonat	3 Teile: ▶ Corpus und Alae minores ▶ Ala major und Proc. pterygoideus links und rechts	Ossifiziert
Os temporale	3 Teile: ▶ Pars squamosa: 3. Monat ▶ Pars petrosa: 4. Monat ▶ Anulus tympanicus: 5. Monat	3 Teile: ▶ Pars squamosa ▶ Pars petrosa ▶ Anulus tympanicus	▶ Ossifiziert ▶ Bildung des Processus mastoideus
Os frontale		2 Teile: ▶ Rechter und linker Teil, verbunden durch die S. metopica	
Os parietale	45. Tag	▶ S. sagittalis ▶ Auszackungen beginnen sich zu bilden	
Os ethmoidale		2 laterale Teile, getrennt durch die Lamina perpendicularis	
Vomer	Vereinigung der 2 Septen im 3. Monat		
Os maxilla	6. Monat	Sutura incisiva trennt os incisivum von der Maxilla	
Os palatinum	45. Tag		

3. Jahr	6. Jahr	7.–9. Jahr	13.–17. Jahr
Alle Suturen und Auszackungen sind gebildet			
Condylosquamöse Verbindung geschlossen	Condylosquamöse Verbindung völlig ossifiziert	Pars basilaris ossifiziert mit Partes condylares	SSB ossifiziert
	Pars petrosa hat seine volle Größe entwickelt		
S. metopica beginnt sich zu verschließen	S. metopica geschlossen		
Auszackungen gebildet			
			Vollständig ossifiziert im 16. Lj.
			S. incisiva kann bis ins mittlere Lebensalter bestehen

Knochen	Intrauterin	Bei Geburt	1. Jahr
Os zygomaticum	5. Monat		
Os nasale	3. Monat		
Mandibula		2 „Hemi-Mandibulae" durch Knorpel (Symphyse) verbunden	Ossifiziert
Os lacrimale	3. Monat		
Atlas		3 Teile: ▶ Arcus anterior ▶ 2 laterale Teile, durch Knorpel verbunden	
Wirbel		3 Teile: ▶ Corpus ▶ 2 Teile des Arcus vertebrae	Die 2 Teile des Arcus verbinden sich posterior (von lumbal nach zervikal)
Os sacrale	Jeder Kreuzbeinwirbel entsteht aus mindestens 7–8 Ossifikationszentren	▶ 5 Kreuzbeinwirbel ▶ Ihre Corpora sind durch Knorpel getrennt	

3. Jahr	6. Jahr	7.–9. Jahr	10.–25. Jahr
Arcus posterior ossifiziert		Vollständig ossifiziert	
			Processus transversus wächst
Der Corpus verbindet sich mit dem Arcus (von zevikal nach lumbal)	Der Corpus verbindet sich mit dem Arcus in Lumbairegion		
			▶ Bis zum 25. Lj. ist die Ossifikation des Sakrum abgeschlossen

Ausbildung
Osteopathie Schule Deutschland (OSD)

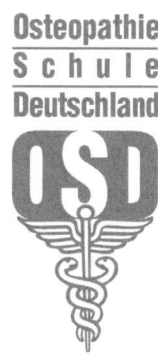

Osteopathen benötigen unbedingt fundierte medizinische Kenntnisse. Sie müssen die menschliche Anatomie und ihre funktionellen Wechselbeziehungen verinnerlicht haben. Sie brauchen ein hohes Maß an Feingefühl in den Fingern, damit sie mit den verschiedenen Organsystemen des Körpers Kontakt aufnehmen und ihre Signale verstehen können. Unerlässlich ist außerdem ein umfassendes Verständnis der Philosophie und der Konzepte der Osteopathie und ein hohes Maß an Verantwortlichkeit.

Deshalb steht in der Ausbildung der OSD die richtige Kombination von Herz, Hand und Kopf an oberster Stelle.

Das Vermitteln und Erarbeiten von Kenntnissen auf theoretischer und praktischer Ebene erfolgt auf hohem Niveau. Der Unterricht wird stets den neuesten Erkenntnissen in der Lehre angepasst. Die Dozenten haben durch ihre Lehrtätigkeit an Universitäten und anderen Instituten in Europa und in den USA reiche Erfahrung und internationales Renommee. Nicht zuletzt durch die enge Zusammenarbeit mit der Universität Wales, dem Osteopathic European Academic Network (OSEAN) und der European School of Osteopathy (ESO), steht die OSD verwurzelt in der osteopathischen Tradition und ist gleichzeitig in der Lage, gemeinsam neue Wege in der Osteopathie zu beschreiten sowie die weitere Erforschung der Osteopathie zu unterstützen.

Großer Wert wird auch auf die ganzheitliche Didaktik des Unterrichts gelegt, die Atmosphäre des Lernens und den Umgang miteinander. So werden die Voraussetzungen geschaffen für ein tiefgehendes und erfüllendes Lernen sowie persönliches Wachstum. Gleichzeitig entsteht die Basis für eine Begegnung mit Patienten, die von Vertrauen und Respekt begleitet ist.

Die Atmosphäre im Seminarraum wird bestimmt durch die Dozenten und Dozentinnen, die ihre Freude am Lehren, ihre Begeisterung für die Osteopathie, ihre Praxiserfahrung und ihr Einfühlungsvermögen in den Unterricht einfließen lassen.

Bewußtes Berühren, „thinking, feeling, seeing, knowing fingers" zu erlangen ist ein Prozess, der niemals endet. Die Osteopathie Schule Deutschland möchte den Studenten darin jedoch eine fundierte ganzheitliche Basis vermitteln, die ein erfüllteres Praktizieren, mehr Freude in der Therapie und tiefere Heilungserfolge möglich macht. Selbstverständlich ist immer genügend Zeit für praktisches Üben unter fachlicher Anleitung, sodass nach jedem Kursteil das Gelernte in der Praxis angewendet werden kann.

Der Lehrplan und die Gesamtstundenzahl entspricht den Anforderungen der europäischen Konventionen, der Akademie für Osteopathie (AFO) und der BAO. Durch die Validierung der Ausbildung ist zusätzlich zur D.O.-Marke auch die Erlangung eines B.Sc. und eines M.Sc. Titels möglich.

Die OSD bietet Ausbildungen in verschiedenen Städten Deutschlands an.

Der erste Schritt in der Osteopathie ist der Glaube an deinen eigenen Körper.
Andrew Taylor Still

Osteopathie Schule Deutschland
Sekretariat Rabenberg 11, 22391 Hamburg
Tel. (0 40) 46 88 23 97, Fax (0 40) 46 88 23 99
E-Mail: OSD@osteopathie-schule.de
Internet: www.osteopathie-schule.de

Sachverzeichnis

A

Anamnese 341
- Aktivitäten des Patienten 344
- Anzahl und Verlauf der Schwangerschaften 342
- Begebenheit bei der Geburt 342
- bisher durchgeführte Therapien 344
- Dauer der Geburt 342
- Einflüsse, erblich bedingt 342
- – während der Schwangerschaft 342
- Entwicklung des Kindes 343
- Erscheinung und Verhalten des Neugeborenen 343
- Familienanamnese 344
- Funktionsstörungen 343
- Geburtsvorgang 342
- psychischer Status 344
- schwere Erkrankungen im Erwachsenenalter 343
- – Krankheiten in der Kindheit 343
- soziales Umfeld 344
- Status praesens 344
- Störungen am Schädel 343
- Symptom- und Schmerzcharakter 343
- Traumata 343
Anfälle 661
- zerebrale ischämische 661
Aorta 456
- descendens 457
Aponeurosis 467
- palatina 469
Apoplex 656
Arteria (-ae)
- alveolares superiores anteriores 140
- alveolaris inferior 154
- – superior posterior 140
- basilaris 94, 259
- carotis 258, 464, 465, 474
- – communis 459, 473
- – externa 126, 244, 259, 473, 657, 666
- – interna 81, 94, 98, 99, 100, 106, 124, 130, 190, 244, 259, 278, 459, 473, 474, 578, 591, 657, 660, 666
- cerebri media 578, 591
- ethmoidalis anterior 81, 109, 244
- facialis 150
- femoralis 666
- glutaealis
- – inferior 164
- – superior 164
- iliaca externa 454
- – interna 454
- inferior posterior cerebelli 244
- infraorbitalis 140
- labyrinthi 82, 123, 125
- mammaria interna 456
- masseterica 154
- maxillaris 84, 145, 154, 244
- meningea anterior 244, 259

- – media 81, 99, 100, 106, 121, 123, 130, 132, 134, 145, 244, 245, 246, 260, 657
- – posterior 82, 93, 244, 261
- mentalis 154
- occipitalis 93, 130, 131, 244
- ophthalmica 81, 100, 106, 244
- palatina descendens 86, 140, 143, 145
- – major 140
- pharyngea ascendens 82, 144, 145, 480
- pudenda interna 163, 164
- rectalis inferior 164
- sphenopalatina 98, 101, 113, 145
- spinalis anterior 82, 94, 244, 480
- – posterior 94, 244
- sternoclavicularis 268
- sternocostales 268
- stylomastoidea 124
- subarcuata 123
- subclavia 459, 466
- supraorbitalis 114, 119
- supratrochlearis 114, 119
- temporalis 666
- thoracica interna 456, 457, 459
- tympanica inferior 125
- vertebralis 82, 94, 244, 258, 259, 459, 479, 480, 657, 666
Asterion 629
Asthma bronchiale 656
Atemrhythmus 39
Atlanto-Okzipitalgelenk 476
- alternative Technik I 501
- – – II 502
- Dysfunktionen 480
- Technik für 497
Augenhöhle 83
Auseinanderziehen 382
- „Disengagement" 625

B

Bauchaktivität
- allgemeine Technik zum Ausgleich 503
Beckenaktivität
- allgemeine Technik zum Ausgleich 503
Beckenboden
- Technik 506
- – zur Harmonisierung 504
- Test 506
Beckendiaphragma 453
- beteiligte Strukturen 454
- Einflüsse auf die Funktion 455
- Funktion 455
- Technik für 484
Behandlung
- osteopathische 8
Behandlungshinweise, zusätzliche 395
Behandlungsprinzipien 366
Behandlungsziele, Faktoren bei der Behandlung 366
Bewegung, entgegengesetzte physiologische 386
Bewegungsimpulse, embryologische 37
Bindegewebe – Entstehung 446

Blut 447
Bregma 626

C

Canaliculus (-i)
- caroticotympanici 124
- chordae tympani 124
- cochleae 124
- mastoideus 80, 124
- tympanicus 80, 124, 125
Canalis (-es)
- alveolares 137, 139
- – posteriores 136
- caroticus 80, 98, 117, 120, 123, 124, 125, 128, 259, 466, 467, 578
- centralis 240
- condylaris 82, 480
- facialis 124, 125, 671
- hypoglossi 80, 82, 89, 91, 94, 467, 480, 578
- incisivus 138
- infraorbitalis 137, 139, 140
- mandibulae 151, 154
- musculotubarius 124
- nasolacrimalis 139
- opticus 80, 81, 82, 97, 98, 99, 105
- palatinus major 86, 140, 144, 145
- – – minor 140, 141, 145
- palatovaginalis 101, 144, 145
- pterygoideus 86, 95, 96, 97, 100, 101, 467
- sacralis 92, 160, 161, 510
- semicircularis anterior 123
Canalis (-es)
- vomerorostralis 194
- vomerovaginalis 98, 101
- zygomaticofacialis 146
- zygomaticotemporalis 146
Carotisarterie 492
Chondrokranium (Schädelbasis) 79
- Entwicklung 79
Chronische Schmerzen 659
Circulus arteriosus cerebri Willisii 260
Cisterna chyli 453
- interpeduncularis 280
Concha nasalis inferior 156
- – – Anteile 156
- – – Ossifikation 156
Confluens sinuum 263, 266, 525
CV-3-Technik nach Jealous 431
- Wirkung und Indikation 431
CV-4-Technik 424
- Kontraindikation 426
- Wirkungsweise 424
- Wirkung und Indikation 425

D

Depressionen 656
Desmokranium (Schädeldach)
- Entwicklung 78
Diagnoseprinzipien 338
- Anatomie 453
- Beispiel 339
Diaphragma 375
- Anatomie 445
- Behandlung 445

– kraniozervikale 476
– – durale Verbindungen 480
– – endokrine Verbindungen 480
– – Gefäßverbindungen 480
– – ligamentäre, membranöse und fasziale Verbindungen 480
– – muskuläre Verbindungen 476
– – nervale Verbindungen 480
– pelvis 454
– thorakolumbale 456
– – alternative Technik 486
– – beteiligte Strukturen 456
– – Durchtrittsstellen 457
– – Technik für 486
– – Verbindungen 457
– transversale 375
– – Anatomie 375
– – Behandlung 375
– urogenitale 455
– zervikothorakales 459
– – beteiligte Strukturen 459
– II, zervikothorakale Technik 487
– I, zervikothorakale Technik 486
Diaphragmata, Bewegung 318
Differentialdiagnostik, palpatorische 361
Direkte Technik 381
„Disengagement" 382
Druckausgleichsmodell 38
– hydrostatischer Druck, Kontrollmechanismen 38
Dura, extrakraniale 545
– – Behandlung 545
– – intrakraniale 534
– – Behandlung 534
– – Spannungen 554
Duraler Zug 362
Duralmembran
– Behandlung über den N. ischiadicus 549
– – – Plexus brachialis 549
Duralmembransystem, Aufgabe 246
Duralröhrenschaukel nach Sutherland 547
– – – alternative Technik 548
Duralschlauchzug 545
– von kaudal 547
– von kranial 546
Dysfunktionen 11
– an der SSB 578
– mögliche Folgen 578
– Einteilung 11
– muskuloskelettale 554
– osteopathische 10
– viszerale 554

E

Einflüsse, hormonell 286
– vegetativ 286
Erspüren der Gesundheit 393
– – räumlichen Organisation 363
EV-4-Technik nach Jealous 430
– Kontraindikation 430
– Wirkung und Indikation 430
Extensionsdysfunktion 558, 582
– diagnostische Merkmale 559
– Symptome 559
– Ursachen 559

F

Fascia buccopharyngea 466
Faszien 447
– Funktion 446

Faszientechnik nach Becker 484
Faszienverlauf 463
Feder- und Stoßdämpfermodell 448
– Parallelmodell 449
– Serienmodell 448
Fila olfactoria 108
Filum terminale 163, 165, 235, 453
Fingerposition 614
– Lokalisierung 614
Flexionsdysfunktion 556, 582
– diagnostische Merkmale 556
– Symptome 559
– Ursachen 558
Fluktuation 357
– longitudinale 357
– transversale 439
Fluktuation 20
Fluktuationsinduktion 441
Fluktuationstechniken 423
– schräge 441
– Flüssigkeit, zerebrospinale 20
Fontanellen 78
– Hinterhauptfontanelle 78
– Keilbeinfontanelle 78
– Stirnfontanelle 78
– Warzenfontanelle 78
Foramen (-ina) 81
– alveolaris posteriores 129
– caecum 81, 82, 109, 116, 117, 230
– caroticum 79, 129
– condyloideum 80
– cribrosa 80, 82, 108
– ethmoidale
– – anterius 108, 109, 110, 118
– – posterius 108, 112, 118
– ethmoidalia (os frontale) 116
– frontale 114, 118
– incisivum 137, 467
– infraorbitale 135, 136, 137, 139
– interventriculare (Monroi) 272, 273, 275, 280, 579
– intervertebrale 233, 238, 244, 545
– ischiadicum majus 163, 164
– –, minus 164
– jugulare 80, 82, 89, 92, 94, 95, 124, 189, 204, 244, 467, 479, 480, 501, 525, 578, 579, 656, 671
– lacerum 80, 81, 82, 106, 124, 129, 190, 204, 228, 466, 467
– Luschkae 273
– Magendii 273
– magnum 82, 39, 77, 78, 79, 80, 82, 87, 88, 89, 91, 92, 94, 203, 229, 230, 231, 244, 245, 276, 280, 317, 470, 471, 475, 480, 501, 510, 526, 545, 572, 584, 588, 591
– mandibulae 150, 151, 153, 467
– mastoideum 80, 82, 122, 123
– mentale 148, 150, 151, 154
– Monroi 272, 273, 279
– occipitale 233
– opticum 106, 578, 585, 589, 591
– ovale 80, 81, 82, 85, 97, 99, 100, 105, 106, 125, 467, 578
– palatinum majus 137, 140, 145, 467
– –, minor 145, 467
– parietale 131
– petrosi 81, 82, 97
– rotundum 80, 81, 82, 86, 95, 96, 97, 99, 100, 106, 208
– sacralia anteriora 161, 163
– –, pelvica 161, 164

– –, posteriora 160, 161, 163
– sphenopalatinum 86, 145, 191
– spinosum 80, 82, 85, 97, 99, 100, 106, 134, 244, 467
– stylomastoideum 80, 124, 467, 671
– supraorbitale 114, 118
– transversaria 296
Foramen (-ina)
– venae cavae 456, 457
– vertebralia 480
– Vesalii 80, 81, 100
– zygomaticofaciale 146, 147, 148
– zygomaticoorbitale 146, 147, 148
– zygomaticotemporale 146, 147, 148
Frakturen 661
Frontookzipitale Palpation nach Sutherland, Schädelhaltung 538, 610
Funktionelle Dreiecke 451
– – mittleres 452
– – oberes 452
– – unteres 452

G

Ganglion (-ia)
– cervicale interius 666, 667
– – medium 666, 667
– – superius 228, 657, 666, 667
– ciliare 667
– coeliacum 667
– Gasseri 228
– geniculi 129, 671
– impar 454, 513
– inferius (n. glossoph.) 124
– intramurale 667
– mesentericum inferius 667
– – superius 667
– oticum 667
– pelvica 513
– pterygopalatinum 106, 123, 144, 194, 660, 667
– renalis 667
– semilunare 228
– stellatum 459, 657
– submandibulare 667
– thoracica 667
– trigeminale 123, 228, 245, 249, 578, 657
Gesichtsknochen 308
– Bewegung der Maxilla 308
– – Cavitas nasi 315
– – Cornu nasalis inferior 313
– – Mandibula 313
– – Orbita 314
– – Os hyoideum 316
– – – lacrimale 314
– – – nasale 314
– – – palatinum 310
– – – zygomaticum 311
Gesichtsschädel 83
Gewebe-Entspannung 483
Glandula parotidea 269
– submandibularis 269
– thyreoidea 269
Glaukom 656

H

Halsfaszien
– Techniken 489
Halsmuskulatur, vordere 491
Hebetechnik des Stirnbeins I 537
– – – II 538

Sachverzeichnis

Heiserkeit 475
Herzrhythmus 39
Hirnflüssigkeit, Anatomie und Physiologie 273
Hirnhemisphären, Bewegung 299
Hirnhäute 223
Hirnnerven 670, 671
Hirnventrikel
– Anatomie und Physiologie 273
– Bewegung 299
– Hyperaktivität 657

I

Iliosakralgelenk 509
– Befreiung 519
– Behandlung 518
– Testung 518
Infektionen
– akute fieberhafte 655
Inferior vertical strain 583
Inspektion 344
– Benennung der Dysfunktion 345
Inspirationsphase
– Bewegung der Strukturen 298

– – Körperanteile 298
– – kraniale 41
Inspirations- und Exspirationsphase
– Palpation der 595
Intercostalnerven 457
Intrakraniales Diaphragma
– Technik 505
– zur Harmonisierung 504
– Test 504

K

Karotisarterie
– Kompression 473
Katarakt 657
Kehlkopf 474
Kiefergelenk
– Bissanomalien 656
– Störungen 656
Kombination anterior-posteriore Entspannung 544
– transversale Entspannung 544
Kompression der SSB 575
– – – diagnostische Merkmale 575
– – – Symptome 576
– – – Ursachen 576
Kompression/Dekompression (Behandlungsprinzipien) 384
Kompression der Sakralgelenke 513
Kopfschmerzen 657
Kopfskelett, deskriptive Anatomie 74
Körper
– Einheit 6
– Funktion 8
– Kräfte 7
– Struktur 7
Körperstrukturen, Bewegung 317
Kraniosakrale Dura, Behandlung 531
– Techniken, Indikationen 655
Kreuzbein, Unfälle und Stürze 554
– Bewegung des Os sacrale 316
– – Os coccygis 317

L

L5/S1-Dekompression I–IV, alternative Technik 514
Lambda 626

Lamina cribrosa 81, 84, 98, 107, 108
– praetrachealis fasciae cervicalis 465
– praevertebralis 491
– – fasciae cervicalis 465
– superficialis, Technik zur Spannungslösung 491
– – fasciae cervical 463
„lateral strain" 572
– – diagnostische Merkmale 572
– – Symptome 575
– – Ursachen 574
Lateralflexion-Rotation (LFR) 564, 583
– diagnostische Merkmale 564
– Symptome 566
– Ursachen 566
LCS, Bewegung 299
Ligamentum (-a)
– alaria 91, 92
– ano-coccygeum 165, 453, 454
– apicis dentis 91, 92
– arcuatum medianum 457
– atlantookzipitale laterale 91
– coronarium hepatis 457
– cricothyreoideum 269
– denticulatum 94, 231, 239, 240
– falciforme hepatis 457
– flavum 160
– gastrophrenicum 457
– Grüber 105, 129, 190, 204
– Hyrtl 105
– iliolumbale 453
– iliotransversalis 160
– – sacralis 160
– laterale 122, 129, 150, 152, 153
– longitudinale anterius 89, 91, 92, 456, 458, 465
– – posterius 92, 234, 245
– mallei anterius 105, 129, 151
– mediale 151, 152, 153, 154
– nuchae 91, 92, 465
– palpebrale mediale 156
– petrosphenoidale 578
– phrenicocolicum 457
– phrenicopericardiaca 458
– phrenicopleurale 458
– pterygomandibulare 151, 154, 466
Ligamentum (-a)
– pterygospinale 105, 154, 467, 469
– pulmonale 458
– – articulare 161, 164
– – dorsale 165
– – – profundum 163, 165
– – – superficiale 165
– – laterale 165
– – posterius (dorsale) superficiale 161
– – ventrale 165
– sacro-iliaca dorsalia 163
– – interossea 162, 163
– sacrospinale 11, 163, 164, 454
– sacrotuberale 11, 163, 164
Ligamentum (-a)
– sacrouterinum 163
– sphenomandibulare 105, 129, 153, 154, 190, 204, 467, 671
– sphenopetrosum (Lig. Grüber) 105, 106, 129, 130, 190
– sternopericardiaca 465
– stylohyoideum 122, 129, 154, 158, 159, 465, 466, 474
– stylomandibulare 125, 129, 130, 150, 151, 153, 154, 466, 469
– teres hepatis 457

– thyrohyoideum laterale 158, 159
– – medianum 159
– transversum perinei 455
– trianguläare 457
– Trollard 163
– ventralia 163
– vertebropericardiaca 465
Liquor 283
– cerebrospinalis 447
– – Aufgaben 282
– – Physiologie 276
– – – Blut-Hirn-Schranke 277
– – – Flüssigkeitsdruck 278
– – – Liquorproduktion 277
– – – perivaskuläre Räume 279
– – – Rückresorption 278
– – – Zusammensetzung und pH-Wert 276
Liquorräume 273
– äußere, intrakranial 275
– – der Wirbelsäule 276
– – – Zisternen 275
– – innere, intrakranial 273
– – – dritter Ventrikel 273
– – – Seitenventrikel 273
– – – vierter Ventrikel 273
Liquorzirkulation 279
Loge, viszerale 491
Lumbosakraler Übergang – Dekompression 514
Lumbosakrales Gelenk – Behandlung 514
Lungenatmung, Einfluss des PRM 37
Lymphabfluss in inneren Organen, Verbesserung des 529
Lymphabflüsse des Schädels 258
Lymphatische Pumpe der Füße 530
Lymphe 447
Lymphflüssigkeit 283
Lymphtechniken 528
– Kontraindikationen 528

M

Mandibula/Unterkiefer 148
– Anteile 148
– Begrenzung 148
– Corpus 148
– – Außenseite 148
– – Innenseite 149
– Gefäßverbindungen 154
– Hirnnerven, Beziehungen 154
– Ossifikation 153
– Pars alveolaris 150
– Processus condylaris 151
– Ramus mandibulae 151
– – Processus coronoideus 152
– Verbindungen, fasziale 154
– ligamentäre 153
– muskuläre 153
Maxilla/Oberkiefer 134
– Anteile 135
– Begrenzungen 134
– Corpus 134
– Gefäßverbindungen 140
– Hirnnerven, Beziehungen 139
– Ossifikation 139
– Processus alveolaris 138
– – frontalis 137
– – palatinus 137
– – zygomaticus 137
– Verbindungen, fasziale 139
– –, muskuläre 139
Meatus acusticus internus 123

Mechanismus (PRM), primär respiratorisch 18
Membransystem, extrakraniales 231
– – Arachnoidea spinalis 233
– – Dura mater spinalis 233
– – – Befestigung weitere 234
– – – Befestigung der 234
– – Pia mater spinalis 231
– intrakraniales 217
– – Arachnoidea 226
– – – Cisterna ambiens 226
– – – – cerebellomedullaris 226
– – – – chiasmatis 226
– – – – interpeduncularis 226
– – Dura mater 227
– – meningeale 226
– – periostale 226
– – – – Strukturen im Zwischenraum 228
– – Pia mater 226
– – Septen 228
– – – Diaphragma selli 231
– – – Falx cerebelli 231
– – – – cerebri 230
– – – Tentorium cerebelli 230
Meningen, Gefäßversorgung 243
– – – Arterien 244
– – – Venen 246
– – intraspinal 245
– – – Arterien 244
– – – Venen 246
– – Innervation 245
– – Duralmembrane, Schmerzempfindung 246
– intrakranial 244
– – intraspinal 244
Migräne 657
Mittelohrentzündungen, chronische 658
Mobilität
– intrakraniale und intraspinale Membranen 21
– kraniale Knochen 21
– Kreuzbein 22
Modellieren 387
Molding 387
Motilität
– Gehirn 19
– Rückenmark 19
„Multiple hand technique" 388, 612
Musculus omohyoideus, Technik 495
Muskulatur, suprahyoidale, Technik 495

N

Nasenhöhle 84
Nervus (-i)
– abducens (VI) 81, 106, 129, 578, 591, 670, 671
– accessorius (XI) 82, 94, 130, 479, 480, 501, 578, 670, 671
– alveolares superiores 139
– – inferior 151, 152, 154
– anococcygei 165
– canalis pterygoidei 85, 86, 106
– cervicalis 92, 462
– coccygeus 165
– cochlearis 670
– cutaneus femoris posterior 163, 454
– ethmoidalis anterior 112, 118, 155
– –, posterior 112, 118

– facialis (VII) 82, 85, 124, 125, 129, 273, 462, 479, 578, 666, 667, 670, 671
– femoralis 163, 453
– frontalis 80
– glossopharyngeus (IX) 82, 94, 130, 474, 479, 480, 501, 578, 666, 667, 670, 671
– glutaeus inferior 163
– hypoglossus (XII) 82, 89, 92, 94, 245, 462, 474, 480, 578, 670, 671
– infraorbitalis 85, 137, 139, 143, 310, 587
– intermedius 123, 129
– ischiadicus 163, 454, 545, 549
– lacrimalis 81, 118
– laryngeus recurrens 459
– mandibularis 81, 99, 100, 106, 245, 474, 578, 670, 671
– massetericus 152, 154
– maxillaris 85, 99, 100, 106, 135, 139, 208, 245, 578, 670, 671
– mentalis 154
– musculi quadrati femoris 163
– mylohyoideus 151, 152, 154, 462
– nasociliaris 81, 112, 118
– nasopalatinus 113, 144
– obturatorius 453
– –, internus 163
– oculomotorius (III) 81, 99, 106, 129, 578, 591, 666, 667, 670, 671
– olfactorius (I) 284, 578, 670, 671
– ophthalmicus 81, 106, 245, 578, 670, 671
– opticus (II) 81, 100, 105, 228, 283, 578, 670
– palatini 86
– –, minores 145
– palatinus major 140, 145
– petrosus
– –, minor 81, 124, 130
Nervus (-i)
– –, profundus 84, 100
– –, superficialis major 579
– petrosus major 81, 85, 124, 130, 244, 579
– phrenicus 456, 457, 459, 466, 486
– pterygopalatinus 84
– pudendus 163, 454, 455
– recurrens meningeus 81, 99, 100
– sacrales 161, 163
– –, anteriora 162
– spinalis 240, 666
– splanchnici pelvici 454, 513, 666
– splanchnicus inferior 457
– –, major 456
– –, minor 456, 457
– subclavius 462
– suboccipitalis 479
– superior 163
– supraorbitalis 114, 118
– thoracici 457
– trigeminus (V) 112, 129, 244, 591
– trochlearis (IV) 81, 106, 129, 578, 670, 671
– tympanicus 125
– vagus (X) 82, 94, 122, 124, 130, 244, 456, 457, 459, 463, 465, 473, 474, 479, 480, 501, 578, 656, 666, 667, 671
– vestibularis 670
– vestibulocochlearis (VIII) 82, 123, 130, 273, 284, 578, 669, 670
– zygomaticus 84, 146, 148

O

Ohrzugtechnik 543
Opercula von Forestier 238
Organisation, fasziale 450
Os coccygis (Steißbein) 164
– – Verbindungen ligamentäre 165
– – – muskuläre 165
– – – Weichteile, Beziehungen 166
– ethmoidale (Siebbein) 107
– – Anteile 107
– – Begrenzungen 107
– – Gefäßverbindungen 112
– – Hirnnerven, Beziehungen 112
– – Labyrinthus, ethmoidalis 110
– – – – Außenseiten 110
– – – – Innenseiten 110
– – – – Oberseite 110
– – – – Rückseite 110
– – – – Unterseite 110
– – – – Vorderseite 110
– – Lamina cribrosa 110
– – – perpendicularis 109
– – Lösung der Suturen 643
– – Membranen, intrakraniale 112
– – Ossifikation 111
– frontale (Stirnbein) 114
– – Anteile 114
– – Begrenzung 114
– – Bereich, horizontaler orbitofrontaler 116, 118
– – – oberer vertikaler 114, 116
– – Cerebrum, Beziehungen 118
– – Facies externa 114
– – – interna 116
– – Gefäßverbindungen 119
– – Hebetechnik 536
– – Hirnnerven, Beziehungen 118
– – Lösung der Suturen 643
– – Membran, intrakraniale 118
– – Ossifikation 118
– – Sinus frontalis (Stirnhöhle) 118
– – Spread-Technik 535
– – Verbindungen, fasziale 118
– – – muskuläre 118
– hyoideum (Zungenbein) 157, 472
– – Anteile 157
– – Endokrinum, Beziehungen 160
– – Ossifikation 158
– – Verbindungen, fasziale 160
– – – ligamentäre 159
– – – muskuläre 158
– – – – Zungenbein, Muskeln hinter 159
– – – – Zungenbeinmuskulatur, obere 158
– – – – untere 159
– lacrimale (Tränenbein) 155
– – Anteile 155
– – – Fläche, äußere 155
– – Begrenzung 155
– – Ossifikation 156
– nasale (Nasenbein) 154
– – Anteile 155
– – Begrenzung 154
– – Lösung der Suturen 643
– – Ossifikation 155
– occipitale (Hinterhauptbein) 87
– – Anteile 87
– – Begrenzung 87
– – Beziehungen zu Hirnnerven und Cerebrum 94
– – fasziale Verbindungen 92
– – Gefäßverbindungen 94
– – intra– und extrakraniale Membranen 92

Sachverzeichnis

– – ligamentäre und membranöse Verbindungen 92
– – muskuläre Verbindungen 90
– – Ossifikation 90
– – Pars basilaris 89
– – Partes laterales (condylares) 89
– – Squama occipitalis 89
– palatinum (Gaumenbein) 140
– – Anteile 140
– – Begrenzung 140
– – Gefäßverbindungen 145
– – Hirnnerven, Beziehungen 145
– – Lamina horizontalis 140
– – – perpendicularis 140
– – Ossifikation 144
– Processus sphenoidalis 144
– – Verbindungen, fasziale 148
– – – muskuläre 148
– parietale (Scheitelbein) 131
– – Anteile 131
– – Begrenzung 131
– – Cerebrum, Beziehungen 133
– – Facies externa 131
– – – interna 132
– – Gefäßverbindungen 134
– – Hebetechnik 509
– – Hirnnerven, Beziehungen 133
– – Membranen, intrakraniale 133
– – Ossifikation 133
– – Ränder 132
– – Spread-Technik 539
– – Verbindungen, fasziale 133
– – – muskuläre 133
– – Winkel 133
– – sacrum/sacrale (Kreuzbein) 160
– – Anteile 160
– – Begrenzung 160
– – Facies dorsalis 162
– – – pelvina 162
– – Gefäßverbindungen 163
– – Oberseite 161
– – Ossifikation 162
– – – postnatal 162
– – – pränatal 162
– – Pars lateralis 162
– – Unterseite 161
– – Verbindungen, intraspinale 163
– – – ligamentäre 163
– – – muskuläre 163
– – – nervale 163
– – Weichteile, Beziehungen 164
– sphenoidale (Keilbein) 95
– – Ala major 100
– – – minor 96
– – Anteile 95
– – Begrenzungen 95
– – Cerebrum, Beziehungen zu 106
– – Corpus 97
– – in Extension 583
– – in Flexion 583
– – Gefäßverbindungen 106
– – Hirnnerven, Beziehungen zu 106
– – Membranen, intrakraniale 106
– – Ossifikation 102
– – Processus pterygoideus 96
– – System, endokrine Verbindungen 106
– – Verbindungen, fasziale 105, 106
– –,– ligamentäre 105
– –,– muskuläre 105
– temporale (Schläfenbein) 119
– – Anteile 119
– – Begrenzung 119

– – Cerebrum, Beziehungen 129
– – Dysfunktion 134
– – Gefäßverbindungen 129
– – Hirnnerven, Beziehungen 129
– – Innenrotation 543
– – Membran, intrakraniale 129
– – Ossifikation 124
Os coccygis (Steißbein), temporale (Schläfenbein)
– – Pars mastoidea 118
– – – – endokranial 119
– – – – exokranial 118
– – – petrosa 120
– – – – Facies anterior 120
– – – – inferior 121
– – – – posterior 120
– – – – Kanäle 121
– – – squamosa 117
– – – – Facies cerebralis der Squama 118
– – – – – temporalis 117
– – – – – Processus zygomaticus 118
– – – tympanica 122
– – – – Cavum tympani 122
– – Ränder 123
– Verbindungen, fasziale 124
– – – ligamentäre 124
– – – muskuläre 124
– – – – Kaumuskeln 124
– – – – Processus mastoideus 124
– – – – styloideus 124
– – zygomaticum/Jochbein 145
– – Anteile 145
– – Facies temporalis 146
– – Flächen 146
– – Begrenzung 145
– – – Facies lateralis/malaris 146
– – – – orbitalis 146
– – Hirnnerven, Beziehungen 148
– – Lösung der Suturen 643
– – Ossifikation 148
– – Rand, anterior-inferior 148
– – – anterior-superior 148
– – – posterior-inferior 148
– – – posterior-superior 148
– – Ränder 148
– – Verbindungen, fasziale 115
– – – – muskuläre 142
– – Winkel 148
– – – Processus frontalis 148
– – – temporalis 148
Osteopathie
– Definition 3
– Geschichte 1
– Grundlagen 4
– kraniosakrale – Grundlagen 1
– Prinzipien 6

P

Palpation 318, 347
– – – Beweglichkeit 360
– – – inhärente Bewegung 361
– – – Faszienspannungen 356
– der Position (nach Magoun) 350
– – – Suturen 350
– – Mandibula 355
– – Maxilla 355
– – Orbita 355
– – Os frontale 355
– – – occipitale 355
– – – palatinum 355
– – – parietale 355
– – – sphenoidale 354
– – – temporale 355

– – – zygomaticum 354
Palpieren, Praxis 328
– – Arbeitshaltung 329
– – günstige Bedingungen 328
– – Hinweis 330
– – Kontaktaufnahme 329
– – Position der Finger 329
– – Visualisieren der Struktur 330
– – Vorbereitung des Patienten 328
– – – des Therapeuten 328
– – Wahrnehmung 330
– – Wahrnehmungsverstärkung 330
– – Worauf ist zu achten? 348
Parasympathische Segmente 666
Phase, exspiratorische 295
– inspiratorische 295
Pintus-Ligament 153
Pivotpunkt 179
– condylo-squamo-mastoider 186, 203, 302, 306
– sphenosquamoser 176, 190, 204, 231, 307, 584
Platysma, Technik zur Spannungslösung 489
Plexus basilaris 264
– pharyngeus 462
„Point of balance" 373
PRM, Einfluss, auf das Bindegewebe 450
PRM-Rhythmus, Beschleunigung 435
– Rotationstechnik der Schläfenbeine 436
– über das Kreuzbein 437
– Verlangsamung 375
– über das Kreuzbein 435
– – Rotationstechnik der Schläfenbeine 434
Protuberantia occipitalis externa 78
Psychosomatische Leiden 658
Pterion 628
„Pussy-foot"-Technik 439
– beruhigende 440
– dynamisierende 440

Q

Quadranteneinteilung 580

R

Raphe pterygomandibularis 467
Recoil-Techniken 387, 488
Rhythmus
– des primär respiratorischen Mechanismus, Faszien, Fluida 295
– kraniosakraler 3
„Rideau stylien" 466
Rotation der SSB 584
Rückenmarkshäute 223

S

Sakralgelenke
– Anatomie 509
– Behandlung 509
– Dysfunktion 509
Sakrokokzygeales Gelenk
– – Befreiung 522
– – Behandlung 522
Sakrum, Dysfunktion 510
Schädel 74
– Entwicklung 24

– Erkennungsmerkmale 78
– venöse Drainage 473
Schädelaktivität, allgemeine Technik zum Ausgleich 503
Schädelbasis
– Außenfläche 79
– Funktionsstörungen 595
– Innenfläche 81
– – Chondrocranium 79
– – Funktionsstörungen 550
Schädelbasiswinkel 552
– Außenfläche 79
– Faktoren für das Wachstum 78
– Innenfläche 79
– platte Knochen 83
– Schädeldach/Desmocranium 78
– Wachstumsbewegungen 78
Schädelform 345
– allgemeine kraniale Umrisse 345
– Mandibula 346
– Maxilla 346
– Nase 346
– Nasolabialfalte 346
– Ohren 346
– Orbita 346
– Os frontale 346
– – occipitale 346
– – palatinum 346
Schädelgrube, Öffnungen der hinteren 82
– – – mittleren 80
– – – vorderen 80
Schädelhaltung, Okzipito-sphenoidale 606
Schädelknochen
– Anatomie 87
– Bewegung der in den Medianen gelegenen 300
– – – Os ethmoidale 303
– – – – – occipitale 302
– – – – – sphenoidale 303
– – – – Vomer 303
– – der paarigen 305
– – – Os frontale 305
– – – – – parietale 308
– – – – – temporale 306
– Beziehungen zueinander 298
– Mandibula 210
– Maxilla 206
– Os ethmoidale 191
– – frontale 200
– – nasale 210
– – occipitale 184
– – palatinum 207
– – parietale 205
– – sphenoidale 187
– – temporale 210
– – zygomaticum 209
– Ossifikation 87
– suturale Restriktion 554
Schädelknochen
– – Verbindung mit dem Os frontale 207
– – – – – – temporale 203
– – – zum Os frontale 210
– – – – – occipitale 190, 204
– – – – – parietale 204
– – – – – sphenoidale 186, 192, 194, 201, 208, 209
– – Verbindungen 185
– – – Atlas 187
– – – bei den Nasenbeinen 210
– – – Cartilago septi nasi 193
– – – Concha nasalis inferior 193, 207

– – – Maxilla 193, 194, 201, 208, 209, 210
– – – – der Gegenseite 208
– – – Nasenbein mit der knorpeligen Nasenscheidewand 210
– – – – Os ethmoidale 193, 194, 201, 205, 209, 210
– – – – Os frontale 190, 193, 206, 209
– – – – incisivum 208
– – – – lacrimale 193, 202, 207
– – – – mandibulare 205
– – – – nasale 193, 201, 207
– – – – occipitale 206
– – – – palatinum 191, 193, 194, 209
– – – – der Gegenseite 209
– – – – parietale 186, 190, 200, 205
– – – – sphenoidale 204, 206
– – – – temporale 186, 190, 206, 209
– – – – zygomaticum 191, 201, 204, 206
– Verbindungen 87
– Vomer 191, 193, 208, 209
– Wachstum 38
– Wachstumsbewegungen 37
Schädelknochenmobilität, Biegsamkeit 297
– Dura 297
– Flexibilität 297
– Spannungsverhältnisse, außerkraniale 297
Schädelnaht, Befreiung der 616
– – Articulatio temporomandibularis 183
– – Ausdehnungsgelenk 172
– – Bruchgelenk 174
– – Pivotpunkt 176
– – Sutura coronalis, Pterion, Sutura sphenofrontalis 183
– – – frontozygomatica 183
– – – frontomaxillaris 183
– – – lambdoidea, Lambda 183
– – – occipitomastoidea 183
– – – parietomastoidea, Asterion 183
– – – sagittalis, Bregma, Vertex 183
– – – sphenoparietalis, Sutura parietosquamosa 183
– – – temporozygomatica 183
– – – zygomaticomaxillaris 183
– – Suturen, Entwicklung 171
– – Synchondrose 175
– – Syndesmose 175
– – Verbindungslagen 170
– – Wachstumsgelenk 174
– – Zwischenschichten 171
Schädelnähte, Aufbau 170
– – Form, Dysfunktion 169
– Behandlung der 614
– Nerven 174
– Suturen 174
– – Dysfunktion 175
– – Formen 175
– – Funktion 175
– – Palpation 183
Schädeltraumata 553
Schilddrüsenfunktion 474
Schleudertrauma 659
Schluckstörung 475
Schulterblatt, Störungen 473
Schwerhörigkeit 660
Selbstbehandlung 443

Selbstheilungskräfte, Unterstützung 600
Sinus caroticus 474, 670
– cavernosus 97, 98, 99, 104, 105, 244, 264, 266, 524, 579, 584, 591
– durae matris 79, 244
– intercavernosus 264, 265
– maxillaris 129, 130, 135, 350, 587
– nasaler 658
– occipitalis 263, 525, 526
– petrosus inferior 95, 121, 126, 264, 265
– – superior 126, 230, 264, 266
– rectus 21, 94, 228, 229, 231, 248, 264, 265, 526, 579, 587, 590, 593
– sagittalis 229, 265, 280
– – inferior 94, 230, 263, 265
– – superior 81, 93, 115, 127, 174, 229, 244, 263, 265, 266, 275, 277, 524, 527
– sigmoideus 82, 95, 126, 246, 264, 524
– sphenoidalis 96, 97, 99
– sphenoparietalis 231
– transversum 94, 229, 230, 244, 264, 265, 524
Sinus-venosus-Technik 295, 524
– Indikationen 525
Skoliosen 660
somatoviszerale Impulse 666
Spannungen, fasziale 529
– lösen 529
Spannungsmembran, reziproke 247
– – „Sutherland-Fulcrum" 248
– Bewegung der reziproken 299
– – – Diaphragma selli 301
– – – – Dura mater spinalis 301
– – – – Falx cerebelli 300
– – – – – cerebri 299
– Tentorium cerebelli 299
Spheno-okzipitale Palpation nach Magoun, Schädelhaltung 610
Spinalganglion 231
SSB
– Bewegungstestung 595
– Dekompression 542
– Dysfunktion, Korrektur 596
– Dysfunktionen – fasziale und muskuläre 581
– Extension 602, 607, 611
– Flexion 602, 607, 611
– inferior „vertical strain" 604, 609, 612
– Kompression 541, 606, 610
– „lateral strain" links 605, 610
– „lateral strain" rechts 605, 608
– Lateralflexion links 605
– Lateralflexion-Rotation
– – rechts 603
– Lateralflexion-Rotation links 608
– – rechts 607
– Palpation und Behandlung 601
– Schädeldachhaltung 602
– superiorer „vertical strain" 604, 607, 611
– Torsion links 603, 607
– – rechts 603, 607
Steißbein
– Unfälle und Stürze 554
Stimm- und Lautbildung 475
Superior vertical strain 583
Sutura lambdoidea (rechts) 631
– occipitomastoidea 632
– parietomastoidea 637
– petrojugularis 635

– sagittalis 631
– sphenosquamosa 639
– temporozygomatica 641
Sympathikusganglien 656
Sympathische Segmente 666
Synchondrosis sphenobasilaris (SSB)
– – Dysfunktionen 555, 577
– – Palpation und Behandlung 595
System, arterielles 258
– – Arteria basilaris 259
– – – carotis externa 259
– – – – interna 259
– – – – vertebralis 258
– – Arterien, Großhirn 260
– – – Kleinhirn 260
– – – Meningen 260
– – Circulus arteriosus cerebri 260
– intrakraniale Äste, A. vertebralis 259
– lymphatisches 268
– – arterieller Gefäßpuls 267
– – Darmperistaltik 268
– – Differenz zwischen der Filtrationsrate 268
– – Gewebestauungen 269
– – Innervation 268
– – Muskelaktivität 267
– – Spannungszustand 268
– – thorakozervikales Diaphragma 268
– – Zwerchfell 268
– Lymphsystem, Faktoren für Stauungen 267
– – Funktion 267
System
– venöses 261
– – Blutleiter, lateral gelegene venöse 264
– – – median gelegene venöse 263
– – Confluens sinuum 264
– – Hirnvenen, Schmerzempfindung 266
– – Plexus basilaris 264
– – Sinus cavernosus 264, 266
– – – durales, Schmerzempfindung 265
– – – intercavernosus 264
– – – occipitalis 263
– – – petrosus inferior 264, 265
– – – – superior 264, 266
– – – rectus 263, 265
– – – sagittalis 265
– – – – inferior 263
– – – – superior 263, 264
– – – sigmoideus 264
– – – transversus 264, 265
– – – venosus durales 261
– Verbindungen, venöse 265

T
Techniken, weiterführende 617
Tentorium cerebelli 474
Testung einer Sutur 615
– wiederholte 600
Therapeutischer Puls 484
Thermische Diagnose nach J. P. Barral 349
– – – – Methode 349
– – – – Wärmezonen 349
Thoraxaktivität, allgemeine Technik zum Ausgleich 503
Tinnitus 661
Torsion 582
Torsionsdysfunktion 560
– diagnostische Merkmale 560
– Symptome 563
– Ursachen 563

U
Übergang, zervikothorakaler, Muskulatur des 459
Übertreibung 380

Ungerichtete Palpation Fluidabewegungen 362
Unterschläfengrube 84
Unterstützung
– der Selbstheilungskräfte 388
– durch das myofasziale System 390
– – die pulmonale Atmung 389
„Unwinding"-Technik 483

V
Vaskularisation des Schädels 258
„Vater-Tom"-Technik 437
Vena (-ae)
– azygos 244, 456
– cava inferior 456, 457
– diploicae 83
– emissaria 81, 82, 100, 122, 131, 480
– –, von Nühn 81, 100, 106
– ethmoidalis anterior 81
– glutaea inferior 163
– hemiazygos 244, 456
– iliaca communis 163
– – – sinistra 511
– – externa 454
– – interna 454
– jugularis 126, 244, 278, 459, 465, 473, 474, 497
– – anterior 269
– – externa 269
– – interna 82, 95, 269, 459, 464, 473
– labyrinthi 123 125, 1306
– lumbalis ascendens 244, 456, 457
– magna 480

– maxillaris 244
– meningeae 244
– meningea media 81, 100, 106, 127, 244
– ophthalmica inferior 85, 244
– – superior 81
– pudenda interna 163, 164
– rectalis inferior 164
– thoracica interna 457
– thyroideae inferiores 269
Ventrikel 94
Verrenkungen 661
Verstauchungen 661
„vertical strain", inferiorer 571
– – – diagnostische Merkmale 570
– – – Symptome 571
– – – Ursachen 571
– – superiorer 567
– – – diagnostische Merkmale 568
– – – Symptome 569
– – – Ursachen 568
Viele-Hände-Technik 388, 612
Viszerale Funktionsstörungen, Loge 466
Viszerokranium (Gesichtsschädel)
– Ossifikation 38
Viszerovegetative Impulse 667
Vomer/Pflugscharbein 113
– Anteile 113
– Begrenzung 113
– Ossifikation 114
V-Spread-Technik 614

W
Wiederbelebungstechnik 437
– am Kreuzbein 438
Wirbel-Organ-Beziehungen 668, 669
Wirbelsäule 475
– Analogie des Schädels 293

Z
Zentrale Sehne 469
– – oberhalb des Zwerchfells, Bewegung 318
Zervikothorakaler Übergang, Recoil-Technik 528
Zervikothorakales Diaphragma, Spannungs-Lösung 528
Zirkulation, Techniken zur Verbesserung 524
Zungenbein, Technik 492
Zungensymptomatiken 475
Zwerchfell 456
– Beeinflussungsmöglichkeiten 458
– Beteiligung bei Krankheiten 459
– Technik zur Harmonisierung 504
Zwerchfellspannungen, lösen 529

Die kraniosakrale Osteopathie 1–5

von Torsten Liem

Die Filmserie zum Buch können Sie wahlweise auf 5 VHS- oder DVD's mit integrierter Menüsteuerung unter folgender Adresse beziehen:

Video-Commerz GmbH
Ainbrach 15
94330 Aiterhofen
Tel: (0 94 22) 37 90,
Fax: (0 94 22) 43 81
E-Mail: info@video-commerz.de
Internet: www.video-commerz.de
Empf. VK: Euro 199,—

Unter Vorlage des Kaufpreises dieses Buches erhalten Sie eine 35 %-ige Ermäßigung auf den Kaufpreis der Videos bzw. DVD's.